急性肾损伤与血液净化

主 编 于凯江 李文雄

人民卫生出版社

图书在版编目(CIP)数据

急性肾损伤与血液净化/于凯江,李文雄主编.—北京:人民
卫生出版社,2018

ISBN 978-7-117-26352-8

Ⅰ.①急… Ⅱ.①于… ②李… Ⅲ.①肾疾病-急性病-诊疗
②血液透析 Ⅳ.①R692.059.7②R459.5

中国版本图书馆 CIP 数据核字(2018)第 070766 号

人卫智网	www.ipmph.com	医学教育、学术、考试、健康,
		购书智慧智能综合服务平台
人卫官网	www.pmph.com	人卫官方资讯发布平台

急性肾损伤与血液净化

主　　编:于凯江　李文雄
出版发行:人民卫生出版社 (中继线 010-59780011)
地　　址:北京市朝阳区潘家园南里 19 号
邮　　编:100021
E - mail:pmph @ pmph.com
购书热线:010-59787592　010-59787584　010-65264830
印　　刷:中农印务有限公司
经　　销:新华书店
开　　本:787×1092　1/16　　印张:31　插页:2
字　　数:754 千字
版　　次:2018 年 5 月第 1 版　2020年 4 月第 1 版第 2 次印刷
标准书号:ISBN 978-7-117-26352-8/R · 26353
定　　价:128.00 元

打击盗版举报电话:010-59787491　E-mail:WQ @ pmph.com
(凡属印装质量问题请与本社市场营销中心联系退换)

编者名单（按姓氏笔画排序）

丁　琪　首都医科大学附属北京朝阳医院
于　凯　首都医科大学附属北京朝阳医院
于凯江　哈尔滨医科大学附属肿瘤医院
于湘友　新疆医科大学第一附属医院
万献尧　大连医科大学附属一院
马　玲　首都医科大学附属北京复兴医院
马朋林　解放军第309医院
马晓春　中国医科大学附属一院
王　旭　北京协和医院
王　玮　首都医科大学附属北京朝阳医院
王　雪　西安交通大学第二附属医院
王小亭　北京协和医院
王扬周　北京协和医院
王洪亮　哈尔滨医科大学附属二院
王春亭　山东省立医院
王艳丽　首都医科大学附属北京朝阳医院
方　强　浙江医科大学附属一院
尹彦玲　河北医科大学第四医院
艾宇航　中南大学湘雅医院
石　岩　北京协和医院
宁　波　空军总医院
朱桂军　河北医科大学第四医院
刘　畅　武汉大学中南医院
刘　荣　昆明医科大学第一附属医院
刘　虹　山西医科大学第一医院
刘　薇　首都医科大学附属北京朝阳医院
刘丽霞　河北医科大学第四医院
刘景院　首都医科大学附属地坛医院
孙泽家　首都医科大学附属北京朝阳医院
孙荣青　郑州大学第一附属医院
严　静　浙江医院
杜　斌　北京协和医院

辛　欣　　首都医科大学附属北京朝阳医院

李　昂　　首都医科大学附属地坛医院

李　勇　　沧州市中心医院

李元忠　　营口开发区中心医院

李文雄　　首都医科大学附属北京朝阳医院

李青栋　　大连医科大学附属一院

李建国　　武汉大学中南医院

李尊柱　　北京协和医院

杨　娜　　首都医科大学附属北京朝阳医院

杨　毅　　东南大学附属中大医院

余美玲　　蚌埠医学院第一附属医院

张　东　　吉林大学第一医院

张　进　　首都医科大学附属北京朝阳医院

张　苜　　重庆医科大学第一附属医院

张丽娜　　中南大学湘雅医院

张雪静　　首都医科大学附属北京朝阳医院

张琳琳　　潍坊医学院附属医院

陈秀凯　　美国匹茨堡大学医学院

陈德昌　　上海交通大学医学院附属瑞金医院

武晓文　　首都医科大学附属北京朝阳医院

范青香　　山西省晋城市人民医院

林　瑾　　首都医科大学附属北京友谊医院

罗　洋　　首都医科大学附属北京世纪坛医院

罗吉利　　昆明医科大学第一附属医院

周发春　　重庆医科大学第一附属医院

周建新　　首都医科大学附属北京天坛医院

郑　悦　　首都医科大学附属北京朝阳医院

赵　松　　首都医科大学附属北京朝阳医院

赵　蕊　　首都医科大学附属北京朝阳医院

赵鹤龄　　河北省人民医院

胡振杰　　河北医科大学第四医院

钟　华　　新疆医科大学第一附属医院

郜　杨　　哈尔滨医科大学附属二院

段美丽　　首都医科大学附属北京友谊医院

闻　英　　首都医科大学附属北京复兴医院

姜　利　　首都医科大学附属北京复兴医院

贾会苗　　首都医科大学附属北京朝阳医院

高　岩　　哈尔滨医科大学附属第四医院

钱传云　　昆明医科大学第一附属医院

徐　磊　天津市第三中心医院
翁以柄　首都医科大学附属北京潞河医院
郭志强　秦皇岛市北戴河医院
郭利涛　西安交通大学第二附属医院
席修明　首都医科大学附属北京复兴医院
唐　静　首都医科大学附属北京朝阳医院
黄立峰　首都医科大学附属北京朝阳医院
黄英姿　东南大学附属中大医院
黄晓波　四川省人民医院
章志丹　中国医科大学附属一院
隋　峰　首都医科大学附属北京朝阳医院
隆　云　北京协和医院
蒋怡佳　首都医科大学附属北京朝阳医院
温韬雪　哈尔滨医科大学附属二院
薛佳瑞　首都医科大学附属北京朝阳医院
冀晓俊　首都医科大学附属北京友谊医院
瞿金龙　中国人民解放军海军军医大学长征医院

前　言

　　急性肾损伤(acute kidney injury, AKI)在社区人口中的发病率与急性心肌梗死相仿,脓毒症相关 AKI 的病死率甚至高于急性心肌梗死。在 ICU 中,超过 30% 的患者经历了 AKI,5% 的患者最终接受了肾脏替代治疗(renal replacement therapy, RRT),住院病死率可超过 50%,AKI 已成为 ICU 中最常见的重症疾病之一,越来越得到临床关注。多个危险因素可诱发 AKI,感染和缺血是 ICU 中 AKI 患者最常见的诱发因素;一旦出现 AKI,患者病死率显著增加;即使是出院生存的 AKI 患者,也可能继续发展为慢性肾脏病或尿毒症,长期依赖于 RRT,导致心血管并发症显著增加,生存质量和远期存活率下降。因此,预防和早期诊断 AKI 很重要,如有必要,应采取有效的支持治疗和干预措施。

　　本书立足于临床,尽可能使用图表以清晰地表达文中内容,帮助并指导相关医务人员如何预防、诊断、处理 AKI 以及如何正确运用血液净化技术治疗 AKI 和其他重症疾病。为此,我们邀请了 AKI 与血液净化领域的专家和学者就 AKI 的定义、流行病学、病理生理、致病因素和管理以及血液净化技术的临床应用编写了本书,全书包括 4 篇共 42 章。第一篇(共 10 章):急性肾损伤,包含了肾脏的解剖、生理和功能评价,以及 AKI 的危险因素、发病机制、预防、诊断和处理流程;详尽阐述了 AKI 时抗生素等药物的剂量调整问题;并通过病例分析剖析了肾前性、肾性和肾后性 AKI 的诊治流程。第二篇(共 16 章):血液净化治疗技术及其临床应用,具体内容包括 RRT 的工作原理和适应证、血管通路的建立、滤器的选择、RRT 模式和剂量的设置、置换液配方与调整、抗凝技术、RRT 相关并发症的处理,以及血液/血浆灌流、杂合式血液净化技术的临床应用;并通过病例分析详尽介绍了 CRRT 的处方流程和精准 CRRT 问题,阐述了脓毒症和中毒患者在并发肝脏或/和肾脏功能衰竭的情况下血液净化模式的选择与组合问题。第三篇(共 4 章):血液净化治疗的护理,包含了 RRT 前的准备工作、RRT 运行保障和监护,以及血液/血浆灌流、血浆透析滤过、(成分)血浆分离等技术的具体实施、监护和记录问题,着重阐述了 CRRT 护理过程中的规范操作、液体调控及其监测和记录问题。第四篇(共 12 章):肾损伤疾病各论,包含了心肾综合征、肝肾综合征、挤压综合征、药物与毒物诱导的肾损伤、移植肾损伤等疾病的损伤机制和诊治问题,详尽阐述了 AKI 与慢性肾脏病的因果关系、尿毒症毒素的代谢动力学和血液净化治疗原则。此外,本书还介绍了 AKI 相关领域的系列进展,如亚临床 AKI、肾脏局部血流动力学监测、肾脏储备功能评价、肾损伤的修复机制、肺肾之间的交互作用等前沿问题。

　　相信本书对读者有所裨益,期望本书的出版能提高相关从业人员,尤其是重症医学从业人员对 AKI 的认知程度和诊治能力,促进 RRT 等血液净化技术在我国的普及和推广。在编写和编辑本书的过程中,可能会出现错误和不当之处,敬请读者批评指正。最后,我们真诚感谢每位作者和编辑人员对此书出版所做的贡献。

于凯江　李文雄

2018 年 4 月 17 日

目 录

第一篇　急性肾损伤

第一章　肾脏的解剖、生理与功能评价 ……………………………………………… 2
第二章　急性肾损伤诊断标准的建立与演变 ………………………………………… 15
第三章　急性肾损伤的危险因素与分级管理 ………………………………………… 23
第四章　急性肾损伤的病因、发病机制与诊断试验 ………………………………… 32
　　第一节　缺血性急性肾损伤 …………………………………………………… 32
　　第二节　脓毒症相关急性肾损伤 ……………………………………………… 41
　　第三节　急性肾损伤病因的鉴别诊断 ………………………………………… 46
　　第四节　肾脏超声 ……………………………………………………………… 50
第五章　急性肾损伤的早期生物标记物 ……………………………………………… 60
第六章　亚临床急性肾损伤 …………………………………………………………… 69
第七章　急性肾损伤的预防与治疗 …………………………………………………… 73
　　第一节　急性肾损伤的血流动力学管理 ……………………………………… 73
　　第二节　液体与肾 ……………………………………………………………… 80
　　第三节　急性肾损伤的并发症与综合处理 …………………………………… 87
　　第四节　急性肾损伤患者的代谢改变与营养支持 …………………………… 95
　　第五节　利尿剂与急性肾损伤 ………………………………………………… 103
　　第六节　血管扩张剂在急性肾损伤患者中的应用 …………………………… 109
　　第七节　促红细胞生成素与急性肾损伤 ……………………………………… 112
第八章　急性肾损伤患者肾脏的修复与预后 ………………………………………… 118
第九章　肾功能异常患者药物剂量的调整 …………………………………………… 127
　　第一节　抗生素剂量的调整 …………………………………………………… 127
　　第二节　镇痛镇静药物剂量的调整 …………………………………………… 140
第十章　从病例实践剖析急性肾损伤重症患者的诊治流程 ………………………… 148

第二篇　血液净化治疗技术及其临床应用

第十一章　肾脏替代治疗工作原理 …………………………………………………… 162
第十二章　肾脏替代治疗模式：连续、间断与杂合 ………………………………… 172
第十三章　血管通路的建立 …………………………………………………………… 182
第十四章　透析器与滤器 ……………………………………………………………… 192
第十五章　抗凝 ………………………………………………………………………… 204
　　第一节　肾脏替代治疗的体外凝血机制与影响因素 ………………………… 204

第二节　凝血状态的评估 ······························· 206
第三节　抗凝技术在肾脏替代治疗中的临床应用 ······· 208
第十六章　置换液配方与调整 ························· 224
第十七章　肾脏替代治疗的剂量 ····················· 234
第十八章　急性肾损伤：开始与停止肾脏替代治疗的时机 ··· 246
第十九章　连续肾脏替代治疗的处方 ················· 253
第二十章　体外膜氧合与肾脏替代治疗技术的联合应用 ··· 266
第二十一章　连续肾脏替代治疗的非肾脏适应证 ······· 275
第二十二章　肾脏替代治疗的并发症及其处理 ········· 282
第二十三章　血液/血浆灌流及其临床应用 ··········· 286
第二十四章　急性肝衰竭与体外肝脏支持技术 ········· 293
第二十五章　严重脓毒症的血液净化治疗 ············· 314
第二十六章　中毒与血液净化 ······················· 326

第三篇　血液净化治疗的护理

第二十七章　肾脏替代治疗前的准备 ················· 340
第一节　环境、物品与人力准备 ····················· 340
第二节　体外循环管路的连接与预冲 ················· 341
第二十八章　肾脏替代治疗过程中的监护 ············· 344
第一节　抗凝剂的给予路径与监测 ··················· 344
第二节　液体管理与护理 ··························· 345
第三节　报警的识别与处理 ························· 349
第四节　导管相关血流感染的防控 ··················· 355
第五节　生命体征的监护与护理记录 ················· 359
第六节　应急预案与关键流程 ······················· 361
第二十九章　肾脏替代治疗结束程序 ················· 368
第三十章　血液灌流和血浆分离实施过程中的护理 ····· 370
第一节　血液灌流 ································· 370
第二节　血浆置换 ································· 371
第三节　血浆透析滤过 ····························· 374

第四篇　肾损伤疾病各论

第三十一章　挤压综合征 ··························· 378
第三十二章　药物与毒物诱导的肾损伤 ··············· 385
第三十三章　造影剂相关肾损伤 ····················· 395
第三十四章　神经重症与急性肾损伤 ················· 401
第三十五章　肺肾交互作用 ························· 406
第三十六章　心肾综合征 ··························· 410
第三十七章　肝肾综合征 ··························· 426

第三十八章　腹腔高压并发急性肾损伤 ……………………………………………… 434

第三十九章　移植肾损伤 ……………………………………………………………… 441

第四十章　妊娠相关急性肾损伤 ……………………………………………………… 449

第四十一章　血栓性微血管病 ………………………………………………………… 453

第四十二章　慢性肾脏病与尿毒症 …………………………………………………… 460

　　第一节　慢性肾脏病 ……………………………………………………………… 460

　　第二节　尿毒症毒素 ……………………………………………………………… 463

　　第三节　慢性肾脏病的多系统症状与治疗 ……………………………………… 475

网络增值服务

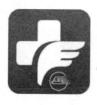

人卫临床助手

中国临床决策辅助系统

Chinese Clinical Decision Assistant System

扫描二维码，
免费下载

第一篇

急性肾损伤

第一章　肾脏的解剖、生理与功能评价/2

第二章　急性肾损伤诊断标准的建立与演变/15

第三章　急性肾损伤的危险因素与分级管理/23

第四章　急性肾损伤的病因、发病机制与诊断试验/32

第五章　急性肾损伤的早期生物标记物/60

第六章　亚临床急性肾损伤/69

第七章　急性肾损伤的预防与治疗/73

第八章　急性肾损伤患者肾脏的修复与预后/118

第九章　肾功能异常患者药物剂量的调整/127

第十章　从病例实践剖析急性肾损伤重症患者的诊治流程/148

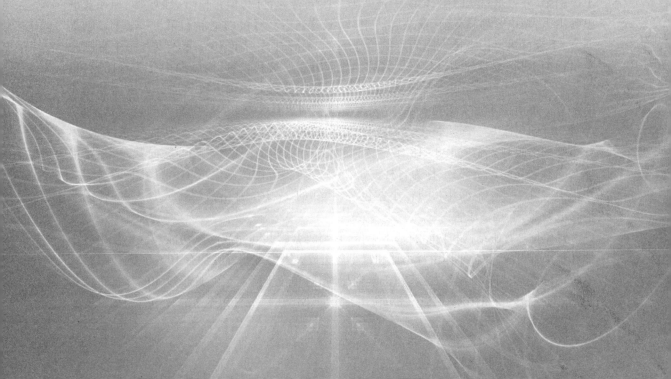

第一章

肾脏的解剖、生理与功能评价

一、概述

肾脏是实质性器官,人类每侧肾脏约有 100 万个肾单位。肾单位是肾脏结构和功能的基本单位,它与集合管共同完成泌尿功能。由于肾脏独特的解剖结构而使其具有非常重要的生理功能,包括排泄代谢废物和外源性化学物质;调节水和电解质平衡;调节体液渗透压和电解质浓度;调节动脉压;调节酸碱平衡;激素的分泌、代谢和排泄以及糖原异生。从事重症医学的医生必须掌握肾脏的解剖和基本生理功能,因为它是诊治肾脏及其相关疾病的基石;正确评价肾脏功能,尤其是肾小球滤过率的评估,对急性肾损伤的诊断、严重程度分级以及是否需要血液净化治疗具有极其重要的临床意义。

二、肾脏的解剖

肾脏是位于腹膜后脊柱两侧的实质性器官,左右各一个,成人肾脏长约 10~12cm,宽 5~6cm,厚 3~4cm,外形似蚕豆,色泽红褐,含有丰富的血液,质地结实而柔软,上极较宽,下极稍窄,外缘呈弓状凸出,内缘中部凹陷。凹陷处为肾门,供肾血管、输尿管、神经及淋巴管出入,其中肾静脉在前、肾动脉居中、输尿管在后。肾脏的上缘和第十一、十二胸椎同高,下缘可达第三腰椎。因为肝脏位于右侧,右肾比左肾低 1~2cm。成人每个肾脏的重量约为 130g,女性比男性稍轻。肾脏的表面有 3 层被膜包裹,由外向内分为肾筋膜、脂肪囊和纤维膜。纤维膜由致密结缔组织构成,紧贴肾实质表面。肾实质分为皮质和髓质两部分。皮质位于肾实质的表层,成人皮质厚度约为 0.5~1.0cm,切面见红色点状颗粒,为肾小球的肉眼观。髓质位于肾实质的深部,厚度约占肾实质的 2/3,切面呈条纹状,为肾小管的肉眼观。髓质由 8~18 个肾锥体组成,肾锥体呈圆锥状,尖端突向肾窦,在肾锥体之间有嵌入的皮质部分,称为肾柱。每 2~3 个肾锥体的尖端组成 1 个肾乳头,2 个或 2 个以上肾乳头被一个漏斗状的肾小盏包绕,相邻的 2~3 个肾小盏汇合成肾大盏,肾大盏汇合成肾盂,下接输尿管。

肾单位是肾脏结构和功能的基本单位,它与集合管共同完成泌尿功能。肾单位由肾小体和肾小管组成,而肾小体由肾小球和肾小囊组成。人类每侧肾脏约有 100 万个肾单位,肾单位不可再生,当肾脏损伤、疾病和正常老化时,肾单位下降。当年龄超过 40 岁时,每增长 10 岁,肾单位约降低 10%。每个肾单位由一个肾小体和一条与其连通的肾小管组成。肾单位之间有血管和结缔组织支撑,称为肾间质。肾小球直径约为 $150\sim250\mu m$,由血管球与肾小囊两部分组成。血管球由一团毛细血管网丛盘曲成球状,连接于入球小动脉和出球小动脉之间。肾小囊是近端小管起始部膨大并凹陷而成的杯形结构,血管球则嵌在肾小囊的杯口内。肾小囊由脏层和壁层两层上皮细胞组成。脏层紧贴于毛细血管壁的基膜上,壁层与肾小管管壁相连,两层上皮之间有囊腔,与肾小管相通。肾小管为一条细长的单层上皮管道,包括近端小管、髓袢和远端小管三部分。紧接肾小囊的一段为近端小管,下行到髓质后又返折回皮质的部分为髓袢,它包括髓袢降支粗段、髓袢降支细段、髓袢升支细段和髓袢升支粗段。由髓袢到集合管的一段为远端小管。远端小管汇合成集合管后,再汇合成乳头管并开口于肾乳头与肾小盏相通。每个肾脏大约有 250 个集合管,每个集合管收集约 4000 个肾单位所产生的尿液。

肾小球位于皮质外层的肾单位称为皮质肾单位,与之相连的髓袢短,近距离进入髓质。皮质肾单位的肾小管系统全部被管周毛细血管网包绕。在约 $20\%\sim30\%$ 的肾单位中,其肾小球位于邻近髓质的肾皮质深部,称为近髓肾单位,它们具有长的髓袢深入髓质,其出球小动脉延伸至外髓,再分成特殊的管周毛细血管,即直小血管,紧贴髓袢,最后直小血管返回皮质进入皮质静脉。肾髓质直小血管的血流远低于肾皮质血流。这种在髓质的特殊毛细血管网在尿液浓缩过程中发挥了重要作用。

肾脏的血液供应十分丰富,双肾重量只占体重的 0.4%,但肾血流量(renal blood flow, RBF)约占心输出量的 22%。体重 70kg 成人的肾血流量约为 1100ml/min,其中 94% 左右的血液分布在肾皮质,$5\%\sim6\%$ 分布在外髓,其余不到 1% 供应内髓。肾动脉直接起自腹主动脉,进入肾门后分成数支叶间动脉,行于肾锥体之间,在肾锥体底部分支为弓形动脉。弓形动脉与肾表面平行,以规则的间距发出放射状的分支进入肾皮质,称为小叶间动脉。小叶间动脉沿途向两侧发出许多入球小动脉,分别进入一个或几个肾小球,形成盘曲的毛细血管网,即血管球。少数入球小动脉直接来自弓形动脉或叶间动脉。肾小球内毛细血管网再汇合成出球小动脉,离开肾小球。皮质肾单位的出球小动脉离开肾小球后又分支形成球后毛细血管网,营养近端小管、远端小管和部分集合管,以后依次汇成小叶间静脉、弓形静脉和叶间静脉。与相应动脉伴行,最后经肾静脉出肾。

肾脏的循环很独特,它有两个毛细血管床:肾小球和管周毛细血管网。它们串联排列,被出球小动脉隔开,有助于调节两套毛细血管。整个髓质的血流供应起源于出球小动脉,髓质血流只占肾血流量的 $5\%\sim15\%$,而外髓的血流量[$130\sim340ml/(100g\cdot min)$]高于内髓[$22\sim69ml/(100g\cdot min)$]。肾小球毛细血管具有较高的静水压,利于肾小球滤过;而管周毛细血管具有较低的静水压(约 13mmHg),允许液体迅速回吸收。通过调节入球小动脉和出球小动脉的阻力,肾脏可以调节肾小球和管周毛细血管静水压而调节肾小球滤过和肾小管回吸收,使内环境维持稳态。

肾小球旁器(juxtaglomerular apparatus)是指位于肾小球入球小动脉与出球小动脉间的一群细胞,由球旁细胞、致密斑和球外系膜细胞组成。球旁细胞为入球小动脉的平滑肌细胞在进入肾小球处转变而成,其功能是分泌肾素和促红细胞生成素。致密斑是一个化学感受器,对小管中钠离子变化十分敏感,可调节球旁细胞分泌肾素。球外系膜细胞位于出入球小动脉及致密斑所形成的三角地带,其功能是控制毛细血管收缩,还可转化为球旁细胞。

三、尿液的生成

(一)肾小球的滤过功能

肾小球滤过是形成尿液的第一个环节。由于肾小球毛细血管具有较高的静水压和滤过系数(filtration coefficient,K_f),其滤过率高于其他毛细血管。当血液流经肾小球毛细血管网时,血浆中的水和小分子物质,包括少量分子量较小的蛋白,通过滤膜滤到肾小囊的囊腔内,形成的滤出液称为原尿。每天约有 1700 升血液通过肾脏,其中约有 180 升血浆溶液在肾小球滤过生成原尿。血细胞和血浆蛋白不能被滤过,此外,几乎 50% 的血浆钙和大部分脂肪酸与血浆蛋白结合,不能被肾小球自由滤过,其余成分和血浆类似。肾小球的滤过能力取决于肾小球滤过膜的通透性、有效滤过压和肾血浆流量。

1. **肾小球滤过膜的通透性**　滤过膜由内向外由毛细血管内皮细胞层、基膜层和肾小囊上皮细胞层组成。滤过膜包括机械性屏障和电荷屏障两部分。机械性屏障与滤过膜的孔径大小以及构型有关。分子直径小于 2nm 的物质可自由通过肾小球滤过膜。溶质的滤过能力与其分子大小呈负相关,水可以自由滤过,其筛选系数(sieving coefficient,SC)为 1.0(假定某溶质的 SC 为 0.75,表明此溶质的 75% 随水被滤过)。电解质(钠等)和小分子无机化合物(葡萄糖等)能自由滤过。白蛋白不能被滤过,其 SC 接近于 0。与白蛋白分子直径相同的中性右旋糖酐则易被滤过。白蛋白在正常血浆 pH 时带负电荷,而肾小球滤过膜含有涎酸、硫酸肝素等多糖而使滤过膜也带有负电荷,这个电荷屏障阻止了带负电荷的白蛋白被滤出。在某些病理状态下,滤过膜上的负电荷消失,使大量白蛋白被滤过,形成蛋白尿。

2. **肾小球有效滤过压**　肾小球有效滤过压(effective filtration pressure)是肾小球滤过的驱动压力。

有效滤过压由三种作用力组成,根据作用力的方向,可列出有效滤过压的计算公式:

$$肾小球有效滤过压 = 肾小球毛细血管静水压 - (血浆胶体渗透压 + 囊内压)$$

正常情况下,平均肾小球毛细血管静水压为 45mmHg,囊内压为 10mmHg,平均血浆胶体渗透压约为 25mmHg,有效滤过压仅为 10mmHg。依靠有效滤过压,经肾小球滤过的原尿进入肾小囊。当平均动脉压(mean arterial pressure,MAP)下降时,平均肾小球毛细血管静水压和有效滤过压也随之下降。因此,低血压可以显著影响肾小球的滤过能力。

3. **肾血浆流量**　肾小球滤过量大小可用肾小球滤过率(glomerular filtration rate,GFR)表示,单位时间内两肾生成的滤液量称为肾小球滤过率。体表面积为 $1.73m^2$ 成人的 GFR 约为 125ml/min,相当于每天产生 180 升的原尿。约 20% 的肾血浆流量(renal plasma flow,RPF)被肾小球滤过,即肾脏的滤过分数(FF)约为 0.2。滤过分数的计算公式如下:

$$FF = GFR/RPF$$

其中,RPF=RBF×(1-HCT);RBF:肾血流量;HCT:血球压积。

K_f 反映肾小球毛细血管的表面积和导水率(hydraulic conductivity),K_f 不能直接测量,可以通过下列公式估算:

$$K_f = 肾小球滤过率/有效滤过压$$

正常 GFR 约为 125ml/min,有效滤过压为 10mmHg,正常 K_f 约为 12.5ml/(min·mmHg)。K_f 增加导致 GFR 上升,反之,K_f 降低使 GFR 下降,慢性未控制的高血压和糖尿病增加了肾小球毛细血管基底膜的厚度,通过降低导水率使 GFR 下降。表 1-1 列出了导致 GFR 降低的因素。

表 1-1 肾小球滤过率降低的因素

因素	生理或病理原因
↓K_f→↓GFR	肾脏疾病、糖尿病、高血压
↑囊内压→↓GFR	尿路梗阻
↑肾小球毛细血管胶体压→↓GFR	↓RBF、↑血浆蛋白
↓肾小球毛细血管静水压→↓GFR	
↓外周动脉压→↓肾小球毛细血管静水压	↓ABP(由于自动调节机制仅有小量影响)
↓出球小动脉阻力→↓肾小球毛细血管静水压	↓血管紧张素Ⅱ(药物阻断其生成)
↑入球小动脉阻力→↓肾小球毛细血管静水压	↑交感神经活性、血管收缩剂(如 NE、内皮素)

注:K_f,肾小球滤过系数;GFR,肾小球滤过率;RBF,肾血流量;ABP,动脉压;NE,去甲基肾上腺素

(二)肾小管的重吸收功能

经肾小球滤过的原尿流经肾小管时,小管上皮细胞将小管液中的水分和某些溶质部分或全部地转运到血液中,这个过程称为重吸收。正常成人每天生成的原尿量约为 180 升,99%被肾小管重吸收,因此,终尿量每天只有 1.5 升左右。肾小管和集合管的重吸收是有"选择性"的,原尿中葡萄糖、氨基酸和少量蛋白质全部被肾小管重吸收,水和电解质大部分被吸收,尿素只有小部分被重吸收,肌酐则完全不被重吸收。

近曲小管是重吸收最重要的部位,原尿中的葡萄糖、氨基酸、维生素及微量蛋白质等几乎全部在近曲小管被重吸收,Na^+、K^+、Cl^-、HCO_3^- 等绝大部分在此段被重吸收。近曲小管对葡萄糖的重吸收有一定限度,当血糖浓度在 10mmol/L 以下时,近曲小管对葡萄糖的重吸收率可随血浆浓度的升高而增加,但当血糖浓度超过 10mmol/L 时,血糖浓度的增加不会导致重吸收增加,此时尿中出现葡萄糖,这个浓度界限称为肾糖阈。

髓袢主要吸收一部分水和氯化钠,髓袢降支对水的重吸收大于对溶质的吸收,使管内的渗透压逐渐升高,形成渗透梯度,最高可达 1200mOsm/kg 以上。髓袢升支不透水,而溶质却不断被重吸收,形成逆向的渗透压梯度,即从 1200mOsm/kg 又逐渐下降到等渗,甚至低渗。此段渗透压变化的过程称为"逆流倍增",在尿液的浓缩稀释等功能中发挥重要作用。

远曲小管和集合管继续重吸收部分水和 Na^+ 等,其重吸收量受抗利尿激素和醛固酮的调节,参与机体对体液及酸碱平衡等的调节,维持机体内环境稳定。

(三)肾小管、集合管的排泄作用

肾小管和集合管的上皮细胞能将细胞产生的或血液中已存在的某些物质转运到管腔,这一过程称为分泌或排泄。能够从肾小管和集合管上皮细胞分泌的主要物质有 H^+、K^+ 和 NH_3 等。

肾小管在调节机体酸碱平衡方面起着重要作用,通过分泌 H^+、重吸收 HCO_3^- 以增加或减少体液中的 HCO_3^- 的浓度来调节 H^+ 浓度。近曲小管、远曲小管和集合管均能分泌 H^+,通过 H^+-Na^+ 交换,达到分泌 H^+ 而重吸收 HCO_3^- 和 Na^+ 的目的。

远曲小管和集合管可以分泌 NH_3，NH_3 主要由谷氨酰胺在谷氨酰胺酶的催化下脱氨而生成，与 H^+ 结合成 NH_4^+ 后被排出。NH_4^+ 的生成促进了 H^+ 的排泄以及 $NaHCO_3$ 的重吸收，因此，肾小管上皮细胞分泌 NH_3 功能障碍可导致酸中毒。

尿中的 K^+ 主要由远曲小管和集合管分泌。通常情况下，当 Na^+ 被主动吸收时，才会产生 K^+ 的分泌，即发生 K^+-Na^+ 交换。K^+-Na^+ 交换和 H^+-Na^+ 交换存在相互抑制现象，酸中毒时，H^+-Na^+ 交换增多，而 K^+-Na^+ 交换减少，导致血钾升高。远曲小管和集合管既重吸收 K^+，又分泌 K^+，由于 K^+ 的分泌量大于其重吸收量，经尿液排泄的 K^+ 主要来源于钾的分泌过程。

机体产生的肌酐和对氨基马尿酸能被肾小球滤过和肾小管分泌。进入体内的某些物质，如青霉素、酚红等，主要经近曲小管分泌而排出体外，临床常使用酚红排泄试验判断肾小管的分泌功能。

四、肾脏的内分泌功能

肾脏除了具有调节水、电解质和酸碱平衡以及排泄废物的作用之外，还具有内分泌功能。肾脏能产生某些激素类的生理活性物质，主要有血管活性物质、促红细胞生成素和1,25-二羟基维生素 D_3 等。

(一) 血管活性物质

血管活性物质包括肾素、缓激肽释放酶、激肽系统及前列腺素等。95%的肾素来自肾小球旁器，后者是合成、贮存和释放肾素的场所。另有2%~5%的肾素来自致密斑、间质细胞和出球小动脉内皮细胞。肾素的分泌受交感神经、压力感受器和体内钠量的调节。肾素可转化为血管紧张素Ⅰ、Ⅱ、Ⅲ。肾素-血管紧张素系统的效应主要是调节循环血量、血压及水、电解质的平衡。

90%的激肽释放酶来自近端小管细胞，肾脏中亦存在激肽释放酶，可使激肽失活，因此，激肽是一种起局部作用的组织激素。肾脏激肽释放酶的产生和分泌受细胞外液量、体钠量、醛固酮、肾血流量等因素调节。其主要作用是对抗血管紧张素及交感神经兴奋，使小动脉扩张；抑制抗利尿激素对远端肾小管的作用，促进水、钠排泄，降低血压。前列腺素具有很强的扩血管效应，对血压和体液的调节起重要作用，同时导致利尿排钠效应，使动脉压下降。

(二) 促红细胞生成素

90%的促红细胞生成素(erythropoietin，EPO)由肾脏产生，约10%在肝、脾等脏器产生。EPO 是一种糖蛋白，定向与红系祖细胞的特殊受体结合，加速骨髓幼红细胞的成熟和释放，促使骨髓网织红细胞进入循环，使红细胞生成增加。EPO 可通过反馈机制抑制 EPO 的生成，保持机体红细胞维持在正常水平。因此，肾脏具有 EPO 生成与调节的双重作用。

(三) 1,25-二羟基维生素 D_3

体内生成或摄入的维生素 D_3 经肝内25-羟化酶的催化而形成25-羟 D_3，后者再经肾小管上皮细胞内线粒体中1-羟化酶的作用，形成具有高度生物活性的1,25-二羟基维生素 D_3，其主要生理作用为促进肠道对钙磷的吸收、骨中钙磷吸收及骨盐沉积。许多疾病可影响1,25-二羟基维生素 D_3 的生成，如慢性肾脏病，因肾脏器质性损害，1-羟化酶生成障碍，使得1,25-二羟基维生素 D_3 生成减少，诱发肾性佝偻病和骨质疏松症。

肾脏可灭活胃泌素、胰岛素、甲状旁腺素等激素。肾功能障碍导致胃泌素灭活减少，胃泌素的升高可诱发消化性溃疡。

五、肾小球滤过率的调节机制

肾小球滤过率受自身调节和肾神经调节外,还存在球管反馈和血管活性物质调节机制。

（一）自身调节机制

RBF 取决于跨肾血管床的压力梯度（肾动脉与肾静脉静水压之差）,推导出如下计算公式:

$$RBF=（肾动脉压-肾静脉压）/总肾血管阻力$$

肾动脉压近似于外周动脉压,肾静脉压在多数情况下约为 3~4mmHg。大部分肾血管阻力主要存在于小叶间动脉、入球小动脉和出球小动脉。这些血管的阻力被交感神经系统、各种激素和局部内在的肾血管调节机制所控制。

自身调节是指当肾脏灌注压（正常情况下接近于平均动脉压）在 75~160mmHg 之间变化时,RBF 及 GFR 基本保持不变。当平均动脉压低于 75mmHg 时,RBF 和 GFR 开始下降;当平均动脉压低于 40~50mmHg 时,RBF 和 GFR 将降低到零（图 1-1）。总体而言,肾血流量和肾小球滤过率的自身调节机制是平行的,但在某些情况下,肾小球滤过率比肾血流量的自身调节机制更为有效。

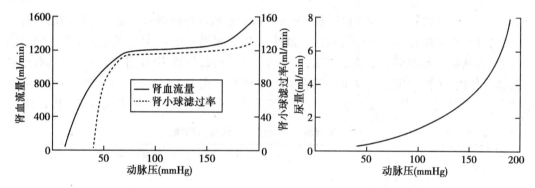

图 1-1　肾血流量和肾小球滤过率的自身调节机制

（二）肾神经调节

肾神经末梢主要分布在入球小动脉、出球小动脉及肾小管,刺激肾神经可引起入球、出球小动脉收缩,但入球小动脉的收缩更为明显,导致 GFR 下降。

（三）球管反馈

球管反馈（tubuloglomerular feedback,TGF）是指到达远端肾小管起始段的 NaCl 浓度发生改变,导致该肾单位血管阻力发生变化,从而引起 GFR 的改变。球管反馈的感受部位为致密斑,效应器官主要为入球小动脉和出球小动脉。TGF 在肾单位水平上调节 GFR,使远端肾小管流量维持在一个狭小的变化范围内,以便对更远端的肾小管进行更为精细的调节（图 1-2）。

（四）血管活性物质

血管活性物质包括血管紧张素、内皮源性一氧化氮、腺苷、前列腺素、激肽、心钠素、内皮素等。血管紧张素Ⅱ生成增加通常发生在动脉压下降或容量耗竭之后,这些因素趋向于降低 GFR,但血管紧张素Ⅱ收缩出球小动脉,有助于预防肾小球毛细血管静水压和 GFR 的下

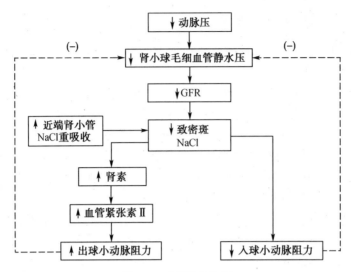

图 1-2　球管反馈机制
肾小球毛细血管静水压与肾小球滤过率的自动调节

降;腺苷为调节肾血管阻力的重要因素;在血管紧张素和肾神经兴奋等缩血管作用因素存在时,前列腺素产生增加,血管舒张,对抗入球小动脉收缩引起的 GFR 下降;缓激肽可使肾血管扩张;心钠素主要使出球小动脉收缩,入球小动脉舒张,导致 GFR 升高;内皮素具有很强的缩血管作用,主要产生于内皮细胞的多肽。内皮素可引起 GFR 的显著下降,还可与各种血管活性物质相互作用,促使前列腺素、内皮细胞源性舒张因子和心钠素的分泌(表 1-2)。

表 1-2　影响肾小球滤过率的血管活性物质

血管活性物质	对 GFR 的效应
去甲基肾上腺素	下降
肾上腺素	下降
内皮素	下降
血管紧张素 II	不变(预防 GFR 下降)
内皮源性 NO	升高
前列腺素	升高

注:NO,一氧化氮;GFR,肾小球滤过率

六、肾小管和集合管功能的调节

神经和体液因素对调节肾小管上皮细胞重吸收水和无机离子发挥了重要作用,保证了体内水和电解质的动态平衡以及血浆渗透压和细胞外容量的相对恒定。发挥最重要调节作用的激素是抗利尿激素和醛固酮。抗利尿激素提高了远曲小管和集合管上皮细胞对水的通透性,促进水的重吸收。肾上腺皮质分泌醛固酮,促进远曲小管和集合管重吸收 Na^+ 而分泌 K^+,间接发挥保水的作用,维持细胞内外的 K^+、Na^+ 浓度相对处于稳态和保存细胞外液量。此外,血管紧张素、心钠素、甲状旁腺激素也发挥一定的调节作用(表 1-3)。

表1-3 调节肾小管重吸收的激素

激素	作用部位	效应
醛固酮	集合管	↑NaCl、水重吸收，↑K^+分泌
血管紧张素Ⅱ	近曲小管、髓袢升支	↑NaCl、水重吸收，↑H^+分泌
	远曲小管、集合管	
抗利尿激素	远曲小管、集合管	↑水重吸收
心钠素	远曲小管、集合管	↓NaCl 重吸收
甲状旁腺激素	近曲小管、髓袢升支	↓PO_4^-重吸收，↑Ca^{2+}重吸收
	远曲小管	

七、肾小球滤过率的评估

肾脏功能主要指肾小球的滤过和肾小管、集合管的重吸收及分泌功能。本章仅讨论肾小球的滤过功能，即 GFR 的评估。许多生理和病理因素影响 GFR，蛋白质摄入、运动、年龄、妊娠、肥胖、高血糖、使用抗高血压药物、过度饮食、细胞外液缺乏、急性和慢性肾脏疾病均影响 GFR，并且 GFR 随每天的时间段不同而有所差异。

（一）肾清除率

肾清除率是指肾脏在单位时间内（每分钟）将多少毫升血浆中的某物质清除出去。例如，假定 1ml 的血浆流量通过肾脏，其中 1ml 的血浆含有 1mg 某物质，如果每分钟有 1mg 的这种物质经尿液排出，那么，这个物质的肾清除率为 1ml/min。以公式表示如下：

$$Cs×Ps = Us×V$$

其中，Cs：某物质清除率（ml/min）；Ps：物质血浆浓度（mmol/L）；Us：物质尿液浓度（mmol/L）；V：每分钟尿量（ml/min）。最终，某物质肾清除率计算公式如下：

$$Cs = Us×V/Ps$$

根据此公式计算得到的肾清除率是被测者个体的结果，但个体年龄、身高和体重等差异很大，通常以标准的体表面积 1.73m^2 予以校正，个体实际体表面积（BSA）的单位为平方米（m^2）。

$$校正 Cs = (Us×V/Ps)×(1.73/BSA)$$

（二）菊粉清除率估算肾小球滤过率

经肾小球滤过的物质可以用于测量和估算 GFR 应具备如下特征：①惰性；②经肾小球自由滤过（分子量<20 000 道尔顿，不与蛋白结合）；③不经肾小管重吸收或分泌，也不经肾脏代谢；④易于测量。

菊粉（inulin）是一种植物多糖，分子量约为 5200 道尔顿，全部经肾小球滤过，不被肾小管重吸收或分泌，人体也不产生菊粉。因此，菊粉在尿液的排泄（Us×V）等于其肾小球滤过率（GFR×Ps），得出如下计算公式：

$$GFR×Ps = Us×V$$

$$GFR = (Us×V)/Ps = Cs$$

菊粉是外源性物质，测定 GFR 时必须静脉注射。例如，静脉注射菊粉后，假定菊粉的血浆浓度为 1mg/ml，尿液浓度为 125mg/ml，尿量为 1ml/min，那么，将有 125mg/min 的菊粉经尿液排泄,同时计算得到 GFR 为 125ml/min。

其他可以用于估算 GFR 的外源性滤过标记物包括放射性碘酞酸盐(radioactiveiothalamate,分子量为 640 道尔顿)、碘海醇(iohexol,分子量为 821 道尔顿)、51铬-乙二胺四乙酸(51Cr-EDTA,分子量为 372 道尔顿)、99m锝-二亚乙基三胺-五乙酸(99mTc-DTPA,分子量为 938 道尔顿)。

(三)内生肌酐清除率估算肾小球滤过率

肌酐是由肌氨酸在肝内非酶性水解而成,是肌肉代谢的副产物,98% 的肌酐池在肌肉中。肌酐属于内源性小分子溶质,体液中的肌酐几乎全部经肾小球滤过,且不被肾小管重吸收和分泌,因此,肌酐是一个较好的内源性肾小球滤过标记物。由于采用菊粉测定 GFR 较为麻烦,临床上常用内生肌酐清除率(creatinine clearance,Ccr)来估算 GFR。

由于肌酐经肾脏的清除比较稳定,只要同时测定血和尿中肌酐浓度,并记录单位时间内的尿量就可计算出内生肌酐清除率:

$$Ccr = (Ucr \times V)/Pcr$$

其中,Ucr:尿肌酐($\mu mol/L$);V:单位时间的尿量(ml/min);Pcr:血肌酐($\mu mol/L$)。

$$校正\ Ccr = Ccr \times (标准体表面积/实际体表面积)$$

标准体表面积为 $1.73m^2$,校正后的 Ccr 正常范围为 $80 \sim 120ml/(min \cdot 1.73m^2)$。

以肌酐清除率估算 GFR 不如菊粉精确,因为当血肌酐明显增高时,可有一小部分肌酐由肾小管分泌到尿中,肌酐清除率在肾损伤而肾功能相对稳定状况下代表了真实 GFR 的上限。肌酐清除率常高估了肾损伤患者的 GFR,有时可以高估 GFR 达 1 倍之多。当肾功能迅速变化时,测量每 24 小时的尿肌酐清除率不能及时、准确的反映 GFR 的实际状况,所以,前一次和后一次测量血肌酐的间隔时间不宜过长,以 2~4 小时为宜。一旦 GFR 达到稳态,可以间隔 24 小时测量肌酐清除率。

如果 GFR 突然下降 50%,肾脏滤过和排泄肌酐的能力一过性降低一半,导致体液中肌酐聚集,血肌酐升高。如果 GFR 持续降低,血肌酐浓度会升高,直到肌酐生成和肌酐排泄的平衡重新建立,此时肌酐滤过(Pcr×GFR)和肌酐排泄(Ucr×V)的负荷回到正常,这种现象发生在血肌酐大约升高至正常值的两倍时(图 1-3)。

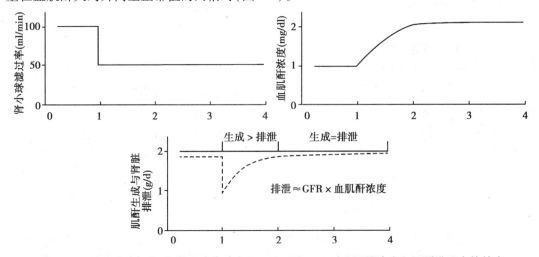

图 1-3　肌酐生成率恒定时,肾小球滤过率(GFR)下降 50% 对血肌酐浓度和肌酐排泄率的效应

如果 GFR 降至正常值的 1/4,血肌酐大约升至正常值的 4 倍。如果 GFR 降至正常值的 1/8,血肌酐大约升至正常值的 8 倍。因此,稳态情况下,尽管 GFR 降低了,肌酐排泄率仍等同于肌酐生成率。无论如何,正常的肌酐排泄率是以血肌酐升高为代价。在 GFR 下降至正常值的 50% 之前,血肌酐缓慢升高;随着 GFR 的进一步下降,血肌酐升高幅度加大(图 1-4)。

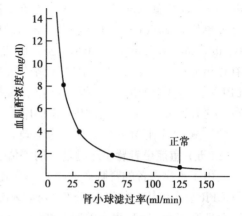

图 1-4　稳态情况下肾小球滤过率与血肌酐浓度间的关系

肌酐生成率恒定时,如果肾小球滤过率下降 50%,血肌酐浓度升至正常值的 2 倍

(四) 常用的肾小球滤过率估算公式

血肌酐受肾脏滤过之外多个因素的影响,包括年龄、性别、体重和种族等。尽管多数研究认为血肌酐浓度与 GFR 相关,但应用公式估算肌酐清除率较单一的血肌酐浓度反映 GFR 更为准确。

三个不同的公式常用于估算 GFR(表 1-4):Cockcroft-Gault 公式、肾病饮食修正公式(modification of diet in renal disease,MDRD)和慢性肾脏病流行病学合作研究公式(Chronic Kidney Disease Epidemiology Collaboration,CKD-EPI)。每个公式都以血肌酐为主要计算参数,同时对年龄、性别、体重或/和种族这些影响因素进行了校正,MDRD 和 CKD-EPI 公式还以标准的体表面积 $1.73m^2$ 予以了校正。应该注意的是,每个公式在临床实践中都有独特的地位和局限性。

表 1-4　常用的肾小球滤过率估算公式

Cockcroft-Gault(eCrCl)	[140−年龄(岁)]×理想体重(kg)×(0.85 女性)/[Scr(mg/dl)×72]
MDRD(eGFR)	$170×[Scr(mg/dl)]^{-0.999}×[年龄(岁)]^{0.318}×(0.762 女性)×(1.18 黑人)$
CKD-EPI	黑人　女性 Scr≤0.7mg/dl　　$166×[Scr(mg/dl)/0.7]^{-0.329}×(0.993)^{年龄(岁)}$
	黑人　女性 Scr>0.7mg/dl　　$166×[Scr(mg/dl)/0.7]^{-1.209}×(0.993)^{年龄(岁)}$
	黑人　男性 Scr≤0.9mg/dl　　$163×[Scr(mg/dl)/0.9]^{-0.411}×(0.993)^{年龄(岁)}$
	黑人　男性 Scr>0.9mg/dl　　$163×[Scr(mg/dl)/0.9]^{-1.209}×(0.993)^{年龄(岁)}$
	白人或其他女性 Scr≤0.7mg/dl　　$144×[Scr(mg/dl)/0.7]^{-0.329}×(0.993)^{年龄(岁)}$
	白人或其他女性 Scr>0.7md/dl　　$144×[Scr(mg/dl)/0.7]^{-1.209}×(0.993)^{年龄(岁)}$
	白人或其他男性 Scr≤0.9md/dl　　$141×[Scr(mg/dl)/0.7]^{-0.411}×(0.993)^{年龄(岁)}$
	白人或其他男性 Scr>0.9mg/dl　　$141×[Scr(mg/dl)/0.7]^{-1.209}×(0.993)^{年龄(岁)}$

注:Cockcroft-Gault,Cockcroft-Gault 公式;eCrCl,估算的肌酐清除率;MDRD,肾病饮食修正公式;eGFR,估算的肾小球滤过率;CKD-EPI,慢性肾脏病流行病学合作研究公式;Scr,血肌酐

Cockcroft-Gault 公式由 Cockcroft 和 Gault 两位学者于 1976 年提出,最早用于估算 Ccr,该公式试图控制年龄、性别和体重对 Ccr 的影响,最终计算单位为 ml/min。实践证明,Cockcroft-Gault 低估了老年患者的 GFR,对正常肾功能患者的 GFR 估算也不够准确。MDRD

公式由 Levey 等学者于 1999 年提出,该公式通过研究非住院慢性肾病(chronic kidney disease,CKD)患者发展而来。MDRD 公式对种族、体表面积、年龄和性别进行了校正,最终计算单位为 ml/(min·1.73m^2)。由于 MDRD 公式是从 CKD 人群中发展而来,当 GFR>60ml/(min·1.73m^2)时,MDRD 公式低估了患者的 GFR,导致假阳性 CKD。MDRD 公式没有在年龄<18 岁或>75 岁、孕妇、极端体重、白种人和非洲人之外的人群中得到验证。CKD-EPI 公式是基于美国人口对种族、体表面积、年龄和性别进行了校正,最终计算单位为 ml/(min·1.73m^2)。临床实践中,CKD-EPI 公式最常用于 CKD 分级。CKD-EPI 公式在美国人口中预测 GFR 比 MDRD 公式更为精确。

(五) 重症患者肾小球滤过率的评估

由于重症患者的肾脏血流动力学易出现迅速的波动,容量状态在不断变化,基于 Scr 估算 GFR 会产生较大的误差,此时根据 GFR 调整药物剂量,会导致药物过量或剂量不足。由于急性肾损伤(AKI)患者的肾功能处于不稳定状态,有些研究试图改善 GFR 在重症患者中的估算公式。

1. 6-变量肾病饮食修正公式　表 1-4 中的 4-变量 MDRD 公式仅考虑了血肌酐、年龄、性别和种族对 GFR 的影响,Jelliffe 等介绍了一个 6-变量 MDRD 公式:

$$eGFR = 170 \times (Scr)^{-0.999} \times (年龄)^{-0.176} \times (BUN)^{-0.170} \times (Alb)^{+0.318}$$

女性在计算值的基础上再乘以系数 0.762;黑人在计算值的基础上再乘以系数 1.18。其中,BUN:血清尿素氮(mg/dl);Alb:血清白蛋白(g/dl)。

2. Jelliffe 公式

$$eGFR = [Vd \times (第一天 Scr - 第二天 Scr) + 肌酐产生量] \times 100/1440/平均 Scr$$

其中,平均 Scr=(第一天 Scr+第二天 Scr)/2

肌酐产生量(mg/d)计算公式如下:

$$[29.305 - (0.203 \times 年龄)] \times 体重 \times (1.037 - 0.0338 \times 平均 Scr) \times 校正因子$$

男性的校正因子为 0.85,女性为 0.765。其中,Vd(升):肌酐的分布容积,一般为 0.4×体重;年龄、体重和 Scr 的单位分别是岁、kg 和 mg/dl。

Jelliffe 公式考虑了 Scr 随时间的波动情况,而 Cockcroft-Gault 和 MDRD 公式未予考虑(如 AKI 患者)。Jelliffe 公式还考虑了正在产生的肌酐量对 GFR 估算值的影响,但没有考虑液体平衡的变化对 Scr 的影响。而改良 Jelliffe 公式通过计算校正因子调节了 Scr 值。

$$调节 Scr = Scr(mg/dl) \times 校正因子$$

$$校正因子 = [入院体重(kg) \times 0.6 + 日液体平衡量(L)] / 入院体重(kg)$$

对 12 例非透析、非少尿患者进行了连续 7 天的观察,这些患者的 Scr 在观察的前 3 天连续增加,并且收集单位时间的尿量计算肌酐清除率。结果发现,Jelliffe 和 MDRD 公式与尿肌酐清除率相关性良好;Cockcroft-Gault、MDRD 和 Jelliffe 公式高估了 GFR 分别为 80%、33% 和 10%,而改良 Jelliffe 公式低估了 GFR 约 2%;基线 GFR 越高,Cockcroft-Gault 和 MDRD 公式高估 AKI 患者的 GFR 越明显。

Cockcroft-Gault 和 4-变量 MDRD 公式基于 Scr 估算重症患者 GFR 会产生较大误差,在住院患者中未得到充分验证。6-变量 MDRD 公式在模型中添加了血清白蛋白和 BUN 两个变量,在重症患者中估算 GFR 更为恰当。Poggio 等采用[125]I-碘酞酸盐测量 107 例重症肾功能障碍患者的实际 GFR，将患者分为 BUN/Cr>20 和 BUN/Cr<20 两组，6-变量 MDRD、4-变量 MDRD 和 Cockcroft-Gault 公式的 GFR 计算值与实测 GFR 的相关系数分别是 0.66、0.57 和 0.46(P<0.01)；当 BUN/Cr>20 时，6-变量 MDRD 公式估算 GFR 优于 4-变量 MDRD 和 Cockcroft-Gault 公式。

Baptista 等在 ICU 患者中收集每 8 小时的尿量计算尿肌酐清除率，在尿肌酐清除率> 130ml/(min · 1.73m^2)的 86 例肾脏清除率增高(augmented renal clearance, ARC)的患者中，同时通过 Cockcroft-Gault 和 MDRD 公式估算 eGFR。结果发现，尿肌酐清除率为 162ml/(min · 1.73m^2)，而 Cockcroft-Gault、4-变量 MDRD 和 6-变量 MDRD 估算的 eGFR 分别是 135ml/(min · 1.73m^2)、124ml/(min · 1.73m^2)和 108ml/(min · 1.73m^2)。尽管 Cockcroft-Gault、4-变量 MDRD 公式估算的 eGFR 与尿肌酐清除率存在中度的相关性，eGFR 公式低估了 ARC 患者的 GFR。

临床实践中，收集单位时间内的尿量计算 Ccr 并不适宜，许多情况下，通过这种方法计算得出的 Ccr 并不比通过公式估算 GFR 更好，尿量收集过程中的差错、GFR 昼夜间的变异、肌酐分泌的变化均影响 GFR 的估算。在饮食摄入(素食饮食者、补充肌酸者)或肌肉(截肢、营养不良、肌肉消耗)存在变异的情况下，由于这些因素没有考虑在预测公式中，此时应收集 24 小时尿量计算 Ccr 或通过外源性肾小球滤过标记物测量 GFR。

八、小结

AKI 是 ICU 中的常见疾病，具有较高的发病率和病死率。ICU 医生要了解 AKI 的致病过程，就必须掌握肾脏的解剖和生理功能。肾小球滤过依赖于肾脏的血流量和灌注压，肾功能受损会导致水、电解质和酸碱平衡紊乱等一系列并发症。大多数药物主要经过肾脏清除，肾功能损伤程度影响临床治疗决策，因此，肾脏功能的评价非常重要。目前临床通常通过 Cockcroft-Gault、MDRD 和 CKD-EPI 公式评价 GFR，但这些公式均存在不同程度的局限性和适应人群。AKI 患者血肌酐在短时间内存在不同程度的波动，液体平衡等因素也会影响血肌酐水平，基于血肌酐水平估算 GFR 的公式均存在不同程度的误差。采用改良 Jelliffe 公式或收集单位时间的尿量计算 GFR 更适合于 AKI 患者的肾功能评估。

(李文雄　于　凯　贾会苗)

参 考 文 献

1. Cockcroft DW, Gault MH. Prediction of creatinine clearance from serum creatinine. Nephron, 1976, 16: 31-41.

2. Levey AS, Bosch JP, Lewis JB, et al. Modification of Diet in Renal Disease Study Group. A more accurate method to estimate glomerular filtration rate from serum creatinine: a new prediction equation. Ann Intern Med, 1999, 130:461-470.

3. Levey AS, Stevens LA, Schmid CH, et al. CKD-PI(Chronic Kidney Disease Epidemiology Collaboration). A new equation to estimate glomerular filtration rate. Ann of Intern Med, 2009, 150:604-612.

4. Inker LA, Schmid CH, Tighiouart H, et al. Estimating glomerular filtration rate from serum creatinine and cystatin C. N Engl J Med, 2012, 367:20-29.

5. Levey AS, Inker LA, Coresh J. GFR Estimation: From Physiology to Public Health. Am J Kidney Dis, 2014, 63: 820-834.

6. Sunder S, Jayaraman R, Mahapatra HS, et al. Estimation of renal function in the intensive care unit: the covert concepts brought to light. J Intensive Care, 2014, 2: 31.

7. Baptista JP, Udy AA, Sousa E, et al. A comparison of estimates of glomerular filtration in critically ill patients with augmented renal clearance. Crit Care, 2011, 15: R139.

第二章

急性肾损伤诊断标准的建立与演变

一、概述

急性肾损伤(AKI)的定义是由急性肾衰竭(acute renal failure, ARF)演变而来的。18 世纪前,关于急性肾脏功能障碍或损伤的文献报道几乎是不存在的。而自 18 世纪到 2004 年期间,医学界描述急性肾脏功能障碍或损伤通常是应用 ARF 这一概念。由于业界对 ARF 的临床定义或诊断标准一直缺乏共识,直接导致了多种诊断标准并存,最终造成文献中 ARF 的发病率和病死率差异巨大。传统 ARF 缺乏统一的诊断标准,强调对肾功能减退到一定程度之后的认识和治疗,不特别强调肾功能减退过程中的问题及其处理,不利于对病情的早期识别和干预。鉴于对 ARF 概念认识的不足,全世界先后成立了多个重症肾病医学组织,致力于建立 ARF 统一的诊断标准和早期防治;同时临床进一步认识到,肾功能的急性下降通常发生于引起肾脏功能或结构变化的损伤之后,基于这些理由,急性透析质量倡议(Acute Dialysis Quality Initiative, ADQI)工作组于 2004 年提出了一个新的医学术语——急性肾损伤,以取代 ARF 这个传统的医学名词。相对于 ARF,AKI 定义的范围更为广泛,包含了不同严重程度的急性肾损伤,当然也包含了传统的 ARF。自此,AKI 逐步成为了目前的主流概念。

二、急性肾损伤诊断与分级标准的建立

ARF 是临床上常见的急性脏器功能障碍,可导致生存率下降,并加速潜在慢性肾脏病(chronic kidney disease, CKD)的进展,甚至可导致新发的慢性肾脏病。2004 前,ARF 的诊断标准及定义多达 300 余种。依据这些定义,重症医学科中 ARF 的发生率为 1%~25%,病死率为 15%~60%。由于不同的诊断标准使得 ARF 的预防和治疗试验缺乏可比性,因此,建立统一的 AKI 诊断和分级标准势在必行。这个标准必须具备以下特点:①建立在标准上的不同研究之间具有可比性;②该分级标准能够预测 AKI 患者的预后;③能够为患者接受透析或非透析治疗提供依据。这就需要在临床上找到一个反映 AKI 严重程度的标志物,该标志物最好具备如下特点:①唯肾脏独有;②能反映肾脏损伤的严重程度和预后;③临床易于监测。绝大多数 ARF 的诊断标准中包含了血肌酐或/和尿量标准。

(一) 尿量

以尿量作为 AKI 的标志物具有一定的优点:①尿量仅通过肾脏产生;②尿量的变化常出

现在其他的生化标志物(尿素氮和肌酐)发生明显变化之前;③无尿意味着肾小球滤过功能停止。但其缺点也非常明显:定义 AKI 缺乏敏感性。肾功能异常时尿量可以正常,肾前型 AKI 几乎都表现为少尿(<400ml/d),肾型和肾后型 AKI 可以表现为无尿到多尿,一些急性肾小管坏死患者可在 24~48 小时内发展为严重少尿(<100ml/d)。因此,仅以尿量来反映 AKI 的严重程度是不恰当的。

(二)血肌酐

血肌酐(serum creatinine,Scr)来自外源性和内源性两种,外源性肌酐是肉类食物在体内代谢后的产物;内源性肌酐是体内肌肉组织代谢的产物。正常情况下,肌酐的生成比较恒定。既往研究中,以 Scr 来定义 AKI 最为常见。以 Scr 定义 AKI 具有较多的优点,所有保留在体内的内源性小分子溶质中,肌酐具有肾小球滤过标志物的理想特征:①肌酐只经肾脏排泄;②肌酐易于监测;③肌酐的高低与 AKI 的预后有关;④多数研究认为,肌酐/菊糖的清除比较为稳定,菊糖清除率可以较真实地反映肾小球滤过率(GFR)。

以 Scr 定义 AKI 也存在一些缺点:①AKI 患者的 Scr 水平很少处于稳定水平;②肌酐存在着肾小管反流现象;③肾小管分泌肌酐的能力随着肾功能的变化而变化;④Scr 水平与肌酐的产生和分布容积有关;⑤肌肉创伤、发热、制动和高龄均影响肌酐的代谢。总之,AKI 患者的血肌酐水平处于非稳定状态时,血肌酐不能精确反映患者的 GFR。当肾功能持续恶化时,Scr 低估了 AKI 的严重程度(GFR 降低时,肾小管分泌肌酐的能力增强了);当肾功能逐渐恢复时,Scr 又低估了 AKI 的恢复程度。此外,实验室测量血肌酐方法的差异也会影响 Scr 的结果及不同研究结果之间的比较。血肌酐测量的影响因素见表 2-1。

表 2-1　血肌酐测量的影响因素

急性因素	慢性因素
急性肌酐上升	慢性肌酐上升
膳食摄入肌酸-肉类饮食	肌酐的生成增加-肌肉体型、加勒比黑人
肌酐代谢增加-横纹肌溶解	肾小球滤过率下降-慢性肾脏病
肾小球滤过率降低-急性肾损伤	
肾小管分泌减少-甲氧苄氨嘧啶(广谱抗菌药)和西咪替丁(H_2 受体拮抗剂)	
假性肌酐数值	假性肌酐数值
酶法测定干扰-高总蛋白、利多卡因	Jaffe 法测定干扰-高胆红素血症
Jaffe 法测定干扰-血糖和 dka52、延迟离心	酶干扰-高胆红素血症、溶血
其他:溶血;高总蛋白	
急性血肌酐下降	慢性血肌酐下降
肌酐的生成降低-脓毒症	肉类摄入量下降
分布容积增加-水肿状态、急性液体超负荷	肌酐生成降低-老年女性、肌肉萎缩状态、截肢、营养不良和危重病

(三)RIFLE 标准的建立

尽管 Scr 和单位时间内的尿量难以准确反映 GFR,但是临床计算精确的 GFR 很少有必要。而肾脏功能是否处于稳定状态,或者是变好或变坏了,却很重要,单独监测 Scr 通常可以达到此目的:血肌酐从基线开始的变化率能较好地反映 GFR 的变化。基于此,ADQI 于 2004 年推出了统一的 AKI 诊断与分级标准:RIFLE 标准。RIFLE 标准以 Scr 或 GFR 较基线值的动态变化和/或尿量为标准将 AKI 由轻到重依次分为危险(Risk,R)、损伤(Injury,I)和衰竭(Failure,F)三个级别,同时将 AKI 患者肾脏功能的转归分为肾功能丧失(loss of renal function,L)和终末期肾病(end-stage kidney disease,E)两个级别,按照英文首字母的顺序合称为 RIFLE 标准。具体分级标准见表 2-2。

表 2-2 RIFLE 标准

分级	血肌酐或 GFR	尿量
危险(risk of renal dysfunction,R)	Scr 上升超过基线值的 1.5 倍或 GFR 下降>25%	<0.5ml/(kg·h)超过 6h
损伤(injury to the kidney,I)	Scr 上升超过基线值的 2.0 倍或 GFR 下降>50%	<0.5ml/(kg·h)超过 12h
衰竭(failure of kidney function,F)	Scr 上升超过基线值的 3.0 倍或 GFR 下降>75%;Scr≥354 μmol/L 时急性增高≥44μmol/L	<0.3ml/(kg·h)超过 24h 或无尿超过 12h
肾功能丧失(loss of kidney function,L)	持续肾衰竭超过 4 周	
终末期肾病(end-stage kidney disease,E)	持续肾衰竭超过 3 个月	

自从 2004 年 RIFLE 标准出现以后,在急性肾脏功能障碍的概念范畴内,AKI 逐步取代了 ARF,RIFLE 标准也成为了 AKI 当时的主流诊断标准。与 ARF 相比较,AKI 更可体现疾病的整个进程:从微小的肾功能改变到需要肾脏替代治疗(renal replacement therapy,RRT)的严重肾衰竭都可在 AKI 概念中得到体现。

RIFLE 使用了两项诊断标准:①Scr 或 GFR 较基线值的上升程度;②单位时间内的尿量。满足这两项标准中的任何一条即可诊断为 AKI。危险(R)、损伤(I)和衰竭(F)是 AKI 严重程度的 3 个分级诊断标准;肾功能丧失(L)和终末期肾病(E)是判断 AKI 患者肾脏预后的 2 个分级诊断标准。如果 AKI 患者肾功能丧失超过 4 周即可诊断为"肾功能丧失",如果"肾功能丧失"超过 3 个月即可诊断为 ESKD。自 2004 年 RIFLE 标准发布至 2010 年,全球已有超过 55 万人使用了 RIFLE 标准,引用 RIFLE 标准的原始文献超过 17 万篇,已达到了对 AKI 诊断标准化的目的。

三、急性肾损伤诊断与分级标准的演变

(一)AKIN 标准

AKIN 标准是 2005 年急性肾损伤网络(acute kidney injury network,AKIN)在 RIFLE 分级诊断标准基础上制定了新的 AKI 共识。AKIN 共识仍然使用 RIFLE 分级的诊断标准,但只保留前 3 个急性病变期,分别对应于 RIFLE 标准的危险期、损伤期和衰竭期。

随着 RIFLE 标准的广泛使用,其缺陷也逐渐暴露并引起人们的关注:RIFLE 标准忽视了 Scr 和尿量的轻微改变,然而近年来越来越多的研究发现,即使是轻微的 Scr 变化(在基线值

的基础上上升 0.3~0.4mg/dl)对 AKI 患者预后也有极大的影响。基于此,2005 年 9 月 AKIN 专家组在阿姆斯特丹召开会议对 RIFLE 标准进行了讨论和修正,并于 2007 年发布了新的 AKI 诊断与分级标准(AKIN 标准)。根据 AKIN 标准,将 AKI 定义为:不超过三个月的肾脏功能或结构方面的异常,包括血、尿、组织检测或影像学方面的肾损伤标志物的异常。其诊断要点为:肾功能突然减退,在 48 小时内 Scr 升高绝对值≥26.4μmol/L(0.3mg/dl);或 Scr 较基线升高≥50%(增加至基线值的 1.5 倍);或尿量<0.5ml/(kg·h)持续时间超过 6 小时。具体分级标准见表 2-3。

表 2-3　AKIN 标准

分级	血肌酐	尿量
1 级	Scr 增加≥26.4μmol/L 或增至≥基线值的 1.5 倍	<0.5ml/(kg·h)超过 6h
2 级	Scr 增至≥基线值的 2.0 倍	<0.5ml/(kg·h)超过 12h
3 级	Scr 增至≥基线值的 3.0 倍,或绝对值≥354μmol/L 时 Scr 急性增高≥44μmol/L,或开始接受肾脏替代治疗	<0.3ml/(kg·h)超过 24h 或无尿超过 12h

与 RIFLE 标准相比较,AKIN 标准做了 5 个方面的修改:①保留了 RIFLE 诊断标准的 3 个急性期变化,但取消了 R、I 和 F 分期名称,改为数字分期,1 级、2 级和 3 级基本对应于 RIFLE 的 R、I 和 F 期;②取消了 GFR 变化标准,单纯采用 Scr 标准;③在 AKI 1 级诊断标准中增加了 Scr 绝对值升高≥0.3mg/dl(26.4μmol/L),Scr 变化值更小,可能提高了诊断的敏感性;④将所有接受肾脏替代治疗(RRT)的患者划分为 AKI 3 级,相当于 RIFLE 标准的衰竭期(F);⑤取消了 RIFLE 标准中判断肾脏预后的两个分期(L 期和 E 期)。

AKIN 标准将 AKI 诊断时限限制在 48 小时以内,强调了 Scr 的动态变化,可能会带来以下好处:①排除了肾功能长期缓慢改变带来的误诊;②采用 Scr 绝对值变化作为诊断标准,Scr 变化值更小,同时避免了基线值无法确定所带来的诊断困难,为临床上 AKI 的早期诊断和干预提供了可能性;③对造成 Scr 和尿量短期急剧改变的"可逆性"病因,如容量不足或尿路梗阻,提供了充足的复苏和纠正时间,有助于提供更准确的诊断。

(二) KDIGO 标准

2011 年 12 月改善全球肾脏病预后(Kidney Disease Improving Global Outcomes,KDIGO)组织制定了 AKI 的指南初稿,对 AKI 的定义、分期诊治制定了一系列的推荐和建议意见。2012 年 3 月,经过多次修改后,KDIGO 急性肾损伤指南最终版在 *Kidney International* 杂志发表,是迄今最新的、关于 AKI 诊治与预防的指南。

在 KDIGO 指南中,AKI 被定义为"肾功能的急剧下降",它包括但不限于 ARF。AKI 是一个由各种不同病因引起的、广泛的临床综合征,包括特定的肾脏疾病(如急性间质性肾炎、急性肾小球肾炎和血管炎性肾脏疾病)、非特定的条件(如缺血、毒性损伤)以及肾外病变(如肾前性氮质血症和急性肾后梗阻性肾病)。以上这些条件可以共存于同一患者,即 AKI 可以同时存在由肾前、肾脏和肾后因素所致的肾脏结构和急性肾功能的改变。即使是轻微可逆的 AKI 也有严重的临床后果,包括死亡风险的增加。因此,AKI 可以被认为类似于急性肺损伤或急性冠脉综合征。此外,不管其病因是肾源性还是肾外因素所致,AKI 的临床表现和结局可以是相似的。

KDIGO 指南认为,AKI 是普遍的、有害的和可治疗的,即使是轻微的急性肾功能降低也可致不良预后。也就是说,在 AKI 高危人群中,Scr 早期的轻微变化也应值得临床重视。AKI 的早期发现和早期治疗可以改善预后。RIFLE 和 AKIN 标准是在 Scr 和/或尿量的基础上提出和得以验证的。因此,KDIGO 关于 AKI 的诊断标准是一个统一的、有益于临床实践、科研及公共健康的定义。

符合以下任一项者可诊断为 AKI(KDIGO 标准):①Scr 在 48 小时内升高绝对值≥0.3mg/dl(26.5μmol/L);②Scr 较基线值升高达≥1.5 倍,已知或推测在之前的 7 天内发生;③尿量<0.5ml/(kg·h)超过 6 小时。AKI 的分级标准见表 2-4。

表 2-4　KDIGO 标准

分级	血肌酐	尿量
1 级	Scr 在 7 天内增至基线值的 1.5~1.9 倍,或 48h 内 Scr 增加≥0.3mg/dl(26.5μmol/L)	<0.5ml/(kg·h)超过 6h
2 级	Scr 在 7 天内增至基线值的 2.0~2.9 倍	<0.5ml/(kg·h)超过 12h
3 级	Scr 在 7 天内增至≥基线值的 3.0 倍;或当前 Scr≥4.0mg/dl(354μmol/L)并满足以下条件之一:①48h 内 Scr 增加≥0.3mg/dl;②Scr 在 7 天内增至≥基线值的 1.5 倍;③任何需要肾脏替代治疗者	<0.3ml/(kg·h)超过 24h 或无尿超过 12h

KDIGO 指南在 AKI 诊断标准中对基线 Scr 进行了阐述。在临床实践中,许多表现为 AKI 的患者并没有可靠的基线 Scr 记录。此时,基线 Scr 可以通过使用肾病饮食修正公式(MDRD,见第一章)进行估算,这种方法已被用于许多 AKI 流行病学的研究,并且在最近得到证实。因此,许多关于 AKI 的数据,使用 RIFLE 诊断标准的大部分患者是根据估计的基线 Scr 值来诊断 AKI。MDRD 公式根据年龄、性别和种族估算出的 Scr 水平见表 2-5。例如,一个 70 岁的白人女性患者,没有 CKD 病史,那么基线 Scr 应该为 0.8mg/dl(71μmol/L)。

表 2-5　基线血肌酐的估算值(MDRD 公式)

年龄 (岁)	黑人/男性 mg/dl(μmol/L)	非黑人/男性 mg/dl(μmol/L)	黑人/女性 mg/dl(μmol/L)	非黑人/女性 mg/dl(μmol/L)
20~24	1.5(133)	1.3(115)	1.2(106)	1.0(88)
25~29	1.5(133)	1.2(106)	1.1(97)	1.0(88)
30~39	1.4(124)	1.2(106)	1.1(97)	0.9(80)
40~54	1.3(115)	1.1(97)	1.0(88)	0.9(80)
55~65	1.3(115)	1.1(97)	1.0(88)	0.8(71)
>65	1.2(106)	1.0(88)	0.9(80)	0.8(71)

CKD 患者也可以发生 AKI(acute on chronic)。当基线 Scr 未知时,有 CKD 病史者在诊断 AKI 时不宜采用 MDRD 公式估算基线 Scr 值。幸运的是,许多有 CKD 病史者,通常都有确定的基线 Scr 值。不幸的是,很多没有确诊为 CKD 者,使用估计的基线 Scr 值可能被误诊为 AKI。由于住院期间的最低 Scr 值通常≥基线值(除非患者接受了大量的液体复苏使血液被显著稀释),在临床不能得到确定的 Scr 基线值时,应使用此 Scr 值作为诊断 AKI 的基线值。

四、急性肾损伤的流行病学

(一)急性肾损伤的危险因素

由于 AKI 诊断标准、研究人群和基础疾病的不同以及各种临床研究的不可预测性导致 AKI 的危险因素缺乏明确的评估与证据。目前多数研究表明,ICU 中 AKI 最常见的病因为脓毒症和感染性休克,高达 50% 的 AKI 患者与之有关。一项纳入 5383 例 AKI 流行病学研究发现,性别和种族不能反映 AKI 的易感性,而高龄却是导致 AKI 的独立风险因素。另外一项纳入 794 名 ICU 患者的研究显示,发生 AKI 的危险因素依次是脓毒症、心衰、升压药物的应用和年龄。

(二)急性肾损伤的发病率和病死率

AKI 是一种涉及多学科的临床常见重症疾病,其发病率和病死率一直居高不下,并有逐年上升的趋势。尤其是在重症医学科,AKI 发病率可达 50% 以上,且可显著增加重症患者的死亡风险。一项在美国的流行病学研究数据显示,AKI 在社区人口的发病率约为 2100/100 万人年,约 2/3 的患者是在住 ICU 期间并发 AKI。单一的 AKI 患者病死率约为 10%,伴有脓毒症或多脏器功能衰竭者病死率超过 50%,而需要 RRT 者病死率可达 80%。关于 AKI 患者远期预后的研究发现,与未发生 AKI 者相比,发生 AKI 者进展为 CKD 及 ESKD 的风险明显增高。AKI 的及时诊断及准确预后评估,有助于 ICU 医生尽早制订合理的治疗方案,降低医疗花费,减轻国家、社会和家庭的医疗负担。

无论采用 RIFLE 和 AKIN 标准,ICU 中 AKI 有较高的发生率和病死率,且 AKI 是与住院病死率相关的独立危险因素。一项在多个丹麦 ICU 中进行的大型流行病学研究显示,AKI(RIFLE 标准)的发生率为 15.6%。Risk、Injury 和 Failure 级别的 30 天病死率分别为 35.5%、44.2% 和 41.0%,1 年病死率分别为 48.7%、57.4% 和 54.7%;而非 AKI 组患者的 30 天病死率仅为 12.8%,1 年病死率为 22.1%。另外一项在 ICU 开展的大型研究显示,AKI(AKIN标准)的发生率为 57%;AKI 1 级、2 级和 3 级的发生率分别为 38.5%、14.1% 和 4.3%,对应的住院病死率分别为 13.87%、16.42% 和 33.76%,而非 AKI 患者的病死率仅为 6.25%。多个研究显示,AKI 患者的 ICU 住院时间和总住院时间均较非 AKI 患者显著延长,住 ICU 病死率和住院时间随着 AKI 严重程度的递增而增加。

五、小结

RIFLE 标准是 ADQI 建立的第一个关于 AKI 的统一诊断与分级标准。AKIN 标准在 RIFLE 基础上对 AKI 的诊断与分级标准进行了修订,并将 AKI 的严重程度由轻到重分为 1 级、2 级和 3 级,分别与 RIFLE 标准的危险、损伤和衰竭 3 个级别相对应。AKIN 标准放宽了 RIFLE 标准中危险级别的范围,只要 Scr 在 48 小时内有轻微的升高(Scr 升高≥0.3mg/dl)即可诊断,提高了诊断的灵敏性,为临床早期干预提供了更好的可行性。KDIGO 标准是在 RIFLE 和 AKIN 基础上演变而来,KDIGO 将 AKI 分为 3 级,Scr 的变化和尿量标准与 RIFLE、AKIN 标准无差异,对于血肌酐的绝对值增加(Scr 升高≥0.3mg/dl)时间窗仍然定为 48 小时,但采用 Scr 增加较基线值的变化幅度定义 AKI 的严重程度时,规定的时间窗为 7 天。在 AKIN 和 KDIGO 标准中,无论 Scr 及尿量如何,只要患者接受了肾脏替代治疗就相当于 RIFLE 标准的衰竭级别。三种标准在 AKI 分级中都应用了单位时间内的尿量这一指标,尽管"尿量"为肾脏所独有,并且是 AKI 病死率的独立危险因素,但尿量易受利尿剂和血浆渗透压等多方面因素的影响,因此,尿量作为 AKI 的诊断与分级指标存在着较大的争议。虽然 AKI 的不同诊断标准之间存在着一定差异,但本质上都是将 AKI 看作是一个连续的病理生理过程。与 ARF 相比,AKI 诊断标准的建立有助于 AKI 的早期诊断和早期干预,从而有可能降低 AKI 的病死率和 CKD 的发病率。

（于凯江　王洪亮）

参 考 文 献

1. Bellomo R,Ronco C,Kellum JA,et al.Acute renal failure-definition,outcome measures,animal models,fluid therapy and information technology needs:the Second International Consensus Conference of the Acute Dialysis Quality Initiative(ADQI) Group.Crit Care,2004,8:R204-212.

2. Kellum JA,Levin N,Bouman C,et al.Developing a consensus classification system for acute renal failure.Curr Opin Crit Care,2002,89:509-514.

3. KDIGO Clinical Practice Guideline for Acute Kidney Injury.Kidney International Supplements,2012,2:1-138.

4. Hoste EA,Kellum JA.Acute kidney injury:epidemiology and diagnostic criteria.Curr Opin Crit Care,2006,12:531-537.

5. Singbartl K,Kellum JA.AKI in the ICU:definition,epidemiology,risk stratification,and outcomes.Kidney Int,2012,81:819-825.

6. Uchino S,Kellum JA,Bellomo R,et al.Acute renal failure in critically ill patients:a multinational,multicenter study.JAMA,2005,294:813-818.

7. Mehta RL,Kellum JA,Shah SV,et al.Acute kidney injury network:report of an initiative to improve outcomes in acute kidney injury.Crit Care,2007,11:R31.

8. Odutayo A,Adhikari NK,Barton J,et al.Epidemiology of acute kidney injury in Canadian critical care units:a prospective cohort study.Can J Anaesth,2012,59:934-942.

9. Teixeira C,Garzotto F,Piccinni P,et al.Fluid balance and urine volume are independent predictors of mortality in acute kidney injury.Crit Care,2013,17:R14.

10. Bagshaw SM,George C,Bellomo R.Early acute kidney injury and sepsis:a multicentre evaluation.Crit Care,2008,12:R47.

11. Fonseca Ruiz NJ,Castro DP,Guerra AM,et al.Renal injury study in critical ill patients in accordance with the new definition given by the Acute Kidney Injury Network.J Crit Care,2011,26:206-212.

12. Piccinni P,Cruz DN,Gramaticopolo S,et al.Prospective multicenter study on epidemiology of acute kidney injury in the ICU:a critical care nephrology Italian collaborative effort(NEFROINT).Minerva Anestesiol,2011,77:1072-1083.

13. Zhou J,Yang L,Zhang K,et al.Risk factors for the prognosis of acute kidney injury under the Acute Kidney Injury Network definition:a retrospective,multicenter study in critically ill patients.Nephrology(Carlton),2012,

17:330-337.

14. Gammelager H, Christiansen CF, Johansen MB, et al. One-year mortality among Danish intensive care patients with acute kidney injury: a cohort study. Crit Care, 2012,12,16:R124.

15. Sigurdsson MI, Vesteinsdottir IO, Sigvaldason K, et al. Acute kidney injury in intensive care units according to RIFLE classification: a population-based study. Acta Anaesthesiol Scand, 2012,56:1291-1297.

16. Mandelbaum T, Scott DJ, Lee J, et al. Outcome of critically ill patients with acute kidney injury using the Acute Kidney Injury Network criteria. Crit Care Med, 2011,39:2659-2664.

17. Clec'h C, Gonzalez F, Lautrette A, et al. Multiple-center evaluation of mortality associated with acute kidney injury in critically ill patients: a competing risks analysis. Crit Care, 2011,15:R128.

第三章

急性肾损伤的危险因素与分级管理

一、概述

肾脏具有充足的储备功能,可以承受多种打击而不发生显著的结构或功能改变。因此,肾功能的任何急性变化常常提示严重的系统紊乱及不良的临床预后。一旦出现急性肾损伤(acute kidney injury,AKI),患者的病死率及治疗费用将明显升高。因此,早期识别 AKI 的危险因素并管理高危患者,是降低 AKI 发生率及改善临床预后的重要手段。

二、急性肾损伤的危险因素

(一)根据患者的暴露情况和易感因素评估危险因素

多种暴露因素可导致 AKI 的发生。然而,由于个体差异性,不同个体在面对同一种暴露因素时,发生 AKI 的概率并不相同。因此,在分析危险因素时应同时考虑外部环境的暴露情况和患者自身的易感因素。KDIGO 指南推荐根据患者的易感因素和暴露情况对 AKI 的风险进行分层(表 3-1)。

表 3-1　急性肾损伤的危险因素:暴露和易感因素

暴露因素	易感因素
脓毒症	脱水或容量不足
危重疾病状态	高龄
循环休克	女性
烧伤	黑色人种
创伤	慢性肾功能障碍
心脏手术(尤其是应用体外循环)	慢性合并症(心、肺、肝)
非心脏大手术	糖尿病
肾毒性药物	恶性肿瘤
造影剂	贫血
具有肾毒性的植物与动物	

（二）通用易感因素

大部分 AKI 患者中出现的易感因素即通用易感因素,通常包括脱水状态、高龄、女性患者、慢性肾功能障碍病史及慢性合并症。

1. **脱水/容量不足**　细胞外液减少是最常见、且容易被快速纠正的危险因素。临床医师应通过了解近期液体出入量、完善体格检查及实验室检查来判断患者的容量状态。同时,应注意患者的蛋白水平,低蛋白血症被认为是 AKI 的独立危险因素。

2. **高龄**　尽管对高龄尚无准确界定,诸多研究表明 65~75 岁以上患者罹患 AKI 的风险明显升高。尤其是使用造影剂、氨基糖苷类药物及心脏手术等暴露情况时。

3. **女性**　多项针对医院获得性 AKI 的观察性研究中显示,女性患者罹患 AKI 的风险及诊断 AKI 一年后出现慢性肾功能障碍或死亡的风险更高。

4. **慢性合并症**　慢性肾功能障碍是最常见的 AKI 危险因素。慢性肾功能障碍患者的肾小球滤过率(glomerular filtration rate,GFR)发生轻微变化,即可造成明显的血肌酐升高。糖尿病肾病所致慢性肾功能障碍患者出现 AKI 的风险更高。一旦慢性肾功能障碍患者发生 AKI,肾脏功能恢复的可能性远小于既往正常的人群。合并糖尿病的心脏手术和使用造影剂的人群更易出现医院获得性 AKI。心功能不全(心脏手术患者射血分数<35%和非心脏手术患者射血分数<50%)是造影剂相关急性肾损伤(contrast-induced acute kidney injury,CI-AKI)和医院获得性 AKI 的独立危险因素。恶性肿瘤患者,尤其是多发性骨髓瘤患者在面对容量不足、肾毒性药物和造影剂的使用时更易出现 AKI。结缔组织病及酒精中毒患者在罹患 AKI 后则很难恢复初始肾功能。

（三）心脏手术相关急性肾损伤的危险因素

AKI 的暴露情况中,最重要的是脓毒症、心脏手术和使用造影剂。其中,脓毒症相关 AKI 和 CI-AKI 将在其他章节中详细介绍。

约25%的心脏术后患者会发生 AKI。由于对心脏手术相关急性肾损伤(cardiac surgery-associated acute kidney injury,CSA-AKI)的定义不尽相同,目前尚无明确的发病率报道。一项根据 RIFLE 标准定义 CSA-AKI 的研究显示,CSA-AKI 的发病率为 15.4%,其中 R 级、I 级和 F 级 AKI 的发病率分别为9%、5%和2%。除上述通用易感因素外,CSA-AKI 的易感因素见表3-2。

表 3-2　心脏手术相关急性肾损伤的易感因素

患者相关因素	手术操作相关因素
女性	体外循环时间
慢性阻塞性肺疾病	阻断时间
糖尿病	不停跳手术与体外循环手术
周围血管病	非搏动血流
既往肾功能障碍	溶血
充血性心衰	血液稀释
左室射血分数<35%	
急诊手术	
循环休克(主动脉球囊反搏)	
左主干病变	

（四）急性肾损伤的风险评估

进行 AKI 风险评估时,应综合考虑多方面因素。比如,对于发展中国家,腹泻引起的容量不足是 AKI 的首要危险因素,而对于发达国家,则更应该注意大手术尤其是心脏术后 AKI 的发生情况。准确识别不同临床环境中的高危患者是预防 AKI 发生的根本要素。

推荐通过以下四个方面进行评估:①实际临床场景:结合患者的症状、体征及暴露情况进行综合评估,比如,患者是否面临大手术/心脏手术、多发伤/烧伤、脓毒症、腹泻、机械通气、肾毒性药物的使用(ACEI 与 ARB、万古霉素、氨基糖苷类及非甾体类抗炎药)、血管活性药物及造影剂的使用等危险因素;②既往健康状态:年龄>65 岁、低收入国家患者、黑色人种、BMI ≥ 30kg/m² 、糖尿病、高血压、慢性肾脏疾病/曾诊断为 AKI、心功能不全、肝硬化、慢性阻塞性肺病、恶性肿瘤及既往服用肾毒性药物等均增加 AKI 的发生风险;③体格检查:临床医生应注意对血流动力学(如心率、血压)、脱水状态、外周组织水肿/腹水或肺部啰音及尿量进行监测;④实验室检查:应动态监测血肌酐、尿量、GFR 估算值、血色素、尿常规(是否存在蛋白尿或血尿)及 AKI 早期生物标记物等。

风险评估应贯彻在疾病的发生发展过程中,推荐在四个阶段进行风险评估:①接受预期暴露前,应首先考虑患者自身的易感因素,尤其应注意接受某些暴露情况时 AKI 风险将大幅提高的特定易感人群,如接受心脏手术的心功能不全患者及接受造影剂的多发性骨髓瘤患者;另外,应注意评估暴露的种类及严重程度;②接受特定暴露后,患者的基因多态性决定了其额外易感因素。基因多态性决定了患者的炎症反应强度,如过多表达 TNF-α、IL-6、IL-8,或 IL-10 表达减少可明显增加炎症反应程度,从而影响 AKI 的发生率。某些特定情况下,基因突变可成为 AKI 的危险因素,如生活在疟疾高发区的葡萄糖-6-磷酸脱氢酶缺乏患者在面对某些感染(如伤寒、梅毒、肝炎)时,可因血管内溶血而成为 AKI 的高危人群。另外,基因突变使血浆中血管性血友病因子裂解蛋白酶(ADAMTS-13)减少,增加了严重感染时血栓性微血管病(溶血尿毒综合征,血栓性血小板减少性紫癜)的风险,从而易出现 AKI;③明确诊断 AKI 后,应对肾功能状态进行评估。多种临床异常情况(低血容量或低血压等)可使正常的肾功能下降,临床表现为少尿和血肌酐升高,这可表现为"一过性(transient)肾损伤",抑或是 AKI 的早期阶段。近来这一导致 AKI 的前期表现被提议命名为"急性肾脏应激(acute kidney stress)"。临床医师应结合 AKI 生物标记物对患者的肾脏状况进行评估。一旦发展为急性肾衰竭或急性肾小管坏死,意味着患者已出现了"持续性(persistent)AKI";④患者肾功能开始恢复后,应评估其后遗症的发生风险。约 1/3 的 AKI 患者在 1 年后仍需要肾脏替代治疗(RRT),而其他后遗症,如心血管事件或死亡则需要长达 20 年的跟踪随访。AKI 是慢性肾功能障碍的独立危险因素,其持续时间和严重程度影响患者从 AKI 转化为慢性肾脏病(chronic kidney disease, CKD)的发生率。不同人群中,AKI 患者在一年后发展成为终末期肾病的比例为 1% ~ 64%。

三、急性肾损伤的分级管理

目前尚无可逆转 AKI 的针对性治疗,因此早期识别并管理 AKI 高危人群和尚无临床表现的潜在 AKI 人群是改善临床预后的基本策略。临床应密切监测高危人群的血肌酐和尿量,一旦诊断 AKI 后应尽快明确病因,并根据血肌酐和尿量进行严重程度分级。由于 AKI 的严重程度直接影响了患者的短期肾功能恢复与长期预后,因此,应根据 AKI 严重程度的分级施以相应的临床干预措施。对于 AKI 高危人群,应祛除危险因素并避免额外的肾损伤,同时严密监测肾功能的变化。一旦诊断为 AKI,应尽快明确 AKI 的病因。针对 AKI 2 级或 3 级患者,临床管理应以处理肾功能障碍所致的并发症为主。

(一)急性肾损伤高危人群

1. 尽可能停用肾毒性药物 多种药物可以导致肾损伤,如氨基糖苷类、糖肽类和两性霉素 B 等抗生素以及非甾体类抗炎药物,临床上应尽量避免使用。

2. 评价容量状态并保证恰当的肾脏灌注 维持恰当的容量状态是预防 AKI 发生、阻止 AKI 病程进展的基本条件。循环容量不足使肾脏灌注减少,直接导致 AKI 的发生或恶化 AKI 患者的肾功能;容量超负荷也可恶化肾功能。因此,积极评价容量状态并保证恰当的血容量和灌注压是 AKI 高危人群及 AKI 患者的首要管理方案。

扩容是纠正容量不足的根本手段,但能否通过扩容改善患者全身血流动力学状态并改善肾脏灌注是临床面临的难题。输液对全身血流动力学的影响取决于心脏的 Frank-Starling 曲线。Frank-Starling 曲线分为两个阶段,第一阶段为陡峭的上升支,此时每搏量(stroke volume,SV)高度依赖于前负荷;第二阶段为平台支,此时增加前负荷难以改善 SV。心脏做功处于第一阶段时,容量复苏可提高 SV 并增加心输出量。相反,若处于第二阶段时,输液不但不能改善心输出量,反而增加组织水肿等不良反应。在某一特定前负荷时,SV 取决于心室收缩力,必要时应考虑通过提高心肌收缩力来增加心输出量。容量反应性试验是评价心脏处于 Frank-Starling 上升支或平台支的方法。经典容量反应性试验为快速(15~20 分钟)输注晶体液 500ml 后监测血流动力学变化,若 SV 或心输出量在基线值的基础上明显增加(≥10%~15%)则提示患者存在容量反应性,此时输液可通过增加心输出量而改善肾脏灌注。由于液体输注是不可逆的,对 AKI 高危人群和 AKI 患者存在着一定的风险,因此应考虑其他功能性血流动力学监测。

3. 功能性血流动力学监测 通过被动抬腿试验(passive leg raising,PLR)或监测机械通气患者的动脉脉搏变异度来评价容量反应性。

将患者躯体从半卧位转为平卧位而下肢抬高 45° 时,在重力作用下,下肢静脉回流量可增加约 300~500ml,从而增加右心前负荷。右心容量反应性良好时,右心前负荷增加引起右心输出量增加,进而增加左心充盈。若左心处于 Frank-Starling 曲线上升支,将引起左室 SV 和心输出量增加。因此,临床可通过观察 PLR 后 SV 或心输出量的改变来判断患者的容量反应性。

正压机械通气(控制通气,患者无自主呼吸)过程中,左室 SV 随着胸腔内压力反复增高(吸气与呼气的转换过程中)而发生周期性改变。吸气时随着胸膜腔内压的升高,左室前负荷增加(肺血管受到挤压导致左心静脉回流增加)而后负荷下降(胸腔内主动脉跨壁压力下降),但胸膜腔内压的变化并不影响外周血管阻力,因此在吸气期间,左室 SV 增加;反之,在呼气期间左室 SV 下降。在一次独立的呼吸周期中,每次心脏搏动时动脉脉压的变异直接反映了每次心搏时左室 SV 的变化。SV 变化的幅度主要由左室舒张末容积决定,因此 SV 的变异程度也代表了左室舒张末容积的变化。每搏量变异度(stroke volume variation,SVV)与脉压变异度(pulse pressure variation,PPV)通过记录单位时间内每次心脏搏动时的 SV 和脉压的变异程度(以百分数表示),以此预测容量反应性。一般认为 PPV≥13% 或 SVV≥10% 时,患者存在容量反应性。另外,通过超声评价下腔静脉变异度及主动脉峰值流速变异度也可较为准确地判断容量反应性。

4. 监测血肌酐与尿量　严密监测血肌酐、尿量和尿液检查有助于早期诊断 AKI、鉴别 AKI 病因、对 AKI 严重程度进行分级以及评价患者预后。

留置导尿管并监测尿量,为 AKI 的病因分析提供线索。对于无尿型 AKI,应及时拔除尿管以避免泌尿系感染。值得注意的是,对容量不足的早期干预及利尿剂的使用导致越来越多的尿量正常型 AKI。尿量也不再是肾脏灌注的可靠指标,且根据尿量指导液体复苏可导致复苏不彻底或容量超负荷。无尿通常是肾小球滤过停止(如急性进展性肾小球肾炎、急性皮质坏死、肾动静脉梗阻)或输尿管梗阻的表现。少尿和多尿的交替性改变通常是泌尿系梗阻患者体位改变引起的结石位置变化所致。少尿多为肾前性病因所致,而肾性和肾后性 AKI 均可表现为各种类型的尿量改变。

尿液检查有助于鉴别 AKI 的病因。一般而言,肾前性和肾后性 AKI 患者的尿检基本正常,而尿检异常则往往提示肾性病因。然而在浓缩的、高比重、酸性尿液中,肾前性病因亦可使尿检中发现管型(Tamm-Horsfall 蛋白的沉积)及细胞成分。尿常规中可见少量蛋白而尿蛋白检测(磺基水杨酸法)却显示为大量蛋白,往往提示尿液中存在蛋白轻链。尿常规存在中到大量尿蛋白时,应行尿蛋白定量检测;尿蛋白超过 $1\sim2g/d$ 时,提示肾小球病变。肉眼及镜下血尿往往提示肾小球、血管、间质及其他器质性肾脏损伤(如结石、肿瘤、感染及创伤)。尿沉渣可见红细胞管型强烈提示肾小球或血管受损,但应注意急性间质性肾炎亦可造成血尿。肌红蛋白尿和血红白蛋尿所致 AKI 时,典型尿检表现为隐血试验阳性而无红细胞。尿液检查中见大量白细胞及白细胞管型提示肾盂肾炎或间质性肾炎。嗜酸性粒细胞尿通常是非特异的,但在过敏性间质肾炎及胆固醇栓塞所致 AKI 的患者中具有诊断价值。大量尿酸盐结晶提示急性尿酸性肾病或肿瘤溶解综合征。草酸盐结晶可见于乙烯或乙二醇中毒、空肠回肠旁路术及大剂量 Vit C 摄入。药物相关尿结晶形成多见于磺胺类、茚地那韦及氨苯蝶啶。

肾前性 AKI 和肾性 AKI 的鉴别诊断参考本书第四章第三节。

5. 避免高糖血症　重症患者常并发应激性高血糖。约 $32\%\sim38\%$ 的住院患者出现高血糖,术后患者出现高血糖的比例更高,约 40% 的非心脏术后患者及 80% 的心脏术后患者发生了高糖血症。

高糖血症通过多种病理生理机制产生全身影响,最终增加住院患者病死率。血糖升高可损伤白细胞功能而增加感染风险;急性血糖升高可激活 NF-κB 通路产生 TNF-α、IL-6、纤溶酶原激活物抑制剂-1(PAI-1)等,使机体的毛细血管通透性增高、加重炎症反应和高凝状态;同时产生过多的活性氧化物(ROS)并加重组织损伤。高糖血症可激活氧化应激、降低肾脏皮质灌注、损伤内皮细胞进而加重肾损伤。患者一旦出现 AKI,将导致"胰岛素抵抗现象"加重及肾脏清除胰岛素的能力下降,进而加重高血糖状态。另一方面,肾脏糖异生能力下降,使患者出现血糖波动甚至增加低血糖的发生风险。严重肾损伤需要行 RRT 时,应注意置换液配方中的葡萄糖含量及枸橼酸抗凝剂所带来的额外热卡摄入,同时也应注意 RRT 对血糖的清除。

早期的临床试验与系统评价认为,严格控制血糖(血糖控制在 $80\sim110mg/dl$)可使 AKI 发生率下降。但随之而来的低血糖风险不容忽视。一项多中心、针对不同 ICU 人群应用胰岛素与血糖控制的研究(GLUCOCONTROL 试验)因严格血糖控制组出现低血糖的风险明显高于传统血糖控制组而被迫终止试验。近期的大型临床试验发现,严格控制血糖并不能改善肾脏预后。最近的系统评价结果也证实严格控制血糖不能降低 AKI 的发生率,且明显增加低血糖的发生风险。

KDIGO 指南推荐,对于重症患者应使用胰岛素预防严重高血糖,建议将平均血糖控制在 150mg/dl 以下。同时应避免严重低血糖的出现,维持血糖不低于 110mg/dl。

6. 尽量避免使用造影剂 应用造影剂是 AKI 的重要暴露因素,由此引起的急性肾损伤称之为 CI-AKI,也称造影剂肾病(contrast-induced nephropathy,CIN)。CI-AKI 是住院患者新发 AKI 的第三位原因,仅次于肾脏低灌注和肾毒性药物,病死率高达 34%。关于 CI-AKI 的发病机制、临床表现、预防及治疗等相应内容在"造影剂相关肾损伤"章节中详细介绍。AKI 高危人群应尽量避免应用造影剂。

(二) 急性肾损伤患者

1. 明确 AKI 的潜在病因与病因 一旦出现 AKI,除采取上述高危患者管理策略外,应尽快明确患者的潜在病因及病因,避免进一步的肾损伤并为肾功能恢复提供可能。引起 AKI 的病因可概括为肾前性、肾性及肾后性因素。

(1)肾脏灌注减少(肾前性):①全身血管内容量减少:细胞外液丢失(烧伤、腹泻、呕吐、利尿剂的应用、原发性肾上腺功能障碍、消化道出血),细胞外液潴留(胰腺炎、烧伤、创伤、肾病综合征、营养不良、严重肝病);②心输出量下降:心肌功能障碍(心肌梗死、心律失常、缺血性心肌病、心肌病、瓣膜性心脏病、严重肺心病);③外周血管舒张:药物(降压药),脓毒症,其他(肾上腺皮质功能障碍、高镁血症、高碳酸血症、低氧血症);④严重肾血管收缩:脓毒症,药物(非甾体类抗炎药、β-受体激动剂),肝肾综合征;⑤肾动脉机械性梗阻:血栓栓塞,其他(栓子、创伤等)。

(2)肾实质与血管性疾病(肾性):①肾血管性疾病:血管炎,恶性高血压,硬皮病,血栓性血小板减少性紫癜,溶血尿毒综合征,弥漫性血管内溶血,深静脉血栓形成等;②肾小球肾炎:膜增生性肾小球肾炎,急性快速进展性肾小球肾炎(特发性、结节性多动脉炎、系统性红斑狼疮、韦格纳肉芽肿、显微镜下多血管炎、肺出血肾炎综合征、Henoch-Schonlein 紫癜、药物);③间质性肾炎:药物(青霉素、磺胺、利福平、环丙沙星、西咪替丁、质子泵抑制剂、苯妥英、卡托普利、噻嗪类利尿剂、呋塞米、布美他尼、别嘌呤醇、非甾体抗炎药),高钙血症等;④感染:脓毒症或全身炎症反应引起的非特异性改变,特殊病原体(军团、螺旋体、立克次体、汉坦病毒、念珠菌、疟疾),特殊部位感染(细菌性心包炎、内脏脓肿、肾盂肾炎);⑤浸润:肉芽肿,淋巴瘤,白血病等;⑥结缔组织病;⑦肾小管坏死:肾脏缺血性改变,肾毒性药物(氨基糖苷类、造影剂、重金属、有机溶剂、其他抗生素),有颜色尿液(肌红蛋白尿、血红蛋白尿);⑧肾小管内因素:结晶沉积(尿酸、草酸),甲氨蝶呤,磺胺,茚地那韦,蛋白沉积(轻链、肌红蛋白、血红蛋白)。

(3)输尿管梗阻(肾后性):①肾外因素:输尿管/骨盆损伤,实质性梗阻(肿瘤、结石、血凝块、脓球、真菌球),外周性梗阻(腹膜后及骨盆的恶性肿瘤、纤维化、结扎、腹主动脉瘤);②膀胱:前列腺增生,凝血块,肿瘤,神经源性膀胱功能障碍;③尿道:狭窄,包茎。

2. 启动无创诊断性检查或考虑有创诊断性检查 对于已诊断为 AKI 的患者,应开展无创影像学检查进行病因学诊断。对存在梗阻性病因可能的患者进行超声检查,一旦超声发现膀胱残余尿量小于 50ml 且未见肾盂肾盏增宽即可除外泌尿系梗阻;对于合并容量不足的患者可能存在假阴性结果,应在容量复苏之后再次进行超声评价。超声对于肾脏大小的评价有助于了解既往肾脏状态及病因诊断,肾脏缩小合并回声增强提示慢性肾衰竭,无肾盂积水的肾脏增大多见于急性肾小球肾炎。超声造影可对肾脏血流及灌注改变进行可视化检查。超声多普勒检查缺血性 AKI 时,由于肾脏血管收缩导致肾血流减少,肾脏阻力指数多大于 0.75,而肾前性氮质血症患者肾脏阻力指数多小于 0.75。CT 平扫虽不及超声检查经济、便捷,但有助于评价腹膜后肿物。

对于经过临床评价、尿液检查及实验室检查仍不能明确 AKI 病因的患者,应考虑急性快速进展性肾小球肾炎及过敏性间质性肾病,并行肾脏活检。若患者合并全身性症状,如持续发热和贫血,应考虑行肾脏活检以除外骨髓瘤、心包炎、冷球蛋白血症和胆固醇栓塞等病因。

3. 调整药物剂量　临床上许多药物或其代谢产物需经肾脏代谢或排泄。人体流经肾脏的血流量十分丰富,可占到心输出量的 20%～25%,药物或其代谢产物流经肾脏时常常使肾小球血管床、肾小管腔和肾间质处于相对较高的药物浓度状态,从而增加了肾损伤的风险。

对于已经出现了肾损伤的患者,要注意根据患者当前的肾功能状态调整药物剂量,避免进一步加重肾损伤。对于主要经过肾脏来清除的药物,临床上将肾小球滤过率作为调整药物剂量的依据。常用于估算 GFR 的三个公式:Cockcroft-Gault 公式、肾病饮食修正公式(Modification of Diet in Renal Disease,MDRD)和慢性肾脏病流行病学合作研究公式(Chronic Kidney Disease Epidemiology Collaboration,CKD-EPI)。每个公式都以血肌酐为主要计算参数,同时对年龄、性别、体重或/和种族这些影响因素进行了校正,MDRD 和 CKD-EPI 公式还以标准的体表面积 $1.73m^2$ 予以了校正。应该注意的是,每个公式在临床实践中都有独特的地位和局限性。对于接受了 RRT 的 AKI 患者,由于 RRT 对药物的"清除"作用,对药物代谢特别是抗生素的代谢产生了影响。因而需要调整抗生素剂量,必要时监测血药浓度,以达到抗生素的充分治疗,同时降低药物毒副作用的目的。

关于 AKI 以及接受 RRT 的患者如何调整抗生素剂量的问题,请参考本书第九章第一节。

4. 考虑肾脏替代治疗　开始 RRT 的绝对适应证包括:①顽固性高钾血症(>6.5mmol/L);②严重代谢性酸中毒(pH<7.15);③对利尿剂无反应且已引起器官功能障碍的液体超负荷,如急性左心衰、肺水肿等;④出现尿毒症性并发症,如尿毒症性心包炎、脑病等。开始 RRT 的相对适应证包括:①对利尿剂无反应的液体超负荷;②肾脏功能急剧恶化,且潜在病因无法快速逆转,行呋塞米应激试验(呋塞米,1.0～1.5mg/kg 一次性静脉注射)后的 2 小时尿量<200ml。

5. 尽量避免锁骨下静脉置管　一旦需要 RRT,患者需要经深静脉留置双腔透析管。导管与静脉壁的接触被认为是导管相关血栓形成和血管狭窄的初始因素。右侧颈内静脉能沿着比较直的路径进入右头臂静脉和上腔静脉,因此可以最少的接触静脉壁。导管插入锁骨下静脉则要经过一个及以上的夹角,这就可以解释锁骨下静脉导管比颈内静脉导管具有更高的接触静脉壁和血栓/血管狭窄产生的风险。尽管通常认为锁骨下静脉导管具有最低的感染发生率,但由于其可以导致中心静脉狭窄并危及后续永久性血管通路的建立,KDIGO 指南不推荐使用锁骨下静脉作为 RRT 的血管通路。建立 RRT 的血管通路时,考虑顺序如下:第一选择为右侧颈内静脉;第二选择为股静脉;第三选择为左侧颈内静脉;最后选择为肢体优势侧的锁骨下静脉。

6. 考虑转入 ICU 治疗 一旦患者诊断为 AKI 2 级,临床需要明确 AKI 的病因,启动血流动力学监测,动态监测血肌酐和尿量,还需要处理因肾功能下降所致的并发症,如高钾血症、容量超负荷、酸中毒、脑病、血小板功能障碍、贫血及免疫下降等。因此,AKI 2 级或以上的患者应考虑转入 ICU 接受密切的监测和精准的治疗。

四、小结

AKI 是可由多种病因所致的临床综合征,临床应根据患者的易感因素及暴露情况进行风险评估,强调对 AKI 高危患者或在 AKI 早期采取正确的干预措施。综合考虑患者的病因、AKI 严重程度以及与 AKI 进展相关的各种因素后,采取祛除病因、动态监测肾功能和 AKI 早期生物标记物、改善肾脏灌注、避免使用肾毒性药物以及治疗 AKI 并发症等一系列集监测、预防和治疗于一体的集束化管理措施,以避免或减轻肾损伤,促进 AKI 患者肾功能的恢复。

(蒋怡佳)

参考文献

1. Kidney Disease:Improving Global Outcomes(KDIGO) Acute Kidney Injury Work Group.KDIGO clinical practice guideline for acute kidney injury. Kidney Int Suppl,2012,2:1-138.

2. Wiedermann CJ,Wiedermann W,Joannidis M,et al. Hypoalbuminemia and acute kidney injury:a meta-analysis of observational clinical studies. Intensive Care Med,2010,36:1657-1665.

3. Heringlake M,Knappe M,Vargas Hein O,et al. Renal dysfunction according to the ADQI-RIFLE system and clinical practice patterns after cardiac surgery in Germany. Minerva Anestesiol,2006,72:645-654.

4. Chawla LS,Seneff MG,Nelson DR,et al. Elevated plasma concentrations of IL-6 and elevated APACHE Ⅱ score predict acute kidney injury in patients with severe sepsis. Clin J Am Soc Nephrol,2007,2:22-30.

5. Vasarhelyi B,Toth-Heyn P,Treszl A,et al. Genetic polymorphisms and risk for acute renal failure in preterm neonates. Pediatr Nephrol,2005,20:132-135.

6. Darmon M,Ostermann M,Cerda J,et al. Diagnostic work-up and specific causes of acute kidney injury. Intensive Care Med,2017,DOI 10. 1007/s00134-017-4799-8.

7. Beutler E,Vulliamy TJ. Hematologically important mutations:glucose-6-phosphate dehydrogenase. Blood Cells Mol Dis,2002,28:93-103.

8. Van Biesen W,Yegenaga I,Vanholder R,et al. Relationship between fluid status and its management on acute renal failure(ARF) in intensive care unit(ICU) patients with sepsis:a prospective analysis. J Nephrol,2005,18:54-60.

9. Michard F,Boussat S,Chemla D,et al. Relation between respiratory changes in arterial pulse pressure and fluid responsiveness in septic patients with acute circulatory failure. Am J Respir Crit Care Med,2000,162:134-138.

10. Perner A,Prowle J,Joannidis M,et al. Fluid management in acute kidney injury. Intensive Care Med,2017,DOI 10. 1007/s00134-017-4817-x.

11. Perazella MA,Coca SG,Kanbay M,et al. Diagnostic value of urine microscopy for differential diagnosis of acute kidney injury in hospitalized patients. Clin J Am Soc Nephrol,2008,3:1615-1619.

12. Bagshaw SM, Langenberg C, Bellomo R. Urinary biochemistry and microscopy in septic acute renal failure: a systematic review. Am J Kidney Dis,2006,48:695-705.

13. Schetz M, Forni L G, Joannidis M. Does this patient with AKI need RRT? Intensive Care Med, 2016, 42:1155-1158.

14. Forni LG, Darmon M, Ostermann M, et al. Renal recovery after acute kidney injury. Intensive Care Med, 2017, DOI 10. 1007/s00134-017-4809-x.

第四章

急性肾损伤的病因、发病机制与诊断试验

第一节　缺血性急性肾损伤

一、概述

缺血性急性肾损伤(ischemic acute kidney injury)是指由于肾脏血流灌注不足而导致的急性肾损伤(AKI),是 AKI 中最常见的发病原因(占发病原因的 50% 以上)。对于术后或严重创伤后机体处于应激状态的患者,多有肾血管收缩所致的肾血流灌注减少,但并不是所有的应激都会出现缺血性 AKI。本节主要讨论如何早期识别肾脏低灌注的原因、缺血性 AKI 的发病机制及其预防与处理。

二、缺血性急性肾损伤的病因

造成缺血性 AKI 的原因很多,但其根本原因都是由于肾脏低灌注所致。对于正常功能的肾脏,由于肾血管自身调节机制的存在,即使血压有所下降,肾脏的灌注水平依然能够维持在较为正常的状态。但实际临床中发现,有相当一部分 AKI 患者在平均动脉压(MAP)维持在正常范围时就出现了明显的肾脏低灌注,即肾血管的自身调节机制受损(图 4-1-1)。

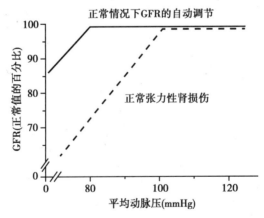

图 4-1-1　平均动脉压(MAP)降低期间,正常和受损的肾小球滤过率(GFR)自动调节。正常情况下,GFR 得以维持,直到 MAP 降至 80mmHg 以下;自动调节受损时,尽管 MAP 维持于正常范围,GFR 降至正常值以下,导致"正常张力性缺血性急性肾损伤"

　　肾脏灌注的决定因素主要取决于肾血管的自身情况和全身的血液循环状态。对于肾动脉硬化狭窄的患者,肾脏对低血容量的耐受能力显著下降,即使是轻度的低血容量也可能造成肾血流灌注不良。肾脏低灌注的易感因素见表4-1-1。

表 4-1-1　肾脏低灌注的易感因素

原因	疾病
肾动脉阻力的增加	
肾动脉和小动脉结构的改变	老年、动脉硬化、慢性肾病、恶性高血压和急进性高血压
前列腺素生成减少	非甾体抗炎药(NSAIDs)、环氧合酶(COX-2)抑制剂
入球小动脉的收缩	脓毒症、高钙血症、细胞毒性药物以及造影剂等
出球小动脉阻力的下降	血管紧张素转化酶抑制剂(ACEI)、血管紧张素受体阻滞剂(ARB)
肾动脉狭窄	先天性肾动脉缩窄、肿瘤压迫致肾动脉狭窄等

　　造成肾脏低灌注的原因很多,包括容量不足、心血管源性因素、血流分布异常和肾脏局部原因所致的低灌注(表4-1-2)。

表 4-1-2　肾脏低灌注的常见原因

原因	疾病
容量不足	
液体积聚在第三间隙	组织破坏(胰腺炎等)、低蛋白血症、肠梗阻等
血液丢失	失血性休克等
体液丢失	胃肠道原因、大量利尿、肾上腺功能不全、烧伤、大量出汗等
心血管源性	
心肌原因	心肌梗死、心肌病等
心包原因	心包积液、心脏压塞等
心律失常	严重的心律失常
肺血管疾病	肺栓塞等
瓣膜原因	瓣膜病
血流分布异常	脓毒症、肝肾综合征
(阻力下降)	巴比妥类、血管舒张药物(抗高血压药物)等的大剂量应用
肾脏局部低灌注	肾动脉狭窄(动脉硬化或纤维化等)、恶性高血压

三、缺血性急性肾损伤的发病机制

　　正常肾脏可以通过自身调节以维持肾血流量,当肾灌注压在一定范围(80~180mmHg)内波动时,肾血流量和肾小球滤过率(GFR)基本保持不变,这种自身调节机制主要包括肌源性机制和管-球反馈机制。对于高血压患者,由于肾脏长期处于高血压的高灌注状态,机体由于代偿机制使肾脏的血压-GFR 曲线的调定点发生改变,曲线右移,因而在较高的血压水平下也能保持肾脏血流和 GFR 的稳定(图 4-1-1)。除了自身调节外,神经和体液调节也在肾血流量调节中起一定作用。总体而言,在正常血压下,肾脏主要通过自身调节机制以维持血流量和 GFR 的稳定,而在紧急情况下,则通过交感神经和肾上腺髓质激素等重新分配血流量,以减少肾血流量来维持心、脑等重要器官的血流量。当急性肾缺血发生时,可造成肾血管内皮细胞损伤和血管活性物质的异常释放,主要包括内皮素--氧化氮(ET/NO)系统异常、肾素-血管紧张素-醛固酮系统(RAAS)激活、花生四烯酸代谢产物失常、心房尿钠肽(atrial natriuretic peptide,ANP)分泌紊乱等,上述异常变化使肾脏的舒缩血管活性物质比例失调,导致肾血管异常收缩和舒张、肾血流和肾灌注减少以及 GFR 降低,其中内皮素--氧化氮系统的平衡破坏是引起肾血管持续收缩的主要原因。

(一) 内皮素-一氧化氮系统

内皮素由血管内皮细胞合成,是迄今为止人体内发现的、最强的缩血管物质。肾脏内的内皮素由血管内皮细胞、系膜细胞、上皮细胞和集合管细胞分泌产生。内皮素主要有 ET-A 和 ET-B 两种受体,这两种受体在肾脏的不同部位分布不同,但均有血管收缩作用。

ET 可显著收缩肾脏入球小动脉和出球小动脉,导致肾血流量显著减少和 GFR 下降。在缺血致肾损伤的模型中,血浆和肾脏局部的 ET 分泌水平明显升高,同时伴有部分 ET 受体表达上调。当肾缺血造成血管内皮细胞受损时,ET 分泌增加,即使祛除肾损伤因素,ET 分泌仍然增加。Ruschitzta 等发现,缺血性 AKI 大鼠肾组织对 ET-1 的摄取减少,但血浆中 ET-1 的半衰期延长,同时血管对其反应性增加。此外,ET 还可以激活 RAAS 系统,进一步加重肾血管的收缩,恶化肾功能。研究发现,使用 ET 受体拮抗剂或抗 ET 抗体阻断内皮素受体均可增加肾血流量和 GFR,改善肾功能和预后;使用 ET 转化酶抑制剂也可增加肾血流,改善肾功能,这些研究为将来治疗缺血性 AKI 提供了新的研究方向。

一氧化氮(NO)又称内皮细胞源性血管舒张因子(endothelium derived relaxation factor, EDRF),是由内皮细胞在 NO 合成酶(NOS)作用下释放的舒血管物质。NOS 可分为三类:内皮型 NOS(eNOS),主要存在于内皮细胞;神经元型 NOS(nNOS),主要存在于神经元;诱生型 NOS(iNOS),主要存在于单核-巨噬细胞系统。研究表明,nNOS 生成的 NO 有助于维持肾血流量和 GFR 的恒定。当缺血导致肾血管内皮细胞受损时,ET 释放增加,与此同时 eNOS 减少,NO 生成减少,造成了肾血管舒缩活性物质的失衡,恶化了肾脏的血流灌注和分布。

虽然 nNOS 和 eNOS 可以增加 NO 的合成,对于肾脏的血流灌注和分布是有益的,但当 iNOS 激活后,会导致 NO 的过度产生,进一步恶化肾脏灌注,而且 NO 对肾脏具有细胞毒性,可损伤肾脏。低氧可以诱导 NO 释放增加。研究表明,缺血性肾脏的 iNOS 表达增强,如果敲除动物的 iNOS 基因,可以减少缺血-再灌注所致的肾损伤,对缺血性 AKI 具有保护作用,提示 NO 具有肾脏损伤作用。总体而言,eNOS 对肾脏的保护作用大于 iNOS 的损伤作用。

ET/NO 的平衡对于维持肾内血管的正常舒缩状态十分重要。当急性肾脏缺血造成内皮细胞损伤时,ET 释放增加,导致血管过度收缩;NO 释放减少,甚至低于维持正常血管张力所需的基础 NO 量,将影响局部肾动脉甚至全身动脉的舒张。在肾脏-缺血再灌注模型中,早期注射 NO 前体 L-精氨酸,可以增加血清 NO 含量,改善肾功能;而注射 NOS 抑制剂,可进一步降低血清 NO 浓度,恶化肾功能。

(二) 肾素-血管紧张素-醛固酮系统

RAAS 是人体中调节体液容量和渗透压的重要组成部分。肾素主要由肾小球近球细胞分泌,由致密斑感受原尿中钠离子浓度的变化,钠离子浓度降低可以刺激肾素分泌。肾素促进血管紧张素原向血管紧张素 I 转化,而血管紧张素 I 在血管紧张素转化酶的作用下转化为血管紧张素 II,从而刺激醛固酮分泌。正常情况下,RAAS 对心血管系统的发育、心血管功能的稳态、电解质平衡、体液平衡和血压调节等方面发挥重要作用。

在 RAAS 中,血管紧张素 II 对肾脏血流量和 GFR 起主要调节作用。较低浓度的血管紧张素 II 可以收缩肾脏的入球和出球小动脉来调节肾脏血流,由于肾脏出球小动脉对血管紧张素 II 的敏感性高于入球小动脉,因而主要引起出球小动脉的收缩,导致肾血流量减少,但肾小球有效滤过压升高,GFR 基本保持不变。当血管紧张素 II 浓度明显增高时,入球小动脉强烈收缩,从而造成肾血流量的明显下降,GFR 也显著下降。

在 AKI 患者和动物模型中发现,血浆肾素和醛固酮含量升高,同时肾小管液中血管紧张素 I 和血管紧张素 II 含量也明显增高,这是造成肾血管过度收缩、肾灌注减少和肾功能恶化的原因之一。

当肾脏缺血时,肾素分泌增加,从而增加血管紧张素的产生,主要收缩出球小动脉来维持 GFR 的稳定。随着肾脏缺血时间和程度的增加,肾素过度分泌,入球小动脉收缩,导致缺血性 AKI。研究发现,早期使用血管紧张素转化酶抑制剂(ACEI)和血管紧张素受体阻滞剂(ARB)可以阻断血管紧张素的作用,改善肾脏缺血情况,对于缺血性 AKI 有一定的治疗意义。

(三) 心房尿钠肽

ANP 是由心房肌细胞合成并释放的肽类激素,当心房壁受牵拉时可刺激心房肌细胞释放 ANP。ANP 的主要作用是血管舒张和促进肾脏排钠、利尿等。

ANP 可以降低血管平滑肌细胞中 Ca^{2+} 的含量,使入球小动脉舒张,增加肾小球有效滤过压和滤过分数,从而增加 GFR;ANP 使集合管上皮细胞顶端膜钠离子通道关闭,抑制 NaCl 的重吸收,同时也减少了水的重吸收;ANP 还可以抑制肾素、醛固酮和血管加压素的合成分泌,使肾血管舒张,增加肾脏血流量。AKI 时,血浆 ANP 水平明显升高。研究发现,ANP 及其类似物可以逆转 AKI 状态下的 GFR 下降,促进钠排泄,对肾组织具有一定的保护作用。动物实验发现,ANP 可以预防缺血性 AKI 的发生,即使在缺血发生后仍可以发挥一定作用。

(四) 花生四烯酸代谢产物

花生四烯酸代谢产物主要包括血栓烷(TAX_2)、白三烯(LTs)和多种前列腺素(PGs)等,不同的代谢产物对于肾脏血管舒缩的影响有所不同,由于舒缩血管活性物质失衡,血管主要以过度收缩为主。

TAX_2 主要是由内皮细胞合成的血管活性物质,它可以收缩血管、减少肾脏血流、促进血小板集聚和加速血栓形成等。当肾脏缺血时,细胞内的氧化还原机制失衡,产生大量氧自由基,而氧自由基可以刺激 TAX_2 合成和分泌,从而造成缩血管物质的增加,肾血流减少,GFR 下降。由于肾小管是尿液重吸收的主要部位,氧耗量大,对缺血缺氧较为敏感,当肾脏发生急性缺血时,很容易造成肾小管上皮细胞的坏死脱落,堵塞肾小管,从而刺激 TAX_2 的分泌释放增加。研究发现,当给予肾缺血患者血栓素合成酶抑制剂时,可以抑制血肌酐水平的上升和肾小管坏死的进展,表明缺血性 AKI 部分由 TAX_2 介导。

前列腺素种类繁多,作用也各不相同,根据其对血管平滑肌的作用效果可粗略分为舒血管前列腺素(PGI_2、PGE_2等)和缩血管前列腺素(PGF_2等)。舒血管前列腺素具有肾保护作用,PGI_2、PGE_2等可以拮抗血管紧张素Ⅱ,减弱RAAS的作用,维持肾血流量和GFR的稳定。研究表明,非甾体抗炎药(NSAIDs)可以抑制PGs的合成,从而诱导AKI的发生,提示舒血管性前列腺素对肾脏具有一定的保护作用。

(五)缺血-再灌注损伤

除急性缺血因素外,再灌注损伤也是诱发AKI的重要因素,两者合称为肾缺血-再灌注损伤(renal ischemic reperfusion injury,RIRI)。再灌注损伤主要是指由于缺血后肾脏血流再通,但肾损伤依然持续甚至加重。目前认为,再灌注损伤的主要原因包括线粒体功能障碍、氧自由基(ROS)的大量产生、炎症反应的过度激活和补体系统的活化等。

1. 线粒体功能障碍　当缺血缺氧时,线粒体的氧化磷酸化受限甚至停止,ATP产生不足,导致酶的产生和降解出现障碍,同时由于生物膜上的某些离子通道需要ATP供能,如Na^+-Ca^{2+}离子泵在维持细胞内低钙浓度方面极其重要,当线粒体功能发生障碍时,Na^+-Ca^{2+}离子泵功能异常导致细胞内钙离子浓度升高,而高浓度钙离子不仅可以沉积在线粒体膜上造成线粒体膜的钙化,还会激活一系列酶的活性,如核酸酶、蛋白酶等,导致细胞的降解凋亡。

2. 氧自由基的大量产生　ROS是一类具有极强氧化能力的物质,在正常情况下也可以少量产生,但会被人体的还原系统(还原型谷胱甘肽、超氧化物歧化酶等)所抵消。由于缺血时线粒体功能障碍导致细胞内钙离子浓度增加,从而激活黄嘌呤氧化酶,使氧自由基大量产生,同时缺血使机体还原ROS的能力下降,ROS的产生超过了降解,导致脂质过氧化(造成生物膜的破坏)、胞内核酸酶和蛋白酶活性增加、细胞凋亡等。ROS使脂质过氧化的主要靶点位于线粒体上,会加剧线粒体功能障碍,形成恶性循环。

3. 炎症反应的过度激活　缺血缺氧时,细胞会释放趋化因子,趋化因子在介导炎症反应过程中起着十分重要的作用,它不仅可以趋化炎症细胞,如白细胞的聚集、活化,促进炎症反应,还可以增加细胞表面黏附分子ICM-1的表达,而ICM-1在白细胞的游走、趋化和活化中起着重要作用。研究发现,JAK/STAT通道的激活在促炎反应中有着重要意义,炎症细胞因子IL-6和TNF-α在缺血性AKI致病过程中发挥了重要作用。右美托咪啶为新型α_2-受体激动剂,可以阻断JAK/STAT通道的激活,减轻RIRI。

4. 补体系统的过度激活　补体是存在于血清、组织液和细胞膜表面的、一组经活化后具有酶活性的蛋白质,补体广泛参与了机体微生物防御反应以及免疫调节,也可介导免疫病理的损伤性反应。多个研究显示,在缺血-再灌注器官模型中,存在补体系统的活化以及活化后产物(C_{3a}、C_{4a}、C_{5a}、C_{5b-9}和过敏毒素等)的释放。C_{5a}、C_{5b-9}可以刺激内皮细胞表达选择素以及细胞表面黏附分子ICM-1,与此同时,还发现特异性C_{5a}受体阻断剂可以减少RIRI,发挥对肾脏的保护作用。有学者以缺乏C_3、C_4、C_5和C_6的小鼠为研究对象,发现C_{5b-9}在RIRI所致肾小管坏死过程中起主要介导作用。上述研究表明了补体系统在RIRI中的作用。

四、正常张力性缺血性急性肾损伤

临床上,少数血压正常的患者也可以发生缺血性AKI,被称为"正常张力性缺血性AKI(normotensive ischemic acute kidney injury)",尤其是老年人、慢性肾脏病(CKD)以及高血压患者。老年人主要是由于存在多种慢性基础疾病以及肾血管自身调节障碍,而出现"正常张力性缺血性 AKI"。对于慢性高血压患者,肾脏血管壁发生玻璃样变、平滑肌细胞增生肥大,使血管内径变窄,更易受到血压波动的影响,同时肾脏的血压-GFR 曲线的调定点发生改变,曲线右移,因此,尽管患者 MAP 未小于 80mmHg,但 GFR 已下降,即出现了"正常张力性缺血性 AKI"(见图 4-1-1)。CKD 患者由于长期的慢性炎症,导致肾间质纤维化、肾血管玻璃样变、内径狭窄,也会产生血压正常条件下的肾脏低灌注。

在感染初期阶段,血压下降和临床症状并不明显,患者也可出现肾脏低灌注,尤其是在出现体温下降、白细胞比例增加(以杆状核为主)和意识障碍等情况下要高度关注。血容量不足时,依靠机体自身的血压调节机制,使全身血管代偿性收缩,如果交感神经过度兴奋、缩血管物质过度释放,患者血压不降反升,但此时由于入球小动脉过度收缩,肾小球的灌注明显降低,也会产生"正常张力性缺血性 AKI"。

除了以上原因之外,一些药物的不恰当使用也会造成"正常张力性缺血性 AKI",如NSAIDs、COX-2 抑制剂以及 ACEI 等,这些药物可以造成前列腺素的合成减少,从而导致入球小动脉的过度收缩,减少肾脏血流。

近年来随着对缺血性 AKI 研究的深入,一些学者对缺血肾组织进行活检或采用高科技手段对肾血流分布情况进行监测后发现,缺血性 AKI 的肾组织血流分布是不均一的,尽管肾脏血流并未改变,但不同区域肾组织的血流动力学状态发生了很大的变化。有些肾组织的血流减少,处于低氧、低灌注状态;有些肾组织的血流正常甚至增加,肾小球处于高灌注状态。与此同时,某些肾组织肾小管周围毛细血管密度明显降低,并且是不可逆的,使 AKI 生存者患 CKD 的概率明显增加;反之,CKD 患者也更易发生 AKI。有学者认为,肾小管受损后可反射性的引起管周毛细血管密度的减少;相反,也有学者认为管周血管密度减少发生在前,肾小管损伤发生在后。由于管周毛细血管网来源于出球小动脉,而缺血性 AKI 的肾小球血流是减少的(入球小动脉收缩),因此,管周毛细血管密度减少可能与肾小球血流状况密切相关,但有待于进一步的研究。

五、缺血性急性肾损伤的临床表现

缺血性 AKI 的临床表现与其他原因所致 AKI 患者的临床表现基本一致,可分为起始期、持续期和恢复期三个阶段,每个阶段表现各不相同,但却不是完全独立的。患者的临床表现与肾功能损伤的严重程度、肾脏缺血程度和持续时间有关,并不是所有患者都出现以上三个阶段的临床表现。

(一)起始期

主要由于各种原因引起的有效循环血量减少和肾脏低灌注所致,患者 GFR 下降,尿量减少,尿比重增高,BUN 和 Scr 升高。这一阶段多由于肾脏损伤程度较轻,BUN 和 Scr 变化较轻微,临床表现不明显,多以引起肾脏低灌注的原发疾病所致的临床表现为主,不易察觉。

起始期病程一般为数小时至数天,依据原发病病因不同,持续时间有所不同,但起始期肾脏损伤往往是可逆的,因此,若能及时识别并实施恰当的干预将会大大改善患者预后。

(二)持续期

又称少尿期。这一阶段主要表现为少尿,甚至是无尿。由于 GFR 下降和尿量显著减少,患者出现高氮质血症,BUN、Scr 进行性升高,逐渐出现水、电解质和酸碱平衡紊乱,严重者可出现尿毒症样表现,如恶心、呕吐、腹胀、食欲减退等,甚至可出现上消化道出血;循环系统可表现为心肌损害,如心律失常、心力衰竭等,也可出现心包积液;神经系统表现为淡漠、嗜睡等意识障碍。需要注意的是,如果患者出现无尿,要排除肾后性梗阻因素。少尿期多持续1~2周,此期持续时间越长,预后越差。

30%~60%的AKI患者无少尿表现,尽管BUN和Scr进行性升高,但每日尿量依然保持在400ml以上,甚至可达2500ml,这被称为"非少尿型AKI",可能与早期使用利尿剂有关。这类患者容易延误诊断,应该注意,少尿并不是判断患者是否存在AKI的必要依据。一般认为,非少尿型AKI患者临床表现不典型,并发症发生率也相对较低,住院时间较短,需要肾脏替代治疗(RRT)的患者也较少,但高钾血症的发生率并没有下降。尽管非少尿型AKI患者的病死率低于少尿型AKI患者,但仍高达25%。

(三) 恢复期

又称多尿期。在此阶段,肾组织开始修复,肾功能逐渐恢复。患者主要表现为尿量增加,每日超过400ml,甚至更多。多尿的原因与肾小管重吸收功能延迟于肾小球滤过功能的恢复有关,也可能与少尿期积累了大量的尿素、肌酐以及其他潴留溶质所致的渗透性利尿作用有关。

尽管在恢复期尿量开始明显增加,但肾小球滤过功能并未完全恢复,而且少尿期积累了大量未排出的代谢产物,BUN和Scr仍然会进行性升高,一般在GFR明显增高约一周左右,才会出现BUN和Scr的明显下降,氮质血症开始逐渐改善。随着患者尿量的增加,代谢产物被逐渐清除,但肾小球和肾小管的功能并未完全恢复,患者仍可出现水、电解质和酸碱平衡紊乱,最常见的是低钾血症。临床需要动态监测患者的电解质变化,当患者出现乏力等症状时,要考虑低钾血症的可能。处于恢复期的患者易并发感染,从而可能加重肾损伤,此时应注意防控感染。

恢复期多持续1~3周,也有可能持续更长时间。在恢复期后一年内,大部分患者的肾小球和肾小管功能能够恢复,也有少部分患者会出现持续性肾功能受损,可能发展为CKD。

以往的观点认为,AKI是一过性的,当损伤因素祛除后,患者痊愈后并不会对肾脏遗留长期的损伤。Fine等对CKD患者进行肾组织活检后发现,其肾小管管周毛细血管网明显减少。而AKI患者的肾组织活检可见管周毛细血管的非可逆性减少,这种病理改变使AKI生存者发生CKD的概率明显上升。由于管周血管数量减少,肾小管和周围间质处于慢性缺氧状态,导致组织纤维化;纤维化不仅仅发生在缺氧组织,还可累及正常肾组织和间质。也有学者认为,AKI所造成的损伤可以持续激发炎症反应,促进肾组织纤维化。

六、缺血性急性肾损伤的预防和治疗

目前临床上尚无特异有效的手段治疗缺血性AKI,主要策略就是减少可能对肾脏造成损伤的各种危险因素(如造影剂的使用、肾毒性药物的应用等),合理有效的液体管理,必要时进行RRT以维持肾功能,为肾脏恢复争取时间。

(一) 药物

随着对缺血性AKI机制认识的不断深入,有越来越多不同作用机制的药物开始被纳入研究范畴,如舒张肾小球入球小动脉的药物、抗氧化剂、抑制炎症反应的药物以及促进细胞生长的细胞因子等,但上述任何一种药物发挥肾保护作用的证据都不充分。由于缺血性

AKI 的主要致病机制是肾血流灌注不足,因此针对肾血管舒张方面做了很多研究,如多巴胺、非诺多泮、内皮素拮抗剂、前列腺素、腺苷受体拮抗剂和 NO 等,都可以舒张肾脏入球小动脉,增加肾脏血流灌注。有部分研究结果认为肾血管舒张剂对肾脏具有一定的保护作用,但目前尚无大规模、随机对照试验证实这些药物的确切临床疗效。

多巴胺的效应与剂量有关。剂量为 $0.5 \sim 2\mu g/(kg \cdot min)$ 时,可以激动多巴胺 A_1 和 A_2 受体,使入球小动脉扩张,增加肾血流量,与此同时,多巴胺还可以激动 β-受体,增加心输出量,改善肾脏灌注。鉴于以上作用,传统观点认为多巴胺对肾脏有保护作用。但是,多巴胺 A_1 和 A_2 受体在肾小管上也有分布,除了增加肾血流外,还可以起到抑制钠的重吸收作用,破坏肾血管的自身调节机制和管-球平衡,反而对肾功能不利。可靠的研究证据表明,多巴胺对肾脏无保护作用,甚至恶化肾功能,诱发心律失常甚至死亡。因此,目前并不推荐多巴胺作为肾保护药物使用。

与多巴胺药理作用类似的非诺多泮是选择性多巴胺 A_1 受体激动剂,剂量为 $0.03 \sim 0.1\mu g/(kg \cdot min)$ 时,可以扩张肾血管,增加肾血流,但对全身血流动力学没有影响。一些研究认为非诺多泮对心脏术后患者具有一定的肾脏保护作用,但最近的一项多中心、随机对照研究表明,非诺多泮并没有降低心脏术后早期 AKI 患者的 RRT 需要率。对于造影剂诱导的肾损伤,非诺多泮也没有预防作用。目前不推荐非诺多泮作为 AKI 的预防和治疗药物。

除了肾血管舒张药物外,有部分研究发现肾血管收缩药物——去甲基肾上腺素具有肾保护作用。Albanese 等的研究表明,在脓毒症患者中运用去甲基肾上腺素,可以改善肾功能。去甲基肾上腺素收缩入球小动脉和出球小动脉,但出球小动脉收缩程度更大,从而增加肾小球有效滤过压和 GFR。因此,去甲基肾上腺素对血管过度舒张的脓毒症患者可能起到肾保护作用。

除了影响肾脏血流的药物外,与代谢相关的治疗——胰岛素也可能改善患者预后。血糖过度升高已被明确证明对重症患者病情恢复不利,有学者建议将重症患者血糖控制于 $80 \sim 110mg/dl$,但这种过度积极的血糖控制可能会引起低血糖,增加病死率。因此,临床只需将血糖控制于 $180mg/dl$ 以下,同时避免低血糖。

活性氧的产生在 RIRI 过程中发挥了重要作用,针对活性氧的过氧化作用,一些抗氧化剂成为了 AKI 预防和治疗中的热点研究问题。目前常用的抗氧化剂包括 N-乙酰半胱氨酸、维生素 E、甘露醇等,这些药物在动物实验中被证实是有效的,但临床试验结果存在较大争议。

除了以上介绍的药物,还有他汀类、甲状腺素、胰岛素样生长因子、钙离子拮抗剂、BNP 和 ANP 等,这些药物都处于研究阶段,能否使 AKI 患者受益尚待研究。

(二)容量管理

AKI 重症患者的容量管理始终是一个难题。容量补充不足,难以有效改善肾灌注,AKI 病情将会进展;过于积极的液体复苏则会增加心脏前负荷和肾脏负担,加重组织水肿(肾间质水肿等),导致患者预后不良。因此,AKI 患者进行容量管理时,需要根据患者的容量反应性以及实时血流动力学监测参数进行不断的调整,以改善组织灌注和细胞代谢,同时避免容量超负荷。

(三)缺血预处理

缺血预处理(ischemic preconditioning,IPC)是器官在缺血条件下的一种保护机制,可以增加器官对缺血、缺氧的耐受程度,从而实现器官功能的保护。这最先是在心脏上发现的,后来的研究发现肾脏也可以有这种保护机制。

研究认为,肾脏存在内源性保护机制,并可经 IPC 激活。目前,肾脏缺血预处理(renal ischemic preconditioning,RIPC)已成为预防高危患者发生 AKI 的热点研究问题。1986 年,Murry 等报道了 IPC 可以降低肾脏的缺血-再灌注损伤,同时还发现,IPC 对肾脏细胞的保护作用与 IPC 的持续时间、再灌注时机有关。IPC 可以分为两个反应阶段:①早期阶段:也称急性反应阶段,在缺血刺激后立即发生,持续数小时,这一阶段主要由离子通道介导,产生各种缺血诱导分子;②晚期阶段:缺血刺激 24 小时后,持续数天,这一阶段主要是转录产生各种调节糖代谢和线粒体代谢的物质,抑制炎症反应和活性氧的产生。

IPC 激活了机体的内源性保护机制,提高了一些酶和应激蛋白等的含量和活性,例如,超氧化物歧化酶(SOD)在氧自由基清除中发挥着重要作用。研究发现,IPC 大鼠的血清 SOD 水平显著高于未接受 IPC 的大鼠,SOD 可能起到了一定的细胞保护作用;与此同时,热休克蛋白(hot shock protein,HSP)的合成也显著增加,HSP 作为一种应激蛋白可以抑制细胞的凋亡。还有其他机制(如低氧诱导因子等)参与了 IPC 对 RIRI 的保护作用。但目前尚缺乏充分的临床研究证据支持 IPC 对 RIRI 的保护作用。

(四)营养代谢支持

缺血性急性 AKI 患者多处于应激的高代谢状态,存在胰岛素抵抗、血糖增高、蛋白质分解加速等代谢紊乱现象,脂代谢受影响程度相对较小,因此,缺血性 AKI 患者的脂肪补充热量可达非蛋白热卡的 40%~50%。

对于实施保守治疗的缺血性 AKI 患者,过多蛋白质的摄入会增加肾脏代谢负荷,加剧高氮质血症,因而需要限制蛋白质的摄入[<0.6g/(kg·d)],同时增加优质蛋白的摄入。除了大量营养元素的摄入,还需要注意微量元素与维生素的摄入。AKI 患者最常见的电解质紊乱是高钾血症,稀释性低钠血症也较为常见,此时要注意调节电解质平衡,血钾>6.5mmol/L 时要立刻处理,必要时实施 RRT。

(五)肾脏替代治疗

对于严重 AKI 患者,保守治疗效果不佳或者出现危及生命的紧急情况时(如严重高钾血症、脑水肿、肺水肿等),可以采取 RRT。关于 RRT 的时机、模式和剂量问题将在其他章节予以阐述。

七、小结

缺血是 AKI 最常见的发病原因之一。缺血性 AKI 是由于肾脏低灌注所致,多种作用机制参与了其发病过程。血压正常的患者也可以发生"正常张力性缺血性 AKI",尤其是老年人、CKD 以及高血压患者,肾血管自身调节障碍是患者发生"正常张力性缺血性 AKI"的主要原因。恢复肾脏血流和灌注压是预防和治疗缺血性 AKI 的基石,但要防止容量超负荷,同时注意调节电解质和酸碱平衡,实施恰当的营养支持治疗。当患者出现肾性 AKI、保守治疗效果不佳或出现危及生命的并发症时,应该实施或考虑实施 RRT。

(王　旭　隆　云)

第二节　脓毒症相关急性肾损伤

一、概述

脓毒症(sepsis)是 ICU 中常见的病症以及患者最主要的死亡原因,同时也是急性肾损伤(AKI)最主要的诱发因素。文献报道,成人脓毒症患者 AKI 的发病率约为 30%~66%,病死率可超过 50%。我国 BAKIT 研究组数据显示,ICU 患者脓毒症相关急性肾损伤(septic acute kidney injury,Septic AKI)的发生率为 39%,病死率达 44%。在存活患者中,慢性肾损害的比例成倍增长。因此,Septic AKI 是 ICU 医师面临的重大医疗问题,本节将从 Septic AKI 的定义与诊断标准、病理生理、早期诊断、潜在治疗靶点及预后等方面进行阐述。

二、定义与诊断标准

(一)脓毒症相关急性肾损伤相关定义

1. 脓毒症　存在(高度可疑或已证实)感染灶和感染的全身性表现。

2. 严重脓毒症(severe sepsis)　脓毒症及脓毒症诱发的器官功能障碍或组织低灌注。

3. 感染性休克(septic shock)　脓毒症诱发的、经过充分液体复苏无法纠正的持续性低血压,同时伴有组织器官的低灌注,表现为高乳酸、少尿和意识障碍等。

4. 急性肾损伤　肾功能急性丧失,导致尿素氮及其他代谢产物潴留、水与电解质代谢异常。

5. 脓毒症相关急性肾损伤　已确诊或疑似感染的患者发生了 AKI,即同时满足脓毒症和 AKI 的诊断标准,并排除其他导致 AKI 的病因(肾毒性药物或横纹肌溶解等)。

(二)脓毒症相关急性肾损伤的相关诊断标准

1. 脓毒症诊断标准　已确诊或疑似的感染,具备以下临床特点:

(1)一般指标:发热(中心体温>38.3℃);低体温(中心体温<36.0℃);心率>90 次/分或大于不同年龄段正常心率范围 2 个标准差;呼吸急促;意识改变;明显水肿或液体正平衡(>20ml/kg 超过 24 小时);高糖血症(血糖>140mg/dl 或>7.7mmol/L)而无糖尿病史。

(2)炎症指标:白细胞增多症(>12 000/mm³);白细胞减少症(<4000/mm³);白细胞计数正常,但不成熟白细胞>10%;血浆 C 反应蛋白超过正常值 2 个标准差;血浆降钙素原超过正常值 2 个标准差。

(3)血流动力学指标:低血压(收缩压<90mmHg,平均动脉压<70mmHg,或成人收缩压下降>40mmHg 或按年龄下降>2 个标准差)。

(4)器官功能障碍:低氧血症(氧合指数<300mmHg);急性少尿,经充分液体复苏后尿量仍<0.5ml/(kg·h)至少 2 小时;血肌酐升高>0.5mg/dl 或 44.2μmol/L;凝血指标异常(PT/INR>1.5 或 APTT>60 秒);肠梗阻(肠鸣音消失);血小板减少症(<100 000/mm³);高胆红素血症(血浆总胆红素>4mg/dl 或 70μmol/L)。

(5)组织灌注指标:高乳酸血症(>1mmol/L);毛细血管充盈时间延长或花斑。

儿科患者脓毒症诊断标准:机体炎症反应的体征或症状+感染灶,并且伴有发热或低体温(直肠温度>38.5℃或<35.0℃)、心动过速(在低体温时可以缺乏)及以下 4 项中至少有 1

项器官功能改变:意识障碍、低氧血症、血乳酸升高和洪脉。

2. 急性肾损伤诊断标准　目前常用的 AKI 诊断标准及分期方法为 RIFLE(Risk,Injury,Failure,Loss,End-stage renal disease)标准、AKIN(Acute Kidney Injury Network)标准和 KDIGO(Kidney Disease Improving Global Outcomes)标准,详细的定义及分期见本书第二章。目前多数学者认为采用最新发表的 KDIGO 诊断及分期标准更佳。

3. 脓毒症相关急性肾损伤诊断标准　Septic AKI 的诊断标准仍然存在争议,国外专家建议其诊断标准为脓毒症同时发生 AKI,并除外非脓毒症相关原因导致的 AKI。但目前并没有标准的方法能够区分开 Septic AKI 和非 Septic AKI,在很多病例中 AKI 病因可能是多因素并存的。

三、病理生理学

迄今,Septic AKI 脓毒症相关急性肾损伤的病理生理学改变仍不完全清楚。以往认为 Septic AKI 是由于肾缺血导致的肾脏低灌注、细胞损伤及急性肾小管坏死。然而越来越多的研究发现,Septic AKI 患者中不一定都存在低灌注。目前认为 Septic AKI 的病理生理学改变包括肾血流量改变、微血管功能障碍、炎症和肾小管细胞对损伤的适应性反应等。

(一)肾血流量改变

导致 AKI 的主要原因(脓毒症、大手术、心衰和低血容量)都与休克相关,但 AKI 的原因并非均为肾血流量(renal blood flow,RBF)下降引起的肾缺血。越来越多的证据表明,Septic AKI 可以没有明显的肾脏低灌注,RBF 可以正常或升高。除脓毒症引起的心肌抑制外,在早期感染性休克患者中 RBF 通常是升高的,而在之前已经发生 AKI 的患者中通常 RBF 是下降的。

Langenberg 等对 162 篇脓毒症患者肾血流相关文献进行综述,其中 159 篇为动物实验,研究具有非常高的异质性,存在混杂因素。大部分动物实验显示 RBF 下降,也有研究证实 RBF 保持不变或升高。Brenner 等通过肾静脉导管观察 RBF 和肾小球滤过率(GFR)的关系,发现全部 7 名脓毒症患者 RBF 维持正常,但其中 4 名出现 GFR 下降。原因可能是皮质髓质血流重新分布、肾脏代谢加快造成的"相对缺血",所以,肾脏灌注正常并不能完全排除"缺血"在 Septic AKI 发病过程中的作用。

脓毒症模型羊的 RBF 明显升高,但却发生了 AKI。同样,脓毒症患者病理研究也显示肾小管细胞顶端空泡形成,而没有出现广泛的肾小管上皮细胞凋亡和坏死。可能的机制是,感染性休克时细胞因子(TNF-α、IL-1 等)升高导致血管紧张素 II 受体对血管紧张素 II 敏感性降低。尽管肾血管舒张,但出球小动脉相对性血管紧张素 II 缺乏和/或血管紧张素 II 受体功能失调,导致出球小动脉舒张大于入球小动脉舒张,肾血流增加的同时肾小球有效滤过压与 GFR 下降。给予外源性血管紧张素 II 可以降低 Septic AKI 动物的 RBF,增加尿量和肌酐清除率。对这一假说的验证研究将为 Septic AKI 的治疗提供新的依据。

(二)肾脏微循环障碍

脓毒症血流动力学改变的特征为心输出量增加、外周血管阻力下降、组织血流分布异常和微循环障碍,导致功能性毛细血管密度明显降低。

肾血管阻力升高是 Septic AKI 发生的一个重要血流动力学因素。血小板、纤维蛋白、僵硬的红细胞和白细胞连同内皮细胞肿胀均可能导致毛细血管阻塞。脓毒症也可导致血管通透性增加、间质水肿和液体潴留,这增加了氧气到靶细胞的弥散距离。另外,肾脏是一个被肾被膜包裹的密闭性器官,液体积聚和组织水肿降低了肾脏灌注压,加重了静脉淤血,导致肾脏微循环灌注恶化。正常的内皮细胞功能是决定血管张力、白细胞聚集和平滑肌反应性的重要因素。内皮细胞损伤导致血管扩张减少,使血管收缩和血流重新分布。白细胞和活化内皮细胞的交互作用引起血管收缩和小血管阻塞,凝血系统的激活导致局部微循环障碍和局部缺血。

脓毒症时,肾脏微血管血流的改变可能导致部分肾脏暴露于炎症因子的时间延长,从而加重肾损伤。不同部位诱导型一氧化氮合酶(inducible nitric oxide synthase,iNOS)分布不同,导致一氧化氮浓度(NO)不同。研究发现,当 iNOS 的上调伴有炎症反应时,肾脏总体 NO 产生增加,导致 iNOS 相关的近端小管损伤,而 iNOS 选择性抑制剂可以改善由盲肠结扎穿孔引起的肾功能损害。因此,选择性 iNOS 抑制剂可能对 Septic AKI 有治疗作用。

(三)炎症反应和氧化应激

脓毒症是由感染引起的全身炎症反应,诱导一系列炎症介质的激活与释放。炎症介质包括 TNF-α、IL-1、IL-6、胱天蛋白酶、血栓素等。IL-6 水平的升高是肾损伤的预警信号。肾脏对于脓毒症诱导的特异性反应与整个机体的变化是同时发生的。肾脏作为炎症介质攻击的靶器官之一极易发生损伤。但最近 Portella 等发现,Septic AKI 大鼠肾组织凋亡严重,尿 γ-谷氨酰转移酶和乳酸脱氢酶活性明显升高,病理显示肾小管损伤,而血肌酐和肌酐清除率仅有轻微改变。根据这些结果推测,Septic AKI 的"二次打击"是由于淋巴细胞、树突状细胞、粒细胞等多种细胞聚集与浸润的结果。此时,TNF-α、IL-6、干扰素-1 水平降低,这种暂时的免疫抑制状态有利于肾脏逃过或减轻"二次打击"的损害。

细胞因子水平(IL-6、IL-10、巨噬细胞移动抑制因子等)与 Septic AKI 明显相关,提示炎症介质在这一过程中起到重要作用。脓毒症时,炎症机制有助于宿主清除感染和组织康复,但同时也产生了器官损伤。病原体通过包括 toll 样受体(toll-like receptors,TLR)、C 反应凝集素受体、视黄酸诱导基因Ⅰ样受体(retinoic acid inducible gene Ⅰ-like receptors)和核苷酸结合寡聚化结构域样受体(nucleotide-binding oligomerization domain-like receptors)在内的模式识别受体的交互作用,激活了包括肾上皮细胞和树突状细胞在内的多种细胞,引起炎症基因转录及天然免疫启动。

在严重脓毒症起始阶段,细胞因子风暴激活白细胞、内皮细胞和上皮细胞,导致白细胞和血小板激活、微血管功能障碍、低氧血症和组织损害。炎症介质激活内皮细胞并且提高了血管通透性。激活的内皮细胞上调黏附分子的表达,释放更多的炎症介质。目前已证实,在炎症刺激下内皮细胞特异性诱导的 E-选择素(E-selectin)对于 Septic AKI 晚期阶段白细胞在肾脏聚集起到非常重要的作用。在盲肠结扎诱导的脓毒症模型中,必须清除白细胞或阻断黏附分子才能完全消除 Septic AKI 的白细胞聚集,这种现象与白细胞黏附、移动,释放活性氧、蛋白酶、弹性蛋白酶、过氧化物酶和其他对组织有害的酶类有关。这些物质和白三烯 B$_4$ 及血小板活化因子一起使血管通透性提高和黏附分子的表达上调,从而引起进一步的炎症反应。

白细胞使肾小管周围毛细血管与小管上皮细胞贴近,通过直接释放炎症介质激活小管上皮细胞导致肾小管损伤,称为损伤相关分子模式(damage associated molecular pattern,DAMPs)。脓毒症时,起源于细菌或免疫细胞的炎症介质在肾小球滤过进入小管间隙,通过结合受体进一步损伤小管细胞。渗出液中白细胞释放的细胞因子、DAMPs 和病原体相关分子模式（pathogen associated molecular patterns，PAMPs）也可以激活小管细胞，诱发凋亡或细胞周期停滞。近来的研究发现，这些分子能够通过结合 TLR_2 和 TLR_4 而激活小管细胞。脓毒症时，在近端小管 S_1 段细胞上内毒素结合 TLR_4，随后引起邻近的 S_2 段细胞氧化应激，提示 TLR_4 信号靶点可能在预防和治疗 AKI 中发挥作用。

氧化应激可使谷胱甘肽消耗增加同时再生减少，导致活性氧积聚，而活性氧对于内皮及细胞外结构产生直接损害。Septic AKI 患者肾脏病理提示，肾小管上皮细胞顶端空泡形成与氧化应激相关。Septic AKI 时，肾脏组织细胞（特别是肾小管上皮细胞）的线粒体功能受抑制，导致氧利用障碍，同时下调重要的能量代谢调节因子，导致肾损害加重。

（四）局部环境改变时小管细胞的适应性反应

炎症及微循环障碍使肾小管细胞对于环境变化发生适应性反应，包括细胞激活、细胞周期停滞和自噬。肾小管细胞内炎性细胞因子和活性氧可导致细胞周期停滞。细胞周期停滞是一种重要的细胞损伤后的保护机制，可减低氧耗和防止损伤细胞有丝分裂，有利于肾功能恢复。自噬可减少活性氧的来源，抑制细胞凋亡，使细胞 DNA 修复受阻。

总之，脓毒症中 AKI 的发展是炎症介质、微血管血流以及正常的细胞呼吸和能源利用障碍之间复杂交互作用的结果。Septic AKI 病理生理学改变与肾血流量改变、微血管功能障碍、炎症和肾小管细胞对损伤的适应性反应等有关。对 AKI 病理生理学的深入研究有益于更好地识别 AKI、指导治疗和寻找预防 AKI 的新靶点。

四、早期诊断

迄今，Septic AKI 仍无有效的预防和治疗措施，原因可能是治疗太晚。寻找新的生物学标记物以便于早期发现和治疗肾损伤，这是 AKI 领域重要的基础和临床研究方向。任何脓毒症住院患者均可能发生 AKI。肌酐和尿量等指标在 AKI 早期不够敏感，多种新的 AKI 标记物可能有助于 Septic AKI 的早期诊断，但目前尚无诊断 Septic AKI 的特异性指标。AKI 早期生物标志物，如中性粒细胞明胶酶相关脂质运载蛋白（neutrophil gelatinase-associated lipocalin，NGAL）、肝脂肪酸结合蛋白（L-FABP）、高迁移率族蛋白-1（high-mobility group box-1，HMGB-1）及尿胰岛素样生长因子结合蛋白 7（insulin-like growth factor-binding protein 7，IGFBP7）等比血肌酐能更早地预测 Septic AKI 的发生。Septic AKI 生物标志物的早期诊断价值需要临床研究的进一步验证。连续监测血肌酐或其他标志物有利于早期诊断 AKI。可疑 AKI 的患者应该密切监测尿量和血流动力学。

五、潜在的治疗靶点

（一）通过抑制炎症以预防和治疗急性肾损伤

由于炎症介质水平升高与 AKI 的发生有关，因此推测这些炎症介质或内毒素减少可能能够预防 Septic AKI 的发生。脓毒症动物实验中发现，血液灌流吸附可以减少细胞因子和内毒素的产生。

（二）碱性磷酸酶

炎症反应时碱性磷酸酶水平下降，碱性磷酸酶可通过使内毒素和细胞外多余的促炎 ATP 脱磷酸表现出解毒效应。Heemskerk 等发现应用碱性磷酸酶可使近端小管细胞 iNOS

合酶的表达减少。Pickkers 等的一项小规模随机试验显示脓毒症患者应用外源性碱性磷酸酶改善了内生肌酐清除率,减少了肾脏替代治疗的比例及持续时间。

(三)调整 TNF-α 信号

由于 TNF-α 基因启动子区的多态性同肾脏疾病严重程度和远端器官功能障碍的标志物有关,因此,调整 TNF-α 信号可能成为一种治疗方向。

(四)改善肾脏微循环

AKI 期间微循环功能障碍导致缺氧和炎症反应,应用血管扩张剂(硝酸甘油等)和 NO 改善脓毒症的微循环灌注的研究正在进行中,期待这些研究会带来新的治疗方法。某些对血管具有多效性的药物(他汀类和促红细胞生成素等)通过增加内皮型一氧化氮合酶的表达和减少血管通透性而具有潜在预防肾损伤的作用。

(五)TLR$_4$ 抑制剂

脂多糖与抗原递呈细胞的 TLR$_4$ 结合,通过产生及释放细胞因子刺激其他炎症细胞启动炎症反应。一项纳入 300 名患者的多中心 RCT 研究提示,阻断脓毒症患者 TLR$_4$ 有潜在提高生存率的作用。但是,在随后的 RCT 研究中未被证实。

(六)肝素

肝素不仅可抑制凝血及血栓形成,而且可结合或中和炎症反应释放的炎性介质或酶从而发挥抗炎功能。一项荟萃分析提示,肝素可能降低脓毒症或严重脓毒症患者的病死率,但是,在其他 RCT 研究中并未被证实。

由于 Septic AKI 发病机制复杂以及这些机制之间存在相互作用,因此应针对 Septic AKI 患者采取综合的预防和治疗方法。

六、预后

研究显示,很多 AKI 患者最终发展为慢性肾脏病(CKD);同时很多 CKD 患者会频繁发生 AKI,使原有的 CKD 进展。CKD 明显增加了心血管事件(心肌梗死和中风等)的危险性,大大缩短了 AKI 患者的预期寿命。因此,Septic AKI 患者应该接受密切的随访,以监测患者是否演变成为 CKD。目前普遍的观点认为,在 ICU 中脓毒症患者新发 AKI 的病死率高于透析依赖的脓毒症患者。研究显示,Septic AKI 的死亡风险可持续至感染治愈出院后很久。最近的一项研究发现,社区获得性肺炎继发 AKI 患者随访 1 年的病死率(36%)明显高于未发生 AKI 患者的病死率(20%)。

七、小结

Septic AKI 是临床常见危重症。病理生理学机制复杂,发病率和病死率较高。更好地理解其病理生理学机制有助于指导治疗。过去认为 Septic AKI 是由肾脏低灌注所致,但研究发现在肾脏血流量正常甚至增加的情况下仍可能发生 AKI。Septic AKI 患者肾小管上皮细胞形态正常或仅有可逆的损伤,并非以凋亡或坏死为主要特征。肾脏炎症反应和微血管功能障碍加剧了肾小管上皮细胞对于有害信号的适应性反应;NO 导致的内皮细胞损伤、白细胞黏附以及活性氧和炎症反应在 Septic AKI 的发生和发展过程中也发挥了重要作用。Septic AKI 患者应该接受密切的随访,以监测患者是否发生了 CKD。脓毒症患者新发 AKI 增加了病死率。

(闻　英　席修明)

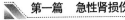

第三节　急性肾损伤病因的鉴别诊断

一、概述

急性肾损伤的病因复杂,根据致病因素在肾脏直接作用的部位不同,可分为肾前性、肾性和肾后性肾损伤三大类,各有不同的病因和发病机制。临床上正确鉴别 AKI 的病因对治疗和预后评估具有重要意义。近年来,通过病史分析、实验室检测、早期生物标记物诊断、肾脏超声评估以及肾脏活检等技术的综合运用,使得 AKI 病因的鉴别诊断更加准确。关于 AKI 早期生物标记物和重症超声相关内容已有专门章节阐述,本节将主要介绍病史分析、实验室检测以及肾脏活检技术在 AKI 病因鉴别诊断中的应用。

二、从病史角度鉴别诊断急性肾损伤病因

(一)肾前性急性肾损伤

主要与血容量不足和心脏泵功能明显下降导致肾脏灌注不足相关,在 AKI 中最为常见,占 30%～60%,也是医院获得性肾损伤的主要原因之一。

引起肾前性 AKI 的原因常常包括:①血管内容量减少:由于烧伤、腹泻、呕吐、利尿剂、消化道出血等导致的细胞外液丢失;由于胰腺炎、烧伤、挤压综合征、创伤、肾病综合征、营养不良、肝功能衰竭等因素导致的细胞外液潴留;②心输出量减少:由于心源性休克、心肌梗死、严重心律失常、缺血性心脏病、心肌病、瓣膜病、高血压、严重肺心病、心脏压塞及急性肺梗死等造成的心功能不全;③外周血管扩张:药物(如降压药)、脓毒症、肾上腺皮质功能不全、高镁血症、高碳酸血症、低氧血症等因素导致的血管扩张;④肾血管阻塞:由于肾静脉或肾动脉栓塞,或动脉粥样变所致;⑤肾血管的自身调节紊乱:脓毒症、前列腺素抑制剂、血管紧张素转化酶抑制剂、环孢菌素 A、非甾体类抗炎药、β-受体阻滞剂等药物作用所致。

如果临床高度怀疑、又不能确诊 AKI 时,可试用输液和注射利尿剂观察反应情况再确定。在此过程中,需要仔细观察输液后循环系统负荷情况,必要时监测中心静脉压或肺毛细血管锲压等血流动力学参数,避免容量超负荷。补充血容量后,血压恢复正常,尿量增加,氮质血症改善,则支持肾前性 AKI 诊断。低血压时间过长,特别是老年患者伴有心功能不全时,过长时间的肾前性氮质血症可能已过渡到急性肾小管坏死(acute tubular necrosis,ATN)。

(二)肾性急性肾损伤

肾性 AKI 是肾实质疾病所致,或者由于肾前性病因未能及时解除而发生肾实质病变,占 AKI 的 20%～40%。肾毒性药物、造影剂、溶血、各种肾毒素或免疫反应等因素可致肾实质急性病变,病变可以发生在肾小球、肾小管、肾间质和肾血管,急性肾小管损伤或坏死较常见。

归纳起来,肾性 AKI 的病因主要包括以下几类:①肾血管性疾病:血管炎,恶性高血压,硬皮病,血栓性血小板减少性紫癜/溶血性尿毒症综合征(TTP/HUS),弥散性血管内凝血(DIC),肾动脉机械闭塞(手术、栓子和血栓栓塞),肾静脉血栓形成;②肾小球疾病:感染后膜增生性、急进性肾炎,系统性红斑狼疮,韦格纳综合征,肺出血肾炎综合征,过敏性紫癜等;③间质性肾炎:主要为药物所致,引起间质性肾炎的常见药物包括抗生素类(青霉素、磺胺类、利福平和环丙沙星等),质子泵抑制剂(奥美拉唑、兰索拉唑),硫唑嘌呤,苯妥英钠,降压

药(卡托普利、噻嗪类)、利尿药(呋塞米、布美他尼)、别嘌呤醇、非甾体抗炎药(包括选择性 COX-2 抑制剂、5-氨基水杨酸)等;④肾小管疾病:为 AKI 的主要原因,其中以 ATN 最为常见。肾缺血(长时间的肾前性因素)、严重感染、严重创伤、急性溶血综合征、肾毒性物质、色素毒素(肌红蛋白尿、血红蛋白尿),结晶沉积(尿酸、草酸)等都是致病因素。肾毒性物质包括抗生素(如两性霉素 B、多黏菌素、氨基糖苷类、妥布霉素等)、造影剂(包括各种含碘造影剂)、重金属(如汞、铅、铀、金、铂、砷、磷等)、工业毒物(如氰化物、甲醇、酚、苯、杀虫剂、除草剂等)、生物毒(如蛇毒、蜂毒、斑蝥毒、鱼胆等)和其他药物(如非甾体类抗炎药、环孢素 A、甘露醇等)。

(三)肾后性急性肾损伤

各种原因引起的急性尿路梗阻可以导致 AKI,临床上较为少见,占 AKI 的 1%～10%。如诊断和治疗及时,此类肾损伤往往可恢复。

肾后性 AKI 的主要原因包括:①输尿管结石:双侧输尿管结石或一侧结石对侧反射性痉挛;②尿道梗阻:见于结石、狭窄、后尿道瓣膜;③膀胱颈梗阻;④前列腺增生肥大或癌;⑤膀胱肿瘤或膀胱内有较大的积血块等;⑥盆腔肿瘤蔓延、转移或腹膜后纤维化所致的粘连压迫输尿管、膀胱、尿道等。

2012 年版 KDIGO 指南中也提到需要快速鉴别导致 AKI 的原因,从而选择特异性治疗,并对几种原因推荐了相应的诊断实验(表 4-3-1)。

表 4-3-1　急性肾损伤的原因和诊断实验

需要快速鉴别 AKI 原因并特异性治疗	推荐的诊断实验
肾脏低灌注	容量状态和尿液诊断指标
急性肾小球肾炎,血管炎,间质性肾炎,血栓性微血管病	尿沉渣实验,血清和血液学检查
尿路梗阻	肾脏超声

三、实验室检测鉴别诊断急性肾损伤病因

(一)血液

1. **球-管间不平衡现象**　AKI 患者可出现血清尿素氮和肌酐进行性上升,但不同病因肾损伤患者上升的幅度和比例可能有差别。高分解代谢者尿素氮上升速度较快,横纹肌溶解者肌酐上升较快。肾前性 AKI 患者由于血管内有效循环容量和肾脏灌注减少,肾小球滤过率降低,流经肾小管的原尿减少、速度减慢,致尿素氮、水和钠的重吸收相对增加,从而引起血尿素氮升高,尿量减少,尿比重增加,出现尿素氮和血肌酐浓度不成比例的增高现象,即球-管间不平衡现象,尿与血的肌酐比例明显升高。

2. **血清学异常**　自身抗体,如抗核抗体、抗 ds-DNA 抗体、抗中性粒细胞胞浆抗体、抗 GBM 抗体等为阳性,补体水平降低,常提示可能为急性感染后肾小球肾炎和狼疮性肾炎等肾实质性疾病。

(二)尿液

1. **尿常规与尿沉渣检查**　可发现肾小管上皮细胞、上皮细胞管型、颗粒管型、红细胞、白细胞和晶体存在,有助于 AKI 的鉴别诊断,对区分肾前性、肾性和肾后性具有重要价值。

尿液镜检中发现大量的色素颗粒管型或上皮细胞管型,提示为肾缺血或肾毒性药物引起的AKI;镜下如发现血色素,而且与红细胞不成比例,提示AKI与横纹肌溶解或溶血引起的色素尿有关;当患者出现明显的蛋白尿、血尿、尿液检查中发现大量的红细胞管型,提示AKI与急性肾小球肾炎或血管炎有关;尿液中出现大量白细胞管型,见于急性肾盂肾炎、间质性肾炎或肾小球肾炎;尿液沉渣 Hansel 染色见嗜酸性粒细胞,当患者出现皮疹、外周血嗜酸性粒细胞增加等全身性过敏反应表现时,应首先考虑嗜酸性粒细胞尿与药物引起的间质性肾炎有关;动脉造影后出现AKI或存在周围血管病变的AKI患者,如发现嗜酸性粒细胞尿或血尿,提示AKI与造影剂损害或动脉栓塞性肾血管病变有关。大量尿酸结晶,结合血尿酸水平过高,则多可确诊为急性高尿酸血症肾病;尿液中出现色素管型,提示患者存在血红蛋白或肌红蛋白尿。

2. 尿液生化检查　包括尿比重、渗透压、尿钠、钠排泄分数、肾衰指数、尿/血渗透压比值、尿/血尿素氮或肌酐比值等,有助于肾前性氮质血症和ATN的鉴别。肾前性因素所致的少尿伴高氮质血症患者,往往具有正常的肾小管功能,而肾性肾损伤患者的肾小管功能明显受损,肾小管对溶质和水的重吸收功能明显降低,由此可通过尿液诊断指标对肾前性氮质血症和ATN进行鉴别(表4-3-2)。

表 4-3-2　肾前性氮质血症和急性肾小管坏死的尿液鉴别诊断

尿液检测	肾前性氮质血症	急性肾小管坏死
尿比重	>1.018	<1.012
尿渗透压[$mOsm/(kg \cdot H_2O)$]	>500	<350
尿钠浓度(mmol/L)	<20	>20
钠排泄分数(%)	<1	>2
肾衰指数(mmol/L)	<1	>1
尿/血渗透压	>1.5	<1.1
血尿素氮/血肌酐	>20	<10~15
尿尿素氮/血尿素氮	>8	<3
尿肌酐/血肌酐	>40	<20
尿酸排泄分数	<7	>15
锂排泄分数	<7	>20
尿沉渣	透明管型	污浊的棕色管型

注:钠排泄分数=(尿钠×血肌酐)/(血钠×尿肌酐)×100%;肾衰指数=尿钠×(血肌酐/尿肌酐)

3. 尿液分析的局限性　尿液指标检查必须在输液、使用甘露醇或者血管扩张剂之前进行,否则结果不可靠。使用造影剂、袢利尿剂或者使用羧苄西林等也会影响尿液检测结果。在尿路梗阻、急性肾小球肾炎、急性间质性肾炎等情况下,尿液诊断指标往往也不可靠。一般需同时检测几种指标,全面综合分析病情,才能确定诊断。例如对于原发性肾上腺皮质功能不全患者,容量不足引起肾前性氮质血症时,尽管患者存在血容量不足,尿钠排泄分数仍然明显升高;同样,尿钠和尿钠排泄分数降低也并非肯定是肾前性氮质血症。感染、造影剂、横纹肌溶解等原因导致的间质性肾损害,早期肾小管功能可能正常,这些都需要临床高度重视,以免延误诊断和治疗。

四、影像学检查鉴别急性肾损伤病因

影像学检查,包括 B 超、肾区腹部平片、CT、尿路造影、放射性核素扫描等均可以辅助判断 AKI 的病因,应结合患者具体情况,权衡检查本身对患者病情影响后选择进行。

（一）肾脏超声

可观察肾脏大小、肾脏结石,同时提示有无肾盂积水,鉴别有无尿路梗阻。从形态学角度来看,如果肾脏大小正常,有轻度肾盂积水,也可能为输尿管或肾盂蠕动无力所致。反流性肾病或者尿崩症尿量过多伴失水所致的肾前性肾损伤,有时候也能观察到肾盂积水,需要引起注意。

（二）腹部 X 线平片

可观察肾脏大小,显示肾、输尿管和膀胱等部位的结石,以及超声难以发现的小结石。

（三）CT 扫描

评估尿道梗阻,确定梗阻部位,判断结石、肾盂积水,特别对于明确腹膜后组织感染或腹膜后恶性肿瘤等病变引起的肾损伤有帮助,有时需配合膀胱镜、逆行肾盂造影或静脉肾盂造影等检查结果进行综合判断。

（四）肾血管造影

怀疑肾动脉梗阻（栓塞、血栓形成、动脉瘤）时,常常需要进行肾血管造影检查。

五、肾组织活检鉴别急性肾损伤病因

在排除肾前、肾后性因素引起的 AKI 后,肾内病变不能明确者应考虑行肾组织活检,特别是各种急进性肾炎、血管炎、溶血性尿毒症综合征以及急性间质性肾炎等患者。肾活检指征还包括:①可能存在缺血和肾毒性因素之外的肾性 AKI;②原有肾脏疾病的患者发生 AKI;③伴有系统性受累表现的患者,如伴有贫血、长期低热、淋巴结肿大等;④临床表现不典型者,肾活检鉴别贫血/中毒性急性肾小管坏死或急性间质性肾炎;⑤临床诊断为缺血或中毒性急性肾小管坏死,4~6 周后肾功能不恢复者;⑥肾移植后移植肾功能延迟恢复,已排除外科并发症者。

KDIGO 指南总结了 AKI 患者分级和病因的评价流程（图 4-3-1）。

六、小结

对于 AKI 高危患者,首先需明确患者是否存在 AKI,并寻找和祛除病因;如没有 AKI,需继续动态观察。对于已经存在 AKI 的患者,首先要了解既往病史和现病史,进行体格检查、临床试验、实验室检查确定 AKI 分级,然后进行容量状态、心脏功能和肾脏血管评价;采用必要的影像学技术评价尿路情况,鉴别肾前性和肾后性肾损伤,当排除肾前性和肾后性 AKI 后,再进行尿液分析、血清学检验等特异性检查,确定肾性 AKI（特异性和非特异性）原因。在临床中,当通过病史、尿液分析、血液学检查和超声多普勒、CT、血管造影或者同位素扫描等综合诊断措施仍无法明确肾性肾损伤原因时,还可进行肾脏活检,以明确病因诊断,指导正确治疗。

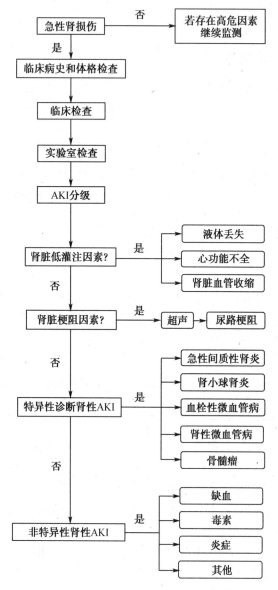

图 4-3-1　根据分级和病因评价急性肾损伤

（张丽娜　艾宇航）

第四节　肾脏超声

一、概述

　　急性肾损伤(AKI)是一种涉及多学科的临床常见危重病症,可由多种病因所致,是不良预后的独立危险因素。成人和儿童住院患者 AKI 的病死率分别达到 23.9% 和 13.8%,即使存活下来的患者,每年仍有 25.8% 进展为慢性肾脏病(CKD),8.6% 进展为终末期肾病。究

50

其原因,可能是临床缺乏有效的、针对 AKI 的早期诊断和治疗手段。而重症超声在 AKI 的早期识别、诊断以及肾灌注评估方面的作用日益受到关注,更重要的是,由于超声的无创、快捷、床旁动态实时监测以及费用较低等优点,使得临床对 AKI 重症患者实施超声指导下、以肾灌注为目标导向的个体化治疗成为可能。本节主要阐述肾脏超声在 AKI 患者中的应用。

二、肾脏的结构、功能与肾血流调节

(一) 形态
肾脏呈卵圆形,按形态可分为上下两极、内外两缘和前后两面。

(二) 位置
肾脏位于腰部脊柱两侧,腹膜后肾窝,右肾略低于左肾约一个椎体。

(三) 结构
肾脏最外一层为肾被膜,包括纤维膜、脂肪囊和肾筋膜;肾内结构包括肾实质(皮质、髓质)和肾窦(肾盂、肾盏、肾血管、脂肪)。

(四) 肾血管
肾动脉分为五级,即主肾动脉、段动脉、叶间动脉、弓状动脉和小叶间动脉。肾静脉无阶段性,互相连通成静脉网,最后在肾窦汇合成粗大的肾静脉,进入下腔静脉。左肾静脉较长,绕过腹主动脉前方,穿过肠系膜上动脉与腹主动脉之间的间隙向右汇入下腔静脉。

(五) 肾脏的血流供应
肾脏血液供应丰富。正常成人安静时每分钟约有 1200ml 血液流经两侧肾脏,约占心输出量的 1/5～1/4,其中 90% 左右的血液分布在肾皮质,10% 左右分布在肾髓质。肾血液供应要经过两次毛细血管网。肾小球内毛细血管网的血压较高,有利于肾小球滤过;而肾小管周围毛细血管网的血压较低,有利于肾小管重吸收。

(六) 肾血流量的调节
肾血流量是尿液生成的前提,肾血流量的调节包括自身调节和神经体液调节。

1. 自身调节 平均动脉压在一定范围(75～160mmHg)内波动时,肾血流量基本保持恒定,这种现象称为肾血流的自身调节。

2. 神经体液调节 一般情况下,肾交感神经的缩血管作用不明显。肾上腺素、去甲基肾上腺素、抗利尿激素、血管紧张素等对肾血管有收缩作用;前列腺素对肾血管有扩张作用。通常情况下,动脉血压在一定范围内变动时,肾脏主要依靠自身调节来保持血流量的相对稳定,并维持正常的泌尿功能。紧急情况下,通过交感神经兴奋与去甲基肾上腺素的作用,使全身血液重新分配,肾血流量减少,从而保证脑、心等重要器官的血液供应。

三、二维超声

传统二维超声可以提供有关肾脏解剖结构的有价值信息,包括肾脏大小形态、积水和积水程度以及是否有结石、钙化、囊肿、固体物质等,有助于快速识别重症患者肾脏的基础病变和功能。肾脏超声检查通常使用频率为 3～5MHz 的凸面探头,检查平面包括长轴平面、冠状平面和水平平面,相对应的肾脏形态分别为椭圆形、凸椭圆形和圆形,正常的肾脏超声声像图见文末彩图 4-4-1。

（一）肾形态

肾脏呈卵圆形,成人肾脏长轴直径约为 9~12cm,宽 5~7cm,厚 4~5cm。

（二）肾被膜

由外向内依次为肾筋膜、脂肪囊和肾纤维膜,大部分人肾筋膜和纤维膜之间的脂肪组织较少,声像图上的肾被膜为一条高回声带。

（三）肾实质

肾实质回声均匀,低于或等于肝脏和脾脏回声,成人肾实质厚度>15mm,皮髓质分界较清,皮质回声比髓质稍高一些,老年人的实质厚度变薄、回声增强,皮髓质分界不清。

1. 肾皮质　紧贴肾被膜内侧,由于含众多细胞成分,回声呈细腻小光点,分布均匀,呈等回声或略低回声。

2. 肾髓质　由 15~20 个肾锥体组成,肾锥体多呈三角形,尖端朝向肾窦,也可以呈椭圆形或其他类型,多数回声低于皮质,也可以近似于皮质回声,部分人锥体回声极低或无回声,注意与肾囊肿和肾积水相鉴别。

（四）肾窦

即肾集合系统,位于肾实质中央,其面积约占肾脏的 1/2~2/3,包括肾盂、肾盏、血管、脂肪组织等,其回声明显高于肾实质,表现为边界不整齐的高回声区,其内可有直径<1cm 的管状液性暗区。正常时,肾盂不易识别,而在水负荷增加、膀胱过度充盈,或在某些疾病时(先天性、炎症性、梗阻性或由于尿液反流等),肾盂会变得很清楚。

（五）肾血管

正常肾彩色血流图(见文末彩图 4-4-2A)或能量多普勒图(见文末彩图 4-4-2B)可见彩色肾血管树,自主肾动脉、段动脉、叶间动脉、弓状动脉直至小叶间动脉及各段伴行静脉均能显示。彩色血流分布直达肾皮质,呈充满型。肾动脉起自腹主动脉,有搏动,内径约 5~6cm,管壁平滑整齐,宽度一致;肾静脉位于肾动脉前方,汇入下腔静脉,宽度差异较大。

相较于其他放射性测量方法,很多研究证实超声测得的肾脏大小与手术实际测量的结果一致,可以用以下公式来估算肾脏最大直径:

$$肾脏最大直径 = 49.18 + 0.21 \times 体重 + 0.27 \times 身高$$

公式中肾脏最大直径、体重和身高的单位分别是 mm、kg 和 cm。肾脏最大直径一般为 90~120mm。肾脏直径和肾皮质厚度与肾功能之间有显著的相关性,最大肾脏直径是 CKD 的一个形态学指标,随着肾小球滤过率(GFR)的降低而降低,与 CKD 的病期相关性较好,可以用于评价 CKD 的分期和进展;CKD 患者肾脏体积缩小,最大直径低于正常值,肾实质变薄、回声增强(图 4-4-3)。

但是,AKI 患者肾脏形态学的改变是非特异性的,大多数 AKI 患者肾实质回声和厚度是正常的,有的患者肾脏体积增大、肾实质增厚、回声轻度降低(图 4-4-4)。

四、多普勒超声

传统二维超声测得的肾脏形态学改变通常是滞后且非特异性的,肾血管阻力指数(renal resistive index,RRI)与循环、肾实质异常之间存在一定相关性,被证实可以用于预测 AKI 发生、进展和判断预后及评估肾灌注。

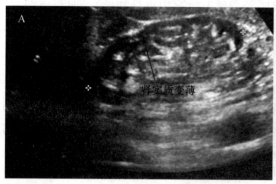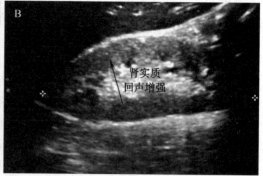

图 4-4-3   慢性肾脏病超声图
A. 慢性高血压肾病:肾脏体积缩小(8.78cm),皮质变薄;
B. 慢性高血压肾病:肾脏体积正常,皮质厚度正常,回声增强

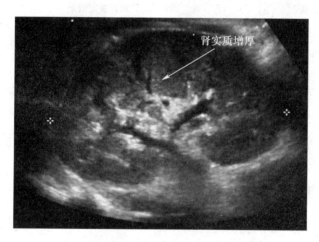

图 4-4-4   急性肾损伤超声图

(一) RRI 的生理意义

正常肾动脉血流频谱为低阻型,收缩早期频谱上升陡直,而后缓慢下降,在收缩早期可有一切迹称为收缩早期切迹。此切迹使收缩期频谱形成双峰,第一峰为收缩早期波峰,第二峰为收缩晚期波峰(见文末彩图 4-4-5)。

RRI 通过测得肾内动脉多普勒频谱中收缩期血流峰值速率(peak systolic velocity,PSV)和舒张末期血流速率(end-diastolic velocity,EDV)(见文末彩图 4-4-5),并根据以下公式进行计算:

$$RRI = (PSV - EDV)/PSV$$

RRI 表达的是肾血管内 EDV 相较于 PSV 下降的比例,其范围在 0~1 之间,正常 RRI 在 0.58(±0.05)~0.64(±0.04)之间(RRI<0.7),双肾 RRI 的差异<5%,并受到年龄因素影响。对于年龄<4 岁和>60 岁的肾功能正常受试者,RRI 可以>0.7。

正如其名称所云,RRI 最初被认为是肾血管阻力的指标,但逐渐受到质疑。Tublin 等观察到,当盐酸苯肾上腺素使兔的离体肾血管阻力升高 5 倍时,RRI 仅有轻度增高(由 0.45 增加到0.5）。这种现象在子宫动脉、颈动脉、视网膜动脉的研究中也得到证实，而在后两者，血管收缩时RRI却是降低的，在移植肾的研究中也看到了RRI和肾血管阻力之间的这种负向相关性。

　　肾血管阻力仅仅是影响RRI的几个肾内因素（血管顺应性、间质压力和静脉压力）和肾外因素（脉压、心率）之一，而且还不是最重要的一个影响因素（图4-4-6）。肾内因素中，肾毛细血管嵌压（间质压力+肾静脉压力）是RRI的主要决定因素。炎症反应导致间质本身水肿（如急性肾小管坏死）、输尿管梗阻或由于肾外在压迫，如腹腔内压增高、肾周围肿物等，引起肾间质压力和肾静脉压力增加，即肾毛细血管嵌压增加，导致RRI增高；导致肾毛细血管嵌压增高的另一重要因素是中心静脉压（central venous pressure，CVP），增高的CVP阻碍肾静脉血液回流，肾间质压力增高，可致GFR降低、RRI增高，从而形成了恶性循环。肾毛细血管嵌压增高的肾动脉多普勒频谱表现为舒张期血流流速降低（见文末彩图4-4-7A）、消失（文末彩图4-4-7B），或表现为"钉子"波形（文末彩图4-4-7C），甚至会出现静脉血流逆向流动。

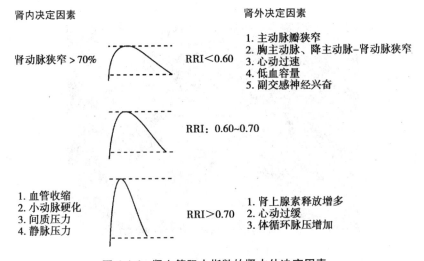

图4-4-6　肾血管阻力指数的肾内外决定因素

　　肾外因素中，脉压是RRI的主要决定因素，而脉压与心功能和收缩期动脉顺应性相关。Kuznetsova等的研究证实，RRI与收缩期左室流出量（左室流出道峰值流速和每搏量）和舒张期左室流入量（舒张早期、晚期跨二尖瓣血流峰值流速）相关。如果大动脉顺应性好，可以更多储存左室收缩期射出的血，在降低收缩压的同时，增加舒张压，脉压降低，所以，RRI与脉压呈正相关，与血管顺应性呈负相关。如果脉压增高，高灌注搏动性血流周期性地作用于肾动脉床，导致肾血管损伤，肾动脉多普勒频谱表现为高收缩期峰值流速和低舒张末期流速以及高RRI；相反，如果脉压很低，导致肾灌注显著性降低，肾动脉多普勒频谱表现为"小慢波"，RRI降低（见文末彩图4-4-7D）。另一个肾外主要因素是年龄，随着年龄增大，主动脉进行性硬化，动脉脉压大幅度增加，肾血管损伤，RRI增高，机制同前。

　　上述机制在移植患者中也得到充分证实。研究显示，RRI与移植肾受者年龄和脉压相关，而与供者的年龄、移植肾组织病理学和原有肾功能不相关；高RRI与移植肾受者病死率相关，而与供者结局不相关。此现象充分证明了RRI这个肾脏指标能够反映体循环血流动力学状态，这也解释了为什么通过肾脏的一个RRI指标，能够预测患者的临床预后。

根据以上机制,衍生出了一个新的指数,脾肾血管阻力差值(difference of resistive indices in spleen and kidney,DI-RISK):

$$DI\text{-}RISK = 平均\ RRI - 平均\ SRI$$

其中,SRI:脾血管阻力指数(spleen resistive index,SRI)。DI-RISK 是 RRI 作为肾脏血管阻力特异性指标的校正指数,用于判断 RRI 的变化是肾内特异性,还是肾外因素作用的结果。

(二)RRI 检测技术

RRI 检测方法无创、简单、可重复性好,数值不受血流角度影响,即使是没有经验的非超声专业人员,经过半天的培训也可以很好掌握。RRI 检测方法包括以下 10 个基本步骤:①大多数选用 2~5MHz 凸面探头;②选用二维超声模式获取肾脏平面;③应用彩色多普勒或能量多普勒显示肾内血管;④选择叶间动脉或弓状动脉;⑤应用脉冲多普勒:取样容积为 2~5mm;⑥获得 3~5 个相似的多普勒频谱;⑦分别测量每个频谱的收缩期峰值速率和舒张末期速率;⑧根据公式计算 RRI,取平均值;⑨取肾的上极、中部和下极 RRI 的平均值,即是每个肾脏的 RRI;⑩随后用相同方法测量对侧肾的 RRI。

(三)RRI 和肾脏疾病

1. RRI 与梗阻性肾脏疾病 对怀疑有梗阻性肾脏疾病患者,RRI>0.70 诊断肾梗阻的敏感性和特异性分别为 92% 和 88%。

2. RRI 与非梗阻性肾脏疾病 将 RRI 作为评价肾功能的工具始于 1990 年,在这项初步研究中,肾间质、肾小管或血管炎症患者的 RRI(0.73~0.87)显著升高;孤立肾患者 RRI(0.58)正常;RRI 与间质纤维化、肾小管萎缩、慢性同种异体移植肾病及慢性同种移植物动脉病存在显著的相关性。这些结果提示,RRI 不能鉴别基础肾病,但能够帮助临床评价肾的血管和肾小管-间质的损伤程度,并能够评价慢性肾病的进展和预后。

3. RRI 在危重病领域的应用 Lerolle 等于 2006 年第一次在脓毒症和危重病领域应用 RRI,在这个前瞻性队列研究中共入选了 35 例感染性休克患者,在入选的 24 小时内均应用多普勒超声测定 RRI,第 5 天有 18 例患者发展为 AKI,其第 1 天的 RRI(0.77)较其余 17 例未发生 AKI 的患者(RRI:0.68)显著增高;如果患者最初几小时内 RRI>0.74,可能预示着肾功能障碍的发生,即 RRI 有助于鉴别感染性休克患者发生 AKI 的高危人群,可以作为发生 AKI 的预测因子。随后的研究证实 RRI 不仅能够预测 AKI 发生,而且显著性优于 AKI 新型生物标志物胱抑素 C 的预测能力;如果在诊断 AKI 时 RRI>0.85,则预示 AKI 患者短期内肾功能难以恢复,在出院时很有可能仍然存在肾功能障碍;如果初始 RRI 为 0.77,则预测患者死亡的敏感性和特异性分别为 81% 和 51%。这些研究提醒我们应该常规将 RRI 用于危重患者,尤其是 AKI 高危患者,如糖尿病、高血压、充血性心力衰竭以及长期口服肾素-血管紧张素受体拮抗剂、应用造影剂等,要做到早期识别、早期诊断和早期干预。

保证肾灌注是预防和治疗 AKI 的重要措施之一。Corradi 等报道,创伤患者血压正常且没有低灌注时,下腔静脉(inferior vena cava,IVC)内径和腔静脉指数均正常,RRI>0.7 预示在随后的 24 小时内发生出血性休克的可能性较大;相较于容量指标 IVC 内径和腔静脉指数,高的 RRI 能够较好地预测出血性休克。

良好的组织灌注需要维持恰当的平均动脉压(MAP)。一项大型随机对照研究发现,将感染性休克患者的 MAP 由 65mmHg 提高到 85mmHg,其 28 天和 90 天病死率没有显著改善,但是,合并高血压者需要肾脏替代治疗的比例下降了。Deruddre 等应用去甲基肾上腺素将感染性休克患者 MAP 由 65mmHg 提高到 75mmHg,RRI 显著降低了,而尿量明显增加;将 MAP 进一步升高至 85mmHg,却没有发现上述现象。因此对于感染性休克患者,将 MAP 维持于 65mmHg 不应作为治疗终点,建议尽早应用 RRI 以优化对这些患者的治疗。另一临床研究发现,应用"小剂量"多巴胺后,相较于非 AKI 患者,AKI 患者 RRI 显著性增高,提示"小剂量"多巴胺有可能加重肾损害,同时进一步证明了 RRI 在重症患者中的应用价值。2016 年拯救脓毒症指南建议,将平均动脉压维持于 65mmHg 作为初始复苏目标的同时,强调了"目标个体化"的必要性,而通过动态监测 RRI,有望实现此目标。

(四)彩色多普勒血流显像和速度能量图

彩色多普勒血流显像和彩色多普勒速度能量图(power Doppler ultrasound,PDU)(见文末彩图 4-4-2)均能够较为直观地显示血流的性质和流速在血管内的分布情况。彩色多普勒速度能量图是利用血液中红细胞的能量来显示血流信号,彩色信号的颜色和亮度代表多普勒信号的能量,该能量大小与产生多普勒频移的红细胞数量有关。这两种方法均不受血流方向及血流与声束夹角的影响,PDU 在评价肾实质血流灌注方面,比彩色多普勒更优越,尤其有利于低能量、低流速血流的检测。

临床上可以使用 PDU 获得肾脏的整体灌注图像,然后采用半定量评分标准评估肾脏灌注,比 RRI 更简单,而且能够提供相似的信息。半定量评分标准如下:

0 级:未检测到肾脏血流

1 级:肾门可见少许血流

2 级:可见肾门及大部分肾实质内的血流

3 级:可见肾血流至肾皮质

遗憾的是,无论是 RRI 还是彩色/能量多普勒均不能检测到较小的血管,难以实现对肾脏微循环灌注的评估。

五、增强超声造影

1987 年,Lang 等首次尝试将微气泡自实验动物狗的降主动脉注入,通过肾脏超声观察缓激肽和去甲基肾上腺素对肾动脉血流速率的影响。今天,增强超声造影(contrast-enhanced ultrasound,CEUS)已经常规用于评价组织微循环灌注(见文末彩图 4-4-8)。经外周静脉(肘静脉)或中心静脉注入造影剂后,由于微气泡的存在改变了超声波与组织之间的吸收、反射、折射和散射等作用,使微泡造影剂所在部位回声信号增强,可以显著提高二维超声的信号强度,也可以显著增强大小血管的多普勒信号强度,通过时间强度曲线、曲线下面积、平均通过时间等来反映肾脏血流灌注的变化,间接反映肾脏功能的变化。由于微气泡平均直径为 2.5μm,可通过肺循环到达包括肾脏在内的全身各脏器与组织。超声造影剂无肾毒性,不会影响甲状腺功能,发生危及生命的过敏反应概率约为 0.001%,远低于增强 CT 检查,与增强 MRI 相当。

Schneider 等应用 CEUS 技术观察去甲基肾上腺素作用下不同血压目标时感染性休克患者肾脏微循环的灌注情况,发现肾脏微循环灌注存在异质性以及不同患者之间的显著差异性,与特利加压素作用下肾微循环灌注的研究结果相似。这些研究结果提示,仅以血压为目标导向的肾灌注监测和治疗是不够的,而实施肾脏微循环灌注为导向的个体化治疗可能更有意义,这就需要 CEUS 的帮助。

尽管 CEUS 具有无创、安全和实时的优点,但超声仪器需配备专用的造影成像软件,仪器和造影剂均较昂贵,而且操作相对复杂,限制了其广泛应用。

六、小结

传统二维超声通过对肾脏组织形态学的检查,可以快速发现重症患者肾脏的基础病变和肾功能水平;RRI 检测可以识别 AKI 高危人群,预测 AKI 发生、进展和预后,RRI 还可以评价全身血流动力学以及肾脏本身对肾脏血流动力学和肾功能的影响,并由此进行目标导向的血流动力学治疗;彩色多普勒和能量多普勒具有 RRI 相似的作用;CEUS 能够提供常规多普勒超声不能检测到的小血管灌注情况,进一步评价肾脏微循环状况。将"传统二维超声、多普勒超声和 CEUS"结合起来,取长补短,有助于实现以肾灌注为目标导向的个体化治疗,且有可能成为 AKI 领域重要的发展方向。

(刘丽霞 王扬周 王小亭)

参考文献

1. Wilhelm SM, Simonson MS, Robinson AV, et al. Endothelin up regulation and localization following renal ischemic and reperfusion. Kidney Int,1999,55:1011-1015.

2. Ruschitzka F, Shaw S, Gygi D, et al. Endothelin dysfunction in acute renal failure:role of circulating and tissue endothelin-1. J Am Soc Nephrol,1999,10:953-956.

3. Malek M, Nematbakhsh M. Renal ischemia/reperfusion injury:from pathophysiology to treatment. J Renal Inj Prev,2015,4:20-27.

4. Mehta RL. Renal replacement therapy in the critically ill:does timing matter? N Engl J Med,2016,375(2):175-176.

5. KDIGO AKI Work Group. KDIGO clinical practice guideline for acute kidney injury. Kidney Int Suppl,2012,2:1-138.

6. Abuelo JG. Normotensive ischemic acute renal failure. N Engl J Med,2005,357:797-805.

7. Munshi R, Hsu C, Himmelfarb J. Advances in understanding ischemic acute kidney injury. BMC Med,2011,9:11.

8. Chuang CL. Fluid management in acute kidney injury. Contrib Nephrol,2016,187:84-93.

9. Chopra TA, Brooks CH, Okusa MD. Acute kidney injury prevention. Contrib Nephrol,2016,187:9-23.

10. Vanmassenhove J, Veys N, Van Biesen W. Prevention and conservative management of acute kidney injury. Minerva Urol Nefrol,2016,68:58-71.

11. Martin GS, Mannino DM, Eaton S, et al. The epidemiology of sepsis in the United States from 1979 through 2000. N Engl J Med,2003,348:1546-1554.

12. Oppert M, Engel C, Brunkhorst FM, et al. Acute renal failure in patients with severe sepsis and septic shock-a significant independent risk factor for mortality:results from the German prevalence study. Nephrol Dial Transplant,2008,23:904-909.

13. Lopes JA, Jorge S, Resina C, et al. Acute renal failure in patients with sepsis. Crit Care,2007,11:411.

14. Uchino S, Kellum JA, Bellomo R, et al. Acute renal failure in critically ill patients:a multinational,multicenter study. JAMA,2005,294:813-818.

15. Dellinger RP, Levy MM, Rhodes A, et al. Surviving sepsis campaign:international guidelines for management of

severe sepsis and septic shock:2012. Crit Care Med,2013,41:580-637.

16. Gomez H,Ince C,De Backer D,et al. A unified theory of sepsis-induced acute kidney injury:inflammation,microcirculatory dysfunction,bioenergetics,and the tubular cell adaptation to injury. Shock,2014,41:3-11.

17. Zarbock A,Gomez H,Kellum JA. Sepsis-induced acute kidney injury revisited:pathophysiology,prevention and future therapies. Curr Opin Crit Care,2014,20:588-595.

18. Langenberg C,Bellomo R,May C,et al. Renal blood flow in sepsis. Crit Care,2005,9:R363-374.

19. Benes J,Chvojka J,Sykora R,et al. Searching for mechanisms that matter in early septic acute kidney injury:an experimental study. Crit Care,2011,15:R256.

20. Prowle JR,Kirwan CJ,Bellomo R. Fluid management for the prevention and attenuation of acute kidney injury. Nat Rev Nephrol,2014,10:37-47.

21. Sprague AH,Khalil RA. Inflammatory cytokines in vascular dysfunction and vascular disease. Biochem Pharmacol,2009,78:539-552.

22. Aksu U,Demirci C,Ince C. The pathogenesis of acute kidney injury and the toxic triangle of oxygen,reactive oxygen species and nitric oxide. Contrib Nephrol,2011,174:119-128.

23. Heemskerk S,Masereeuw R,Russel FG,et al. Selective iNOS inhibition for the treatment of sepsis-induced acute kidney injury. Nat Rev Nephrol,2009,5:629-640.

24. Tiwari MM,Brock RW,Megyesi JK,et al. Disruption of renal peritubular blood flow in lipopolysaccharide-induced renal failure:role of nitric oxide and caspases. Am J Physiol Renal Physiol,2005,289:F1324-F1332.

25. Herter JM,Rossaint J,Spieker T,et al. Adhesion molecules involved in neutrophil recruitment during sepsis-induced acute kidney injury. J Innate Immun,2014,6:597-606.

26. Brown KA,Brain SD,Pearson JD,et al. Neutrophils in development of multiple organ failure in sepsis. Lancet,2006,368:157-169.

27. Zarbock A,Ley K. Mechanisms and consequences of neutrophil interaction with the endothelium. Am J Pathol,2008,172:1-7.

28. Morrell ED,Kellum JA,Hallows KR,et al. Epithelial transport during septic acute kidney injury. Nephrol Dial Transplant,2014,29:1312-1319.

29. Singer M,De Santis V,Vitale D,et al. Multiorgan failure is an adaptive,endocrine-mediated,metabolic response to overwhelming systemic inflammation. Lancet,2004,364:545-548.

30. Shum HP,Yan WW,Chan TM. Recent knowledge on the pathophysiology of septic acute kidney injury:A narrative review. J Crit Care,2016,31:82-89.

31. Mårtensson J,Bellomo R. Pathophysiology of septic acute kidney injury. Contrib Nephrol,2016,187:36-46.

32. Patel ML,Sachan R,Shyam R,et al. Diagnostic accuracy of urinary neutrophil gelatinase-associated lipocalin in patients with septic acute kidney injury. Int J Nephrol Renovasc Dis,2016,9:161-169.

33. Peng ZY,Wang HZ,Carter MJ,et al. Acute removal of common sepsis mediators does not explain the effects of extracorporeal blood purification in experimental sepsis. Kidney Int,2012,81:363-369.

34. Heemskerk S,Masereeuw R,Moesker O,et al. Alkaline phosphatase treatment improves renal function in severe sepsis or septic shock patients. Crit Care Med,2009,37:417-423.

35. Pickkers P,Heemskerk S,Schouten J,et al. Alkaline phosphatase for treatment of sepsis-induced acute kidney injury:a prospective randomized double blind placebo-controlled trial. Crit Care,2012,16:R14.

36. Susantitaphong P,Perianayagam MC,Tighiouart H,et al. Tumor necrosis factor alpha promoter polymorphism and severity of acute kidney injury. Nephron Clin Pract,2013,123:67-73.

37. Kellum JA,Chawla LS,Keener C,et al. The effects of alternative resuscitation strategies on acute kidney injury in patients with septic shock. Am J Respir Crit Care Med,2016,193:281-287.

38. Song YR, Lee T, You SJ, et al. Prevention of acute kidney injury by erythropoietin in patients undergoing coronary artery bypass grafting: a pilot study. Am J Nephrol, 2009, 30: 253-260.

39. Susantitaphong P, Cruz DN, Cerda J, et al. World incidence of AKI: a meta-analysis. Clin J Am Soc Nephrol, 2013, 8: 1482-1493.

40. Lerolle N, Guerot E, Faisy C, et al. Renal failure in septic shock: predictive value of Doppler-based renal arterial resistive index. Intensive Care Med, 2006, 32: 1553-1559.

41. Schnell D, Darmon M. Bedside Doppler ultrasound for the assessment of renal perfusion in the ICU: advantages and limitations of the available techniques. Crit Ultrasound J, 2015, 7: 24.

42. Schneider AG, Goodwin MD, Schelleman A, et al. Contrast-enhanced ultrasonography to evaluate changes in renal cortical microcirculation induced by noradrenaline: a pilot study. Crit Care, 2014, 18: 653.

43. Faubel S, Patel NU, Lockhart ME, et al. Renal relevant radiology-use of ultrasonography in patients with AKI. Clin J Am Soc Nephrol, 2014, 9: 382-394.

44. Cauwenberghs N, Kuznetsova T. Determinants and prognostic significance of the renal resistive index. Pulse(Basel), 2016, 3: 172-178.

45. Schnell D, Deruddre S, Harrois A, et al. Renal resistive index better predicts the occurrence of acute kidney injury than cystatin C. Shock, 2012, 38: 592-597.

46. Deruddre S, Cheisson G, Mazoit JX, et al. Renal arterial resistance in septic shock: effects of increasing mean arterial pressure with norepinephrine on the renal resistive index assessed with Doppler ultrasonography. Intensive Care Med, 2007, 33: 1557-1562.

47. Lauschke A, Teichgraber UK, Frei U, et al. Low-dose dopamine worsens renal perfusion in patients with acute renal failure. Kidney Int, 2006, 69: 1669-1674.

48. Verbrugge FH, Grieten L, Mullens W. Management of the cardiorenal syndrome in decompensated heart? failure. Cardiorenal Med, 2014, 4: 176-188.

49. Naesens M, Heylen L, Lerut E, et al. Intrarenal resistive index after renal transplantation. N Engl J Med, 2013, 369: 1797-1806.

50. SEPSISPAM Investigators. Asfar P, Meziani F, Hamel JF, et al. High versus low blood-pressure target in patients with septic shock. N Engl J Med, 2014, 370: 1583-1593.

51. Wang L, Mohan C. Contrast-enhanced ultrasound: A promising method for renal microvascular perfusion evaluation. J Transl Int Med, 2016, 4: 104-108.

52. Schneider AG, Goodwin MD, Schelleman A, et al. Contrast-enhanced ultrasonography to evaluate changes in renal cortical microcirculation induced by noradrenaline: a pilot study. Crit Care, 2014, 18: 653.

第五章

急性肾损伤的早期生物标记物

一、概述

急性肾损伤（AKI）是一种复杂的疾病状态，在危重患者中具有较高的发病率和病死率，严重威胁患者的生命和生存质量。虽然器官功能监测和支持技术不断进步，但半个世纪以来，AKI 的发病率和病死率仍居高不下，而早期准确诊断 AKI 有助于改善患者的预后。尽管诊断方法和诊断标准在不断地改进与更新，AKI 的诊断仍然依赖于尿量、血肌酐（serum creatinine，Scr）和血尿素氮（blood urea nitrogen，BUN）三项指标。这些指标诊断 AKI 均具有明显的缺点，其在 AKI 早期诊断中的价值存在局限性。因此，寻找诊断 AKI 的理想生物标记物（biomarker）具有重要的临床意义。

二、生物标记物的作用与特征

生物标记物是指可以标记系统、器官、组织、细胞及亚细胞结构或功能的改变或可能发生改变的生化指标。在疾病研究中，通过对生物标记物的客观测定和评价，可以获知机体当前所处的生物学过程中的进程，从而实现对疾病的识别、诊断、分级、评估治疗反应和判断预后。

生物标记物在 AKI 诊疗中具有非常重要的作用。在 AKI 诊断中广泛使用的 Scr 和 BUN 就是两种生物标记物。通过测定 Scr，可以估算肾小球滤过率（GFR），评估患者肾功能。但 Scr 具有一些明显的缺陷：①Scr 测定值会受患者性别、年龄、体重、饮食、药物、营养状态、肌肉代谢等因素的影响而波动；②除肾小球可以滤过肌酐外，肾小管也可以分泌一部分肌酐，因此，以 Scr 值来估算 GFR 是不准确的；③当 GFR 下降超过 30%~50% 时，Scr 才会出现明显异常。因此，以 Scr 作为诊断 AKI 的生物标记物，其敏感性、特异性和时效性均存在一定问题。同样，BUN 测定也会受到高蛋白饮食、创伤和药物等因素的影响，因此，BUN 和 Scr 都不是诊断 AKI 的理想生物标记物。

理论上，理想的 AKI 生物标记物应具备以下特征：①具有肾脏特异性，最好是由受损的肾脏细胞直接产生；②体内的生物标记物浓度与肾脏受损程度、疾病严重程度呈比例关系；③在 AKI 的早期，肾脏功能仍处于可逆阶段时，体内的生物标记物浓度即可出现异常，为早期临床干预提供指导；④体内生物标记物的浓度可以随疾病进程而变化，从而可以实现对疾病进程和治疗反应的监控；⑤对 AKI 预后具有良好的预测价值；⑥检测方便，可重复性好。

三、急性肾损伤的早期生物标记物

为找到 AKI 患者理想的生物标记物,研究者们进行了大量的基础和临床研究,已有数个生物标记物展现了其在 AKI 诊疗中的应用价值和潜力。

(一)中性粒细胞明胶酶相关脂质转运蛋白

中性粒细胞明胶酶相关脂质转运蛋白(neutrophil gelatinase associated lipocalin,NGAL)是一个与中性粒细胞明胶酶共价结合的糖蛋白,是脂质转运蛋白家族的成员。正常情况下,NGAL 在人体的肺、胃、结肠和近端肾小管上皮细胞中低水平表达,但在受损的上皮细胞中,NGAL 的表达明显增高。研究显示,NGAL 具有生长因子样作用,能够调节细胞的凋亡和分化;还可以调节上皮细胞表型,诱导人胚胎和成人肾脏上皮细胞的形成。在肾缺血损伤和肾毒性药物造成的 AKI 动物模型中,基因组学和蛋白组学分析证实,NGAL 基因和蛋白是继发于损伤之后,最先高表达的基因和蛋白。Devarajan 等进行的一项横断面研究显示,AKI 患者血和尿中的 NGAL 水平均明显增高,血和尿中的 NGAL 水平与 Scr 水平具有相关性,但 NGAL 升高先于 Scr。AKI 患者的肾脏活检也显示,NGAL 在皮质肾小管中呈现出异常浓聚。动物实验和临床研究结果提示,NGAL 的高表达可能是肾脏应对损伤的一种自我保护和修复机制。

多项临床研究对血和尿 NGAL 作为 ICU 患者 AKI 早期诊断生物标记物的价值进行了评估。Endre 等在一项前瞻观察研究中纳入了 529 名成人 ICU 患者,其中 28% 的患者入 ICU 时已罹患 AKI,该研究以受试者工作特征曲线下面积(AUC)作为评价诊断准确性的工具,AUC 越接近于 1.0,诊断准确性越高;AUC 越接近于 0,诊断准确性越低。研究结果显示,以尿 NGAL 作为诊断 AKI 的指标,AUC 为 0.66;以尿 NGAL 作为预测入 ICU 两天内发生 AKI 的指标,AUC 为 0.55;以尿 NGAL 作为预测患者是否需要肾脏替代治疗(RRT)的指标,AUC 为 0.79。Doi 等在另一项临床研究中纳入了 339 名成人 ICU 患者,其中 19% 的患者入 ICU 时已罹患 AKI,该研究显示,尿 NGAL 作为预测患者入 ICU 7 天内发生 AKI 的指标,AUC 为 0.70。De Geus 等在一项前瞻研究中纳入了 632 名成人 ICU 患者,其中 16% 的患者入 ICU 时已罹患 AKI。在此研究中,血和尿 NGAL 作为预测患者入 ICU 7 天内发生 AKI 的指标,其 AUC 分别为 0.77 和 0.80;血和尿 NGAL 作为预测患者是否需要 RRT 的指标,其 AUC 分别为 0.88 和 0.89。Cruz 等在一项前瞻观察研究中纳入 301 名成人 ICU 患者,其中 30% 的患者入 ICU 时已罹患 AKI,血 NGAL 作为预测患者入 ICU 48 小时内发生 AKI 的指标,AUC 为 0.78;血 NGAL 作为预测是否需要 RRT 的指标,其 AUC 为 0.82。Constantin 等在一项研究中纳入了 88 名成人 ICU 患者,其中 11% 的患者入 ICU 时已罹患 AKI,血 NGAL 作为预测患者入 ICU 7 天内发生 AKI 的指标,AUC 为 0.92;血 NGAL 作为预测患者是否需要 RRT 的指标,其 AUC 为 0.78。

目前已有多项大规模临床研究对血和尿 NGAL 作为 AKI 生物标记物的价值进行了评估。血和尿 NGAL 作为 ICU 患者 AKI 的早期诊断指标,具有相对较好的诊断准确性;同时,NGAL 对判断 ICU 患者是否需要 RRT 具有良好的预测价值。

需要注意的是,由于 NGAL 在肾脏之外的其他器官也有表达,感染、炎症、肿瘤、高血压等疾病状态时,血 NGAL 值也会出现异常;此外,慢性肾脏疾病时,NGAL 也会出现异常增高。因此,采用 NGAL 作为诊断 AKI 的早期生物标记物时,需要考虑到这些因素的影响。

（二）胱抑素 C

胱抑素 C(cystatin C,CysC)是一个分子量为 13 000 道尔顿的内源性半胱氨酸蛋白酶抑制剂,在多种蛋白质和肽类的细胞内代谢中发挥作用。人体的有核细胞以基本恒定的速度生成 CysC 并将它排出到血液中。血液中超过 99% 的 CysC 被肾小球滤过,滤过后的 CysC 被近端肾小管细胞完全重吸收并代谢,正常情况下尿液中检测不到 CysC。因此,尿 CysC 可以作为肾小管损伤的生物标记物,而血 CysC 则是 GFR 下降的敏感指标。

Herget-Rosenthal 等以 85 例具有罹患 AKI 高危因素的 ICU 成人患者为研究对象,其中 52% 的患者最终确诊为 AKI。研究发现,血 CysC 的异常变化早于 Scr;与 Scr 相比,以血 CysC 作为诊断 AKI 的生物标记物,可以提前 1~2 天诊断 AKI(提前 2 天,AUC:0.82;提前 1 天, AUC:0.97)。Ahlstrom 等以 202 例 ICU 成人患者为研究对象,其中,49 例最终诊断为 AKI, 该研究发现,血 CysC 的变化并不早于 Scr,但以血 CysC 作为患者预测入 ICU 48 小时内发生 AKI 的指标,AUC 为 0.89。Bell 等以 845 例 ICU 成人患者为研究对象,发现血 CysC 升高是与患者住院病死率相关的独立危险因素,这种相关性在 AKI 患者中更加明显。

CysC 作为诊断 AKI 的生物标记物也存在一些缺陷。与 Scr 类似,血 CysC 也受到人体肌肉质量、脂肪组织含量等因素的影响。并且 CysC 的检测可能会受到吸烟、饮酒、甲状腺功能异常、炎症反应和服用糖皮质激素等因素的影响。

（三）白介素-18

白介素-18(Interleukin-18,IL-18)是一种促炎细胞因子,它在肾脏闰细胞、连接小管和集合管中均有表达。这三种细胞含有合成 IL-18 的三种关键成分:前 IL-18、P2X7 和半胱氨酸天冬氨酸蛋白酶-1,它们能够将 IL-18 前体转换为有活性的 IL-18。IL-18 可诱导和调节中性粒细胞在肾间质的浸润,促进炎症反应发展,造成进一步的肾损伤。在缺血性肾损伤模型中,IL-18 在肾小管细胞中的合成和分泌明显增加,在损伤发生后 6 小时,尿 IL-18 即开始升高,12 小时后达到峰值,可达到正常值的 25 倍。利用 IL-18 这一快速反应的特点,可能可以将尿 IL-18 作为诊断 AKI 的生物标记物。

Parikh 等进行了一项嵌入式病例对照研究,纳入 52 例 AKI 患者和 86 例正常对照人群。在诊断 AKI 前 24 小时和 48 小时,AKI 组患者的尿 IL-18 水平就明显高于对照组;以尿 IL-18 作为预测患者纳入研究 24 小时和 48 小时内发生 AKI 的指标,AUC 分别为 0.73 和 0.65;且纳入研究时的 IL-18 水平对患者住院病死率具有预测价值。该研究还显示,在 AKI 组和对照组,脓毒症对尿 IL-18 水平没有影响。Siew 等在一项研究中纳入了 451 名患者,其中 86 名患者在纳入研究后 48 小时内发生了 AKI,以尿 IL-18 作为预测患者纳入研究 24 小时和 48 小时内发生 AKI 的指标,AUC 分别为 0.62 和 0.60;同时尿 IL-18 对患者住院病死率和 RRT 需要率具有预测价值。该研究也发现,合并脓毒症对尿 IL-18 预测和诊断 AKI 没有影响。 Endre 等在另一项研究中报道,尿 IL-18 作为诊断 AKI 的指标,AUC 为 0.62;以尿 IL-18 作为预测患者入 ICU 48 小时内发生 AKI 的指标,AUC 为 0.55;以尿 IL-18 作为预测患者需要 RRT 和死亡的指标,其 AUC 分别为 0.73 和 0.68。Doi 等报道,以尿 IL-18 作为预测患者入 ICU 1 周内发生 AKI 的指标,AUC 为 0.69;以尿 IL-18 作为预测患者 14 天内死亡的指标, AUC 为 0.83。

（四）肝型脂肪酸结合蛋白

脂肪酸结合蛋白(fatty acids binding proteins,FABPs)是一类细胞内小分子蛋白,它们的主要作用是作为脂类分子伴侣参与游离脂肪酸的转运。目前已知FABPs有九种类型,它们的组织分布非常广泛,但其确切的生物学功能和作用机制目前仍未完全明确。肝型脂肪酸结合蛋白(liver type-fatty acid-binding protein,L-FABP)是其中一种,由肝脏合成,主要分布在肝脏、肠道和近端肾小管的上皮细胞中。游离脂肪酸易被氧化,导致对细胞的氧化应激损伤。在氧化应激状态下,L-FABP可能可以通过加快细胞内游离脂肪酸的转运和代谢,维持细胞内低水平的游离脂肪酸水平,从而起到抗氧化应激损伤的作用。在肾毒性药物和肾缺血损伤造成的AKI动物模型中,检测尿L-FABP可以早期准确反映肾脏的组织和功能损伤。

Matsui等在一项研究中纳入了25例ICU危重患者,其中14例患者于ICU住院期间发生了AKI,在所有发生AKI的患者中,尿L-FABP水平均在诊断AKI之前即出现异常(提前0~30小时);以尿L-FABP作为诊断AKI的指标,AUC为0.95。在另一项前瞻临床研究中纳入了145名感染性休克合并AKI的患者,研究结果显示,最终死亡患者的尿L-FABP水平明显高于存活患者;多因素回归分析显示,尿L-FABP水平与患者病死率明显相关;以尿L-FABP作为预测住院病死率的指标,AUC为0.99。Doi等在另一项研究中报道,以入ICU时的尿L-FABP水平作为预测患者14天内死亡的指标,AUC为0.90;以入ICU时的尿L-FABP水平作为预测患者7天内发生AKI的指标,AUC为0.75。

(五) 肾损伤分子-1

肾损伤分子-1(kidney injury molecule-1,KIM-1)是一种跨细胞膜糖蛋白,在正常肾脏和尿液中均无法检出。但在肾缺血损伤和肾毒性药物造成的动物和人AKI中,在损伤发生后24~48小时,KIM-1在低分化的近端肾小管上皮细胞中的表达开始明显增加,在尿液中可检出KIM-1。由于KIM-1在正常情况下不表达,在肾小管损伤后早期表达增高,并可在尿液中检出,故KIM-1可能可以作为早期诊断AKI的生物标记物。

Endre等在一项前瞻临床研究中纳入了529例患者,研究发现,分别以KIM-1作为预测患者入ICU 48小时内发生AKI、7天内需要RRT、7天内病死率的指标,其AUC分别为0.55、0.62和0.56。

(六) N-乙酰基-β-D-氨基葡糖苷酶

N-乙酰基-β-D-氨基葡糖苷酶(N-Acetyl-β-D-Glucosaminidase,NAG)是一种主要分布在近端肾小管细胞内的溶酶体酶,由于分子量大,肾小球正常情况下不能滤过NAG,通常只有肾小管细胞损伤,NAG大量由胞内释出时,才可以从尿液中检出NAG。因此,尿NAG升高常敏感地反映肾小管细胞的损伤,且NAG持续升高与肾小管疾病活动呈平行关系。目前已经有多个研究报道,在多种病因(肾毒性药物损伤、体外循环术后、肾移植术后等)造成的AKI中,均存在尿NAG升高,提示尿NAG可能可以作为AKI诊断的生物标记物。

Westhuyzen等在一项小规模临床研究中,连续纳入了26名成人ICU患者。研究显示,尿NAG对AKI具有预测价值,其AUC为0.84。Matsui等在另一项小规模临床研究中报道,以尿NAG作为AKI的预测指标,AUC为0.63。Doi等的研究发现,以尿NAG作为患者入ICU 7天内发生AKI和14天内病死率的预测指标,其AUC分别为0.62和0.66。

(七) 神经生长因子-1

神经生长因子-1(Netrin-1)是一种层黏连蛋白相关的神经导向分子,在正常肾脏的肾小管上皮细胞中不表达或仅极少量表达。动物实验显示,在发生AKI之后,肾小管上皮细胞中表达的Netrin-1和分泌入尿中的Netrin-1均明显增高。在缺血-再灌注损伤造成的AKI动物模型中,尿 Netrin-1 在损伤发生后 3 小时即明显增高,6 小时后到达峰值,然后缓慢下降,至 72 小时恢复正常水平;而 Scr 在损伤发生后 24 小时仍未出现升高。在顺铂、脂多糖等肾毒性药物造成的 AKI 动物模型中,尿 Netrin-1 最早可在损伤发生后 1 小时即明显升高,6 小时后达到峰值,同样,尿 Netrin-1 的异常明显早于 Scr。Ramesh 等以体外循环术后的患者为研究对象,发现尿 Netrin-1 在术后 2 小时开始增高,至术后 6 小时达到峰值,并持续增高直至术后 48 小时;更重要的是,尿 Netrin-1 与患者 AKI 严重程度、病程和住院时间呈显著相关。

尿 Netrin-1 在肾脏损伤发生的极早期即开始出现变化,具备作为 AKI 生物标记物的潜力,但对于 Netrin-1 的认识主要来源于动物实验,仍需要进一步的基础和临床研究对其进行评估。

(八)［TIMP-2］·［IGFBP7］

最新的生物标记物包括尿液金属蛋白酶-2 组织抑制剂(urinary tissue inhibitor of metallo-proteinase-2,TIMP-2)和胰岛素样生长因子结合蛋白-7(insulin-like growth factor-binding protein 7,IGFBP7)。TIMP-2 和 IGFBP7 是 G1 细胞周期停止的标记物,DNA 损伤后表达于肾小管细胞。通过启动细胞周期停止,在应激或损伤期间发挥肾脏保护作用。与前文提到的生物标记物不同,TIMP-2 和 IGFBP7 作为细胞损伤的信号,在遭受不同打击时均升高,可以作为潜在的早期细胞应激信号。这些标记物作为重症患者 AKI 的危险评价得到了验证。尿液 TIMP-2 和 IGFBP7 的乘积［TIMP-2］·［IGFBP7］预测 AKI 的 ROC 值高于血浆 NGAL 和尿液 TIMP-2、IGFBP7、L-FABP、IL-18。Koyner 等发现,在 AKI 患者中,［TIMP-2］·［IGFBP7］>2(ng/ml)^2/1000 与增加的病死率或 RRT 需要率显著相关。

四、生物标记物的潜在应用价值

生物标记物可通过几种机制出现于尿液中,包括通过肾小球基底膜滤过(如蛋白尿和微球蛋白尿);增加(或降低)的被动释放(如 α-GST 和 π-GST);主动诱导、随后释放和/或分泌(如 NGAL 和 KIM-1)以及降低(或升高)的重吸收/分解代谢(如胱抑素 C、β_2-微球蛋白)。反映损伤的生物标记物存在部位特异性,生物标记物变化的强度和持续时间可以潜在地鉴别损伤的强度。

作为传统的生物标记物,血清肌酐和尿量的变化用于反映 AKI 患者肾脏功能的变化,而肾脏结构的损伤过去往往通过肾组织活检来判断。尽管新型生物标记物用于诊断肾脏病理的实际变化尚缺乏研究,但有发展前景。将来需要筛查出最好的生物标记物用于肾损伤的危险评价、诊断、病因的鉴别诊断和判断预后(图 5-1),并找到其"阈值(cutoff)";CKD 患者生物标记物水平总体是升高的,当在 CKD 的基础上出现 AKI 时,也需要寻找其诊断阈值。

在 AKI 管理方面,急性透析质量倡议(ADQI)工作组总结了生物标记物的潜在应用价值:①AKI 的诊断与分级:在没有肾功能改变的情况下,生物标记物可以鉴定患者存在明显的肾损伤(图 5-2,右上 1/4 部分);如果没有检测到肾功能下降和肾损伤的生物标记物,患者就没有 AKI 的证据(图 5-2,左上 1/4 部分);在将来,功能性和损伤生物标记物的联合应用可能有助于扩展 AKI 的诊断标准,新型生物标记物水平的高低可能可以反映 AKI 的严重程度,从而用于 AKI 患者的严重程度分级;②鉴别诊断:功能性和损伤生物标记物的联合应用可能能够精确地鉴别 AKI 的病因学和发病机制(图 5-2,下半部分),更好地理解患者的病理生理变化;③评价预后并指导治疗:生物标记物的变化在反映 AKI 患者严重程度的同时,也能预

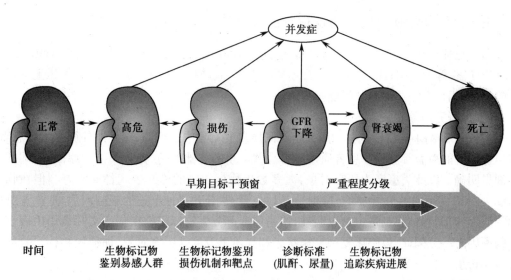

图 5-1　急性肾损伤生物标记物的潜在应用价值
几个生物标记物可以可靠地评价肾功能的变化和检测肾损伤；它们可以用于初始诊断和分级、
鉴别诊断与预后评价。GFR,肾小球滤过率

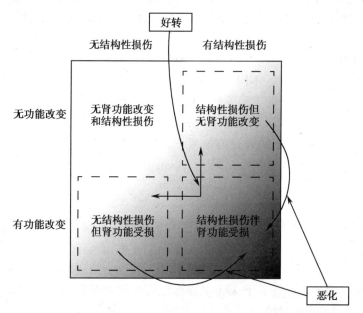

图 5-2　ADQI 提出的、基于生物标记物评价急性肾损伤的框架图
同时应用肾脏功能和损伤标记物给 AKI 患者分层,在初始阶段,
按照这两个区域对患者进行评价,然后监测其跨区域转移情况
对患者进行重新评价

测患者的预后;功能与损伤标记物的时间变化过程可以反映患者病情从一个阶段进展为另一个阶段,从而提示临床要根据患者的病理生理变化采取相应的治疗措施。

五、急性肾损伤早期生物标记物的局限性

尽管已筛选出多个有潜力的 AKI 早期生物标记物,但迄今为止,仅有［TIMP-2］·
［IGFBP7］获得了美国食品药品监督管理局的审批,获准投入临床使用。关于 AKI 生物标记
物的研究,仍存在一些缺陷和问题亟待解决。

(一) 研究对象

多数关于 AKI 生物标记物的研究是在同质研究对象中进行的,例如体外循环术后患者、
使用造影剂的患者等。这些患者通常没有合并严重的基础疾病,肾脏损伤的原因、时间和损
伤剂量明确。以此类患者为研究对象,大多数生物标记物的诊断表现都非常好。但在临床
实践中,AKI 患者往往是异质的,特别是 ICU 患者,常合并多种严重的基础疾病,造成肾脏损
伤的原因、时间和损伤剂量也难以明确,这是造成部分生物标记物在临床实际运用中表现不
佳的原因之一。因此,以临床复杂疾病状态和异质患者群为研究对象,评估生物标记物的临
床应用价值更具有实际意义。

(二) 诊断标准

对各种生物标记物诊断 AKI 的价值进行评价时,AKI 的诊断标准显得尤为重要,否则将
无法建立一个标准的参考体系。在关于 AKI 生物标记物的研究中,采用的 AKI 诊断标准多
达 30 余种。诊断标准的不统一使研究结果的准确性、可信度和可重复性较差,多个研究结
果之间不具备可比性,无法进行总结分析。随着一致性 AKI 诊断标准的建立,这一情况将得
到改善。

(三) 评价指标

对 AKI 生物标记物的评价,不同研究往往采用不同的评价指标,如在不同时间点(研究
入选时、入选后 48 小时、入选后 7 天等)对 AKI 诊断准确性的评价,对是否需要 RRT 的预测
能力,对预后(7 天病死率、14 天病死率、ICU 住院时间,慢性肾衰竭发生率等)的预测价值
等。评价指标的非一致性令不同研究的结果不具备可比性。此外,研究者们可能会选择性
报道阳性结果的评价指标,而对阴性结果不予以报道,这对于全面客观评价生物标记物的临
床价值是不利的。

(四) 检测方法

在不同的研究中,生物标记物的检测方法并不相同,包括 ELISA 法、电泳法、比浊法等。
因此,对于同一生物标记物,各个研究报道的测定值、正常值、诊断阈值不具备可比性。即使
在不同的研究中采取了相同的检测方法,由于没有对检测方法进行标准化和质量控制,检测
结果也存在较大的差异。尽管关于 AKI 生物标记物的研究很多,但迄今关于各项生物标记
物的正常值、诊断阈值仍难以统一,制约了它们的临床应用。

(五) 统计学方法

大多数研究在评价 AKI 生物标记物的诊断和预测价值时,都采用了受试者工作特征曲
线这一统计学工具,以 AUC 值作为统计和评价指标。但是,部分研究对统计学的使用并不
正确,如诊断阈值的设定方法错误,采取错误的统计学方法对不同生物标记物的 AUC 进行
比较等。另外,受试者工作特征曲线这一统计学方法也存在局限性。针对其局限性,近来已
开发出净重新分类指数(net reclassification index, NRI)和集成分歧改善(integrated discrimi-
nation improvement,IDI)等统计学工具对其进行补充。但在目前已发表的研究中,很少看到

这些新统计工具的使用。

由于 AKI 生物标记物研究的局限性,目前还需要更多大样本、设计严谨、实施良好的临床研究,以客观、准确评估 AKI 生物标记物的临床应用价值,为 AKI 生物标记物的临床应用提供决策依据。随着分子生物学技术的发展,特别是基因组学和蛋白组学技术的应用,大规模、广泛筛选潜在的 AKI 生物标记物将成为可能,有助于寻找更加特异、灵敏、准确的 AKI 早期生物标记物。

六、小结

提高 AKI 诊断的时效性和准确性对改善 AKI 患者的预后具有重要意义。目前已有多个早期生物标记物在 AKI 的诊疗中展现了良好的潜力,但其应用于临床尚存在一定距离。与动物模型不同,临床实践中,AKI 是一种复杂的疾病状态,其病因往往是多方面的,可能存在多个损伤机制和损伤部位,且造成肾损伤的因素可能持续存在。迄今还没有一项生物标记物能够在异质人群、不同病因造成的 AKI 中,表现出稳定的诊断准确性和预后预测能力。因此,依靠单个生物标记物可能不足以实现对 AKI 这一复杂临床疾病的准确诊断和预后预测。将反映不同损伤部位、不同损伤机制、具有不同诊断和预测特性的生物标记物组合起来,用于 AKI 的诊断和预后预测,可能会具有累加和协同效应。对于体外循环术后患者,多项生物标记物组合用于 AKI 的诊断和预测,其表现优于单项生物标记物。生物标记物在 AKI 诊疗中的作用、优势和潜力已经毋庸置疑,但仍需要进一步的研究去筛选、评估、优化生物标记物在 AKI 诊治中的应用,以缩短现有研究结果和临床应用之间的距离。相信在不久的将来,生物标记物不仅能预测 AKI 的发生和对 AKI 暴露因素的反应,而且可以判断患者的肾脏预后,并指导治疗。

（刘　畅　李建国）

参考文献

1. Stelios K,Chrysoula P,Eirini G,et al. Novel biomarkers of acute kidney injury in the general adult ICU:A review. Renal Failure,2013,35:579-591.

2. Nicholas O,Helmut G,Christine W,et al. Current developments in early diagnosis of acute kidney injury. Int Urol Nephrol,2014,46:1-7.

3. Devarajan P. Neutrophil gelatinase-associated lipocalin:an emerging troponin for kidney injury. Nephrol Dial Transplant,2008,23:3737-3743.

4. Endre ZH,Pickering JW,Walker RJ,et al. Improved performance of urinary biomarkers of acute kidney injury in the critically ill by stratification for injury duration and base line renal function. Kidney Int,2011,79:1119-1130.

5. Doi K,Negishi K,Ishizu T,et al. Evaluation of new acute kidney injury biomarkers in a mixed intensive care unit. Crit Care Med,2011,39:2464-2469.

6. de Geus HR,Bakker J,Lesaffre EM,et al. Neutrophil gelatinase-associated lipocalin at ICU admission predicts for acute kidney injury in adult patients. Am J Respir Crit CareMed,2011,183:907-914.

7. Cruz DN,de CM,Garzotto F,et al. Plasma neutrophil gelatinase-associated lipocalin is an early biomarker for acute kidney injury in an adult ICU population. Intensive Care Med,2010,36:444-451.

8. Bagshaw SM,Bellomo R. Cystatin C in acute kidney injury. Curr Opin Crit Care,2010,16:533-539.

9. Zhang Z,Lu B,Sheng X,et al. Cystatin C in prediction of acute kidney injury:a systemic review and meta-analysis. Am J Kidney Dis,2011,58:356-365.

10. Herget-Rosenthal S, Marggraf G, Husing J, et al. Early detection of acute renal failure by serum cystatin C. Kidney Int,2004,66:1115-1122.

11. Bell M,Granath F,Martensson J,et al. Cystatin C is correlated with mortality in patients with and without acute kidney injury. Nephrol Dial Transplant,2009,24:3096-3102.

12. Gauer S,Sichler O,Obermuller N,et al. IL-18 is expressed in the intercalated cell of human kidney. Kidney Int,2007,72:1081-1087.

13. Melnikov VY,Ecder T,Fantuzzi G,et al. Impaired IL-18 processing protects caspase-1-deficient mice from ischemic acute renal failure. J Clin Invest,2001,107:1145-1152.

14. Parikh CR,Abraham E,Ancukiewicz M,et al. Urine IL-18 is an early diagnostic marker for acute kidney injury and predicts mortality in the intensive care unit. J Am Soc Nephrol,2005,16:3046-3052.

15. Siew ED,Ikizler TA,Gebretsadik T,et al. Elevated urinary IL-18 levels at the time of ICU admission predict adverse clinical outcomes. Clin J Am Soc Nephrol,2010,5:1497-1505.

16. Noiri E,Doi K,Negishi K,et al. Urinary fatty acid-binding protein 1:an early predictive biomarker of kidney injury. Am J Physiol Renal Physiol,2009,296:F669-F679.

17. Matsui K,Kamijo-Ikemori A,Hara M,et al. Clinical significance of tubular and podocyte biomarkers in acute kidney injury. Clin Exp Nephrol,2011,15:220-225.

18. Doi K,Noiri E,Maeda-Mamiya R,et al. Urinary L-type fatty acid-binding protein as a new biomarker of sepsis complicated with acute kidney injury. Crit Care Med,2010,38:2037-2042.

19. Ichimura T,Hung CC,Yang SA,et al. Kidney injury molecule-1:a tissue and urinary biomarker for nephrotoxicant-induced renal injury. Am J Physiol Renal Physiol,2004,286:F552-F563.

20. Liangos O,Perianayagam MC,Vaidya VS,et al. Urinary N-acetyl-beta-(D)-glucosaminidase activity and kidney injury molecule-1 level are associated with adverse outcomes in acute renal failure. J Am Soc Nephrol,2007,18:904-912.

21. Westhuyzen J,Endre ZH,Reece G,et al. Measurement of tubular enzymuria facilitates early detection of acute renal impairment in the intensive care unit. Nephrol Dial Transplant,2003,18:543-551.

22. Reeves WB,Kwon O,Ramesh G. Netrin-1 and kidney injury. II. Netrin-1 is an early biomarker of acute kidney injury. Am J Physiol Renal Physiol,2008,294:F731-738.

23. Ramesh G,Krawczeski CD,Woo JG,et al. Urinary netrin-1 is an early predictive biomarker of acute kidney injury after cardiac surgery. Clin J Am Soc Nephrol,2010,5:395-401.

24. Katagiri D,Doi K,Honda K,et al. Combination of two urinary biomarkers predicts acute kidney injury after adult cardiac surgery. Ann Thorac Surg,2012,93:577-583.

25. Bihorac A,Chawla LS,Shaw AD,et al. Validation of cell-cycle arrest biomarkers for acute kidney injury using clinical adjudication. Am J Respir Crit Care Med,2014,189:932-939.

26. Koyner JL, Shaw AD, Chawla LS. Tissue inhibitor metalloproteinase-2 (TIMP-2) IGF Binding Protein-7 (IGFBP7) levels are associated with adverse long-term outcomes in patients with AKI. JASN, 2015, 26:1747-1754.

27. Fuhrman DY,Kellum JA. Biomarkers for diagnosis,prognosis and intervention in acute kidney injury. Contrib Nephrol,2016,187:47-54.

第六章

亚临床急性肾损伤

一、概述

急性肾损伤(acute kidney injury,AKI)是住院患者,尤其是重症患者中的常见疾病。最近的文献报道,发达国家 AKI 住院患者占住院总人数的 3.2% ~ 9.6%,住院病死率约为20%。ICU 中 AKI 患者住院病死率更高,需行肾脏替代治疗(RRT)的占比为 5% ~ 6%。此外,住院期间 AKI 存活者的远期病死率也增加了,校正后死亡风险比为 1.4,并随 AKI 的严重程度递增。在过去的 20 年间,ICU 患者中 AKI 的发生率呈上升趋势,其治疗和预后并没有显著改善。迄今,所有试图预防和治疗 AKI 的措施在临床实践中都失败了,可能原因包括医生对 AKI 的病理生理学理解有限,也与诊断 AKI 依赖检测肾功能损伤的标记物有关。目前采用血肌酐(Scr)或尿量标准来诊断 AKI 导致其诊断滞后、干预延迟,可能会影响 AKI 患者的预后。因此,临床迫切需求能够更早地发现与处理 AKI。

二、亚临床 AKI 的定义

通常情况下,当肾小球滤过率(GFR)开始下降后,临床才启动 AKI 的治疗。事实上,人体的肾脏功能具有非常强的储备能力,在应激情况下,完整的肾单位实际上可以通过增加 GFR 和肾小管分泌(tubular secretion,TS)来满足机体的需求,这种现象被称之为"肾脏应激(kidney stress)"。正是由于这种现象的存在,在肾损伤早期,Scr 和尿量可以保持正常水平或只出现轻微变化。例如,一个健康的捐肾者可以在只有一个肾脏的情况下维持其 Scr 和尿量处于正常水平。此外,Scr 受年龄、体重、性别、摄入蛋白量、运动及遗传等诸多因素的影响,因此,评估 GFR 的作用是有限的,完全依赖现有的临床指标已经无法满足对 AKI 患者实施早期发现和早期治疗的需求。基于此,近年来提出了亚临床 AKI(subclinical acute kidney injury)的概念:患者仅有 AKI 早期生物标记物水平的升高,但不伴有肾功能指标(GFR 或 Scr、尿量)的变化或变化轻微未达到 AKI 的诊断标准。

如同其他器官一样,肾脏的损伤也是一个连续的、从亚临床演变到完全衰竭的过程。在亚临床损伤中,患者 Scr 变化轻微,而肾脏为了维持血流量和电解质平衡以及排泄代谢产物而逐渐地损伤整个肾脏。提出"亚临床 AKI"概念的基本出发点是期望临床能够提前诊断 AKI,在 GFR 开始下降的早期阶段,甚至在只有反映肾脏组织学损伤的生物标记物发生改变、而无 GFR 下降的情况下,实施早期干预,从而有可能改善 AKI 患者的预后。

三、肾病发作与肾绞痛

临床曾用急性肾小管坏死(acute tubular necrosis,ATN)、急性肾衰竭(acute renal failure,ARF)、急性肾病(acute kidney disease,AKD)或 AKI 来定义急性肾脏疾病。目前有学者提出,将急性肾脏疾病系列综合征统称为"肾病发作(kidney attack)"。"肾病发作"应该包括单纯肾脏缺血(中毒、过敏、代谢、梗阻以及脓毒症)、急性肾脏结构或功能异常。与"心脏病发作(heart attack)"的概念一样,"肾病发作"这一概念的提出有助于人们提高对重症肾病的认识。与"心脏病发作"不同,即使"肾病发作"已经达到较为严重的程度,临床上也可能无任何表现,但对患者的短期、长期以及肾功能预后仍有不利影响。AKI 诊断的 KDIGO 标准主要依赖 Scr 或尿量指标,其本身的缺陷使得目前的 AKI 定义无法诊断所有的"肾病发作"以及区分其严重程度。

急性冠脉综合征(acute coronary syndrome,ACS)的识别主要基于临床症状(胸痛)、危险因素(糖尿病、高胆固醇血症等)和确诊性检查(心电图、TnI)。与 ACS 类似,Goldstein 等提出了"肾绞痛(renal angina,RA)"这一概念,AKI 的早期识别主要基于肾损伤早期征象(没有疼痛症状而采用替代指标:Scr 在基线值基础上的小量变化和累计液体超负荷量)、危险因素(脓毒症、使用血管活性药物和/或机械通气等)和确诊性检查(AKI 早期生物标记物)。"肾绞痛"与"心脏病发作"具有相似的特点,例如,Scr 升高性 AKI(或功能异常性 AKI)对应 ST 段抬高型心肌梗死;非 Scr 升高性 AKI(或亚临床 AKI)对应非 ST 段抬高型心肌梗死,"肾绞痛"则介于亚临床 AKI 与临床 AKI 之间,类似于不稳定型心绞痛发作。"肾绞痛"可以用于定义 Scr 升高小于 0.3mg/dl 的肾脏病患者。"肾绞痛"患者具有发生 AKI 的风险,与正常人群相比,此类患者的患病率和病死率显著增加。尽管"肾绞痛"对 AKI 的早期识别有一定帮助,遗憾的是,目前的生物标记物对 AKI 的早期诊断价值不如 TnI 在 ACS 中的诊断价值。

四、亚临床 AKI 的评估

(一) 早期生物标记物

近年来多种 AKI 相关生物标记物的发现为早期诊断亚临床 AKI 带来了曙光。在肾损伤发生的早期,反映肾小管损伤的生物标记物上升,并早于肾小球损伤标记物的上升。早期 AKI 的生物标记物包括中性粒细胞明胶酶相关脂质运载蛋白(NGAL)、肾损伤分子-1(KIM-1)、L 型脂肪酸结合蛋白(L-FABP)、α-谷胱甘肽转移酶(α-GST)和白介素-18(IL-18),这些标记物均在 Scr 升高前 24~48 小时内升高。因此,这些标记物的检测有助于亚临床 AKI 的判断,并对患者的预后判断有重要意义。AKI 新型生物标记物,胰岛素样生长因子结合蛋白-7(IGFBP-7)和组织基质金属蛋白酶抑制剂-2(TIMP-2)均在 AKI 发生前 36 小时内表达升高。当尿液中这两个标记物浓度升高至某个阈值时,强烈预示着 AKI 的发生风险。近期研究表明,IL-18、NGAL 和 KIM-1 是预测脓毒症相关 AKI 相对强烈的信号分子。对于多数肾损伤患者而言,尿中生物标记物浓度的增高较其在血浆中的增高水平更明显。例如,尿中胱抑素 C(cystatin C)升高,预示近端小管重吸收功能障碍。

目前还不能确定小管损伤标记物释放的来源。一些生物标记物可能由肾脏以外的组织产生并释放进入尿中。例如,在生理状况下,近端肾小管几乎全部吸收 NGAL,导致尿中没有或只有微量的标记物。因此,一旦尿中出现 NGAL,就意味着损伤导致近端小管重吸收能力下降或者远端肾小管损伤后释放出 NGAL。在这两种情况下，NGAL 水平与损伤的严重程度相关。在损伤的不同阶段以及持续时间的不同，AKI 生物标记物的表现可能有所不同。因此，进一步研究肾小管损伤标记物高表达的人群，研究其与 AKI 损伤程度、持续时间以及 AKI 病因之间的关系，对于临床充分了解亚临床 AKI 具有重要的指导价值。

（二）miRNA

近年来，人们逐渐开始关注循环中的微小 RNA（miRNA）可以作为 AKI 的生物标记物。Lorenzen 等发现，与正常对照组相比，77 例 AKI 患者中的 miR-210 水平显著升高，且其血清水平升高可以预测患者进行 RRT 4 周后的病死率。观察性研究显示，血清 miR-101-1、miR-127-3p、miR-210、miR-126、miR-26b、miR-29a、miR-146a、miR-27a、miR-93、miR-10a 均可以作为亚临床 AKI 的生物标记物，而且其诊断 AKI 的敏感性和特异性均接近 100%。一些研究显示，AKI 患者血清中的 miRNA 水平升高要早于 Scr，因此可作为早期诊断 AKI 的生物标记物。此外，这些生物标记物还有利于重症肾病患者进行 AKI 的鉴别诊断和判断预后。但仅靠单一的、具有足够敏感性和特异性的标记物也并不能反映 AKI 的病理生理和病情变化的全过程。因此，采取合理、有效的 AKI 生物标记物组合方式，将可能促进亚临床 AKI 的早期诊断、监测和治疗的进步。

（三）肾脏储备功能

GFR 一直是评价肾脏功能的传统核心指标。事实上，肾脏在肾小球和肾小管水平均具有较好的的功能性储备能力。肾单位损失达 50% 时，慢性肾病患者（CKD）的 Scr 水平常处于正常范围；临床上常发现，孤立肾患者的 Scr 水平也可以处于正常范围。因此，Scr 不能被认为是一个准确而灵敏的肾功能评估指标。同理，将 GFR<60ml/（min·1.73m^2）作为衡量肾损伤的指标也是不恰当的。在应激情况下，拥有完整肾单位的患者可以增加 GFR 和 TC。通过肾小球和肾小管功能储备试验所测量的最大值与基线值之间的差值代表肾功能储备（renal function reserve，RFR）。在 AKI 早期，RFR 的下降一定早于 Scr 的升高。因此，肾小球和肾小管应激试验可能有助于评估 RFR，有助于临床更好地早期诊断和预测 AKI。

1. 肾小球储备功能的评估　健康受试者的 GFR 约为 110~130ml/（min·1.73m^2）。随着年龄、性别和身体尺寸的变化，GFR 有相当大的变化。GFR 也与饮食和生理需求的变化有关。GFR 可以因应激状态，如短时间内口服或静脉输注氨基酸（蛋白负荷试验）而增加。通过应激引起 GFR 增加的能力被称为肾小球的储备功能（RFR-Glomerular，RFR-G）。蛋白负荷试验时 GFR 峰值与基础 GFR 之间的差值即为 RFR-G。对于肾单位完整的正常人群，RFR-G 值范围是 30~70ml/（min·1.73m^2）。RFR-G 可能与一氧化氮和前列腺素释放导致的血管扩张和 GFR 增加有关。

2. 肾小管储备功能的评估　与 RFR-G 类似，肾小管在浓缩尿液以及分泌功能上具有一定的储备能力。但目前尚无针对亚临床 AKI 肾小管储备（tubular reserve，TR）能力的评估标准。虽然呋塞米应激试验（furosemide stress test，FST）已经在临床使用，但仅用于评估已经发生 AKI 患者的肾脏预后以及是否需要 RRT。FST 的基本操作办法是，给患者静脉推注一定量的呋塞米（7 天内未使用过祥利尿剂者，剂量为 1mg/kg；7 天内使用过利尿剂者，剂量为 1.5mg/kg；最大剂量不超过 3mg/kg），产生的尿量>100ml/h 并持续 2 小时被判定为 FST 阳性，提示患者具有相对好的肾脏预后，可以避免不必要的、动静脉瘘的实施。基于同样原理，患者在亚临床 AKI 状态下，FST 产生的尿量较基线增加值必然减少，提示患者 TR 的下降。

五、小结

早期诊断亚临床 AKI 的意义在于提示临床要积极寻找和祛除潜在的、导致肾损伤的病因,严密监测肾功能的变化,评估肾脏血流和筛查可能引起肾损伤的医源性因素。越来越多的证据显示,没有单一干预措施能阻止或治疗 AKI,需要早期采取多种措施以阻断 AKI 的进展或加速 AKI 的恢复。在 ICU 中针对肾前性、肾性和肾后性危险因素进行及时的干预,可能能够避免进一步的肾损伤,保存肾脏功能并且改善短期和长期预后。因此,尽快制定明确的、完善的亚临床 AKI 诊断标准是十分必要的,临床医生理解、重视亚临床 AKI 将是改善目前 AKI 的预防和治疗现状之希望所在。

（赵　松　郭志强）

参考文献

1. Uchino Sk,Kellum JA,Bellomo R,et al. Acute renal failure incritically ill patients:a multinational,multicenter study. JAMA,2005,294:813-818.

2. Mehta RL,Kellum JA,Shah SV,et al. Acute Kidney Injury Network:report of an initiative to improve outcomes in acute kidney injury. Crit Care,2007,11:1-131.

3. Di Grande A,Giuffrida C,Carpinteri G,et al. Neutrophil gelatinase-associated lipocalin:a novel biomarker for the early diagnosis of acute kidney injury in the emergency department. Eur Rev Med Pharmacol Sci,2009,13:197-200.

4. Haase M,Bellomo R,Devarajan P,et al. Accuracy of neutrophil gelatinase—associated lipocalin(NGAL)in diagnosis and prognosisin acute kidney injury:a systematic review and meta-analysis. Am J Kidney Dis,2009,54:1012-1024.

5. Nickolas T. Diagnostic and prognostic stratification in the emergency department using urinary biomarkers of nephron damage:a multicenter prospective cohort study. J Am Coll Cardiol,2012,59:246-255.

6. Cruz DN,Ricci Z,Ronco C. Clinical review:RIFLE and AKIN-time for reappraisal. Crit Care,2009,13:211.

7. De Geus HR,Bakker J,Lesaffre EM,et al. Neutrophil gelatinase associated lipocalinat ICU admission predicts acute kidney injury in adult patients. Am J Respir Cirt Care Med,2011,183:907-914.

8. Balasubramanian G. Early nephrologist involvement in hospital acquired acute kidney injury:a pilot study. Am J Kidney Dis,2011,57:228-234.

9. Chawla LS,Kellum JA,Ronco C,et al. Renal angina:concept and development of pretest probability assessment in acute kidney injury. Crit Care,2015,19:93.

10. Katz N,Ronco C. Acute kidney stress-a useful term based on evolution in the understanding of acute kidney injury. Crit Care,2016,20:23.

11. Haase M,Kellum JA,Ronco C. Subclinical AKI-an emerging syndrome with important consequences. Nephrol,2012,8:735-739.

第七章

急性肾损伤的预防与治疗

第一节　急性肾损伤的血流动力学管理

一、概述

　　肾脏是人体的重要器官之一,它承担着排泄体内代谢产物和有毒物质,维持水、电解质和酸碱平衡的重要任务。肾脏发生功能障碍,不仅会引起内环境紊乱,更重要的是会影响患者预后,增加病死率。在很多疾病状态下,致病因素先引起血压、血容量和心输出量等全身血流动力学参数的变化;全身血流动力学改变又会使肾脏自身的血流动力学发生变化;肾脏的灌注压、血流量和血管阻力的变化在肾损伤的发病过程中发挥了重要作用,可引起肾小球滤过率(GFR)下降,肾功能发生异常和损害,即发生急性肾损伤(AKI)。AKI 患者的预后也与血流动力学的维护存在密切的关系,因此,血流动力学管理对 AKI 的防治至关重要。本节将以血流动力学为核心,阐述肾脏灌注的影响因素、监测方法和治疗理念。

二、肾脏的"前、后负荷"

　　众所周知,心脏处于最佳前负荷(preload)和后负荷(afterload)的情况下,能发挥最大的泵血功能,而在前、后负荷过度时,则会出现心功能不全甚至衰竭。将"前、后负荷"的概念引入肾脏的血流动力学,也是以维护肾脏的灌注和保护肾脏功能为目的。深入理解肾脏的血流动力学特点,是探讨休克、心功能不全和 AKI 等临床问题的病理生理学基础。心脏的前负荷一般指心脏的容量负荷,而后负荷一般指心脏泵血所克服的压力负荷。讨论肾脏的"前、后负荷"时,借用了心脏功能学的学术用语,用于肾脏这个没有泵作用的器官,未免有牵强之处。我们应重点关注这些术语如何有助于理解肾脏的相关问题,而不是在术语是否规范上花费太多的精力。本文中肾脏"前、后负荷"的界定主要以肾脏循环为核心,将影响血流进入肾脏或肾小球血管的因素称为肾脏或肾小球的"前负荷",而将影响血流离开肾脏或肾小球血管的因素称为肾脏或肾小球的"后负荷"。

　　(一)肾脏的"前负荷"

　　肾脏血流的前向动力主要来自两个方面:肾动脉压和流经肾脏的血流。

　　1. 肾动脉压　肾动脉压是肾脏灌注压的主要组成部分,不仅参与肾脏血流的调节,也是肾脏功能的重要影响因素。在肾脏灌注压充足的情况下,肾小球才能正常发挥滤过功能。

临床上不便直接测量肾小球入球小动脉或肾动脉的压力,常用平均动脉压(MAP)代表肾动脉压。

2. 肾血流　肾脏的血液供应十分丰富。正常成人安静时每分钟约有1200ml血液流过两侧肾脏,相当于心输出量的1/5~1/4。其中约80%~90%的血液分布在肾皮质层,由入球小动脉提供,10%~20%分布在外髓和内髓,由出球小动脉提供。通常所说的肾灌注量主要指肾皮质血流量。离体肾实验观察到,当肾动脉的灌注压由20mmHg提升到80mmHg的过程中,肾血流量将随肾灌注压的升高而成比例增加。当肾灌注压在80~180mmHg范围内波动时,肾血流量保持于稳定水平;进一步加大灌注压,肾血流量又将随灌注压的升高而增加。这种不依赖肾外神经支配而使肾血流量在一定血压波动范围内保持不变的现象,称为肾血流量的自身调节。这有利于保证GFR相对恒定,使到达肾小管的溶质量相对不变,以控制其再吸收和排泄。在低血容量休克等病理状况下,当心输出量降低时,全身血流量降低,肾脏的灌注量也随之下降;而在感染性休克时,肾脏自身调节机制失常,在肾血流量增加或正常的情况下,也可发生AKI。

(二)肾脏的"后负荷"

肾静脉压是阻止肾脏血液回流至心脏的因素,可以认为是肾脏的"后负荷"。早在19世纪就有人发现,当肾静脉压超过10mmHg时可致尿量减少。1861年Ludwig就此提出假说,肾静脉压增加以及肾小静脉充盈压迫远端肾小管导致的梗阻可造成尿量减少。22年后,Heidenhain在表示支持该观点的同时进一步提出,肾静脉压增高和肾动脉压下降均能导致肾脏血流减少。为验证Ludwig和Heidenhain的假说,1931年,Winton在离体狗的肾脏实验中,观察了不同肾脏静脉压力和输尿管压力下肾脏血流和尿量的关系。研究发现,增加的肾静脉压一方面反向增加了肾小球毛细血管静水压和肾动脉压,从而增加尿量;另一方面,增加的肾小球毛细血管静水压又反作用于肾小管导致尿量减少,这两种作用大致相抵;肾静脉压力增加导致的肾血流和尿量减少要强于等值的肾动脉压力增加所造成的效应。临床上不便直接测量肾静脉压,常用中心静脉压(central venous pressure,CVP)作为替代。"早期目标导向治疗(early goal directed therapy,EGDT)"方案在治疗感染性休克与防止AKI的尝试过程中,维持恰当的MAP被临床高度重视。为了提高肾脏等器官的灌注压和血流量,常常通过扩容或使用血管活性药物以增加MAP,但却常常忽略这些治疗措施对CVP的影响。事实上,从腹主动脉至肾动脉、叶间动脉、肾小球入球和出球小动脉等各级动脉的静水压要逐级下降,在正常肾脏灌注压时,叶间动脉的压力降低了25mmHg。当压力传导至肾脏的静脉系统时,静水压进一步下降,到达肾静脉时,其静水压降至仅比CVP高2~3mmHg的程度。当MAP升高时,肾脏各级动脉的压力会相应升高,但次级动脉压力增加的数值会逐级降低。为提高MAP而进行扩容治疗时,心脏的前负荷升高了,肾脏的"后负荷"也随之升高。正压通气时,右心的前负荷虽然有所降低,但CVP的增加仍可能增加肾脏的"后负荷"。CVP升高可造成肾脏淤血和肾小管受压。如果说肾脏的"前负荷"与肾脏的充血程度相关,而肾脏的"后负荷"则与肾脏的淤血程度密切相关。

近年来,肾脏的"后负荷"逐步被临床关注。Boyd等回顾性分析了VASST研究中778例感染性休克患者总体病死率与CVP的关系,发现开始治疗12小时内的液体平衡与CVP相关,第12小时的CVP小于8mmHg组病死率最低,其次是CVP为8~12mmHg组,而CVP大于12mmHg组的病死率最高,并且液体正平衡影响患者肾脏功能的恢复。Legrand等回顾性分析了 137 例脓毒症患者入住 ICU 24 小时内血流动力学指标,包括 CVP、心输出量、MAP 和中心静脉血氧饱和度(central venous oxygen saturation,$ScvO_2$)或混合静脉血氧饱和度(mixed venous oxygen saturation,SvO_2)与 AKI 的相关性,结果发现,AKI 患者舒张压低而 CVP 高,CVP 与新发或持续性 AKI 的发生率呈线性相关,而其他血流动力学参数与其无相关性。陈秀凯等从压力的角度探讨了感染性休克患者 CVP 与 AKI 发生率和预后的关系,根据接受血流动力学监测后 24 小时的 CVP 将患者分成两组,低 CVP(≤10mmHg)组 41 例,高 CVP(>10mmHg)组 45 例,两组患者的其他血流动力学参数无显著差异,但高 CVP 组的 AKI 发生率和住 ICU 病死率显著高于低 CVP 组。由此可见,容量超负荷和呼吸等原因导致的 CVP 升高均可为 AKI 发生和不良预后的危险因素。危重患者血流动力学趋于稳定后,过高的 CVP 可能影响肾脏功能的恢复,及时地利尿或脱水治疗十分重要。在患者血流动力学稳定、组织灌注恰当的情况下,"保持尽可能低的 CVP"的治疗理念逐渐被更多的学者接受和应用于 AKI 救治的临床实践。

肾脏水肿、血肿以及腹腔高压增加了肾脏包膜内的压力,使进入肾脏的血流显著下降,同时,流出肾脏的血流阻力也会增加,从而影响肾脏的"前负荷"和"后负荷",导致或加重 AKI。总之,关注肾脏血流动力学既要考虑增加肾脏血流和压力的"前向"因素,也要考虑流出肾脏的血流阻力这个"后向"因素,两者共同影响着肾脏的灌注。血压、心输出量、中心静脉压、肾包膜内压力和腹腔内压力都可能对肾脏的"前负荷"或/和"后负荷"产生影响,临床上对其中的某个因素进行调控时,可能同时对其他因素产生影响,切忌顾此失彼。

三、肾脏灌注的评价

肾脏灌注监测是具有 AKI 高危因素重症患者的重要监测项目,临床能直接监测肾脏灌注的实用技术仍然很匮乏,目前主要通过监测尿量、肾脏损伤标记物或肾脏功能参数的变化间接推断。近年来,重症超声技术开始用于肾脏灌注的评价,有一定的应用前景。

(一)肾血浆流量测定

肾血浆流量(renal plasma flow,RPF)通常采用清除率试验进行测定。假定某一物质从肾小球完全滤过(筛选系数为 1.0),经肾小管大量排泄且不被肾小管重吸收,该物质的清除率就代表单位时间内流经肾脏的血浆量。常用的方法为静脉注射对氨基马尿酸,定时采集血浆和尿液标本,测定血浆及尿中对氨基马尿酸浓度及血细胞比容,并计算每分钟尿量,然后用公式计算出 RPF。这种方法较为繁琐。

(二)肾血流图

肾血流图是一项用于检查肾脏是否正常的辅助检查方法。适量静脉注射能快速通过肾脏的邻 131 碘马尿酸钠等放射性示踪剂,利用它能迅速通过肾脏分泌和排泄的原理,利用肾图仪或 SPECT 探测和记录双肾时间放射性计数曲线,得到反映肾小球和肾小管功能的滤过率及肾有效血浆流量的数值。主要用于诊断尿路梗阻,选择肾切除对象(如肾结核者有一侧无功能肾图,可作为手术切除的指征)监护移植肾以及肾性高血压局部缺血的检查。

(三)肾脏超声

彩色多普勒、脉冲多普勒、能量多普勒(power Doppler ultrasound,PDU)和超声造影(contrast-enhanced ultrasound,CEUS)等可用于肾脏灌注的评价。通过彩色多普勒或能量多普勒可显示肾脏内血管,一般选取叶间动脉并采用脉冲多普勒技术得到其血流频谱,经过手工或自动描记可获得该血管的收缩期最高速率、舒张期最低速率和加速时间等参数,通过公式计算出肾脏阻力指数(renal resistive index,RRI),反映测量部位肾脏的灌注。使用 PDU 可获得肾脏的整体灌注图像,再采用半定量评分评价肾脏的循环。

CEUS 则是经静脉注射微气泡超声对比剂,然后再实现不同病理状况下肾脏整体和局部血流的实时定量监测。CEUS 对判断疾病的严重程度、时程、肾脏灌注随时间的改变以及灌注异常的肾内血流再分布有一定的帮助;还有可能利用 CEUS 建立 AKI 治疗的目标或作为肾脏灌注是否充足的标记物;CEUS 或许能用于评估 ICU 患者血流动力学调控的效果。新近发展的超声动态评估组织灌注(dynamic sonographic tissue perfusion measurement,DTPM)技术即通过 Pixel Flux 软件实现超声研究血流灌注从半定量到定量的转变,具有原始数据的实时采集、重复性好、操作简便、无创性评价及可脱机分析等优点。DTPM 依托灌注参数及灌注分布曲线为载体,充分展示了心动周期中血流动力学特征,使常规超声设备定量测定组织灌注成为可能。与超声造影相比,DTPM 技术观察时间不受限制,不需要特殊设备,能精确定量且没有超声造影剂的安全性等问题。

四、急性肾损伤与血流动力学调控

休克、心功能不全等各种血流动力学紊乱和高血压的降压治疗都可导致 AKI。血流动力学调控的目的是改善包括肾脏在内的全身重要器官和组织的灌注,以维持其生理功能。为了防治 AKI,在肾脏导向的血流动力学支持中,不断涌现出体现精细化血流动力学管理的问题,比如,全身血流动力学与肾脏血流动力学之间的联系与差异,如何监测肾脏血流动力学,是否追求最大的心输出量,是否需要高的平均动脉压,CVP 要不要尽可能的低,如何防治血流动力学治疗带来的副损伤等,通过临床实践和基础研究,答案将越来越清晰。

(一)血流动力学紊乱与急性肾损伤

病理状态下,肾脏对局部血流动力学的自身调节能力下降。低心输出量作为低血容量休克、梗阻性休克和心源性休克的共同特征,均可导致全身和/或肾脏发生局部的血流动力学改变,肾脏自身调节能力不能满足肾脏灌注需求时即可发生 AKI。感染性休克患者在扩容和应用血管活性药物之后,心输出量可能高于"正常",肾脏的血浆流量也可能会随之增加,但肾内血流分布异常、肾脏内皮细胞和上皮细胞的生物伤仍可导致患者发生 AKI。

近年来,重症肾脏病学者,尤其是急性透析质量倡议(Acute Dialysis Quality Initiative,ADQI)工作组中的成员针对以急性心功能不全导致的 AKI,即 I 型急性心肾综合征(cardiorenal syndrome,CRS)做了更为深入的研究和总结。能导致 AKI 的急性心脏事件包括急性失代偿性心力衰竭、急性冠脉综合征、心源性休克及心脏手术相关的低心排血量综合征等。与左室射血分数未受损害的急性心力衰竭患者比较,左室射血分数下降者更易发生较重的 AKI。一旦患者并发 AKI,均与高并发症和高病死率相关。I 型 CRS 导致 AKI 的病理生理机制包括:低心输出量、交感神经兴奋导致肾脏血管收缩;心功能不全导致 CVP 升高和肾脏间质水肿等。I 型 CRS 患者的心-肾交互作用会协同加速心脏、肾脏的损伤和功能障碍。

妊娠高血压综合征、慢性高血压病等可导致肾脏的慢性损害。由于肾脏在相当长的时间内适应了在较高血压水平上的灌注压调节,如果死板的追求高血压管理指南中正常的血压目标,降压过快过低,患者可能会出现尿量的突然减少和/或血肌酐的上升,表现为"血压正常"的 AKI。

（二）容量反应性评价

理解了前述肾脏的"前、后负荷"，我们知道，液体超负荷不仅无益，反而有害。多项研究发现，液体正平衡显著增加了 AKI 的发病率和病死率。容量反应性是指快速扩容后，患者心脏指数（cardiac output index，CI）增加 10%~15%，它属于功能性血流动力学指标，有助于指导患者扩容。患者存在容量反应性，不一定需要补液；如果没有容量反应性，输液不会改善患者的血流动力学状态。容量反应性评价对避免给予休克和/或 AKI 患者实施无效且过量的扩容均很重要。临床上不能获得 CI 时，常常采用某些替代指标，如心脏的充盈压（CVP 和肺动脉嵌压）、下腔静脉变异度、收缩压变异度、脉压变异度、每搏量变异度和主动脉流速等。CVP 和肺动脉嵌压难以评价患者的容量反应性，而上述基于心肺交互作用的指标具有更好的评估价值。为了避免无容量反应性或扩容空间较小的患者被输注了过量的液体，可以通过"微量容量负荷试验"进行容量反应性评估。被动抬腿试验和呼气末阻断试验是不需要额外输液的容量负荷试验，也是很方便、实用的选择。

（三）优化氧输送

休克的病理生理机制是氧输送不能满足氧需而导致组织和细胞缺氧，因此，纠正氧输送不足是理所应当的救治目标。"超正常氧输送"曾经被极力推崇，但临床和基础研究发现，过高的氧输送不仅无益，甚至有害。复苏的目标也逐渐从最大的心输出量向最佳心输出量，乃至最佳的组织灌注指标转变。Chawla 等于 2012 年提出了"允许性低滤过（permissive hypofiltration）"的理念。我们知道，心肌梗死患者最重要的治疗就是处理原发病因，让心脏休息，少做功。类似于心肌梗死患者，让 AKI 患者休息的办法就是早期实施肾脏替代治疗以替代肾脏功能，使肾脏处于休息状态（允许性低滤过），等待肾功能的恢复。尽管维持恰当的 RBF 是预防 AKI 的方法之一，但是，在患者已经发生了 AKI 之后，通过增加 RBF 和 GFR 以期改善肾功能的做法增加了肾脏的工作负担，可能对患者无益，甚至有害。从血流动力学的角度理解"允许性低滤过"，就是要在提高肾脏灌注防治肾损伤和复苏带来的肾脏副损伤之间寻找最佳的平衡点。"允许性低滤过"的理念尚缺乏可靠的临床研究证据。

优化氧输送的理念由来已久，但是，优化的标准是什么？针对肾脏或其他某个器官的优化目标是否相同？迄今尚难以设定一个统一的标准。CVP、CI、动脉血乳酸、$SvO_2/ScvO_2$、静-动脉二氧化碳分压差（venous-to-arterial difference in PCO_2，$P_{V-A}CO_2$）等都曾被当作优化氧输送的评价指标：①CVP 可能是其中干扰因素最多、参考价值最有限、但最容易获得的指标；②CI 是影响氧输送的最关键因素；③$P_{V-A}CO_2$ 的应用还不够广泛；④$ScvO_2$ 或/和动脉血乳酸在急诊和 ICU 的应用相对广泛和有效。

积极复苏改变感染性休克患者的低动力状态非常重要，但是，感染性休克患者心输出量控制在什么水平才能最大限度地减少 AKI 的发生，目前尚无定论。杨荣利等的研究显示，$CI<2.5L/(min \cdot m^2)$ 者 AKI 的发生率最高；CI 为 $2.5~4.0L/(min \cdot m^2)$ 和 $CI>4.0L/(min \cdot m^2)$ 者，AKI 的发生率无显著差异。复苏至理想的心输出量是让动脉血乳酸、$SvO_2/ScvO_2$、$P_{V-A}CO_2$ 等指标满意，而这些指标又反过来是评价理想心输出量的参数。事实上，有了这些指标我们仍然很难知道理想的心输出量究竟是什么，仍需将血流动力学参数、氧代谢参数以及肾脏损伤与功能相关的各项指标紧密结合进行综合评价，还有考虑到肾脏功能的恢复等临床问题。

除扩容外，提高心输出量的另一个方法是使用正性肌力药物。最常用的药物包括多巴酚丁胺和肾上腺素。多巴酚丁胺通过增加感染性休克患者的心输出量而改善器官组织灌注,其中肾脏的灌注也可部分改善。临床研究显示,对于肾脏功能轻度受损的危重患者,多巴酚丁胺并不增加患者尿量,但明显增加肌酐清除率,提示多巴酚丁胺能改善肾脏灌注。肾上腺素治疗感染性休克并非一线用药,仅被用于液体复苏和其他血管活性药物无效的顽固病例,易诱发心动过速,导致心肌耗氧增加,并能引起严重的代谢紊乱,包括高血糖、乳酸增高、低钾血症和酸中毒。Giantomasso 等将 $0.4\mu g/(kg \cdot min)$ 的肾上腺素用于感染性休克羊的复苏,发现肾上腺素能明显降低肾血流量,增加尿量,但不增加肌酐清除率。Day 等的研究发现,肾上腺素增加了感染性休克患者的肾血管阻力,RBF/CI 降低,而尿量及肌酐清除率未见改善。肾上腺素对肾脏的作用尚需进一步的研究。

最近,ProCESS(Protocol-based Care for Early Septic Shock)研究比较了不同的复苏方案对感染性休克患者预后的影响,未能发现 EGDT 组患者的预后优于标准治疗组和常规治疗组;标准治疗组 AKI 发生率(6.0%)高于 EGDT 组(3.1%)和常规治疗组(2.8%),但各组之间的住院时间没有显著性差异;提高氧输送的两个重要的方法(输血和使用多巴酚丁胺)也未被证实有效。该研究带来了一次针对 EGDT 的讨论高潮:感染性休克患者是否需要实施 EGDT?是否需要监测 CVP、ScvO_2、动脉血乳酸?输血和使用多巴酚丁胺的指征等。ProCESS 的作者客观评价了 EGDT 对休克治疗的卓越贡献,也呈现了 ProCESS 研究的局限性。与其说 ProCESS 研究是对 EGDT 的否定,倒不如说是在 EDGT 基础上更进一步推动了"优化氧输送"方案。

(四)复苏液体与急性肾损伤

复苏液体的种类是 AKI 防治中的一个重要问题。液体与药物一样,也要考虑其毒性和副作用,详细内容请参考本章第二节。

(五)肾脏灌注压与血管活性药物

肾脏是对血流量和灌注压有双重需求的器官,全身血流动力学紊乱和肾脏灌注不良是重症患者诱发 AKI 的重要原因之一。研究发现,MAP<65mmHg 是 AKI 发生的独立危险因素。对于围术期外科患者,无论是术前、术中或术后优化血流动力学参数,维持恰当的 CI 或氧输送均能降低 AKI 发生的风险。对于感染性休克患者,严重脓毒症指南建议将 MAP 维持在 65mmHg 以上。有研究发现,与维持 MAP<75mmHg 的感染性休克患者比较,维持 MAP≥75mmHg 者降低了 AKI 的发生率,但没有降低病死率。该研究结果提示,维持较高的 MAP 可能会降低感染性休克患者 AKI 的发生率。在最近的 SEPSISPAM 研究中,研究对象为感染休克患者,与将 MAP 维持于 65～70mmHg 的患者比较,将 MAP 维持于 80～85mmHg 未能获得更高的 28 天和 90 天存活率;在伴有慢性高血压的患者中,维持较高的灌注压能降低患者肌酐倍增和需要肾脏替代治疗的发生率。由此可见,对于没有慢性高血压的患者,休克复苏的目标血压不必过高;对于伴有慢性高血压的患者,维持的目标血压需要个体化对待。

当严重感染合并 AKI 时,血管收缩药物的使用往往存在争议,因为担心这些药物会引起肾血管收缩,降低肾血流量和肾脏灌注,加重已经存在的 AKI,深入的研究正在逐渐改变既往的理念和临床实践。

1. 去甲基肾上腺素　在正常人或低血容量性休克患者中,去甲基肾上腺素(norepinephrine,NE)产生明显的缩血管效应,会减少肾血流量和尿量,但对肌酐清除率无显著影响。在感染性休克患者中,NE 能够提高血压,增加尿量,改善肾小球滤过率,肾血流量常不会减少,甚至会升高。NE 增加或降低肾灌注取决于 NE 兴奋 β 受体对 CO 的效应、MAP 和 α_1 受体介导的肾血流效应。很多临床研究显示,应用 NE 治疗感染性休克不会加重肾损伤,并且有助于改善预后。目前,NE 是治疗感染性休克并发 AKI 患者的一线血管活性药物。

2. 血管加压素　感染性休克患者可能存在精氨酸血管加压素(arginine vasopressin, AVP)的相对或绝对不足,引起血管张力降低。AVP 通过作用于分布在内脏、肾和冠状动脉等全身血管平滑肌的 V_1 受体,发挥血管收缩效应。AVP 能恢复顽固性血管舒张性休克的血管张力,因此,小剂量补充 AVP 可能对感染性休克有效。在去甲基肾上腺素疗效不好的难治性休克中,AVP 的应用逐渐增多。一项对照、实验研究将 0.02IU/min 的 AVP 用于感染性休克羊的复苏中发现,AVP 可降低心率和心输出量,引起肠系膜血管收缩和肠系膜血流下降,但 AVP 选择性扩张肾小球入球小动脉,收缩出球小动脉,可增加尿量和肌酐清除率。AVP 还可作用于肾脏集合管的 V_2 受体,发挥抗利尿作用,由于低剂量 AVP 对 V_2 受体的作用有限,而其对全身血管和肾血管的作用改变了肾内血流动力学,导致尿量和 GFR 增加,这种效应超过了它的抗利尿作用,从而引起尿量增多。而在非感染性休克的动物模型中,AVP 降低了肾血流量、GFR 与利钠效应。Gordon 等针对感染性休克患者进行的一项临床研究中,根据使用血管活性药物的差别,将患者分为 AVP 组与 NE 组,两组患者的病死率无显著差异;但在亚组分析中,对于伴有轻度肾损伤(RIFLE-R 级别)的感染性休克患者,AVP 组的 90 天病死率显著低于 NE 组。近期的动物实验发现,AVP 尽管增加了感染性休克状况下的 GFR,但可导致肾小管损伤,可能影响长期预后。由于 AVP 收缩外周血管而无正性肌力作用,还可导致心脏、手指和内脏缺血,因此,AVP 不能用于治疗低心输出量的心源性休克和低血容量休克患者。

两项多中心临床研究显示,特利加压素(甘氨酸加压素)对治疗肝肾综合征相关的 AKI 有较好的临床效果,但是否优于去甲基肾上腺素还缺乏相关证据。目前的研究尚未能证实血管加压素在改善存活率和降低肾脏替代治疗需求率方面优于单用去甲基肾上腺素。

3. 多巴胺与非诺多泮　多巴胺是一种非选择性多巴胺受体激动剂,在健康人群中,小剂量多巴胺[0.5~3.0μg/(kg·min)]降低肾血管阻力而增加 RBF,发挥排钠、利尿作用,并呈剂量依赖效应。先前推测,多巴胺通过抑制钠转运改善 RBF、降低氧耗,从而降低肾脏缺血性细胞损伤而发挥肾保护作用。近年的研究发现,小剂量多巴胺恶化 AKI 患者的肾脏灌注,可诱发心律失常、心肌与小肠缺血,因此,小剂量多巴胺对肾脏无保护作用,并可损伤内脏灌注,各指南已不推荐常规应用。另外,多巴胺通过 HPA 轴影响内分泌反应,产生免疫抑制效应。多巴胺治疗感染性休克合并心肌收缩力下降患者有一定优势,但因多巴胺所致的心律失常发生率高于 NE,其地位在进一步下降。对于健康个体,在 NE 的基础上添加多巴胺增加了 RBF;对于脓毒症患者,在 NE 的基础上添加多巴胺增加了尿量和 RBF,但没有增加 GFR。NE 对脓毒症患者的内脏循环无损伤效应,不推荐在 NE 基础上添加多巴胺以保护肾脏功能。

非诺多泮作为选择性多巴胺受体-1 激动剂有可能增加肾血流量。在一项前瞻、双盲、安慰剂对照研究中,共纳入了 300 例严重脓毒症患者,预防性注射非诺多泮显著降低了 AKI 的发生率。由于非诺多泮用于防治 AKI 的临床证据不足,其是否能降低 AKI 患者的发生率、透析需要率和病死率尚需进一步的临床研究。

五、小结

随着临床与基础研究的不断深入以及血流动力学监测技术的日新月异,AKI 的治疗理念也在不断改进与完善,体现个体化的 AKI 患者临床管理方案也将日益成熟。在恰当液体复苏难以稳定循环的情况下,使用升压药恢复血管舒张性休克患者的 MAP 和器官灌注是必要的。维持较低的 MAP 与增加的 AKI 发生率相关。升压药物可通过改变全身和肾小球血流动力学改善 GFR。小剂量多巴胺对肾脏无保护作用,并可能加重肾损伤;AVP 改善了感染性休克患者的 MAP 和 GFR,但可致肾小管损伤,可能影响长期预后;NE 可有效恢复 MAP 而不损伤肾功能或改善肾功能。特利加压素是治疗肝肾综合征的首选血管活性药物。液体复苏常用于预防和治疗 AKI,但液体超负荷导致肾间质水肿,增加了肾小管内压力和肾静脉压力。升高的肾小管内压力降低了 GFR,肾静脉充血降低了跨肾压力梯度(肾动脉压-肾静脉压)而影响肾血流量和 GFR。升高的 CVP 进一步增加了肾静脉压力,降低了肾血流量和 GFR。液体超负荷与 AKI 的进展和病死率增加显著相关。与 MAP、CI、肺毛细血管楔压(PCWP)相比,AKI 的进展更与升高的 CVP 相关。尽管血流动力学管理是 AKI 防治的重要内容,AKI 的发生和发展还受血流动力学之外诸多因素的影响,血流动力学调控不能解决 AKI 的所有问题,提高对 AKI 的综合认知水平将是重症医学从业人员防治 AKI 的必经之路。

(陈秀凯　李文雄)

第二节　液体与肾

一、概述

水是机体最多、也是最重要的组成部分。正常成年男性体液总量占体重的 60%,女性为 55%,其中细胞内液约占体重的 35%～40%,细胞外液占 20%(组织间液为 15%,血浆为 5%)。细胞内液是维持组织细胞进行新陈代谢的必要环境和媒介,而组织间液和血浆最重要的职能是维持有效的细胞内外物质交换。正常情况下,各部分体液之间在不断地进行相互交换,细胞内液、组织间液和血浆所占比例始终保持相对恒定,以维持内环境稳定和人体正常的生理功能。

机体主要依赖肾脏以保障正常的内外液体交换与平衡。机体每日排泄体内固体代谢产物约 30～40g,每溶解 1g 溶质需 15ml 水,故每日尿量至少需 500～600ml 才能将体内固体代谢产物排出体外。当液体摄入过多或体液严重丢失时,肾脏将接受一系列神经-内分泌调节信号,代偿性增加或减少尿量的排出,以维持液体平衡。液体管理不当可以诱发急性肾损伤(AKI),而 AKI 所致的液体平衡紊乱增加了重症患者的病死率。因此,密切关注重症患者液体与肾脏的关系将具有重要的临床意义。

二、容量与急性肾损伤

肾脏具有强大的、调节水排泄的能力,以维持体液渗透压和容量状态的稳定。肾小球、肾小管、肾小管周围间质、集合小管均参与了肾脏对水的调节,其作用机制在本书第一章已做了详细描述。当循环血容量丢失超过 10% 时,自主神经、肾素-血管紧张素-醛固酮系统和血管紧张素被活化,儿茶酚胺释放增加,心率增快,动静脉血管收缩,尿量减少;当血容量继续丢失时,心输出量降低,血压下降,脉压缩小;当血容量丢失超过40%或者迅速丢失超过20%~25%时,患者出现明显的休克症状。低血容量状态下,肾脏入球小动脉收缩,肾小球毛细血管静水压和肾小球滤过率降低,肾小管回吸收增加,导致尿量减少。

在低血容量休克早期,肾脏一氧化氮和前列腺素的生成增加,入球小动脉扩张以维持肾脏灌注。随着缺血时间的延长,此代偿机制已经不能防止肾脏缺血,肾脏会出现缺血、缺氧和代谢障碍,最终导致肾小管损伤,甚至是肾小管上皮细胞细胞坏死,进而发生AKI。除了缺血所致的直接肾脏损伤外,低血容量休克时TNF-α和IL-1等细胞因子的释放增加,补体活化,这些物质可能也参与了AKI的发生过程。因此,低血容量时肾脏低灌注是AKI发生的主要原因。

三、急性肾损伤患者的容量管理与预后

无论是心源性休克、低血容量性休克还是感染性休克,肾脏均存在着不同程度的低灌注。维持适当的液体平衡是治疗和预防AKI的关键。液体管理的最终目标是维持血流动力学稳定,改善包括肾脏在内的组织灌注和细胞代谢,并尽量避免液体超负荷。AKI患者的血流动力学管理请参考本章第一节。

容量不足是AKI的重要诱发因素之一。容量复苏可有效提高心输出量,改善肾脏灌注,防止AKI的发生。近年来,围绕容量超负荷所致的肾损伤进行了大量研究。液体超负荷广泛接受的定义为,输液过程中体重增加超过基线值的10%。脓毒症患者早期液体复苏过程中,当体重增加超过基线10%时,病死率显著增加。因此有专家建议,在早期液体复苏的24小时内,体重增加应不超过基线的10%。Andrew等的一项回顾性研究发现,液体超负荷患者的病死率显著高于无液体超负荷的患者。临床研究显示,脓毒症患者的液体复苏可导致腹腔内脏组织器官水肿,引起腹腔内压力增高,严重者可出现腹腔间隔室综合征,导致肾脏血流明显减少,静脉回流受限,从而诱发AKI。容量超负荷易诱发充血性心力衰竭,心输出量明显下降,导致肾脏低灌注和肾前性AKI。液体超负荷导致肺水肿,可诱发和加重急性呼吸窘迫综合征(acute respiratory distress syndrome, ARDS),而机械通气增加了患者发生AKI的风险。正压通气时,胸腔内压力增高,静脉与淋巴回流减少,心输出量下降,同时肾脏血流减少而诱发AKI。

全身炎症反应可以导致"毛细血管漏"和组织水肿。容量超负荷则加重包括肾脏在内的全身组织器官水肿,而肾脏被比较坚韧的被膜包裹,当肾脏肿胀时,就像脑组织肿胀会增加脑实质的压力一样,肾实质压力增高,导致肾脏被"挤压",肾小球囊内压增高,肾小球毛细血管有效滤过压下降导致AKI。动物实验发现,即使肾组织很轻微的水肿也会出现肾功能的下降。

肾脏的灌注压为平均动脉压与肾静脉压之差,过多的液体还会导致静脉系统淤血,肾脏静脉系统压力增高,同样会影响肾脏循环。多个研究发现,中心静脉压过高者易出现肾损伤。因此,尽管液体复苏对肾脏血流灌注很重要,但过多的液体输注会导致肾脏水肿,可能加重肾损伤。

在重症患者复苏早期,液体不足会导致器官缺血而出现一系列并发症,而后期的液体超负荷也可导致组织器官水肿,同样可出现一系列并发症。因此,最佳的液体负荷对器官功能

的维护非常重要(图 7-2-1)。

限制性液体复苏可能使重症患者受益。一项针对脓毒症的多中心研究(SOAP)显示，72 小时内的液体输入量与死亡显著相关；未发生 AKI 的患者前 2 天内液体入量显著低于发生了 AKI 的患者，病死率也显著低于 AKI 患者。一项针对 ARDS 的多中心、随机对照研究(FACTT)显示，限制性液体复苏组 7 天内液体平衡总量为(-136±491)ml，开放性液体复苏组 7 天内液体平衡总量为(+6992±502)ml；两组患者的 60 天病死率无显著差异，但限制

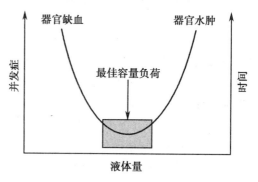

图 7-2-1　容量管理的并发症

性液体复苏组的机械通气时间、住 ICU 时间显著低于开放性液体复苏组；限制性液体复苏组 60 天内需要肾脏替代治疗(RRT)的患者显著低于开放性液体治疗组(10% vs 14%)。Bouchard 等的研究发现，液体超负荷组患者肾功能恢复时间晚于无液体超负荷组患者，30 天和 60 天病死率也显著高于无液体超负荷组。Bellomo 等在需要 RRT 的 AKI 患者中的研究显示，住 ICU 期间的液体负平衡与降低的住 ICU 时间、机械通气时间、RRT 时间和 90 天病死率相关。

四、避免液体超负荷

脓毒症患者治疗过程中易出现液体超负荷，多个研究显示，液体超负荷是与死亡相关的独立危险因素，但恰当的液体管理仍是困扰临床的一个突出问题。首先，在液体复苏早期应避免输入过量的液体。一项针对 405 例脓毒症患者的研究显示，参照早期目标导向治疗理论给患者实施液体复苏，其中 67% 的患者在第一个 24 小时出现了液体超负荷，3 天后仍有 48% 的患者存在液体超负荷。因此，早期密切关注血流动力学指标，避免出现早期液体超负荷在脓毒症治疗过程中十分必要。然后，在感染性休克得到有效控制后，迅速将体内多余的液体排出体外。休克稳定后，立即实施限制性液体复苏，达到液体负平衡的目标可显著减少脓毒症患者的病死率。目前比较一致的观点认为，感染性休克患者液体治疗的全过程可分为 4 个阶段：复苏(rescue)，优化(optimization)，稳定(stabilization)和降阶梯(de-escalation)阶段(表 7-2-1)。复苏阶段主要是迅速纠正危及生命的低血容量状态；优化阶段是改善组织器官的氧输送；稳定阶段是维持血流动力学稳定，限制液体入量；降阶梯阶段是进行临床干预达到液体负平衡。

表 7-2-1　不同复苏阶段的临床特征

	拯救	优化	稳定	降阶梯
原则	拯救生命	拯救器官	器官支持	器官恢复
目标	纠正休克	优化和维持组织灌注	零平衡或负平衡	清除蓄积的液体
时间(常见)	数分钟	数小时	数天	数天~数周
表型	严重休克	不稳定期	稳定期	恢复期

续表

	拯救	优化	稳定	降阶梯
液体治疗	迅速推注	滴定液体输注,保守使用液体冲击	补充维持性液体	尽可能口服,避免不必要的静脉输液
典型临床场景	感染性休克拯救阶段,严重创伤	感染性休克优化阶段,围术期靶向治疗,烧伤	感染性休克稳定阶段,术后禁食患者	感染性休克恢复期接受肠内营养的患者

(一)复苏阶段

在感染性休克早期,患者出现严重低血压和组织低灌注,血乳酸显著升高。此阶段最重要的治疗是纠正危及生命的低血压和快速静脉补液,时间通常持续数分钟。液体入量要根据患者具体情况来确定,并决定选用哪种液体进行复苏。按照严重脓毒症指南,建议早期起始给予>30ml/kg 的晶体溶液进行液体冲击治疗。一项关于严重脓毒症的研究显示,3 小时内完成早期负荷量输注的病例能显著提高存活率。此阶段表现为大量的液体正平衡。

(二)优化阶段

早期复苏后要解决的重要问题就是组织低灌注,治疗目标是增加氧输送,满足组织器官的氧需求,时间通常持续数小时。氧输送的增加可以通过提高心输出量、输血、改善氧饱和度来完成。这个阶段液体管理的目标是维持有效循环血量,增加心脏每搏量改善心脏功能。但维持有效循环血量有一定难度,约50%的患者存在有效循环血量不足,而补充液体并不能增加心输出量,此时补充液体不但无益,反而有害。对于液体治疗无反应的患者,应考虑使用血管活性药物以维持恰当的组织灌注。此阶段表现为一定程度的液体正平衡。

(三)稳定阶段

患者相对稳定,组织灌注改善,仍需要血管活性药物治疗,但血管活性药物已开始减量,液体治疗目标是逐渐减少血管活性药物的使用剂量。此阶段要量出为入,实施限制性液体复苏,时间通常持续数天。由于组织灌注良好,尽管患者存在液体反应性,也不能大量补充液体。此阶段的液体管理主要集中在维持组织灌注方面。在维持恰当组织灌注的情况下,尽量减少液体正平衡;如有可能,可达到少量的液体负平衡。

(四)降阶梯阶段

患者血流动力学稳定,无组织灌注不良,治疗目标是清除体内多余的液体,达到液体负平衡。有研究显示,达到负平衡的目标能够显著降低感染性休克患者的病死率。这个阶段强调合理使用利尿剂,因为体内多余的液体难以通过自身调节达到负平衡,时间通常持续数天至数周。当然,在负平衡时也要十分小心,避免过度负平衡导致组织灌注不良。

对于严重脓毒症患者,需要实施液体复苏以维持一定的心脏前负荷,保障恰当的组织灌注。此外,药物治疗、血液制品的输注等都伴随着液体的输入。因此,即使刻意限制液体入量,实施限制性液体复苏、避免液体超负荷也不容易。临床通常使用利尿剂或 RRT 以避免AKI 患者出现液体超负荷。由于使用利尿剂会出现"利尿剂抵抗"现象,采用利尿剂调控液体平衡有时很难达到治疗目标。利尿剂还可能加重肾损伤。一个大样本研究显示,重症患者出现 AKI 后使用利尿剂,会增加死亡风险,并且延迟了肾功能的恢复。RRT 较易控制液体平衡。近年的研究显示,间断肾脏替代治疗(intermittent renal replacement therapy,IRRT)达到液体平衡目标有可能导致低血压,进一步损伤肾脏功能;而连续肾脏替代治疗(continuous renal replacement therapy,CRRT)期间患者血流动力学更稳定,发生低血压的机会少,较容易达到控制液体平衡的目标。

五、液体种类的选择

(一)人工胶体

临床常用的人工胶体包括羟乙基淀粉、明胶和右旋糖酐。

1. 羟乙基淀粉 羟乙基淀粉是从玉米和马铃薯中提炼出来的多聚糖,静脉输入的羟乙基淀粉溶液分子量一般为 130 000~450 000 道尔顿。取代级为每一个糖单位的羟乙基数量,一般为 0.4~0.7。我们常用的羟乙基淀粉(130/0.4)的分子量为 130 000 道尔顿,取代级为 0.4。较小的羟乙基淀粉能够被肾脏滤过。另外,循环中的羟乙基淀粉可以被造血细胞和某些组织细胞摄取,在这些细胞中储存几年。

羟乙基淀粉因其扩容效率强、保持有效血容量作用时间长等特点而得到广泛使用。曾有研究认为,HES130/0.4 具有抗氧化应激等抗炎作用,可更快恢复血流动力学稳定并改善微循环。近年来的几项大样本、多中心、随机对照研究显示,与晶体液比较,HES130/0.4 有增加脓毒症患者 90 天病死率或/和 RRT 需要率的风险。HES130/0.4 的安全性受到进一步的关注。随后的 4 项荟萃分析结果均证实,HES130/0.4 与重症患者,尤其是脓毒症患者的不良预后(病死率和 RRT 需要率)有关。以此为重要的循证医学证据,2012 年拯救脓毒症运动(surviving sepsis campaign,SSC)临床实践指南强烈推荐:在脓毒症患者容量复苏中反对使用羟乙基淀粉。

早期的研究显示,羟乙基淀粉可致高渗性肾小管损伤,并且可在肾小管上皮细胞中沉积,诱发炎症反应。因此,在已经存在 AKI 高风险的脓毒症患者中,羟乙基淀粉可能进一步增加 AKI 的风险,并影响预后。但是,是否摒弃羟乙基淀粉仍存在争议,在限制剂量的情况下羟乙基淀粉引起 AKI 的临床证据欠充分。与晶体液比较,HES130/0.4 引起脓毒症患者 90 天病死率升高的结论在不同研究中存在异质性。Myburgh 等的研究发现,接受 HES130/0.4 扩容治疗的患者第一周血肌酐水平较生理盐水治疗组显著升高。此外,HES130/0.4 组 RRT 的需要率增加,这与另外两项随机、对照研究结果相似。上述研究结果已成为 HES130/0.4 增加脓毒症患者 AKI 发生风险最重要的临床证据。然而,仍有人质疑其结论的可信性。首先,在 HES130/0.4 安全性的随机、对照研究中,无一项研究将 AKI 发生率作为主要研究终点,研究方案中缺乏对影响 AKI 发生率的相关危险因素的严格控制,如水、电解质与酸碱平衡以及限制应用肾损伤的药物等。另外,无一项研究对 RRT 适应证有明确的界定。因此,文献报道的、作为次要研究终点的 AKI 发生率可能受混杂因素的影响,对该结论的解释应谨慎、客观。

2. 明胶 明胶是从动物结缔组织的水解物提取而来,有三种类型应用于临床:琥珀酰明胶,尿联明胶和氧化聚明胶。明胶的平均分子量为 30 000 道尔顿,循环中的明胶可经肾小球滤过并清除,胶体渗透压维持时间短,约为 2~3 小时。目前没有明胶在液体复苏中安全性评价的随机、对照研究。动物实验发现,明胶对肾脏结构和功能的损害与羟乙基淀粉相似。临床研究显示,与生理盐水比较,在脓毒症和心脏术后使用 4% 明胶显著增加了 AKI 的发生率与 RRT 需要率。由于明胶可能导致过敏反应,使其使用也受到一定限制。

3. 右旋糖苷 右旋糖苷分子量为 40 000 道尔顿的低分子右旋糖苷可改善血液流变学,并具有抗血栓作用,临床上常用于改善微循环。分子量为 70 000 道尔顿的右旋糖苷可用于补液治疗。右旋糖苷可降解为小分子物质经肾脏排泄,还有部分通过消化道清除。右旋糖苷可发生过敏反应,其结合产物产生的半抗原导致的高敏反应会严重 30 倍。右旋糖苷有抗凝作用,可抑制血小板聚集。由于其黏滞性高,可在肾脏聚集导致肾损伤。基于上述原因,在脓毒症补液中较少使用右旋糖苷。

渗透性肾病的特点为近曲小管细胞肿胀及空泡形成,只能从组织学诊断。肾小管通过胞饮的形式吸收和过滤物质,胞饮后某些物质进入肾小管细胞胞浆中,可使细胞核移位和扭曲,损伤肾小管细胞。这些物质包括右旋糖苷、碘造影剂、甘露醇和羟乙基淀粉。

(二)白蛋白

白蛋白是决定血浆胶体渗透压的重要物质。白蛋白还能结合转运具有生物活性的物质,包括药物转运,清除自由基,对血管内皮细胞表面具有保护作用。静脉输注的白蛋白制剂一般有两种可供选择,一种为 4%～5% 等渗白蛋白溶液,内含钠离子 140～160mmol/L,氯离子 100～130mmol/L;另外一种为 20%～25% 的高渗白蛋白溶液,内含钠离子 100～125mmol/L,氯离子 20～100mmol/L。

白蛋白由于其稳定的扩容作用在重症患者中得到了广泛使用。Finfer 等进行的 SAFE (Saline versus Albumin Fluid Evaluation study)研究中,与生理盐水比较,在重症患者中输注白蛋白是安全的,其扩容效率高,可以减少液体输入总量,有降低脓毒症患者病死率的趋势,未发现白蛋白有肝肾毒性等不良作用。Caironi 等发起的一项多中心、开放性、随机对照研究中,纳入了 100 个 ICU 中 1818 例严重脓毒症患者,随机将患者分为 20% 白蛋白联合晶体治疗组(将血浆白蛋白提升到 30g/L 以上)或单纯晶体治疗组,主要研究终点为 28 天全因病死率,次要终点为 90 天全因病死率、器官功能障碍的数量与程度、ICU 住院时间与住院时间。结果显示,两组间液体日用量、主要终点及次要终点无显著差异,两组治疗后 SOFA 评分(反映器官损伤的严重程度)无显著差异。但白蛋白治疗组在心血管功能、凝血功能及肝功能改善上显著强于单纯晶体治疗组;对肾功能的影响两组间无显著差异,白蛋白治疗组没有增加或减少肾损伤的发生率和 RRT 需要率。在感染性休克患者亚组分析中,白蛋白组 90 天病死率显著低于单纯晶体液组;非休克患者结果恰恰相反,但统计学无显著差异。

理论上,在液体复苏中使用高渗白蛋白液较等渗白蛋白液有优势。首先,高渗白蛋白液的容量扩张作用可能 5 倍于等渗白蛋白液,可减少液体用量,减轻间质水肿和组织器官损伤。其次,高渗白蛋白液中氯离子含量低,对肾脏无损伤作用。但是,高蛋白血症可降低肾小球有效滤过压(见第一章),导致肾小球滤过率下降。已有临床研究显示,与生理盐水比较,高渗白蛋白液在脓毒症复苏中是安全的,每天输入同等容积的白蛋白液或生理盐水,病死率及 AKI 发生率无显著差异。研究显示,在需要扩容的肝病患者或者脓毒症合并肝脏疾病时,使用白蛋白扩容会显著降低病死率与 AKI 发生率。白蛋白在维持肝硬化患者免疫功能及心脏收缩功能上发挥了重要作用。

有研究报道,低蛋白血症是 AKI 发生的独立危险因素,白蛋白可能对肾脏具有保护作用,可能的机制是:保持和维护肾小管结构的完整和良好的功能;白蛋白可提高一氧化氮对肾脏血管的舒张能力;白蛋白与肾毒性药物结合可减轻其对肾脏的损伤。

目前多个临床研究证明了白蛋白在液体复苏的安全性,也在一定程度上证明了其在复苏方面潜在的优势。指南对于白蛋白在液体复苏中的应用是低级别推荐,同时要考虑输注血液制品的风险与治疗费用。除了脑外伤患者,在复苏中使用白蛋白纠正低蛋白血症应该是可行的。

(三) 晶体液

临床常用的晶体液包括生理盐水、高张盐水和平衡液等。

1. 生理盐水 生理盐水被广泛用于液体复苏,常见的副作用包括高钠血症、高氯血症等。高氯性酸中毒还可导致凝血功能障碍和肾损伤。高氯血症导致肾损伤可用球管反馈学说解释:肾小球致密斑接受过多氯离子的刺激后释放腺苷,使入球小动脉收缩,减少肾单位血供和肾小球滤过率,并导致 AKI。因此,在复苏过程中应该避免输入过多的生理盐水。

2. 高张盐水 高张盐水具有强大的扩容能力,能够增加心输出量,改善微循环,还具有抗炎作用。由于高张盐水可以使细胞内水分转移到细胞外液,减轻细胞的过度肿胀,通常用于脑外伤后脑水肿患者的液体复苏。目前,高张盐水应用于感染性休克患者的液体复苏尚缺乏多中心对照研究。

Tomita 等将脑外伤后脑水肿的患者分为高张盐水治疗组、25%白蛋白治疗组和维持渗透压正常治疗组,治疗 2 周后,三组患者肾功能的变化无显著差异。提示输注白蛋白液和高张盐水对肾功能无显著影响。但是,过多补充钠盐可导致高钠血症,这种钠的异常聚集可激活球管反馈机制,收缩入球小动脉,降低肾小球滤过率。

3. 平衡液 乳酸林格液是接近人体生理状态的液体,使用过程中不易出现医源性的离子紊乱。其渗透压略低于280mOsm/L,属于低张液体,因此在脑外伤、脑水肿的情况下,过度使用可能会加重脑水肿。由于液体中含钾离子,高钾血症时要慎重使用。在抗凝和血液净化过程中,要考虑到乳酸林格液中的钙离子对凝血功能的影响。需要提醒的是,乳酸林格液不能与悬浮红细胞同时输注。无证据显示输注乳酸林格液可导致高乳酸血症。

在选用液体治疗种类时要考虑液体的 "强离子差(strong ion difference,SID)"。SID 是所有充分解离的阳离子(Na^+、K^+、Ca^{2+}、Mg^{2+}) 与阴离子(Cl^-、乳酸、酮酸、其他酸常数 pKa<4.0 的无机阴离子)的净电荷差。SID 实际上是缓冲碱,正常血浆的 SID 为 40mEq/L。生理盐水包含了 154mmol/L 的钠离子和氯离子,渗透压与血浆接近,SID 为 0,输注高氯、远低于正常 SID 的生理盐水可导致肾损伤,也可导致高氯性酸中毒。解决的方法是氯离子被碱性前体的离子(乳酸盐、醋酸盐、葡萄糖酸盐)替代,如醋酸林格液的 SID 为 29mEq/L。Aksu 等在大鼠脓毒症模型中,使用 HES130/0.42+生理盐水及 HES130/0.42+醋酸钠林格液进行液体复苏。结果发现,两组大鼠血压均能恢复,但 HES130/0.42+生理盐水组动物的肾脏血流及肾上腺血流恢复显著低于 HES130/0.42+醋酸钠林格液组,同时 HES130/0.42+醋酸钠林格液组动物的肾血管阻力显著低于 HES130/0.42+生理盐水组。提示输注高 SID 晶体液可避免高氯血症的出现,对肾功能具有保护作用。Zhou 等在大鼠脓毒症模型中使用生理盐水及新鲜血浆进行液体复苏,结果发现,无论是输注生理盐水还是输注血浆对健康 SD 大鼠无任何影响,但是对脓毒症模型 SD 大鼠,生理盐水组 AKI 的发生率显著增高,血浆组大鼠的 24 小时存活率显著高于生理盐水组。Yunos 等在脓毒症患者的液体复苏中使用高 SID 和限制氯摄入的液体,显著降低了 AKI 的发生率。多个观察性研究发现,与输注平衡液比较,输注

生理盐水使患者感染的发生率增加,需要 RRT 的肾衰竭发生率增加,输血量增加,并导致了更多的电解质紊乱。但最近的一项双盲、随机对照研究显示,与输注生理盐水比较,在 ICU 重症患者中输注缓冲晶体液并没有降低 AKI 发生的风险。

4. 碳酸氢钠溶液　碳酸氢钠主要用于纠正代谢性酸中毒。90 年代初,脓毒症代谢性酸中毒患者推荐使用 5%碳酸氢钠 5ml/kg 治疗。此后动物试验显示,使用碳酸氢钠治疗组的血流动力学改善并未超过使用生理盐水组。临床观察也未发现碳酸氢钠治疗能够改善血流动力学或者增加儿茶酚胺的敏感性。短期大剂量的碳酸氢钠治疗使局部组织 $PaCO_2$ 增高,加重局部酸中毒,导致心肌抑制等不良反应。因此指南推荐,仅当 pH<7.20 时才建议使用碳酸氢钠纠正酸中毒。

碱化尿液可以防治肾损伤的理论由来已久,但是很少有大规模多中心的研究去论证。Michael 等进行的大样本、双盲对照研究中,入选了 877 例心脏术后患者,所有入选患者术前都有轻度肾损伤但处于稳定期,均为心脏术后易出现 AKI 的患者,术后随机将患者分为碳酸氢钠治疗组和生理盐水治疗组,结果发现,两组患者 AKI 的发生率分别为 45%和 42%,无显著差异。因此,碱化尿液并不能降低心脏术后患者 AKI 的发生率。

六、小结

容量不足可以导致 AKI,恰当的液体复苏对维持肾功能很重要。液体超负荷与增加的病死率相关,避免液体超负荷可以改善临床治愈率。在脓毒症治疗过程中,液体复苏有助于稳定血流动力学,但不能纠正容量血管的扩张,因此,血管活性药物的使用有助于恢复血压,维持肾脏灌注,防止肾损伤。一旦出现液体超负荷,应考虑使用利尿剂;如果出现"利尿剂抵抗"现象,应采用 RRT 调控液体平衡。与药物一样,液体具有特定的适应证和治疗窗以及副作用。尽管证据不足,液体复苏时应优先选择平衡液,输注生理盐水可能增加 AKI 的发生率。目前的证据不支持或反对在重症患者中使用人工胶体液,低蛋白血症时应考虑输注白蛋白液。

(宁　波　马朋林　李文雄)

第三节　急性肾损伤的并发症与综合处理

一、概述

急性肾损伤(AKI)早期症状较隐匿,随着病情的进展,常常出现一系列并发症,如水、电解质、酸碱平衡紊乱、高氮质血症、贫血、感染、消化道出血等。本节主要讨论 AKI 的并发症及其处理。

二、水电解质紊乱

由于肾小球滤过功能和肾小管排泄功能下降,AKI 患者除了对水的排泄能力受损外,还常出现电解质紊乱,其常见原因及临床表现见表 7-3-1。高钾血症、低钠血症以及代谢性酸中毒是最为常见的并发症,若处理不及时往往可能带来致命性后果,故需密切监测及处理。

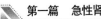

表 7-3-1 急性肾损伤常见的水、电解质与酸碱代谢紊乱原因及临床表现

类型及原因	临床表现
水过多：①患者少尿或无尿，液体不能排出；②对失水量判断不准确，未严格控制液体，导致补液过多	体重增加、组织水肿，血压升高，严重者可出现心力衰竭和脑水肿
高钾血症：①钾排泄减少；②酸中毒、溶血、组织破坏等导致钾离子由细胞内释放到细胞外；③钾摄入过多（静脉输入过多青霉素钾盐，输注库存血，摄入过多富含高钾食物）	无特异性临床表现，可出现烦躁，嗜睡，四肢麻木，胸闷等不适；患者可出现心率减慢，心律失常（如一度或二度房室传导阻滞），严重者可能出现心室颤动甚至心脏停搏，心电图检查可发现 QRS 波增宽，T 波高尖，PR 间期延长等
低钠血症：①水钠潴留导致稀释性低钠血症；②丢失过多，如皮肤胃肠道丢失或大量使用利尿剂（噻嗪类药物）、加压素等	患者可出现精神改变，呼吸浅快，酸中毒加重等表现
低钙血症：①甲状旁腺功能减退、维生素 D 缺乏，药物（二膦酸盐、化疗药物）、脓毒症；②酸中毒时，蛋白结合钙会向离子钙转化，随着酸中毒的纠正，血浆离子钙浓度会降低	较少出现临床症状，个别患者可能出现低钙性抽搐
高磷血症：细胞坏死释放及肾排泄减少	
代谢性酸中毒：肾小管泌酸能力下降，碳酸氢盐重吸收减少，机体酸性产物产生过多	恶心、呕吐，嗜睡甚至昏迷

（一）水钠潴留

正常血清 Na^+ 浓度为 135~145mmol/L，约 30% 的重症患者可出现低钠血症。AKI 患者常因水钠潴留形成低渗性低钠血症。根据 Na^+ 离子浓度可分为轻度低钠血症（血 Na^+：130~135mmol/L），中度低钠血症（血 Na^+：125~129mmol/L），重度低钠血症（血 Na^+<125mmol/L）。因大脑对低钠环境的适应需要 24~48 小时，所以将在 48 小时内发生的低钠血症认为是急性低钠血症，而超过 48 小时认为是慢性低钠血症。根据患者临床症状，可分为中度症状低钠血症：患者出现恶心，头痛，意识改变等；重度症状低钠血症：患者出现呕吐，嗜睡，呼吸窘迫，癫痫样发作甚至昏迷。

在处理低钠血症时，建议测定血糖以排除高糖所致假性低钠。因为血 Na^+ 与测定时的血糖相关。当患者存在高血糖时，测定的 Na^+ 浓度可能低于实际值，实际 Na^+ 的计算公式（表 7-3-2）：

$$实际 Na^+（mmol/L）= 测定值（Na^+）+2.4×[血糖（mg/dl）-100]/100$$

表 7-3-2 不同血糖情况下实际 Na^+ 与测定 Na^+ 之间的关系

测定 Na^+（mmol/L）	测定血糖（mg/dl）							
	100	200	300	400	500	600	700	800
	实际 Na^+（mmol/L）							
135	135	137	140	142	145	147	149	152
130	130	132	135	137	140	142	144	147

续表

测定 Na⁺(mmol/L)	测定血糖(mg/dl)							
	100	200	300	400	500	600	700	800
	实际 Na⁺(mmol/L)							
125	125	127	130	132	135	137	139	142
120	120	122	125	127	130	132	134	137
115	115	117	120	122	125	127	129	132
110	110	112	115	117	120	122	124	127
105	105	107	110	112	115	117	119	122
100	100	102	105	107	110	112	114	117
95	95	97	100	102	105	107	109	112
90	90	92	95	97	100	102	104	107
85	85	87	90	92	95	97	99	102
80	80	82	85	87	90	92	94	97
75	75	77	80	82	85	87	89	92
70	70	72	75	77	80	82	84	87

一般情况下,尿渗透压和尿钠浓度有助于对患者进行容量评估,但在 AKI 患者中,它们不能可靠地反映激素对血钠的调节作用。水负荷试验同样也不适用于 AKI 患者。对于出现严重临床症状的低钠血症患者,需立刻处理。治疗可根据 2014 年欧洲危重病学会、欧洲内分泌学会、肾脏病及透析与移植学会联合发布的低钠血症临床实践指南推荐进行处理(图 7-3-1)。

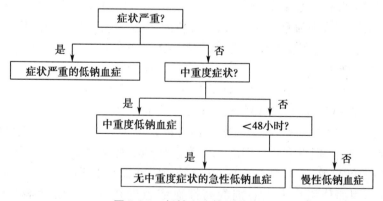

图 7-3-1 低钠血症的处理流程

1. 症状严重的低钠血症 第 1 小时:予以 3% 的高渗盐水 150ml 静脉输注,20 分钟后复测血 Na⁺,重复上述治疗,直到血 Na⁺ 浓度增加 5mmol/L。若 1 小时后症状改善,予以 0.9% 生理盐水维持输注,并注意处理病因;若 1 小时后症状无改善,继续输注 3% 高渗盐水,使血 Na⁺ 每小时上升 1mmol/L,直至症状改善。第 1 个 24 小时血 Na⁺ 浓度升高不超过 10mmol/L,

第 2 个 24 小时血 Na^+ 浓度升高不超过 8mmol/L,直到血 Na^+ 达到 130mmol/L,每 4 小时复测血 Na^+。

血钠上升浓度可应用 Adrogue'-Madias 公式推算:

$$血钠浓度变化=(输入钠浓度-血浆钠浓度)/(总体水+1)$$
$$总补钠量=(正常血钠浓度-实际血钠浓度)×总体水$$

其中,钠浓度:mmol/L;总体水:升;总体水 = 体重(kg)×0.6(男性)或总体水 = 体重(kg)×0.5(女性)。

2. 中重度症状的低钠血症   需评估先前诊断是否恰当,并停止可能加重低钠血症的药物。予以单次 3% 的高渗盐水 150ml 静脉输注。每 24 小时血 Na^+ 浓度增加 5mmol/L,直到血钠达到 130mmol/L。治疗第 1、6、12 小时检测血 Na^+。

3. 无中重度症状的急性低钠血症   确认检查是否有误,尽量停止一切可能导致低钠血症的治疗,评估先前诊断是否恰当。若血 Na^+ 下降>10mmol/L,予以单次 3% 的高渗盐水 150ml 静脉输注,4 小时后复测血 Na^+。

4. 慢性低钠血症   主要是祛除诱因,针对病因治疗。对于中重度慢性低钠血症患者,治疗目标是在第 1 个 24 小时内,使血 Na^+ 上升<10mmol/L,随后每 24 小时血 Na^+ 上升不超过 8mmol/L,每 6 小时检测血钠,直至血钠稳定。

(二)高钾血症

1. 病因   高钾血症是 AKI 患者常见的并发症及主要死亡原因之一。对于轻度、中度及重度高钾血症的判断是非常困难的,因为这不仅需要考虑血清钾离子浓度,还需要考虑其升高的原因、基础水平、酸碱度及钙离子浓度。大部分高钾血症的发生是因肾脏排泄功能障碍或钾离子由细胞内向细胞外释放增多所致(酸中毒、溶血、横纹肌溶解等)。另外,输入过多库存红细胞悬液可致高钾血症;部分药物,如安体舒通、ACEI 类药物、β-受体阻滞剂等也可导致高钾血症。

2. 临床症状   高钾血症的临床症状主要包括精神改变、烦躁、嗜睡、四肢麻木、心律失常等,也可出现心率减慢,心律失常(如 I°或 II°房室传导阻滞),严重者可出现心室颤动,甚至心脏停搏。心电图表现为 QRS 波增宽,T 波高尖,P 波消失,PR 间期延长等。一般血清<6.5~7.0mmol/L 时,患者很少出现症状,但需警惕患者因个体差异对高钾的耐受程度不同,部分患者可能在没有任何征兆的情况下出现严重临床问题。严重高钾血症(K^+>6.5mmol/L)可导致危及生命的心律失常,心电图出现典型改变,须立即处理。

3. 处理   高钾血症的处理主要包括以下三个方面:

(1)拮抗钾离子的细胞毒性:葡萄糖酸钙可以拮抗钾离子对心肌细胞膜的毒性,起到稳定心肌细胞的作用,但没有降低钾离子浓度的作用。10% 葡萄糖酸钙 10~20ml 静脉注射后数分钟内即可起效,并且持续 30~60 分钟。需注意葡萄糖酸钙可能增加洋地黄的心肌毒性作用,因而使用这类强心剂的高钾血症患者在静脉注射钙剂时应更加缓慢。氯化钙同样可以稳定心肌细胞,但其液体外渗造成周围组织损伤的风险较葡萄糖酸钙大。

(2)促进钾离子向细胞内转移:胰岛素可在 10~20 分钟内迅速将细胞外钾离子转移至细胞内,由于胰岛素单独使用易引发低血糖,临床上常需要与葡萄糖联合使用(50% 葡萄糖 100ml+10IU 胰岛素)。对于代谢性酸中毒的高钾血症患者,输入碳酸氢钠也可以降低血清钾离子浓度,其机制为增加血清 pH 值,通过 H^+-K^+ 交换,促进钾离子内流。另外,β-受体激动剂与 $β_2$ 受体结合后可激活 Na^+-K^+-ATP 酶,促进钾离子细胞内流。沙丁胺醇是临床常用的 $β_2$ 受体激动剂,雾化吸入或静脉注射沙丁胺醇同样有降低血钾的作用,但其使用剂量较大(成人雾化吸入 10~20mg 或静脉注射 0.5mg,儿童 4μg/kg),常见副作用为心动过速,且约 40% 的高钾患者对此法无效,故临床上并不常用。

(3)加强钾离子排泄:前两种方法主要使钾离子重新分布,可暂时降低血清钾离子浓度,但对于 AKI 患者,钾离子总量仍是超负荷的,增加钾离子排泄是治疗的关键。离子交换树脂可在肠道结合钾离子,经消化道排出,可口服或直肠给药,但起效速度较慢,可引起高钙血症,仅适合于轻度血钾增高且病情相对稳定的患者。对部分肾功能尚存的患者,祥利尿剂(如呋塞米)有助于钾离子的排泄;对于少尿或无尿的严重高钾血症且伴有心电图异常者,应紧急采用肾脏替代治疗。

(三)钙磷代谢紊乱

1. 低钙血症 钙离子经肾小球滤过后被肾小管重吸收入血,其代谢受甲状旁腺激素、1,25-二羟维生素 D_3 和降钙素的调节,AKI 患者易出现低钙血症。血清总钙<2.1mmol/L 被认为是低钙血症,当血钙<0.7mmol/L 时易出现临床症状,如乏力、焦虑、周围神经麻木、抽搐、心律失常等。治疗主要是处理病因,轻度低钙血症不需要紧急处理,在饮食上增加含钙食物摄入或口服钙剂即可;对于出现临床症状的严重低钙血症患者,需缓慢静脉注射葡萄糖酸钙。

2. 高钙血症 部分患者在甲状旁腺功能亢进、维生素 D 中毒、肿瘤溶解综合征时可出现高钙血症。血钙>4mmol/L 时,患者可出现乏力、恶心、呕吐、谵妄、昏迷等症状。因高钙血症引起的临床表现特异性不强,故血钙测定对其诊断十分必要。高钙血症的处理主要是充分水化,二膦酸盐也是有效降低钙浓度的方法之一;维生素 D 中毒、淋巴瘤及多发性骨髓瘤所致的高钙血症,可予以类固醇治疗;对于出现临床症状的严重高钙血症患者,需考虑肾脏替代治疗。

3. 高磷血症 机体约 90% 的磷经肾脏排泄,AKI 患者易出现高磷血症。正常血磷浓度为 0.8~1.45mmol/L,轻中度高磷血症只需限制磷摄入或口服磷酸盐结合剂。对于 3 期 AKI 或严重高磷血症(血磷>2mmol/L)患者,应考虑肾脏替代治疗。

(四)酸碱代谢失衡

肾脏是维持机体酸碱平衡的重要脏器,除二氧化碳外,几乎所有酸性物质均可经尿液排出。正常人每天约产生 100mmol/L 的氢离子,约 80% 经肾脏排出,肾小管还具有重吸收碳酸氢盐的功能。AKI 患者由于肾脏排泄及重吸收功能下降易出现代谢性酸中毒,早期 AKI 患者主要因肾小管功能障碍所致,而肾小球滤过功能尚存,多为阴离子间隙(anion gap,AG)正常的代谢性酸中毒。晚期 AKI 或慢性肾脏疾病(CKD)患者由于肾小球滤过功能下降,多属于 AG 升高的代谢性酸中毒。

酸中毒时,患者可出现乏力,嗜睡,心肌收缩力下降,血压下降,深大呼吸,甚至昏迷。代谢性酸中毒还影响蛋白质-氨基酸代谢、糖代谢和骨代谢等。

代谢性酸中毒的治疗主要为处理原发病、纠正酸中毒及危及生命的情况。对于轻度代谢性酸中毒,以治疗原发病为主;对于严重急性代谢性酸中毒(pH<7.2 或血浆 HCO_3^-<15mmol/L),需予以纠正。纠正酸中毒常用药物为碳酸氢钠,目标血浆 HCO_3^- 浓度为 15~

20mmol/L。补碱计算公式：

$$HCO_3^-(mmol/L) = (目标\ HCO_3^- - 实测\ HCO_3^-) \times 0.4 \times 体重(kg)$$

先补充计算值的 1/3~1/2，然后根据血气复查结果决定第二次补给量。对于顽固性酸中毒或 pH<7.15 的患者，需采用肾脏替代治疗。随着酸中毒的纠正，血中游离钙浓度会降低，需注意监测，必要时补充葡萄糖酸钙。

少数 AKI 患者可能出现碱中毒，当 pH>7.6 时，患者死亡风险明显增高。常见的碱中毒为低氯性碱中毒，通常继发于剧烈呕吐或袢利尿剂使用过多。代谢性碱中毒患者由于缺乏特异临床表现，其诊断往往依靠血气分析及电解质检查。治疗上可予以补充精氨酸、氯化铵等，并处理病因。

三、氮质血症

急性肾损伤最常见的原因为重症感染、横纹肌溶解、大面积烧伤、严重创伤、大手术等，机体常处于高代谢分解状态，而蛋白质分解代谢产物无法经肾脏排出体外，潴留在体内导致高氮质血症。氮质血症的指标主要包括血尿素氮和肌酐浓度。血尿素氮易受脱水、肠道积血等因素的影响，而血肌酐主要由肌肉中的磷酸肌酸经非酶性脱水生成，经肾脏随尿排出，不被肾小管重吸收，较为稳定。

正常血尿素氮浓度为 2.9~7.5mmol/L，AKI 患者肾功能损害的程度、分解代谢状况及氮的摄入量决定了患者血尿素氮每天增长的速度。一般情况下，血尿素氮每天上升速度为 3.57~10.71mmol/L，高分解代谢者每天上升速度可超过 17.85mmol/L。氮质血症的严重程度和尿素氮上升的速度有关。研究表明，尿素氮每天上升超过 17.85mmol/L，病死率约为 20%；若每天上升速度超过 25.0mmol/L，病死率高达 50%~70%。

血肌酐是诊断 AKI 和 AKI 分级中最为重要的指标之一，男性和女性的正常血肌酐浓度分别为 53~106μmol/L 和 44~97μmol/L。肌酐每天上升一般<132.6μmol/L，高分解代谢状态可大于此值。对于横纹肌溶解所致 AKI 患者，每日肌酐增长可>265.2μmol/L，且不与血尿素氮成比例升高。尿素氮和肌酐升高的幅度也反映了肾脏的损伤程度，若患者每天尿素氮增加超过 7~35mmol/L，肌酐每天升高超过 200~300μmol/L，表明患者的肾损害已经较为严重。

氮质血症的早期症状有呃逆、厌食、恶心、呕吐等，随着病情的发展，还可出现烦躁、抽搐乃至昏迷。AKI 所致的氮质血症往往更强调原发病的治疗，原发病控制后，大多数氮质血症将得以纠正，血尿素和肌酐水平恢复至正常，但严重患者往往需要肾脏替代治疗。

四、血液系统改变

AKI 早期白细胞计数常常升高，当白细胞计数升高持续一周以上时，应考虑感染可能。由于溶血、促红细胞生成素（EPO）抵抗和红细胞生成减少、骨髓抑制等多种原因，约 50%的 AKI 患者可能出现贫血，但其程度往往较 CKD 患者轻，一般在发病 10 天左右出现，血红蛋白一般在 80~100g/L 之间，可不处理。出现重度贫血时，需输血治疗，同时寻找引起贫血的原因，特别要注意患者有无脏器出血以及是否与透析相关。AKI 患者常合并血小板减少、血小板功能减退和凝血酶原生成障碍，可出现明显出血倾向。常见出血部位包括皮下、鼻腔及牙龈出血，严重者可出现消化道出血、颅内出血等。应该注意的是，AKI 患者合并消化道大出血的治疗原则与一般消化道大出血类似,但因肾脏排泄抑酸剂的能力下降,故抑酸剂的使用剂量需要调整。EPO 可促进骨髓祖细胞存活增生和分化,被广泛应用于肾性贫血的治疗。近年来的研究发现,EPO 还可以抑制肾小管上皮细胞凋亡、促进再生及维持肾小球内皮细胞的完整性,是否可用于治疗 AKI 有待于进一步的临床研究。

五、感染

感染是导致 ICU 患者发生 AKI 最主要的原因,也是 AKI 常见的并发症之一,严重影响AKI 患者的预后。研究发现,脓毒症和感染性休克患者 AKI 的病死率分别为 19% 和 51%。由感染引起的 AKI 病情进展迅速,肾脏损害更严重,ICU 病死率更高。更为重要的是,AKI患者常发生继发感染,约 30% 的 AKI 患者合并严重感染。感染性休克是 AKI 患者病死率增加的独立危险因素,AKI 合并感染患者其病死率高达 70%,远高于没有感染并发症者,因此,感染并发症是 AKI 主要的死亡原因之一。最常见的感染部位依次为肺部、泌尿系统、伤口和血流感染。AKI 患者并发感染与以下几方面因素密切相关。

(一)患者本身的疾病状态

严重外伤、烧伤等常导致高分解型 AKI,而这些原发创伤是感染的重要来源,正常皮肤黏膜防御屏障功能的破坏易发生继发感染。此外,胃肠道是重症患者最容易受累的器官,胃肠道功能衰竭后肠道屏障功能破坏,容易出现细菌毒素的移位,从而导致继发感染。

(二)免疫功能紊乱

固有免疫和适应性免疫反应是机体抵抗外界病原微生物的主要防御机制。固有免疫系统中除少数免疫分子,如补体 C_3 旁路、溶菌酶等可直接参与抗感染免疫反应外,单核巨噬细胞、树突状细胞、天然杀伤细胞等免疫细胞需经其模式识别受体(pattern recognition receptor,PRR)识别病原微生物上相应的配体才能启动固有免疫反应。各种病原微生物及炎症介质的释放可活化抗原提呈细胞(单核巨噬细胞、树突状细胞等),将消化处理的抗原提呈给初始T 细胞并使其分化为辅助性 T 细胞,包括 Th1、Th2、Th17、Treg,介导抗炎和促炎反应。重症患者在经历一次或多次疾病打击后机体免疫功能发生改变,在全身炎症反应失控的同时出现免疫功能抑制,这可能是导致脓毒症发生、发展的重要原因和特点。有研究发现,脓毒症的发生与淋巴细胞相对减少、白细胞趋化功能不足密切相关。此外,营养不良、低蛋白血症亦是导致患者免疫功能缺陷的重要因素。

(三)医源性因素

肾脏替代治疗是危重患者肾功能丧失后的重要治疗措施,导管的放置和管路护理不当增加了导管相关血流感染的风险。此外,ICU 患者病情危重,气管插管、深静脉置管及留置导尿管等也是 AKI 患者继发感染的危险因素。

(四)其他方面

患者长期卧床、肌肉萎缩易致坠积性肺炎。

六、消化道出血

AKI 的首发症状常表现于消化系统,如厌食、恶心、呕吐、腹胀、腹泻、腹痛及消化道出血等。约 25% 的急性肾小管坏死患者可出现消化道出血,多由胃肠黏膜糜烂或应激性溃疡所致。

AKI 合并消化道出血是预测患者死亡风险的重要指标。AKI 患者消化道出血的独立危险因素包括血小板减少或功能低下,合并慢性肝病,机械通气,充血性心力衰竭等。严重 AKI 时,血小板的聚集以及血小板与血管壁相互作用的功能发生改变,如继发性一氧化氮合成增加影响血小板的聚集;大量尿毒症毒素抑制纤维蛋白原和 vW 因子与血小板 GP Ⅱ b/ Ⅱ a 受体结合,如胍类毒素在血清中积聚可致胃十二指肠溃疡,胍基琥珀酸可抑制血小板因子-3 的活性,抑制二磷酸腺苷(ADP)诱导的血小板结构改变,抑制 ADP、肾上腺素所诱导的血小板聚集并引起血小板微细结构改变。此外,贫血使血液流变学发生改变,血液黏稠度降低,进一步影响血小板流经血管腔时的正常分布,影响血小板的功能。这些因素导致患者发生消化道出血的风险增加。除此之外,胃肠道局部病理生理的改变也造成消化道出血的风险增加,在应激状态下由于胃液分泌正常或增多以及胃黏膜防御机制发生改变,造成局部血流量减少,黏膜屏障发生改变,黏液减少、前列腺素分泌增加,出现应激性黏膜损伤。

消化道出血是 AKI 的严重并发症,因此早期诊断和治疗 AKI,对于预防消化道出血很重要。对于高危患者,推荐使用胃黏膜保护剂、质子泵抑制剂和 H₂ 受体拮抗剂等预防消化道出血。对于需要行 RRT 的患者,消化道出血的风险加大,应密切监测患者的凝血功能状况,选择合适的抗凝方案,如枸橼酸盐局部抗凝或肝素/鱼精蛋白局部抗凝,必要时输注新鲜血浆或血小板。

七、呼吸困难

AKI 患者出现胸闷、胸痛、粉红色泡沫痰、呼吸困难等呼吸系统症状时,通常与液体超负荷所致的心力衰竭和肺水肿有关。AKI 患者合并急性呼吸窘迫综合征时,也可出现低氧血症和呼吸困难。

八、循环系统

AKI 的心血管系统并发症主要是液体超负荷与高血压,常表现为充血性心力衰竭、肺水肿、心律失常、心包炎等。充血性心力衰竭是 AKI 患者最常见的心血管系统并发症,主要由液体超负荷、电解质紊乱、酸中毒、贫血、氮质血症和高血压所致。心律失常多见于电解质紊乱、严重酸中毒或毒素蓄积、地高辛中毒及其导致的心肌病所致。10%~30% 的 AKI 患者存在室性心律失常和心包炎,心包炎常见于重症患者,心脏压塞者少见。15%~25% 的 AKI 患者在维持期出现轻度高血压,而高血压是容量超负荷的表现之一。严重高血压是尿毒症晚期的并发症之一,应该考虑实施 RRT。

九、小结

AKI 患者并发症众多,病因也是复杂多变的,处理原发病很重要。感染是 AKI 最常见的并发症,严密监测和评估患者的病情变化,预防和控制感染以及其他并发症是降低重症 AKI 患者病死率的关键措施。

(黄晓波)

第四节　急性肾损伤患者的代谢改变与营养支持

一、概述

急性肾损伤(AKI)是住院患者常见的并发症,通常发生于重症患者。AKI重症患者的炎症和氧化应激反应增强,常表现为高分解代谢状态,能量代谢和尿素产生增加,蛋白合成降低,并可出现显著的胰岛素阻抗现象,最终导致机体瘦体的丢失、肌肉无力和免疫功能下降。由于AKI导致许多营养素的代谢发生改变,患者对液体和电解质的耐受能力下降以及肾脏替代治疗(RRT)的影响,在实施营养支持的过程中,需要对AKI患者进行密切的监测,以便实施个体化营养支持治疗。

二、蛋白质能量消耗的发病机制

据报道,高达40%的AKI重症患者存在严重的蛋白质能量消耗(protein energy wasting,PEW),能量和蛋白质储存降低(图7-4-1)。PEW是预测危重患者住院时间、并发症(包括脓毒症、出血、心律失常和呼吸衰竭等)和住院病死率的独立危险因素。AKI可被当作初始肾内炎症反应的结果,然后迅速播散到其他的器官系统,引起蛋白质、糖和脂肪的代谢改变以及全身内环境紊乱。AKI患者的代谢受基础疾病的影响,亦与肾脏之外的其他器官功能衰竭和并发症相关,尤其是感染性并发症。因此,AKI患者营养需求量在不同患者之间,以及同一患者在不同的病程阶段而有所差异。

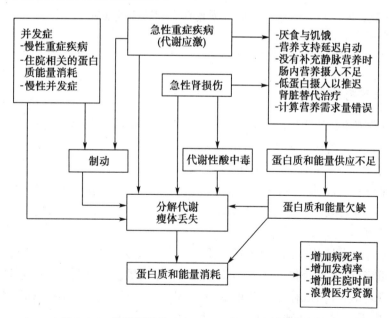

图 7-4-1　急性肾损伤患者蛋白质能量消耗的发病机制

临床通常采用一些指标,如白蛋白、前白蛋白、体重下降程度、肌肉含量等评价和监测AKI患者的PEW,但这些指标均存在一定的局限性(表7-4-1)。

表 7-4-1 急性肾损伤患者营养状态评价指标

指标	局限性
白蛋白,前白蛋白	-不能及时反映患者的营养状态 -炎症的阴性标记物 -前白蛋白可以用于检测营养支持的短期效果,但应慎重
体重下降程度	-AKI 患者易出现体液蓄积 -体重快速改变常是液体平衡变化的结果,不反映营养状态的变化 -液体超负荷可能掩饰瘦体的变化
人体测量 (肱三头肌皮褶厚度、上臂周径等)	-测量中可能受水肿的干扰 -难以监测 AKI 患者的营养支持效果
蛋白质分解代谢率	-RRT 期间需根据尿素动力学进行计算,同时需要对透析液进行采样
氮平衡	-需要估算蛋白分解代谢率和氮的摄入 -可以用于检测营养支持的短期效果 -同时受蛋白质摄入和能量摄入的影响
能量消耗:通过公式或体重评价	-危重患者中预测能量消耗的公式并不可靠 -难以修正应激因素造成的能量消耗 -用于计算的参考体重值并不可靠
能量消耗:通过间接测热法测量	-决定能量需求量的金标准,监测营养支持患者的恰当热量需求 -在 ICU 或肾内科病房中并不常用
多维营养评分系统 (主观综合营养评价与其改良标准)	-大部分数据源自于慢性肾脏病患者

三、营养支持的目标

AKI 患者营养不良发生率高,营养不良又增加了 AKI 的发病率与病死率。危重患者根据实际蛋白质和能量需求实施目标性营养支持可以改善预后,但 AKI 患者理想的营养需求量和营养素组分尚不完全清楚。目前的主流观点认为,AKI 患者的营养目标应与危重患者的营养目标保持一致,包括补充热量、蛋白质、微量营养素以预防 PEW,保存瘦体,增强伤口愈合,支持免疫功能,减弱患者的炎症状态,改善氧自由基清除系统和内皮功能,从而达到降低病死率的目的。

AKI 患者营养支持的目标取决于多个因素:①基础疾病的严重程度和代谢率;②肾功能障碍的严重程度;③是否接受了 RRT 以及 RRT 的剂量;④先前的内科或外科病史;⑤肾脏之外的器官功能状况;⑥住院期间的并发症,如大的开放性伤口等。AKI 患者在特定的临床条件下,喂养不足(underfeeding)和过度喂养(overfeeding)的风险增加。例如,在液体平衡发生变化的情况下,体重也会改变,此时按照体重估算目标营养需求量会发生较大的变异;另外,在实施 RRT 的过程中,要考虑到营养素的丢失以及潜在的热源供应问题(图 7-4-2)。

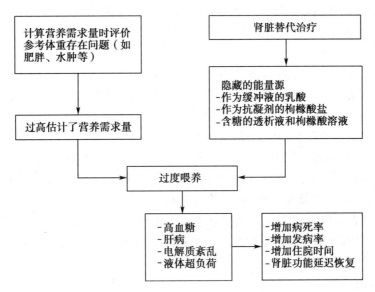

图 7-4-2　急性肾损伤患者过度喂养的原因和相关并发症

四、营养素需求量

（一）热量

肾脏重量约占体重的 0.5%，但静息能量消耗占人体的 10% 左右。处于非危重疾病状态的 AKI 患者对静息能量消耗不产生直接的效应。AKI 患者的最大代谢能量消耗大约为正常状态的 130%。危重患者处于高代谢状态，能量消耗的增加与其经历的应激反应相关。间接测热法（indirect calorimetry，IC）被认为是决定患者能量消耗的黄金标准，但使用代谢车测量连续肾脏替代治疗（CRRT）患者能量消耗并没有得到一致性的研究结果。主要原因在于接受 CRRT 的 AKI 患者，其酸碱平衡状态受碳酸氢钠输注量的影响，可能显著改变了患者血清 $PaCO_2$ 水平；另外，CRRT 通常使患者体温降低，导致氧耗测量结果产生偏差。

应该注意的是，CRRT 期间常使用枸橼酸盐局部抗凝，有的单位使用以乳酸为缓冲液的置换液，枸橼酸与乳酸均能经代谢产生热量，应将其换算为热卡。1mmol 的葡萄糖、乳酸和枸橼酸充分代谢后分别产生 0.73kcal、0.33kcal、0.59kcal 的热量。CRRT 过程中采用枸橼酸盐局部抗凝，每天约有 300～500mmol 的枸橼酸进入体循环，提供了 100～200kcal 的热量。

（二）糖

正常情况下，肾脏贡献了人体 15%～25% 的糖异生和约 10%～20% 的糖摄取以及 30% 的胰岛素分解代谢作用。AKI 患者胰岛素和胰高血糖素的清除能力降低，加重了胰岛素阻抗现象。糖能以弥散或对流的方式轻易穿透 CRRT 滤膜，滤出液中糖的浓度类似于血浆浓度，据此可以估算 CRRT 期间糖的丢失量。例如：患者在 CRRT 期间使用无糖置换液，血糖为 100mg/dl，超滤率为 2.5L/h，每天通过 CRRT 丢失的糖量为 60g（240kcal）；患者血糖为 150mg/dl 时，超滤率为 2.5L/h，每天通过 CRRT 丢失的糖量为 90g（360kcal）。由于患者的血糖处于波动状态，使用无糖置换液的 CRRT 患者每天丢失的糖量约为 40～80g，需要额外补充。患者丢失的糖量与 CRRT 超滤量和置换液稀释方式有关。与前稀释比较，后稀释可能增加了糖的丢失量。CRRT 期间可以通过含糖置换液补充一定量的糖，使用无糖置换液

97

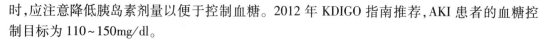

时,应注意降低胰岛素剂量以便于控制血糖。2012 年 KDIGO 指南推荐,AKI 患者的血糖控制目标为 110~150mg/dl。

(三)脂肪

AKI 患者的脂解作用受到损伤,肝脏甘油三酯酯酶和外周脂蛋白酯酶的活性下降了50%,增加了高甘油三酯血症的风险。如果患者存在代谢性酸中毒,脂蛋白酯酶的活性会进一步降低,导致人体清除外源性脂肪的能力下降,补充氨基酸和糖可以部分减弱这种变化。尽管脂肪的清除能力下降了,但脂肪酸的氧化能力得以保存,脂肪仍然是 AKI 患者的重要能量来源。由于甘油三酯的蛋白结合率高,CRRT 清除脂肪的能力有限,营养支持时没有必要改变脂肪的供给量和类型,按照 ASPEN 指南,脂肪提供 30%~40% 的非蛋白热卡即可。

n-3 脂肪酸具有降低氧化应激和调节炎症反应的作用。在大鼠缺血-再灌注损伤模型中,n-3 脂肪酸降低了肾内的多核白细胞募集和细胞因子水平,抗炎蛋白保护素 D_1 水平增加,同时增强了具有细胞保护作用的血红素加氧酶-1 途径在肾内的表达。n-3 脂肪酸对 AKI 患者是否具有保护作用有待于进一步的研究。

(四)氨基酸

AKI 本身并不总是导致人体处于分解代谢状态,但危重疾病状态与蛋白质分解代谢的增加相关。如果 AKI 与危重疾病状态同时存在,患者分解代谢状态的持续时间将会延长。AKI 引起的代谢性酸中毒与危重状态的胰岛素阻抗共同作用,进一步促进了蛋白质的分解代谢。氨基酸进入骨骼肌的转运发生改变,蛋白合成受到抑制。外源性补充氨基酸纠正蛋白质缺乏的能力通常不足以纠正分解代谢,但降低了人体蛋白质的净丢失率。

小规模临床试验建议,高氨基酸摄入可以防止患者在危重疾病期间出现肾脏缺血和保存肾小球滤过率。近期的研究显示,危重患者每天补充氨基酸 100g 与标准剂量氨基酸组比较,并没有改变患者的预后和肾功能障碍持续时间。AKI 患者血清苯丙氨酸、甲硫氨酸、牛磺酸和半胱氨酸浓度升高,而缬氨酸和亮氨酸水平下降;必需氨基酸是人体不可缺少的氨基酸,几个非必需氨基酸(酪氨酸,精氨酸和谷氨酰胺)成为条件必需氨基酸;苯丙氨酸不能充分转化为酪氨酸。基于此,市场上为 AKI 患者提供了特殊的肾病氨基酸溶液,但并没有观察到肾病氨基酸与常规氨基酸对 AKI 患者预后的差异。ESPEN 不支持在 AKI 患者中使用特殊的肾病氨基酸溶液。

与采用弥散原理的 CRRT 方式比较,采用对流原理的 CRRT 滤膜孔径大,滤出液中有更高的蛋白质丢失率。氨基酸的平均分子量为 145 道尔顿,其筛选系数(sieving coefficient,SC)接近于 1,弥散与对流均能清除氨基酸。弥散可增加蛋白质的分解代谢,降低蛋白质的合成,导致氨基酸和蛋白质的丢失。Umber 等报道,每进行一次间断血液透析(intermittent hemodialysis,IHD),氨基酸的丢失量均值为 15.7g,最高可达 57g。随着对流转运,蛋白质清除率与 CRRT 滤膜的截留阈值几乎呈线性相关(滤膜的孔径范围通常为 20 000~40 000 道尔顿)。CRRT 期间氨基酸每天的丢失量为 6~15g,后稀释时,每升滤出液中氨基酸的丢失量大约为 0.25g,丢失量取决于 CRRT 模式和每天的流出(废液)量。大约 10%~17% 的氨基酸输注量经滤器丢失,应考虑额外补充。

谷氨酰胺是一种条件必需氨基酸,是肠细胞和淋巴细胞等快速增殖细胞的能源底物,也是内源性抗氧化剂谷胱甘肽的前体和糖原异生的底物,对调节应激状态下的胰岛素阻抗发挥了正性调节作用。此外,谷氨酰胺还通过诱导热休克蛋白和增强伴侣蛋白质发挥细胞保护作用。在脓毒症诱导的 AKI 动物模型中,脓毒症发生后静脉补充谷氨酰胺,结果发现,谷氨酰胺下调了高迁移蛋白-1 相关介质和炎症路径以及降低了氧化应激,从而达到了预防 AKI 的目的。相对较早的研究发现,在需要 PN 的危重患者中,静脉补充谷氨酰胺降低了患者感染性并发症的发生率和住院时间,甚至降低了病死率。而最近的 REDOXS(REducing Deaths due to OXidative Stress)研究发现,严重脓毒症和多器官功能障碍综合征患者补充谷氨酰胺(肠内与肠外)反而增加病死率。进一步的事后(post-hoc)分析结果显示,接受了谷氨酰胺补充的肾损伤(没有接受 RRT)亚组患者,其 28 天病死率显著升高。L-丙氨酸-L-谷氨酰胺双肽生产商建议:由于存在尿毒症加重的风险,对于肾小球滤过率(GFR)<25ml/min 的患者,不要使用 L-丙氨酸-L-谷氨酰胺双肽。因此,对于多器官功能障碍伴有 GFR 下降的患者,不要超生理剂量补充谷氨酰胺。

Li 等的一项荟萃分析研究结果发现,在接受了 IHD 的 AKI 患者中,与静脉仅补充高张糖比较,静脉补充必需氨基酸改善了患者的生存率和肾功能恢复率;补充必需氨基酸与补充复合氨基酸比较,病死率没有差别;补充高剂量氨基酸与补充正常剂量氨基酸比较,累计水排泄、呋塞米需要量、氮平衡和病死率也没有差别。与低热卡全肠外营养(total parenteral nutrition,TPN)比较,高热卡 TPN 没有改善氮平衡、蛋白质代谢率或尿素生成率,但增加了甘油三酯、糖和胰岛素的需要量和液体输注量。

CRRT 期间,推荐营养配方中的热/氮比低于 150。为了达到氮平衡而增加蛋白质供给量增加了蛋白质的分解代谢,特别是同时给患者提供高热量时。过高的热量供给不能改善氮平衡、蛋白质分解代谢或尿素生成,反而导致了更多的代谢并发症,如高甘油三酯血症和高血糖。正氮平衡与生存率改善相关,但未发现蛋白质摄入量与患者预后之间存在直接的联系。一项针对需要 CRRT 的机械通气患者进行的前瞻性研究显示,患者需要每天摄入 2.5g/kg 的蛋白质才能达到正氮平衡。因此 ASPEN 推荐,接受 CRRT 的 AKI 患者蛋白质供给量可达到 1.8~2.5g/(kg·d),IHD 患者为 1.5~2.0g/(kg·d)。

美国危重病医学会(SCCM)以及肠外和肠内营养学会(ASPEN)于 2016 年在"成年危重病患者营养支持治疗与评估指南"中基于专家共识建议:AKI 患者应接受标准肠内营养配方,提供的热量为 25~30kcal/(kg·d)(按照实际体重),蛋白质供给量为 1.2~2.0g/(kg·d)(按照实际体重)。如果患者存在显著的电解质异常,应使用为肾衰患者特殊设计的配方(可提供恰当的电解质)。对于接受 IHD 或 CRRT 的患者,推荐增加患者的蛋白质供给量,最高可达 2.5g/(kg·d),不应该为了避免延迟启动透析治疗而限制患者的蛋白质摄入量。对于所有级别的肥胖患者,肠内营养目标不超过目标热量需求量(间接测热法)的 65%~70%。如果间接测热法不可行,对于体质指数(body mass index,BMI)(单位,kg/m^2)为 30~50 的患者,提供的热量为 11~14kcal/(kg·d)(按照实际体重);对于 BMI>50 的患者,提供的热量为 22~25kcal/(kg·d)(按照理想体重)。对于 BMI 在 30~40 之间的患者,蛋白质供给量为 2.0g/(kg·d)(按照理想体重);对于 BMI≥40 的患者,蛋白质供给量可达到 2.5g/(kg·d)(按照理想体重)。

(五)电解质

钠、钾、钙、镁和磷可经 CRRT 滤过。ASPEN 推荐 AKI 患者电解质和微量营养素的管理应建立在血清浓度监测的基础上,推荐级别仅为 D 级。

钾离子广泛存在细胞内,受到肾脏严密调节。钾离子还受肾脏之外其他因素的影响,包括胃肠道丢失和血浆 pH 值的影响。AKI 患者由于肾脏排泄能力下降、酸中毒和胃肠道丢失,高钾血症很常见。没有接受 RRT 的 AKI 患者,应限制钾的摄入,除非患者出现了低钾血症。CRRT 可以清除钾离子,但清除率高度可变,难以预测。接受 RRT 的患者,钾离子可简单通过透析液处方调节,改变透析液处方后出现持续的低钾血症者应按需补钾。

AKI 显著改变了钙的调节。钙由甲状旁腺激素(parathyroid hormone,PTH)和活化维生素 D 调节。维生素 D 活化的最后一步,即转化为 1,25-二羟基维生素 D 发生在肾脏,因此,AKI 患者维生素 D 活化显著受限。维生素 D 活化的丧失导致肠道钙吸收不足。AKI 出现低钙血症的其他原因还包括高磷血症以及从 RRT 流出液中显著地丢失钙和枸橼酸盐局部抗凝。AKI 患者常出现低钙血症,诱发低血压和凝血失调。如果 CRRT 期间使用枸橼酸盐局部抗凝,钙离子与枸橼酸根螯合导致钙离子需要量增加和血清离子钙的波动。为防止枸橼酸盐中毒,应频繁监测血清总钙与离子钙水平,还需要了解枸橼酸盐的代谢对总钙、离子钙以及酸碱平衡状态的影响。置换液钙离子浓度应接近于生理浓度,钙离子的补充可通过置换液配方的变化来调整。

磷受维生素 D、PTH 和肾脏调节,因此,AKI 患者常出现高磷血症。高磷血症不仅加重低钙血症,其所致的钙-磷结晶产物可在软组织中沉积,加重或导致额外的器官功能障碍。约 90% 的血磷可经 CRRT 滤过,没有接受 RRT 的患者,应限制磷的摄入;IHD 患者因为没有充分的透析时间清除磷,常导致高磷血症。CRRT 患者常出现低磷血症,严重低磷血症导致呼吸肌无力、通气障碍、心肌功能障碍和脑病。此时,患者应按需补充磷,每次静脉补充 15~20mmol 的磷(每天至少补充 20~30mmol)以维持血磷于 2.4~4.7mg/dl。

镁主要受肾脏调节。AKI 患者由于镁排泄不足,常出现高镁血症。如果严重高镁血症导致低血压恶化,建议采用 RRT 清除镁。约 70% 的血镁可经 CRRT 滤过,RRT 期间患者可以出现低镁血症,应按需补充镁,每次静脉推注硫酸镁 2~4g 以维持血镁于 1.6~2.3mg/dl。

(六)微量营养素

成人在接受 TPN 治疗的过程中,每天的微量元素需要量见表 7-4-2。危重患者急相反应的激活迅速引起维生素载体蛋白质的再分布(如视黄醇结合蛋白)和微量元素进入组织(如硒、锌)。这种反应是尽力分布这些关键成分和复合物到组织与酶系统结合,以利于组织重建和提高免疫力。AKI 患者微量营养素的内稳态发生了显著改变,微量元素是人体许多功能实施的重要辅因子,它的缺乏可致氧化性应激调节失衡。

表 7-4-2 成人全肠外营养每天的微量元素需要量

微量元素	标准摄入量
铬	10~15μg
铜	0.3~0.5mg
铁	1.0~1.2mg
锰	0.2~0.3mg
硒	20~60μg
锌	2.5~5mg
钼	20μg
碘	100μg
氟	1mg

一些微量营养素的水平受全身炎症反应综合征的影响。在很多情况下由于在体内再分布的原因,微量营养素的血浆水平不能代表其全身状态。例如,硒是重症患者氧化应激反应过程中的一个重要微量元素,是谷胱甘肽过氧化物酶(抗氧化剂)发挥功能的必要成分。Ghashut 等发现,在全身炎症反应状态下血浆硒和锌水平与 CRP 和白蛋白水平独立相关,其低血浆水平并不真实反映这些物质的缺乏;在 CRP 和白蛋白处于正常水平时,它们可以反映真实缺乏状态。Stefanowicz 等的研究也认为,硒、锌和铜的血浆水平主要受炎症反应的影响,而不反映患者的营养状态。某些情况下,微量元素依赖酶的活性可以更准确地反映组织微量元素状态。与此类似,由于大量的混杂因素影响尿液排泄,尿液微量元素水平难以提供可靠的微量营养素全身状态。

硒是一种微量元素,作为几种硒蛋白酶的辅因子,调节甲状腺激素代谢、抗氧化剂防御和免疫系统功能。硒缺乏与动脉粥样硬化性心血管系统疾病相关,增加了病毒感染的危险,甚至增加病死率。AKI 或慢性肾脏疾病患者常表现为低硒血症,低硒血症是否与肾脏疾病的并存疾病相关尚不清楚。据报道,低硒血症和肾功能障碍增加了冠心病患者的死亡风险,也增加了年龄大于 35 岁患者全因病死率的风险。低硒血症促进免疫功能障碍,增加了 IHD 患者感染性疾病的死亡风险。一些研究发现,在口服和静脉补充硒后,肾病患者硒血清水平和免疫功能得到改善,氧化应激产物降低。伴有全身炎症反应的危重患者常表现为硒耗竭,病死率增加。迄今,重症患者补充硒的益处尚不明确,个体患者硒的理想需求量也不确定。

锌、铜、铬、硒的分子量小,均可经 CRRT 清除。CRRT 透析液中包含微量元素污染物,导致 CRRT 过程中微量元素可出现正平衡或负平衡。由于标准营养支持处方中含有锌,不推荐超标准剂量补充锌。如果 CRRT 期间不补充硒,硒的累计丢失量可导致人体硒缺乏达35~91µg/d。推荐在补充标准多种微量元素制剂的情况下,再额外补充硒 100mg/d。

接受 CRRT 的 AKI 患者铜的负平衡量约为 400µg/d,建议每天摄入的参考剂量(dietary reference intake,DRI)为 300~500µg/d。标准多种微量元素制剂含有铜 1000µg,超过了 DRI 和 CRRT 每天的额外丢失量,因此,额外补充没有必要。相反,肝胆功能障碍的危重患者(胆红素>3mg/dl)由于铜清除障碍,可以考虑采用 CRRT 清除铜,以防止铜中毒。成人在接受 TPN 治疗的过程中,每天的维生素素需要量见表 7-4-3。

表 7-4-3　成人全肠外营养每天的维生素需要量

维生素	需要量
硫铵(维生素 B_1)	6mg
核黄素(维生素 B_2)	3.6mg
烟酸(维生素 B_3)	40mg
叶酸	600µg
泛酸	15mg
吡哆醇(维生素 B_6)	6mg
氰钴素(维生素 B_{12})	5µg

续表

维生素	需要量
生物素	60μg
维生素 C	200mg
维生素 A	3300IU
维生素 D	200IU
维生素 E	10IU
维生素 K	150μg

叶酸/维生素 B$_6$/维生素 B$_1$ 等 B 族水溶性维生素易在 RRT 过程中丢失,需要补充。推荐每天补充 1mg 叶酸和 10mg 维生素 B$_6$。CRRT 患者维生素 B$_1$ 需要补充的剂量存在着较大的差异,每天经 CRRT 丢失的维生素 B$_1$ 最高可达 4mg。Chiolero 等推荐 CRRT 患者每天应补充 100mg 维生素 B$_1$。由于维生素 B$_1$ 是具有轻度毒性的水溶性维生素,CRRT 患者每天补充 25～100mg 的维生素 B$_1$ 是合理的。

维生素 C 在体内转化为草酸盐,作为毒素易在肾小管聚集,诱导肾功能损伤。基于此,没有接受 CRRT 的 AKI 患者维生素 C 的补充剂量每天应不超过 100mg。随着维生素 C 经 CRRT 的额外丢失,允许患者每天补充 200mg 维生素 C,不提倡维生素 C 每天的补充剂量超过 250mg。

肾功能障碍患者可出现维生素 A 中毒现象。接受 TPN(维生素 A 每天的补充剂量为 1500μg)的肾衰竭患者可以出现维生素 A 中毒和高钙血症,停止补充维生素 A 后,高钙血症消失。当前使用的标准多种维生素静脉制剂每天提供 990μg 的维生素 A,轻度超过了妇女 700μg/d 和男性 900μg/d 的 DRI。AKI 患者维生素 A 补充剂量的变化没有被推荐,但是需要监测。

水溶性维生素可经 CRRT 丢失,丢失的意义和实际需要量仍然未知。肠外营养(parenteral nutrition,PN)患者在接受标准剂量水溶性维生素的同时可额外补充水溶性维生素,EN 患者可以受益于每天补充肾病多种维生素(包含多种水溶性维生素)。

五、营养支持的时机与路径

当 AKI 患者血流动力学稳定、基础疾病得到控制或改善时,患者应该得到恰当的热量和蛋白质支持。营养不良和热量摄入不足导致病死率增加。对于所有的 AKI 患者,只要没有 EN 的禁忌证,应优先选择 EN,而不是 PN。RRT 患者应当增加蛋白质摄入量,避免将限制蛋白质摄入量作为延迟开始 RRT 的手段。应通过 PN 补充热量和蛋白质。通常在患者入 ICU 的 24～48 小时内开始 EN,如果患者不能耐受 EN 或在入 ICU 的 3～5 天内通过 EN 不能达到目标营养需求量时,考虑 TPN 或者 EN+PN。

EPaNIC 研究显示,当重症患者在 2 天内通过 EN 不能达到目标营养需求量时,与发病 1 周内限制使用 PN 比较,早期实施 PN 反而导致并发症增加,机械通气时间延长,同时 RRT 持续时间延长,但是否影响 AKI 的发病率和肾功能恢复尚不清楚。早期 PN 似乎延缓了 AKI

2级（RIFLE 分级）患者肾功能的恢复,可能与早期 PN 补充氨基酸导致血清尿素氮增高有关。

液体超负荷是 AKI 患者最致命的并发症。因此,没有接受 RRT 的无尿或少尿 AKI 患者在接受 PN 或 EN 时,需要限制液体摄入,以避免液体超负荷,但限制液体的 PN 或 EN 方案可能使患者热量和蛋白质摄入不足。CRRT 是 AKI 重症患者广泛使用的治疗手段。CRRT 使用弥散或对流原理或者两者同时使用,以达到清除尿素氮、维持液体平衡、纠正电解质和酸碱平衡紊乱的目的。CRRT 能有效清除溶质和毒素,精确地控制液体出入量。因此,患者在 CRRT 期间通常不需要采用限制液体的营养支持方案,但要注意 CRRT 对营养素代谢和清除的影响。

CRRT 患者的营养计划需要多学科协调管理。ICU 医生、营养师、药剂师、肾科医生和 ICU 护士需要定期交流,根据患者的疾病状况制订营养计划。当患者由 CRRT 转为 IHD 时,其营养计划相应改变,否则会出现水、电解质失衡。

六、小结

AKI 患者易出现电解质和酸碱平衡紊乱、高血糖和低血糖、胰岛素阻抗、高甘油三酯血症、蛋白质分解代谢增加以及液体平衡改变。临床应当评价肾功能减退对营养管理的影响,包括维生素、电解质、矿物质、微量元素以及 RRT 的实施与类型。理想的营养管理是给患者提供恰当的大量营养素,以纠正基础疾病和预防正在进行的营养素丢失;由于一些微量营养素的血浆水平不能代表其全身状态,这些物质是否真实缺乏尚难以评价;RRT 可以通过对流、弥散或吸附清除多种微量营养素,但微量营养素的丢失是否与临床预后相关,以及补充微量营养素的临床意义均不清楚;基于肾功能损伤的程度和范围调节电解质替代量;优先选择 EN,而不是 PN。

（李文雄　范青香）

第五节　利尿剂与急性肾损伤

一、概述

急性肾损伤（AKI）是 ICU 患者最常见的器官功能障碍之一,易并发少尿或无尿、液体超负荷、代谢性酸中毒、高钾血症等严重并发症,如不及时救治,将会严重威胁患者的生命。一旦患者发生 AKI 和少尿,临床治疗选择有限,除了优化全身血流动力学、液体治疗或开始肾脏替代治疗（RRT）外,临床医生常常也会使用利尿剂。本节主要讨论利尿剂的分类和作用机制、利尿剂对 AKI 的防治作用以及利尿剂相关 AKI 等问题。

二、利尿剂的分类与特点

（一）袢利尿剂

1. 袢利尿剂的作用机制　常用的袢利尿剂包括呋塞米、托拉塞米和布美他尼。袢利尿剂主要作用于髓袢升支粗段,药物与该部位腔面细胞膜上的 $Na^+-K^+-2Cl^-$ 同向转运体可逆性结合,从而抑制 $Na^+-K^+-2Cl^-$ 同向转运能力,使小管液中的 Na^+、Cl^- 浓度升高,最终排出大量低渗尿液而起到利尿作用。袢利尿剂有强大的排 Na^+、排 Cl^-、排 K^+ 作用。正常情况下,袢利尿剂还可维持或提高肾血流量,尤其是通过血管紧张素 Ⅱ 的调节使得肾髓质和乳头的血管收缩,血液向皮质重新分布。另外,呋塞米还有轻度碳酸酐酶拮抗作用,托拉塞米有抗醛固酮作用。

2. 袢利尿剂的药代动力学特点　托拉塞米和布美他尼口服吸收稳定,约 80%~100% 可完全吸收;呋塞米口服吸收率波动在 10%~100% 之间,因此,呋塞米宜静脉给药。袢利尿剂进入人体后 95% 以上与血浆蛋白结合,大约 50% 的呋塞米分子被排泌至原尿中,剩余部分在肾脏中被代谢、灭活。因此,低蛋白血症或其他高蛋白结合率药物的联合使用减弱了袢利尿剂的效果。不同利尿剂的半衰期有所不同,呋塞米为 1.5~2 小时,布美他尼为 1 小时,托拉塞米为 3~4 小时。在肾功能障碍的患者中,呋塞米的半衰期延长,布美他尼和托拉塞米因主要在肝脏代谢而没有太多变化,但所有袢利尿剂的效果都会减弱,同时袢利尿剂的效果也会随肾脏血流量的减少而减弱。不论是肾前性还是肾性 AKI,都可能需要较大剂量的袢利尿剂才能达到利尿效果。

(二) 其他类型利尿剂

1. 噻嗪类利尿剂　常用的噻嗪类利尿剂包括氢氯噻嗪和氯噻嗪。这类药物作用于远曲小管的起始部,抑制远曲小管近端 Na^+-Cl^- 共转运子,抑制 NaCl 重吸收。同时促进 K^+-Na^+ 交换,使 K^+ 排泄增加。该类药物也是碳酸酐酶抑制剂。与袢利尿剂一样,噻嗪类利尿剂的作用依赖于前列腺素的产生。当慢性肾功能障碍患者肾小球滤过率 (GFR) <30~40ml/min 时,噻嗪类利尿剂即失去作用。

2. 螺内酯　螺内酯是醛固酮竞争性拮抗剂,表现为排 Na^+ 保 K^+ 作用,属于保钾利尿剂。该药起效缓慢而持久,利尿作用较弱,临床上很少单独用于 AKI 患者。动物实验发现,螺内酯的拮抗醛固酮作用能预防缺血性 AKI 发展为慢性肾功能障碍。

3. 渗透性利尿剂　该类药物使用最多的是甘露醇。既往的研究认为,甘露醇对肾脏功能具有保护作用,特别是对于手术可能造成的肾功能损伤患者。静脉滴注甘露醇后血浆渗透压升高,血容量增加,血液黏滞度降低,从而通过稀释血液增加循环血容量和 GFR。甘露醇在肾小球滤过后不易被重吸收,而且水在近曲小管和髓袢升支的重吸收也减少。动物实验发现,甘露醇可以维持足够尿量,增加小管液流量,稀释肾小管内有害物质,减轻肾小管阻塞,保护肾小管免于坏死;甘露醇还可以清除自由基,降低细胞水肿,减轻细胞缺血后肿胀以保护线粒体功能,改善 AKI 早期的血流动力学状态。

4. 利钠肽系统　包括心房利钠肽 (atrial natriuretic peptide, ANP)、脑利钠肽等。这类药物均具有钠利尿作用,并通过扩张入球小动脉、收缩出球小动脉而提高 GFR,增加肾血流和肾小球超滤作用。心房利钠肽 (又称心钠素) 可能对患者肾脏有潜在的保护作用,这个效应须与全身性的降血压作用比较,权衡利弊。

三、利尿剂在急性肾损伤中的应用

(一) 袢利尿剂

1. 袢利尿剂在急性肾损伤中的实验研究　肾脏的许多代谢活动是基于 Na^+ 的重吸收。髓袢升支粗段是高氧耗部位,但氧供却相对不足,使得该部位容易发生低氧性损伤。因此,通过干扰 Na^+ 的重吸收以减少氧耗,理论上有利于 AKI 的恢复。Heyman 等的实验表明,袢利尿可以预防腺苷-5'-三磷酸缺乏,增强肾脏组织的氧化,从而提高 GFR。Ludens 等的动物实验显示,袢利尿剂可以增加肾脏血流量和肾小管流量以预防肾小管阻塞。Aravindan 等的研究显示,低剂量呋塞米能通过改善肾脏血流动力学,减少缺血-再灌注损伤及其导致的细胞凋亡。许多动物实验均显示,呋塞米可能是通过增加前列腺素释放而增加肾脏总血流量,但具体机制目前尚不明确。也有一些实验显示,袢利尿剂没有改变甚至减少了肾脏血流量。在缺血性 AKI 模型中,除了对肾脏血流量的影响,呋塞米与乙酰胆碱相比还能通过增加渗透清除率起到肾脏保护作用。影响肾脏血流量的因素很多,袢利尿剂对肾血管的作用复杂,肾皮质与髓质血管对利尿剂的反应也可能存在很大不同。

2. 袢利尿剂在急性肾损伤中的临床研究　　大量实验室研究认为,袢利尿剂对 AKI 的预防或治疗是有利的。临床医生为了使少尿型 AKI 向非少尿型 AKI 转化,同时调节机体容量负荷及电解质紊乱,也倾向对 AKI 患者使用利尿剂。有报道认为,一次性使用呋塞米(200~1000mg)能让 8%~22% 的少尿型急性肾小管坏死患者转变为非少尿型,以减少高血钾、酸中毒的发生及降低容量负荷,减少患者接受血液透析治疗的需要。在循环血容量充分的前提下,袢利尿剂的使用对少尿型急性肾小管坏死有利尿作用。在 PICARD 研究中,针对大量严重 AKI 患者的回顾性分析发现,在咨询肾科医生后,72% 的患者会使用利尿剂,其中又有 1/3 的患者会联合使用袢利尿剂与噻嗪类利尿剂;老年、肾毒性 AKI、低血清尿素氮水平、急性呼吸衰竭或有心力衰竭病史的患者更倾向于使用利尿剂。但该研究显示,利尿剂的使用增加了肾功能持续损伤与死亡的风险。一项心脏搭桥手术的队列研究发现,基线肌酐值相同的两组患者呋塞米用量($97~172mg/1.73m^2$)与术后肾功能损伤呈正相关。据 BEST 的多中心(23 个国家 54 个中心)、前瞻性流行病学研究报道,ICU 中 70% 的 AKI 患者接受了利尿剂治疗,其中大部分患者使用了呋塞米,但该研究认为,利尿剂的使用并不伴随病死率的增高。另一个多国家、多中心对肾科医生和 ICU 医生的问卷调查显示,利尿剂在 AKI 患者中被广泛使用,尤其是合并肺水肿、横纹肌溶解症、大手术、心源性休克和脓毒症的患者。静脉使用呋塞米是最常见的给药方式,目标剂量 ≥0.5~1.0mg/(kg·h)。

(二)其他利尿剂

1. 渗透性利尿剂　　以甘露醇和右旋糖酐为代表的渗透性利尿剂对肾脏的保护作用目前还没有被动物与临床对照研究证实。相反,在一项针对接受放射性治疗患者的随机对照研究中,甘露醇可能增加肾脏损害的风险。一项对横纹肌溶解症患者的回顾性研究显示,甘露醇不能改善 AKI 的发生率、RRT 需要率和病死率。另外,甘露醇可导致血容量不足、高钠血症或低钠血症、高钾血症、代谢性酸中毒等不良反应。甘露醇的蓄积甚至有可能导致肾功能损害。甘露醇目前还没有被推荐用于患者的肾功能保护。需注意的是,渗透性药物甘露醇以及右旋糖酐等偶然引起近端小管上皮细胞肿胀和空泡形成,称为"渗透性肾病",主要发生于长期大剂量、高浓度用药的患者。在肾衰竭或心功能不全患者中,由于渗透性利尿剂增加了血容量,可能导致肺水肿。对于已出现肾衰竭的患者,甘露醇不能改变病程。

2. 利钠肽系统　　这类药物通常与升压药联合使用。在一个多中心、安慰剂对照的随机临床研究中,阿那立肽(心钠素类似物)对未确诊肾衰的患者无保护作用,亚组分析显示,少尿患者在治疗期间获益。该类药物不激活肾素-血管紧张素-醛固酮系统、抑制交感神经兴奋,因此,在心功能不全患者中更有应用价值。体外和动物实验提示,如心钠素或心钠素类似物在早期(AKI 前驱期与起始期)应用,可有效预防 AKI 的发生,保护肾功能。荟萃分析结果显示,低剂量利钠肽,尤其是用于心外科手术时,能降低 AKI 的发生率或 RRT 需要率。另一个多中心大样本(504 例)、随机双盲对照研究结果认为,阿那立肽[0.2ng/(kg·min)]并不能显著改善少尿型急性肾小管坏死患者的预后。尚需要更多随机、对照试验来明确利钠肽对 AKI 患者的作用。

近年没有单独使用噻嗪类利尿剂来预防和治疗 AKI 的研究。针对 AKI 患者,噻嗪类利尿剂多与袢利尿剂联合使用,以增强利尿效果。

四、利尿剂对急性肾损伤患者预后的影响

利尿剂被广泛应用于各种原因导致的水钠潴留、高血压和脑水肿等疾病。尤其是利尿效果显著的袢利尿剂已被广泛应用于预防和治疗各种原因导致的急性肾损伤。既往认为,大剂量呋塞米可使 8%~22% 的少尿型急性肾小管坏死转化为非少尿型,从而降低患者需要 RRT 的可能性。然而,越来越多的随机对照研究和荟萃分析结果对利尿剂预防和治疗 AKI 的有效性提出质疑,更有部分研究指出,利尿剂会增加肾衰竭的发生率和死亡的风险。其中,以袢利尿剂和渗透性利尿剂的研究最多。至目前为止,利尿剂在 AKI 中的作用尚无明确共识。但是,更多学者已经意识到利尿剂潜在的肾损害作用,针对利尿剂治疗能够将少尿型急性肾衰竭转化为非少尿型的观点,有研究结果认为,AKI 患者对利尿剂反应良好,只是肾损害较轻的一个标志,而并不提示利尿剂可以逆转病情进展、改善预后。

大多数受访者并不认为利尿剂能改善患者病死率、肾功能恢复率或肾功能恢复时间。一些随机对照试验研究了呋塞米对 AKI 患者预后的影响,但这些试验均为小样本研究,混杂了许多干扰因素或给药时间已在病程晚期,而这类患者肾功能恢复的可能性很低。因此,这些试验无法提供袢利尿剂对预后影响的可信服结论。Ho 等对 9 个随机对照研究、11 个中心共 962 例 AKI 患者的荟萃分析表明,呋塞米作为预防或治疗用药不能降低患者的住院病死率和 RRT 需要率。另一个荟萃分析发现,大剂量呋塞米(1.0~3.4g/d)增加了患者耳毒性的发生率。Sampath 等使用 Bayesian 算法来评估利尿剂的作用,这项研究包括了 5 个随机对照试验和 8 个非随机对照试验,结果表明,袢利尿剂不能提高患者生存率,甚至有可能增加病死率。

一项对 552 例 AKI 患者的多中心、回顾性研究显示,利尿剂的应用使 AKI 患者住院病死率和肾功能不恢复率显著增加,对利尿剂反应差的患者则风险更高。Solomon 等针对 78 例心脏血管造影患者进行的前瞻性研究发现,呋塞米可增加造影剂相关肾病的发生风险。另一项心脏搭桥手术的队列研究也显示,呋塞米用量与术后肾损害成正比,提示呋塞米对肾脏具有一定程度的损伤性。Cantarorich 与 Vandervoort 分别针对 330 例已接受 RRT 和 71 例进入恢复期的 AKI 患者进行的随机对照研究显示,呋塞米虽可增加尿量,却未能缩短 RRT 持续时间和肾功能恢复的时间。

总体而言,利尿剂能够减轻容量负荷,但对 AKI 的发生和肾功能的预后并无正面效应,甚至会产生不利影响。

五、利尿剂致急性肾损伤的病理生理机制

（一）血流动力学改变

既往认为，呋塞米可通过抑制管球反馈、促进前列环素生成、增加肾血流量、增强尿液对肾小管的冲刷作用等机制预防和治疗 AKI。新近理论却认为，袢利尿剂可通过前列腺素介导的静脉扩张以及尿量排泄增加来降低有效循环血量，进而导致肾血流量和 GFR 的下降。利尿后尿量增多可能误导并阻碍采取其他措施改善血容量、心输出量或肾灌注压。而且，有效循环血量的减少可激活交感神经系统和肾素-血管紧张素系统。两个系统的内分泌反应均可优先导致肾皮质的血管收缩，从而引起皮髓质的血流重新分布以及管球反馈系统的保护作用失效，影响髓质的氧平衡，加重肾损害。另有研究指出，袢利尿剂还可通过对致密斑的直接作用刺激肾素合成，进而导致血管收缩，对抗前列腺素的扩血管作用，加重肾缺血。因此，应警惕利尿剂引起的低血容量和肾前性氮质血症，尤其是肾脏本身处于低灌注状态，如双侧肾动脉狭窄、有效循环血量不足、肾病综合征、充血性心力衰竭、肝硬化等，此时应用利尿剂应慎重。除此之外，老龄、合并使用非甾体类抗炎药、血管紧张素转换酶抑制剂也是加重肾脏低灌注的重要危险因素。

慢性肾功能障碍也可以激活神经内分泌系统，肾脏灌注的改变刺激儿茶酚胺、血管紧张素和醛固酮的释放。袢利尿剂的使用，可能进一步激活肾素-血管紧张素系统，导致肾脏内部的血流动力学发生改变，引起 AKI，这是医源性 AKI。Testani 等在 ESCAPE 试验中提到，大剂量的袢利尿剂导致血液浓缩，肾功能损害的风险增加了 5 倍。另外，非甾体类药物可阻断前列腺素 E 的生成，导致血管收缩，影响肾内血流动力学，此时应用少量的利尿剂也会迅速诱发 AKI。

（二）尿液酸化与肾小管堵塞

袢利尿剂可导致尿液酸化，并促进肾小管内 T-H 蛋白的聚集。有试验证实，酸性尿可增加尿中 T-H 蛋白和肌红蛋白的沉积。酸性尿也可能在严重血管内溶血患者体内诱导肾毒性的正铁血红蛋白管型，导致肾小管损伤。酸性尿液还可促进造影剂导致的自由基形成，加重肾损害。

（三）渗透性肾病

作为渗透性利尿剂，甘露醇致肾损害的报道逐渐增多。其发生机制可能与以下因素有关：①甘露醇直接损害肾小管上皮细胞，造成肾小管上皮细胞肿胀、空泡变性，肾小管闭塞致肾血流下降；②甘露醇抑制近曲小管对钠的重吸收，使小管中滤液的钠浓度增高，致密斑受钠负荷增加的刺激，激发强烈的管球反馈，导致入球小动脉收缩，降低 GFR。另有观点提出，当甘露醇在血中浓度很高时，血浆渗透压超过肾小球滤过压，肾小球有效滤过压下降，加重肾损伤。另有学者认为，甘露醇致 AKI 可能与高浓度甘露醇引起的肾血管收缩有关。

（四）急性间质性肾炎

Lyons 等于 1973 年首先报道，呋塞米和氢氯噻嗪均可引起急性间质性肾炎。呋塞米在结构上属磺胺衍生物，有学者认为，利尿剂导致的急性间质性肾炎与药物过敏有关。对磺胺类药物过敏的患者应尽量避免应用呋塞米等磺胺类衍生物，但此观点尚需循证医学的证实。

（五）肾小管上皮细胞变性

上海交通大学附属瑞金医院陈楠教授的研究结果显示,在使用利尿剂的患者中,合并慢性肾脏疾病者发生 AKI 最频繁,约为 55%;最常见的病变为利尿剂引起的肾小管上皮细胞空泡样变性。利尿剂相关 AKI 与年龄、基础疾病和利尿剂剂量有关。利尿剂与其他药物,如抗生素、ACEI、非甾体类抗炎药等联合使用,将协同诱导 AKI。

（六）结石与肾内梗阻

研究发现,噻嗪类利尿剂亦可导致肾损害。噻嗪类可导致高钙血症,碳酸酐酶抑制剂还可通过碱化尿液诱发结石形成,导致肾内梗阻。

六、利尿剂防治急性肾损伤的管理策略

临床上应用利尿剂的主要目的是改善少尿患者的液体管理,维持电解质与酸碱平衡。理论上,襻利尿剂可以改善肾脏血流,降低代谢率,避免肾小管上皮细胞损伤加重,但其益处并没有得到多数临床研究的支持。预防性使用利尿剂并不能降低患者 AKI 的发生率,反而增加肾损伤风险;对已经发生 AKI 的患者,利尿剂对其生存率及肾脏的恢复并无改善作用,甚至可能有害。因此,临床应用利尿剂防治 AKI 需要综合患者病因、诱因和全身脏器功能情况,采取不同的利尿剂管理策略。

（一）正确评估机体的容量状况

如果患者存在容量不足,则不宜使用利尿剂,否则可能会加重肾脏低灌注,诱发或加重 AKI。对于此类患者,重点是保证全身和肾脏灌注,逆转潜在的肾损伤诱因,积极控制原发病,纠正低血容量和电解质紊乱,切勿盲目应用利尿剂。

（二）严格把握应用利尿剂的指征

对于早期 AKI 合并急性肺水肿,尤其是少尿患者,可考虑应用呋塞米,以增加尿量,维持液体平衡,还可监测足量液体治疗后肾脏的反应性。当使用襻利尿剂不能通过增加尿量改善容量超负荷时,应尽早停用,以防止其不良反应的产生,同时也不推荐预防性使用利尿剂。对于没有接受 RRT 的 AKI 患者,也可以适量使用襻利尿剂,但不应延迟患者接受 RRT 的时机。对于大剂量呋塞米治疗无效的 AKI 患者,多存在严重的并发症,如肺水肿、代谢性酸中毒和高钾血症,应尽早接受 RRT。此外,不推荐利钠肽用于重症患者 AKI 的预防。

（三）防治利尿剂相关急性肾损伤

大剂量呋塞米可用于救治危及生命的 AKI 患者,但可导致耳鸣、耳聋等副作用,因此用药总量不宜过大。呋塞米可静脉注射或静脉泵入,剂量应从小到大。有研究报道,高剂量呋塞米持续静脉泵入对血流动力学不稳定的心脏术后患儿是有效、安全的。如果患者对大剂量利尿剂敏感性变差,即发生"利尿剂抵抗"现象,尤其是当利尿剂容积与尿量的比值>1 时,应停止使用利尿剂,考虑开始 RRT,以避免耳毒性的发生。利尿剂使用过程中必须避免低血压的发生,因为已经损伤的肾脏对低灌注压非常敏感,会进一步加重肾损伤。高龄、应用抗生素等药物者使用利尿剂,可能会增加利尿剂相关 AKI 的发生率。

七、小结

利尿剂是 AKI 重症患者最常用的药物之一。利尿剂包括襻利尿剂、噻嗪类、保钾利尿

剂、渗透性利尿剂和利钠肽等药物,其中祥利尿剂是效果最强、使用最广泛的利尿剂。利尿剂虽然能增加尿量,改善液体超负荷,但并不能显著改善 AKI 患者进程和预后,也没有预防 AKI 发生的作用,使用不当甚至会加重病情。对于已经发生 AKI 的患者,临床医生需要全面掌握不同利尿剂的作用特点以及与 AKI 之间的相互关系,才能合理使用利尿剂。

(严　静)

第六节　血管扩张剂在急性肾损伤患者中的应用

一、概述

急性肾损伤(AKI)在临床十分常见,ICU 中 AKI 的患病率高达31%~78%。对疾病严重程度类似的患者,一旦发生 AKI,其死亡风险将大大增加。两个大型的随机、对照研究(ATN 研究和 RENAL 研究)报道重症患者发生 AKI 后的病死率分别为53.0%和44.7%,且存活的患者更容易进展至慢性肾病乃至终末期肾病。早期诊断、治疗以及有效预防可以改变 AKI 的进程和预后。AKI 的治疗尚无特效药物,重症患者常常需要肾脏替代治疗(RRT)。一直以来,某些血管扩张药物仍被认为有一定的防治 AKI 的作用,然而,这些药物却没有得到指南的推荐,它们的应用仍值得进一步讨论。这些用于防治 AKI 的血管扩张药物主要包括小剂量多巴胺(dopamine,DA)、非诺多泮(fenoldopam)和心房利钠肽(atrial natriuretic peptide,ANP)。

二、多巴胺

既往研究认为小剂量多巴胺[<5μg/(kg·min)]对肾功能具有保护作用。但是,越来越多的研究对这一传统观点发出挑战,有关多巴胺的不良反应报道日渐增多,由此引发了多巴胺对危重症患者是否有应用价值的争议。

(一)多巴胺对肾血管的作用

小剂量多巴胺导致肾、肠系膜与脑组织的血管扩张,肾血流量增加,排钠利尿作用增强。这与多巴胺兴奋多巴胺受体(DA-1 和 DA-2)而选择性扩张肾血管有关。

(二)多巴胺的利尿作用

小剂量多巴胺可兴奋位于近曲小管血管的 DA-1 受体,扩张肾血管,增加肾血流量和肾小球滤过率,促进排钠、利尿,降低了肾小管的重吸收作用;中等剂量多巴胺刺激心肌 β_1-肾上腺素能受体,增加了心输出量和肾血流量;大剂量 DA 刺激外周 α_1-肾上腺素能受体,引起全身血管收缩,通过增加肾脏灌注压来影响肾血流量。上述任何机制都可增加肾血流量而增加尿量。另外,多巴胺与交感神经节前神经末梢及肾上腺的 DA-2 受体结合,抑制去甲基肾上腺素和醛固酮的分泌,间接促进尿量增加;多巴胺抑制近曲小管、髓祥升支粗段的 Na^+-K^+-ATP 酶来增加尿钠排泄和利尿。多巴胺还可能通过抑制抗利尿激素(ADH)的释放,并拮抗 ADH 对集合管细胞的作用而促进自由水的排泄。

(三)多巴胺对肾脏功能的影响

多巴胺可以选择性作用于肾血管平滑肌上的多巴胺受体,从而选择性的扩张肾血管和增加尿量。针对健康人群的试验表明,使用小剂量多巴胺可扩张肾血管,增加肾小球滤过率。因此,过去一直认为剂量为 $1\sim3\mu g/(kg \cdot min)$ 的多巴胺具有肾脏保护作用,曾长期被广泛应用于急性肾衰竭的防治。

多巴胺的剂量区间并不具有开关效应。开关效应是指一种受体被激活,另一种受体随之被关闭。事实上,多巴胺在某个剂量区间时,对一个受体的作用大于另外一个受体。这些作用还有很大的个体差异,而且危重患者多巴胺的血浆清除率与健康人相比要小很多,多巴胺血浆浓度和输注速度的关联极小,因此,输注小剂量多巴胺并不代表体内的多巴胺处于小剂量水平。小剂量多巴胺使肾内血流重新分配,主要增加了肾皮质血流,同时也增加了内层髓质的血流,但降低了外层髓质的血流。AKI 时,外层髓质的代谢活性很高,特别容易遭受缺血性损伤。小剂量多巴胺可增加冠脉搭桥术后患者 β_2-微球蛋白的分泌,而 β_2-微球蛋白的分泌往往提示肾小管的损伤,即外层髓质受到损伤。

在安慰剂对照的临床试验中,发现多巴胺并不能降低急性肾衰竭患者的病死率,也不能缩短患者的血液透析时间。一项针对 324 例伴有全身炎症反应综合征和早期肾损伤患者的前瞻性、随机、双盲对照研究显示,小剂量多巴胺[$<2\mu g/(kg \cdot min)$]不能防止或逆转 AKI,也不能改善患者预后。大样本的回顾性研究也显示了类似的结果。

在 AKI 患者中,小剂量多巴胺已经失去了正常的扩张肾血管的作用,反而会增加肾脏血管的阻力。多个荟萃分析的结果发现,小剂量多巴胺能增加患者尿量,却没有增加患者的肌酐清除率,对 AKI 的发展不具有保护作用。Kellum 等在荟萃分析中评价了多巴胺对 AKI 的预防、进展、临床进程、病死率和血液透析需要率的影响,认为目前没有证据支持小剂量多巴胺可预防和治疗 AKI。另一项大样本荟萃分析认为,多巴胺对 AKI 没有明显的预防和治疗作用,反而可能导致心律失常、心肌缺血、T 细胞抑制等副作用。由于小剂量多巴胺在防治AKI 上既无明显的疗效,又存在潜在的副作用,KIDGO 指南已不推荐将其用于防治 AKI。

三、非诺多泮

非诺多泮作为一种有效的短效多巴胺 α_1-受体激动剂,可以在降低全身血管阻力的同时增加肾脏血流。与多巴胺比较,静脉应用非诺多泮并不增加心输出量。大量动物实验显示,静脉应用非诺多泮可以改善肾脏缺血早期的肾脏皮质和髓质血流,早期应用可以降低肾小管坏死的发生率。激动多巴胺 α_1-受体可以改善正常或受损肾脏血流,而激动多巴胺 α_2-受体则可以引起长期的血管收缩作用。由于非诺多泮为特异性多巴胺 α_1-受体激动剂,已有研究证实非诺多泮可以改善高血压患者的肾功能。也有大量动物实验和临床试验证实非诺多泮可以增加肾脏和其他器官的血流量,改善胃肠黏膜的灌注。

非诺多泮使用剂量为 $0.03\sim0.1\mu g/(kg \cdot min)$ 时,将显著增加肾血流量,而不会影响全身血管阻力。由于非诺多泮特殊的药理学性质,导致其在 AKI 的预防或治疗中得到了广泛应用。在一项肝移植术后应用非诺多泮进行肾保护的研究中,非诺多泮治疗组患者的肌酐清除率和胱抑素 C 水平明显优于对照组。然而,提示非诺多泮有效的临床研究却不多,诸多研究结果甚至存在争议。曾有研究应用非诺多泮来防治 AKI 以期降低患者病死率,但大多数患者因不能达到初始治疗目标而最终接受了血液透析;回顾分析提示,非糖尿病患者应用非诺多泮得到了较好的疗效。两个应用非诺多泮预防 AKI 的前瞻性研究结果提示,非诺多泮并不能预防 AKI 的发展。荟萃分析结果显示,非诺多泮对围术期患者无肾保护作用。进行体外循环的心脏术后患者发生 AKI 十分常见,常被认为是 ICU 内诱发 AKI 的第二大病因。在心脏手术后应用非诺多泮预防 AKI 的一项大型临床研究中,与安慰剂相比,非诺多泮没有降低患者需要肾脏替代治疗的概率以及 30 天病死率,反而增加了患者发生低血压的风险。

KIDGO 指南并未推荐使用非诺多泮防治 AKI,因此,对于 AKI 的防治不应常规使用非诺多泮。

四、心房利钠肽

ANP 是由 21~35 个氨基酸残基组成的肽内激素,它能抑制近曲小管重吸收钠,抑制醛固酮和抗利尿激素的释放,因而具有促进钠、水排泄的作用。当心房扩张、血容量增加、血钠离子浓度增高或血管紧张素增多时,将刺激心房肌细胞合成和释放 ANP。ANP 主要作用包括:①扩张入球小动脉、收缩出球小动脉,增加肾小球滤过率;②抑制肾小管对钠的重吸收。总的效应表现为尿量增加。

在动物实验中,ANP 被证实可以明显改善缺血性和肾毒性因素引起的 AKI;在肾脏缺血和肾毒性损害 2 天内用药,也能改善 AKI。在一项包括 53 例 AKI 患者的研究中,应用 ANP 后,患者肾小球滤过率提高近 1 倍,需要进行血液透析治疗的患者减少 50%。一项多中心、随机、对照、双盲临床试验纳入了 504 例急性肾衰竭患者,结果显示,ANP 治疗组和对照组的 21 天生存率分别为 43% 和 45%。对其中 120 例少尿型急性肾衰竭患者进行亚组分析后发现,ANP 治疗组患者 21 天生存率为 27%,而对照组为 8%($P=0.008$),提示 ANP 可能能够降低少尿型肾衰竭患者的病死率。一项关于主动脉弓手术围术期采用 ANP 预防 AKI 的临床试验中,自麻醉开始静脉应用 ANP[$0.125\mu g/(kg \cdot min)$]直至术后 24 小时,与对照组比较,应用 ANP 组患者 AKI 的发生率为 30%,而对照组为 73%($P=0.014$),提示主动脉弓围术期患者使用 ANP 有一定的肾保护作用。

尽管一些研究认为 ANP 可能能够改善 AKI 患者的预后,但大剂量 ANP 的使用可能会增加患者发生低血压以及心律失常的风险。使用 ANP 较为合适的方法是 $0.2\mu g/(kg \cdot min)$持续静脉泵入,至少持续使用 24 小时,使用过程中根据疗效进行调整。KIDGO 指南并未推荐使用 ANP 防治 AKI,但诸多研究认为 ANP 具有一定的肾保护作用,尚需大型研究来评价 ANP 在不同研究人群中的肾保护作用。

五、小结

尽管血管扩张剂,包括多巴胺(小剂量)、非诺多泮和心房利钠肽具有扩张肾血管和/或增加尿量的作用,但并不一定具有肾保护作用。可靠的研究证据表明,小剂量多巴胺没有预防和治疗 AKI 的作用。目前的研究提示,肝移植术后应用非诺多泮具有较好的肾保护作用,针对其他人群,非诺多泮并未显示出对 AKI 的预防和治疗价值。一些研究结果显示,适当剂量的心房利钠肽能够增加肾小球滤过率,降低动脉弓围术期患者 AKI 的发生率,可能能够降低少尿型 AKI 患者的病死率,尚需多中心、随机对照研究以进一步论证心房利钠肽的肾保护作用。

(刘　荣　罗吉利　钱传云)

第七节 促红细胞生成素与急性肾损伤

一、概述

人类促红细胞生成素(EPO)于1977年由Miyake等从严重贫血病人的尿中纯化出来,它是一种活性糖蛋白,主要由肾脏分泌,少部分由肝脏合成,能够促进骨髓祖红细胞的存活增生和分化,达到快速提高血红蛋白浓度和血细胞比容的作用。本节主要讨论EPO在AKI中的作用机制及应用前景。

二、促红细胞生成素的分子结构

天然人EPO含有193个编码氨基酸,其中前27个氨基酸残基组成的前导信号肽在分泌前被去除,成熟EPO羧基末端的一个精氨酸残基也会被去除,经糖基化修饰后形成含165个氨基酸的糖蛋白,相对分子质量为30 400道尔顿。

EPO由蛋白质和糖类两部分组成,其中糖类的含量为40%。EPO含有4个糖基化位点,分别位于Asn24、Asn38、Asn83、Ser126,前3个为N-糖基化位点,第4个为O-糖基化位点。EPO分子中第7位和161位、第29位和33位的半胱氨酸间形成两对二硫键,通过二硫键的连接形成4个稳定的α螺旋结构。

三、促红细胞生成素的生理特点

在人胎儿体内,EPO主要在肝脏合成,出生后EPO主要由肾皮质内间质成纤维细胞分泌合成,成年人体内肾脏合成EPO约占总量的90%,肝脏和中枢神经系统合成其余的10%。

EPO通过定向与红系祖细胞的促红细胞生成素特异性受体(erythropoietin receptor, EPOR)结合,加速骨髓幼红细胞的成熟和释放,促使骨髓网织红细胞进入循环,使红细胞生成增加。研究发现,肾动脉狭窄仅引起EPO轻度升高,而缺氧可使EPO数倍提高,缺氧也可诱导EPOR的表达。

四、促红细胞生成素在急性肾损伤中的作用机制

导致AKI的危险因素包括脓毒症、烧伤、创伤、大型手术等危重疾病及各种肾毒性药物、造影剂等。可能导致AKI的主要病理生理机制包括:①血流动力学异常:肾脏血管收缩,血流灌注减少导致细胞损伤;②炎症介导:AKI过程中各种炎症介质释放增加,激活中性粒细胞并使其聚集、黏附、活化,释放多种蛋白水解酶及炎症因子,从而引起一系列的炎症级联反应,加重组织损伤;③氧自由基的参与:活化的白细胞和上皮细胞释放较多的氧自由基,氧自由基对肾小管上皮细胞具有直接毒性作用,促使细胞膜脂质超氧化、蛋白质变性和DNA链断裂,引起细胞凋亡。而EPO对AKI具有多种作用。

(一)抗炎作用

在AKI的病理生理过程中,炎症反应发挥了关键作用。AKI过程中可观察到多形核中性粒细胞(PMN)的浸润,并释放多种蛋白水解酶以及炎症因子。多项研究证实,EPO能够减少许多炎症因子的释放,减轻炎性细胞的浸润,从而发挥重要的抗炎作用。Sela

等证实,人多形核中性粒细胞膜上具有 EPOR,EPO 与之结合后能抑制 PMN 所致的炎症反应。Sharpies 等在缺血-再灌注肾损伤动物模型中也观察到 EPO 可明显减少 PMN 的浸润。

Ates 等发现,EPO 可以减轻 AKI 时 TNF-α、IL-2 等炎症因子的表达。Patel 等报道 EPO 预处理能减少肾缺血-再灌注损伤中白细胞的浸润,充分证明了 EPO 的抗炎作用。

(二)促进肾小管上皮细胞再生

AKI 的病理学改变主要表现为肾小管上皮细胞损伤,因此,AKI 后肾小管上皮细胞损伤后的修复与再生显得非常重要。David 等在缺氧及缺血-再灌注 AKI 动物模型中观察到,EPO 预处理可显著增强肾小管上皮细胞的有丝分裂,并在近直小管、近曲小管、髓袢升支观察到增殖细胞核抗原(PCNA)的染色增强,PCNA 为 DNA 聚合酶的一个辅助蛋白,常用于估计肾小管细胞增殖活性。该研究结果表明,EPO 在 AKI 中具有促进肾小管上皮细胞再生的作用。

(三)抗氧化应激

多个研究表明,EPO 可以下调丙二醛、髓质过氧化物酶等氧化应激因子,增加过氧化氢酶、超氧化物歧化酶等抗氧化应激因子,从而增强机体清除氧自由基的能力,减轻脂质过氧化反应,发挥器官保护作用。EPO 在缺血-再灌注肾损伤中发挥抗氧化应激损伤、减轻炎症反应等保护作用的机制之一可能是通过上调血红素加氧酶-1(HO-1)的表达来实现的。HO-1 是生物体内一种重要的抗氧化防御蛋白,在有害因素刺激时能够被诱导高表达。

(四)抑制凋亡

凋亡是细胞在一定病理生理条件下的程序性死亡,EPO 在 AKI 过程中具有抗凋亡作用。在肾毒性小鼠模型、缺血-再灌注肾损伤模型以及失血性休克肾损伤模型中,均可以观察到 EPO 的抗凋亡作用。EPO 通过多种途径在组织中发挥抗凋亡作用:①EPO 抑制肾小管上皮细胞凋亡,促进肾小管间质细胞 EPOR 的表达,从而发挥细胞保护作用;②下调BL-2 家族成员中的促凋亡蛋白 Bax,上调抗凋亡蛋白 Bcl-xL 的表达;③抑制凋亡基因 caspase-3 的活性表达;④抑制细胞色素 C 由线粒体向细胞质移位,从而避免 caspase 活化,抑制凋亡。

Carolina 等观察到,EPO 可以抑制核因子 κB(NF-κB)的活化和上调血管内皮细胞一氧化氮合酶(eNOS)的表达,从而改善血管内皮功能,降低血管内凝血,减轻炎症反应。Lui 等发现,EPO 可诱导热休克蛋白 70(HSP70)在缺血性肾脏中发挥肾保护作用。HSP70 是一种应激蛋白,可以抑制凋亡诱导因子(AIF)移动到细胞核以及人结合凋亡蛋白酶活化因子-1(Apaf-1)和细胞色素 C 在细胞质的结合而发挥抗凋亡作用。

EPO 发挥作用涉及复杂的信号转导机制,EPO 与其受体结合可能通过磷脂酰肌醇-3激酶(PI3-k)/蛋白激酶 B(Akt)、蛋白酪氨酸激酶 2(JAK2)/信号传导及转录激活因子(STAT)和 NF-κB 等信号传导通路发挥作用。这些传导途径交联、互补,形成网络,每一个信号级联的下游 EPO 受体激活对肾脏保护作用的贡献尚未明确阐明,在不同 AKI 模型中可能会有所不同。

(五)促进内皮细胞增殖和血管生成

EPO 可以减轻 AKI 后肾间质纤维化。国内徐鑫梅等在动物实验中观察到,应用 EPO

可显著降低肾缺血-再灌注后中层黏连蛋白(LN)、纤维黏连蛋白(FN)、转化生长因子 pl (TGF-p1)的水平,减轻细胞外基质的聚集及肾间质纤维化,从而发挥肾保护作用。EPO 可促进 AKI 后肾小球上皮细胞和血管增生,该作用可能与 EPO 促进内皮祖细胞分泌血管内皮生长因子(VEGF)或 EPO 直接刺激肾原位血管内皮细胞增殖而产生更多的 VEGF 相关。

(六) 其他

近年来,EPO 的促干细胞增殖、迁移、分化功能也受到广泛的关注。国内刘楠梅等应用小鼠骨髓间充质干细胞(BM-MScs)移植治疗 AKI,同时给予 EPO 干预可增强骨髓间充质干细胞(BMSC)向肾脏的迁移能力,增加移植后受损肾组织中移植细胞数量,从而增强 AKI 的修复。Xiao 等通过动物实验发现,联合应用小鼠肾干细胞(MRPCs)和 EPO 可以促进 MRPCs 的分化和再生,增强肾保护作用。

五、促红细胞生成素的副作用

EPO 具有多种组织保护作用,也存在一些副作用,如促血栓形成、血压升高、纯红细胞再生障碍性贫血以及增加肾脏纤维化的风险。另外,EPO 在癌症患者中有增加病死率和增强肿瘤生长的风险。氨甲酰促红细胞生成素(CEPO)是 EPO 的衍生物,与 EPO 相比,可能具有不同的风险,但其安全性仍需进一步的临床研究。

六、促红细胞生成素预防急性肾损伤的临床研究

一项小规模先导研究评价了 EPO 对择期冠脉搭桥术后患者 AKI 的预防作用。试验组患者术前接受了 EPO 300U/kg,对照组输注生理盐水,与对照组比较,试验组患者术后血清肌酐升高的发生率显著低于对照组。Endre 等实施了一项前瞻性 RCT 研究,试图评价 EPO 对 ICU 高危 AKI 患者的初级预防作用,与对照组(安慰剂)比较,两组患者在治疗 4~7 天内基线血清肌酐升高的发生率无显著差异,并发症的发生率也无显著差异。

七、小结

EPO 具有抗炎、抗氧化应激、抑制凋亡、促进肾小管上皮细胞及血管再生等作用,近年来在 AKI 的治疗中受到了广泛的关注,但大多数研究尚处于动物实验阶段,缺乏大规模的临床研究。有关 EPO 在 AKI 的预防和治疗中的作用时相、作用时间窗以及使用剂量目前尚无统一标准,有待于进一步的临床研究。

(方　强)

参考文献

1. Langenberg C, Wan L, Egi M, et al. Renal blood flow in experimental septic acute renal failure. Kidney Int, 2006, 69:1996-2002.

2. Rajendram R, Prowle JR. Venous congestion: are we adding insult to kidney injury in sepsis. Crit Care, 2014, 18:104.

3. Boyd JH, Forbes J, Nakada TA, et al. Fluid resuscitation in septic shock: a positive fluid balance and elevated central venous pressure are associated with increased mortality. Crit Care Med, 2011, 39:259-265.

4. 陈秀凯,李素玮,刘大为,等. 中心静脉压在感染性休克所致急性肾损伤中的作用. 中华医学杂志, 2011,

91(19):1323-1327.

5. 陈秀凯,李文雄. 腹腔高压并发急性肾损伤:压力重于容量. 中华医学杂志,2012,92(15):1009-1011.

6. Schnell D,Reynaud M,Venot M,et al. Resistive Index or color-Doppler semi-quantitative evaluation of renal perfusion by inexperienced physicians:results of a pilot study. Minerva Anestesiol,2014,80:1273-1281.

7. Schnell D,Camous L,Guyomarc'h S,et al. Renal perfusion assessment by renal Doppler during fluid challenge in sepsis. Crit Care Med,2013,41:1214-1220.

8. Clevert DA,D'Anastasi M,Jung EM. Contrast-enhanced ultrasound and microcirculation:efficiency through dynamics-current developments. Clin Hemorheol Microcirc,2013,53:171-186.

9. Meola M,Petrucci I. Ultrasound and color Doppler in nephrology. Acute kidney injury. G Ital Nefrol,2012,29:599-615.

10. Bellomo R,Kellum JA,Bagshaw SM. Normotensive ischemic acute renal failure. N Engl J Med,2007,357:2205.

11. Labib M,Khalid R,Khan A,et al. Volume management in the critically ill patient with acute kidney injury. Crit Care Res Pract,2013,2013:792-830.

12. Prowle JR,Leitch A,Kirwan CJ,et al. Positive fluid balance and AKI diagnosis:assessing the extent and duration of creatinine dilution. Intensive Care Med,2015,41:160-161.

13. de Witt B,Joshi R,Meislin H,et al. Optimizing oxygen delivery in the critically ill:assessment of volume responsiveness in the septic patient. J Emerg Med,2014,47:608-615.

14. Chawla LS,Kellum JA,Ronco C. Permissive hypofiltration. Crit Care,2012,16:317.

15. Al-Hesayen A,Parker JD. The effects of dobutamine on renal sympathetic activity in human heart failure. J Cardiovasc Pharmacol,2008,51:434-436.

16. Day NP,Phu NH,Mai NT,et al. Effects of dopamine and epinephrine infusions on renal hemodynamics in severe malaria and severe sepsis. Crit Care Med,2000,28:1353-1362.

17. Yealy DM,Kellum JA,Huang DT,et al. A randomized trial of protocol-based care for early septic shock. N Engl J Med,2014,370:1683-1693.

18. Rivers E,Nguyen B,Havstad S,et al. Early goal-directed therapy in the treatment of severe sepsis and septic shock. N Engl J Med,2001,345:1368-1377.

19. Nadeem A,Salahuddin N,ElHazmi A,et al. Chloride-liberal fluids are associated with acute kidney injury after liver transplantation. Crit Care,2014,18:625.

20. Moussa MD,Scolletta S,Fagnoul D,et al. Effects of fluid administration on renal perfusion in critically ill patients. Crit Care,2015,19:250.

21. Asfar P,Meziani F,Hamel JF,et al. High versus low blood-pressure target in patients with septic shock. N Engl J Med,2014,370:1583-1593.

22. Deruddre S,Cheisson G,Mazoit JX,et al. Renal arterial resistance in septic shock:effects of increasing mean arterial pressure with norepinephrine on the renal resistive index assessed with Doppler ultrasonography. Intensive Care Med,2007,33:1557-1562.

23. Gordon AC,Russell JA,Walley KR,et al. The effects of vasopressin on acute kidney injury in septic shock. Intensive Care Med,2010,36:83-91.

24. Sanyal AJ,Boyer T,Garcia-Tsao G,et al. A randomized,prospective,double-blind,placebo-controlled trial of terlipressin for type 1 hepatorenal syndrome. Gastroenterology,2008,134:1360-1368.

25. Morelli S RZR,Ronco C,Picardo S. Prophylactic fenoldopam for renal protection in sepsis. Crit Care Med,2005,33:2451-2456.

26. Kellum JA,Lameire N. Diagnosis,evaluation,and management of acute kidney injury:a KDIGO summary(Part

1）. Crit Care,2013,17:204-219.

27. Nigwekar SU,Navaneethan SD,Parikh CR,et al. Atrial natriuretic peptide for management of acute kidney injury:a systematic review and meta-analysis. Clin J Am Soc Nephrol,2009,4:261-272.

28. Martenssona J,Bellomo R. Pathophysiology of septic acute kidney injury. Contrib Nephrol,2016,187:36-46.

29. Prowle JR,Bellomo R. Fluid administration and the kidney. Curr Opin Crit Care,2013,19:308-314.

30. Aksu U,Bezemer R,Demirci C,et al. Acute effects of balanced versus unbalanced colloid resuscitation on renal macrocirculatory and microcirculatory perfusion during endotoxemic. Shock,2012,37:205-209.

31. Yunos NM, Bellomo R, Hegarty C, et al. Association between a chloride-liberal vs chloride-restrictive intravenous fluid administration strategy and kidney injury in critically ill adults. JAMA,2012,308:1566-1572.

32. Gairoini P,Tognoni G,Masson S,et al. Albumin replacement in patients with severe sepsis or septic shock. N Engl J Med,2014,370:1412-1421.

33. Finfer S,Bellomo R,Boyce N,et al. A comparison of albumin and saline for resuscitation in the intensive care unit.N Engl J Med,2004,350:2247-2256.

34. Perner A,Haase N,Guttormsen AB,et al. Hydroxyethyl starch 130/0. 4 versus Ringer's acetate in severe sepsis. N Engl J Med,2012,367:124-134.

35. 马朋林.羟乙基淀粉在脓毒症液体复苏中应用与争议.中国实用外科杂志,2013,35:148-151.

36. Young P,Bailey M,Beasley R,et al. Effect of a buffered crystalloid solution vs saline on acute kidney injury among patients in the intensive care unit:the SPLIT randomized clinical trial. JAMA,2015,314:1701-1710.

37. Soussi S,Ferry A,Chaussard M,et al. Chloride toxicity in critically ill patients:What's the evidence? Anaesth Crit Care Pain Med,2017,36:125-130.

38. Hu SL,Said FR,Epstein D,et al. The impact of anemia on renal recovery and survival in acute kidney injury. Clin Nephrol,2013,79:221-228.

39. Spasovski G,Vanholder R,Allolio B,et al. Clinical practice guideline on diagnosis and treatment of hyponatraemia. Nephrol Dial Transplant,2014,29 Suppl 2:i1-i39.

40. Taylor BE,McClave SA,Martindale RG,et al. Guidelines for the provision and assessment of nutrition support therapy in the adult critically ill patient:Society of Critical Care Medicine(SCCM) and American Society for Parenteral and Enteral Nutrition(A. S. P. E. N.). J Parenter Enteral Nutr,2016,40:159-211.

41. Wiesen P,Overmeire LV,Delanaye P,et al. Nutrition disorders during acute renal failure and renal replacement therapy. J Parenter Enteral Nutr,2011,35:217-222.

42. Heyland D,Muscedere J,Wischmeyer PE,et al. A randomized trial of glutamine and antioxidants in critically ill patients. N Engl J Med,2013,368:1889-1897.

43. Iglesias P,Selgas R,Romero S,et al. Selenium and kidney disease. J Nephrol,2013,26:266-272.

44. Wiesen P,Van Overmeire L. Nutrition disorders during acute renal failure and renal replacement therapy. J Parenter Enteral Nutr,2010,35:217-222.

45. 李文雄.急性肾损伤患者的营养支持.中国急救医学,2013,33(7):614-617.

46. Doig GS,Simpson F,Bellomo R,et al. Intravenous amino acid therapy for kidney function in critically ill patients:a randomized controlled trial. Intensive Care Med,2015,41:1197-1208.

47. Gunst J,Van den Berghe G. Parenteral nutrition in the critically ill. Curr Opin Crit Care,2017,23:149-158.

48. Datzmann T,Träger K,Reinelt H,et al. Elimination rates of electrolytes,vitamins,and trace elements during continuous renal replacement therapy with citrate continuous veno-venous hemodialysis:influence of filter lifetime. Blood Purif,2017,44:210-216.

49. Bellomo R, Ronco C, Kellum JA, et al. Acute Dialysis Quality Initiative workgroup. Acute renal failure-definition,outcome measures,animal models,fluid therapy and information technology needs:the Second Inter-

national Consensus Conference of the Acute Dialysis Quality Initiative (ADQI) Group. Crit Care, 2004, 8: R204-R212.

50. Sampath S, Moran JL, Graham PL, et al. The efficacy of loop diuretics in acute renal failure: assessment using Bayesian evidence synthesis techniques. Crit Care Med, 2007, 35: 2516-2524.

51. Ho KM, Power BM. Benefits and risks of furosemide in acute kidney injury. Anaesthesia, 2010, 65: 283-293.

52. Bellomo R, Kellum JA, Ronco C. Acute kidney injury. Lancet, 2012, 80: 756-766.

53. Bellomo R, Chapman M, Finfer S, et al. Low-dose dopamine in patients with early renal dysfunction: a placebo-controlled randomised trial. Australian and New Zealand Intensive Care Society (ANZICS) Clinical Trials Group. Lancet, 2000, 356: 2139-2143.

54. Sward K, Valsson F, Odencrants P, et al. Recombinant human atrial natriuretic peptide in ischemic acute renal failure: a randomized placebo-controlled trial. Crit Care Med, 2004, 32: 1310-1315.

55. Biancofiore G, Bindi ML, Miccoli M, et al. Intravenous fenoldopam for early acute kidney injury after liver transplantation. J Anesth, 2015, 29: 426-432.

56. Endre ZH, Walker RJ, Pickering JW, et al. Early intervention with erythropoietin does not affect the outcome of acute kidney injury (the EARLYARF trial). Kidney Int, 2010, 77: 1020-1030.

第八章

急性肾损伤患者肾脏的修复与预后

一、概述

急性肾损伤(acute kidney injury,AKI)是 ICU 住院患者的常见并发症之一。近年来随着诊断标准的不断修订,AKI 的发生率在全球范围内呈上升趋势,并已成为严重影响社会经济的公共卫生问题。针对 AKI 患者,主要治疗措施是积极祛除致病因素,必要时给予肾脏替代治疗(RRT),等待肾脏的修复。目前,临床缺乏有效的、能够减轻肾组织损伤、促进组织修复、阻止组织纤维化的手段。流行病学数据显示,大多数存活的 AKI 患者,肾功能均可以得到不同程度的修复。本章将就 AKI 发生后肾脏修复的机制、干细胞在 AKI 修复再生中的作用以及 AKI 患者肾功能恢复的流行病学及可能的影响因素等内容进行讨论。

二、急性肾损伤后的组织修复机制

(一)肾脏完全性修复

急性损伤后的肾小管上皮细胞具有强大的增殖再生能力。动物实验证实,AKI 时健存的肾小管上皮细胞会发生去分化和移行,进入有丝分裂周期进行增殖,进而再分化并重建正常的上皮结构。无论是人类还是实验动物,在急性肾小管坏死(ATN)的肾组织中均可观察到大量再生的小管上皮细胞。可以推测,肾脏在理论上具有急性损伤后完全修复的特性与潜能。

通过急性缺血-再灌注损伤小鼠模型发现,完全修复个体肾小管上皮细胞的增殖,在损伤后 3 天即达峰值,2 周后降低,6 周恢复初始状态。与此同时,也会出现纤维化相关基因的表达,在损伤后 3~5 天达高峰,约 2 周后降至正常。肌成纤维细胞的聚集,在损伤后 2 周逐渐减少,6 周基本消失,仅有小灶状残留。急性损伤的肾组织经过修复和重塑,可以实现完全、再生性修复,重建正常结构与功能,其关键在于肾小管上皮细胞的正常增殖与纤维性修复的适度调控。

(二)肾脏不完全性修复与间质纤维化

由于肾组织发生了不可逆纤维化,部分患者在发生 AKI 后直接进入慢性肾脏病(CKD)期,甚至进展为终末期肾病(end stage kidney disease,ESKD)。纤维化过程中三个重要的调控环节为肾小管上皮细胞增殖、微血管内皮细胞再生和肾间质炎症细胞调控。

1. 肾小管上皮细胞增殖周期障碍　动物实验发现,致损因素导致增殖的小管上皮细胞

DNA 受损,使小管上皮细胞周期停滞,进而通过一系列通路促使肾间质纤维化。此外,刺激上皮细胞增殖基因的缺陷也会导致肾间质纤维化和肾功能延迟恢复。调控细胞周期的调节蛋白能够减轻这种纤维化,而改变细胞增殖周期障碍,可以减轻纤维化病变的程度。

2. 肾小管周围微血管持续性损伤　肾小管周围微血管内皮细胞再生能力较肾小管上皮细胞要差得多。在 AKI 的肾组织内很难检测到处于增殖状态的微血管内皮细胞,AKI 后管周微血管网丧失状态常会持续存在。血管内皮生成因子(vascular endothelial growth factor,VEGF)参与了微血管正常结构和功能的调控。由于 VEGF 主要来源于肾小管上皮细胞,AKI 时 VEGF 表达降低,抗血管内皮生成因子水平增加,使微血管内皮细胞很难进行修复和再生。此外也有研究认为,AKI 时肾小管旁微血管的管周细胞脱离微血管进入间质,丧失了其对微血管的支撑作用,进一步造成管周毛细血管网密度减低,间质持续性慢性缺氧,加重肾小管损伤并且抑制修复,促进间质纤维化。

3. 肾间质炎症反应调控失衡　AKI 后的免疫炎症调控极为复杂,尚缺乏清晰阐明其机制的证据。一些研究结果认为,通过调控炎症反应有可能减轻肾组织损伤,促进肾组织再生修复,并减轻纤维化。提示炎症细胞和免疫炎症反应在肾损伤修复中可能发挥了一定作用。

三、干细胞在急性肾损伤修复再生中的作用

干细胞(stem cells)是一类具有自我更新和多向分化潜能的克隆细胞。随着干细胞医学、组织工程学和再生医学等学科的发展,为 AKI 的肾组织修复再生提供了新的思路,主要包括应用外源性或者内源性干细胞诱导 AKI 的组织再生修复,或者启动肾小管的再次发育。

(一)胚胎干细胞

胚胎干细胞(embryonic stem cells,ESCs)来源于胚泡内细胞团。鼠的 ESCs 可分化为表达中间中胚层、早期肾脏发育标志物和肾小管特异性标志物的细胞。将人类羊水来源的干细胞注射植入到胎鼠肾脏,具有形成早期肾单位结构的功能。不过,由于 ESCs 移植存在免疫排斥、成瘤性、诱导分化不完全的问题,来源有限并且牵涉伦理学及法律等问题,限制了其应用。

(二)骨髓造血干细胞

骨髓是干细胞最理想的来源,由于易于获取,可塑性强,使其在组织再生和修复中发挥越来越重要的作用。骨髓包含了多种干细胞,其中主要是造血干细胞(hematopoietic stem cells,HSCs)和骨髓间质干细胞(mesenchymal stem cells,MSCs)。

1. 造血干细胞 HSCs　是未充分分化的原始细胞,具有自我更新和分化增殖的能力,最终可以生成红细胞、白细胞和血小板等。然而动物实验表明,在缺血性 AKI 后注射 HSCs,对于修复肾小管、改善肾损伤并无明显作用,且 HSCs 可能通过动员相关粒细胞增多,加重缺血-再灌注损伤,使小鼠肾功能和组织形态恶化。因此,在肾损伤的修复中 HSCs 的作用存在很大争议。

2. 骨髓间质干细胞 MSCs　来源于中胚层,具有自我更新和多向分化潜能,能够提供造血干细胞生存和成熟的微环境。研究表明,AKI 时给予 MSCs 可以改善肾小球、肾小管、肾间质的结构,促进肾功能恢复。

MSCs 移植促进 AKI 修复的可能机制如下:①骨髓间质干细胞向肾脏归巢:正常情况下外源性输注的 MSCs 归巢至骨髓。而当机体出现组织损伤时,循环中的 MSCs 归巢至炎症损

伤部位,通过内皮细胞进入受损的组织器官。受损的组织器官表达和释放多种趋化因子,这些因子与 MSCs 表达的趋化因子受体相互作用,通过多种途径和信号通路,调控 MSCs 向损伤部位归巢。②旁分泌或内分泌方式:外源性干细胞很少在肾脏定植。研究发现,对 MSCs 和肾小管上皮细胞进行共同培养,在没有细胞直接接触的情况下,MSCs 可以促进受损的肾小管上皮细胞增殖,减少细胞凋亡,提示 MSCs 可能是通过旁分泌或内分泌机制帮助肾脏进行修复。这种修复可能依赖于受损后健存肾小管上皮细胞的增殖来实现。MSCs 旁分泌或内分泌的多种细胞因子,通过参与血管新生、免疫调节和细胞凋亡等过程,改善肾脏修复的微环境。

(三) 多能干细胞

研究人员把四种在 ESCs 中发挥重要作用的基因,强制性转入小鼠的成纤维细胞,成功获得了具有类似 ESCs 的多分化潜能细胞,称为诱导性多功能干细胞(induced pluripotent stem cells,iPSCs)。iPSCs 的出现,使人们能够获得具有患者自身遗传背景的多能干细胞,解决了 ESCs 的伦理学和免疫排斥的问题。现已证明,小鼠 iPSCs 具有向肾脏细胞分化的潜能,经体外诱导 iPSCs 可依次出现中胚层标志,足细胞标志以及肾小管上皮细胞标志。

(四) 肾脏内源性干细胞

在参与肾损伤修复过程的干细胞中,外源性干细胞在肾脏的定植数量极少。肾小管损伤后,肾组织具有再生和修复的能力,形态和功能可以恢复,提示肾脏内的干细胞是肾损伤修复的主要来源。研究表明,肾脏与其他器官一样,也存在器官特异的多潜能干细胞,即肾脏干细胞。

在肾乳头间质存在一群慢反应细胞,平常处于相对静止状态,在缺血性损伤后可重新进入细胞周期。另外,肾脏中存在少许具有多潜能特性"侧群细胞(side population,SP)",这些细胞并不是直接促进肾脏组织再生,而是通过体液作用来改善肾功能。此外,肾脏的一些细胞能够表达肾祖细胞标志物,如内皮祖细胞,成年壁层上皮多潜能祖细胞。这些肾祖细胞可分化为小管结构。将这些具有多向潜能细胞注入 AKI 小鼠体内,可使小管结构恢复正常,肾功能恢复。在 AKI 患者再生的肾小管上皮细胞中,可以在相当长的时间内检测到表达这些标志物的细胞。进一步研究证实,存在于肾小管的祖细胞,可以在肾损伤发生后大量增殖、分化,替代损伤的细胞。人类肾祖细胞大部分位于近端小管的 S_3 段,这里对缺血和毒性损伤非常敏感,并具有修复肾脏结构和功能的能力。

四、急性肾损伤患者肾功能恢复的流行病学与影响因素

(一) 流行病学

随着 AKI 诊断标准的更新,ICU 中 AKI 的发生率目前报道在 16%～39% 之间,住院存活率为 31%～63%。存活者中很大比例患者的肾脏功能可以得到不同程度的恢复,并且不再需要 RRT。文献报道,转出 ICU 时,约 38%～87% 的 AKI 患者不再需要 RRT,出院时则达到 68%～85%,这一比例在非重症患者甚至可以达到 100%。一般来说,肾功能恢复的高峰时段在 AKI 后 90 天,70% 的存活患者此时不再需要 RRT。

(二) 影响肾功能恢复的相关因素

影响存活患者肾脏功能恢复的因素包括年龄、既往肾功能、肾损伤机制和严重程度、合并症,以及包括使用 RRT 在内的干预手段等。

对肾功能恢复的评估,应与肾损伤的评估同步进行。一般来说,肾损伤的程度越重,肾功能完全恢复的可能性越小。对于血肌酐迅速升高、又迅速回落的患者,往往提示肾功能恢复的可能性大。

既往存在慢性肾功能障碍,如糖尿病肾病、血管性疾病、梗阻性肾病等,无论对病死率还是肾功能恢复都非常不利。文献报道,较仅有本次 AKI 的患者,在发生 AKI 之前存在 CKD 的患者,其病死率会有两倍增高,而发展为 ESKD 的概率则会增加 4~5 倍。

流行病学数据发现,具备如下因素的患者,肾功能恢复的比例更高一些,包括低龄、男性、合并症少、本次发病前肾功能正常、脓毒症和感染性休克,以及 RRT 前的血肌酐较低。

(三) 改善肾功能恢复的干预手段

RRT 作为 AKI 的重要支持手段,对肾功能恢复的影响一直得到极大的关注。临床在不断探索 RRT 的时机、剂量和模式,甚至滤器生物膜对肾功能恢复的影响。

1. **肾脏替代治疗开始时机**　对于何时开始 RRT 更有利于患者预后和存活者肾功能的恢复,一直存在争议。几项非随机的研究发现,早期开始高剂量的 RRT 有助于肾功能恢复。然而,随后的一项小样本 RCT 研究未能重复这样的结果。一项关于脓毒症相关 AKI(septic AKI)的回顾性研究显示,AKI 处于 AKIN 2 期是接受连续肾脏替代治疗(CRRT)的最佳时机,84.2% 的存活者肾功能得以恢复。因此,更早开始 RRT 是否有助于改善 AKI 的预后和肾功能恢复,仍然缺少确定的答案。

2. **肾脏替代治疗模式**　两项回顾性队列研究分别提示,CRRT 较间断血液透析(IHD)更有利于肾功能的恢复,以及接受 CRRT 的存活者长期透析风险显著低于接受 IHD 者。不过,后者未能明确 CRRT 改善肾功能恢复的机制,尽管 CRRT 能够通过保证相对稳定的血流动力学状态,可能有利于肾功能恢复,但患者存活率并未增加。在一项针对脓毒症相关 AKI 患者的研究中,接受 CRRT 与接受延长每日血液滤过(extended daily hemofiltration,EDHF)的患者比较后发现,最初接受 CRRT 的患者,其肾功能恢复率为最初接受 EDHF 治疗者的 3.8 倍。

一项选取了 15 项随机研究的系统评价发现,接受 CRRT 与间断肾脏替代治疗(IRRT)的两组患者在病死率、肾功能恢复和血流动力学不稳定发生风险或低血压事件发生方面均无差异。另一项单中心、前瞻性随机对照研究(CONVINT 研究)提示,CRRT 与 IHD 对 AKI 患者病死率和肾功能恢复的影响是等效的。因此,RRT 模式是否影响 AKI 患者肾功能的恢复有待于进一步的研究。

3. **肾脏替代治疗的剂量**　相对较早的 2 项随机对照研究发现,高剂量 RRT 改善了急性肾衰竭患者的预后。其中一项研究没有发现不同剂量 RRT 对肾功能恢复率的差别;另一项研究则提示增加 RRT 剂量可以缩短急性肾衰竭持续时间。随后,两项大规模的随机对照研究(RENAL 研究和 ATN 研究)比较了不同剂量 RRT 对患者预后及肾功能恢复的影响。RE-NAL 研究中,两组患者 CRRT(CVVHDF)的剂量分别为 40ml/(kg·h)与 25ml/(kg·h),存活者在 28 天和 90 天时需要 RRT 的比例无显著差别,90 天内需要 RRT 的天数也无差别。ATN 研究也未发现不同剂量 RRT 对患者 28 天肾功能恢复率的差别,两组患者 28 天内不需要 RRT 的比例也无显著差别($P = 0.07$)。最近,一项大规模、多中心对照研究(IVOIRE 研究)将伴有 AKI 的感染性休克患者随机分为两组,高容量血液滤过(HVHF)组和标准容量血液滤过(SVHF)组的 CRRT 剂量分别为 70ml/(kg·h)与 35ml/(kg·h),两组患者的 90 天

RRT 需要率以及 90 天内无 RRT 天数均无显著差别。因此,RRT 剂量对存活者肾功能恢复的影响尚不明确。

4. 透析器/滤器生物膜材料　RRT 体外循环管路中的血液与透析器/滤器接触后,可以激活白细胞与补体系统,引发炎症反应。这种炎症反应的强度可用于评价膜材料的生物相容性。几项非随机研究发现,生物相容性好的合成膜较生物相容性较差的纤维素膜更有利于肾功能的恢复。然而,其他研究未能得到同样结论,原因可能与患者异质性、RRT 的时机、剂量与模式不同有关。因此,抛开其他因素精准评价膜材料有一定的困难。需要指出的是,大多数用于 CRRT 的滤膜材料是生物相容性较好的合成膜。重症 AKI 患者在 RRT 时最好选择生物相容性较好的合成膜。

5. 其他影响肾功能恢复的干预手段　研究报道,可能影响存活者肾功能恢复的干预手段,包括营养支持、血糖管理、使用袢利尿剂以及促红细胞生成素、胰岛素样生长因子-1 和甲状腺素等。有关这方面的研究只是为改善 AKI 的肾功能恢复提出了方向,进一步的研究有待进行。

五、肾功能恢复的评价

(一)肾功能储备的定义

肾脏功能储备(renal functional reserve,RFR)表示肾脏在某一病理状态或生理刺激下提高肾小球滤过率(GFR)的能力。RFR 类似于心脏储备功能,当生理需求增加时,心输出量相应增加。在生理(如妊娠或孤立肾等)或病理(糖尿病、肾病综合征等)状态下,RFR 能够增加残余肾的 GFR,代偿丧失肾单位的功能并维持正常 GFR 水平。

(二)肾功能储备的监测

1. 基线 GFR　GFR 是最广泛应用的肾功能指标,它代表了所有肾单位滤过速率的总和,可以粗略估计功能肾单位的数量。基线(baseline)GFR 是在普通饮食和正常血流动力学情况下测得的 GFR 值,男性约为 120ml/(min·1.73m^2),女性约为 110ml/(min·1.73m^2)。GFR 并非恒定,随年龄、性别、身高、体重而变化,也受饮食(低蛋白或素食)或其他因素影响。血肌酐(Scr)和基线 GFR 在肾脏损伤至 50% 肾单位丧失时可仍然保持正常,只有当残余肾单位不能补偿丧失肾单位的功能时,基线 GFR 和 Scr 才会发生变化。

2. RFR 和负荷 GFR　负荷(峰值)GFR(stress GFR)和基线 GFR 的差值为 RFR 估计值。一旦确定基线 GFR,临床上可通过口服负荷量蛋白质或静脉输注氨基酸来评估 RFR。RFR 的这一测量过程为肾脏的"负荷试验"。

研究表明,所有个体的 GFR 在急性蛋白质负荷(1~1.2g/kg,半小时输注)试验后均有显著增加,此时 GFR 值为负荷(峰值)GFR。负荷 GFR 可以在肾单位功能完整时达到 180ml/(min·1.73m^2),在孤立肾(50%肾单位)时减少至约 120ml/(min·1.73m^2)。在上述两种情况下,基线 GFR 均可正常,但 RFR 在前者是完整的,而在后者则近乎为零。负荷试验能够反映完整肾脏的滤过能力,尤其是存在亚临床肾损害而 Scr 正常时,它可以敏感且早期的评估肾脏功能的衰退,比基线 GFR 更适合作为肾脏病患者随访的指标。

(三)肾功能储备与肾脏修复

AKI 患者肾单位数量可能会减少,此时残余肾单位发挥代偿功能。肾功能损伤时,Scr升高和基线 GFR 的降低是滞后的。对于完整 RFR 患者,如果肾单位丧失<50%,即使在严重

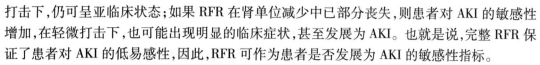

打击下,仍可呈亚临床状态;如果 RFR 在肾单位减少中已部分丧失,则患者对 AKI 的敏感性增加,在轻微打击下,也可能出现明显的临床症状,甚至发展为 AKI。也就是说,完整 RFR 保证了患者对 AKI 的低易感性,因此,RFR 可作为患者是否发展为 AKI 的敏感性指标。

临床如何界定 AKI 的恢复尚存争议。有学者认为,如果患者 Scr 水平恢复至基线值的 150% 以内,定义为肾脏完全修复;当患者不需要接受 RRT 但 Scr 没有达到基线 Scr 值的 150% 以下时,定义为肾脏部分修复;如果患者需要持续 RRT,则定义为肾脏没有修复。然而,这些定义并没有考虑 RFR 评估在修复中的作用。即使 Scr 水平和 GFR 回到基线值,也可能发生 RFR 的显著降低,并且这将使患者在将来危险暴露下增加对 AKI 的敏感性。

评估 RFR 可能会成为一个鉴定肾脏损伤后完全或部分恢复的重要工具。AKI 可能导致肾单位丢失,随后 Scr 和 GFR 可以恢复正常,表面上显示肾脏功能完全恢复,事实上,恢复可能不完全,因为 RFR 并不完整。在这种情况下,负荷试验可揭示肾脏不完全恢复和 AKI 向 CKD 的初期转化。评估 RFR 的益处与常规应用还需要进一步的研究。

六、AKI 向 CKD 的转化、预测以及预防

(一) AKI 患者的肾脏预后

AKI 的临床过程大致可分为三个阶段:①无临床症状阶段:GFR 可以由潜在的肾功能储备进行代偿,导致临床或生化损伤标记物(Scr)没有大幅度的变化。②进展阶段:肾脏损伤和功能变化的证据变得明显,并代表损伤和修复机制开始运转。AKI 的当前定义依赖于功能性标记物,如肌酐和尿量,但它们通常不能精度区分 AKI 的不同阶段。③RRT 阶段:如果 AKI 足够严重时,患者可能需要临时或永久性 RRT。最终阶段代表了损伤和修复机制的临床过程和净结果,受 AKI 的严重程度、持续时间及重复发作频率的影响。最近的一项荟萃分析发现,存活的 AKI 患者在出院后进展为 CKD 的风险增加了 8.8 倍,进展为 ESKD 的风险增加了 3.3 倍。

(二) AKI 向 CKD 转化的作用机制

AKI 代表了初始损伤和宿主反应之后发生的一系列生物过程的结果。一些针对不同模型 AKI 的临床前研究阐明了肾脏损伤的修复机制,AKI 的进展依赖于适应和非适应性修复之间的平衡。AKI 转化为 CKD 的危险因素包括疾病的严重程度、持续时间、发作频率、年龄、预先存在 CKD 以及其他合并症。

1. AKI 向 CKD 转化的遗传相关因素

(1)遗传学:研究表明,AKI 组织修复的早期基因(如 Fos、Jun、Egr1 等)、减少氧超载所致的再灌注损伤分子标记物(如 IL-6、Ho-1 等)、减少缺血-再灌注损伤不利影响的相关基因(如 Fadd、Daxx Bad、Bak 以及抗凋亡因子 Bcl2 等)、通过编码生长因子参与肾小管修复以及再生的基因(如 Nmyc1、Wt1、Gdnf、Mdk)均有表达以及上调。与纤维化以及钙化相关的基因、组织中促炎基因的表达也增强了。此外,在 AKI 发生几天后,编码补体级联组件的相关基因仍有活动,提示了 AKI 炎症反应的持久性。

(2)表观遗传学:基因表达通过蛋白复合体的翻译后修饰、microRNA 的表达等进行调整。组蛋白的乙酰化、去乙酰化作用进一步浓缩或分离染色质对基因表达的启动或抑制进行调控。对于肾脏上皮细胞而言,组蛋白乙酰转移酶的活性可增强或减弱 DNA 的乙酰化作用,从而促进或减弱细胞增殖效应。表观遗传学调整强调 AKI 后内毒素介导的细胞因子的

高反应性。因此，通过表观遗传学的调控来调整基因的表达，似乎在上皮细胞的再生以及炎症反应方面起到重要作用。

（3）microRNA：microRNA 通常分子量小、高度保守。非编码转录 RNA 通过结合到特定的 mRNA 3'非翻译区调节基因的表达并且作为转录后调节因子对目标 mRNA 进行调控。缺血-再灌注动物模型中，可观察到静脉注射有调节细胞增殖、促进血管再生以及抗细胞凋亡的 microRNA 后，发挥了一定的肾脏保护作用。因此，需要进一步的基础研究在众多的 microRNA 分子中寻找具有肾脏保护作用的分子。

2. 上皮细胞损伤与微血管再生障碍　在脓毒症介导的 AKI 中，最常见的是上皮损伤相关分子的模式分子在细胞坏死的过程中被细胞外基质中的 Toll 样受体识别。这个反应过程能够启动体液以及细胞免疫，导致一些不可修复的损伤。有研究发现，AKI 通过上皮细胞分化障碍、肾实质减少、血管球自身调节障碍、肾小球毛细血管的损伤、肾脏毛细血管的减少导致肾组织缺氧和间质纤维化的启动，并抑制肾小管上皮再生。某些未分化的周期细胞、纤维母细胞等间质前体细胞，通过 DPGF-β 介导的细胞分化，使得这些细胞表达 α-SMA 获得成纤维细胞的特性，从而使间质进一步纤维化。异常的、VGEF 介导的内皮细胞完整性的缺失导致"毛细血管稀疏"，进一步阻碍肾小管再生。因此，小管细胞的分化障碍、血管床的缺失、纤维前体细胞增殖与机体体液免疫的激活等引起了肾脏不可逆的结构和功能改变。

3. 低氧以及活性氧的产生　低氧不仅是 AKI 的重要诱因，持续性低氧仍然是 AKI 向 CKD 转变过程中导致微循环障碍以及纤维化改变的重要原因。AKI 与肾实质丢失密切相关，这可能会导致血管床的容量降低、血流动力学异常。这些因素均有助于促进低氧诱导的肾间质纤维化。低氧诱导因子（hypoxia-inducible factors，HIFs）在肾脏缺氧相关的病理生理过程中发挥了对低氧的适应性调节作用，HIFs 的高表达在保护肾脏免受低氧损伤方面有着重要作用。

缺血-再灌注损伤促进了过氧化物以及其他形式活性氧（如过氧化氢、羟自由基等）的产生。在动物实验中，给小鼠静脉注射血管紧张素 II 后，小鼠肾脏血管阻力增加、血流减少，并且这些改变在缺血-再灌注损伤后的动物模型中表现更为明显。因此，活性氧的产生与血管紧张素 II 的高反应性之间可能存在一定的联系，两者的结合效应加剧了 AKI 所致的低氧以及纤维化作用。

（三）AKI 向 CKD 转化的预测与预防

由于缺少前瞻性临床试验，目前的结论多基于回顾性研究，其结果显示 AKI 与 CKD 之间在病因方面存在密切的双向关联。即使 Scr 恢复正常，AKI 过程中肾小管凋亡、间质纤维化、血管床萎缩可能已经发生。在 AKI 发生后，Scr 恢复至基线水平并不能完全反映肾脏的生理情况。动态检测 Scr 水平、病程中无尿时间、康复过程中的尿量以及其他 AKI 相关生化标记物有一定必要性；评估血清或尿液的 AKI 新型生物标记物（NGAL、Cys C 等）为 Scr 稳定的 AKI 患者评价病情恢复或进展提供了可能性。AKI 患者转化为 CKD 的风险可分为低风险和高风险人群，对于高龄、糖尿病患者，要进行密切随访，控制其危险因素，尽量避免 AKI 进展为 CKD。

七、小结

AKI 的组织损伤与修复过程由复杂的多种机制、多种效应细胞共同参与。肾小管上皮细胞、微血管内皮细胞和炎症细胞的作用是这一复杂体系的三个关键环节。对于干细胞在 AKI 修复再生中的作用，虽然动物实验取得了一定的效果，但在人体 AKI 治疗中的有效性和安全性尚不明确。目前认为起主要作用的可能是肾脏内源性祖细胞。绝大多数 AKI 存活者肾功能得以恢复，肾功能的恢复与患者年龄、AKI 的病因和严重程度、AKI 前基础肾功能水平等多个因素相关。RRT 可能有利于 AKI 患者肾功能的恢复，RRT 的时机、模式、剂量与膜材料对肾功能恢复的影响尚不清楚，如何有效地预测并预防 AKI 转化为 CKD，也需要进一步的研究。

（姜　利　马　玲）

参考文献

1. Hsu RK, McCulloch CE, Dudley RA, et al. Temporal changes in incidence of dialysis-requiring AKI. J Am Soc Nephrol, 2013, 24:37-42.

2. Susantitaphong P, Cruz DN, Cerda J, et al. World Incidence of AKI: a Meta-Analysis. Clin J Am Soc Nephrol, 2013, 8:1482-1493.

3. Yang L, Besschetnova TY, Brooks CR, et al. Epithelial cell cycle arrest in G2/M mediates kidney fibrosis after injury. Nature Medicine, 2010, 16:535-543.

4. Basile DP. The endothelial cell in ischemic acute kidney injury: implications for acute and chronic function. Kidney Int, 2007, 72:151-156.

5. Perin L, Giuliani S, Jin D, et al. Renal differentiation of amniotic fluid stem cells. Cell Prolif, 2007, 40:936-948.

6. Joannes-Boyau OI, Honore PM, Perez P, et al. High-volume versus standard-volume haemofiltration for septic shock patients with acute kidney injury(IVOIRE study): a multicentre randomized controlled trial. Intensive Care Med, 2013, 39:1535-1546.

7. Burst V, Pütsch F, Kubacki T, et al. Survival and distribution of injected haematopoietic stem cells in acute kidney injury. Nephrol Dial Transplant, 2013, 28:1131-1139.

8. Anders HJ. Four danger response programs determine glomerular and tubulointerstitial kidney pathology: clotting, inflammation, epithelial and mesenchymal healing. Organogenesis, 2012, 8:29-40.

9. Morizane R, Monkawa T, hoh H. Differentiation of routine embryonic stem and induced pluripotent stem cells to renal lineage in vitro. Biochem Biophys Res Commun, 2009, 390:1334-1339.

10. McCampbell KK, Wingert RA. Renal stem cells: fact or science fiction? Biochem J, 2012, 444:153-168.

11. Sekine M, Monkawa T, Morizane R, et al. Selective depletion of mouse kidney proximal straight tubule cells causes acute kidney injury. Transgenic Res, 2012, 21:51-62.

12. Stads S, Fortrie G, van Bommel J, et al. Impaired kidney function at hospital discharge and long-term renal and overall survival in patients who received CRRT. Clin J Am Soc Nephrol, 2013, 8:1284-1291.

13. Tian H, Sun T, Hao D, et al. The optimal timing of continuous renal replacement therapy for patients with sepsis-induced acute kidney injury. Int Urol Nephrol, 2014, 46:2009-2014.

14. Vats HS, Dart RA, Okon TR, et al. Does early initiation of continuous renal replacement therapy affect outcome: experience in a tertiary care center. Renal Failure, 2011, 33:698-706.

15. Wald R, Shariff SZ, Adhikari NK, et al. The association between renal replacement therapy modality and long-term outcomes among critically ill adults with acute kidney injury: a retrospective cohort study. Crit Care Med, 2014, 42:868-877.

16. Rabindranath K, Adams J, MacLeod AM, et al. Intermittent versus continuous renal replacement therapy for acute renal failure in adults. Cochrane Database Syst Rev, 2007, 18:CD003773.

17. Schefold JC, Haehling S, Pschowski R, et al. The effect of continuous versus intermittent renal replacement therapy on the outcome of critically ill patients with acute renal failure(CONVINT): a prospective randomized controlled trial. Crit Care, 2014, 18:R11.

18. Bagshaw S. Epidemiology of renal recovery after acute renal failure. Curr Opin Crit Care, 2006, 12:544-550.

19. RENAL Replacement Therapy Study Investigators, Bellomo R, Cass A, et al. Intensity of continuous renal-replacement therapy in critically ill patients. N Engl J Med, 2009, 361:1627-1638.

20. Sharma A, Mucino MJ, Ronco C. Renal functional reserve and renal recovery after acute kidney injury. Nephron Clin Pract, 2014, 127:94-100.

21. Basile DP, Bonventre JV, Mehta R, et al. Progression after AKI: understanding maladaptive repair processes to predict and identify therapeutic treatments. J Am Soc Nephrol, 2016, 27:687-697.

22. Carlos E. Palant, Richard L, et al. The acute kidney injury to chronic kidney disease transition: a potential opportunity to improve care in acute kidney injury. Contrib Nephrol, 2016, 187:55-72.

第九章

肾功能异常患者药物剂量的调整

第一节　抗生素剂量的调整

一、概述

抗生素进入体内发挥抗菌作用后,经过代谢最终通过肾脏、肝胆系统以及其他途径排出体外。大多数抗生素及代谢产物主要经肾脏途径排泄,因此患者的肾脏功能状态对抗生素的清除有重要影响。内生肌酐清除率(creatinine clearance, Ccr)作为判断肾小球滤过率(GFR)的敏感指标,其降低程度与肾功能损害程度相平行。对于某些重症患者,由于一些特殊的病理生理过程,使得 Ccr 高于正常,也提示肾功能异常。当患者出现脏器功能障碍时,所使用药物在体内发挥作用及代谢,必须要依据患者的脏器功能状态以及接受治疗的情况全面评估,而 Ccr 可以作为药物体内清除的一个代表性指标。肾脏替代治疗(RRT)对药物的"清除"作用会使机体在特殊病理生理过程以及脏器功能障碍的复杂情况下,对抗生素代谢带来更加复杂的局面。因此对于接受连续肾脏替代治疗(CRRT)的重症患者,需要恰当调整抗生素剂量,以充分发挥抗生素的治疗作用,同时降低药物的毒副反应。

二、肾功能异常时抗生素剂量调整

(一)肌酐清除率增高时抗生素剂量调整原则

在重症疾病的某个阶段,如大面积重度烧伤或脓毒症早期,患者常常表现为心输出量增加等高血流动力学改变,肾脏血流灌注增加,GFR 也相应增加,Ccr 增高。当 Ccr 超过 130ml/min 时,被临床称之为"肾脏清除率增强(augmented renal clearance, ARC)"现象。

这种状况会造成某些抗生素,包括亲水性和中度亲脂性抗生素(如 β-内酰胺类、糖肽类、氨基糖苷类等)经肾脏排泄增加,导致抗生素血浆药物浓度迅速降低,从而影响抗生素的治疗效果。这一现象多见于脓毒症的早期阶段,此时患者处于高血流动力学状态,器官功能尚未受损,高心输出量加快了器官对抗菌药物的清除。以下情况也可能出现 ARC 现象:①引起心输出量增高的各种临床与疾病情况,如高热、甲亢、妊娠等;②烧伤;③一氧化碳中毒;④高蛋白饮食;⑤糖尿病肾病早期。

过去,临床比较关注肾功能障碍患者药物剂量的调整,担心抗菌药物过量给患者带来的安全性问题。实际上,在脓毒症的早期,更为常见的是 ARC 现象。Claus 等观察了 128 例重症感染患者,56%的患者在病程中发生过 ARC,且 ARC 患者抗菌药物治疗的失败率更高。即使是血肌酐正常的患者,也存在 ARC 现象。Carlier 等的研究发现,当 ARC 患者常规剂量使用美罗培南或哌拉西林/他唑巴坦时,PK/PD 达标率较低。

针对 ARC 状况,目前还没有合适的指标和计算方法进行抗生素剂量调整,主要经肾脏排泄的抗生素应依据肾功能进行剂量调整(表 9-1-1)。对于浓度依赖型抗生素(阿米卡星等),应适当增加给药剂量;对于时间依赖型抗生素(头孢菌素等),除了可以增加药物剂量外,也可以通过缩短给药间隔,或者延长输注时间,或者采用连续输注的方法以尽可能延长 T%>MIC,保证抗生素的临床疗效。最好在治疗过程中监测抗生素的血浆药物浓度,以便及时调整抗生素剂量。

表 9-1-1 主要经肾脏排泄的常用抗生素依据肾功能进行剂量调整的推荐

抗生素	肾功能			
	增加[a]	正常	中度受损	严重受损
哌拉西林/他唑巴坦	16/2g,q24h 连续输注或 4.5g,q6h,延长输注大于 4h	4/0.5g,q6h	3/0.375g,q6h	2/0.25g,q6h
头孢噻肟	4~6g,q24h 连续输注或 2g,q4~6h	2g,q6~8h	2g,q6~8h	1g,q6~8h
头孢他啶	4~6g,q24h 连续输注	2g,q8h	1g,q8~12h	0.5~1g,q24h
头孢吡肟	4~6g,q24h 连续输注或 2g,q8h,延长输注大于 3h	2g,q8h	2g,q12h	1g,q24h
亚胺培南	500mg,q4h 或 250mg,q3h,延长输注大于 3h	500mg,q6h	500mg,q12h	250mg,q12h
美罗培南	1g,q6h,延长输注或连续输注	500mg,q6h	500mg,q12h	250mg,q12h
厄他培南	不清楚	1g,q24h	1g,q24h	500mg,q24h
庆大霉素	9~10mg/kg,q24h[b]	7mg/kg,q24h[b]	7mg/kg,q36~48h[b]	7mg/kg,q48~96h[b]
妥布霉素	9~10mg/kg,q24h[b]	7mg/kg,q24h[b]	7mg/kg,q36~48h[b]	7mg/kg,q48~96h[b]
阿米卡星	20mg/kg,q24h[b]	15mg/kg,q24h[b]	15mg/kg,q36~48h[b]	15mg/kg,q48~96h[b]
环丙沙星	600mg,q12h 或 400mg,q8h	400mg,q12h	400mg,q12h	400mg,q24h
左氧氟沙星	500mg,q12h	750mg,q24h	500mg,q24h	500mg,q48h
万古霉素	30mg/kg,q24h 连续输注[b]	500mg,q6h[b]	500mg,q12h[b]	500mg,q24~72h[b]
替考拉宁	负荷剂量:12mg/kg,q12h,3~4 剂；维持剂量:6mg/kg,q12h[b]	负荷剂量:12mg/kg,q12h,3~4 剂；维持剂量:4~6mg/kg,q12h[b]	负荷剂量:12mg/kg,q12h,3~4 剂；维持剂量:2~4mg/kg,q12h[b]	负荷剂量:12mg/kg,q12h,3~4 剂；维持剂量:2-4mg/kg,q24h[b]
达托霉素	不清楚	6mg/kg,q24h	6mg/kg,q24h	6mg/kg,q48h

注:[a]建议给予一些临床基础或/和群体药代动力学研究;[b]建议进行血药浓度监测

（二）肾功能受损时抗生素的选择原则

对于肾功能受损的患者，接受抗生素治疗时，应该遵循以下原则选择和使用药物：①选择主要经肝胆系统排泄或经肝脏代谢，或经肾脏和肝胆系统同时排泄的抗生素，如头孢哌酮、头孢噻肟、大环内酯类等，使用这些药物时通常不用调整剂量；②选择主要经肾脏排泄而其本身并无毒性或仅有轻微肾毒性的抗生素，如阿莫西林、羧苄西林、氨苄西林、头孢唑啉、头孢唑肟、氧氟沙星等，这些药物使用时需调整给药剂量，可根据患者的 Ccr 及相应的处方资料进行调整；③尽量避免使用主要经肾脏清除且肾毒性明显的抗生素，如氨基糖苷类、糖肽类及多黏菌素等，如果必须使用这些药物，应根据 Ccr 严格调整给药剂量，并在使用过程中严密监测肾功能情况，有条件者应及时监测血浆药物浓度并据此调整用药剂量和给药方法。

（三）通过计算内生肌酐清除率调整抗生素剂量

临床可根据 Ccr 判断患者的肾脏损害程度，并据此调整抗生素的剂量。

Ccr 估算公式（Cockcroft-Gault 计算公式）：

$$Ccr = [（140-年龄）×理想体重]/（血肌酐值×72）$$

Ccr、年龄、体重和血肌酐的单位分别是 ml/min、岁、kg 和 mg/dl（1mg/dl=88.4μmol/L），对于女性患者，以上计算值应乘以系数 0.85。

对于主要经过肾脏清除的抗生素，Ccr 可以作为抗生素清除的参考指标，因此也可以参照以下方法进行调整剂量：

$$用药剂量 = 处方标准剂量×（患者 Ccr/正常 Ccr）$$

如果每次给药剂量不变（如浓度依赖型抗生素），也可以通过延长给药间隔降低单位时间内的给药总量，具体方法如下：

$$给药间隔 = 处方标准间隔时间×（正常 Ccr/患者 Ccr）$$

公认的肾脏功能评估指标为 GFR。GFR 的测定方法主要以尿的菊粉清除等外源性物质的清除率作为判断标准。但是除肾小球外，肾小管也参与完成非常重要的肾脏功能。因此以 GFR 作为肾脏功能的评价存在一定的局限性。而测定 GFR 时，菊粉等物质也有相当部分经肾小管排泄，而计算血浆清除率所需要的曲线下面积（area under the curve，AUC）也为估算值，所以临床上并不能以上述方法测定 GFR 来实时评定肾脏功能。较为实用的 GFR 测定方法则是以内源性物质清除，如基于 24 小时尿量的肌酐清除率作为标准。目前临床使用的 GFR 均是通过计算 Ccr 而来（见第一章）。正因如此，临床多以患者 Ccr 为基准来衡量肾脏功能，并据此进行药物剂量的计算。应该注意的是，在肾功能减退时，由于肾小管对肌酐的排泄相应增加，更多的内生肌酐从肾小管排出，此时测得的 Ccr 高于实际 GFR。

三、肾脏替代治疗时抗生素剂量的调整

肾脏替代治疗作为危重症患者治疗的重要手段，越来越普遍的在 ICU 开展使用。RRT 对患者的循环容量、内环境状况、代谢产物等物质的清除等会产生多个方面的影响，当然对体内抗生素的代谢也有重要的影响。

（一）肾脏替代治疗对抗生素代谢的影响

RRT 对抗生素的影响主要与患者因素、药物因素及选择的滤器和 RRT 模式有关。

1. 患者因素 患者体内含水量的变化、液体的分布、血浆白蛋白水平变化、肌肉含

量、血 pH 值、胆红素水平以及肾脏、肝脏功能均影响抗生素的分布及清除。特别是危重症时，毛细血管渗漏直接影响药物的表观分布容积(apparent volume of distribution，Vd)。低蛋白血症会影响高蛋白结合率药物的血浆游离药物水平，直接影响药物的临床疗效及毒副作用。另外，机体内的酸碱水平、电解质状况，特别是胆红素的代谢等都会显著影响药物的体内活性和代谢速率。所以对于危重症患者而言，特殊的病理生理过程、体内环境以及脏器功能情况，甚至某些代谢产物，均可能影响抗生素的体内代谢，进而影响抗生素的疗效。

2. 药物因素

(1)药物的代谢途径：抗生素代谢途径是影响药物清除(通常为肾脏清除、肾外器官清除和体外途径清除的总和)的关键。肾功能受损患者中，CRRT 主要影响通过肾小球滤过清除的药物。肾功能正常并接受 CRRT 的患者可能需要增加药物剂量以达到理想的血药浓度。药物的体外清除率占总清除率的 25%～30% 以上时，体外清除途径对药物的清除影响较大，就必须调整药物剂量。

(2)药物的蛋白结合率：目前常用的 RRT 模式均不影响血浆蛋白水平，因此，高蛋白结合率(protein binding，PB)的抗生素相对于低蛋白结合率的抗生素，不易被 RRT 清除。一般而言，蛋白结合率≥80% 的抗生素很少被 RRT 清除。但一些因素，如患者的血浆白蛋白水平、pH 值、使用肝素、高胆红素血症、血浆游离脂肪酸浓度等因素均能改变体内药物蛋白结合率水平，因而影响 RRT 对抗生素的清除。

(3)药物的分子量：分子量大小主要影响弥散对药物的清除。常用的抗生素中，分子量越小的药物清除率越高。多数药物的分子量小于 500 道尔顿，很少大于 1500 道尔顿。分子量<500 道尔顿的药物能透过低通量透析膜，但低通量透析膜不能清除分子量≥500 道尔顿的抗生素。分子量大小对药物清除的影响还与滤膜孔径的大小相关。小分子易以弥散方式通过透析器膜孔，大分子常以对流方式通过滤器膜孔。

(4)表观分布容积：通常情况下，Vd 与 RRT 清除的药量成反比。

Vd 的计算公式如下：

$$Vd(L/kg) = 药物剂量(mg/kg)/药物血浆浓度(mg/L)$$

一般而言，Vd≤0.7L/kg 的药物易被 RRT 清除，Vd≥2L/kg 的药物不易被 RRT 清除。疾病状态对药物的 Vd 有明显影响，如脓毒症、严重创伤等情况下，患者存在严重的循环紊乱，特别是患者存在毛细血管漏时，使得水溶性抗生素，如头孢他啶、氨基糖苷类药物的 Vd 明显增加。

(5)抗生素分子表面所带电荷：滤膜吸附带负电荷的物质，延缓带正电荷物质的跨膜运动。因此带有负电荷的药物容易被清除，带正电荷的药物则较难被清除。这对 RRT 清除药物影响最大。如庆大霉素是分子量较小的抗生素，其药代动力学(pharmacokinetics，PK)特点是蛋白结合率低、Vd 小，似乎容易被 RRT 清除，但庆大霉素带正电荷，其结果恰恰相反，并不能够被 RRT 清除。常用抗生素的药代动力学参数见表 9-1-2。

3. 肾脏替代治疗模式的选择　透析器/滤器膜的性能是影响药物清除的主要因素，膜的通透性、孔径大小、表面积、吸附能力与抗生素清除率呈正相关。与高通量膜相比，纤维素膜和铜玢膜通透性较低。聚丙烯腈膜吸附力较强，尤其对氨基糖苷类和左氧氟沙星有很强的吸附能力。

表 9-1-2　常用抗生素的药代动力学参数

药物	蛋白结合率（%）	主要代谢途径[a]	分布容积（L/kg）	肾功能正常时药物半衰期（h）	时间依赖或浓度依赖	谷浓度（mg/L）[b]
阿昔洛韦	15	肾脏	0.6	2~4	时间	NA[c]
氨苄西林	28	肾脏	0.29	1.2	时间	8
氨曲南	56	肾脏	0.2	1.7~2.9	时间	8
头孢吡肟	16	肾脏	0.25	2.1	时间	8
头孢噻肟	27~38	肾脏	0.15~0.55	1	时间	8
头孢他啶	21	肾脏	0.23	1.6	时间	8
头孢曲松	90	肝脏	0.15	8	时间	8
西司他汀	40	肾脏	0.2	1	NA	NA
环丙沙星	40	肾脏	1.8	4.1	浓度	1
克拉维酸	30	肝脏	0.3	1	NA	NA
克林霉素	60~95	肝脏	0.6~1.2	3	时间	2
黏菌素	55	肾脏	0.34	2	浓度	4
达托霉素	92	肾脏	0.13	8	浓度	4
氟康唑	12	肾脏	0.65	30	时间	8~16[d]
亚胺培南	20	肾脏	0.23	1	时间	4
伊曲康唑	99	肝脏	10	21	时间	0.125~0.25[d]
左氧氟沙星	24~38	肾脏	1.09	7~8	浓度	2
利奈唑胺	31	肝脏	0.6	4.8~5.4	时间	4
美罗培南	2	肾脏	0.25	1	时间	4
莫西沙星	50	肝脏	1.7~2.7	12	浓度	2
哌拉西林	16	肾脏	0.18	1	时间	16
他唑巴坦	20~23	肾脏	0.18~0.33	1	NA	4
替卡西林	45~65	肾脏	0.17	1.2	时间	16
舒巴坦	38	肾脏	0.25~0.5	1	时间	1~4
万古霉素	55	肾脏	0.7	6	时间	10
伏立康唑[e]	58	肝脏	4.6	12	时间	0.5

注：[a]母体化合物数据；[b]代表适用病原体敏感范围的最高 MIC，如铜绿假单胞菌对 β-内酰胺类的 MIC 值；[c]阿昔洛韦谷浓度不能常规测量，因为药物磷酸化后变为活化形式的三磷酸盐阿昔洛韦；[d]较高层次是推荐念珠菌属剂量依赖的 MIC 目标谷浓度，允许的范围（氟康唑 MIC：16~32mg/ml，伊曲康唑 MIC：0.25~0.5mg/ml）；[e]伏立康唑口服生物利用度约 96%；NA，没有可适用的

CRRT 过程中,超滤率的设定、血流率及与置换液流率的比值、置换液前/后稀释的方式及比例、RRT 治疗时间等均影响抗生素清除,高通量透析器/滤器能够更多地清除抗生素。

(二)腹膜透析与血液透析时抗生素剂量调整原则

慢性肾衰竭患者在接受腹膜透析或血液透析时,血肌酐水平并不能完全反映患者的肾功能状态,此时的肾功能状态应按照严重肾衰竭状态来估计。需使用抗生素时,为保证抗生素的治疗效果,建议在透析结束后给药,如有条件,最好给药前测定抗生素血浆药物谷浓度。对于一些腹膜透析和血液透析(低通量膜)无法清除的抗生素,如万古霉素、两性霉素 B 等,透析前后血浆药物浓度变化不明显,应按严重肾衰竭把握给药的剂量。

(三)连续肾脏替代治疗时抗生素剂量调整原则

重症患者肾脏功能受损多为急性肾损伤(AKI)患者,这类患者的全身情况改变及器官功能障碍导致抗生素药代动力学发生改变。接受 CRRT 过程中,不同的透析器/滤器、治疗模式和治疗剂量对重症患者体内抗生素的浓度产生复杂的影响,因此不能仅根据肌酐清除率及 Vd 等指标调整抗生素药物剂量。药物剂量调整的最终目的是达到有效的血液和感染部位组织浓度,并尽可能减少药物的毒副作用。

危重症患者进行 CRRT 时,可以遵循以下原则调整抗生素剂量:

1. 负荷剂量 主要与药物的 Vd 和生物利用度相关。计算公式如下:

$$负荷剂量 = (Vd × 期望的血药浓度)/生物利用度$$

静脉使用的药物,其生物利用度为 1.0(危重症患者大部分为静脉给药)。给予负荷剂量时通常不需要考虑药物的清除率,可根据处方剂量使用,无须调整。但对于由于各种原因导致 Vd 明显增大的水溶性抗生素(如头孢菌素、氨基糖苷类抗生素等),其负荷剂量应根据 Vd 增大的幅度而相应增加。

2. 维持剂量 抗生素的维持剂量取决于 CRRT 清除率和非 CRRT 清除率。非 CRRT 清除抗生素的量取决于患者的残余肾功能和非肾脏清除率(如药物的肝脏清除率等)。对于主要通过肾外器官清除(包括主要经过肝胆系统清除)的抗生素,患者的基础肾功能状况基本不影响这些抗生素的清除,故不需要调整剂量,如喹诺酮类抗生素。对于不能通过 CRRT 清除的抗生素,治疗时可参考肾功能损伤程度调整抗生素剂量。对于能通过 CRRT 清除的抗生素,根据现有的研究资料,CRRT 治疗 3 小时后小分子水溶性抗生素可清除约 30%,对于这类抗生素,在患者进行 CRRT 时可考虑在原有推荐剂量的基础上增加 1/3,或参照如下计算公式调整维持剂量:

$$维持剂量 = 无尿时给药剂量/(1-体外清除分数)$$

如果不改变维持剂量,也可以考虑缩短给药间隔,计算公式如下:

$$给药间隔 = 无尿时给药间隔 × (1-体外清除分数)$$

无尿时给药的剂量/间隔指肌酐清除率 ≤25% 正常值时药物的推荐剂量或间隔时间。体外清除分数(fractional extracorporeal clearance,FrEc):指在抗生素清除的总量中,经由血液净化等体外治疗清除的部分。例如,连续静脉-静脉血液滤过(continuous veno-venous hemo-filtration,CVVH)时,其 FrEc 的计算公式为:

$$Fr_{CVVH} = CL_{CVVH}/CL_{total}$$

其中,CL_{CVVH}:CVVH 对药物的清除率;CL_{total}:药物总清除率。

3. 根据抗生素发挥作用的类型改进给药方法 浓度依赖型抗生素(氨基糖苷类、氟喹诺酮类、两性霉素 B、甲硝唑等)可通过增加单次给药剂量,使药物在体内达到较高的峰浓度而改善治疗效果。时间依赖型抗生素,如青霉素类、头孢菌素类、大环内酯类、碳青酶烯类、糖肽类等,可通过增加给药剂量、缩短给药间隔或延长输注时间等方式来取得药物浓度超过最低抑菌浓度(minimum inhibitory concentration,MIC)的时间(T>MIC)达到或超过给药间隔的40%~60%(表 9-1-3)。

表 9-1-3　为保证合适的药效学,CRRT 时一些抗生素的建议剂量

抗生素	一些敏感病原体的最佳 PD 推荐目标	通常剂量建议	最高剂量建议	给予更高剂量的关键因素
美罗培南	$C_{min}>4mg/L$	0.5g,q8h,0.5g,q6h	1g,q4~6h	很高的 $Q_{UF}>2~3L/h$ 和/或 $Q_D>1~2L/h$ 关注残余肾功能($CL_{Cr}>50ml/min$) 临界敏感($MIC:8~16mg/L$)
亚胺培南/西司他汀	$C_{min}>4mg/L$	0.5g,q8h,0.5g,q6h		
氟氯西林	$C_{min}>4mg/L$	4g,q8h[a]		
哌拉西林/他唑巴坦	$C_{min}>16~64mg/L$	4.0/0.5,q8h	4.0/0.5g,q4h	关注残余肾功能($CL_{Cr}>50ml/min$)
头孢吡肟	$C_{min}>8mg/L$	1~2g,q12h	2g,q8h	很高的 $Q_{UF}>2~3L/h$ 和/或 $Q_D>1~2L/h$ 残余的 $CL_{Cr}>50ml/min$
头孢匹罗	$C_{min}>8mg/L$	1g,q12h	2g,q8h	非 CRRT 相关的高额外清除 聚砜膜滤器的吸附
头孢他啶	$C_{min}>8mg/L$	1g,q8h 或 3g/d 连续输注	2~3g,q8h	很高的 CL_T(比健康志愿者高2~3 倍)
头孢曲松	$C_{min}>8mg/L$	2g,q24h		
替考拉宁	$C_{min}=10~20mg/L$	负荷剂量:6mg/kg,q12h,4 剂; 维持剂量:3mg/kg,q24h	负荷剂量:6mg/kg,q12h,4 剂; 维持剂量:6mg/kg,q24h	低蛋白血症 关注残余肾功能($CL_{Cr}>50ml/min$)
万古霉素	$C_{min}=15~20mg/L$	0.25~0.5g,q12h	0.5g,q6h	很高的 CRRT 超滤率
环丙沙星	$C_{max}/MIC>8~10mg/L$ $AUC/MIC>100$	0.4g,q12h		
左氧氟沙星	$C_{max}/MIC>8~10mg/L$ $AUC/MIC>100$	0.5g, q48h 或 0.25g,q24h	0.5g,q24h	很高的 $Q_{UF}>3L/h$
莫西沙星	$C_{max}/MIC>8~10mg/L$ $AUC/MIC>100$	0.4g,q24h[a]		

续表

抗生素	一些敏感病原体的最佳 PD 推荐目标	通常剂量建议	最高剂量建议	给予更高剂量的关键因素
氧氟沙星	$C_{max}/MIC>8\sim10mg/L$ $AUC/MIC>100$	0.4g,q8h[a]		
利奈唑胺	$C_{min}>4mg/L$	0.6g,q12h	0.6g,q8h	很高的 CL_{CRRT}

注：[a]单个研究剂量推荐；AUC,药时曲线下面积；CL_{Cr},肌酐清除率；CL_{CRRT},CRRT 清除率；CL_T,药物总清除率；C_{max},峰浓度；C_{min},谷浓度；CRRT,连续肾脏替代治疗；MIC,最低抑菌浓度；Q_D,透析液流率；Q_{UF},超滤液流率

4. 血药浓度监测 重症疾病状态下，抗生素的药代动力学（PK）与药效学（pharmacodynamics,PD）会发生复杂变化（表 9-1-4）；肾功能异常重症患者抗生素剂量的调整可参考表 9-1-5。大部分抗生素按处方推荐剂量或经验性给药难以达到有效的血浆药物浓度，临床医生难以把握，故在有条件的情况下，推荐以血药浓度监测（therapeutic drug monitoring,TDM）来指导抗生素剂量调整，尤其对于治疗窗窄、毒性高的药物。

（四）不同肾脏替代治疗模式时的抗生素清除率

与正常肾脏排泄不同，RRT 只部分替代了肾小球的滤过功能，而肾脏的药物清除不仅通过肾小球滤过，也存在肾小管分泌和重吸收。对于依赖肾小管分泌的抗生素，RRT 患者的抗生素治疗剂量最好依据经此治疗得出的抗生素实际清除率确定。

以下是几种常用 RRT 模式下抗生素清除率的计算（仅供参考）：

1. 连续静脉-静脉血液透析（CVVHD） 通过弥散方式得到的药物清除率可用如下公式计算：

$$CL_{CVVHD}=Q_D\times S_D$$
$$S_D=C_D/C_P$$

其中，CL_{CVVHD}：CVVHD 的药物清除率；Q_D：透析液流率；S_D：药物的饱和系数；C_D：CVVHD 流出液中的药物浓度；C_P：药物的血浆浓度。

2. 连续静脉-静脉血液滤过（CVVH） 通过对流方式得到的药物清除率可用如下公式计算：

$$CL_{CVVH}(后稀释)=Q_{UF}\times SC$$
$$CL_{CVVH}(前稀释)=Q_{UF}\times SC\times[Q_P/(Q_P+Q_{REP})]$$
$$SC=C_{UF}/C_P$$
$$Q_P=Q_B\times(1-HCT)$$

其中，CL_{CVVH}（后稀释）：CVVH 后稀释方式时的药物清除率；Q_{UF}：超滤率；SC：药物的筛选系数；CL_{CVVH}（前稀释）：CVVH 前稀释方式时的药物清除率；Q_P：CVVH 体外循环血浆流率；Q_B：CVVH 体外循环血流率；Q_{REP}：置换液流率；HCT：血球压积；C_{UF}：超滤液药物浓度；C_P：血浆药物浓度。

SC 受药物的特性、半透膜的特性以及药物膜反应等诸多因素影响，但最主要的决定因素是药物的蛋白结合率：

$$SC=1-PB$$

一般情况下，SC 可通过以上公式估算，但 PB 高度可变，受膜材料、药物-膜相互作用和膜孔道特性等多个因素的影响。

表 9-1-4 各种抗生素的一般 PK 特征和在危重疾病状况下体液发生变化时的可能改变

抗生素种类	Vd(L/kg)	体液变化时 Vd 增加?	体液变化时 C_{max} 降低?	血浆半衰期 (h)	蛋白结合率	危重疾病时 CL 改变	需要 TDM
氨基糖苷类	0.2~0.3 与细胞外液相关	是	是	2~3	低	与肾脏功能成比例	是，确保高的 C_{max} 和 CL
β-内酰胺类	可变的，但是与细胞外液相关	是	是	0.5~2 (头孢曲松:6~9h)	低，头孢曲松和苯唑西林除外	与肾脏功能成比例	否
碳青酶烯类	可变的，但是与细胞外液相关	是	是	1 (厄他培南:4h)	低 (厄他培南除外)	变化 (有些例外)	否
糖肽类	0.2~1.6 与细胞外液相关	是	是	万古霉素:4~6h 替考拉宁:80~160h	万古霉素:30%~55% 替考拉宁:90%	与肾脏功能成比例	是，确保血浆 C_{min}>15mg/ml
替加环素	7~10	不大可能	不大可能	37~66	73%~79%	胆汁淤积时可能减少	否
克林霉素	0.6~1.2	是	是	1.5~5	65%~90%	肝脏 CL 减少	否
利奈唑胺	0.5~0.6	否	是	3.5~7	31%	危重疾病时的 PK 变化可能无临床意义	否
黏菌素[a]	0.18~1.5 (60kg 患者)	是 可能	是 可能	2~7.4	无资料	与肾脏功能成比例	否

注：Vd，表观分布容积；CL，药物清除率；PK，药代动力学；TDM，治疗药物监测；[a] 因为缺少可靠的分析方法，很少有精确的黏菌素药代动力学数据

表 9-1-5　危重患者抗生素剂量调整的指南推荐

抗生素种类	危重患者建议的剂量调整	
	肾功能正常	中至重度肾功能障碍
氨基糖苷类	如果可能，以 C_{max}：MIC = 10 为目标，使用高剂量（如庆大霉素：7mg/kg）；监测 C_{min}，目的是发现不可知的血浆药物浓度[a]	如果可能，使用高剂量，然后监测 C_{min}，但需合理的延长给药间隔：36~48h；如果患者必须降低剂量，尽可能根据 MIC 值调整剂量
β-内酰胺类或碳青霉烯类	可通过延长输注给药或连续输注增加给药频率，确保 T>MIC	如果使用间断给药，可以降低剂量或给药频率（两者取其一），β-内酰胺类有更大的治疗窗
糖肽类	剂量 30~40mg/（kg·d）（万古霉素），可以根据血浆 C_{min} 浓度增加剂量（目标 15~20mg/L），难以达到治疗 C_{min} 时应该使用连续输注	为确保足够分布，第一天应该给予高剂量，依据 C_{min} 调整剂量
氟喹诺酮类	应该以达到高的 C_{max}／MIC 为目标给予剂量（如：环丙沙星 1200mg/d）；对一些高肌酐清除率的患者，左氧氟沙星可能需要 500mg/12h（但给予高剂量时需监测其不良反应（如：癫痫）	左氧氟沙星、加替沙星、环丙沙星需要调整剂量；负荷剂量不变，但需要降低给药频率或维持剂量
替加环素	负荷剂量：100mg，维持剂量：50mg/12h	肾衰竭或透析患者不需要调整剂量[b]
利奈唑胺	600mg/12h	肾衰竭或透析患者不需要调整剂量
林可霉素或克林霉素	600~900mg/8h	肾脏或肝功能障碍时降低林可霉素剂量或给药频率；肝功能障碍时减少克林霉素给药频率
黏菌素	5mg/（kg·d）黏菌素或黏菌素 75 000U/（kg·d）黏菌素[c]，分三次给药	降低剂量或给药频率，两者不可同时调整

注：MIC，最低抑菌浓度；C_{max}，峰浓度；C_{min}，谷浓度；[a]氨基糖苷类的抗生素后效应难以预测，推荐监测血浆谷浓度，否则可能导致细菌再生长；[b]对于严重胆汁淤积患者，替加环素推荐 50mg 负荷剂量后，25mg/q12h；[c]1mg 黏菌素等于 12 500 国际单位

CVVH 采用后稀释方式时,药物的清除可以直接用超滤率 Q_{UF} 与 SC 的乘积表示。

采用前稀释方式时,由于进入滤器的血液被置换液稀释,所以在同样置换液流率时药物清除要比后稀释方式少。

前稀释方式计算药物清除需要包含稀释校正因子:

$$稀释校正因子 = Q_P / (Q_P + Q_{REP})$$

3. 连续静脉-静脉血液透析滤过(CVVHDF) 通过对流和弥散结合方式得到的药物清除率可用如下公式计算:

$$CL_{CVVHDF} = (Q_{UF} + Q_D) \times S_D$$

CVVHDF 模式中对溶质的清除包括了对流及弥散两个过程,由于对流、弥散相互影响,计算药物的清除率变得更加复杂。尽管 CVVHDF 采用后稀释方式对药物的清除率可用弥散(CL_{CVVHD})和对流(CL_{CVVH})对溶质清除率之和表示,但是这种计算方法经常过高估计了药物的清除量。

对于高容量血液滤过患者,由于其治疗时体外管路抗凝、前稀释和后稀释的方式经常按照一定的比例不断进行调整,在这种状态下计算药物清除率更加困难,最好进行血浆药物浓度监测并据此调整药物剂量。

4. 连续肾脏替代治疗时抗菌药物剂量的计算 Choi 等描述了一种 CRRT 患者抗菌药物剂量的计算方法(图 9-1-1)。该方法可以大致计算 CRRT 时抗生素的给药剂量和给药方法。Vd:表观分布容积;CL_{tot}:药物总清除率;C_{max}:峰值浓度;MIC:最低抑菌浓度;AUC_{24}:24 小时药时曲线下面积;Cp:平均血药浓度。

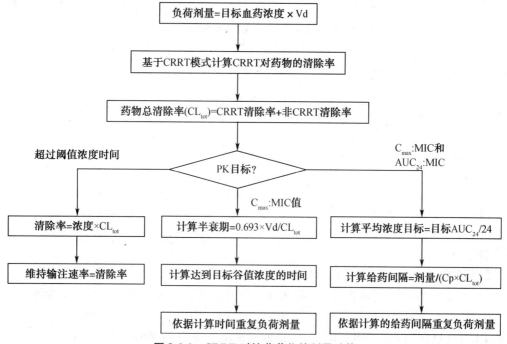

图 9-1-1 CRRT 时抗菌药物的剂量计算

举例说明 1:一个 70kg 成人患者,出现了急性肾损伤,无尿,正在接受 CVVH(AN69 膜)治疗,超滤率为 35ml/(kg·h),后稀释方式补充置换液。已确定其为肠杆菌属感染,对美罗培南的 MIC 值为 4mg/L,现决定选用美罗培南进行抗感染治疗。请问:如何决定美罗培南的负荷剂量和维持剂量?

根据先前的研究(可参考文献:Choi et al. Principles of antibacterial dosing in continuous renal replacement therapy. Crit Care Med 2009;37:2268-2282.),已知美罗培南的 Vd:28L,AN69 膜对美罗培南的筛选系数(SC):0.95,非 CRRT 清除率(通常指该药物的肝脏清除率):60ml/min。由于美罗培南为时间依赖型抗生素,为了达到最佳的抗菌效果,临床期望的 PK/PD 目标:T>MIC 为 100%,目标血药浓度为 5×MIC = 20mg/L。根据图 9-1-2 的计算流程可以得出如下结果:美罗培南的负荷剂量约为 500mg,维持剂量为 2mg/min(持续静脉泵入)。

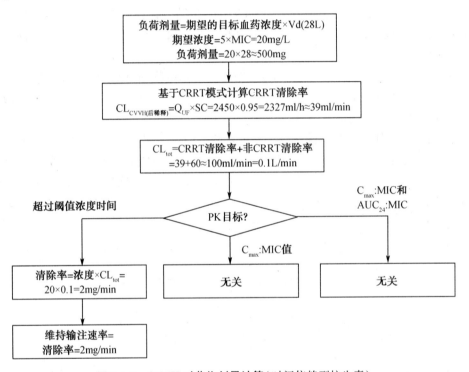

图 9-1-2　CVVH 时药物剂量计算(时间依赖型抗生素)

举例说明 2:一个 70kg 成人患者,出现了急性肾损伤,无尿,正在接受 CVVH(AN69 膜)治疗,超滤率为 35ml/(kg·h),后稀释方式补充置换液。已确定其为绿脓杆菌感染,对阿米卡星的 MIC 值为 4mg/L,现决定选用阿米卡星进行抗感染治疗。请问:如何决定阿米卡星的负荷剂量和给药方法?

根据先前的研究,已知阿米卡星的 Vd:33L,AN69 膜对阿米卡星的筛选系数(SC):0.62,非 CRRT 清除率(通常指该药物的肝脏清除率):23ml/min。由于阿米卡星为浓度依赖型抗生素,为了达到最佳的抗菌效果,临床期望的 PK/PD 目标:C_{max}:MIC>8~10。假定该患者的 PK/PD 目标为 C_{max}:MIC = 8,那么,目标峰值浓度应为 8×MIC = 32mg/L;由于阿米卡星具有抗生素后效应,临床期望其谷值浓度达到 1mg/L。根据图 9-1-3 的计算流程可以得出如下结果:阿米卡星的负荷剂量约为 1000mg,维持剂量同于负荷剂量,但给药间隔应延长至 40 小时。

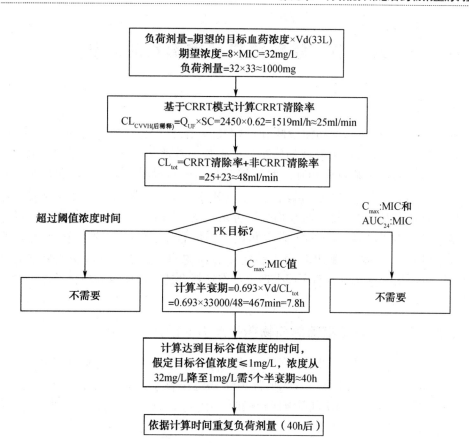

图 9-1-3　**CVVH 时药物剂量计算**（浓度依赖型抗生素）

四、小结

近年来,临床上发生 AKI 和合并慢性肾脏疾病的患者数量呈显著增加趋势,RRT 的应用也日益广泛。RRT 技术在带来临床疗效的同时,也增加了药物在体内代谢等环节的复杂性。特别是使用抗生素治疗重症感染患者时,保证血药浓度在有效以及安全范围内是降低患者病死率的关键措施之一。因此,对于存在或潜在存在 AKI 的危重症患者使用药物时,务必要评估其用药方案。由于危重症患者常常存在全身炎症反应,循环(高动力学状态或低动力学状态)、肾脏、肝脏等器官功能以及代谢的变化使药物在体内的分布容积、蛋白结合率、组织浓度、排出途径及速率等均发生改变,药物在体内的代谢过程变得难以预测,RRT 等体外治疗不同程度地加剧了这种状况。因此,依据处方资料使用抗生素显然与患者的病理生理变化不相适应。以 PK/PD 理论指导重症患者抗生素的使用,尤其是在患者接受了 RRT 的情况下,并不能明确每一种抗生素的用药方案,但能帮助医务人员在针对具体患者的治疗中获得一定的启示,以期达到合理应用抗生素、降低抗生素耐药率的目标。

(郭利涛　王　雪)

第二节 镇痛镇静药物剂量的调整

一、概述

重症患者疼痛、焦虑和躁动使诊断和治疗复杂化,自行拔出导管等风险增加,护理更为困难,故 ICU 常应用镇痛镇静药物使重症患者处于舒适和安静状态。此外,镇痛和镇静通过降低应激相关的炎症反应和肺部并发症而改善疾病过程。ICU 患者常存在不同程度的器官功能障碍,肝肾功能障碍可显著改变药物的药代动力学(PK),使常规剂量的镇痛镇静药物在体内代谢减慢、排泄减少而导致苏醒延迟,必然导致相关不良预后。肾功能障碍不仅改变药物及其代谢产物的排泄,并可改变药物的分布、转运和生物转化,从而影响药物的药效学(PD)。因此,了解 ICU 患者镇痛镇静药物的特点以及肝肾功能异常对其 PK/PD 的影响,以便根据重症患者的病理生理学状态选择合适的镇痛镇静药物及进行必要的剂量调整。

二、急性肾损伤对镇痛镇静药物药代动力学的影响

肾脏对多种药物及其代谢产物的排泄起重要作用,肾脏清除药物涉及肾小球滤过、肾小管分泌和重吸收三种机制。其中,肾小球滤过呈被动过程,水溶性、小分子药物易于滤过,并经尿液排泄。AKI 除影响药物排泄外,对药物在体内的代谢也有不同程度影响。

(一) 分布

镇痛镇静药物通常与蛋白高度结合,血浆蛋白与药物的结合是影响药物分布的重要因素。肾功能障碍患者往往伴有低蛋白血症,同时,白蛋白分子结合部位的构象变化,以及蓄积的内源性物质竞争性与白蛋白结合,使血浆蛋白与酸性药物的结合能力下降,游离药物浓度增加,经肾脏清除的药物随之增加。另外,AKI 患者往往存在液体蓄积,使水溶性药物的分布容积增大,药物更多地分布于血管外组织器官,血药浓度降低,进一步降低了血药浓度。由于肾功能受损,药物的清除率下降,药物及其代谢产物会在体内蓄积。这些因素将影响药物的剂量-效应关系。因此,临床医师应关注 ICU 患者的液体状态、白蛋白水平以及肾功能状况对镇痛镇静药物的分布和清除的影响。

(二) 代谢

肾功能障碍时,药物的非肾脏清除率(通常指药物的肝脏清除率)减退。即使药物几乎或完全经非肾脏途径排出体外,如果未调整药物剂量,也会导致肾功能障碍患者药物在体内蓄积。诸多研究显示,不管是慢性肾功能障碍还是 AKI,药物在肝脏的代谢都可能发生变化。肝脏血流量、药物与血浆蛋白的结合、肝脏代谢酶活性以及肝脏代谢途径等都可能受肾功能的影响。例如,AKI 患者的体内毒素不能排泄而蓄积在体内,从而继发内环境紊乱,这一改变可干扰肝脏代谢酶的功能,使各种药物的代谢过程、转化速率和途径均受到不同程度的影响。AKI 可显著降低咪达唑仑在肝脏中的代谢,可能与其降低 CYP3A 代谢酶的活性相关,因此,AKI 患者应用咪达唑仑易出现深度镇静状态。肾功能障碍时,葡萄糖醛酸苷结合物蓄积,也是影响药物代谢的途径之一。此外,肾脏也表达许多与肝脏相同的药物代谢酶。

在肝移植患者术中无肝期,异丙酚和吗啡的葡萄糖醛酸化可能发生在肾脏或其他器官,肾功能障碍时肾脏的药物代谢作用降低,导致药物在体内蓄积。临床医师在实际工作中,对 AKI 患者镇静镇痛药物的使用剂量应予以重视,必要时监测其血药浓度,以期达到理想的治疗作用且避免不良反应的发生。

（三）排泄

代谢是体内药物清除的主要机制,有些药物主要以原形经肾排泄。药物的血浆清除率是描述患者清除药物能力的较好指标。

1. 肾脏排泄 依据肾功能障碍的病因,肾小球和肾小管组织学所受影响有所不同。按照完整肾单位学说,病变肾单位各部分受到相同的影响,因此,无论哪种肾内排泄途径,即滤过、分泌和重吸收,病变肾脏的排泄功能可由 GFR 加以量化。如果药物主要经肾脏清除,患者药物清除率的变化直接与 GFR 或 Ccr 成正比。

重症患者药物的清除受到多种因素的影响。目前对药物建立的 PK 模型主要以单一的慢性器官疾病为主,这些 PK 模型不适合于 ICU 患者。因为重症患者通常基础疾病较多,营养状态差,可能伴有多器官功能障碍,药物的清除并非单纯地受肾功能的影响。ICU 患者镇痛镇静药物的清除不仅受肾功能的影响,还受到营养状态、肝功能、血流动力学等诸多因素的制约。目前正试图采用新的药代动力学方法解决这一难题,如群体药代动力学。群体药代动力学考虑了 ICU 患者的一些重要因素,如肝肾功能、年龄、性别、体重等,然后分析这些因素对药物 PK 的影响,目前主要应用于重症患者抗生素使用的研究。虽然 ICU 患者药物的清除不能仅仅考虑肾功能状态的影响,但肯定的是,GFR 下降可明显降低药物及其代谢产物的排泄。对于该类患者,临床医师应调整药物剂量或选用其他的非肾脏清除药物。

2. 活性代谢产物蓄积 许多药物经代谢从体内清除,代谢产物常为无活性的废物,但也有例外。一些称为药物前体的物质在体内依赖生物转化形成一种或多种活性物质而发挥药理作用;另有一类物质,母体化合物和其代谢产物均具活性。药物代谢产物通常经进一步的代谢和/或肾脏排泄而清除,肾功能障碍会导致一些代谢产物蓄积。此类患者调整药物剂量时,应当对所有具有活性的药物及其代谢产物进行考虑。例如,吗啡在体内代谢为 5 种产物:吗啡-3-葡萄糖醛酸、吗啡-6-葡萄糖醛酸、去甲吗啡、可待因和吗啡-N-氧化物,肾脏排泄吗啡仅占其全部的 4%,当给予标准剂量吗啡时,AKI 患者表现为典型的吗啡中毒征象,即呼吸抑制、反应迟钝和低血压,表明吗啡代谢产物在体内蓄积。其中,吗啡-6-葡萄糖醛酸的阿片类镇痛作用较吗啡强,因而导致长时间的呼吸抑制。另外,咪唑安定的代谢产物葡萄糖醛酸化的羟咪唑安定也可在体内明显积蓄。肾功能障碍患者转运蛋白的活性发生变化,从而涉及吗啡及其活性葡萄糖醛酸的药代动力学和毒性的改变。肾功能正常时,吗啡-6-葡萄糖醛酸不易通过血脑屏障,而 AKI 患者即使单次应用吗啡后,吗啡-6-葡萄糖醛酸血药浓度显著增加,24 小时后脑脊液中的药物浓度较肾功能正常者高 15 倍,提示 AKI 时多种因素导致一些药物及其活性代谢产物的 PK/PD 发生变化。

目前对 AKI 患者镇痛镇静药物的 PK/PD 缺乏模型研究,现有研究建立的 PK/PD 模型主要来源于慢性肾功能障碍患者,但单纯的肾损伤远远不能反映重症患者的真实情况,这就要求医务工作者在今后的工作中,一方面利用最新的手段和方法建立 ICU 患者镇痛镇静药物的 PK/PD 模型,以实现个体化给药;另一方面作为临床医师,应熟练掌握常用镇痛镇静药物的药代动力学,以及 AKI 对其在体内吸收、蛋白结合、分布、代谢转化和清除的影响。

三、肾功能障碍时药物剂量的调整

AKI 患者应注意调整药物剂量,以避免药物及其活性代谢产物过度蓄积而导致严重不良反应。临床常通过减少维持剂量和/或延长给药间隔调整药物剂量,目标是维持与肾功能正常患者相同的稳态游离血药浓度。肾功能障碍患者药物剂量调整可采用二步法:首选了解个体的 PK 资料,如血浆清除率、分布容积和清除半衰期等参数;其次应了解患者的器官功能状态与 PK 参数之间的关系。

肾功能评估是 AKI 患者调整药物剂量的重要步骤。对于主要经肾脏清除的药物,其药物清除率与 GFR 基本成正比。肌酐清除率(creatinine clearance,Ccr)是评估 GFR 最常用的方法,可通过收集 24 小时尿量、尿肌酐和/或基于血肌酐进行计算。许多公式可用于评估肌酐清除率,最常用的是 Cockcroft-Gault 公式。应强调的是,重症疾病状态有许多因素影响肌酐清除率评估的准确性。有关 GFR 的估算公式在第一章已有详细阐述。

当 fe(药物以原形经肾脏排泄的百分数)>0.3 时,Ccr<30ml/min 的患者需要调整药物剂量。当药物的 fe 接近 1.0 时,Ccr<50ml/min 甚或 Ccr 更高时必须调整药物剂量。当 fe<0.3 时,例如地西泮和劳拉西泮等,虽然药物很大程度经非肾脏途径清除,但慢性肾病时药物的代谢发生变化,此时也需调整药物剂量,以免药物过多蓄积。肾功能障碍时,如果某些母体药物未进行适当调整,其活性代谢产物将发生蓄积。此外,一些药物的药效学也会发生变化。因此,肾功能障碍患者的血药浓度与肾功能正常者的血药浓度相等或相似时,两者产生的药效并不完全一致。重症 AKI 患者可能会伴有肝功能障碍,应注意肝肾功能障碍对 PK 的共同影响。

对于接受了血液净化治疗的患者,药物清除可能增加,使镇痛镇静药物的应用更趋复杂化。尽管肾功能障碍会使一些药物的排泄减少,半衰期延长,为迅速达到药物靶浓度仍需给予负荷剂量。

四、肾功能障碍对常用镇静药物的影响

(一)丙泊酚

丙泊酚(Propofol)是一种超短效静脉麻醉药,用于全身麻醉的诱导和维持,也常用于机械通气患者的镇静治疗。丙泊酚起效快而平稳,可在约 30 秒内产生睡眠状态,停药后意识恢复迅速,约需 10~25 分钟。丙泊酚血浆蛋白结合率高达 97%~98%,在体内分布广泛,并迅速从机体清除,总体清除率为 1.5~2L/min。丙泊酚主要通过肝脏代谢,形成双异丙酚和无活性的醌醇结合物,该结合物从尿中排泄,丙泊酚清除率超过肝脏血流量时,提示存在肝外清除。研究显示,肝脏疾病以及 AKI 对丙泊酚的清除以及药效学均没有影响,老年人以及重症患者丙泊酚的清除会减慢,但药效学不变。因此,肾功能障碍患者短期内使用丙泊酚无须调整剂量。重症患者丙泊酚剂量范围为 0.36~7.8mg/(kg·h),长时间用药时,维持剂量不超过 3mg/(kg·h)。

(二)咪达唑仑

咪达唑仑(Midazolam)又名咪唑安定,是 ICU 患者常用镇静药物之一,属于新一代苯

二氮䓬类药物。该药水溶性好,起效快,迅速进入中枢神经系统,约2分钟即可起效,半衰期为1.5~2.5小时,血浆蛋白结合率为94%,主要经肝脏代谢,代谢产物为具有活性的α-羟基咪唑安定(药理活性为咪唑安定的63%)、无活性的4-羟基咪唑安定和活性较弱的α-羟基咪唑安定葡萄糖醛酸(药理活性为咪唑安定的9%),代谢产物多数以葡萄糖醛酸结合物形式经肾排泄,不到0.5%的药物以原型经尿排出。由于血浆中游离药物增多、药物清除减少以及游离的活性代谢产物在体内蓄积,AKI患者咪唑安定效应明显增强。肝损伤时,咪唑安定的半衰期延长至正常时的3倍,药物清除变慢也容易导致活性代谢产物的蓄积。因此对于AKI以及肝损伤患者,使用咪达唑仑时应制订个体化给药方案,最好监测其血药浓度,并定时进行镇静深度评估,随时根据镇静程度调整其输注速率。

(三) 右美托咪定

右美托咪定(Dexmedetomidine)是高选择性α_2-肾上腺素能受体激动剂,具有中枢性抗交感作用,能产生近似自然睡眠的镇静作用,同时具有一定的镇痛、利尿和抗焦虑作用,对呼吸无抑制,很多研究发现它具有心、肾和脑等器官功能保护特性。右美托咪定可用于气管插管重症患者的镇静、围术期麻醉联合用药和有创检查的镇静。右美托咪定分布半衰期约为6分钟,清除半衰期约为2小时,在肝脏中几乎完全被生物转化,极少以原形从尿和粪便中排出。生物转化包括直接葡萄苷酸化和细胞色素P450介导的代谢,大多数代谢产物从尿中排出。在不同程度肝功能损伤受试者中,右美托咪定的清除率比健康受试者低。轻、中和重度肝功能损伤受试者的清除率分别为正常健康受试者的74%、64%和53%,游离药物的清除率分别为正常健康受试者的59%、51%和32%。尽管其95%的无活性代谢产物经肾脏排泄,与健康人相比,右美托咪定在肾功能障碍患者中的药代动力学没有太大的差异。因此,AKI患者无须调整右美托咪定的剂量。

五、肾功能障碍对常用镇痛药物的影响

(一) 吗啡

吗啡(Morphine)为阿片类受体激动药,具有强大的镇痛作用,同时具有镇静作用。吗啡能抑制呼吸中枢,使用过量会导致呼吸中枢麻痹、呼吸停止至死亡,反复使用吗啡会出现耐受性以及成瘾性。该药皮下和肌内注射均吸收迅速,清除半衰期为2~3小时,蛋白结合率为26%~36%。一次给药镇痛作用可维持4~6小时。吗啡主要在肝脏代谢,60%~70%在肝内与葡萄糖醛酸结合成吗啡-3-葡萄糖醛酸和吗啡-6-葡萄糖醛酸,其中吗啡-6-葡萄糖醛酸仍有镇痛效能,且镇痛效能比吗啡强,另外10%脱甲基后成为去甲基吗啡,20%为游离型。这些代谢产物主要经肾脏排出,少量经胆汁和乳汁排出,老年人清除速率下降近一半。研究证实,肝、肾功能障碍可明显改变吗啡的药代动力学,严重肝硬化患者吗啡的半衰期会显著延长;对于肾功能障碍患者,吗啡以及代谢产物经肾脏排泄的量会明显减少,导致代谢产物在体内蓄积。因此,老年人以及肝肾功能障碍患者使用吗啡时应实施个体化给药,避免中毒反应的发生。一旦发生急性中毒,立即气管插管进行机械通气,补充血容量以维持循环,并给予特异性拮抗药纳洛酮进行解救。

(二) 氢吗啡酮

氢吗啡酮(Hydromorphone)是半合成阿片类μ受体兴奋剂,用于中重度疼痛患者的镇痛治疗,静脉用药时镇痛作用是吗啡的8.5倍。氢吗啡酮在肝脏代谢,由于迅速转化为初级代

谢产物,肾功能障碍时无明显蓄积,而且其代谢物无镇痛活性及阿片相关的不良作用,因此较吗啡和其他阿片类药物更加安全,肾功能障碍时可用其替代其他阿片类药物。血液透析能有效地清除氢吗啡酮,尽管氢吗啡酮-3-葡糖苷酸蓄积和存在相关肾毒性,肾功能障碍及血液透析患者应用氢吗啡酮具有较好的安全性和有效性。

(三) 哌替啶

哌替啶(Pethidine)又名度冷丁,为人工合成的阿片受体激动剂,是一种合成镇痛药,其作用和机制与吗啡相似,但镇静、麻醉作用较吗啡小,仅相当于吗啡的 1/10~1/7。哌替啶对呼吸系统的抑制作用较弱,长期使用会产生依赖性。口服或注射哌替啶均可吸收,口服时约有 50% 首先经肝脏代谢,故血药浓度较低。临床上常肌内注射给药,发挥作用较快,10 分钟即可出现镇痛作用,持续约 2~4 小时,蛋白结合率为 40%~60%。哌替啶主要经肝脏代谢成哌替啶酸、去甲哌替啶和去甲哌替啶酸水解物,然后与葡萄糖醛酸形成结合型或游离型经肾脏排出。哌替啶清除半衰期约 3~4 小时,肝功能障碍时增至 7 小时以上。因其代谢产物去甲哌替啶具有诱发癫痫的作用,以及其代谢产物主要经肾脏排泄,因此 ICU 患者长期应用哌替啶镇痛并不是较好的选择,肾功能障碍可致代谢产物在体内蓄积。

(四) 芬太尼

芬太尼(Fentanyl)为人工合成的强效麻醉性镇痛药。镇痛作用机制与吗啡相似,为阿片受体激动剂,作用强度为吗啡的 60~80 倍。芬太尼对呼吸的抑制作用弱于吗啡,但静脉注射过快则易抑制呼吸,有成瘾性。与吗啡和哌替啶相比,芬太尼作用迅速,维持时间短,静脉注射 1 分钟即起效,4 分钟达高峰,维持 30~60 分钟。肌内注射时约 7~8 分钟发生镇痛作用,可维持 1~2 小时,蛋白结合率近 90%。肾功能障碍不影响芬太尼的代谢,可长时间应用于肾功能障碍患者,其清除主要受肝脏血流的影响。

(五) 舒芬太尼

舒芬太尼(Sufentanil)为芬太尼的衍生物,主要作用于 μ 阿片受体。其亲脂性约为芬太尼的两倍,更易通过血脑屏障,与血浆蛋白结合率较芬太尼高,约为 92.5%。舒芬太尼与阿片受体的亲和力较芬太尼强,不仅镇痛强度更大,而且作用持续时间也更长,约为芬太尼的 2 倍。舒芬太尼的生物转化主要在肝脏和小肠内进行,约 80% 被肝脏摄取,在肝内经生物转化形成 N-去烃基和 O-去甲基代谢物,经肾脏排出。其中,去甲基代谢物有药理活性,效价约为舒芬太尼的 1/10,与芬太尼相当,这也是舒芬太尼作用持续时间长的原因之一。由于其主要代谢产物经肾脏排泄,因此 AKI 患者使用舒芬太尼镇痛应减量使用。肝硬化对其在体内的清除没有明显影响,但没有接受机械通气治疗的 ICU 患者应用舒芬太尼时务必减量使用,以免发生呼吸抑制或胸肌强直。

(六) 阿芬太尼

阿芬太尼(Alfentanil)为芬太尼的衍生物,主要作用于 μ 阿片受体,为短效镇痛药,镇痛强度为芬太尼的 1/4,作用持续时间为其 1/3。起效快,静脉注射 1.5~2 分钟达峰,维持约 10 分钟,清除半衰期为 64~129 分钟,长时间输注后,其作用维持时间延长。阿芬太尼的亲脂性较芬太尼低,与血浆蛋白结合率却较高,几乎全部从肝脏代谢,药物以原形由尿液排出的剂量小于 1%。阿芬太尼在体内的清除主要取决于肝脏血流量以及蛋白结合率。该药反复注射或大剂量注射后,可在用药后 3~4 小时出现延迟性呼吸抑制,临床上应引起警惕。

研究发现,肾功能障碍不影响阿芬太尼的药代动力学,但肝硬化患者半衰期明显延长。多项研究已经证实,阿芬太尼在重症患者体内的清除明显降低,ICU 患者给予阿芬太尼镇痛治疗时需采取间断给药的方式,并定时进行临床效应的评估。

(七) 瑞芬太尼

瑞芬太尼(Remifentanil)为超短效人工合成阿片类药,起效迅速(约 1 分钟)并很快达到稳态,瑞芬太尼的独特之处是通过血液和组织中非特异性酯酶水解代谢,时量相关半衰期(context-sensitive half-time)稳定,约为 2～3 分钟,因此,肝肾功能障碍不影响瑞芬太尼的药代动力学。瑞芬太尼的镇痛作用与副作用呈剂量依赖性,与催眠药、吸入性麻醉药和苯二氮䓬类药物合用有协同作用。静脉给药后,瑞芬太尼快速起效,1 分钟可达有效浓度,作用持续时间仅 5～10 分钟。瑞芬太尼代谢产物为瑞芬太尼酸,肾功能中度至重度受损时,瑞芬太尼酸经肾脏排泄量将下降到 25%,导致体内蓄积,但瑞芬太尼酸是一个相对无活性的羧酸,活性仅为瑞芬太尼的 1/4600～1/300,即使有蓄积也可忽略不计。无论是肝功能障碍还是肾功能障碍都不影响瑞芬太尼的 PK/PD,因此无须调整剂量,但严重肝功能障碍患者对瑞芬太尼的呼吸抑制作用更为敏感。由于瑞芬太尼不依赖于器官的代谢方式,使其更适合用于伴有严重肝肾功能障碍患者的镇痛治疗。

(八) 曲马多

曲马多(Tramadol)是非阿片类中枢性镇痛药,在肝脏经脱甲基化、葡萄苷酸化和硫酸化代谢,代谢产物 M1(O-去甲基曲马多)具药理活性,30% 以原形经肾脏排泄,60% 以代谢物-轭合物经肾脏排泄。代谢物 M1 的镇痛作用是母体药物的 6 倍,副作用包括头痛、眩晕、出汗、口干等。在老年人和肝肾功能障碍患者中,曲马多及其活性代谢产物半衰期延长。在肾功能障碍患者中,曲马多及其代谢产物排泄减少,清除半衰期可延长 2 倍。当 GFR<30ml/min 时,应减少剂量并延长给药间隔,血液透析 4 小时曲马多清除不足 7%。尽管曲马多不良反应较阿片类药物少,但肾功能障碍患者可发生危及生命的幻觉、癫痫和呼吸抑制。

六、小结

器官功能异常以及特殊病理生理情况下镇痛镇静药物的 PK/PD 可能发生改变。肝肾功能、液体蓄积、低白蛋白血症以及药物相互作用可以影响镇痛镇静药物的 PK/PD。ICU 医师在应用镇痛镇静药物时,应熟悉其 PK/PD,掌握各药物的优缺点和最佳适应证。在临床实践中,按照患者需求选择恰当的镇痛镇静策略,设定镇痛镇静目标,加强镇痛镇静监测和评价镇痛镇静效果,强调个体化、滴定式用药,尤其是肾功能障碍患者,要注意调整药物剂量,避免过度的镇痛镇静和不良反应的发生。

(赵鹤龄　余美玲)

参考文献

1. 郭利涛,刘昱,王雪,等.利奈唑胺治疗糖肽类药物治疗无效的 MRSA 感染分析.中国抗生素杂志,2012,37 (2):149-152.

2. Choi G,Gomersall CD,Tian Q,et al.Principles of antibacterial dosing in continuous renal replacement therapy. Crit Care Med,2009,37:2268-2282.

3. Baptista JP,Udy AA,Sousa E,et al.A comparison of estimates of glomerular filtration in critically ill patients with augmented renal clearance.Crit Care,2011,15:R139.

4. 李文雄.脓毒症患者抗菌药物的个体化治疗.中国感染与化疗杂志,2016,16(4):515-519.

5. Claus Bo,Hostr EA,Colpaert K,et al.Augmented renal clearance is a common finding with worse clinical outcome in critically ill patients receiving antimicrobial therapy.J Crit Care,2013,28:695-700.

6. Carlier M,Carrette S,Roberts JA,et al.Meropenem and piperacillin/tazobactam prescribing in critically ill patients:does augmented renal clearance affect pharmacokinetic and pharmacodynamic target attainment when extended infusions are used? Crit Care,2013,17:R84.

7. Udy AA,Roberts JA,Shorr AF,et al.Augmented renal clearance in septic and traumatized patients with normal plasma creatinine concentrations:identifying at-risk patients.Crit Care,2013,17:R35.

8. Li AM,Gomersall CD,Choi G,et al.A systematic review of antibiotic dosing regimens for septic patients receiving continuous renal replacement therapy:do current studies supply sufficient data? J Antimicrob Chemother,2009, 5:929-937.

9. Trotman RL,Williamson JC,Shoemaker DM,et al.Antibiotic dosing in critically ill adult patients receiving continuous renal replacement therapy.Clin Infect Dis,2005,41:1159-1166.

10. KDIGO Clinical practice guidelin for acute kidney injury.Kidney Int,2012,(Suppl)2:1-138.

11. Matzke GR,Aronoff GR,Atkinson Jr AJ,et al.Drug dosing consideration in patients with acute and chronic kidney disease—a clinical update from Kidney Disease:Improving Global Outcomes(KDIGO).Kidney Int,2011, 80:1122-1137.

12. Pea F,Viale P.Bench-to-bedside review:Appropriate antibiotic therapy in severe sepsis and septic shock-does the dose matter? Crit Care,2009,13:214-237.

13. Roberts BM,Liu X,Roberts JA,et al.A multicenter study on the effect of continuous hemodiafiltration intensity on antibiotic pharmacokinetics.Crit Care,2015,19:84.

14. Zander J,Döbbeler G,Nagel D,et al.Piperacillin concentration in relation to therapeutic range in critically ill patients-a prospective observational study.Crit Care,2016,20:79.

15. Wagner BK,O'Hara DA.Pharmacokinetics and pharmacodynamics of sedatives and analgesics in the treatment of agitated critically ill patients.Clin Pharmacokinet,1997,33:426-453.

16. Kirwan CJ,MacPhee IA,Lee T,et al.Acute kidney injury reduces the hepaticmetabolism of midazolam in critically ill patients.Intensive Care Med,2012,38:76-84.

17. Kirwan CJ,Lee T,Holt DW,et al.Using midazolam to monitor changes in hepatic drug metabolism in critically ill patients.Intensive Care Med,2009,35:1271-1275.

18. Yogaratnam D,Miller MA,Smith BS.The effects of liver and renal dysfunction on the pharmacokinetics of sedatives and analgesics in thecritically ill patient.Crit Care Nurs Clin N Am,2005,17:245-250.

19. Milne RW,Nation RL,Somogyi AA,et al.The influence of renal function on the renal clearance of morphine and its glucuronide metabolites in intensive-care patients.Br Jclin Pharmac,1992,34:53-59.

20. De Wolf AM,Fragen RJ,Avram MJ,et al.The pharmacokinetics of dexmedetomidine in volunteers with severe renal impairment.Anesth Analg,2001,93:1205-1209.

21. Breen D,Wilmer A,Bodenham A,et al.Offset of pharmacodynamic effects and safety of remifentanil in intensive care unit patients with various degrees of renal impairment.Crit Care,2004,8:R21-30.

22. Wilhelm W,Kreuer S.The place for short-acting opioids:special emphasis on remifentanil.Crit Care,2008,12 (Suppl 3):S5.

23. Power BM,Forbes AM,Heerden PV,et al.Pharmacokinetics of drugs used in critically ill adults.Clin Pharmacokinet,1998,34:25-56.

24. Niscola P,Scaramucci L,Vischini G,et al.The use of major analgesics in patients with renal dysfunction.Current Drug Targets,2010,11:752-758.

25. Anger KE.Dexmedetomidine:A review of its use for the management of pain,agitation,and delirium in the intensive care unit.Current Pharmaceutical Design,2013,19:4003-4013.

26. Karambelkar A,Kasekar R,Palevsky PM.Perioperative pharmacologic management of patients with end stage renal disease.Seminars in Dialysis,2015,8:392-396.

第十章

从病例实践剖析急性肾损伤重症患者的诊治流程

急性肾损伤(AKI)是重症患者的常见并发症,不仅导致病死率升高,即使存活也会产生一系列不良后果,尤其与慢性肾脏病(CKD)的发生、发展密切相关。数据表明,AKI患者的病死率约为18%~36%,其中接受肾脏替代治疗(RRT)者的病死率可高达60%;高达30%的AKI患者可演变为CKD,约15%需要长期透析治疗。由此可见,早期识别AKI高危人群并及时诊断、祛除可逆性因素是降低病死率和CKD发生率的重要手段。在临床实践中,由于重症患者临床表现复杂多样,许多干扰因素可能会混淆诊断甚至延误治疗,本章将通过临床病例剖析AKI重症患者的诊治流程,希望对临床医生及时、准确诊断AKI并制订合理、有效、有序的干预措施提供帮助。

病例1

患者男性,82岁,主因"阑尾切除并小肠减压术后一周,持续腹胀伴少尿2天"转入ICU。

患者一周前因"阑尾炎伴阑尾周围脓肿和麻痹性肠梗阻"行急诊阑尾切除并小肠减压术。术前实验室检查:外周血 WBC:21.46×10^9/L, Hb:127g/L, PLT:210×10^9/L; Scr:216μmol/L; 血气分析: pH: 7.39, PaCO$_2$: 24.6mmHg, PaO$_2$: 72mmHg(吸空气), HCO$_3^-$: 14.6mmol/L, BE: -8.5mmol/L, 动脉血 Lac: 1.4mmol/L。术后经验性应用亚胺培南/西司他汀抗感染治疗。后因持续发热(37.5~38.5℃)、腹腔引流液培养示屎肠球菌,加用利奈唑胺抗感染治疗。患者术后持续腹胀,应用甘油灌肠剂后有少量排气但腹胀无改善。期间 BP: 130~150/55~68mmHg, HR: 95~110 次/分。每日入量:2800~4000ml,每日尿量:1500~2500ml,每日胃肠减压量:700~1100ml。术后第5天行腹部CT检查示结肠及小肠肠腔扩张伴积气(图10-1)。2天前患者出现尿量减少,分别为780ml/d 和 650ml/d,Scr 从术后(第4天)最低水平 145μmol/L 上升至 455μmol/L(第6天),为进一步治疗转入ICU。既往高血压病史四十余年,口服降压零号,不规律监测血压,平常血压:130~170/55~70mmHg。3 年前行冠脉支架置入术(具体不详)。否认糖尿病及 CKD 病史。

入ICU后体格检查:T:38.2℃;BP:130/55mmHg,HR:110 次/分,RR:30 次/分,面罩吸氧(FiO$_2$:40%),SpO$_2$:95%。体型正常,营养良好(体重:75kg)。急性病容,浅快呼吸,语句不连贯。双肺呼吸音粗,可闻及散在痰鸣音和哮鸣音。腹部膨隆,全腹无明显压痛、反跳痛及肌紧张。全腹叩诊鼓音,肠鸣音未闻及。右下腹手术伤口处敷料干燥,未见明显渗血及渗液。双下肢无水肿及花斑。血气分析:pH:7.30,PaCO$_2$:30mmHg,PaO$_2$:77mmHg,HCO$_3^-$:

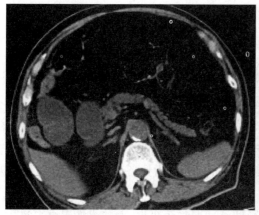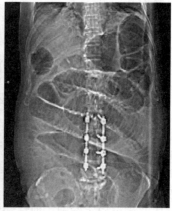

图 10-1 影像学提示肠管高度扩张

14.8mmol/L,BE:−10.5mmol/L,动脉血 Lac:1.5mmol/L;外周血 WBC:16.38×10⁹/L,Hb:117g/L,PLT:225×10⁹/L;血清电解质:K⁺:3.6mmol/L,Na⁺:143mmol/L,Cl⁻:109mmol/L,Alb:26g/L,Scr:504μmol/L,BUN:38.8mmol/L;心肌酶:CK:81U/L,CK-MB:6.7μg/L,cTnI:7.93μg/L。心电图较入院时无显著变化。

一、诊断流程

(一)AKI 的诊断和严重程度分级

根据尿量<0.5ml/(kg·h)超过 6 小时(少尿 2 天)或 48 小时内 Scr 增加≥26.5μmol/L(从 145μmol/L 增至 455μmol/L),均能诊断 AKI。根据患者 Scr 升高至术后最低值(术前高 Scr 值不能作为 Scr 基线值)的 3 倍以上或尿量<0.3ml/(kg·h)超过 24 小时判断为 AKI 3级。

【知识点:AKI 诊断标准】

目前广泛应用的是 2012 年改善全球肾脏病预后组织(KDIGO)制定的 AKI 诊断与分级标准。临床工作中应注意 Scr 基线值的定义方法(见第二章)。对于 Scr 基线值未知的患者,假设肾小球滤过率(GFR)为 75ml/(min·1.73m²),根据肾病饮食修正公式(modification of diet in renal disease,MDRD)估算 Scr 基线值。

(二)探寻 AKI 的病因

1. 鉴别肾前性、肾性与肾后性因素 该患者转入 ICU 的主要问题是少尿伴 Scr 进行性升高。虽然病程中无明显的血压下降或四肢花斑等提示组织低灌注的临床表现,但血气分析提示患者存在代谢性酸中毒,尽管肾功能损伤和消化道疾病均有可能导致机体 HCO₃⁻ 丢失,但进一步计算阴离子间隙(AG)为高 AG 性代谢性酸中毒(>16mmol/L),强烈提示患者存在组织低灌注,故 AKI 的病因应首先考虑肾前性因素;结合病史,肾后性因素所致的 AKI 暂不考虑。另外,考虑到患者术前即有 Scr 升高(216μmol/L),同时大手术、感染、高龄、心血管基础疾病均有可能加重 AKI,是否会因长时间组织低灌注引起肾脏缺血并导致肾实质损害,需根据治疗反应进一步评估。若组织灌注改善后肾功能未能在短时间内恢复,则提示可能合并了肾性因素。

AG 计算公式如下：

$$AG = [Na^+] - [Cl^-] - [HCO_3^-] + (40 - 血清白蛋白) \times 0.25$$
$$= 143 - 109 - 14.8 + (40 - 26) \times 0.25 = 22.7 mmol/L$$

注：Na^+、Cl^-、HCO_3^- 的计算单位为 mmol/L，血清白蛋白计算单位为 g/L。

【知识点：如何鉴别肾前性与肾性 AKI】

肾前性 AKI 主要是指肾血流减少造成肾脏低灌注，进一步导致肾功能下降。多数患者的肾功能可以在组织灌注改善后短期内恢复。由于在临床工作中无法直接看到肾脏灌注，因此准确鉴别肾前性和肾性 AKI 有一定困难。目前主要借助于尿液指标、肾血流、全身或其他器官灌注指标和肾功能恢复时间等进行评价。上述指标各有利弊，需针对患者的临床状况，进行综合分析。

首先，尿液指标用于鉴别肾前性和肾性 AKI 有一定价值，但在重症患者中易受多种干扰因素的影响，不能单纯根据尿检结果确定诊断。例如，利尿剂会导致尿钠排出增多，干扰尿钠排出量和钠排泄分数的诊断价值；蛋白尿或糖尿以及应用甘露醇、右旋糖酐、造影剂均可引起尿比重和尿渗透压升高；脓毒症患者的尿液指标不仅受肾脏低灌注因素影响，同时炎症反应及其引起的微循环变化也会导致肾小管功能发生变化，从而影响尿液指标在鉴别 AKI 肾前性和肾性因素中的价值。

近年来，技术的进步为开展肾血流监测提供了可能。目前已有多种方法（清除率法、肾静脉导管热稀释法、多普勒超声和超声造影等）用于临床研究，并显示多数重症患者的肾血流显著低于其他人群。由于不同研究间的测定结果存在较大差异，难以制定确切的诊断界值，同时在感染性休克模型中甚至发现相反的结果，迄今为止，通过肾血流鉴别肾前性和肾性 AKI 尚未达成共识。

依据肾功能恢复时间来鉴别肾前性和肾性 AKI 也同样存在问题。尽管绝大多数研究认为肾前性 AKI 的肾功能可以在短期恢复，但心肾综合征患者可能恢复较慢。在长时间低灌注导致肾实质损伤的患者中，若肾实质损伤为局灶分布，则未损伤部位能迅速恢复功能，故临床也可表现出肾功能在短时间内恢复。因此，AKI 恢复时间并不能很好地鉴别 AKI 肾前性或肾性因素。此外，目前对肾功能恢复的定义尚无统一标准，不同研究中肾功能恢复的定义存在差异，在一定程度上制约了肾前性 AKI 的鉴别。在肾前性 AKI 中，肾功能恢复多被定义为在 24~72 小时内 Scr 降至基线值或较最高值下降 ≥50%，和/或在没有使用利尿剂的情况下尿量恢复，即尿量 ≥0.5ml/(kg·h)。

尽管全身灌注并不总能准确反映肾脏灌注，但多项研究表明肾脏血流和心输出量呈正相关，因此通过心输出量和/或反映全身或其他器官灌注的指标依然是目前判断肾前性和肾性 AKI 的最常用手段。如果患者出现 AKI 时伴随组织灌注不足的表现（皮肤花斑或毛细血管再充盈时间>4.5s、低灌注引起的神志改变、血乳酸升高等），且肾功能在组织灌注改善后短时间内恢复，则提示患者为肾前性 AKI。

最后，临床医生还需认识到从肾脏低灌注到肾实质损伤是一个连续的过程，两者间的转化并无明确的时间点。在重症患者中，肾前性和肾性因素可以同时存在。鉴别 AKI 病因的根本目的是寻找可逆性因素，以便及时采取干预措施，避免从肾脏低灌注进展到肾实质损伤。

2. 分析引起 AKI 的原因

（1）有效循环血容量：病史中提及的麻痹性肠梗阻、消化液丢失和腹腔感染均可能导致有效循环容量不足；该患者是围术期发生心脏事件的高危人群（高龄、大手术后、冠脉支架置入史、组织低灌注），近期有心肌酶升高，心电图提示心肌缺血，需进一步评估心功能，以除外低心输出量对肾功能的影响。

（2）肾脏灌注压：低血压以及腹胀导致的腹腔高压能够降低肾脏灌注压。腹腔灌注压为平均动脉压（MAP）与腹内压之差，近似于肾脏灌注压，是维持肾动脉血流的有效压力。血压有可能受疼痛、腹胀或呼吸困难等因素影响而出现假性正常化。患者存在组织灌注不良，且有高血压病史，可能需要进一步提高 MAP 以改善肾脏灌注，故应重新评估并制订该患者适宜的血压目标；该患者腹内压为 13cmH$_2$O，排除了腹腔高压对肾脏灌注压的影响。

（3）脓毒症相关 AKI：尽管该患者存在容量不足导致低灌注的因素，但结合感染性手术、术后持续发热、外周血 WBC 升高、肠功能恢复延迟，该患者不能除外脓毒症相关 AKI。因此，需进一步寻找最可能的感染部位。体格检查发现，患者切口无感染、无腹膜炎体征；肺部 CT 未发现肺部感染；腹部 CT 未见腹腔、盆腔积液，以肠管扩张伴积液、积气为主，故应将麻痹性肠梗阻所致的肠源性感染放在首位。

二、治疗方案

（一）改善组织低灌注

针对肾前性 AKI，首要任务是纠正组织低灌注，包括增加心输出量（cardiac output，CO）和维持恰当的 MAP。CO 主要受心脏前、后负荷和心肌收缩力的影响。

1. 前负荷判断与容量负荷试验　既是鉴别手段，也是治疗措施。该患者无水负荷过多的表现，如肺底湿啰音、颈静脉怒张等，首先考虑患者因容量不足而需要液体复苏。对于非失血性休克所致的 AKI 患者，优先选择等张晶体液而非胶体液（白蛋白、羟乙基淀粉等）实施液体复苏。

【知识点：容量负荷试验的实施和效果评价】

容量负荷试验是最常用的判断前负荷和容量反应性的方法之一。一般在 15~20 分钟内输入晶体液 500~1000ml 或胶体液 300~500ml，如果患者 CO 或每搏量在基线值的基础上增加 10%~15% 以上，表明患者具有容量反应性，即通过增加心脏前负荷可以增加 CO，从而提高氧输送，改善组织灌注。研究发现，判断容量反应性时，输液速度越快，所需输入的液体量越少，晶体液与胶体液的差别越小，临床判断意义也越明确。因此，加快输液速度是进行容量反应性评价的发展趋势。对于容量耐受性差的患者，可以采用加快输注速度和减少输液量的方法，如在 5~10 分钟内快速输入液体 250ml 来判断容量反应性；也可以采用被动抬腿试验等其他方法判断容量反应性。

2. 制订恰当的血压目标　在液体复苏前提下，及时加用血管活性药物是保持靶器官灌注的重要手段。对于分布性休克患者，在补液的同时，还需联合使用升压药物。该患者容量反应性阴性，结合病史应考虑患者存在"感染性休克"的可能，遂应用去甲基肾上腺素，将MAP 维持于 80~85mmHg（患者有高血压病史），同时适量补液以保证恰当的前负荷。

经上述处理后，患者尿量在 1 小时后由 0 增加至 25ml。尝试呋塞米（1mg/kg）应激试验，1 小时内尿量显著增加，随后应用呋塞米（1~2mg/h）静脉泵入，尿量维持于 60~80ml/h。24 小时后，患者代谢性酸中毒基本纠正，Scr 下降；尝试降低去甲基肾上腺素剂量，将目标

MAP 降至 75~80mmHg,患者血乳酸和尿量无明显变化。

【知识点:AKI 患者的最适血压】

对于感染性休克患者,MAP<60~65mmHg 与不良预后有关,但盲目提高 MAP 同样有害,如何制订恰当的 MAP 目标是重要的临床问题。过去将 MAP 设定为≥65mmHg;近期一项针对感染性休克患者实施高(80~85mmHg)和低(65~70mmHg)目标 MAP 的大规模对照研究发现,两组患者的 28 天和 90 天病死率无显著差异,但亚组分析发现,既往合并高血压的患者,低目标 MAP 组患者 AKI 的发生率显著增加。

健康人通过肾血流量自身调节机制保证 MAP 在一定范围内变动时,肾血流量基本保持恒定。但在重症患者中,多种原因将削弱肾血流量自身调节机制,即伴随血压升高,肾脏血流量将进一步增加。自身调节机制中的血压阈值还受基础血压水平的影响,通常情况下,高血压患者所需的 MAP 阈值更高。另外,肾脏自身调节机制中的 MAP 阈值在同一患者的不同疾病阶段也有所不同,武断的制订固定的 MAP 目标难以适用于全部患者。现阶段,多将 MAP 维持于 65~85mmHg,其中大部分患者可设为 65~75mmHg;当有高血压病史时,接近 85mmHg 的目标 MAP 有可能带来更少的肾损伤或更低的 RRT 需求。总之,应根据患者在不同病程阶段对不同 MAP 的反应状况,制订恰当的目标 MAP。

(二)祛除 AKI 的病因

造成该患者组织低灌注的根本原因最有可能是麻痹性肠梗阻所致的肠源性感染。对此,我们积极采用多种手段治疗麻痹性肠梗阻,包括纠正低钾血症、经鼻胃管及小肠梗阻减压管行胃肠减压、中药灌肠以及使用针灸、胃肠动力药等促进胃肠道功能恢复。

(三)避免医源性与药物性肾损伤

在重症患者的临床诊疗中,加重 AKI 的因素主要有不恰当的循环管理策略(如液体平衡、液体种类、血压目标)、感染控制不当、药物使用不合理等,应全面考虑。针对该患者,最可能加重肾损伤的因素主要有抗生素、循环管理策略以及有可能出现的心脏事件。治疗上应选择肾损伤可能性最小的抗菌药物,并根据肾功能调整剂量(见第九章第一节)。另外,患者心肌酶轻度升高伴基础冠心病和支架置入史,应加强冠心病二级预防措施,积极纠正休克,避免诱发冠脉事件而进一步加重 AKI。

【治疗转归】

麻痹性肠梗阻和肠源性感染是导致 AKI 的根本原因,入 ICU 第二天肛管引流黄褐色稀便千余毫升(便常规可见大量白细胞),之后每天大便约 500~800ml,腹胀明显改善,入 ICU 第 3 天体温降至正常,外周血 WBC 由 $16.38×10^9/L$ 降至 $12.68×10^9/L$。经过积极的循环干预,代谢性酸中毒在入 ICU 后 24 小时内基本纠正;第 4 天停用去甲基肾上腺素,Scr 由入 ICU 后的最高水平($504\mu mol/L$)降至 $204\mu mol/L$;转出 ICU 一周后,降至 $114\mu mol/L$。

【救治体会】

1. 早期识别组织低灌注　血压下降并非识别组织低灌注的敏感指标,需要结合血气、血乳酸、AG、细致的体格检查等进行综合评估。该患者病程中并未出现显著的低血压,但多种因素(如机体不适、呼吸困难等)可能导致血压假性升高,在临床工作中应对隐匿性休克(即正常血压的休克)提高认识。

2. 制订恰当的目标血压　肾脏自身调节机制中的血压阈值受患者基础血压和肾脏自身调节能力的影响,故很难制订适用于重症患者的固定血压阈值。另外,同一患者所处疾病阶段不同,血压阈值也会发生改变,所以在临床工作中,需要反复评价组织灌注情况,制订并适时调整血压目标,以优化组织灌注和细胞代谢。该患者采用去甲基肾上腺素提高 MAP 以及通畅肠道(有利于控制肠道感染)后,AKI 显著好转,提示患者存在着肾前性 AKI,不排除患者同时存在脓毒症相关 AKI 的可能性。

病例 2

患者男性,75 岁,因"双下肢水肿 1 个月,间断咳嗽、咳痰伴发热 2 周"入院。

患者于 1 个月前无明显诱因出现双下肢凹陷性水肿,未予重视。2 周前无诱因出现咳嗽、咳少量白痰,偶有痰中带血,伴发热(38.2℃),就诊于外院。实验室检查:WBC:16.22×10^9/L;Hb:103g/L,PLT:295×10^9/L;Scr:78μmol/L;Alb:25g/L。胸部 CT 示"双肺间质改变,炎性病变可能";心脏超声示"左室舒张功能减低,EF 值 65%"。初步诊断为"肺炎",先后应用多种抗感染药物治疗 10 余天无好转,复查外周血 WBC:15.7~20.1×10^9/L,T:37.8~38.3℃,故收入我院。入院后复查胸片仍示"双肺间质性改变",应用头孢曲松联合阿奇霉素经验性抗感染治疗。因下肢重度水肿,间断补充胶体并联合呋塞米(20~40mg/d)利尿治疗。每日尿量:2000~3000ml,液体平衡:0~-500ml,期间 BP:105~144/52~64mmHg,HR:100次/分左右。经上述治疗后,患者的咳嗽、咳痰症状仍无改善,逐渐出现痰中带血和夜间喘憋。入院后第 4 天喘憋加重,双肺可闻及广泛干性啰音伴血压升高和短阵房速,心电图示 V_1~V_3 导联 T 波倒置,考虑为"急性左心衰,肺水肿",应用西地兰强心,无创呼吸机辅助呼吸,同时给予呋塞米 60mg,2 小时尿量仅 50ml。患者因病情危重转入 ICU。

住院四天期间,实验室检查:WBC:12.99→8.16×10^9/L,Hb:90→83g/L,PLT:269→298×10^9/L,尿潜血(+),24h 尿蛋白 1.2g/L;血清 Alb:25g/L;Scr:125→175→253μmol/L,NT-proBNP:6638→14345pg/ml。既往史:否认冠心病、高血压、糖尿病、慢性肺部疾病等病史。

转入 ICU 情况:意识清楚,呼吸窘迫,不能平卧,HR:135 次/分,BP:165/70mmHg。立即行气管插管并吸出中等量淡粉色泡沫痰,呼吸机辅助呼吸:FiO₂:55%,PEEP10cmH₂O,血气分析:pH:7.44,PaCO₂:40mmHg,PaO₂:106mmHg,HCO₃⁻:26.2mmol/L,BE:7.4mmol/L,动脉血 Lac:6.8mmol/L,Hb:75g/L,Scr:289μmol/L,CK:18U/L,CK-MB:3.7μg/L,cTnI:0.779μg/L,NT-proBNP:35 754pg/ml。心电图较前无明显变化。

一、诊断流程

(一)AKI 的诊断和严重程度分级

推测患者的肾功能损伤发生在 7 天内,Scr 增加至≥基线值的 1.5 倍(从 78μmol/L 增加至 289μmol/L)符合 AKI 诊断标准。Scr 较基线值增加 3 倍以上,可诊断为 AKI 3 级。

(二)探寻 AKI 的病因

1. 鉴别肾前性、肾性和肾后性因素 患者面临的主要问题是急性呼吸衰竭,伴有心脏和肾脏功能损伤。呼吸衰竭的病因可能是在疑诊肺炎的基础上并发了心功能不全(端坐呼吸、血压升高、粉红色泡沫痰、心肌酶及 NT-proBNP 升高等)。初步考虑最可能的原因为肾前性因素。

2. 分析引起 AKI 的原因 根据临床表现和发病特征,在引起肾前性 AKI 的常见原因中,如有效循环容量不足、心输出量和灌注压降低,最可能的致病因素是心输出量下降,故首先完善床旁心脏超声检查,提示"左室弥漫性收缩功能降低,EF 为 38%",进一步支持上述病因诊断。但最大的疑问是导致患者短时间内（2周）心功能迅速恶化的原因难以解释。入院后的心电图、心肌酶仅轻微异常且无动态演变，心脏超声未见节段性室壁运动障碍，不支持冠脉事件。其他常见的引起心功能不全的原因，如水负荷增加、恶性心律失常等也无证据支持。因此，以"心功能不全"作为主要诊断存在诸多疑点：①肾损伤在时间上与心功能恶化并非绝对相关。在患者未出现心功能不全前，Scr即有升高（78→125μmol/L），尿液检查有肾小球肾炎表现（蛋白尿和肾小球源性血尿），提示肾功能异常可能先于或至少不单纯由于心功能不全所致；②此次病情加重伴心脏受累和起病时的"双下肢水肿、肺间质改变"是同一病因的延续还是新的事件？

基于上述疑问，再次总结患者病程特点：老年男性、发热、水肿、肺间质病变且抗感染无效、肾功能减退伴肾小球肾炎表现、贫血（Hb水平在1个月内缓慢下降，103→75g/L），短期内心功能恶化难以用常见病因解释。上述特点提示患者存在多系统损害，引导我们将病因诊断扩展到以多系统受累为突出特点的免疫病和浆细胞疾病，特别是老年人常见的血管炎。如果能确定诊断，患者AKI的直接原因有可能是在肾性因素基础上合并了肾前性因素。

二、治疗方案

（一）器官功能支持

尽管导致AKI的原因（肾前性？肾性？）尚未明确，但基于心功能不全可能是加重肾损伤的重要因素，仍应祛除这一可逆性因素。给予多巴酚丁胺强心、硝普钠降压、机械通气和适度的镇静治疗（降低氧耗）。另外，患者对利尿剂反应差（转入ICU前曾应用呋塞米60mg），入ICU后6小时内尿量不到100ml，考虑肾功能恶化且尿量不足，难以实施容量管理，开始实施连续静脉-静脉血液滤过（continuous veno-venous hemofiltration，CVVH）治疗，处方剂量为25ml/（kg·h）。

【知识点：AKI患者实施RRT的时机、模式和剂量】

尽管一些研究显示，早期开始RRT可以降低AKI患者的病死率，但受研究设计本身的局限性（如非随机分组、开始治疗时机的定义不同等）影响，很难通过一个具体的肾损伤分级或氮质血症水平来指导开始RRT的最佳时机。同时，目前缺乏快速鉴别哪类患者将存在持续性AKI且最终需要RRT的有效指标，限制了更适宜的研究设计，故针对AKI患者开始RRT的最佳时机仍缺乏统一的标准。是否开始RRT应全面考虑患者的临床背景、是否存在能被RRT改善的病情和实验室检测结果的变化趋势，而非仅观察BUN和Scr水平。当AKI患者出现致命性并发症时应紧急开始RRT，包括对利尿剂无效的容量超负荷、并发尿毒症的症状和体征（如脑病和浆膜炎）、严重代谢性酸中毒以及保守治疗无效的高钾血症。该患者为AKI 3级，并已出现对利尿剂无效的容量超负荷（急性左心衰），应尽早开始RRT。

在AKI患者的治疗中，研究证据并未证实任何RRT模式具有优越性。因此，对于大多数患者，应根据当地专业人员和设备的可用性来选择治疗模式。对于血流动力学不稳定、急性脑损伤或颅内高压的AKI重症患者，指南建议使用连续肾脏替代治疗（CRRT）而非间断肾脏替代治疗（IRRT）模式。

多项大规模随机对照研究显示，与标准强度透析比较，更高强度的透析并未改善AKI患者存活率或其他临床获益，因此，指南推荐AKI患者进行CRRT时，设置治疗剂量为20～25ml/（kg·h）。

（二）祛除 AKI 的病因

有待于尽快明确导致多系统受累的病因诊断，需筛查免疫指标。

（三）避免医源性与药物性肾损伤

针对该患者，应纠正急性心功能不全，避免过度降低心脏前、后负荷。有研究显示，治疗失代偿性心衰患者时，收缩压降低（较入院时）是肾功能恶化的独立危险因素（每降低 10mmHg，危险增加 1.9 倍）。同时注意避免使用肾毒性药物。

【治疗转归】

经过多巴酚丁胺强心、CRRT、容量管理及机械通气治疗后，患者呼吸、循环趋于稳定。2 天后免疫学相关检验结果提示患者为"ANCA 相关性血管炎"。因伴有心脏和肾脏受累，立即应用甲泼尼龙 1g/d×3 天的激素冲击治疗，后续 80mg/d，并联合环磷酰胺 0.4g 每周一次维持治疗。患者肾功能在短期内迅速改善，入 ICU 第 3 天，终止 CVVH；第 7 天拔除气管插管；两周后复查心脏超声，心肌收缩功能明显改善（EF 为 55%），肺间质病变较前亦有好转。

【救治体会】

1. AKI 的病因诊断　不能单纯拘泥于简单的肾前性、肾性或肾后性鉴别诊断，也不能满足于看似明确的诊断。对疾病发展过程中的复杂表现，应首先尝试从一元论角度分析，即尝试用同一病因解释疾病过程，将为病因诊断提供方向。该患者虽有明确证据支持心功能不全引起的肾前性 AKI，但应用病因一元论理论，"肺炎并呼吸衰竭、AKI"或"心衰并 AKI"难以解释病程全貌。结合患者突出表现是多系统受累，进而将诊断转向自身免疫性疾病，最终促成了在 ICU 内完成病因诊断和相应治疗。本例患者实质上为继发于血管炎的肾性 AKI，当然，不排除肾前性因素加重了 AKI。

2. 提高对肾性 AKI 疾病谱的识别能力　对 ICU 医生而言，单纯掌握器官功能支持是远远不够的，必须加强对常见疾病的认识，以免延误诊断，错失最佳治疗时机。常见的肾性 AKI 根据病变部位可分为肾小球性（往往缺少肾缺血或药物等诱发因素，常见于急进性肾炎）、肾小管性（肾脏缺血、中毒、药物为常见诱因）、肾间质性（药物过敏最常见）和肾血管性（肾脏小血管炎或微血管病等）。尽管重症患者中的肾性 AKI 以缺血和感染导致的 AKI 为主，但仍需重视继发于肾脏病的 AKI，其中最常见的是狼疮性肾炎和血管炎。

病例 3

患者女性，79 岁，主因"发热伴恶心呕吐 3 天，喘憋 1 天"入 ICU。

（保姆代述病史）患者于 3 天前进食腐坏橘子后出现发热，最高 39.3℃，伴恶心呕吐一次，无腹痛、腹泻，无尿频、尿急和尿痛。就诊于社区医院，考虑"急性胃肠炎"，口服左氧氟沙星治疗。1 天前出现喘憋，至我院急诊。查体：T：38.5℃，HR：110 次/分，RR：30 次/分，BP：115/58mmHg，SpO$_2$：99%（鼻导管吸氧，5L/min）。实验室检查：WBC：21.9×10^9/L，N：94.4%，Hb：111g/L，PLT：48×10^9/L；血淀粉酶：6U/L，血脂肪酶：39U/L；Scr：197μmol/L，BUN：22.41mmol/L；Alb：25g/L；ALT：12U/L，TBIL：24.6μmol/L，DBIL：12.0μmol/L；CK：280U/L，CK-MB：5.71μg/L，cTnI：0.303μg/L；INR：1.60，APTT：59.9s；尿常规：白细胞计数：125 个/μl，红细胞计数：200 个/μl。胸片示"双下肺少量斑片影"。心电图提示胸前导联普遍 ST 段压低 0.1mV。初步诊断考虑为"肺部感染？胃肠炎？AKI，急性冠脉综合征？"，予以吸氧、补液和左氧氟沙星抗感染治疗。过程中患者呼吸窘迫加重伴血压下降（最低至 85/40mmHg），转入抢救室行中心静脉置管，并泵入去甲基肾上腺素 0.4μg/（kg·min），BP：95～

103/50～55mmHg。急查血气分析：pH：7.32，PaCO$_2$：19mmHg，PaO$_2$：73mmHg，HCO$_3^-$：9.6mmol/L，BE：-15mmol/L，Lac：8.5mmol/L。入急诊后9小时尿量共200ml，入ICU前1小时无尿。考虑"感染性休克，AKI"收入ICU。既往史：糖尿病15年，否认高血压、冠心病、慢性肾脏病史。

入ICU后体格检查：T：38.8℃，HR：130次/分，RR：38次/分，BP：93/50mmHg[去甲基肾上腺素0.4μg/(kg·min)]，SpO$_2$：99%(鼻导管吸氧，5L/min)。发育正常，营养良好，体重68kg，急性病容。皮肤穿刺处可见瘀斑。颈软，无抵抗，颈静脉未见怒张。双肺呼吸音粗，未闻及干湿啰音。心脏查体无异常。腹部略膨隆，全腹轻压痛、无反跳痛及肌紧张，未触及包块，肝脾肋下未触及，Murphy征(-)，全腹叩诊鼓音，肾区无叩痛，肠鸣音弱。双侧Babinski征(-)。下肢无可凹性水肿，四肢末梢皮温低，足底散在花斑。实验室检查(血气分析)：pH：7.20，PaCO$_2$：18mmHg，PaO$_2$：83mmHg，HCO$_3^-$：6.6mmol/L，BE：-19.5mmol/L，Lac：13.5mmol/L。血常规：WBC：46.5×10^9/L，Hb 93 g/L，PLT：30×10^9/L。血清电解质：K$^+$：3.5mmol/L，Na$^+$：132mmol/L，Cl$^-$：95mmol/L，Scr：255μmol/L。

一、诊断流程

(一) AKI 的诊断和严重程度分级

根据48小时内Scr增加≥26.5μmol/L(从197μmol/L升至255μmol/L)或尿量<0.5ml/(kg·h)超过6小时(急诊期间9小时尿量共200ml)可诊断AKI。由于Scr基线值未知，假设GFR为75ml/(min·1.73m^2)，根据MDRD公式估算Scr基线值为78.6μmol/L，目前Scr(255μmol/L)较基线值增加>2倍，可诊断为AKI 3级。

(二) 探寻 AKI 的病因

1. 鉴别肾前性、肾性和肾后性因素　患者面临的主要问题是休克伴MODS(循环、肾脏、凝血系统)。对伴有组织低灌注的患者，均需评估肾前性AKI的可能性。因患者存在严重组织灌注不良，病史中无急性尿路梗阻的相关表现，故首先推测为肾前性因素所致AKI，必要时行影像学检查鉴别肾后性因素。

2. 分析引起 AKI 的原因　病史中虽无体液大量丢失，但进食差可能导致入量不足。目前伴有低血压和严重高乳酸血症，提示血压和心输出量在肾前性AKI进展中也可能发挥了重要作用。由于患者病情危重，严重酸中毒，故决定迅速进行有创血流动力学监测以指导治疗。

患者急性发病，发热，血常规示类白血病反应，血小板迅速下降，应首先考虑重症感染。结合饮食不洁史伴消化道症状，不除外肠道感染，但休克严重程度和消化道症状、腹部体征不符，仍需排查其他部位的感染；胸片提示"少量斑片影"，但呼吸支持条件低，用肺部感染不足以解释严重休克；尿常规检查可见红、白细胞，应警惕老年女性中无典型临床表现的泌尿系感染；体格检查不伴有中枢神经系统阳性体征，暂不支持中枢神经系统感染。经上述分析，依然未能发现足以解释严重休克的感染部位，需要尽快全面筛查感染灶，留取血培养，腹部超声(肝胆、胰腺、泌尿系)寻找感染灶，必要时行盆腔、腹腔CT检查。

二、制订诊疗方案

(一) 器官功能支持治疗

1. 循环支持　患者无水负荷过多表现，立即行容量负荷试验，心率和血压均无明显变化,去甲基肾上腺素剂量逐渐增加至 1.2μg/(kg·min),MAP 维持于 70~75mmHg,但组织灌注持续恶化(足底及指端花斑加重,血乳酸>20mmol/L,尿量 10~15ml/h)。放置肺动脉导管监测血流动力学,CI:2.7L/(min·m²),SVRI:2120dynes·s/cm⁵,CVP:10mmHg,PAWP:13mmHg,属于正常心输出量伴低阻性休克。由于提高灌注压后依然未能改善组织灌注,考虑心输出量不足是主要问题。先后尝试多巴酚丁胺和肾上腺素,均出现室上速,遂更换为米力农。之后 CI 维持在 3.1~3.6L/(min·m²),PAWP 在 12mmHg 左右,MAP 维持在 75mmHg 左右。12 小时后动脉血乳酸降至 12.7mmol/L,24 小时后降至 7.3mmol/L。

2. 呼吸支持　考虑患者存在严重休克、呼吸窘迫,行气管插管并机械通气治疗,适度镇痛镇静,以降低氧耗。

3. 肾脏替代治疗　因严重酸中毒伴少尿,预计短时间内病情很难缓解,积极进行 CRRT 以维持内环境稳定,并有助于液体管理。

（二）祛除 AKI 的病因

床旁超声显示"左肾盂增宽伴输尿管上段扩张",提示"上尿路梗阻伴泌尿系感染"有可能是导致休克的最重要原因。另行腹部 CT 检查,见左输尿管盆段结石,上方输尿管全程扩张及左肾积水(图 10-2)。当日,在积极纠正休克的同时,行左侧输尿管 D-J 管置入术。同时应用抗生素覆盖泌尿系感染常见的病原菌,并根据 CRRT 方案调整抗生素剂量。

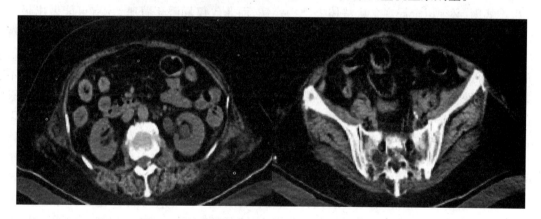

图 10-2　扩张的肾盂、输尿管以及输尿管入盆段结石

（三）避免医源性与药物性肾损伤

与病例 1 类似,本例患者最有可能加重 AKI 的因素有药物、循环管理策略。后者包括复苏液体种类、液体平衡、制订适宜的血压和心输出量目标,以便指导血管活性药物的选择和剂量调整,避免因药物副作用(如心律失常)进一步恶化循环。同时需警惕心脏事件和继发感染问题,加强监测并早期干预。

【治疗转归】

通过祛除上尿路梗阻病因和循环支持,血乳酸在入 ICU 后 72 小时内恢复正常;入 ICU 第 4 天,血管活性药物逐渐减量并于一周内停用。患者尿量逐渐增加,从 235ml/d(入 ICU 第 1 天)增至 575ml/d(第 5 天),第 6 天停止 CRRT,尝试应用呋塞米(20~30mg/d)维持液体平衡,每日尿量在 2500ml 左右。Scr 在停止 CRRT 三天后达峰值 234μmol/L,之后逐渐下降,发病第 18 天降至 80μmol/L。患者外周血 WBC 自第 6 天降至 25×10⁹/L,血小板由 19×10⁹/

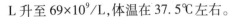

L升至$69×10^9$/L,体温在37.5℃左右。

【救治体会】

1. AKI的病因诊断　重症AKI患者多伴有组织低灌注,在诊断肾前性因素时,应注意除外导致AKI的其他原因。就肾后性AKI而言,临床不难通过影像学检查明确诊断,关键是临床是否意识到这一原因并进行针对性检查与处理。

2. 感染部位的判断　对高度怀疑感染并发严重休克或病史不详时,应逐一排查常见的感染部位,特别应警惕老年人往往缺乏典型的临床表现和体征,避免遗漏。另外,要注意疑似感染部位与疾病严重程度或相应器官的支持力度是否匹配,从而分析最有可能的部位。例如,本例患者病史不详,尽管胸部影像学提示肺炎,但呼吸支持力度极低,很难用肺炎解释严重的休克。

3. 祛除病因和器官支持的有机结合　外科干预是祛除上尿路梗阻的最有效手段。积极的循环支持在该患者救治中也发挥了关键作用,它不仅为外科干预创造了条件,而且为避免肾前性因素进一步加重AKI进展发挥了重要作用,使患者的肾脏功能得以恢复。两者需要有机结合,缺一不可。

上述3个病例由简至难,分别讨论了肾前性、肾性、肾后性AKI的临床诊治流程。可以看出,重症患者临床表现复杂,可能会混淆初始判断,看似显而易见的病因却并非诱发AKI的根本病因,必须以全局观念从整体上把控疾病,而非仅仅局限于肾脏,才有可能做出最及时、准确的判断,制订合理的诊断和治疗路径。首先,需根据诊断标准,结合Scr或尿量对AKI做出诊断并进行严重程度分级。诊断AKI后,需立即探寻AKI病因,寻找其可逆因素,不能简单停留在肾前性、肾性和肾后性三类病因的鉴别诊断。对于组织低灌注患者,依然不能忽略对肾性或肾后性因素的评估,力求明确患者疾病进展的根本病因,并针对可逆性因素进行早期干预。例如,肾前性AKI的直接病因是组织低灌注,而导致低灌注的根本病因可以是感染、心衰、失血等;肾性AKI最常见的原因是肾缺血或肾毒性物质(如药物、造影剂、毒物等)引起的肾小管上皮细胞损伤,此种类型的肾性AKI以支持治疗为主,但也应警惕原发于肾小球、肾间质或肾血管性疾病导致的AKI。这些疾病有其特异的治疗方法,避免单纯依赖循环支持和肾脏替代治疗而延误原发病的处理。肾后性AKI只要临床医生有所考虑,一般不难诊断。总之,AKI重症患者临床表现多样,应结合病史、病程进展、基础疾病、器官功能、客观检查等剖析根本病因,以便及时采取针对性治疗。

AKI的治疗主要包括三个方面,即以改善组织灌注为目的的器官功能支持(包括肾脏替代治疗)、祛除病因、避免治疗中可能的加重因素以防止AKI进展。其中,纠正组织缺氧的核心是提高氧输送和降低氧耗。通过循环支持提高CO和MAP,不仅是纠正肾前性AKI的重要措施,也是优化血流动力学、避免AKI进展的重要手段。另外,对不同级别的AKI患者要进行分级管理,尽量避免加重AKI的因素。

最后,当合并AKI的重症患者渡过急性阶段后,仍需对其肾脏远期预后进行评估并给出相应的指导建议。AKI患者的肾脏预后与原发病、年龄、原有慢性疾病、肾功能损伤程度、诊治及时性、有无多器官功能障碍和并发症,以及RRT的时机和模式等因素有关。多数情况下,肾前性AKI经适当治疗后可恢复;肾性AKI以急性肾小球肾炎预后最好,其次,非少尿性AKI预后较少尿或无尿型AKI好;急性肾小管坏死患者的预后差异较大,对临床表现符合急性肾小管坏死,但少尿期超过2周或病因不明且肾功能3~6周仍不能恢复者,应尽早进行肾活检,以便明确病因诊断。另外,对于所有 AKI 患者,应在发生 AKI 后的 3 个月内再次进行评估,确定其恢复程度,是否进展为 CKD、有无新发 AKI 或原有 CKD 恶化,以便进行相应的管理,改善患者的远期预后。

(石　岩　杜　斌)

参考文献

1. Goldberg R,Dennen P.Long-term outcomes of acute kidney injury.advances in chronic kidney disease,2008,15:297-307.

2. Macedo E,Mehta RL.Prerenal failure:from old concepts to new paradigms.Curr Opin in Crit Care,2009,15:467-473.

3. Darmon M,Vincent F,Dellamonica J,et al.Diagnostic performance of fractional excretion of urea in the evaluation of critically ill patients with acute kidney injury:a multicenter cohort study.Crit Care,2011,15:R178.

4. Prowle J,Bagshaw SM,Bellomo R.Renal blood flow,fractional excretion of sodium and acute kidney injury.Curr Opin in Crit Care,2012,18:585-592.

5. Bagshaw SM,Langenberg C,Bellomo R.Urinary biochemistry and microscopy in septic acute renal failure:a systematic review.Am J Kidney Dis,2006,48:695-705.

6. Langenberg C,Bellomo R,May C,et al.Renal blood flow in sepsis.Crit Care,2005,9:R363-374.

7. Prowle JR,Molan MP,Hornsey E,et al.Measurement of renal blood flow by phase-contrast magnetic resonance imaging during septic acute kidney injury.Crit Care Med,2012,40:1768-1776.

8. Langenberg C,Bagshaw SM,May CN,et al.The histopathology of septic acute kidney injury:a systematic review. Crit Care,2008,12:R38.

9. Parikh CR,Coca SG.Acute kidney injury:defining prerenal azotemia in clinical practice and research.Nat Rev Nephrol,2010,6:641-642.

10. Belcher JM,Parikh CR.Is it time to evolve past the prerenal azotemia versus acute tubular necrosis classification? Clin J Am Soc Nephrol,2011,6:2332-2334.

11. Cecconi M,De Backer D,Antonelli M,et al.Consensus on circulatory shock and hemodynamic monitoring.Task force of the European Society of Intensive Care Medicine.Intensive Care Med,2014,40:1795-1815.

12. Asfar P,Meziani F,Hamel JF,et al.High versus low blood-pressure target in patients with septic shock.N Engl J Med,2014,370:1583-1593.

13. Bagshaw SM,Darmon M,Ostermann M,et al.Current state of the art for renal replacement therapy in critically ill patients with acute kidney injury.Intensive Care Med,2017.doi:10.1007/s00134-017-4762-8.

第二篇
血液净化治疗技术及其临床应用

第十一章　肾脏替代治疗工作原理/162

第十二章　肾脏替代治疗模式：连续、间断与杂合/172

第十三章　血管通路的建立/182

第十四章　透析器与滤器/192

第十五章　抗凝/204

第十六章　置换液配方与调整/224

第十七章　肾脏替代治疗的剂量/234

第十八章　急性肾损伤：开始与停止肾脏替代治疗的时机/246

第十九章　连续肾脏替代治疗的处方/253

第二十章　体外膜氧合与肾脏替代治疗技术的联合应用/266

第二十一章　连续肾脏替代治疗的非肾脏适应证/275

第二十二章　肾脏替代治疗的并发症及其处理/282

第二十三章　血液/血浆灌流及其临床应用/286

第二十四章　急性肝衰竭与体外肝脏支持技术/293

第二十五章　严重脓毒症的血液净化治疗/314

第二十六章　中毒与血液净化/326

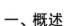

第十一章

肾脏替代治疗工作原理

一、概述

肾脏替代治疗（renal replacement therapy，RRT）的主要目的是维持水、电解质和酸碱平衡以及清除血液中的有害溶质。常用的 RRT 技术包括血液滤过（hemofiltration，HF）、血液透析（hemodialysis，HD）和腹膜透析（peritoneal dialysis，PD）。溶质主要以弥散（diffusion）、对流（convection）和吸附（adsorption）三种方式被清除。不同 RRT 模式清除溶质的原理不尽相同，其中 HD 以弥散为主要清除方式，HF 以对流清除为主，具有吸附特性的透析器/滤器膜还可以通过吸附来清除某些特定的溶质，吸附主要影响疏水性（脂溶性）复合物的清除。溶质清除率通常以"ml/min"为计量单位，反映单位时间内溶质被完全净化的血容量；而液体的跨膜（半透膜）转运是通过超滤（对流）来驱动的。因此，临床医生必须掌握各种 RRT 模式对于溶质和液体的清除原理，根据临床需求选择适当的 RRT 模式和治疗剂量。

二、溶质清除原理

（一）对流

对流是溶质通过半透膜的一种方式，溶质通过半透膜的驱动力为跨膜压（transmembrane pressure，TMP），即滤器半透膜血液侧（blood compartment）静水压（P_B）与透析液/超滤液侧（dialysate/ultrafiltrate compartment）静水压（P_D）和血液胶体渗透压（blood oncotic pressure，π_B）的差值。对流是模仿人体肾小球滤过原理（见第一章），以 TMP 为驱动力，使液体从压力高的一侧通过半透膜向压力低的一侧移动，溶质随之被带出（图 11-1）。液体以对流的方式通过半透膜被称为"超滤（ultrafiltration）"。

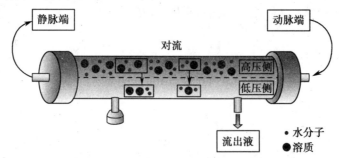

图 11-1　溶质清除原理（对流）

当血液流经滤器时，液体通过对流原理从高压侧向低压侧进行跨膜转运，溶质随液体被带出

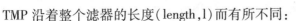

TMP 沿着整个滤器的长度(length,1)而有所不同:

$$TMP(1)=P_B(1)-P_D(1)-\pi_B(1)$$

总体而言,跨膜压可以采用如下简化公式表达:

$$TMP^*=\left[(P_{Bi}+P_{Bo})/2\right]-\left[(P_{Di}+P_{Do})/2\right]-\left[(\pi_{Bi}+\pi_{Bo})/2\right]$$

其中,P_{Bi}:滤器入口处血液侧的压力;P_{Bo}:滤器出口处血液侧的压力;P_{Di}:滤器入口处透析液/超滤液侧的压力;P_{Do}:滤器出口处透析液/超滤液侧的压力;π_{Bi}:滤器入口处血浆胶体渗透压;π_{Bo}:滤器出口处血浆胶体渗透压。

必须强调的是,TMP^*是一个沿着滤器长度的平均值(正值),但不反映滤器的真实局部压力。TMP^*为正值并不意味着滤器每一个点的 TMP(1)为正值。血滤机通常不直接测量 P_{Di} 和胶体渗透压,因此,TMP^* 可以采用更加简化的估算公式:

$$TMP^*=\left[(P_{PRE}+P_{OUT})/2\right]-P_{EFF}$$

其中,P_{PRE}:滤器前压力;P_{OUT}:滤器后压力;P_{EFF}:滤器流出液侧的压力;以上三个压力值均可通过血滤机测量获得。

在大多数情况下,血液流经滤器时,血浆中的水(超滤液)被清除,并随透析液(如果存在)排出,经滤器透析液/超滤液侧排出的液体被称为"流出液(effluent)"或"废液(waste water)"。透析液流向通常与血流方向相反。由于滤器局部 TMP(1)处于正压状态,血浆的水从滤膜血液侧向透析液/超滤液侧移动,此时:

$$P_B(1)>P_D(1)+\pi_B(1)$$

在滤器临界点,$P_B(1)=P_D(1)+\pi_B(1)$,膜两侧压力达到平衡点。在滤器的平衡点之后,TMP(1)可能成为负值(尽管 TMP^* 是正值),透析液可能通过滤膜反流至血液侧,导致"反滤(back filtration)"现象。

膜超滤系数(membrane ultrafiltration coefficient,K_{UF})反映了每单位压力和面积的滤器膜对水的通透性,它取决于滤膜面积的大小和膜孔的数量,可表达如下:

$$K_{UF}=(Q_{UF}/TMP)\times(1/A)$$

K_{UF} 单位是 ml/(h·mmHg·m²)。其中,Q_{UF}:超滤率(ultrafiltration flow rate);TMP:跨膜压;A:膜表面积。增加或降低膜孔堵塞的治疗参数可以改变 K_{UF}。

滤器超滤系数(filter ultrafiltration coefficient,DK_{UF})定义为 K_{UF} 与 A 的乘积。反映了滤器膜对水的通透性,即 1mmHg 的跨膜压下每小时通过膜超滤的液体量(ml)。

$$DK_{UF}=K_{UF}\times A$$

DK_{UF} 单位是 ml/(h·mmHg)。滤器膜生产商均应测量 DK_{UF}(Q_{UF} 与 TMP 之比),并将其作为反映膜通量(flux)大小的评价指标。

Q_{UF} 是单位时间内通过超滤清除的、血浆中的溶剂量。计算公式如下:

$$Q_{UF}=DK_{UF}\times TMP$$

Q_{UF} 的大小与膜面积(A)、膜超滤系数(K_{UF})、跨膜压(TMP)相关。根据 K_{UF} 一般将滤器膜分为低通量(low-flux)膜[$K_{UF}<10$ml/(h·mmHg·m²)]、中通量(middle-flux)膜[$K_{UF}=10\sim25$ml/(h·mmHg·m²)]和高通量(high-flux)膜[$K_{UF}>25$ml/(h·mmHg·m²)],如果要达到同样的 Q_{UF},使用低通量膜滤器时需要设置较高的 TMP。一般情况下,TMP 与 Q_{UF} 成正比,TMP 越高,Q_{UF} 越大。当 Q_{UF} 很大时,流经滤器的血液会显著浓缩,导致血浆中的大分子

物质在膜的血浆侧形成阻力层(蛋白附着于膜表面),影响膜通透性,降低 K_{UF},这被称为"浓度极化(concentration polarization)"现象。

筛选系数(sieving coefficient,SC)用于表示某种物质通过半透膜的能力,计算公式如下:

$$SC = C_{UF}/C_P$$

其中,C_{UF}:超滤液溶质浓度;C_P:血浆溶质浓度。

SC 取决于滤膜(大多由聚砜膜、聚丙烯膜和聚丙烯酸甲酯组成)的性质、滤器的形状和溶质的大小。当 SC=1 时,表明该溶质可以自由通过半透膜。溶质分子量越大,其经过对流的清除能力受膜通透性的影响越明显。治疗过程中 SC 是变化的,随着治疗的进行,不断有蛋白吸附到膜上,使得 K_{UF} 下降、Q_{UF} 减少和部分溶质的 SC 降低。增大体外循环血流率(blood flow rate,Q_B)可以减少蛋白吸附到膜上的概率。发生超滤后,每种溶质按照它的膜排斥系数(rejection coefficient,RC)以特定的速率达到半透膜的另一侧。

$$RC = 1-SC$$

白蛋白的 RC 为 1.0,因为白蛋白分子量大,完全不能通过半透膜;而小分子水溶性溶质(如尿素氮)的 SC 为 1.0(超滤液中尿素氮浓度等于血浆尿素氮浓度)。

对流对某溶质的清除(Jc)取决于 Q_{UF}、膜表面积(A)、血浆溶质浓度(C_{Pi})和溶质的 SC,可用公式表达如下:

$$Jc = (Q_{UF}/A) \times C_{Pi} \times SC$$

与弥散转运溶质比较,对流转运能够以更大速率清除分子量更大的溶质。

滤过分数(filtration fraction,FF)是 Q_{UF} 与流经滤器的血浆流率(plasma flow rate,Q_P)之比,计算公式如下:

$$FF = Q_{UF}/Q_P$$

$$Q_P = Q_B \times (1-HCT)$$

其中,Q_B:血流率(体外循环);HCT:血球压积。

当血流率增大、Q_{UF} 不变时,FF 降低(表 11-1)。当 FF 升高时,血液为浓缩状态,滤器容易发生凝血,HF 过程中一般要求 FF 不要超过 25%~30%,否则会缩短滤器寿命。

表 11-1 不同血流率和超滤率时滤过分数的变化

HCT	Q_B	Q_P	Q_{UF}	FF
0.25	150	112.5	1000	0.15
0.35	150	97.5	1000	0.17
0.4	150	90	1000	0.19
0.25	200	150	2000	0.22
0.35	200	130	2000	0.26
0.4	200	120	2000	0.28
0.25	150	112.5	2000	0.3
0.35	150	97.5	2000	0.34
0.4	150	90	2000	0.37

续表

HCT	Q_B	Q_P	Q_{UF}	FF
0.25	200	150	1000	0.11
0.35	200	130	1000	0.13
0.4	200	120	1000	0.14
0.25	100	75	1000	0.22
0.35	100	65	1000	0.26
0.4	100	60	1000	0.28
0.25	100	75	2000	0.44
0.35	100	65	2000	0.51
0.4	100	60	2000	0.56

（二）弥散

弥散是溶质通过半透膜的一种方式,即溶质从高浓度向低浓度区域运动,驱动力为半透膜两侧的浓度梯度(图 11-2)。根据膜平衡原理,当患者血液流经透析器时,通过半透膜与透析液相接触,半透膜两侧的分子(电解质和小分子溶质)做跨膜移动,从而使血液中的代谢产物,如尿素、肌酐等物质通过半透膜弥散到透析液中,而透析液中的物质,如碳酸氢根或醋酸盐也可以弥散到血液中,从而达到清除体内有害溶质,补充体内所需物质的目的。HD 过程中,液体的跨膜转运是通过超滤(对流)来驱动的,超滤系数(K_{UF})反映了透析膜对水的清除能力。

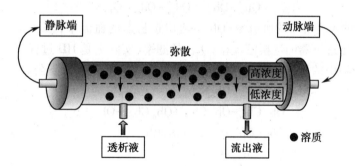

图 11-2　溶质清除原理(弥散)
当血液流经透析器时,溶质通过弥散原理进行跨膜转运

影响弥散运动的因素包括血流率(Q_B)、透析液流率(dialysate flow rate,Q_D)、膜面积、膜通透性、溶质分子量和膜两侧的溶质浓度梯度(dc)。dc 是溶质弥散的驱动力,通过半透膜的单向溶质弥散量(solute diffusive flux,Jd)与溶质的弥散系数(diffusion coefficient,D)成正比,与弥散距离(dx)成反比,计算公式如下:

$$Jd = -D(dc/dx)$$

而弥散系数(D)可以采用 Stokes-Einstein 公式估算:

$$D = K_B T/(6\pi\mu R)$$

其中,K_B:Boltzmann 常数;T:绝对温度;μ:介质黏度;R:分子的有效半径。假定大多数

分子为球形，它们的有效半径与分子量的立方根成正比，因此溶质的分子量越小，D 就越大。

HD 是应用透析器、使透析液流动方向与血流方向（中间为半透膜）相反或同向流动，以达到清除溶质的目的。通常优先选择反方向流动，这样就能沿透析器全长保持更高的跨膜平均浓度梯度。相反，同向流动保障了更好的流体动力学稳定性和控制性，在 HD 启动阶段有更好的排气效果。

透析器对某种溶质的清除率与溶质转运系数（单位膜面积的溶质通量，K_0）和膜面积（A）有关，通常用透析器溶质转运面积系数（mass transfer area coefficient，K_0A）表示透析器通过弥散对溶质清除率的大小，测量单位为 ml/min。K_0A 越大，溶质清除率越高，也就是透析器对溶质的通透性越好。当透析液流率固定时，血流率越大，单位时间内通过半透膜的溶质量越大，溶质被清除的速率也相应增快。但血流率增至一定程度后，单位时间内到达透析器的溶质量超过单位时间内半透膜所能通过的溶质量，清除率就达到平台，在此基础上增加血流率并不能增加溶质清除率。因此，K_0A 越大，达到平台期的血流率越大，清除效果就越好。同理，当血流率固定时，透析液流率越大，溶质被清除的速度越快。当透析液流率增至一定程度后，清除率就会达到平台，并不因透析液流率的增大而增大。也就是说，每一种透析器都存在一个最佳的血流率和透析液流率，可以使滤器清除溶质的效果达到最佳，盲目增大血流率和透析液流率并不能提高溶质清除率。不同分子量溶质的清除受血流率的影响也不同，分子量越大，影响越小，反之则越大。透析过程中，K_0A 会随膜通透性的变化或膜交换表面积的丢失而改变。

由于血液和透析液在透析膜内外进行物质交换，血流率、透析液流率应遵循物质守恒定律，从而得出以下公式：

$$Qb_{in} - Qb_{out} = Qd_{out} - Qd_{in} = Q_{UF}$$

其中，Qb_{in}：进入透析器的血流率；Qb_{out}：流出透析器的血流率；Qd_{in}：进入透析器的透析液流率；Qd_{out}：流出透析器的透析液流率；Q_{UF}：超滤率（实际上是 HD 过程中的脱水速率）。

血液和透析液中的溶质交换也同样遵循物质守恒定律，得出以下公式：

$$\begin{aligned}
Jd &= Qb_{in}Cb_{in} - Qb_{out}Cb_{out} \\
&= Qb_{in}Cb_{in} - Qb_{in}Cb_{out} + Qb_{in}Cb_{out} - Qb_{out}Cb_{out} \\
&= Qb_{in}(Cb_{in} - Cb_{out}) + Q_{UF}Cb_{out} \\
Jd &= Qd_{out}Cd_{out} - Qd_{in}Cd_{in} \\
&= Qd_{out}Cd_{out} - Qd_{in}Cd_{out} + Qd_{in}Cd_{out} - Qd_{in}Cd_{in} \\
&= Qd_{in}(Cd_{out} - Cd_{in}) + Q_{UF}Cd_{out}
\end{aligned}$$

其中，Jd：溶质转运清除量；Cb_{in}：进入透析器的血液溶质浓度；Cb_{out}：流出透析器的血液溶质浓度；Cd_{out}：流出透析器的透析液溶质浓度；Cd_{in}：进入透析器的透析液溶质浓度。

如果透析液中某溶质浓度为 0，即 $Cd_{in} = 0$，得出以下公式：

$$Jd = Qd_{in}Cd_{out} + Q_{UF}Cd_{out} = (Qd_{in} + Q_{UF})Cd_{out}$$

小分子溶质在血液中浓度高，膜内外浓度梯度大，易于在半透膜内外扩散，而半透膜对于大分子溶质通过的阻力大，因此弥散对于血液中的小分子溶质（尿素、肌酐）清除效果较好，对于大分子溶质（细胞因子、多肽）清除效果较差。采用高通量（high-flux）滤器进行 HD，可以实施更显著的对流转运，对中、大分子溶质的清除能力明显增强，这种模式被称为"高通量血液透析（high-flux hemodialysis）"。

透析液通常使用碳酸氢盐、醋酸盐或乳酸盐配置,晶体渗透压高于或等于血浆晶体渗透压,溶质浓度低于血浆浓度,从而使血浆中的溶质通过弥散的方式转运到透析液中。临床医生需要根据患者血气分析和电解质检测结果调整透析液配方。贫血或者低蛋白血症患者可适当补充红细胞和白蛋白。

(三)吸附

吸附(adsorption)是弥散与对流之外的第三种溶质清除方式,溶质被吸附在膜的表面或内部。吸附是通过正负电荷的相互作用或范德华力以及膜表面的亲水性基团选择性吸附某些蛋白质(如 β_2-微球蛋白、补体、炎症介质、内毒素等)、毒物和药物。膜吸附蛋白质后可降低膜的通透性。在 HD/HF 过程中,血液中某些异常升高的蛋白质、毒物和药物等选择性地吸附于膜表面,使这些致病物质被清除,从而达到治疗目的。

大体积溶质不能够通过半透膜,但能够吸附到膜的表面。体积小于半透膜孔径的溶质,可以通过吸附进入膜孔内。吸附只对某些特定溶质起作用,与溶质和膜的化学亲和力以及膜的吸附面积有关,与溶质浓度关系不大。多糖类吸附材料是高分子吸附材料,包括纤维素、琼脂糖、壳聚糖等。其亲水性好,与血液相容性好,但吸附容量小,有一定的局限性。合成树脂类吸附材料是三维网络结构高分子聚合物,吸附容量大,达到吸附饱和时间短,化学稳定性好,微粒不易脱落,在酸碱环境和部分有机环境中仍能保持稳定。临床为了提高 HF 对中、大分子溶质的清除能力,滤膜不仅具有滤过功能,有时还具有吸附特性(如 AN69-ST 膜),同时采用对流与吸附原理清除溶质。

三、肾脏替代治疗工作原理

(一)血液透析

HD 是急性、慢性肾衰竭患者的常用 RRT 模式。HD 是将体内的血液引流至体外循环,并流经透析器,通过半透膜与膜外侧透析液以弥散原理进行物质交换,半透膜两侧的分子依靠浓度梯度从高浓度一侧向低浓度一侧做跨膜移动,使血液中的代谢产物(如尿素、肌酐、尿酸和过多的电解质)通过半透膜弥散到透析液中,而透析液中的有用物质(如 HCO_3^-、醋酸根离子等)也可弥散到血液中。透析时主要通过对流(超滤)原理清除体内多余的水分,液体在膜两侧静水压力梯度或渗透压梯度作用下通过半透膜从血液侧向透析液侧移动。因此,HD 能够替代部分肾脏功能,达到清除体内代谢废物,维持水、电解质和酸碱平衡的目的。间断血液透析(intermittent hemodialysis,IHD)是传统的常用 RRT 模式(图 11-3),一般每周行 IHD 3 次,每次持续 3~4 小时。为了在短时间内达到清除小分子溶质(尿素氮、肌酐等)和调节水、电解质和酸碱平衡的目的,IHD 需要设置较高的血流率(200~300ml/min)和透析液流率(300~500ml/min),通常需要在 3~4 小时内超滤 3~4 升的水,易导致血流动力学波动,难以在危重患者中进行广泛使用。

(二)血液滤过

HF 通过泵或者患者自身血压,驱动血液流经体外循环管路和滤器,产生跨膜压力,水从压力高的一侧向压力低的一侧做跨膜移动,溶质随水分子被带出。HF 模拟了肾小球的滤过功能,通过对流原理(超滤)清除水和溶质,但没有肾小管的重吸收和排泄功能。因此需要在滤器前或滤器后补充置换液,以替代肾小管的重吸收功能,维持水、电解质和酸碱平衡。

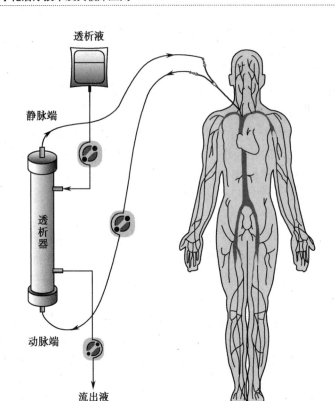

图 11-3　间断血液透析

在血泵的作用下,血液从双腔透析管动脉端被引流至体外循环,流经透析器,透析液在半透膜透析液
侧流动,方向与血流相反,通过弥散原理清除溶质,净化后的血液经双腔透析管静脉端回流至体内

　　HF 的溶质清除率取决于 Q_{UF} 和 SC。由于滤器的通透性较好,HF 对中、小分子溶质的清除率差异不大,对中、大分子溶质的清除效果优于 HD;而 HD(采用低通量透析器)的溶质清除率和分子量大小成反比。由于常规 HF 的超滤率(Q_{UF})比常规 HD 时的透析液(透析液中尿素氮浓度约等于血浆尿素氮浓度)流率低,因此,HD 清除小分子溶质的能力强于 HF。当 HF 设置的 Q_{UF} 与 HD 设置的透析液流率相同时,两者对小分子溶质的清除能力基本一致。

　　连续动脉-静脉血液滤过(continuous arterio-venous hemofiltration,CAVH)的驱动力为动脉-静脉压力差,可 24 小时持续治疗,更加接近肾小球功能,对血流动力学影响小;当动脉压力降低时,Q_{UF} 随之降低,受机体自身血压变化的影响较大。CAVH 时,膜外侧负压为滤器与滤液收集袋之间的垂直距离(cm)×0.74mmHg,膜外侧负压越高,Q_{UF} 越大。CAVH 需要进行动脉和静脉插管,相关并发症发生率比较高。

　　连续静脉-静脉血液滤过(CVVH)的工作原理(图 11-4)与 CAVH 相同,一般采用双腔透析管建立静脉-静脉通路,主要驱动力为血泵,避免了动脉插管的并发症。单独依靠动脉血压,流经滤器的血流量仅占肾脏血流量的 1/6~1/4,因此需要在滤器动脉端用血泵加压,同时在膜超滤液侧形成一定的负压,可使超滤率达到 60~90ml/min(约为肾小球滤过率的 1/2~3/4)。当体外循环血流率为 90~250ml/min 时,血流率越大,TMP 越大,Q_{UF} 也会相应增加;而血浆胶体渗透压越高,TMP 就会越低,Q_{UF} 也会越低。每次 CVVH 的超滤液总量一般不低于 20 升,主要取决于临床的治疗目标,即是否达到了清除溶质和调节水、电解质和酸碱平衡的目的。

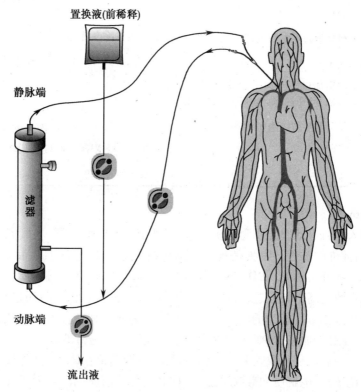

图 11-4 连续静脉-静脉血液滤过

在血泵的作用下,血液从双腔透析管动脉端被引流至体外循环,流经滤器,通过对流原理清除水和溶质,超滤液以流出液(或废液)被排出;为了替代肾小管的重吸收功能,需要经滤器前(前稀释)或滤器后(后稀释)管路补充置换液,净化后的血液经双腔透析管静脉端回流至体内

CVVH 需要使用泵和液体控制装置,可以更加精确地调节体外循环血流率、Q_{UF} 和置换液流率,监测 TMP 和精准调控液体平衡,缓慢清除水和溶质,适用于急性和慢性肾衰竭、严重水钠潴留、高血容量所致心力衰竭等危重患者。目前 CVVH 已逐渐取代 CAVH,成为重症患者最常用的 RRT 模式之一。

CVVH 时,仅仅提高 Q_{UF} 会加重血液浓缩,降低滤膜的通透性和溶质的 SC。选择前稀释方式(pre-filter,在滤器前补充置换液)可以避免血液浓缩,降低 FF。但由于前稀释作用,进入滤器的血液溶质浓度会降低,超滤液中的溶质浓度也相应降低,当使用同样流率的置换液进行前稀释时,溶质清除效率低于后稀释方式(post-filter,在滤器后补充置换液)。当选择前稀释方式、血流率保持不变的情况下,增加置换液流率,溶质清除率会适当增加,但也会达到平台期。因此,需要根据患者病情选择前、后稀释方式(主要考虑滤器的寿命问题)(表 11-2),然后再设置 Q_{UF} 和置换液流率(主要考虑溶质清除率的需求);调控与 CVVH 相关的液体出入量,清除体内过多的水分,同时维持血流动力学处于稳定状态。

表 11-2　置换液前稀释与后稀释方式的优缺点

	前稀释	后稀释
优点	Q_{UF} 不受 Q_B 限制	溶质清除率直接与 Q_{UF} 相关
	增加了对红细胞尿素的清除	溶质清除率更高
	滤器寿命增加	特定溶质与浓度的交付直接与溶液相关
	滤器寿命增加可能增加了滤器使用时间和溶质清除率,尽管每小时溶质清除率下降	
缺点	溶质浓度降低导致清除率下降	Q_{UF} 受 Q_B 限制,以避免滤器中全血 HCT 过高
		Q_{UF} 受 FF 限制,难以达到理想剂量
		滤器寿命降低

（三）腹膜透析

PD 是利用人体自身的腹膜作为透析膜,将血液中的溶质如肌酐、尿素氮、电解质和水清除至腹腔并排出体外的过程。腹膜是具有透析功能的生物半透膜,具有良好的渗透和扩散功能,还具有吸收和分泌功能。PD 过程中溶质主要通过弥散进行跨膜运动。将透析液灌入腹膜腔后,血浆中浓度高于腹腔透析液的小分子溶质(尿素氮、肌酐等)通过弥散进入腹膜透析液内,腹膜透析液中浓度较高的物质(如 HCO_3^- 等)则通过弥散进入血浆和组织液内;若腹膜透析液的渗透压高于血浆,则血浆中过多的水分便渗透至透析液内。

PD 通过向腹膜腔内反复灌入和放出腹膜透析液,使潴留在体内的代谢产物和多余水分得到清除,从而调节水、电解质和酸碱平衡。PD 对大分子溶质的清除效果比 HD 好。PD 受以下因素影响:溶质浓度梯度、溶质分子量、透析液剂量、透析液保留时间和腹膜效能。

PD 于 1923 年由 Ganter 首先应用于临床。由于其技术简单,易于操作,对患者血流动力学要求和影响小,无须建立动静脉通路和全身抗凝治疗,相对而言创伤较小且较为安全。PD 在终末期肾病的治疗中占有重要地位,适用于急性和慢性肾衰竭、心功能不全等患者。

PD 对尿素氮和肌酐的清除率较低,治疗过程中氨基酸等营养素丢失过多,易于引起负氮平衡和并发腹腔感染,因此,PD 的使用具有一定的局限性。近年来,自动化腹膜透析和新型腹膜透析液的出现,使 PD 技术日趋成熟。双袋透析连接装置的引入,大幅度降低了 PD 继发感染的发生率。PD 随透析交换周期的不同,分为连续循环腹膜透析、间断腹膜透析和不卧床持续性腹膜透析。其中,不卧床持续性腹膜透析应用最为广泛。合理的应用 PD 技术,使尿毒症患者可以获得充分的透析,生活质量得以显著提高。

四、小结

RRT 是重症患者救治过程中非常重要的脏器功能支持技术。RRT 根据弥散、对流和吸附原理清除溶质,调节水、电解质和酸碱平衡。临床应该根据患者的原发疾病、病理生理特点、水负荷、电解质与酸碱平衡状态、溶质清除目标和循环状态等客观因素以及 RRT 的工作原理为适宜患者选择恰当的 RRT 模式,每次 RRT 应当尽可能达到临床期望达到的治疗目标,同时减少 RRT 相关并发症的发生率。

（于凯江　李文雄）

参 考 文 献

1. Lauer A, Albis R, Avram M, et al. Hemodynamic consequences of continuous arteriovenous hemofiltration. Am J Kidney Dis, 1988, 12:110-115.

2. Gianluca V, Mauro N, Rinaldo B, et al. Nomenclature for renal replacement therapy and blood purification techniques in critically ill patients: practical applications. Crit Care, 2016, 20:283.

3. Argyropoulos CP, Unruh ML. The hazards of the changing hazard of dialysis modalities. Kidney Int, 2014, 86: 884-887.

4. Hirayama Y, Oda S, Wakabayashi K, et al. Comparison of interleukin-6 removal properties among hemofilters consisting of varying membrane materials and surface areas: an in vitro study. Blood Purif, 2011, 31:18-25.

5. Herrera-Gutiérrez ME, Seller-Pérez G, Arias-Verdú D, et al. A comparison of the effect of convection against diffusion in hemodynamics and cytokines clearance in an experimental model of septic shock. J Trauma Acute Care Surg, 2012, 73:855-860.

6. Cerdá J, Baldwin I, Honore PM, et al. Role of technology for the management of AKI in critically ill patients: from adoptive technology to precision continuous renal replacement therapy. Blood Purif, 2016, 42:248-265.

7. Oudemans-vas SHM, Kellum JA, Bellomo R, et al. Clinical review: anticoagulation for continuous renal replacement therapy-heparin or citrate. Crit Care, 2011, 15:202.

第十二章

肾脏替代治疗模式：连续、间断与杂合

一、概述

肾脏替代治疗(RRT)起源于血液透析(hemodialysis,HD)。过去30年来,随着机械和电子技术的进展,RRT模式得以迅速发展。早期的RRT应用动脉-静脉建立体外血液循环通路,20世纪80年代末,双腔透析管和新一代血泵开始应用于临床,RRT模式随之发生了根本的转变,由原来的动脉-静脉体外循环通路转变为血泵支持下的静脉-静脉体外循环通路。RRT模式也逐渐拓展,由最初的HD扩展为连续静脉-静脉血液透析(continuous veno-venous hemodialysis,CVVHD)、连续静脉-静脉血液滤过(continuous veno-venous hemofiltration, CVVH)、连续静脉-静脉血液透析滤过(continuous veno-venous hemodiafiltration,CVVHDF)、缓慢连续超滤(slow continuous ultrafiltration,SCUF)以及"杂合式肾脏替代治疗(hybrid renal replacement therapy,HRRT)"等技术。按照持续时间,RRT可分为间断肾脏替代治疗(IRRT)和连续肾脏替代治疗(CRRT)。

二、常用的肾脏替代治疗模式

(一)间断血液透析

间断血液透析(IHD)是传统的常用RRT模式(图12-1A)。在血泵的作用下,血液从双腔透析管动脉端被引流至体外循环,流经透析器,而透析液在半透膜透析液侧流动,方向与血流相反。IHD通过弥散原理清除溶质,血液中的代谢产物和过多的电解质透过半透膜弥散到透析液中,而透析液中的物质(如HCO_3^-等)也可弥散到血液中;IHD通过超滤和半透膜内外渗透压梯度清除体内潴留的水分;净化后的血液经双腔透析管静脉端回流至体内。急性肾损伤(AKI)和尿毒症患者一般每周行IHD 3次,每次持续4小时,每周Kt/V达到3.9。为了在短时间内达到清除小分子溶质(尿素氮、肌酐等)和调节水、电解质和酸碱平衡的目的,IHD需要设置较高的血流率(Q_B:200~300ml/min)和透析液流率(Q_D:300~500ml/min),通常需要在3~4小时内超滤3~4升的水,易导致血流动力学波动;由于IHD时血浆中尿素氮浓度下降快,而细胞内尿素氮浓度下降较慢,导致第三间隙的水分向脑细胞转移,患者易出现脑水肿,即"失衡综合征"。采用低通量透析器时,IHD对小分子水溶性溶质清除能力强,对中分子溶质的清除能力差。

(二)连续静脉-静脉血液透析

CVVHD(图12-1B)的溶质清除原理与IHD完全相同。CVVHD通常设置较低的血流率

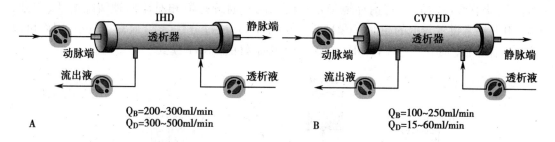

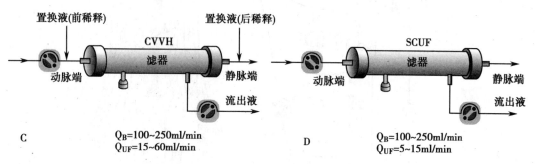

图 12-1　常用的肾脏替代治疗模式

A. 间断血液透析（IHD）；B. 连续静脉-静脉血液透析（CVVHD）；

C. 连续静脉-静脉血液滤过（CVVH）；D. 缓慢连续超滤（SCUF）

（Q_B:150~250ml/min）和透析液流率（Q_D:1500~2000ml/h），对小分子溶质的清除效率低于 IHD，但 CVVHD 持续时间长，对小分子溶质的总体清除效果甚至会优于 IHD。由于血浆尿素氮浓度下降缓慢以及较低的超滤（脱水）速率，CVVHD 对血流动力学几乎没有影响，也不会引起失衡综合征。

（三）连续静脉-静脉血液滤过

CVVH（图 12-1C）通过血泵将血液引入滤器，在跨膜压的作用下，液体从压力高的一侧通过半透膜向压力低的一侧移动，液体内的溶质也随之通过半透膜得以清除，通过补充置换液以替代肾小管的回吸收功能，达到清除溶质和调节水、电解质和酸碱平衡的目的。CVVH的溶质清除原理为对流，对中、大分子溶质的清除能力优于 IHD。

一般认为超滤率（Q_{UF}）>35ml/（kg·h）为高容量血液滤过（high-volume hemofiltration，HVHF）。HVHF 显著增加了置换液量及单位时间内经过滤器的血流率，使中、大分子炎症介质经对流清除相应增加，可能有利于控制炎症反应，阻止或逆转由此导致的临床症状。但HVHF 能否改善重度急性胰腺炎、感染性休克患者的预后尚缺乏临床研究证据。

（四）缓慢连续超滤

SCUF（图 12-1D）的工作原理与 CVVH 相同，但仅通过超滤清除水和溶质，不需要补充置换液。SCUF 适宜于水负荷过多的重症患者，如慢性充血性心力衰竭等。

（五）连续静脉-静脉血液透析滤过

CVVHDF（图 12-2）是在 CVVH 基础上实施的滤过（对流）和透析（弥散），通过滤器膜两侧的压力差及浓度梯度达到清除水分和溶质的目的。CVVHDF 同时具备血液滤过（HF）和HD 的优点。既能有效地清除小分子溶质（尿素氮、肌酐等），又能一定程度地清除中、大分子溶质(炎症介质等),维持内环境稳定。由于同时通过弥散和对流原理清除溶质,因此,CVVHDF 通常设置较低的超滤率(<1500~2000ml/h),滤过分数(FF)通常也较小,因而可以延长滤器寿命。理论上,CVVHDF 是重症患者中最好的 CRRT 模式。

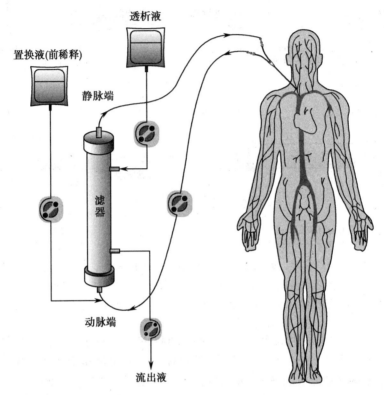

图 12-2　连续静脉-静脉血液透析滤过

在血泵的作用下,血液从双腔透析管动脉端被引流至体外循环,流经滤器,通过对流原理清除水和溶质;与此同时,透析液在半透膜透析液侧流动,方向与血流相反,通过弥散原理清除溶质;超滤液和透析液以流出液(或废液)被排出;为了替代肾小管的重吸收功能,需要经滤器前(前稀释)或滤器后(后稀释)管路补充置换液,净化后的血液经双腔透析管静脉端回流至体内

(六) 腹膜透析

腹膜是具有透析功能的半透膜,具有良好的渗透和扩散作用,还有吸收和分泌功能。根据此原理,将透析液灌入腹腔,血浆中浓度高于透析液的小分子溶质可通过弥散进入透析液,而透析液中浓度高的溶质则从透析液进入血浆和组织液;如果透析液的渗透压高于血浆,血浆中过多的水分便渗透到透析液中。腹膜透析(PD)主要通过弥散清除溶质。

三、肾脏替代治疗:间断与连续

CRRT 包括 CVVHD、CVVH、CVVHDF 和 SCUF,是 ICU 中最常用的 RRT 技术,在重症患者的治疗中发挥着重要作用。与 CRRT 的床旁、持续、缓慢的治疗相对应,IRRT 主要是指传统的间断血液透析(IHD),采用弥散原理清除溶质。所谓"连续(CRRT)"一般认为 RRT 运行时间为 24 小时/天,采用弥散和/或对流原理清除溶质;而"间断(IRRT)"一般认为每次RRT 运行时间为 4~6 小时,通常为每周 3 次,也可每日 1 次。因 IHD 需要在短时间内清除体内过多的水分和小分子溶质,易导致血流动力学波动,难以在危重患者中进行广泛使用。与 IHD 相比,CRRT 具有血流动力学稳定、中分子物质清除能力强等优势,能连续、缓慢地清除水分和溶质,血浆晶体渗透压变化缓慢,更符合生理状态,从而能防止失衡综合征的发生。因此对于重症患者而言,尤其是血流动力学不稳定、急性脑损伤、心功能不全、肝肾综合征、脓毒症或多器官功能障碍综合征(multiple organ dysfunction syndrome,MODS)时,CRRT 的耐受性更好,更具优势。

四、杂合式肾脏替代治疗

由于 CRRT 受设备、耗材和费用等条件的限制,促使一些学者开始研究"杂合式肾脏替代治疗(HRRT)"技术,于是,"HRRT"作为介于"连续"RRT 与"间断"RRT 的中间模式开始应运而生。HRRT 包括持续低效(每日)透析[sustained low efficiency(daily)dialysis,SLEDD or SLED]、延长每日透析(extended daily dialysis,EDD)、缓慢连续透析(slow continuous dialysis,SCD)和延长间断 RRT(prolonged intermittent RRT,PIRRT)等,采用弥散和/或对流原理清除溶质。"HRRT"实质上是"延长、缓慢、低效、低流量的血液透析/滤过技术的组合"。HRRT 通常采用传统的 IHD 装置,设置更低的血流率和透析液流率,由于溶质清除的效率下降,因而需要提供更长的透析时间。一般认为,HRRT 每次运行时间为 6~16 小时,隔日 1 次或每日 1 次。

HRRT 结合了"连续"与"间断"RRT 模式的优势,尽管存在众多的称谓,HRRT 的组合取决于溶质清除的计划(时间表)和类型(对流或弥散)。HRRT 试图提供一个温和、延长和更可行的扩展型 IHD,它更少需要抗凝,增加了患者的活动度,更可能在没有下机的情况下完成 RRT 处方计划。总体而言,HRRT 具有良好的血流动力学耐受性和恰当的透析剂量,能够有效地维持水、电解质和酸碱平衡。自 20 世纪 90 年代来,HRRT 这一介于 CRRT 与 IHD 之间的 RRT 模式在 ICU 中的使用越来越多,有望成为治疗 AKI 的一种常规方式。IHD、CRRT 和 SLED 的优缺点与禁忌证见表 12-1。

表 12-1 IHD、CRRT 和 SLED 的优缺点与禁忌证

	优势	劣势	禁忌证
IHD	持续时间短	技术要求高	脑外伤
	无/短/少抗凝	(需要水处理系统)	
	(出血风险降低)	溶质的反跳现象	
	高效清除小分子水溶性溶质	血流动力学不稳定	
	(如危及生命的高钾血症)	高透析依赖的潜在风险	
	较低的卧床时间		
	使用灵活:可延长透析时间		
	(增加透析效能)		
	节省费用		

续表

	优势	劣势	禁忌证
CRRT	血流动力学稳定	下机时间影响运行效率	需要活动时
	（潜在的高肾功能恢复率）	需要持续抗凝	
	ICU 人员可以自动控制治疗	（高出血或滤器堵塞风险）	
	更佳的溶质清除和容量控制	需要卧床	
	（每次持续 24 小时情况下）	治疗费用高	
	有利于管理肠外营养	比 IHD 低效（高钾血症时）	
		低温风险	
SLED	易行	技术要求高	无
	便于管理	（需要水处理系统）	
	（夜间运行 6~12 小时）	低磷血症	
	患者活动度较强	低温风险	
	血流动力学稳定	低效能	
	相对低的抗凝需求		
	节省费用		

常用的杂合式肾脏替代治疗模式

1. 持续低效透析　SLED 是指利用 IHD 机器,设置较低的血流率和透析液流率、延长透析/滤过时间的一种治疗方式,包括持续低效每日透析(SLEDD)和持续低效每日透析滤过(sustained low-efficiency daily diafiltration,SLEDD-f)。关于 SLED 的定义目前尚存争议,SLED 每次运行时间可短至 6 小时,隔日 1 次;也可以每日 1 次,每次运行时间超过 12 小时,具体情况视患者病情而定。

1998 年美国阿肯色州大学医学中心推荐了一种杂合式透析模式(SLED),方法是使用常规透析机,设置低的血流率和低透析液流率,夜间进行 12 小时 HD。2004 年,Marshall 等报道了 SLEDD-f,方法是应用血滤机,设置血流率为 250~350ml/min,透析液流率为 200ml/min,置换液流率为 200ml/min,每天运行时间至少持续 8 小时或隔日治疗,全部操作由 ICU 护士 1 人完成。Holt 等对 21 例脓毒症并发多器官衰竭(multiple organ failure,MOF)患者进行了回顾性分析,这些患者均使用了升压药物,并且出现了少尿型急性肾衰竭而需要接受 RRT。其中,8 例患者接受了 SLEDD-f,13 例患者接受了 SLEDD,每天治疗 8~16 小时,结果发现,SLEDD-f 组和 SLEDD 组的 30 天存活率分别为 100% 和 38%,且 SLEDD-f 组多数患者很快停用升压药物,全部患者肾功能恢复而停止 RRT。该研究结果提示,与 SLEDD 比较,SLEDD-f 可能具有生存率优势以及增加肾脏恢复的可能性。

SLED 综合了 IHD 与 CRRT 的优点,设置透析液流率为 100~300ml/min,血流率为 100~300ml/min,透析时间一般为 8~12 小时,机器要有容量控制装置,以及能在线(on-line)生成碳酸氢盐透析液。SLED 可使尿素清除率达到 70~80ml/min。与 IHD 相比,它具有相对缓慢与连续的优点,由于透析液流率及血流率的降低,溶质清除率也相应降低,因此可使患者血液中各种溶质的下降较为缓慢，细胞内外之间的溶质（尿素氮等）交换有一定时间达到相对平衡，避免了过度透析后导致的失衡综合征和内环境的波动；同时由于使用碳酸氢盐透析液，患者耐受性较好。此外，由于透析时间的延长，单位时间内的净超滤量减小，与患者外周血管再充盈率（组织间隙的水分回吸收进入血液循环）较为接近，因此较少发生低血压，一方面能满意控制氮质血症，另一方面可为营养支持和临床实施液体治疗提供了便利。

与 CRRT 相比，由于 SLED 采用在线生成的透析液，减少了护理工作量，使得在 ICU 中 1 个护士可同时监护几台血透机，降低了患者治疗费用；同时因治疗时间较 CRRT 缩短，抗凝剂的用量减少，由此导致的出血并发症也可相应降低。SLED 能够有效地清除小分子溶质，并具有较好的血流动力学耐受性，仅 0%~7% 的患者由于顽固性低血压而终止 SLED。SLED 不但兼顾了 IHD（经济性）和 CRRT（血流动力学稳定）的优点，而且配备了床旁在线水处理系统，治疗剂量可以达到 CRRT 的十倍以上，对于危及生命的高钾血症、百草枯中毒等急症的治疗有巨大优势。目前 SLED 在 ICU 中的使用在逐步增加。

2. 延长每日透析　EDD 被定义为延长的血液透析或血液透析滤过，持续时间在 6~24 小时之间。EDD 于 1945 年首次作为 CRRT 的备选方式应用于临床，是一种特殊的 IHD 模式，EDD 需要设置较低的透析液流率和血流率，延长持续时间。有研究显示，与 IHD 相比较，EDD 过程中血流动力学更加稳定，患者的血压、心率等波动较小，能够更好地调节水、电解质与酸碱平衡。Baldwin 等比较了 EDD 和 CRRT 分别治疗 16 例重症 ICU 患者的临床疗效，发现两组患者之间无显著性差异。

3. 缓慢连续透析　Schlaeper 等于 1999 年首次采用 SCD 治疗急性肾衰竭患者，作者界定 SCD 的治疗参数是设置血流率：100~200ml/min，透析液流率：100~300ml/min，并使用有容量控制功能的透析机，在线生成碳酸氢盐透析液，每日透析 8~12 小时。SCD 提供的尿素清除率为 70~80ml/min。有限的资料认为 SCD 是安全、简单和有效的 RRT 模式，治疗过程中无明显不适和失衡综合征。KDIGO 指南对 AKI 患者（70kg）在不同 RRT 模式下的参数设置建议见表 12-2。

表 12-2　AKI 患者（70kg）在不同 RRT 模式下的参数设置

	SCUF	CVVH	CVVHD	CVVHDF	PD	SLED	IHD
血流率（ml/min）	100~200	150~250	150~250	150~250	不适用	100~300	200~300
主要溶质转运原理	对流	对流	弥散	弥散+对流	弥散	弥散	弥散
超滤（ml/h）	100~300	1500~2000	可变	1000~1500	可变	可变	可变
透析液流率（ml/h）	0	0	1500~2000	1000~1500	1~2L/次	100~300ml/min	300~500ml/min
流出量（L/d）	2~8	36~48	36~48	36~72	24~48	不适用	不适用
置换液（零平衡，ml/h）	0	1500~2000	0	1000~1500	0	0	0
尿素清除率（ml/min）	1~5	25~33	25~33	25~33	可变	80~90	可变

五、肾脏替代治疗模式的选择

AKI 重症患者应采用何种 RRT 方式，目前没有统一的标准。重症患者 RRT 模式的选择主要依赖于患者病情、血流动力学特点、不同的治疗目标以及各医疗机构现有的资源和该机构的专长等来选择不同的 RRT 模式。

IHD 通过弥散原理清除溶质，所采用的低通量透析器的膜孔径较小，可清除血液中的小分子溶质，如尿素氮、肌酐和尿酸等；对中、大分子溶质，如细胞因子等清除效果差。当临床需要纠正威胁生命的电解质和酸碱紊乱（如高钾血症等）时，应首选 IHD，以快速、高效降低血钾。

CVVH 主要是模拟正常肾小球的滤过功能，通过对流的方式来清除水与溶质。由于滤器的通量（flux）较高，可允许分子量低于 30 000~50 000 道尔顿的溶质被滤过，因此对中、大分子溶质的清除优于 IHD。与 IHD 相比，CRRT 具有血流动力学稳定、溶质清除率高、利于清除炎症介质、为重症患者的营养和液体治疗提供治疗空间等优势。当 AKI 患者以容量超负荷为主要表现伴有血流动力学不稳定时，采用 IHD 治疗难以在 3~4 小时内清除过多的水负荷，应优先选择 CRRT。然而许多针对 AKI 的临床研究和荟萃分析结果显示，CRRT 和 IHD 对 AKI 患者的临床疗效、并发症和预后均无显著差异。Vinsonneau 等进行的一项前瞻性、多中心研究共纳入了 360 例 AKI 重症患者，随机进行 IHD 或 CRRT，两组患者疾病严重程度和基础疾病状况无显著差异，为保持 IHD 过程中血流动力学稳定，应用高钠（150mmol/L）和低温透析液（35℃），透析频率为每 48 小时一次，每次透析时间为 5.2 小时。结果显示，两组患者治疗后平均 BUN 水平无显著差异，28 天、60 天和 90 天生存率也无显著差异，提示 IHD 与 CRRT 在维持患者血流动力学稳定、控制机体代谢水平方面具有相似的临床疗效。但影响 RRT 和患者预后的因素众多，如 RRT 剂量、开始时机、不同的膜材料与营养支持强度等。因此目前的研究证据还不能得出明确的结论，但可以肯定的是，CRRT 更适用于血流动力学紊乱而不能耐受 IHD 的患者；而 IHD 对于血流动力学稳定、需要快速清除小分子溶质的患者更有优势，费用也低于 CRRT。

一些针对 AKI 患者的研究和荟萃分析结果显示，CRRT 与 SLED 的临床疗效、并发症以及对患者预后的影响均无显著差异。Baldwin 等针对 ICU 重症急性肾衰竭患者进行了一项小规模的随机对照试验，共有 16 例患者入选，并随机分为延长每日透析滤过（extended daily dialysis with filtration, EDD-f）组和 CVVH 组。结果发现，EDD-f 组患者共超滤水 16.6 升（830ml/d，持续 20 天），CVVH 组共超滤水 15.4 升（700ml/d，持续 22 天）；EDD-f 组开始 2 小时内的平均动脉压低于 CVVH 组，但无统计学意义（$P>0.05$）；两组患者的中心静脉压、心率和升压药使用剂量也无显著差异。作者认为，上述两种方法均可以达到满意的治疗效果。Kitchlu 等于 2015 年发表了一项针对 ICU 中 AKI 患者的多中心、前瞻性队列研究，试图比较 SLED（每次进行 8 小时，血流率：200ml/min，基本无抗凝）和 CRRT 的临床疗效，主要研究终点为 RRT 开始后的 30 天病死率，次要研究终点为临床表现恶化（定义为开始 RRT 后 SOFA 评分增加或 48 小时内死亡）。结果发现，CRRT 组（158 例）和 SLED 组（74 例）的 30 天病死率分别为 61% 和 54%（$P>0.05$），开始 RRT 后两组患者的临床表现恶化率也无显著差异（$P>0.05$）。最近的一项荟萃分析共纳入了 18 项研究中的 1564 例患者，CRRT 组与 SLED 组的肾脏恢复率和肾脏恢复时间均无显著差异。从这些研究结果来看，SLED 与 CRRT 具有相似的血流动力学稳定性，对于重症 AKI 患者的预后影响也无显著差异。HRRT 似乎可以取代 CRRT，因为 HRRT 具备有 CRRT 的长处，超越 CRRT 的优点包括对设备要求低、对专业技术要求低、治疗费用低、护理工作量少等。

患者的血流动力学状态是选择 RRT 模式的最重要考量因素之一。CRRT 的最大优点是血流动力学稳定,有学者将其归功于体外循环的血流率较慢,但这不是主要原因。在相同的血流条件下,CRRT 和 HRRT 比 IHD 有明显的血流动力学稳定性,关键机制是 IHD 时血浆中小分子溶质(尿素氮等)浓度下降快,易在体内屏障间形成较大的浓度梯度(血浆尿素氮<细胞外液尿素氮<细胞内液尿素氮),导致水分逆向流动,增加组织器官(心、肺、脑等)水量,引起心肺衰竭、颅压增高和有效循环量不足而出现低血压。CRRT 在单位时间内溶质清除缓慢,能够始终保持体内腔隙间较小的浓度梯度;受自身水、电解质平衡调节机制的影响,使毛细血管维持稳定的再充盈率(组织间隙水的回吸收导致血管始终处于充盈状态),尽管 CRRT 处于连续净超滤状态,但有效血容量处于稳定状态,而组织间隙的水分在缓慢持续减少,缓解了器官水肿和功能障碍。上述两个因素的综合作用是 CRRT 在净超滤过程中维持血流动力学稳定的根本机制。此外,如果配合适当的低温,减少外周血管床容积,也可在一定程度上防止低血压。重症 AKI 患者使用 IRRT 时改善血流动力学耐受性的策略见表 12-3。

表 12-3 重症 AKI 患者使用 IRRT 时改善血流动力学耐受性的策略

干预	生理效应	策略
等容量开始	保存血管内容量	使用 0.9%盐水预冲环路
	预防相对和/或绝对容量不足	
降低透析液温度	保存血管张力	降低透析液温度 0.5~1.5℃
	预防温度导致的外周血管阻力降低	
降低透析液流率	保存血浆渗透压	降低至 50~100ml/min
	预防血浆渗透压的迅速转移	
透析液[Na^+]浓度	保存血浆渗透压	逐渐增加透析液[Na^+]>145mmol/L
	促进血管再充盈	
	预防血浆渗透压的迅速转移	
优先使用碳酸氢盐缓冲液	保存心肌收缩力	避免使用醋酸盐缓冲液
维持正常全身性[Ca^{2+}]	保存心肌收缩力和血管张力	维持全身性[Ca^{2+}]>1.0mmol/L
保守性净超滤	保存血管内容量	开始孤立的透析
	预防医源性相对和/或绝对低血容量	平缓净超滤
		延长治疗时间达到液体平衡目标

在 20 世纪 80 年代,临床常规应用 PD 治疗 AKI。但过去 25 年来,体外治疗技术逐渐成为 AKI 的标准治疗。2002 年,一项小规模单中心随机对照研究比较了 PD 与 CVVH 治疗脓毒症相关 AKI 的疗效,结果发现 PD 组患者病死率更高。该研究导致 PD 在 AKI 中的应用在逐步下降,但 PD 在许多低收入国家仍在继续使用。来自巴西的一系列研究显示,高剂量 PD 能够成功治疗 AKI 患者,甚至是伴有多器官功能障碍的高分解代谢患者。一项随机对照研究比较了高剂量 PD 和每日 IHD 治疗 AKI 的疗效,结果发现两组患者的病死率、感染和机械

性并发症的发生率类似,但 PD 组患者肾脏恢复更迅速。一项荟萃分析结果显示,PD 治疗 AKI 与体外治疗方法(IHD 或 CVVHDF)比较,两组患者的预后无显著差异。国际腹膜透析学会随后发布了指南:PD 是成人和儿童 AKI 患者可以接受的治疗手段。在某些地区,如果临床无法提供理想治疗的情况下,必要时可以采用 PD 治疗 AKI。在一些低收入地区的研究结果显示,PD 与体外治疗的临床效果类似,甚至 RRT 持续时间更短。

六、小结

常用的 RRT 模式包括 IHD、HRRT 和 CRRT。如果单纯行肾脏功能替代治疗,IHD、SLED、CRRT 对 AKI 患者的预后没有明显差异。临床应根据患者特定的临床特征(并存疾病、多器官衰竭等)和 ICU 特点(专业人员、资源等)选择恰当的 RRT 模式。对于血流动力学不稳定和颅内压增高的 AKI 患者,CRRT 和 SLED 是较为合理的 RRT 模式。对于伴有 AKI 的 MODS 患者,IHD 和 CRRT 对预后的影响可能存在差异;患者疾病越严重,CRRT 相比 IHD 的优越性可能越显著,但缺乏可靠的研究证据。由于 SLED 等 HRRT 模式同时具备 IHD 和 CRRT 的优点,其在 ICU 中的使用具有很好的应用前景。在低资源地区,PD 是一个可以选择的、治疗 AKI 的 RRT 模式。

(隋　峰　黄英姿　杨　毅)

参考文献

1. Tolwani A.Continuous renal-replacement therapy for acute kidney injury.N Engl J Med,2012,367:2505-2514.

2. Villa G,Ricci Z,Ronco C,et al.Renal replacement therapy.Crit Care Clin,2015,31:839-848.

3. Davenport A,Will E,Davidson A,et al.Improved cardiovascular stability during continuous modes of renal replacement therapy in critically ill patients with acute hepatic and renal failure.Crit Care Med,1993,21:328-338.

4. Uchino S,Bellomo R,Ronco C,et al.Intermittent versus continuous renal replacement therapy in the ICU:impact on electrolyte and acid base balance.Intensive Care Med,2001,27:1037-1043.

5. Swartz RD,Messana JM,Orzol S,et al.Comparing continuous hemofiltration with hemodialysis in patients with severe acute renal failure.Am J Kidney Dis,1999,34:424-432.

6. Uchino S,Bellomo R,Morimatsu H,et al.Continuous renal replacement therapy:a worldwide practice survey.The beginning and ending supportive therapy for the kidney (B.E.S.T.kidney) investigators.Intensive Care Med,2007,33:1563-1570.

7. Ricci Z,Ronco C.Timing,dose and mode of dialysis in acute kidney injury.Curr Opin Crit Care,2011,17:556-561.

8. Rimmelé T,Kellum JA.Clinical review:blood purification for sepsis.Crit Care,2011,15:205.

9. Kidney Disease:Improving Global Outcomes (KDIGO) Acute Kidney Injury Work Group:KDIGO clinical practice guideline for acute kidney injury.Kidney Int Suppl,2012,2:1-138.

10. Palevsky P.Renal replacement therapy in AKI.Adv Chronic Kidney Dis,2013,20:76-84.

11. Schneider AG,Bellomo R,Bagshaw SM,et al.Choice of renal replacement therapy modality and dialysis dependence after acute kidney injury:a systematic review and meta-analysis.Intensive Care Med,2013,39:987-997.

12. Wald R,Shariff SZ,Adhikari NKJ,et al.The association between renal replacement therapy modality and long-term outcomes among critically ill adults with acute kidney injury:a retrospective cohort study.Crit Care Med,2013,42:1-10.

13. Zhang L,Yang J,Eastwood GM,et al.Extended daily dialysis versus continuous renal replacement therapy for a-

cute kidney injury：a meta-analysis.Am J Kidney Dis,2015,66：322-330.

14. Truche AS,Darmon M,Bailly S,et al.Continuous renal replacement therapy versus intermittent hemodialysis in intensive care patients：impact on mortality and renal recovery.Intensive Care Med,2016,42：1408-1417.

15. Schneider AG,Bellomo R,Bagshaw SM,et al.Choice of renal replacement therapy modality and dialysis dependence after acute kidney injury：a systematic review and meta-analysis.Intensive Care Med,2013,39：987-997.

16. Liang KV,Sileanu FE,Clermont G,et al.Modality of RRT and recovery of kidney function after AKI in patients surviving to hospital discharge.Clin J Am Soc Nephrol,2016,11：30-38.

17. Wald R,Friedrich JO,Bagshaw SM,et al.Optimal mode of clearance in critically ill patients with acute kidney injury（OMAKI）—a pilot randomized controlled trial of hemofiltration versus hemodialysis：a Canadian Critical Care Trials Group project.Crit Care,2012,16：R205.

18. Friedrich JO,Wald R,Bagshaw SM,et al.Hemofiltration compared to hemodialysis for acute kidney injury：systematic review and meta-analysis.Crit Care,2012,16：R146.

19. Bagshaw SM,Darmon M,Ostermann M,et al.Current state of the art for renal replacement therapy in critically ill patients with acute kidney injury.Intensive Care Med,2017.doi：10.1007/s00134-017-4762-8.

20. Cullis B,Abdelraheem M,Abrahams G,et al.Peritoneal dialysis for acute kidney injury.Perit Dial Int,2014,34：494-517.

21. Phu NH,Hien TT,Mai NT,et al.Hemofiltration and peritoneal dialysis in infection associated acute renal failure in Vietnam.N Engl J Med,2002,347：895-902.

22. Chitalia VC,Almeida AF,Rai H,et al.Is peritoneal dialysis adequate for hypercatabolic acute renal failure in developing countries? Kidney Int,2002,61：747-757.

23. Gabriel DP,Caramori JT,Martim LC,et al.High volume peritoneal dialysis vs daily hemodialysis：a randomized,controlled trial inpatients with acute kidney injury. Kidney Int Suppl, 2008, S87-S93. doi: 10. 1038/sj. ki.5002608.

24. Chionh CY,Soni SS,Finkelstein FO,et al.Use of peritoneal dialysis in AKI：a systematic review.Clin J Am Soc Nephrol,2013,8：1649-1660.

25. Smoyer WE,Finkelstein FO,McCulloch MI,et al.Saving young lives with acute kidney injury：the challenge of acute dialysis in low-resource settings.Kidney Int,2016,89：254-256.

第十三章

血管通路的建立

一、概述

患者在实施肾脏替代治疗(RRT)前需要建立血管通路,以保障 RRT 过程中提供恰当、稳定的体外循环血流率。慢性透析患者大多通过皮下隧道经中心静脉留置透析导管来延长透析导管的使用寿命。对于急性肾损伤(AKI)患者,需要 RRT 的持续时间通常不超过 12~13 天,临床常通过非皮下隧道技术经中心静脉留置透析导管。

二、血管通路的发展史

随着血液净化技术的逐渐发展,透析使用的血管通路也在不断的更新,尤其是对于慢性肾功能障碍患者。1960 年,Scribner 分流(外瘘管)设计成功,但因其非生物材料性质,易发生血栓、感染等并发症而限制了这种技术的临床运用。1962 年,Cimino 和 Brescia 将外瘘改进成一种自身动静脉内瘘,即将桡动脉和邻近的静脉作血管吻合,用于血液透析时穿刺、重复建立体外血液循环通路,这种设计减少了血栓、感染等并发症的发生率。对于肥胖、儿童和老年患者,有时很难找到理想的血管用以建立内瘘,且内瘘需要较长时间的"成熟"期,需要建立临时血管通路。20 世纪 80 年代末,半永久性皮下隧道带涤纶套的透析导管被大量使用,但缺点较多,如血流量不足、反复感染和中心静脉狭窄等。近年来,导管表面抗凝物质和抗感染药物涂层的使用、导管设计的更新等使其并发症的发生率显著降低。

临时血管通路的建立经历了多年的发展。1963 年开始应用锁骨下穿刺置管,但并发症较多。1965 年开始经颈内静脉穿刺置管,该方法简单易行,可随时插管、随时使用,解决了急诊透析通路的建立问题,至今仍是公认的透析置管首选。

三、血管通路的类型

(一) 永久性血管通路

永久性血管通路仅适用于维持性血液透析(maintenance hemodialysis,MHD)患者。MHD 患者应行动静脉造瘘术建立体内动静脉瘘管(arteriovenous fistula,AVF)作为长期透析血管通路。动静脉造瘘术通常将前臂远端桡动脉与头静脉做直接吻合,称为"标准内瘘";当两侧前臂都找不到适当的自体血管做吻合时,可在相距较远的动静脉之间利用自体血管或人工血管"搭桥"建立血管通路,称为"移植血管内瘘"。AVF 成熟时间一般需要 2 个月,成熟的早晚取决于血管自身条件及手术情况,此时静脉应呈动脉化,表现为显露清晰、怒张、突出于皮肤表面、有动脉震颤或搏动,方可使用。

(二) 半永久性血管通路

半永久性血管通路适用于需要较长时间 RRT 的 AKI 患者,以及无法找到理想血管用以建立动静脉内瘘的患者。通常通过建立皮下隧道,使用 Seldinger 技术经右侧颈内静脉留置带涤纶套半永久透析导管,少数情况下因右侧颈内静脉条件不允许而选择经左侧颈内静脉或锁骨下静脉穿刺置管。

(三) 临时性血管通路

临时性血管通路适用于需要紧急 RRT 的 AKI 患者、以及等待 AVF"成熟"的患者。KDI-GO 指南建议,AKI 患者应使用没有袖套、不需要隧道的透析导管开始 RRT,而不是使用需要隧道的导管。临床上也通常选择临时双腔透析管作为 AKI 患者 RRT 的血管通路。

临时性血管通路的建立是本章阐述的重点内容。

四、血管通路的基本要求

功能良好的血管通路是进行充分 RRT 的基础。首先,血管通路必须满足 RRT 对血流率的要求(表 13-1),以保证 RRT 顺利进行;其次,血管通路应具有较低的再循环率以保证 RRT 的效率;第三,应尽量避免导管相关血流感染(catheter-related bloodstream infection,CRBSI),使导管能够保留较长时间,以减少反复置管所带来的并发症。

表 13-1　不同模式 RRT 对血流率的要求

模式	SCUF	CVVH	CVVHD	CVVHDF	SLED	IHD
血流率(ml/min)	100~200	150~250	150~250	150~250	100~300	200~300

注:SCUF,缓慢连续超滤;CVVH,连续静脉-静脉血液滤过;CVVHD,连续静脉-静脉血液透析;CVVHDF,连续静脉-静脉血液透析滤过;SLED,缓慢低效透析;IHD:间断血液透析

(一) 流体力学

理想状态下,可将血液流入透析导管看作牛顿流体以层流形式穿过横截面积直径恒定的长圆柱管,遵从泊肃叶(Poiseuille)定律:

$$Qv = \pi(P \times R^4)/(L \times \eta)$$

其中,Qv:流率;P:导管两端的压力差;R:导管半径;L:导管长度;η:血液黏度。

血流率随导管半径的增加呈幂指数增加,随导管长度的增加而减小。当流体以平行层流动时,层之间没有干扰,即被认为是层流。一旦导管弯曲,血流就会变得紊乱,血流不再是层流,并且流率降低,导管内易形成血栓。

(二) 导管与再循环

双腔透析管流出腔(动脉腔)可以直接抽吸刚净化后经输入腔(静脉腔)进入血管管腔的部分血液,再进入体外循环管路接受血液净化,形成再循环(图 11-3)。再循环的结果是 RRT 有效的总透析剂量减少,损失了部分效率。再循环包括两个主要决定因素:①导管尖端(静脉腔)接触的血管内血流量:低血管血流量增加了导管远端处经透析后回流至静脉腔血液的淤滞,增加再循环率,因此,需要将导管尖端放置于高血流区域;②抽吸孔(动脉腔开口)和回流孔(静脉腔开口)之间的距离:理论上,这一距离越短,再循环率越高;通常 2~3cm 的距离可降低这种风险。

（三）导管的结构与材料

常用的临时透析导管为单针双腔或单针三腔透析导管。无论双腔或三腔导管，因为不同的管腔和导管尖端设计而有所不同。导管的管径、长度也是导管的重要参数。

1. 导管管腔 双腔导管的管腔有多种形状设计（图 13-1）。例如：同轴（co-axial）导管（图 13-1A）由两个圆柱形和同心腔组成，输入腔（静脉腔）位于中间，流出腔（动脉腔）位于外周。这种导管的主要优点是外径小，管腔圆形无锐角，不易损伤血细胞，360°侧孔设计使血液流动平衡，导管不易贴壁（导管壁附着于血管壁），保持平衡稳定的血流率；缺点是输入腔中血液接触面大，增加了腔内血栓形成的风险。双 D（double-D）导管（图 13-1C）由一个简单的圆柱体组成，两个管腔由一个中间壁相互隔开，这种导管的输入腔和流出腔内径相同，均具有较小的血液接触表面，缺点是锐角引起的湍流增加了血栓形成的风险；C 环（cycle-C）导管（图 13-1D）似乎是最佳选择，它无锐角，减少湍流以降低血栓形成的风险，且

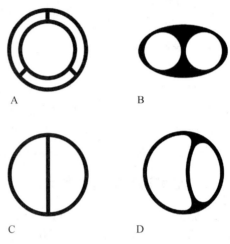

图 13-1 双腔导管的管腔设计
A. 同轴导管；B. 双 O 导管；
C. 双 D 导管；D. C 环导管

流出腔比输入腔大，在保持相同外径的条件下允许更低的吸入压力。

三腔导管由基本的输入腔、流出腔以及第三腔构成。第三腔通常位于导管中心，呈圆柱形，用于在紧急情况下注射药物或液体，也可用来抽血或监测中心静脉压。相比于相同外径的双腔导管，第三腔的存在有可能减小输入腔和流出腔的内径；另外，通过第三腔输注的药物可能部分被透析清除。

2. 导管尖端 导管尖端的设计也多种多样（图 13-2）。尖导管（图 13-2A）是临床最常用的类型，其尖端为圆锥形，因此容易置入；静脉腔开口位于导管尖端或前端侧面，动脉腔开口位于导管前端侧面的一个或几个横向孔，通常与静脉腔开口有 2～3cm 的距离，以减少再循环；动脉腔侧孔由于负压吸引的原因，可能会发生"贴壁现象"，阻碍血液经动脉腔被引流至体外循环，同时可造成血管内皮损伤和管腔内血栓形成。尖端分叉导管（图 13-2C）有两个分开的远端尖端，每个管腔仅有一个尖端孔，这种设计可减少再循环，降低了"贴壁现象"。遗憾的是，这种导管很难置入。猎枪式导管（图 13-2E）的每个管腔尖端都有一个孔，两个孔距离足够远以减少再循环。2005 年开发的对称导管（图 13-2F）具有中心对称的尖端，允许流出腔与输入腔反接，具有与猎枪式导管相似的低再循环率，目前关于 ICU 使用对称导管的文献很少。不推荐使用具有更多侧孔设计的导管，因为流出腔中会出现更多的湍流，增加腔内血栓形成的风险。

3. 导管的管径

（1）导管内径：根据泊肃叶定律，导管各管腔的阻力与其内径的 4 次方成反比，故导管内径大小是血流率最主要的决定因素之一。因各种双腔/三腔透析管的设计截然不同，其动脉腔和静脉腔横截面形状不一定是圆形，故导管的内径以 G/Ga/GA（Gauge）作为单位，G 是一个流量系数，指单位面积内的液体通过量，G 越小内径越大，管腔阻力越小，可达到的血流率

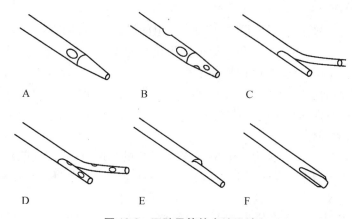

图 13-2　双腔导管的尖端设计
A. 尖导管;B. 多孔尖导管;C. 尖端分叉导管;D. 多孔尖端分叉导管;
E. 猎枪式导管;F. 对称导管

则越大。

(2) 导管外径:导管的外径通常以 F(French) 作为单位,1F = 1/3mm,F 越大外径越大。导管外径与内径大小密切相关,外径过小必然导致内径过小,从而增加管腔阻力,降低血流率;而外径越大,穿刺置管过程对血管的损伤就越大,且外径过大的导管有可能导致静脉血管内血流减速或停滞,进而影响导管内血流率;也有可能增加导管贴壁的风险,导致静脉血栓形成和静脉狭窄。

理论上,内径 12G 的导管(导管长度 20cm)血流率约可达 250ml/min。通常情况下,动脉腔和静脉腔内径均为 12G 的双腔/三腔透析管所对应的导管外径约为 12F,因此,12~16F 的导管几乎可以满足各种 RRT 模式对血流率的需求。临床上需要根据患者体型以及 RRT 模式对血流率的需求选择合适管径的导管,原则上应在能够满足血流率的前提下选择外径更小的导管,以降低并发症的发生率。

4. 导管长度　为满足 RRT 对血流率的需求以及减少再循环,导管尖端必须插入至血流率大的中心静脉区域。根据泊肃叶定律,导管越长,阻力越高,血流率越低。因此应在导管长度足够的前提下,尽量选择更短的导管。

5. 导管的材料　临时性透析导管由聚氨酯或硅胶制成。聚氨酯导管管壁相对较薄,相同外径的导管则具有更大的内径。聚氨酯材料的硬度使插入过程更容易,但可能增加了导管置入过程中血管损伤的风险。这类导管是热塑的,在体温下会变得更加柔韧,在导管被置入血管后,将降低副损伤的风险。

硅胶导管更柔韧,可降低置管过程中血管创伤的风险,但理论上增加了导管插入过程的难度。硅胶的生物相容性降低了导管内血栓形成的风险,但相对较厚的管壁减少了导管内径。

理论上,硅胶和聚氨酯与几种消毒液不相容。碘会使硅胶变质,导管使用寿命缩短,碘聚乙烯酮在长时间暴露之后会呈现相同的效果;酒精和聚乙二醇破坏聚氨酯;只有聚氨酯-聚碳酸酯高分子聚合物具有系统性的生物相容性。

临时性透析导管使用时间短,材料的选择并不会显著影响其使用寿命。导管一般不能透过 X 线,能通过摄片检查确定导管尖端的位置。

6. **特殊导管**　抗菌涂层导管降低了细菌定植的风险,其抗菌效果具有饱和性,限制了它的效率。另外,长期接触抗生素会增加选择耐药菌的风险。镀银导管通过防止粘连和细菌生长来限制细菌定植,在体外这种机制不会饱和。抗凝剂涂层导管减少了血小板黏附和凝血激活,似乎更具有"血液相容性",从而降低了生物被膜的形成,限制了血栓形成和感染,但抗凝剂涂层的有效性尚缺乏研究证据。

(四) 导管留置部位

留置透析导管时,需要考虑患者的病情、置管部位的局部条件(如皮肤情况、静脉血栓形成、解剖变异等)以及穿刺置管的安全性和风险。KDIGO 指南对 AKI 患者留置透析导管的部位提出了如下建议。

1. **右侧颈内静脉**　首选部位为右侧颈内静脉,导管尖端应位于上腔静脉与右心房交界处。在此处留置导管,导管长度较短,这意味着更低的导管内阻力,可获得更好的血流率。右侧颈内静脉至右头臂静脉、上腔静脉走形弯曲较少,这一方面意味着管腔内更少的湍流,降低了导管内血栓形成的概率;另一方面,导管与静脉接触少,降低了静脉狭窄的发生率。右侧颈内静脉导管的最佳置入深度为 12~15cm。

2. **股静脉**　次选部位为双侧股静脉,导管尖端应位于下腔静脉和右心房连接处,以便处于最高的血流量位置。右心房与股静脉穿刺部位之间的距离较远,导管过长则明显增加阻力,反而不能提供适当的血流率。事实上,导管尖端只要能够到达下腔静脉,即可满足 RRT 血流率的需求。因此,股静脉导管置入深度应为 20~24cm。研究显示,使用股静脉导管时,滤器寿命似乎更长。对于 ICU 患者,股静脉导管与颈内静脉导管一样有效。有学者认为,股静脉导管发生感染的风险较高,但缺乏研究证据。

3. **左侧颈内静脉**　第三选择为左侧颈内静脉,导管尖端应位于上腔静脉与右心房交界处。该通路可能由于左侧颈内静脉、头臂静脉和上腔静脉的解剖曲线而引起湍流和导管与静脉壁的接触,增加导管功能障碍和置管后静脉狭窄的发生概率。左侧颈内静脉导管的最佳置入深度为 15~20cm。

一般认为,锁骨下静脉导管具有最低的感染发生率,但 KDIGO 指南不推荐使用锁骨下静脉作为 RRT 的血管通路。锁骨下静脉置管导致中心静脉狭窄的发生率可高达 40%,并且使维持性血液透析时建立动静脉瘘复杂化。临床可以考虑将锁骨下静脉作为 AKI 患者透析导管留置部位的最后选择,特别是存在肾脏功能不能恢复的危险时。如果锁骨下静脉成为仅剩的、唯一可选部位时,应该使用优势肢体侧的锁骨下静脉,以便留出非优势肢体侧的锁骨下静脉作为最后的永久通路。推荐左侧锁骨下静脉置管深度为 20cm,右侧锁骨下静脉置管深度为 15~20cm。

根据患者的具体情况,有时需要区别对待。例如,对于肾移植术后或准备行肾移植手术的患者,应避免行股静脉置管以防止静脉损伤或狭窄;腹腔高压患者行股静脉置管往往是不恰当的;腹泻患者行股静脉置管有导致 CRBSI 的可能;股静脉置管限制患者活动;需注意穿刺点周围有无皮肤破损等情况;对于体质指数高于 $28kg/m^2$ 的患者,应考虑颈内静脉通路,以避免股静脉血管通路处的浸渍和细菌定植;对于体质指数低于 $28kg/m^2$ 的患者,最近的研究没有发现股静脉置管和颈内静脉置管发生 CRBSI 的差异;对于体质指数低于 $24kg/m^2$ 的患者,颈内静脉导管的固定可能受到骨骼外形的挤压,股静脉置管似乎是更合适的选择。

在颈内静脉或锁骨下静脉置管后、首次 RRT 前应行胸部放射影像学检查：①在 RRT 开始前确定导管位置：管尖应位于第 3~4 前肋或第 6~8 后肋位置；②评估潜在的并发症：包括穿刺导致的气胸、血气胸，导管尖端插入心脏导致心房穿孔和心包填塞等。

五、置管技术与并发症

操作者需要注意手卫生，采取最大无菌屏障措施，严格注意无菌操作。

（一）置管方法

1. 颈内静脉穿刺置管

（1）体位：平卧，头低 20°~30° 或肩枕过伸位，头转向对侧（一般穿刺右侧颈内静脉）。

（2）穿刺部位：颈内静脉穿刺有三种入路，俗称三路：前路、中路和后路。前侧径路：胸锁乳突肌中点前缘，颈总动脉搏动外侧 0.5cm 处；中央径路：锁骨与胸锁乳突肌锁骨头和胸骨头所形成的三角区的顶点，颈内静脉正好位于三角区的中心位置，约锁骨上 3~5cm；后侧径路：在胸锁乳突肌外侧缘的中下 1/3 交点，约锁骨上 5cm 处。前、中后路以胸锁乳突肌的位置来决定，临床上常选择中路。

（3）穿刺步骤：找出胸锁乳突肌的锁骨头、胸骨头和锁骨三者所形成的三角区，该区的顶部即为穿刺点。如解剖部位不明显，可于平卧后将头抬起，以显露胸锁乳突肌的轮廓。皮肤常规消毒，铺无菌洞巾，以 1% 利多卡因或 1% 普鲁卡因局部浸润麻醉，以细针作试探性穿刺，由选择径路的穿刺点刺入。前侧径路方法：将左手示指和中指放在胸锁乳突肌中点前缘，触及颈总动脉搏动，并向内侧推开颈总动脉，右手在颈总动脉外侧 0.5cm 处进针，针尖指向同侧乳头，针轴与冠状面呈 30°~40° 角，一般刺入 2~3cm 即入颈内静脉，此进路造成气胸的不多，但易误入颈总动脉。中央径路的方法：将锁骨与胸锁乳突肌锁骨头和胸骨头所形成的三角区的顶点作为穿刺点。颈内静脉正好位于三角的中心位置，约锁骨上 3~5cm 处，针尖指向同侧乳头，针干与皮肤呈 30°。一般选择中路穿刺点，此点可直接触及颈总动脉，不易误入颈总动脉，也不易伤及胸膜腔，方法简便、可靠。后侧径路：在胸锁乳突肌外侧缘的中下 1/3 点、锁骨上约 5cm 处进针，针轴一般保持水平位，针尖于胸锁乳突肌锁骨头的深部指向胸骨上切迹，针尖不宜过度向内侧深入，以免损伤颈总动脉，甚至穿入气管内。试穿时，边进针边抽吸，见回血即表明已进入颈内静脉，换专用穿刺针，在试穿位置以同样的角度进针，进入静脉后置入导丝，导丝沿针的方向送入，如有阻力，不得硬入，一般送入血管 10cm 左右，退出穿刺针（退出穿刺针时不能同时将导丝带出），然后用血管扩张器扩开皮下组织和血管前壁后退出，沿导丝方向置入导管，拔出导丝，导管动脉腔和静脉腔能顺利抽出回血后，用生理盐水冲净导管内血液，然后缝合固定导管。如暂时不用管道，则需要用肝素钠生理盐水封管。

（4）注意事项：体位对颈内静脉置管具有重要意义，摆好体位，可让静脉充分的充盈；操作中应防止空气进入，避免空气栓塞的发生；穿刺位置不宜过低，穿刺不宜过深，避免穿破胸膜顶，引起气胸；穿刺中，如误穿动脉，应立即拔出穿刺针，并压迫 10 分钟左右，防止血肿的出现。

2. 锁骨下静脉穿刺置管

（1）体位：患者取仰卧位，去枕，将两侧肩胛骨垫高，两肩落下，头后仰 15°~30°，并转向穿刺的对侧，保持锁骨下静脉充盈扩张。

（2）穿刺部位：锁骨上径路：穿刺点为胸锁乳突肌锁骨头外缘与锁骨上缘所形成夹角的

顶点或其后 0.5cm 处,针尖指向胸锁关节,穿刺深度一般为 2~3cm;锁骨下径路:穿刺点为锁骨中点内侧 1~2cm 处或者锁骨中点至内侧 1/3 之间的锁骨下缘 1.0cm 处。

(3)穿刺步骤:常规消毒、铺巾、局麻后,确定穿刺点,穿刺针与皮肤呈 30°~40°角,进针与胸骨纵轴约呈 45°角,与胸壁呈 15°角,针尖指向胸锁关节,恰好穿过锁骨与第一肋骨间隙,进针深度 3~5cm,与锁骨上径路相比,锁骨下径路一般不易损伤胸膜,操作方便,故一般选锁骨下径路。其余步骤同颈内静脉穿刺。

3. 股静脉穿刺置管

(1)体位:患者取仰卧位,臀部稍垫高,大腿外旋、外展,膝关节稍屈曲。

(2)穿刺部位:股静脉是腘静脉向上的延伸,全程与股动脉伴行,在股三角区,股静脉位于股动脉内侧,穿刺时,取腹股沟韧带下方 2~3cm,股动脉内侧 0.5~1.0cm 左右为穿刺点。

(3)穿刺步骤:选择好穿刺点后,消毒、铺巾,1%利多卡因局部浸润麻醉,穿刺针与皮肤呈 30°~40°角,边进针边回抽,见暗红色血液后,置入导丝,其余步骤同颈内静脉穿刺。

4. 超声引导下穿刺置管 随着超声技术的普及运用,超声引导下的透析导管留置术已成为一门常规技术,KDIGO 指南也建议在超声引导下留置透析导管。超声引导可以检测静脉解剖变异和静脉内血栓,术中将探头放到术野,显示出穿刺部位的静脉和毗邻动脉的实时二维超声图象,实时引导穿刺置管。一项荟萃分析对 830 例次导管留置患者进行了评价,主要插入部位为颈内静脉。与根据解剖部位穿刺置管进行比较,超声引导下进行导管留置降低了操作失败的风险,一次性穿刺成功率更高,穿刺次数和操作时间降低,并且显著降低了并发症的发生率。尽管股静脉插管并发症发生率低,但超声引导下穿刺置管与更高的成功率以及更少的并发症发生率相关。

(二)静脉留置透析导管的并发症及其处理

操作中出现的并发症与穿刺部位、置管技术以及患者基础疾病状况有关,常见并发症包括出血、血肿形成、心律失常;比较少见的并发症包括血胸、气胸、空气栓塞、中心静脉或者心房穿孔,臂丛、气管和喉神经损伤等。

(1)出血、局部血肿形成:出血、血肿形成是最常见的并发症,重症患者发生率更高。临床表现为导管皮肤出口处渗血或者局部血肿形成,常见于凝血功能异常、低血小板、肝功能障碍或者使用抗凝药物的患者。反复穿刺、误穿动脉时更易发生出血。一旦发生出血,应立即局部压迫止血,同时需要调整抗凝剂的使用剂量,必要时拔出导管再压迫止血。锁骨下静脉穿刺中引起锁骨下动脉出血、继而发生血胸者,需外科处理。对于凝血功能障碍的患者,建议选择容易压迫止血或者出血危害小的部位进行穿刺,如股静脉。

(2)心律失常:导管插入过深,其顶端会进入右房或右室,对心肌造成机械性刺激而诱发心律失常,主要出现于颈内静脉和锁骨下静脉穿刺的患者。临床上常表现为一过性心律失常,极少需要药物治疗;适度退出导丝或导管,心律失常通常会消失。

(3)气胸、血胸:气胸一般因误穿刺破胸膜顶所致,常出现于颈内静脉和锁骨下静脉穿刺的患者,与操作者技术的熟练程度有关。少量气胸可自行吸收,大量气胸则需行胸腔闭式引流术。血胸常因误穿血管并穿破胸膜腔所致,在锁骨下静脉穿刺中较易出现。提高操作者的穿刺技术、穿刺中使用细针试穿血管可以降低气胸和血胸的发生率。

(4)感染:感染为留置导管最常见的并发症之一。感染与导管材料、留置时间、患者全身状况等因素相关,包括导管出口处皮肤感染、隧道感染、CRBSI。最常见的感染途径来自于皮肤,微生物从患者的皮肤沿着导管外壁移行;其次是导管接头污染,如采血、输液、注射药物等;置换液污染也可能带入微生物。常见的病原菌主要是革兰阳性菌,以金黄色葡萄球菌和表皮葡萄球菌多见,也有革兰阴性菌、肠球菌和真菌。感染的临床表现为导管出口处局部发红、变硬、化脓,严重者可出现菌血症反复发作、脓毒症和感染性栓塞,感染的严重程度决定了对导管的处理及抗生素的使用。如果患者出现发热、寒战,结合实验室检查,高度怀疑CRBSI 时,可拔除导管。拔管指征:发热,体温超过 38.5℃伴有寒战;血培养阳性,排除污染。拔管后不建议立即重新置管,如有必要,一般建议 24~48 小时后重新置管。

对于与导管相关的感染性并发症,主要以预防为主,如出现感染应尽快处理:①导管出口处感染:恰当的抗生素治疗,如无效则拔管;②隧道感染:拔除导管,恰当的抗生素治疗,必要时外科引流;③CRBSI:拔除导管,适当的抗生素治疗;如感染迁延不愈,建议行心脏超声检查,以除外感染性心内膜炎;④化脓性中心静脉炎:拔除导管,恰当的抗生素治疗,疗程较长;此外尚需全身抗凝,对新近形成的血栓予以溶栓治疗。对于 ICU 中需要 RRT 的 AKI 患者,不要在皮肤穿刺点处局部使用抗生素;不要使用"抗生素锁"以预防非隧道透析导管相关感染。

(5)血栓形成:导管留置时间长、高凝状态、肝素使用量不足,或者导管受压扭曲,导致血栓形成,此时可采用尿激酶溶栓。如果溶栓效果差,可能需要更换导管。

(6)导管置入后静脉狭窄:可发生于颈内静脉和锁骨下静脉置管后,是导管与血管壁长时间接触引起炎症反应的直接后果。

(7)导管脱落:导管固定不牢、缝线脱落或者断裂可导致导管滑脱。导管脱落主要的并发症就是出血,特别是股静脉导管。一般情况下应拔除导管,局部压迫止血。如果导管滑脱轻微,而且患者暂无其他血管通路,可在严格消毒情况下,重新固定导管。

六、导管的管理

由于功能不良,导管时常需要更换。尽管导丝引导下更换导管与改变穿刺部位重新置管的导管尖端定植或感染风险相似,但导管功能不良的发生率显著增高。停止 RRT 时,理想的导管维持策略尚不清楚,使用肝素溶液封管是标准方法,但可能增加肝素相关血小板减少症的发生风险。体外研究显示,显著的肝素泄露可能增加出血并发症的风险。使用枸橼酸盐封管与肝素封管的有效性相似。使用抗生素溶液封管可以降低 CRBSI 的风险,但可能诱导抗生素阻抗。高导管感染发生率环境下,应保留抗生素溶液封管。最近的数据建议,接受 RRT 的重症患者可以安全活动并接受理疗,即使是在股静脉置管的情况下。导管定植和感染的风险与暴露时间相关,因此,留置 RRT 导管的必要性必须每天进行评价,一旦临床不再需要 RRT 时,应拔除导管。

七、小结

随着超声技术的普及运用,超声引导下的透析导管留置术将成为一门常规技术。优先选择右侧颈内静脉作为穿刺部位,其次是股静脉,最后是左侧颈内静脉。尽管导丝引导下更换导管与改变穿刺部位重新置管的导管尖端定植或感染风险相似,但导管功能不良的发生率显著增高。暂停 RRT 时,采用枸橼酸盐溶液封管优于肝素溶液封管;对于高危导管感染风险患者,应保留抗生素溶液封管。

(刘 薇 瞿金龙 陈德昌)

参考文献

1. Canaud B, Leray-Moragues H, Leblanc M, et al. Temporary vascular access for extracorporeal renal replacement therapies in acute renal failure patients. Kidney Int Suppl, 1998, 66: S142-S150.

2. Santoro D, Benedetto F, Mondello P, et al. Vascular access for hemodialysis: current perspectives. Int J Nephrol Renovasc Dis, 2014, 7: 281-294.

3. Raffa GM, D'Ancona G, Sciacca S, et al. Vascular access complications in patients with continuous-flow left ventricle assist device undergoing percutaneous invasive procedures: A word of caution. Int J Cardiol, 2014, 174: 768-769.

4. Legemaat M, Jongerden I, van Rens R, et al. Effect of a vascular access team on central-line associated bloodstream infections in infants admitted to a neonatal intensive care unit: a systematic review. J Vasc Access, 2014, 15: 197-198.

5. Leivaditis K, Panagoutsos S, Roumeliotis A, et al. Vascular access for hemodialysis: postoperative evaluation and function monitoring. Int Urol Nephrol, 2014, 46: 403-409.

6. KDIGO AKI Work Group. KDIGO clinical practice guideline for acute kidney injury. Kidney Int Suppl, 2012, 2: 1-138.

7. Rabindranath KS, Kumar E, Shail R, et al. Use of real-time ultrasound guidance for the placement of hemodialysis catheters: a systematic review and meta-analysis of randomized controlled trials. Am J Kidney Dis, 2011, 58: 964-970.

8. Prabhu MV, Juneja D, Gopal PB, et al. Ultrasound-guided femoral dialysis access placement: a single-center randomized trial. Clin J Am Soc Nephrol, 2010, 5: 235-239.

9. Chua HR, Schneider AG, Sherry NL, et al. Initial and extended use of femoral versus nonfemoral double-lumen vascular catheters and catheter-related infection during continuous renal replacement therapy. Am J Kidney Dis, 2014, 64: 909-917.

10. Coupez E, Timsit JF, Ruckly S, et al. Guidewire exchange vs new site placement for temporary dialysis catheter insertion in ICU patients: is there a greater risk of colonization or dysfunction? Crit Care, 2016, 20: 230.

11. Sungur M, Eryuksel E, Yavas S, et al. Exit of catheter lock solutions from double lumen acute haemodialysis catheters-an in vitro study. Nephrol Dial Transplant, 2007, 22: 3533-3537.

12. Barcellos FC, Nunes BP, Valle LJ, et al. Comparative effectiveness of 30% trisodium citrate and heparin lock solution in preventing infection and dysfunction of hemodialysis catheters: a randomized controlled trial (CITRIM trial). Infection, 2017, doi: 10.1007/s15010-016-0929-4.

13. Joannidis M, Oudemans-van Straaten HM. Clinical review: patency of the circuit in continuous renal replacement therapy. Crit Care, 2007, 11: 218.

14. Schillinger F, Schillinger D, Montagnac R, et al. Post-catheterisation vein stenosis in haemodialysis: comparative angiographic study of 50 subclavian and 50 internal jugular accesses. Nephrol Dial Transplant, 1991, 6: 722-724.

15. Dugue'AE, Levesque SP, Fischer MO, et al. Vascular access sites for acute renal replacement in intensive care units. Clin J Am Soc Nephrol CJASN, 2012, 7: 70-77.

16. Crosswell A, Brain MJ, Roodenburg O. Vascular access site influences circuit life in continuous renal replacement therapy. Crit Care Resusc J Australas Acad Crit Care Med, 2014, 16: 127-130.

17. Parienti JJ, Me'garbane B, Fischer M-O, et al. Catheter dysfunction and dialysis performance according to vascular access among 736 critically ill adults requiring renal replacement therapy: a randomized controlled study. Crit Care Med, 2010, 38: 1118-1125.

18. Parienti JJ, Thirion M, Me'garbane B, et al. Femoral vs jugular venous catheterization and risk of nosocomial e-

vents in adults requiring acute renal replacement therapy：a randomized controlled trial.JAMA,2008,299：2413-2422.

19. Clark EG,Barsuk JH.Temporary hemodialysis catheters：recent advances.Kidney Int,2014,86：888-895.

20. Marik PE,Flemmer M,Harrison W.The risk of catheter-related bloodstream infection with femoral venous catheters as compared to subclavian and internal jugular venous catheters：a systematic review of the literature and meta-analysis.Crit Care Med,2012,40：2479-2485.

21. Yevzlin AS.Hemodialysis catheter-associated central venous stenosis.Semin Dial,2008,21：522-527.

22. Naka T,Egi M,Bellomo R,et al.Resistance of vascular access catheters for continuous renal replacement therapy：An ex vivo evaluation.Int J Artif Organs,2008,31：905-909.

23. Ash SR.Fluid mechanics and clinical success of central venous catheters for dialysis-answers to simple but persisting problems.Semin Dial,2007,20：237-256.

24. Hwang HS,Kang SH,Choi SR,et al.Comparison of the palindrome vs.step-tip tunneled hemodialysis catheter：a prospective randomized trial：comparison of the palindrome vs.step-tip catheter.Semin Dial,2012,25：587-591.

25. Timsit JF,Dubois Y,Minet C,et al.New materials and devices for preventing catheter-related infections.Ann Intensive Care,2011,1：34.

26. Pana'cek A,Kola'r M,Vecerova'R,et al.Antifungal activity of silver nanoparticles against Candida spp biomaterials.2009,30：6333-6340.

27. Paladini F,Pollini M,Tala'A,et al.Efficacy of silver treated catheters for haemodialysis in preventing bacterial adhesion.J Mater Sci Mater Med,2012,23：1983-1990.

28. Gilbert RE,Harden M.Effectiveness of impregnated central venous catheters for catheter related blood stream infection：a systematic review.Curr Opin Infect Dis,2008,21：235-245.

29. Clark TWI,Jacobs D,Charles HW,et al.Comparison of heparin-coated and conventional split-tip hemodialysis catheters.Cardiovasc Intervent Radiol,2009,32：703-706.

30. Miller DL,O'Grady NP,society of interventional radiology.Guidelines for the prevention of intravascular catheter-related infections：recommendations relevant to interventional radiology for venous catheter placement and maintenance.J Vasc Interv Radiol,2012,23：997-1007.

第十四章

透析器与滤器

一、概述

肾脏替代治疗（RRT）是目前治疗急性肾损伤（AKI）的主要技术手段之一。RRT时如何选择合适的透析器/滤器对于治疗非常重要。在临床实践中应熟知透析器/滤器的特性和膜材料的特点，合理进行选择，从而达到有效治疗目的。

二、透析器/滤器的概念

透析器（dialyzer）/滤器（filter）是指在RRT治疗过程中使用的过滤器。一般而言，血液透析（hemodialsis，HD）过程中使用的过滤器称为透析器。透析器主要利用半透膜的原理，将患者的血液与透析液同时引进透析器，两者在膜的两侧呈反方向流动，借助膜两侧的溶质梯度、渗透梯度和水压梯度，达到清除毒素和体内潴留的水分，同时补充体内所需物质的目的。

血液滤过（hemofiltation，HF）过程中使用的过滤器称为血滤器。HF是通过机器（泵）或患者自身的血压，使血液流经体外管路中的一个滤器，在滤过压的作用下滤出大量液体和溶质，即超滤液（ultrafiltrate）；同时，补充与血浆液体成分相似的电解质溶液，即置换液（substitute），以达到血液净化的目的。血滤器是在透析器基础上发展而来的。HF对滤器要求较高，某些高通量的透析器可以用于血液透析滤过（hemodiafiltration，HDF）治疗。

三、透析器/滤器的分类与膜材料

（一）透析器/滤器的分类与评价

透析器主要由支撑结构和膜组成。根据支撑结构、膜的形状及相互配置关系，可分为平板型、盘管型和中空纤维型（表14-1）。平板型和盘管型已不再使用，目前临床上使用的基本是中空纤维型。血滤器是在透析器基础上发展而来。滤器基本结构和透析器一样，为中空纤维型，滤过膜是用高分子聚合材料制成的非对称膜，即由微孔基础结构所支持的超薄膜，膜上各孔径大小和长度相等。

表14-1　透析器/滤器类型比较

性能	平板型	盘管型	中空纤维型
清除率			
小分子物质	满意	满意	满意

续表

性能	平板型	盘管型	中空纤维型
中分子物质	视膜而定	视膜而定	视膜而定
超滤率	小	小	大(需较大跨膜压)
预充血量(ml)	100~300	100~300	50~120
血流阻力	最低	高	低
残血量	较多	较多	少

平板型尿素清除率可达 100~150ml/min;盘管型尿素清除率可达 110~150ml/min;中空纤维型尿素清除率和肌酐清除率分别可达 160ml/min 和 130ml/min。中空纤维型由约 8000~10 000 根直径为 200~300μm、壁厚 2~30μm 的中空纤维捆扎而成。血流由纤维中心通过,周围则与透析液接触。膜与透析液接触面积大,故清除率高。

(二)膜材料

自从 1942 年 Haas 首次将一种火棉胶制成的管状透析器用于人体,HD 已有 70 多年的历史。经过几十年的发展,RRT 技术的安全性和有效性都有了极大提高,明显地改善了 AKI 患者的生活质量和预后。

膜(membrane)是透析器/滤器最重要的部分,膜材料是影响 HD 或 HF 治疗效果的关键因素之一。膜是一种以浓度差或压力差为推动力的分离膜。根据分离的溶质颗粒直径,要求膜上有相适应的、孔径均匀的微孔。膜孔径在 1μm 以下的、由有机高聚物制成的均质膜是一类不带电荷的多孔膜,目前主要用于 RRT 的纤维素膜。常用的膜制备材料有铜氨法再生纤维素、醋酸纤维素、聚丙烯腈、乙烯-乙烯醇共聚物以及聚甲基丙烯酸甲酯、聚砜、聚丙烯酰胺等。

膜材料的理化特性影响透析/滤过的效果。膜形态类似海绵状,其横断面结构主要包含分隔层和支撑层。依据分隔层与支撑层比例,膜形态分为对称型和非对称型,也可以是不规则型。目前临床应用的合成膜多为非对称型。膜的物理特性、生物相容性均与自身的微结构和宏观结构相关。微结构涉及分子水平上的特征,如侧链的化学修饰、膜孔隙度、膜厚度等。宏观结构是指超越分子水平层面上的特性,包括膜表面积、膜孔密度、中空纤维结构与形态、灭菌技术等。理论上若满足最佳的透析/滤过性能,膜的结构应符合如下要求:①尽可能薄的分隔层;②高孔隙度;③膜孔径分布窄;④最大膜孔径不应超过一定限度,使相关蛋白丢失最小;⑤良好的生物相容性,减少蛋白吸附。肾脏替代治疗常用膜的化学成分与形态见表 14-2。

表 14-2　肾脏替代治疗常用膜的化学成分与形态

材料名称	制造公司	膜的形态
铜氨纤维膜	德国 AKZO-EnKa 公司	中空纤维,平模
	日本旭化成株式会社	中空纤维
醋酸纤维膜	美国 Cordis Dow 公司	中空纤维
	日本帝人株式会社	中空纤维
	美国 Celaese 公司	平模

续表

材料名称	制造公司	膜的形态
聚丙烯腈	法国 Rhone Poulen 公司	平模
聚甲基丙烯酸甲酯	日本东丽株式会社	中空纤维
乙烯-乙烯醇共聚物	日本可乐丽珠株式会社	中空纤维
聚碳酸酯	美国 Amicon 公司	平模
聚砜	德国 Frensenus 公司	中空纤维

按照膜材料材质,临床常用的膜可分为 3 类(表 14-3):

表 14-3　膜材料性质

	纤维素膜	改良纤维素膜	合成膜
原材料	纤维素	纤维素衍生物	高分子聚合物
特性	带有大量的羟基	通过对羟基的各种改性	通过对多聚物的物化变化
亲水性	亲水性强	亲水性弱	较强的疏水性
对称性	对称	对称	不对称
超滤率	低	适中	高
补体活性	多	较多	少

1. 纤维素膜　纤维素膜具有一定的机械强度,对水有良好的透过性,能有效去除血液中对人体有害的小分子物质,如肌酐、尿素等。此外,由于纤维素是天然高分子材料,具有良好的生物相容性和生物降解性,降解产物对人体无毒且可为人体所吸收,参与人体的代谢循环。纤维素膜包括赛璐膜和铜仿膜。

2. 改良纤维素膜　包括双醋酸及三醋酸膜、血仿膜。

3. 合成膜　目前广泛应用于 RRT。包括聚丙烯腈膜、聚砜膜、聚碳酸酯膜、聚甲基丙烯酸甲酯膜、聚酰胺膜、聚醚砜膜。

(三)膜和滤器的特性

1. 几何特点　中空纤维膜主要的一维几何特性是长度(L)、平均内径(r_i^-)、壁厚(t)和孔的数量(N_p)。膜的表面面积取决于纤维的数量(N_f)。使用这些参数,多种特性在表 14-4 中列出。

表 14-4　膜的特性

多维特性	符号	公式
表面积	A	$A = 2 \cdot N_f \cdot L \cdot \pi \cdot r_i^-$
滤器的预充量	V_b^F	$V_b^F = N_f \cdot L \cdot \pi \cdot r_i^{-2}$
总预充量	V_b^{TOT}	$V_b^{TOT} = V_b^F V_b^{TOT} + $ 管内容积
膜的空隙率	ρ	$\rho = N_p \cdot \pi \cdot r_p^{-2}$

注:L,膜长度;N_f,过滤器中的纤维数;N_p,过滤器中孔隙的数量;r_i^-,纤维内半径;r_p^-,孔隙内半径

2. 膜超滤系数与滤器超滤系数　膜超滤系数（membrane ultrafiltration coefficient, K_{UF}）表示每单位压力和表面积的滤膜的透水性。它取决于的膜的尺寸和孔的数量，公式计算如下：

$$K_{UF} = (Q_{UF}/TMP) \times (1/A)$$

其中，Q_{UF}：超滤率，TMP：跨膜压力，A 是膜表面积。计量单位是 $ml/(h \cdot mmHg \cdot m^2)$。提高或减少孔壁堵塞的治疗参数会导致 K_{UF} 发生变化。滤器超滤系数（filter ultrafiltration coefficient, DK_{UF}）被定义为膜超滤系数（K_{UF}）和膜表面积（A）的乘积，计量单位为 $ml/(h \cdot mmHg)$。

$$DK_{UF} = K_{UF} \times A$$

K_{UF} 用于定义"高通量"或"低通量"膜。根据 K_{UF} 一般将滤器膜分为低通量（low-flux）膜 $[K_{UF} < 10ml/(h \cdot mmHg \cdot m^2)]$、中通量（middle-flux）膜 $[K_{UF} = 10 \sim 25ml/(h \cdot mmHg \cdot m^2)]$ 和高通量（high-flux）膜 $[K_{UF} > 25ml/(h \cdot mmHg \cdot m^2)]$。透水性并不一定指渗透溶质，这在很大程度上取决于膜孔的密度、平均孔径和孔隙分布。因此，"高通量膜"和"高渗透膜"这两个术语不可互换。

3. 溶质转运面积系数　溶质转运面积系数（mass transfer area coefficient, K_0A）代表整个滤过膜提供清除溶质通过滤器表面的弥散能力。它与单位膜面积的溶质通量（K_0）和膜表面积（A）相关。测量单位为 ml/min。K_0A 值可因透析过程中膜的渗透性或交换面积的损失而变化。

4. 膜筛选系数/排斥系数　筛选系数（sieving coefficient, SC）是超滤液中某种溶质的浓度（通过对流清除）与其滤器中的平均溶质血浆浓度的比值：

$$SC = C_{UF}/[(C_{pi}+C_{Po})/2]$$

其中，C_{UF}：超滤液溶质浓度，C_{pi} 和 C_{Po} 分别代表滤器入口和出口的血浆溶质浓度。准确地测量 SC 只能在没有膜两侧弥散梯度的情况下进行。因为膜特性的变化，SC 的测量值在治疗期间可发生变化。该公式通常简化为：

$$SC = C_{UF}/C_P$$

其中，C_{UF}：超滤液溶质浓度；C_P：血浆溶质浓度。

发生超滤后，每种溶质按照它的膜排斥系数（rejection coefficient, RC）以特定的速率达到半透膜的另一侧。

$$RC = 1-SC$$

5. 截留值　过去，最大截留（cut-off）分子量是反映滤膜性能的主要参数之一。最大截留分子量是指能被膜滤过溶质的最大分子量，大于最大截留分子量的溶质不能被滤过。最大截留分子量与透析器/滤器膜最大的孔径范围有关。

2016 年，Neri M 等重症医学和肾病学专家对 RRT 相关术语达成共识，对滤器/透析器的截留（cut-off）值进行了如下定义：对于一个特定的膜，截留值表示由膜阻挡的、最小溶质的分子量。考虑到膜孔径的正态分布，有统计意义的截留值被鉴定为 SC 为 0.1 的溶质分子量（即某溶质针对某种滤膜的 SC≥0.1 时，该溶质经滤膜清除才有临床意义）。对于一个特定的膜，溶质的滞留起始（retention onset）值为 SC=0.9 的溶质分子量（即某溶质的分子量为滞留起始值时，该溶质对于某种滤膜的 SC 为 0.9）。为了全面地理解滤器的膜特性，截留值和滞留起始值都应该纳入到临床的考虑范围内，从而能够评价每种膜的 SC 曲线特征。在临床上，"高截留膜（high cut-off membrane）"的含义是指膜的截留值接近于白蛋白的分子量（在

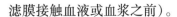

滤膜接触血液或血浆之前）。

6. 跨膜压(transmembrane pressure,TMP)是指中空纤维滤器膜两侧的压力梯度。它是由血管内静水压(P_B)、透析液/超滤液侧的静水压(P_D)以及血浆胶体渗透压(π_B)所决定的(见第十一章)。

（四）高性能膜

当前的高性能膜包括聚砜膜、聚醚砜膜、聚甲基丙烯酸甲酯（PMMA）膜和聚丙烯腈膜等。

1. 聚砜膜　聚砜膜是一种机械性能优良的膜,1984年开始用于HD,其使用量稳步增长。临床对于聚砜膜的偏好主要是因其能满足各种RRT模式(低通量透析、高通量透析、在线透析滤过等)下清除溶质和水的需求。聚砜中空纤维膜具有膜薄($<40\mu m$)、内层孔隙率高、膜孔规则且无致密外层的特点,因而有较好的溶质清除性能,能够有效清除不同分子量的毒素,尤其是对中分子毒素的清除显著改善了肾衰竭相关并发症的发生率。聚砜膜比纤维素膜具有更好的生物相容性,其化学特性及微结构可有效阻止透析液中的内毒素反渗;膜的疏水性和所带电荷可吸附炎症介质,清除内毒素。聚砜膜有良好的热稳定性,能耐受蒸汽消毒,避免了化学消毒的弊端,蒸汽消毒的聚砜膜已经成为目前市场主流的膜材料之一。

采用聚砜膜滤器行连续肾脏替代治疗(CRRT)广泛应用于临床上常见危重病的抢救,如严重烧伤、感染、多脏器功能障碍综合征等。聚砜膜滤器的高分子材料具有强大的对流、吸附作用,能够高效清除组织损伤过程中产生的炎症介质(TNF-α、IL-1、IL-6、IL-8和血小板活化因子等)和毒性代谢产物,排除体内潴留的水分,维持水、电解质和酸碱平衡,实现内环境的稳定,改善重要脏器功能,调节免疫系统。

2. 聚醚砜膜　聚醚砜和聚砜材料同属聚芳砜家族高分子材料,由于聚醚砜分子结构中的氧醚基团取代了聚砜分子中的异丙基,分子结构更简单,因此聚醚砜材料的性质更稳定,而且其分子中不含双酚A结构,避免了双酚A的致癌、致畸和生殖毒性等,使用更安全,其耐热性、机械耐力、亲水性也都优于聚砜。新一代的聚醚砜采用表面活性处理技术通过调节膜疏水性孔附近的电荷,使膜的内表面对血液中的蛋白形成一定程度的"点排斥",明显减少了蛋白吸附,使RRT进行过程中膜溶质清除能力逐步下降的现象得到改善。DIAPES聚醚砜膜厚仅$30\mu m$,拥有一种非对称的三层式横截面结构,中间支撑层提供了较好的机械强度,内致密层提供分子筛选能力,能够有效拦截透析液侧的内毒素反渗。PUREMA聚醚砜膜采用筛分性能增强技术,改善了膜孔状态,在$30\sim35\mu m$的壁厚上形成了三层海绵状结构,伴有无数孔径在$5.0\sim7.5nm$的透析孔,具有优异的溶质选择清除能力。也可将肝素共价结合到聚醚砜表面,既保持了聚醚砜的力学性能,又提高了膜的抗凝性能;在醋酸纤维膜上共价固化亚油酸膜,或将共价结合到聚丙烯酸的亚油酸接枝到聚砜膜表面,使膜具有更好的生物相容性和抗凝效果。

3. 聚甲基丙烯酸甲酯　1973年东丽株式会社开始开发PMMA中空纤维透析器的工作,将两种PMMA溶于二甲基亚砜(DMSO),而后加热到110℃,在溶胶状态下进行纺丝,冷却后溶胶恢复为凝胶状态,然后再浸渍在水中。由于DMSO与水可以任意比例混溶,凝胶中溶剂DMSO逐渐被水所置换,形成孔穴,得到透析性能良好的PMMA中空纤维。然而这类膜的渗水性能太高,不宜用于HD,后来又发展了和纤维素共混的PMMA膜,这是世界上第一个用于临床的、高分子材料合成的中空纤维透析器。

通过使用不同的添加剂还可以制成带负电荷的 PMMA 膜,带上负电荷后使膜具有吸附能力,尤其是吸附分子量较大的碱性蛋白。PMMA 膜对 β_2-微球蛋白及其他分子量超过 5000 道尔顿的物质有较强的吸附清除能力,而聚砜膜不具备这种性能。许多研究证实 PMMA 膜具有优异的生物相容性,如 PMMA 膜能够通过吸附清除因子 D(启动补体旁路激活途径的重要因子),从而减少细胞因子的合成。

4. 聚丙烯腈膜 由于聚丙烯腈与单体丙烯腈互不相容,使聚丙烯腈易于提纯,这有利于它用于体外循环和血液净化。同再生纤维素膜相比,聚丙烯腈膜对中分子物质的清除能力更强,超滤速率是前者的几倍,同时有优良的、耐有机溶剂的特性,但其存在膜脆、机械强度差、不耐高温消毒等缺陷。随着工艺的不断改进,如日本东丽公司采用相对分子量为 200 000 道尔顿的聚丙烯腈制备中空纤维膜,机械强度有明显提高,可耐反复冲洗,从而提高了膜组件的使用寿命。聚丙烯腈膜家族中需特别介绍的是法国 1969 年开发的高渗透性膜 AN69。AN69 膜是由丙烯腈与甲基丙烯磺酸钠共聚而制成。丙烯腈及甲基磺酸共聚钠(AN69)水凝胶膜材料具有强大的弥散、对流和吸附能力。与多数合成膜不同,AN69 膜是亲水性膜,大量的磺酸基团吸引水分子形成了一个特殊水凝胶结构,使弥散性和渗水性能得到提高。AN69 膜的显微结构和化学组成使其能大量吸附低分子量蛋白质,对碱性蛋白具有较高的特异吸附能力,这是其区别于其他高通量合成膜的一个重要特性。高亲水性、广谱溶质清除能力、独特的吸附能力及良好的生物相容性使其广泛应用于临床,并具有进一步的研究发展价值。

AN69-ST(丙烯腈和甲基丙烯磺酸钠共聚物)膜是在 AN69 基础上开发出来的新一代膜,经表面修饰处理,其表面带电阴离子磺酸盐基团被阳离子生物聚合物聚乙烯亚胺中和。该膜可降低高分子量激肽原(HMWK)的吸附容量,从而减少 HMWK 在接触激活后引起的内源性凝血级联反应。由于带负电荷的肝素与膜表面带正电荷的阳离子聚合物结合,使 AN69-ST 膜具有非常强的肝素吸附能力,增强了其抗凝能力以及外表面对细菌产物的吸附能力,减少了 HD 相关的生物非相容性反应。

理论上,AN69-ST 膜增强了抗凝能力,可以延长滤器寿命,但临床试验结果并不完全一致。Chanard 等就 AN69-ST 膜进行了大样本研究,共纳入 170 例患者,随访 18 个月。将患者分为肝素剂量降低 50% 组(85 例患者,均使用 AN69-ST 膜)和标准剂量肝素组(85 例患者,其中使用聚砜膜 30 例,PMMA 膜 37 例,醋酸纤维素膜 18 例)。结果发现,研究组中滤器完全凝血发生率(1.4/1000)显著低于标准剂量肝素组(1.6/1000);两组血小板、血红蛋白水平、红细胞生成素、透析器效能与病死率没有统计学差异。提示 AN69-ST 膜能够降低肝素用量,并且不增加滤器和管路凝血的发生率。Schetz 等进行了一项单中心、随机、对照、双盲试验,研究 AN69-ST 膜和 AN69 膜在无抗凝 CRRT 过程中的滤器寿命。结果发现,与 AN69 膜滤器比较,AN69-ST 膜的滤器凝血时间和滤器寿命均无显著改善。鉴于以上研究结果,有必要对 AN69-ST 膜的实际临床效果进行进一步研究和评估。

(五)膜的通透性

1. 低通量膜 $K_{UF} < 10ml/(h \cdot mmHg \cdot m^2)$ 为低通量(low flux)膜。低通量膜的膜孔相对较小,最大截留分子量 <5000 道尔顿。分子量 >5000 道尔顿的物质不能通过膜孔,K_{UF} 相对较低;小分子物质,如尿素和肌酐可以通过弥散作用被轻易清除,因此,低通量膜适宜于调控血清尿素氮、电解质和酸碱平衡。

2. 高通量膜　高通量(high flux)膜的膜孔相对较大,最大截留分子量一般在 30 000～55 000道尔顿之间。高通量膜 $K_{UF} \geqslant 25ml/(h \cdot mmHg \cdot m^2)$,尿素清除率>200ml/min。对 β_2-微球蛋白的筛选系数>0.6。使用高通量膜的透析器/滤器又被称为高通量透析器/滤器,其 β_2-微球蛋白清除率>20ml/min。目前生产透析器/滤器的厂家较多,每个厂家生产的透析器/滤器特点不同,包括膜材料类型、膜面积、筛选系数、超滤率等。

临床常用的高通量透析器/滤器如下:①用于 CRRT 的高通量滤器:百特 PSHF 系列、金宝 AN69 系列、费森 AV 系列、贝朗 Acute 系列等(表 14-5);②用于急性、慢性肾衰竭患者单次使用的高通量透析器:百特 exeltra210、金宝 Hemofilter 6s、费森 F60 等;③用于急性、慢性肾衰竭患者的可复用高通量透析器:百特 CT190 等。

表 14-5　临床常用的高通量滤器

公司产品	膜材料	膜面积(m²)	体外循环血量(ml)	最大截留分子量(道尔顿)
百特				
PSHF400	聚砜	0.3	28	55 000
PSHF700	聚砜	0.7	53	55 000
PSHF1200	聚砜	1.25	83	55 000
金宝				
M60/ST-60set	聚丙烯腈/改性聚丙烯腈	0.6	93(包含管路)	30 000
M100/ST-100set	聚丙烯腈/改性聚丙烯腈	0.9	152(包含管路)	30 000
M150/ST-150set	聚丙烯腈/改性聚丙烯腈	1.25	189(包含管路)	30 000
费森				
AV400S	聚砜	0.7	52	30 000
AV600S	聚砜	1.4	100	30 000
AV1000S	聚砜	1.8	130	30 000
贝朗				
Acute S	聚砜	1.0	59	55 000
Acute M	聚砜	1.5	90	55 000
Acute L	聚砜	2.0	113	55 000

(六) 膜研究进展

1. 超高通量膜　无论是终末期肾病患者,还是在 AKI 的发生发展过程中,尤其是脓毒症相关 AKI 患者,TNF-α、IL-6 和 IL-8 等炎症介质发挥了重要作用。这些炎症介质属于中、大分子量物质,仅能被高通量透析器/滤器少量清除。为了克服这些限制,Uchino 等通过加大膜的孔径以增加这些物质的通透性,这类膜被称为超高通量(super high-flux,SHF)膜。SHF 膜由聚芳醚砜、聚砜或纤维素三乙酸酯等构成,膜孔径约为 0.01μm,是常规高通量膜的

2~3倍,最大截留分子量为40 000~100 000道尔顿。因此,SHF膜不仅能够清除炎症介质,白蛋白(66 000道尔顿)、抗凝血酶Ⅲ(60 000道尔顿)和蛋白酶C(62 000道尔顿)也能通过这种膜。一些体外实验证实,常规高通量膜对IL-6和IL-8的SC一般为0.05~0.2,而SHF膜对IL-6和IL-8的SC一般达到0.3~0.6以上。目前SHF膜已用于治疗感染性休克患者。

2. 高截留膜　中分子毒素(如炎症介质)及蛋白结合类毒素(吲哚等)在AKI患者的心血管疾病发生发展过程中发挥了重要作用,常规HD不能有效清除这些成分,而健康肾脏肾小球能滤过最大分子量接近65 000道尔顿的物质。高通量膜对尿毒症毒素的清除有所增加,但不能完整复制肾脏的毒素清除功能,对中分子毒素及蛋白结合类毒素的清除仍非常有限,而这些毒素的滞留可引起一系列不良生物学效应,包括免疫应答功能受损、慢性炎症状态以及内皮细胞损伤。因此,需要增大膜的通量以清除更多的中分子毒素和蛋白结合类毒素,高截留(high cut-off,HCO)膜应运而生。HCO膜一般其孔径为0.008~0.01μm,是一般高通量膜孔径(0.003~0.006μm)的2~3倍,是血浆分离器膜孔径的1/20。孔径的增大使HCO膜在体外的最大截留分子量达100 000道尔顿,在血液中约为50 000-60 000道尔顿。

目前市场上的HCO膜材料主要有聚醚砜/聚乙烯吡咯烷酮、聚苯乙烯、纤维素膜等,应用最广泛的是瑞典金宝公司2007年发布的CHO 1100膜,其膜孔径为8nm,膜超滤系数为33ml/(h·mmHg·m²),对β_2-微球蛋白、肌红蛋白、白蛋白的筛选系数分别是1.0、0.9和0.1。HCO膜通透性的提高并没有影响膜材料原有的血液相容性,内毒素反渗也没有增加。HCO膜最初主要用于清除脓毒症患者体内的炎症介质,现在已用于治疗横纹肌溶解综合征。横纹肌溶解综合征患者中,肌红蛋白的快速升高是导致AKI的主要原因,普通高通量膜可清除一定量的肌红蛋白,Naka等的研究表明,HCO膜对肌红蛋白的清除是普通高通量膜的5倍。理论上,HCO膜可以更充分地清除中分子毒素及蛋白结合类毒素,使长期透析患者获益,但能否改善患者的临床结局尚需进一步的研究证据。采用HCO膜进行透析的患者,其白蛋白丢失增加。HCO膜透析器能否用于长期RRT患者主要取决于白蛋白的丢失情况。

3. 增强膜的内毒素清除能力　内毒素是革兰阴性菌细胞壁表面的一种物质,化学成分为磷脂多糖-蛋白质复合物,其毒性成分主要为类脂质A。进入血液的内毒素可引起白细胞的一系列反应,最终导致炎症反应。长期处于炎症状态是诱导长期透析患者出现脓毒症等相关并发症的原因之一,多项研究显示,高通量透析明显增加透析液中内毒素跨膜转运进入血液的风险。一个长期透析患者每年需要18 000~30 000升的透析液,欧洲和美国的多项研究显示,20%的临床透析用水内毒素浓度超过推荐标准。生产超纯透析液增加了透析成本,许多小的透析中心受设备和条件所限而难以接受。因此,透析膜作为阻止内毒素进入血液的最后一道屏障,提高其对内毒素的清除尤为重要。

膜对透析液中内毒素的屏障作用主要通过吸附和滤过两种方式实现,一般认为吸附是膜清除内毒素的主要方式。Henrie等以聚苯乙烯、聚醚砜为膜材料研究了膜壁厚度、通量、多孔性等几何因素对膜清除内毒素能力的影响,发现厚壁和低通量膜能更好地阻止内毒素进入血流侧,可能原因是厚壁膜有长而弯曲的孔道和更大的吸附面积,而低通量膜可以减少内毒素反向滤过。膜的表面特性也影响其对内毒素的吸附能力。内毒素分子中同时存在疏水的脂质A和亲水的多糖区域,使其既能吸附在疏水表面又能吸附在亲水表面,而疏水表面对内毒素表现出更强的亲和力。调节膜表面亲水基团和疏水基团的适当分布,可充分利用内毒素分子的两性特征,增强其对内毒素的吸附。Mares等发现膜表面的负电荷同样可以增强膜对内毒素的吸附能力。膜的内毒素吸附能力很大程度取决于其膜材料,但是不同的制膜工艺及修饰处理对膜的内毒素吸附性能亦有显著影响。如何准确评估内毒素清除性能改善所带来的临床获益有待于进一步的研究。AN69-ST 膜增强了抗凝能力,其外表面对于细菌内毒素的吸附能力同时得到增强。

4. 改善膜的生物相容性　血液成分与膜接触时,将通过细胞和体液途径介导一系列反应,即血-膜反应,包括补体、血小板、单核细胞、中性粒细胞的激活,引起氧自由基和细胞因子的产生和释放,最终导致内皮细胞损伤、β_2-微球蛋白释放和聚集、免疫系统抑制、低血压、发热等生物学效应。血-膜反应长期作用增加透析相关并发症的发生率。因此,改善膜的生物相容性是膜材料研究的重点和热点。研究表明,纤维素膜表面的游离羟基可结合 C_{3b},从而激活补体的旁路激活途径。用醋酸或其他功能性基团(如维生素 E、肝素)替代纤维素分子上的游离羟基,可明显提高膜的生物相容性,尤其是维生素 E 包被的膜还降低透析相关的氧化应激,进一步提高了膜的生物相容性。长期应用维生素 E 包被的纤维素膜进行透析的患者,其主动脉钙化指数明显下降,血清糖基化终产物水平下降。膜的内表面结构,尤其是纳米级结构及粗糙程度同样影响膜的生物相容性,这是因为血液的蛋白成分多为纳米级,膜表面纳米级结构明显影响其对蛋白的吸附能力。血液相容性主要指膜的抗凝特性,它是保证透析安全和减少患者透析过程中血细胞损失的关键参数。提高膜的血液相容性是新膜材开发的重点,研究者正试图通过改变膜材料的表面空间结构、表面改性、共混修饰等途径提高膜的血液相容性。许多研究显示,表面能够嫁接抗凝物质(如肝素)的聚砜膜和 AN69-ST 膜材料等可提高膜的血液相容性,减少透析过程中抗凝剂的用量。

四、高通量透析器/滤器的临床应用与相关研究

对于 2 型糖尿病维持透析患者的研究发现,高通量 HD 通过清除患者血中的一些中大分子,包括 β_2-微球蛋白等,可以降低透析患者的病死率。2002 年发表的 HEMO 研究纳入了 1846 例血液透析患者,随机将患者分为低通量组和高通量组,最终结果显示,两组患者的全因病死率没有显著差异。进一步的亚组分析发现,高通量透析降低了透析时间>3.7 年患者的全因病死率,与低通量透析相比,高通量透析降低了心血管事件的病死率。

2009 年欧洲发布了 MPO(membrane permeability outcome)研究结果,这是一项多中心、前瞻性随机对照研究,纳入了新进入透析且病情稳定的患者 738 例,随机将患者分为低通量 HD 组和高通量 HD 组,结果发现,高通量 HD 显著降低了 β_2-微球蛋白的蓄积。对于血清白蛋白≤4g/dl 的高风险不良转归患者,高通量 HD 组的死亡风险降低 51%,生存率显著高于低通量组。在糖尿病肾病亚组中,高通量 HD 组的死亡风险降低,提示高通量 HD 可显著改善糖尿病患者的生存率。但随后的研究结果并不完全一致。MINOXIS 研究共纳入了 116 例 HD 患者,随机接受低通量 HD 和高通量 HD,经过 52 周观察后,两组患者在血红蛋白(Hb)、红细胞生成素(EPO)用量、炎症指标和营养状态方面没有显著差异。OL-HDF 研究将 782 例 HD 患者按 1∶1 比例随机接受在线血液透析滤过(online hemodiafiltration,OL-HDF)和高通量 HD 治疗,平均随访时间为 22.7 个月。OL-HDF 组和高通量 HD 组的生存率分别为 77.6% 和 74.8%,两组没有显著差异。亚组分析发现,高剂量 OL-HDF 组(>17.4 升)全因死亡风险下降 46%($P=0.02$),心血管死亡风险下降 71%($P=0.003$)。

关于高通量透析器/滤器的相关临床研究结果不尽相同,虽然没有确切改善病死率的循证医学依据,高通量 HD 的临床疗效至少不次于低通量 HD。

五、小结

RRT 是治疗 AKI 的重要手段之一,无论是 IHD 还是 CRRT,使用半通透性的中空纤维透析器/滤器是溶质清除和超滤的标准治疗方案。但市场上能得到的透析器/滤器有着各自不同的特点。现在还没有充分的循证医学依据针对某种透析器/滤器特性进行确切的推荐,因此需要考虑到每一种透析器/滤器的特点和潜在的副作用。RRT 时除了考虑剂量、模式等相关因素外,还应充分了解透析器/滤器类型、膜材料特点和膜的副作用等,依据患者的具体临床特点合理选择透析器/滤器,以达到最佳的治疗效果。KDIGO 指南指出,AKI 患者行 IHD和 CRRT 时,建议使用生物相容性好的透析器/滤器。基于高通量透析器/滤器理论上的清除效果,建议 CRRT 时选择高通量透析器/滤器。

(朱桂军 胡振杰)

参考文献

1. Bowry SK.Dialysis membranes today.Int J Artif Organs,2002,25:447-460.

2. Yamashita AC,Tomisawa N.Membrane materials for blood purification in critical care.Contrib Nephrol,2010,166:112-118.

3. Ronco C,Breuer B,Bowry SK.Hemodialysis membranes for high-volume hemodialytic therapies:the application of nanotechnology.Hemodial Int,2006,10 Suppl 1:S48-50.

4. Krieter DH,Canaud B,Lemke HD,et al.Bisphenol A in chronic kidney disease.Artif Organs,2013,37:283-290.

5. Bowry SK,Gatti E,Vienken J.Contribution of polysulfone membranes to the success of convective dialysis therapies.Contrib Nephrol,2011,173:110-118.

6. Henrie M,Ford C,Andersen M,et al.In vitro assessment of dialysis membrane as an endotoxin transfer barrier:geometry,morphology,and permeability.Artif Organs,2008,32:701-710.

7. Klingel R,Ahrenholz P,Schwarting A,et al.Enhanced functional performance characteristics of a new polysulfone membrane for high-flux hemodialysis.Blood Purif,2002,20:325-333.

8. Krieter DH,Lemke HD.Polyethersulfone as a high-performance membrane.Contrib Nephrol,2011,173:130-136.

9. Ren X,Xu L,Xu J,et al.Immobilized heparin and its anti-coagulation effect on polysulfone membrane surface.J Biomater Sci Polym Ed,2013,24:1707-1720.

10. Heilmann K,Keller T.Polysulfone:the development of a membrane for convective therapies.Contrib Nephrol,2011,175:15-26.

11. Thomas M,Moriyama K,Ledebo I.AN69:Evolution of the world's first high permeability membrane.Contrib Nephrol,2011,173:119-129.

12. Lavaud S,Paris B,Maheut H,et al.Assessment of the heparin-binding AN69 ST hemodialysis membrane:Ⅱ.Clinical studies without heparin administration.ASAIO J,2005,51:348-351.

13. Chanard J,Lavaud S,Maheut H,et al.The clinical evaluation of low-dose heparin in haemodialysis:a prospective study using the heparin-coated AN69 ST membrane.Nephrol Dial Transplant,2008,23:2003-2009.

14. Schetz M,Van Cromphaut S,Dubois J,et al.Does the surface-treated AN69 membrane prolong filter survival in CRRT without anticoagulation? Intensive Care Med,2012,38:1818-1825.

15. Guery B,Alberti C,Servais A,et al.Hemodialysis without systemic anticoagulation:a prospective randomized

trial to evaluate 3 strategies in patients at risk of bleeding.PLoS One,2014,9:e97187.

16. Saito A.Definition of high-performance membranes-from the clinical point of view.Contrib Nephrol,2011,173:
    1-10.

17. Uchino S,Bellomo R,Goldsmith D,et al.Super high flux hemofiltration:a new technique for cytokine removal.
    Intensive Care Med,2002,28:651-655.

18. Naka T,Haase M,Bellomo R."Super high-flux" or"high cut-off"hemofiltration and hemodialysis.Contrib
    Nephrol,2010,166:181-189.

19. Haase M,Bellomo R,Morgera S,et al.High cut-off point membranes in septic acute renal failure:a systematic
    review.Int J Artif Organs,2007,30:1031-1041.

20. Gondouin B,Hutchison CA.High cut-off dialysis membranes:current uses and future potential.Adv Chronic Kid-
    ney Dis,2011,18:180-187.

21. Naka T,Jones D,Baldwin I,et al.Myoglobin clearance by super high-flux hemofiltration in a case of severe
    rhabdomyolysis:a case report.Crit Care,2005,9:R90-95.

22. Nath KA.Renal response to repeated exposure to endotoxin:implications for acute kidney injury.Kidney Int,
    2007,71:477-479.

23. Czermak P,Ebrahimi M,Catapano G.New generation ceramic membranes have the potential of removing endo-
    toxins from dialysis water and dialysate.Int J Artif Organs,2005,28:694-700.

24. Maitz MF,Teichmann J,Sperling C,et al.Surface endotoxin contamination and hemocompatibility evaluation of
    materials.J Biomed Mater Res B Appl Biomater,2009,90:18-25.

25. Mares J,Thongboonkerd V,Tuma Z,et al.Specific adsorption of some complement activation proteins to polysul-
    fone dialysis membranes during hemodialysis.Kidney Int,2009,76:404-413.

26. Takemoto Y,Naganuma T,Yoshimura R.Biocompatibility of the dialysis membrane.Contrib Nephrol,2011,168:
    139-145.

27. Libetta C,Zucchi M,Gori E,et al.Vitamin E-loaded dialyzer resets PBMC-operated cytokine network in dialysis
    patients.Kidney Int,2004,65:1473-1481.

28. Sakai K,Matsuda M.Solute removal efficiency and biocompatibility of the high-performance membrane - from
    engineering points of view.Contrib Nephrol,2011,173:11-22.

29. Kessler M,Gangemi C,Gutierrez Martones A,et al.Heparin-grafted dialysis membrane allows minimal systemic
    anticoagulation in regular hemodialysis patients:a prospective proof-of-concept study.Hemodial Int,2013,17:
    282-293.

30. Krane V,Krieter DH,Olschewski M,et al.Dialyzer membrane characteristics and outcome of patients with type 2
    diabetes on maintenance hemodialysis.Am J Kidney Dis,2007,49:267-275.

31. Cheung AK,Sarnak MJ,Yan G,et al.Cardiac diseases in maintenance hemodialysis patients:results of the
    HEMO Study.Kidney Int,2004,65:2380-2389.

32. Locatelli F,Martin-Malo A,Hannedouche T,et al.Effect of membrane permeability on survival of hemodialysis
    patients.J Am Soc Nephrol,2009,20:645-654.

33. Tattersall J,Canaud B,Heimburger O,et al.High-flux or low-flux dialysis:a position statement following publica-
    tion of the Membrane Permeability Outcome study.Nephrol Dial Transplant,2010,25:1230-1232.

34. Schneider A,Drechsler C,Krane V,et al.The effect of high-flux hemodialysis on hemoglobin concentrations in
    patients with CKD:results of the MINOXIS study.Clin J Am Soc Nephrol,2012,7:52-59.

35. Ok E,Asci G,Toz H,et al.Mortality and cardiovascular events in online haemodiafiltration(OL-HDF)
    compared with high-flux dialysis:results from the Turkish OL-HDF Study.Nephrol Dial Transplant,2013,28:
    192-202.

36. Honore PM,Jacobs R,Joannes-Boyau O,et al.Newly designed CRRT membranes for sepsis and SIRS--a pragmatic approach for bedside intensivists summarizing the more recent advances:a systematic structured review. ASAIO J,2013,59:99-106.

37. Neri M,Villa G,Garzotto F,et al.Nomenclature for renal replacement therapy in acute kidney injury:basic principles.Crit Care,2016,20:318.

第十五章

抗　凝

第一节　肾脏替代治疗的体外凝血机制与影响因素

一、概述

肾脏替代治疗(renal replacement therapy, RRT)作为一种体外循环技术,滤器及体外循环管路寿命有限。国外报道,滤器的平均寿命为 16~18.6 小时。为了延长滤器寿命、保证RRT 的顺利进行,多数情况下需要抗凝,由于 RRT 患者常常合并出血、血栓、栓塞和/或凝血功能障碍,从而使抗凝(anticoagulation)成为临床上一个尚未完全解决的技术难题。

二、肾脏替代治疗的体外凝血机制

RRT 过程中,体外凝血机制的第一步是血液与血管通路、体外循环管路和滤膜接触,继而激活凝血因子。血液进入滤器,通过接触相最先激活Ⅻ因子(又称接触因子、Hageman 因子),从而触发内源性凝血的瀑布反应,继而出现血浆蛋白的吸附、血小板活化和纤维蛋白沉积,最终形成血栓。凝血因子的活化、凝血酶的生成是凝血发生的关键步骤。因此,体外血管通路及滤器膜材料的生物相容性对 RRT 体外循环管路和滤器凝血均造成一定影响。研究证实,滤膜可激活Ⅻ因子,某些具有吸附性能的膜材料,如磺化聚丙烯腈(AN69)膜在清除体内炎症介质的同时也吸附了凝血因子而加重凝血;AN69-ST 膜是在 AN69 膜表面进行聚乙烯亚胺修饰,膜表面带正电荷,可吸附肝素而降低了血栓形成的概率。相比而言,生物相容性好的膜材料导致滤器凝血的机会少。除滤膜生物相容性外,急性疾病、血管通路通畅程度、血流率和 RRT 模式都与 RRT 过程中体外凝血的发生有关。

体外循环管路和滤器凝血还可能与患者基础疾病、RRT 操作人员的技术熟练程度、抗凝方案的选择等因素相关,如严重肝脏疾病、先天性凝血因子缺乏、血小板减少等患者体内抗凝物质缺乏,感染性休克导致血管内皮细胞损伤等因素也增加了滤器凝血的可能。体外循环凝血过程中有无纤溶系统激活失衡仍需进一步研究。

三、影响肾脏替代治疗的体外凝血因素

(一)患者因素

患者自身疾病因素,如是否合并出血性疾病或血栓栓塞性疾病以及发生这些疾病的高

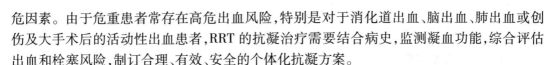

危因素。由于危重患者常存在高危出血风险,特别是对于消化道出血、脑出血、肺出血或创伤及大手术后的活动性出血患者,RRT 的抗凝治疗需要结合病史,监测凝血功能,综合评估出血和栓塞风险,制订合理、有效、安全的个体化抗凝方案。

(二)血管通路与血流率

1. 血管通路　动脉管路引血不畅造成血管通路血流率不足,主要是导管位置不佳所致。体外循环血流率下降,尤其是出现血泵抽吸现象时易出现滤器凝血。血泵抽吸一方面可能加重血细胞和血小板挤压,造成血细胞、血小板机械性破坏和短时间血流停滞从而极易形成血栓;另一方面可能产生吸空现象,将空气吸入体外循环血液回路中,增加气-血接触,从而加重凝血。另外,导管贴壁、管路扭曲或折叠及患者体位也会使血流率受到影响。

2. 血流率　血流率为体外循环的每分钟血流量,由挤压泵管的机械力量驱动产生。理论上,血流率越快,体外循环装置越不易凝血。充足的血流率是 RRT 顺利实施的前提,但在设定血滤机的血流率时,要依据患者循环状态、血管通路功能状态等实际情况作出综合评估,设定合适的血流率。

设定血流率应注意的事项:①血管通路的通畅情况:机器设定的血流率要与血管通路的通畅情况相匹配,否则易产生抽吸现象,加重血细胞和血小板的机械性破坏,影响正常的凝血过程;②血流动力学状态:机器设定的血流率要考虑患者的血流动力学状态,高流量时易发生流量不足的报警,循环容量相对不足的患者易出现低血压,同时导致停泵的概率增加;③机器报警:机器报警频繁而中断血流后,体外循环血流缓慢甚至停止,因此应及时清除报警,避免频繁报警影响血流速率。当血流率低于 100ml/min 时,体外管路极易因凝血而堵塞,理想的血流率应该维持在 200ml/min 左右。

(三)稀释方式

置换液和血液的混合方式包括前稀释(置换液滤器前输注)和后稀释(置换液滤器后输注)方式。采取后稀释方式时,血液在流经滤器时因超滤而浓缩,降低了膜的通透性,增加了凝血风险;前稀释方式可以避免这种血液浓缩现象,在相同的抗凝方法和 RRT 模式下,前稀释方式不易发生体外管路和滤器凝血。

(四)超滤率

不同 RRT 模式下,置换液/透析液的剂量与体外循环管路和滤器寿命存在相关性;超滤率升高时,跨膜剪切力增加,血细胞对中空纤维内壁的冲击机会增加,容易堵塞滤器中空纤维的孔隙造成滤器凝血。

(五)血泵停止时间

血泵停转时间越长,体外管路凝血风险越高。在临床实践中,血泵停转超过 3~5 分钟,即可导致体外管路中静置的血液发生"血浆-血细胞分层"和不可逆转的血液凝集。

(六)滤膜

滤膜的类型可影响体外循环的凝血过程。滤膜分为未修饰纤维素膜、修饰纤维素膜和合成膜等三大类型。合成膜具有高通量、筛选系数高、生物相容性好的优点,已成为重症患者 RRT 中应用最多的膜材料。与纤维素膜相比,合成膜激活补体系统的作用较小,具有很好的生物相容性。同时体外循环中的血液在与滤膜接触的过程中会吸附相对分子量较大的蛋白(如白蛋白、免疫球蛋白和纤维蛋白原),形成所谓的"次级膜",这就改变了膜本身的通透性。"次级膜"的形成,也可能引发滤膜的凝血过程。另外,滤膜材质及面积大小对滤器凝血也会造成一定影响。膜面积较大的滤器对血流造成的阻力较小,因此,滤器的使用寿命会有所延长。

(七)操作人员因素

严格对 RRT 体外循环装置进行预冲处理,及时正确地发现和处理报警是保证 RRT 顺利实施的前提。RRT 报警处理不及时可导致体外循环装置凝血,缩短滤器寿命。在 RRT 突发事件中,及时、正确的护理干预很关键。RRT 护士要具备较高的理论水平和实践能力,熟练地使用血滤机,准确、及时地处理各种报警。

(八)抗凝方案的影响

为保证 RRT 抗凝的顺利实施,需综合考虑患者的基础疾病和用药史,特别是抗凝、抗血小板药物等用药史;评估出血性疾病、血栓栓塞性疾病发生风险的前提下选择合适的抗凝方案。不合理的抗凝方案,包括抗凝剂选择不合理、剂量不合理、凝血指标监测解读不合理等均可能造成滤器凝血,影响 RRT 的顺利实施。

(高　岩)

第二节　凝血状态的评估

一、概述

对于需要 RRT 的急性肾损伤(AKI)患者,抗凝技术的安全和有效应用可能影响其临床结局。一方面,AKI 患者因全身炎症反应、感染、创伤、应激、休克等因素而普遍存在血管内皮细胞损伤、血小板活化及凝血活性亢进,机体处于高凝血状态;另一方面,患者因接受各种手术,合并应激性溃疡、消化道出血,以及凝血功能障碍等而存在出血风险。因此,在实施RRT 之前,需要综合评估患者的凝血状态,选择合适的抗凝方案。在 RRT 过程中,需要监测抗凝效果并据此调整抗凝方案。

二、凝血状态的实验室评估

机体凝血系统的功能由凝血-纤溶系统、血小板、血管因素三大部分组成。

(一)凝血指标检测

RRT 患者应常规检查血小板数量、凝血常规、血浆抗凝血酶Ⅲ(AT-Ⅲ)活性等。有条件的医院推荐进行血小板功能、血浆前凝血酶片段 1+2、凝血酶-抗凝血酶Ⅲ复合物和纤维蛋白肽 A 的检测。凝血常规检测项目包括凝血酶原时间(prothrombin time,PT)和国际标准化比值(international normalized ratio,INR)、活化部分凝血活酶时间(activated partial thromboplastin time,APTT)、凝血酶原活动度(prothrombin activity,PTA)、凝血酶时间(thrombin time,TT)、纤维蛋白原(fibrinogen,FIB)定量、D-二聚体等。

1. 凝血酶原时间　PT 反映外源性和共同途径凝血因子活性,与Ⅰ、Ⅱ、Ⅴ、Ⅶ和Ⅹ因子相关,对Ⅶ因子缺乏最为敏感。PT 测定值受凝血活酶(thromboplastin)和标本采集、转运和储存、抗凝剂种类等多种因素的影响。因此,世界卫生组织(WHO)推荐以"国际标准化比值(INR)"进行标准化。PT/INR 为临床监测外源性凝血途径和指导抗凝药物使用最常用的指标。

2. 活化部分凝血活酶时间　APTT 反映内源性和共同途径凝血因子活性,与Ⅰ、Ⅱ、Ⅴ、Ⅷ、Ⅸ、Ⅹ、Ⅺ和Ⅻ因子以及激肽释放酶原(prekallikrein)和激肽酶原(kininogen)相关。

3. 凝血酶时间　TT 指在血浆标本中加入凝血酶后于 37℃ 孵育至血液凝固的时间,直接消除了凝血酶生成所涉及各种因素的影响,因此,TT 延长表明存在凝血酶抑制物、纤维蛋白缺乏或结构异常,或Ⅷ因子缺乏导致纤维蛋白聚合障碍。

(二) 凝血指标的正确评估

1. 外源性凝血系统状态的评估　选择性检测 PT、PT/INR 或 PTA。PT、PT/INR、PTA 延长提示外源性凝血系统的凝血因子存在数量或质量异常,或血液中存在抗凝物质;PT、PT/INR 和 PTA 缩短提示外源性凝血系统活化,患者易于凝血而发生血栓栓塞性疾病。

2. 内源性凝血系统状态的评估　选择性检测凝血时间(clotting time,CT)或活化凝血时间(activated clotting time,ACT)和 APTT。APTT、CT 和 ACT 延长提示内源性凝血系统的凝血因子存在数量或质量异常,或血中存在抗凝物质;APTT、CT 和 ACT 缩短提示内源性凝血系统活化,血液呈高凝状态。

3. 凝血共同途径状态的评估　如果患者外源性和内源性凝血指标均延长,则提示患者的凝血共同途径异常或血中存在抗凝物质。如果 FIB 水平正常,则提示血中存在抗凝物质或 FIB 功能异常。外源性凝血系统、内源性凝血系统和共同途径的各项凝血指标均缩短,则提示患者存在血液高凝状态,易于发生血栓栓塞性疾病。

4. 血小板数量及功能的评估　检测全血血小板计数和出血时间(bleeding time,BT)初步评估血小板功能状态。如果血小板数量减少伴 BT 延长提示患者止血功能异常,易于出血;如果血小板数量增多伴 BT 缩短提示血小板易于发生黏附、集聚和释放反应,易于产生血小板性血栓。对于单位时间内血小板数量进行性下降的患者,推荐检测血浆血小板膜糖蛋白(GMP)-140 或血中 GMP-140 阳性血小板数量,以便明确患者是否存在血小板活化。不能检测上述 2 项指标时,如果患者伴有血浆 D-二聚体水平升高,也提示血小板活化。

三、凝血状态的临床评估

(一) 出血风险评估

临床上通常根据止血机制障碍将出血性疾病分为以下几类:①血管因素所致的出血性疾病;②血小板因素所致的出血性疾病,包括血小板数量异常和血小板功能障碍两大类;③凝血因子异常所致的出血性疾病,包括遗传性和获得性凝血因子数量和质量异常;④纤溶亢进和循环抗凝物质增多所致的出血性疾病;⑤复合性因素所致的出血性疾病,临床上以弥散性血管内凝血和严重肝病最为常见。

出血风险临床评估包括:①出血相关病史:有无血友病等遗传性出血性疾病,有无消化道出血等病史;②药物暴露史:是否长期使用华法林、阿司匹林等抗凝药物或抗血小板药物;③潜在出血风险:既往是否存在消化道溃疡、肝硬化、痔疮、脑血管畸形等潜在出血风险的疾病;④是否存在严重创伤或外科术后 24 小时内。

出血风险增高的因素包括:①7 天之内发生过出血或活动性出血患者;②近期创伤或接受外科手术(特别是头部创伤和神经外科手术);③近期发生中风,颅内动静脉血管畸形或动脉瘤;④视网膜出血;⑤未控制的高血压;⑥有硬膜外导管置入等。

（二）血栓风险评估

1. 血栓栓塞相关病史　既往是否存在静脉血栓、脑血栓、动脉栓塞、心肌梗死等血栓栓塞性疾病。

2. 内皮损伤基础疾病　是否存在糖尿病、系统性红斑狼疮、系统性血管炎等伴有血管内皮细胞损伤的基础疾病。

3. 循环血流减慢　是否为长期卧床者或骨折制动者等；是否存在有效循环容量不足和/或低血压。

4. 抗凝血酶缺乏或丢失　是否有先天性 AT-Ⅲ 缺乏或因大量蛋白尿而导致 AT-Ⅲ 从尿中丢失过多。

（高　岩）

第三节　抗凝技术在肾脏替代治疗中的临床应用

一、概述

为了保障 RRT 的顺利实施，必须采取措施以维持体外循环通畅、防止滤器凝血和延长滤器寿命。体外循环抗凝不足将引起滤器和体外循环管路凝血，诱发炎症反应，增加血栓栓塞性疾病发生的风险，影响 RRT 效果，导致血液丢失，增加患者医疗花费和医务人员工作负荷。因此，RRT 过程中采取恰当的抗凝措施非常重要。2012 年 KDIGO 指南建议，无明显出血风险和凝血功能障碍的 AKI 患者进行 RRT 时，在无全身抗凝治疗的情况下推荐使用抗凝剂。

一般认为理想的抗凝剂应具备以下特点：①确切的抗凝作用，不影响患者体内凝血状态；②不影响滤膜的生物相容性；③不影响血小板功能，具有较强的抗血栓作用；④药物半衰期短，RRT 结束后能被迅速代谢而失活；⑤有相应的拮抗剂；⑥长期反复使用无严重不良反应；⑦监测方法简单、方便，适合床旁进行；⑧来源充足，价格低廉，易于获取，具有较为成熟可行的应用方案。目前没有任何一种抗凝剂完全符合上述要求。由于抗凝药物种类繁多，作用机制各异，并且在抗凝效果评价标准方面无统一意见，因此，抗凝方案的制订应遵循个体化原则。常用的抗凝药物包括普通肝素、低分子肝素和枸橼酸盐。

二、普通肝素抗凝

普通肝素（unfractionated heparin，UFH）是 RRT 中应用最广泛的抗凝药物，系猪或牛肠黏膜中提取的硫酸氨基葡聚糖钠盐，属黏多糖类物质，由一组分子量在 3000～30 000 道尔顿范围内、富含阴离子电荷的糖蛋白组成，其半衰期为 40～120 分钟，平均半衰期为 50 分钟。普通肝素的血浆蛋白结合率高，约为 80%，透析及滤过难以清除肝素。肝素主要在网状内皮系统代谢，经肾脏排泄。慢性肝肾功能障碍及肥胖者代谢和排泄延迟，易蓄积。普通肝素生物活性不稳定，生物利用度为 30%。由于肝素具有阴离子电荷的理化特性，能干扰血凝过程的许多环节，在体内外均有抗凝作用。普通肝素抗凝机制复杂，主要通过与 AT-Ⅲ 结合而增强 AT-Ⅲ 对凝血因Ⅱa、Ⅸa、Ⅺa 和Ⅻa 等丝氨酸蛋白酶类的抑制作用，继而发挥抗凝效应。肝素还可直接与血小板结合，抑制血小板的黏附和聚集，并使微血管通透性增加。由于危重患者可能存在急性期细胞消耗和凋亡,使 AT-Ⅲ 消耗和失活,机体产生"肝素抵抗"现象,导致肝素抗凝作用的减弱。肝素抗凝的优点包括临床应用时间长、经验丰富,起效快,半衰期短,过量可用鱼精蛋白中和(1mg 鱼精蛋白可中和100IU 肝素)。临床常用 APTT、ACT 来监测其抗凝效果,简单方便。普通肝素主要的并发症是出血和肝素相关血小板减少症(heparin-induced thrombocytopenia,HIT),长期应用肝素导致的并发症包括血脂异常、骨质疏松和低醛固酮血症等。

（一）全身抗凝

无活动性出血、基线凝血指标基本正常的无出血风险患者行 RRT 时,可采用肝素全身抗凝,抗凝目标是使滤器前 APTT 达到 70~100 秒,或者 ACT 达到 140~180 秒。普通肝素的用量应根据患者凝血状态、出血风险,并结合患者实际情况给予个体化抗凝方案。不同的血液净化治疗方式,肝素用量有所不同。

1. 血液透析、血液滤过或血液透析滤过　负荷剂量一般为 0.3~0.5mg/kg 静注,维持剂量为 5~10mg/h,持续静脉输注;治疗结束前 30~60 分钟停用肝素。

2. 连续肾脏替代治疗　对于接受连续肾脏替代治疗(CRRT)的患者,肝素的负荷剂量一般为 2000~5000IU 静注,维持剂量为 500~2000IU/h;或负荷剂量为 25~30IU/kg 静注,然后以 5~10IU/(kg·h)持续静脉输注。

3. 血液/血浆灌流或血浆置换　肝素的负荷剂量一般为 0.5~1.0mg/kg 静注,维持剂量为 10~20mg/h,持续静脉输注;治疗结束前 30 分钟停用。

RRT 患者应每隔 4~6 小时监测滤器前 APTT,据此调整普通肝素用量,以达到抗凝目标。肝素的剂量还要依据患者的凝血状态进行个体化调整,既要达到抗凝效果,又要避免出血性并发症的发生。

肝素全身抗凝时出血的发生率约为 10%~50%。肝素过量引起的出血,可以在监测 APTT、ACT 等凝血指标的前提下应用鱼精蛋白中和。HIT 是应用肝素类药物后出现的一种严重并发症,发病率约为 1%~5%。根据发病机制可将 HIT 分为非免疫介导型(Ⅰ型)和免疫介导型(Ⅱ型)。由于肝素与血小板第Ⅳ因子(PF-4)形成复合抗原,刺激机体产生相应抗体(HIT 抗体),导致血小板减少和血液处于高凝状态。HIT 主要临床表现为轻中度血小板减少和静脉或动脉的血栓栓塞,后者是 HIT 患者死亡的主要原因。高度疑似的 HIT 患者是肝素类药物抗凝的绝对禁忌证。如果应用肝素类制剂治疗后 5~10 日内血小板下降50%以上或降至 100 000/mm³ 以下,合并血栓、栓塞性疾病(深静脉血栓最常见)以及 HIT 抗体阳性可以临床诊断 HIT;停用肝素 5~7 日后,血小板计数可恢复正常则更支持该诊断。HIT 的治疗包括:停用肝素类制剂,给予抗血小板、抗凝或促纤溶治疗。发生 HIT 后,一般禁止再使用肝素类制剂。在 HIT 发生后 100 天内,再次应用肝素可诱发伴有全身过敏反应的急性 HIT。

（二）肝素/鱼精蛋白局部抗凝

对于具有高危出血风险的患者,如存在活动性出血、大手术术后 24 小时内、颅脑外伤、血小板计数<60×10⁹/L、PT/INR>2.0、APTT>60 秒或 24 小时内曾发生过出血者,在接受 RRT 时应考虑采用局部抗凝方案以降低出血风险。此时应首选枸橼酸盐局部抗凝方案,不推荐采用肝素/鱼精蛋白局部抗凝,但在患者存在枸橼酸盐抗凝禁忌证而又不得不需要抗凝的情况下,肝素/鱼精蛋白局部抗凝是可以选择的抗凝方案。

Morabito 等介绍了一种 CRRT 过程中的肝素/鱼精蛋白局部抗凝方法(图 15-3-1):采用

2 升的肝素溶液(5000IU/L)预冲体外循环管路,体外循环管路动脉端输注普通肝素溶液,同时经滤器静脉端以 1∶100(1mg 鱼精蛋白∶100IU 普通肝素)的比例输注鱼精蛋白。

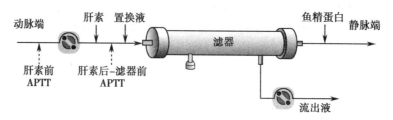

图 15-3-1　CVVH(前稀释)**:肝素/鱼精蛋白局部抗凝**

肝素与鱼精蛋白输注速率根据动脉端肝素后-滤器前 APTT 和体外管路肝素前 APTT 进行调整,调整幅度一般不超过 20%,抗凝目标是使肝素后-滤器前 APTT>55 秒,肝素前 APTT<45 秒或接近于 CRRT 开始前水平(表 15-3-1)。

表 15-3-1　肝素和鱼精蛋白的剂量调整

APTT 值	剂量调整
体外管路肝素前 APTT<45 秒,肝素后-滤器前 APTT:55~90 秒	无须调整
体外管路肝素前 APTT<45 秒,肝素后-滤器前 APTT<55 秒	↑肝素和鱼精蛋白
体外管路肝素前 APTT>45 秒,肝素后-滤器前 APTT:55~90 秒	↑鱼精蛋白
体外管路肝素前 APTT>45 秒,肝素后-滤器前 APTT>90 秒	↓肝素
体外管路肝素前 APTT<45 秒,肝素后-滤器前 APTT>90 秒	↓肝素和鱼精蛋白

肝素/鱼精蛋白局部抗凝的弊端包括:无法精确中和滤器后剩余肝素;由于肝素-鱼精蛋白复合物不稳定,在血浆蛋白酶作用下,鱼精蛋白分解速率较肝素快,结果导致游离的肝素再现抗凝作用,引起出血,即"反跳现象",造成出血风险加大。使用鱼精蛋白的不良反应包括:过敏性皮疹;快速注射时可引起血压下降、脉搏缓慢和呼吸抑制。其他不良反应包括血小板功能障碍、低血压、肺血管收缩和右心室功能衰竭。

三、低分子肝素抗凝

低分子肝素(low molecular weight heparin,LMWH)为普通肝素经酶解或化学降解后纯化而成,平均分子量为 4000~6500 道尔顿,半衰期是普通肝素的 2~4 倍,主要经肾脏清除。不同制剂 LMWH 的生物利用度和半衰期有所差异,依诺肝素半衰期最长,达 27.7 小时。一般而言,LMWH 静脉注射 30 分钟后达到药物峰浓度,肾功能障碍患者中其血浆半衰期延长至 4~6 小时。LMWH 具有很高的抗 X a 因子活性和较低的抗 II a 因子活性,故抗凝作用减弱,对凝血时间影响较小;LMWH 与 AT-III 的结合力增强可迅速灭活 II a 因子,从而保留了抗血栓活性,既不影响血小板聚集功能,也不影响纤维蛋白原与血小板的结合。LMWH 的抗凝效果呈明显的剂效关系。国内常用的有达肝素钠、依诺肝素钠和那屈肝素等。LMWH 已逐渐成为 RRT 的常用抗凝方法。欧洲透析指南推荐,维持性血液透析患者优先使用 LMWH,肌酐清除率<30ml/min 的严重肾功能障碍患者禁用 LMWH。

对于无出血风险和常规血液透析患者,应在 RRT 开始时通过滤器动脉端单次注射 60~80IU/kg 的 LMWH。CRRT 患者可每隔 4~6 小时给予 LMWH 30~40IU/kg 静脉注射,治疗时间越长,给予的追加剂量应逐渐减少。血液透析、血浆置换、血液/血浆灌流吸附的患者无须追加剂量;如果存在出血风险,可将标准剂量减半,有条件的单位应监测血浆抗Ⅹa 因子活性,根据测定结果调整剂量。由于不同厂家生产的低分子肝素分子量各异,其抗凝效果及安全性可能存在较大差异,难以有统一的推荐剂量。LMWH 剂量应根据 LMWH 的种类及患者的具体情况个体化选择。

临床常用的 LMWH 有达肝素钠、依诺肝素钠和那屈肝素钙。药品说明书对于在体外循环中抗凝治疗的具体推荐剂量如下:

(一)依诺肝素钠

用于血液透析体外循环中防止血栓形成,推荐剂量为 100IU/kg(抗Ⅹa 单位)。应于血液透析开始时,在血管通路动脉端给予 LMWH。对于有高度出血倾向的血液透析患者,应按照说明书适当降低剂量。当体外管路出现纤维蛋白环时,应再给予 50~100IU/kg 的剂量。上述剂量药物的作用时间一般为 4 小时。

(二)那屈肝素钙

对于无出血危险、血液透析持续 4 小时左右的患者,应在透析开始时通过血管通路动脉端单次注射大约 65IU/kg 剂量的 LMWH,根据患者体重范围调整剂量,如有必要,可根据患者个体情况或监测条件调整剂量;如有出血危险,可将剂量减半。

(三)达肝素钠

对于无已知出血危险、血液透析或者血液滤过不超过 4 小时的患者,静脉快速注射 30~40IU/kg 或者 5000 IU 的达肝素钠。如果 RRT 超过 4 小时,静脉快速注射 30~40IU/kg 后,以 10~15IU/(kg·h)的速率持续静脉输注。正常情况下,接受长期血液透析的患者应用 LMWH 时,需要调整剂量的可能性较小,因而检测抗Ⅹa 因子浓度的次数也很少。给予的剂量通常使血浆抗Ⅹa 因子浓度保持在 0.5~1.0IU/ml 范围内。对于具有高度出血风险的 AKI 患者:静脉快速注射 5~10IU/kg,继以 4~5IU/(kg·h)的速率持续静脉输注。对于需要急性血液透析的患者,由于治疗间歇较短,应监测抗Ⅹa 因子浓度,血浆抗Ⅹa 因子浓度维持于 0.2~0.4IU/ml。

采用 LMWH 全身抗凝时,推荐检测抗Ⅹa 因子活性,抗凝目标是维持抗Ⅹa 因子活性于 0.25~0.35IU/ml,同时需要监测血小板的变化。LMWH 过量可引起严重出血,鱼精蛋白只能部分中和 LMWH,此时可以补充新鲜冰冻血浆和/或重组Ⅶa 因子以改善凝血,从而达到止血作用。

LMWH 主要经肾脏清除,AKI 患者由于肾脏对 LMWH 的清除减少,更易出现 LMWH 蓄积,导致出血风险增加。AKI 患者应用 LMWH 发生出血性并发症的风险取决于肾损伤的严重程度以及 LMWH 的类型及剂量。美国胸科医师学院(ACCP)关于抗凝和溶栓的指南建议,对于肌酐清除率<30ml/min 的严重肾功能障碍患者,需要接受抗凝治疗时,最好使用普通肝素抗凝,或者将 LMWH 剂量减半。

LMWH 也可诱发 HIT,因此,对于普通肝素诱发的 HIT 患者,同样不能应用 LMWH。肝素或 LMWH 使用的禁忌证包括:①既往存在肝素或 LMWH 过敏史;②有自发性出血倾向者;③既往诊断过 HIT 者;④合并明显出血性疾病;⑤严重肝功能障碍者。对于血浆 AT-Ⅲ活性低于正常值 50% 的患者,不宜直接选择肝素或 LMWH 进行抗凝治疗,应适当补充 AT-Ⅲ 制剂或新鲜血浆,使患者血浆 AT-Ⅲ 活性≥50% 后,再使用肝素或 LMWH。

四、无抗凝

对于高危出血风险患者,如果没有应用枸橼酸盐局部抗凝的相关技术、条件和经验,可采取无抗凝方法。无抗凝 RRT 技术需要建立功能良好的血管通路,充分预冲管路及滤器,采用生理盐水间断冲洗滤器(一般每隔 2 小时使用生理盐水 250ml 冲洗滤器)和前稀释方式补充置换液。另外需要设置较高的体外循环血流速率,尽量减少血泵停止时间和气-血混合,确保血滤机报警及保护体系工作顺畅等。无抗凝方案虽然降低了出血风险,但也降低了滤器使用寿命。

五、枸橼酸盐局部抗凝

(一) 枸橼酸盐局部抗凝原理

枸橼酸盐局部抗凝(regional citrate anticoagulation,RCA)首先应用于血液透析治疗,1990 年后开始在 CRRT 中应用,目前已成为广泛使用的抗凝方式。枸橼酸盐通过螯合体外循环管路的离子钙,使体外循环血液低离子钙达到抗凝效果。血清离子钙是机体凝血过程中重要的辅助因子,参与了凝血级联反应过程中的多个步骤。降低血清离子钙浓度,可阻断多个凝血步骤,包括凝血因子的活化及凝血酶原转变为凝血酶的过程,枸橼酸盐螯合体外循环管路中血液的离子钙,形成枸橼酸钙,降低体外循环血液中的离子钙水平从而达到抗凝目的。RCA 是一种局部抗凝方式,在滤器前输注枸橼酸盐,以达到抗凝目标;经滤器后或患者体内静脉补充钙离子,即可恢复血清离子钙水平。枸橼酸盐抗凝剂有多种剂型,目前国内常用的剂型是 4% 枸橼酸三钠(trisodium citrate,TSC),国外还有枸橼酸右旋糖酐抗凝剂(anticoagulant citrate dextrose solution,ACD-A)及含枸橼酸盐的置换液。

有研究应用血栓弹力图的方法测得,当血清离子钙水平高于 0.56mmol/L 时,机体凝血功能基本正常,且与离子钙水平的高低无关;当血清离子钙水平低于 0.56mmol/L 时,全血凝血时间延长;当离子钙低于 0.33mmol/L 时,凝血功能将被完全抑制,没有凝血现象发生,据此设定 RCA 的目标离子钙浓度,使体外循环管路中血清离子钙浓度一般维持于 0.25 ~ 0.35mmol/L。

RCA 过程中,大部分枸橼酸进入体内,小部分经 CRRT 清除。进入体内的枸橼酸主要经肝脏代谢,约占机体代谢的 95%,剩余部分在肌肉组织、肾皮质等部位代谢。枸橼酸在细胞线粒体通过三羧酸循环进行有氧代谢,很快被代谢为 HCO_3^- 离子,发挥缓冲碱的作用。1mmol 的枸橼酸三钠可代谢为 1mmol 的枸橼酸($C_6H_8O_7$)和 3mmol 的 $NaHCO_3$:

$$方程式 1:Na_3(C_6H_5O_7)+3H_2CO_3\longleftrightarrow C_6H_8O_7+3NaHCO_3$$
$$方程式 2:C_6H_8O_7+3NaHCO_3\longrightarrow 3H_2CO_3+H_2O+3NaHCO_3$$
$$方程式 3:3H_2CO_3+H_2O+3NaHCO_3\longleftrightarrow 4H_2O+6CO_2$$

在代谢过程中,枸橼酸可供能,1mmol 枸橼酸根完全代谢后可产生 0.59kcal 的热量,且该过程不依赖胰岛素。

(二)枸橼酸盐局部抗凝的实施

泵前持续输注枸橼酸盐抗凝剂(图 15-3-2),使滤器中血液枸橼酸盐浓度达到 3~5mmol/L,并维持滤器后血清离子钙浓度为 0.25~0.35mmol/L,从而达到抗凝目标;通过外周静脉、中心静脉或滤器静脉端输注钙剂,使患者体内离子钙浓度维持于 1.1~1.3mmol/L 水平,治疗中应密切监测患者滤器后及体内血浆离子钙浓度,调整枸橼酸盐和钙剂输注速率,达到抗凝目标并避免出现低钙血症或高钙血症(图 15-3-2)。

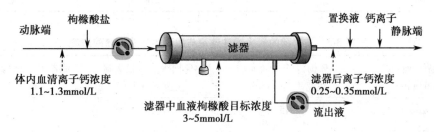

图 15-3-2　CVVH(后稀释):枸橼酸盐局部抗凝

制订 RCA 方案应注意以下问题:①体外循环的血流率;②枸橼酸盐的初始输注速率;③监测患者体内和滤器后血清离子钙水平以及机体酸碱平衡状况;④根据监测数据调整泵前枸橼酸盐和滤器后钙离子的输注速率;⑤根据监测数据调整碳酸氢钠的输注速率。RCA 可行的 RRT 模式包括 IHD、SLED、CVVH、CVVHD 和 CVVHDF。

1. 设定体外循环的血流率与枸橼酸盐的初始输注速率　以滤器中的血液枸橼酸根浓度达到 3mmol/L 来确定 4% 枸橼酸三钠的初始输注速率,当血流率改变时,4% 枸橼酸盐的输注速率也应随之改变以达到抗凝目标。枸橼酸三钠分子量为 294g/mol,4% 枸橼酸三钠的枸橼酸根摩尔浓度为 136mmol/L,如果 CVVH 的血流率为 150ml/min(相当于 9000ml/h),为了使滤器中的血液枸橼酸根浓度达到 3mmol/L,假定 4% 的枸橼酸三钠输注速率为 X(ml/h),可列出计算公式如下:

$$136mmol/L×(X/9000)=3mmol/L$$

那么,X=198.5ml/h(相当于 27.0mmol/h)。X 即为 4% 枸橼酸三钠的初始输注速率。

枸橼酸三钠的安全输注速率(无明显的枸橼酸根蓄积和中毒)为 17~45mmol/h,如果 CVVH 的血流率改变,根据公式计算,枸橼酸盐的输注速率也会随之改变。当血流率不同时,在枸橼酸盐的安全输注速率范围内,可达到的滤器中血液枸橼酸根浓度有所不同(表 15-3-2)。当血流率为 200ml/h 时,即使给予枸橼酸盐的最大安全输注速率(45mmol/h),滤器中血液枸橼酸根浓度仅为 3.74mmol/L(表 15-3-3)。如果继续增加血流率,为达到有效的枸橼酸抗凝浓度,则需要增加枸橼酸盐输注速率,假定枸橼酸根输注速率大于 45mmol/h,患者可能会出现枸橼酸根蓄积及中毒现象。因此,当体外循环滤器后离子钙不达标、无法达到抗凝效果时,不要仅通过加大枸橼酸盐输注速率而加强抗凝效果,可适当降低体外循环血流率以增加滤器中血液枸橼酸根浓度,使滤器后离子钙浓度达标。CVVH 时,通常设置初始血流率为 150ml/min,设置 4% 枸橼酸三钠初始输注速率为 200ml/h(相当于 27.2mmol/L),滤器中血液枸橼酸根浓度可达到 3.02mmol/L。

表 15-3-2 体外循环血流率调整与滤器中血液枸橼酸浓度

体外循环血流率 （ml/min）	枸橼酸输注速率 （mmol/h）	4%枸橼酸盐输注速率 （ml/h）	滤器血液枸橼酸浓度 （mmol/L）
200	27.2	200	2.26
150	27.2	200	3.02
100	27.2	200	4.53

表 15-3-3 枸橼酸的最大输注速率与滤器中血液枸橼酸浓度

体外循环血流率 （ml/min）	4%枸橼酸盐最大输 注速率（mmol/h）	4%枸橼酸盐最大输 注速率（ml/h）	滤器血液枸橼酸浓度 （mmol/L）
200	45	330	3.74
150	45	330	4.98
100	45	330	7.48

2. 枸橼酸盐输注速率的调整　初始枸橼酸盐输注速率确定后,枸橼酸盐输注速率的调整取决于滤器后离子钙水平。CRRT 过程中,滤器后离子钙浓度应维持于 0.25～0.35mmol/L。滤器后离子钙水平的监测至关重要,一般首次监测在 RCA 开始后 30～60 分钟,在 RCA 的前 4 小时内,每小时监测滤器后离子钙水平,根据监测结果调整枸橼酸盐的输注速率(表15-3-4)。如果滤器后离子钙水平达标(0.25～0.35mmol/L),建议每隔 4 小时监测滤器后离子钙水平;如果滤器后离子钙水平未达标(<0.25mmol/L 或>0.35mmol/L),可根据表 15-3-4 调整 4%枸橼酸三钠的输注速率,每次调整之后应间隔 1 小时重复监测滤器后离子钙水平。

表 15-3-4 监测滤器后离子钙水平调整 4%枸橼酸三钠输注速率

滤器后离子钙（mmol/L）	4%枸橼酸三钠输注速率（ml/h）	重复监测离子钙（h）
<0.25	↓20	1
0.25～0.35	不变	4
0.36～0.40	↑10	1
0.41～0.45	↑20	1
>0.45	↑30	1

3. 钙剂的补充　RCA 过程中,在滤器前输注枸橼酸盐的同时,需经体外循环管路的静脉端或经体内静脉补充钙离子,目标是将体内血清离子钙维持在 1.1～1.3mmol/L 之间。RCA 过程中,枸橼酸螯合钙离子形成枸橼酸钙,进入体内的枸橼酸钙很快解离,释放出钙离子,因此补充钙离子的速率主要与 CRRT 对钙的清除有关。CRRT 以离子钙和枸橼酸钙的形式清除钙,设定的滤出液(或废液)流率越大,清除的钙越多,钙剂的初始输注速率就越高。人体血浆钙分为三部分:蛋白结合钙、离子钙和结合钙。其中,蛋白结合钙占 40%,离子钙占 47%,结合钙占 13%,人体血清总钙的正常值为 2.2～2.6mmol/L,离子钙为 1.1～1.3mmol/L,CRRT 可清除的钙成分为离子钙及结合钙。

　　我们的研究发现,采用 CVVH 模式,血流率为 150ml/min,滤器前 4%枸橼酸三钠的初始输注速率为 220ml/h,后稀释方式补充置换液(无钙配方),置换液输注速率恒定为 2L/h(超滤率根据患者液体平衡量的需要进行调整,约为 2400~2600ml/h),滤器后 10%葡萄糖酸钙的初始输注速率为 25ml/h,相当于钙离子的补充速率为 5.5mmol/h,随后根据体内血浆离子钙水平调节其输注速率后,钙离子的平均补充速率为 5.47mmol/h(最低输注速率:4.76mmol/h,最高输注速率:6.08mmol/h),经滤器丢失总钙的平均速率为 4.6mmol/h。通过分析滤器后钙离子的补充速率与血浆钙离子、血浆总钙、超滤液总钙之间的关系,我们发现,CVVH(后稀释)实施局部枸橼酸盐抗凝、置换液输注速率为 2L/h 时,滤器后钙离子的补充速率与血浆离子钙、血浆总钙无相关性,但与超滤液总钙相关;超滤液中的离子钙水平显著低于血浆离子钙水平;超滤液总钙水平显著高于血浆离子钙水平,但显著低于血浆总钙水平。提示枸橼酸根与钙离子螯合后,流经滤器的血浆离子钙减少,并且枸橼酸根竞争性的争夺血浆蛋白结合钙,从而使超滤液总钙水平显著高于血浆离子钙水平,并主要以枸橼酸钙(结合钙)的形式被 CVVH 清除。应该注意的是,钙离子的补充速率稍高于单位时间内超滤液丢失的总钙量,是因为 CRRT 清除钙的同时,人体也经肾脏及消化道排泄钙,另外,甲状旁腺激素(PTH)也会影响钙的分布。

　　临床常用的钙制剂包括 10%葡萄糖酸钙和 10%氯化钙。每毫升的 10%葡萄糖酸钙含有 0.22mmol 的 Ca^{2+},每毫升 10%氯化钙含有 0.68mmol 的 Ca^{2+}。RCA 时最常使用 10%葡萄糖酸钙,与 10%氯化钙比较,葡萄糖酸钙有如下优势:①静脉刺激小,可以经外周静脉输注;②无须在体外循环管路的静脉端输注,避免体外管路静脉端凝血;③不含氯离子。

　　10%葡萄糖酸钙的初始输注速率确定后,在开始抗凝后 30~60 分钟首次监测体内血清离子钙水平,行 RCA 的前 4 小时内,每小时监测体内血清离子钙水平,并根据监测结果调整 10%葡萄糖酸钙的输注速率。如果体内离子钙水平达标,建议每隔 4 小时重复监测体内离子钙水平;如果体内离子钙水平未达标,根据表 15-3-5 调整钙剂的输注速率,并每隔 1 小时重复监测体内离子钙水平,直到体内血清离子钙处于正常水平。对于轻中度低钙血症(离子钙:0.9~1.0mmol/L)患者,可以增加 10%葡萄糖酸钙输注速率;对于严重低钙血症患者(离子钙<0.9mmol/L),可 10 分钟内静脉注射 10%葡萄糖酸钙 30ml,如果需要,可重复静注,直至体内血清离子钙正常。临床应动态监测体内离子钙水平,并据此调整钙剂的补充速率。

表 15-3-5　根据体内血清离子钙水平调整 10%葡萄糖酸钙的输注速率

体内血清离子钙(mmol/L)	10%葡萄糖酸钙输注速率(ml/h)	重复监测体内离子钙(h)
>1.3	↓2	1
1.1~1.3	不变(10)	4
1.0~1.1	↑2	1
0.9~1.0	↑4	1
<0.9	静脉推注 10%葡萄糖酸钙 直至体内离子钙正常	1

　　注:当流出液流率为 1.5L/h 时,采用无钙置换液/透析液配方,一般将 10%葡萄糖酸钙的初始输注速率设置为 10ml/h;流出液流率增大,初始输注速率相应增加

4. 置换液/透析液的组分　多种 RRT 模式均可应用 RCA,不同模式应用的置换液或透析液组分不同,国内常用的枸橼酸三钠为含钠液,枸橼酸三钠与置换液分开输入时,前稀释、后稀释均可施行。前稀释方式输注置换液时,置换液应采用无钙配方;后稀释方式可应用成品含钙置换液,但因后稀释通常于滤器静脉端输入置换液,含钙置换液输注会造成静脉壶内血液钙离子升高,无法达到抗凝目标,容易出现静脉壶血栓形成,影响体外循环管路运行时间,此时可将滤器后离子钙目标水平降至更低,同时需增加滤器前枸橼酸盐输注速率,造成更高的代谢风险。血液透析模式也应使用不含钙透析液。总之,RCA 过程中应首选无钙置换液或透析液。

5. 碳酸氢钠输注速率的调整　CVVH 过程中,由于 HCO_3^- 经滤器丢失,因此,置换液(由 A 液和 B 液组成)中应包含碱基(B 液),如果以 HCO_3^- 作为碱基,置换液中 HCO_3^- 的浓度通常配置为 30~35mmol/L。当采用 RCA 抗凝时,大部分枸橼酸三钠会进入体内,小部分被 CRRT 清除。1mmol 的枸橼酸三钠可代谢为 1mmol 的枸橼酸($C_6H_8O_7$)和 3mmol 的碳酸氢钠(NaHCO_3),因此,置换液中的 Na^+ 和 HCO_3^- 浓度应低于常规置换液配方的水平(见第十六章)。

(三) 枸橼酸盐局部抗凝的并发症及其处理

1. 电解质紊乱和酸碱平衡失调　由于枸橼酸三钠的代谢产物为 HCO_3^- 和 Na^+,RCA 可致电解质紊乱(表 15-3-6)及代谢性并发症(表 15-3-7),包括低钙血症和高钙血症、高钠血症、低镁血症,代谢性酸中毒和代谢性碱中毒。

表 15-3-6　电解质紊乱及其处理

电解质紊乱	原因	处理
低钙血症	钙离子丢失的速率大于输注速率	↑钙离子输注速率
	枸橼酸蓄积	↑钙离子输注速率
		↓枸橼酸盐输注速率或暂停
		↑超滤率
		↑碳酸氢钠输注速率
高钙血症	钙离子输注速率大于丢失的速率	↓钙离子输注速率
高钠血症	钠离子输注速率大于丢失的速率	↓置换液/透析液钠离子浓度
		↓枸橼酸盐输注速率
低镁血症	枸橼酸根与镁离子螯合	适量补镁

表 15-3-7　酸碱平衡紊乱及其处理

酸碱平衡紊乱	原因	处理
代谢性酸中毒	代谢性酸性产物清除不足	↑CRRT 剂量
	碳酸氢钠输注不足	↑碳酸氢钠输注速率
		↑枸橼酸盐输注速率(排除枸橼酸蓄积)

续表

酸碱平衡紊乱	原因	处理
	枸橼酸蓄积	↓枸橼酸盐输注速率或暂停(同时降低血流率)
		↑超滤率
		↑碳酸氢钠输注速率
代谢性碱中毒	碳酸氢钠输注过多	↓碳酸氢钠输注速率
	枸橼酸输注过多	↓枸橼酸盐输注速率(影响抗凝效果)

2. 枸橼酸蓄积 正常血浆枸橼酸根浓度为 0.07~0.14mmol/L,血浆枸橼酸根安全浓度为 0.5~0.8mmol/L,血浆枸橼酸根浓度>1mmol/L 时考虑枸橼酸蓄积,当血浆枸橼酸根浓度>2.5mmol/L 时,可出现中毒现象,导致致死性心功能不全。多数研究表明,体内血浆枸橼酸根浓度<1mmol/L 是安全的。但由于枸橼酸根浓度测定较难普及,目前应用一些间接指标判定枸橼酸蓄积。

正常人体血浆钙由结合钙、离子钙和蛋白结合钙三部分组成。结合钙与人体内的阴离子,如磷酸根、碳酸根、枸橼酸根相结合。输注枸橼酸盐后,枸橼酸根与离子钙结合形成枸橼酸结合钙,导致离子钙的下降,并促使部分蛋白结合钙解离,最终使体外循环管路中的血钙组分发生变化:离子钙显著降低,蛋白结合钙降低,枸橼酸结合钙升高,总钙基本不变。正常情况下,进入体内的枸橼酸结合钙经代谢后会释放出离子钙,在补充经 CRRT 清除的钙后,患者体内的钙离子组分变为正常。

在枸橼酸蓄积(超过了机体的代谢能力)的情况下,进入体内的超量枸橼酸钙不能解离,体内结合钙组分明显升高,表现为总钙升高,并且未完全代谢的枸橼酸根仍会继续与钙离子结合,导致不随补钙改善的低离子钙血症,因此总钙/离子钙比值会增高。目前最常用的枸橼酸蓄积监测指标就是总钙/离子钙>2.5,其他蓄积指标有难以随补钙改善的低离子钙血症,以及伴有阴离子间隙增高的酸中毒。

输入正常人群体内枸橼酸的半衰期大约为 30~50 分钟;对于慢性肾功能障碍而长期接受血液透析的患者,枸橼酸代谢无明显异常;在肝硬化患者中,枸橼酸的清除能力显著下降。针对肝硬化人群关于枸橼酸药代动力学的研究显示,在枸橼酸浓度超过 1.5mmol/L 的 15 名肝硬化患者中,仅有 3 名患者的总钙/离子钙>2.5,因此,有条件的单位仍应积极开展枸橼酸浓度检测,以避免出现严重的代谢性并发症。也有研究以总钙/离子钙>2.1 作为判定值,也许能更严格的控制枸橼酸蓄积。

由于枸橼酸主要经肝脏代谢,并在细胞线粒体进行有氧代谢成为最终代谢产物,肝功能障碍及有氧代谢障碍均为枸橼酸蓄积的高危因素。研究发现,常规的肝功能评价指标如转氨酶、胆红素水平并不能作为枸橼酸蓄积的预测指标;肝功能障碍伴有凝血功能障碍和/或乳酸酸中毒可以作为预测指标;氧代谢障碍的人群(包括伴有乳酸酸中毒的休克患者)通常以乳酸大于 3.4mmol/L 作为枸橼酸蓄积的预测指标。对于循环改善的休克患者,通常对 RCA 耐受性较好。肝功能障碍并不是 RCA 的绝对禁忌证,多个研究显示,绝大多数肝功能障碍人群可以耐受 RCA,并没有出现严重的代谢性并发症或枸橼酸蓄积。

对于高危枸橼酸蓄积人群,或者已经发生了枸橼酸蓄积的人群,可以考虑继续使用

RCA,具体策略如下:①降低血流率,同时减少枸橼酸盐输注速率,根据体外循环枸橼酸血液浓度(如 3mmol/L)设定初始输注速率;②枸橼酸三钠属小分子物质,容易经对流/弥散的方式清除,筛选系数接近 1.0,因此,可以通过增加 RRT 剂量以增加枸橼酸的体外清除;CVVH模式下后稀释时,增加 CRRT 剂量会增大滤过分数,缩短滤器寿命,因此可以通过加入透析模式来增加枸橼酸根的体外清除,即应用 CVVHD 模式或 CVVHDF 模式。如果通过上述方法不能防止或纠正枸橼酸蓄积,应停止 RCA,改用其他抗凝方法。

(四)枸橼酸盐局部抗凝与肝素抗凝的疗效比较

肝素抗凝是目前 CRRT 中最常用的抗凝方法,由于出血并发症的发生率较高,还可以诱发肝素相关血小板减少症等致死性并发症,临床应用受限,而 RCA 可用于具有肝素抗凝禁忌证和高危出血风险的患者。研究显示,与肝素相比,RCA 可以延长滤器寿命,出血风险更低,不明显增加代谢性并发症;RCA 具有独特的肾脏保护作用,保护肾近端小管避免缺血-再灌注损伤,从而提高 AKI 患者肾功能恢复的概率,降低长期 RRT 依赖的比例,改善患者肾脏预后。KDIGO 指南推荐,不论是否为高危出血患者,如果没有枸橼酸盐抗凝禁忌的情况下,RCA 为 CRRT 首选方案;对于高危出血患者,不推荐应用肝素/鱼精蛋白局部抗凝。尽管RCA 操作较肝素抗凝复杂,由于其优越性显著,国内外已广泛开展该技术。枸橼酸盐抗凝与肝素抗凝在肾脏替代治疗中的优缺点比较见表 15-3-8。

表 15-3-8　枸橼酸盐抗凝与肝素抗凝在肾脏替代治疗中的优缺点比较

	肝素抗凝	枸橼酸盐抗凝
临床指标		
抗凝效果	全身与局部	局部,全身无影响
出血风险	明显增加	无变化
滤器寿命	相似或更短	相似或更长
代谢影响	无	如果使用恰当无影响
可操作性	容易	复杂
致死性并发症	出血风险、HIT	快速输注可导致心搏骤停
临床预后		肾脏恢复的概率、生存率可能提高
生化指标		
抗凝	由于低抗凝血酶水平以及急性期蛋白和肝素相关凋亡/坏死细胞患者可出现肝素抵抗现象	
促炎效应	抑制抗凝血酶的抗炎特性、抗凝血酶降解,释放髓过氧化物酶、弹性蛋白酶、血小板 4 因子及超氧化物歧化酶等促炎因子入血,刺激单核细胞使脂多糖诱导内毒素结合蛋白(LBP)依赖的 IL-8 和 IL-1β 产生增加	

续表

	肝素抗凝	枸橼酸盐抗凝
抗炎效应	抑制凝血酶生成 在体外循环减少细胞因子生成 阻断 P 选择素和 L 选择素介导的细胞 黏附	防止中性粒细胞和血小板脱颗粒释放 炎性介质
吞噬作用	促进坏死及凋亡细胞聚集,延缓吞噬细 胞发挥作用	
生物效应		产能,并且不需要胰岛素介导 避免线粒体功能障碍

六、其他抗凝技术

(一)阿加曲班

阿加曲班(Argatroban)是合成的左旋精氨酸衍生物,属于凝血酶抑制剂。阿加曲班的相对分子量为 526.66 道尔顿,主要经肝脏代谢,代谢产物由胆管系统排泄,清除半衰期为 40~50 分钟,血浆白蛋白结合率为 20.3%,其代谢不受年龄、性别和肾功能的影响。阿加曲班主要通过可逆的、与凝血酶活性丝氨酸催化位点结合,抑制循环中游离和结合的凝血酶,不需要 AT-III 的参与就能发挥抗凝作用。阿加曲班对凝血酶具有高度选择性,不仅灭活游离的凝血酶,还能灭活与纤维蛋白血栓结合的凝血酶,对凝血块中凝血酶的抑制作用明显强于其他凝血酶抑制剂。其抗凝效果与剂量呈线性关系,治疗窗宽,安全性高,出血发生率低。阿加曲班适用于长期血液透析及 AT-III 缺乏患者(如肾病综合征)的抗凝治疗,但需持续静脉给药。在美国,阿加曲班被批准用于 HIT 及存在 HIT 危险的患者。阿加曲班不阻断凝血活化过程,不能减少血液滤过诱发凝血活化引起的凝血酶生成增加,因此,对于临床上存在明显栓塞性疾病的患者,不推荐选择阿加曲班作为 RRT 的抗凝剂。

推荐阿加曲班的负荷剂量为 250μg/kg,维持剂量为 60~120μg/(kg·h),RRT 结束前 20~30 分钟停止输注。阿加曲班可以影响 APTT、ACT、PT 和 PT/INR,临床可以选用 APTT 和/或 ACT 监测其抗凝活性。应用阿加曲班前应检测患者基础 APTT,初始给药后 2 小时监测 APTT,直到 APTT 稳定延长 1.5~2.5 倍(不能超过 100 秒);或给药后 5~10 分钟开始监测 ACT,维持 ACT 于 150~250 秒。肝功能障碍患者阿加曲班的清除可减少 75%,半衰期延长 2~3 倍,对于此类患者应加强监测,及时调整药物剂量。16%~23% 的阿加曲班经肾脏清除,透析器可清除约 20%,但两者都不影响其抗凝效果。年龄、性别和肾功能对阿加曲班的代谢影响很小,临床不需因此调整剂量。

应用阿加曲班的患者可能出现荨麻疹、血压降低、呼吸困难等过敏症状,严重者可发生过敏性休克。一旦发现过敏症状应停止用药,并给予抗过敏治疗。对于脑栓塞或有可能患脑栓塞症的患者,由于存在出血性脑梗死的风险,禁用阿加曲班。

(二)前列环素

依前列醇(PGI$_2$)是短时强效的抑制血小板聚集药物,具有抗血小板和舒张血管作用。

其抗血小板活性在停用 24 小时后仍存在,且无中和剂。前列环素体内半衰期为 3~5 分钟,副作用主要是低血压,同时花费较高。因其舒张血管的作用易引起低血压,一般不单独用于重症患者 RRT 的抗凝。

(三) 重组水蛭素

重组水蛭素(recombinant hirudin)最早是在水蛭的唾液中提取的多肽,1999 年重组水蛭素制剂上市。重组水蛭素是直接的凝血酶特异性抑制剂,通过其氨基端与凝血酶活性位点结合,羧基端与凝血酶外部(纤维蛋白结合)位点结合,缓慢形成可逆的 1∶1 复合物来发挥作用,重组水蛭素比肝素钠有更高的安全性。重组水蛭素由肾脏排泄,肾功能障碍时,其药物血浆半衰期可由 1~2 小时增至 36~75 小时。重组水蛭素主要用于 HIT 患者,禁用于有出血风险及近期发生过出血的患者,约 40% 的患者会产生抗水蛭素抗体,该类药物包括比伐卢定和地西卢定。

(四) 萘莫司他

萘莫司他(nafamostat)是人工合成的丝氨酸蛋白酶抑制剂,分子量为 539.58 道尔顿,于 1986 年 10 月在日本上市,首先批准的适应证为胰腺炎领域的治疗,其后又增加了弥散性血管内凝血及体外循环时用于防止凝血等适应证。萘莫司他对胰蛋白酶、血浆酶、凝血酶、胰激肽释放酶具有较强的抑制作用,因直接抑制激肽释放酶和补体活化,故可明显抑制体外循环引起的炎症反应。萘莫司他通过直接抑制凝血酶、Ⅹa 因子、Ⅻ因子、纤溶酶以及抑制血小板聚集而发挥抗凝作用。萘莫司他主要经肝脏代谢,半衰期为 5~8 分钟,无有效拮抗剂。萘莫司他可经血液透析部分清除(主要被具有强阴离子电荷的透析膜吸附),清除比例约为 40%。因其半衰期非常短,不影响体内凝血,因此可达到单纯体外抗凝的效果。其临床应用及研究主要多见于日本,我国及欧美国家体外循环使用萘莫司他抗凝的经验较少。萘莫司他的主要不良反应包括过敏反应、高血钾和骨髓抑制,大剂量应用时可诱发低血压。

七、不同抗凝技术的疗效比较

临床上常用的 RRT 抗凝方法包括:肝素抗凝、低分子肝素抗凝、枸橼酸盐局部抗凝。

肝素抗凝是目前 CRRT 中最常用的抗凝方法,由于出血并发症的发生率较高,还可以诱发肝素相关血小板减少症等致死性并发症,临床应用受限。枸橼酸盐局部抗凝可用于具有肝素抗凝禁忌证、高出血风险的患者,近年来在 RRT 中的应用已日益广泛。2012 年 KDIGO 指南指出,针对无高危出血或凝血障碍和没有接受有效全身抗凝的 CRRT 患者,如果无枸橼酸盐抗凝的禁忌证,建议采用枸橼酸盐局部抗凝,而不是使用肝素抗凝;如果患者存在枸橼酸盐抗凝的禁忌证,建议采用普通肝素或低分子肝素抗凝,而不是使用其他抗凝剂。

许多研究对肝素与枸橼酸应用于 RRT 抗凝时的出血风险、管路寿命、患者生存率等疗效及预后指标进行了比较,结果显示与肝素相比,枸橼酸盐抗凝可减少出血风险,延长滤器寿命,甚至提高患者生存率,同时有研究表明枸橼酸还具有独特的肾脏保护作用:保护肾近端小管避免缺血-再灌注损伤,从而提高 AKI 患者肾脏功能恢复的概率。因此,枸橼酸盐局部抗凝成为 AKI 患者 CRRT 抗凝治疗的重要选择。总体而言,常用抗凝方式在 RRT 抗凝过程中有着各自的优缺点(表 15-3-9)。

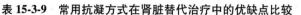

表 15-3-9　常用抗凝方式在肾脏替代治疗中的优缺点比较

	优点	缺点
肝素	经典的抗凝方式,应用广泛,操作实施容易,有简便的床旁监测方法,药物半衰期短,可用鱼精蛋白拮抗,可行体外循环局部抗凝,不产生代谢性电解质紊乱和酸碱平衡失调并发症	出血性并发症,偶发 HIT,滤器生存时间较枸橼酸抗凝短,依赖抗凝血酶发挥作用,使用拮抗剂仍可能出现反跳现象
低分子肝素	多种上市产品可供选择,操作实施容易,用于 IHD 有优势,出血风险低于普通肝素	出血性并发症,也会引起 HIT,无简便的床旁监测方法;鱼精蛋白仅可部分中和,不便用于 CRRT
枸橼酸盐	经典的血制品抗凝剂,日渐广泛应用于 CRRT,局部抗凝特性,有简便的床旁监测方法,药物半衰期短,滤器生存时间长,出血风险显著降低,降低机体炎症反应,可能改善 AKI 患者肾脏预后	操作复杂,可产生电解质紊乱和酸碱平衡失调并发症,部分药物需在人体内代谢,高危患者可出现枸橼酸蓄积

八、小结

接受 RRT 的患者合理抗凝仍是一个难题。选择合适的抗凝剂和抗凝方案是 RRT 顺利进行的首要因素,目前虽有普通肝素、低分子肝素、枸橼酸盐等抗凝剂可供选择,但它们各有利弊,应根据原发疾病、基础疾病和凝血功能状况评估患者的出血和栓塞风险,同时结合抗凝剂的特点选择恰当的抗凝剂。临床可依据患者的临床状况实施 RRT 的个体化抗凝方案,保障患者 RRT 的顺利进行。RRT 过程中应注重凝血监测,既要达到抗凝目标,又要降低出血风险。

（辛　欣　高　岩）

参 考 文 献

1. Mehta RL,McDonald B,Gabbai FB,et al.A randomized controlled trial of continuous versus intermittent dialysis for acute renal failure.Kid Int,2001,60:1154-1163.

2. Uchino S,Fealy N,Baldwin I,et al.Continuous is not continuous:The incidence and impact of "circuit down time" on uremic control during continuous veno-venous hemofiltration.Intensive Care Med,2003,29:575-578.

3. KDIGO AKI Work Group.KDIGO clinical practice guideline for acute kidney injury.Kidney Int,Suppl 2012,2:1-138.

4. Davies H,Leslie G.Maintaining the CRRT circuit:nonanticoagulant alternatives.Aust Crit Care,2006,19:133-138.

5. Baldwin I.Factors affecting circuit patency and filter life.Contrib Nephrol,2007,156:178-184.

6. Khwaja A.KDIGO clinical practice guidelines for acute kidney injury.Nephron Clin Pract,2012,120:c179-184.

7. Uchino S,Bellomo R,Morimatsu H,et al.Continuous renal replacement therapy:a worldwide practice survey.the beginning and ending supportive therapy for the kidney（B.E.S.T.kidney）investigators.Intensive Care Med,

2007,33:1563-1570.

8. Bellomo R,Cass A,Cole L,et al.Intensity of continuous renal replacement therapy in critically ill patients.N Engl J Med,2009,361:1627-1638.

9. Tolwani A,Wille KM.Advances in continuous renal replacement therapy:citrate anticoagulation update.Blood Purif,2012,34:88-93.

10. Mehta RL,McDonald BR,Aguilar MM,et al.Regional citrate anticoagulation for continuous arteriovenous hemodialysis in critically ill patients.Kid Int,1990,38:976-981.

11. Lanckohr C,Hahnenkamp K,Boschin M.Continuous renal replacement therapy with regional citrate anticoagulation:do we really know the details? Curr Opin Anaesthesiol,2013,26:428-437.

12. Swartz R,Pasko D,O'Toole J,et al.Improving the delivery of continuous renal replacement therapy using regional citrate anticoagulation.Clin Nephrol,2004,61:134-143.

13. Swan SK,Hursting MJ.The pharmacokinetics and pharmacodynamics of argatroban:effects of age,gender,and hepatic or renal dysfunction.Pharmacotherapy,2000,20:318-329.

14. Levine RL,Hursting MJ,McCollum D.Argatroban therapy in heparin-induced thrombocytopenia with hepatic dysfunction.Chest,2006,129:1167-1175.

15. Fischer KG.Hirudin in renal insufficiency.Semin Thromb Hemostat,2002,28:467-482.

16. Wu MY,Hsu YH,Bai CH,et al.Regional citrate versus heparin anticoagulation for continuous renal replacement therapy:a meta-analysis of randomized controlled trials.Am J Kidney Dis,2012,59:810-818.

17. Zhang Z,Hongying N.Efficacy and safety of regional citrate anticoagulation in critically ill patients undergoing continuous renal replacement therapy.Intensive Care Med,2012,38:20-28.

18. Davies H,Leslie G.Maintaining the CRRT circuit:non-anticoagulant alternatives.Aust Crit Care,2006,19:133-138.

19. Joannidis M,Oudemans-van Straaten HM.Clinical review:Patency of the circuit in continuous renal replacement therapy.Crit Care,2007,11:218.

20. Hirsh J,Raschke R.Heparin and low-molecular-weight heparin:the Seventh ACCP Conference on Antithrombotic and Thrombolytic Therapy.Chest,2004,126(3 Suppl):188S-203S.

21. Bagshaw SM,Laupland KB,Boiteau PJ,et al.Is regional citrate superior to systemic heparin anticoagulation for continuous renal replacement therapy? A prospective observational study in an adult regional critical care system.J Crit Care,2005,20:155-161.

22. Swartz R,Pasko D,O'Toole J,et al.Improving the delivery of continuous renal replacement therapy using regional citrate anticoagulation.Clin Nephrol,2004,61:134-143.

23. Sogiannis DJ,Mayers I,Chi WD,et al.Regional citrate anticoagulation in continuous veno-venous hemodiafiltration.Am J Kid Dis,2000,35:802-811.

24. Bai M,Zhou M,He L,et al.Citrate versus heparin anticoagulationfor continuous renal replacement therapy:an updated meta-analysis of RCTs.Intensive Care Med,2015,41:2098-2110.

25. Hetzel GR,Taskaya G,Sucker C,et al.Citrate plasma levels in patients under regional anticoagulation in continuous venovenous hemofiltration.Am J Kidney Dis,2006,48:806-811.

26. Meier-Kriesche HU,Gitomer J,Finkel K,et al.Increased total to ionized calcium ratio during continuous venovenous hemodialysis with regional citrate anticoagulation.Crit Care Med,2001,29:748-752.

27. Warkentin TE.Heparin-induced thrombocytopenia:diagnosis and management.Circulation,2004,110:e454-e458.

28. Morabito S,Pistolesi V,Tritapepe L,et al.Regional citrate anticoagulation for RRTs in criticallyill patients with AKI.Clin J Am Soc Nephrol,2014,9:2173-2188.

29. Kramer L,Bauer E,Joukhadar C,et al.Citrate pharmacokinetics and metabolism in cirrhotic and noncirrhotic

critically ill patients.Crit Care Med,2003,31:2450-2455.

30. Bauer E,Derfler K,Joukhadar C,et al.Citrate kinetics in patients receiving Long-Term hemodialysis therapy.Am J Kid Dis,2005,46:903-907.

31. Kozik-Jaromin J,Nier V,Heemann U,et al.Citrate pharmacokinetics and calcium levels during high-flux dialysis with regional citrate anticoagulation.Nephrol Dial Transplant,2009,24:2244-2251.

第十六章

置换液配方与调整

一、概述

肾脏替代治疗(renal replacement therapy,RRT)清除溶质和调节电解质、酸碱平衡大多通过调整置换液或透析液配方来实现。由于血液透析技术发展历史相对较久,目前临床大多采用商品化透析液,本章将重点阐述连续静脉-静脉血液滤过(continuous veno-venous hemofiltration,CVVH)中常用置换液配方与调整方案。

二、置换液的电解质组成

CVVH过程中置换液要直接输入体内,进入血液循环。因此,置换液电解质的成分种类与浓度原则上应与血浆各离子生理浓度相似,以替代滤出液的有用成分,维持内环境稳定。此外,置换液的pH值和渗透压也要维持在生理范围以内。一般来说,置换液电解质含有的阳离子包括 Na^+、Ca^{2+}、K^+、Mg^{2+},阴离子包括 Cl^- 和碱基(HCO_3^-、乳酸根、醋酸根或枸橼酸根),绝大多数置换液还含有糖。置换液成分中,血浆浓度低的离子(Ca^{2+}、Mg^{2+})或体内不断被消耗的物质(碱基),其置换液浓度可略高于生理浓度。但对机体不断产生或急性肾损伤(AKI)时清除障碍的离子(K^+),其置换液浓度一般低于生理浓度。

中华人民共和国卫生部(现为国家卫生健康委员会)《血液净化标准操作规程》(2010 版)中推荐常用置换液配方离子浓度如下:135~145mmol/L Na^+,2.0~3.0mmol/L K^+,1.25~1.75 mmol/L Ca^{2+},0.5~0.75mmol/L Mg^{2+},103~110mmol/L Cl^-,30~34mmol/L HCO_3^-。置换液配方还应注意根据患者的病理生理情况个体化处方。此外,某些情况下置换液还有特殊配置要求。例如,枸橼酸盐抗凝采用置换液前稀释方法时,置换液不应含 Ca^{2+}。同理,含枸橼酸的置换液也不含 Ca^{2+}。

传统置换液配方不含磷。文献报道,连续肾脏替代治疗(CRRT)过程中低磷血症的发生率高达 10%~80%。持续严重低磷血症可减弱患者肌力,导致呼吸衰竭时间延长,气管切开需要率增加。一些文献证实了成人和儿童患者 CRRT 时置换液中加入磷的可行性与安全性。目前国外已有商品化含磷置换液,HPO_4^{2-} 浓度为 1.2mmol/L。

三、CVVH 常用置换液配方

本章将按不同碱基成分对常用置换液配方进行分类介绍。

(一)以碳酸氢盐作为碱基缓冲液的置换液

因 HCO_3^- 为生理性碱基,故置换液多采用碳酸氢盐置换液。HCO_3^- 不稳定,易与钙、镁离子形成沉淀,故碳酸氢盐置换液多由 A 液(电解质成分)和 B 液(碳酸氢盐缓冲液)两部分组成,由不同通路分开输注。

1. 南京军区总医院解放军肾脏病研究所配方　将生理盐水 3000ml+注射用水 820ml+5%葡萄糖溶液 170ml+10%氯化钙 6.4ml+50%硫酸镁 1.6ml 装入输液袋,制成 A 液,使用前根据患者血钾水平加入适量的 15%氯化钾溶液,与 5%碳酸氢钠 250ml(B 液)由不同通道同步输入。A 液和 B 液混合后的离子浓度:140mmol/L Na^+,110mmol/L Cl^-,35mmol/L HCO_3^-,1.02mmol/L Ca^{2+},0.76mmol/L Mg^{2+},10.1mmol/L 葡萄糖。

2. 首都医科大学附属北京朝阳医院重症医学科无糖配方　将生理盐水 3000ml+注射用水 1000ml+10%葡萄糖酸钙 20ml+25%硫酸镁 2ml 装入输液袋,制成 A 液,使用前根据患者血钾水平加入适量的 10%氯化钾溶液;与 5%碳酸氢钠 200ml(B 液)由不同通道同步输入。同时监测血糖,根据患者需要可另行补充葡萄糖。A 液和 B 液混合后的离子浓度:137.6mmol/L Na^+,109.4mmol/L Cl^-,28.2mmol/L HCO_3^-,1.01mmol/L Ca^{2+},0.5mmol/L Mg^{2+}。此配方特点为不含糖,血液滤过丢失的糖需另由胃肠道或静脉补充,有利于危重患者控制血糖。CVVH 中糖的丢失量主要与超滤率和血糖水平有关。采用前稀释方法输注无糖置换液可降低滤器前血糖水平,从而减少糖的丢失。体外实验显示 CVVH 时采用无糖置换液,当滤器前血糖水平波动于 100~200mg/dl,超滤率为 1~3L/h 时所对应的糖丢失量为 30~160g/d。临床上,危重患者常需进行肠内或肠外营养支持,无糖配方可减少糖的摄入途径,减少对患者血糖的额外干扰。我院采用此置换液配方用于前稀释 CVVH,在十余年临床应用中未出现严重低血糖并发症。同时,该配方各离子浓度符合生理要求,各组分(K^+除外)整数剂量配置,简便而易于操作。

3. 商品化血液滤过置换基础液　目前国内市场已出现商品化的血液滤过置换基础液(实际上就是 A 液),仅含电解质而不含碱基,使用时需与碱基缓冲液(B 液:5%碳酸氢钠溶液)按比例由不同通路分开输注。因不同患者初始血钾水平差异较大,CVVH 过程中置换液钾离子浓度的调整相对比较频繁,因此商品化血液滤过置换基础液多不含钾离子,使用前按需自行加入。目前国内市场上的商品化血液滤过置换基础液规格包括 1000ml、2000ml 和 4000ml 三种。

使用血液滤过置换基础液进行置换液配制的优点包括:简化了置换液配置过程,大大减轻了护士工作量;减少了置换液配制过程中可能出现的错误和误差,提高了准确性和安全性;减少了置换液配制过程中污染的可能性。但目前国内市场的商品化血液滤过置换基础液种类还很有限,跟不上血液滤过技术的发展,限制了其临床应用。例如,缺少专门为枸橼酸盐抗凝时置换液前稀释设计的无钙置换液。虽然国内有作者基于此现状报道了 CVVH 枸橼酸抗凝时使用商品化含钙置换液前稀释的做法,但理论上 CVVH 枸橼酸抗凝时使用无钙置换液前稀释更为合理。因目前国内缺少商品化无钙置换液,笔者单位的经验是将商品化含钙置换液改为后稀释输注,临床应用过程中安全有效。

4. 在线置换液生成技术　一些血液透析滤过设备(例如:德国费森尤斯 5008s;德国贝朗 Dialog+;瑞典金宝 AK-200 Ultra)配备了特殊的净化装置,可在线(on-line)生成透析液/置换液。血液透析中央水处理系统通过反渗透净水原理(液体分子在压力作用下由浓溶液向稀溶液反向迁移的现象为反渗透现象)完成对自来水的处理得到透析用水(反渗水)。反渗水再与浓缩液(A 液:电解质溶液,主要包含 Na^+、Ca^{2+}、K^+、Mg^{2+}、Cl^-,某些透析液配方还含有糖;B 液:碳酸氢钠溶液)按比例稀释制备成透析液,然后通过 2 个由聚砜膜或聚丙烯腈膜材料制成的孔径很小的特殊滤器,细菌和大分子内毒素被滤过;同时膜材料对内毒素等致热原有吸附作用,可吸附清除小分子致热原,如内毒素片段等,最终形成置换液。国外一项多中心,送检样本量过万的研究结果显示,在线生成置换液的细菌和内毒素水平可以达到置换液标准。

在线生成置换液具有制备方便、成本低及安全稳定等优点,不用人工更换置换液袋和废液袋,显著降低了护士的工作量。尽管有不同钾和钙离子浓度的配方可供选择,但其在个体化和灵活性方面仍不及人工配制的置换液。

5. 以枸橼酸盐作为碱基缓冲液的置换液　局部枸橼酸盐抗凝已成为 CVVH 中常用的、安全有效的抗凝方法。超过 95%的枸橼酸盐在人体内经过肝脏代谢,1 个分子的枸橼酸根彻底代谢后产生 3 个分子的 HCO_3^-,故枸橼酸盐除抗凝作用外,还可作为非生理性碱基用于置换液的配置。Palsson 和 Niles 最先报道了将枸橼酸盐作为置换液组分用于前稀释的方法。目前国外已有商品化枸橼酸盐置换液,已有文献报道其安全及有效性,可替代碳酸氢盐置换液。

(1)单一枸橼酸盐作为碱基缓冲液的置换液:以荷兰 Dirinco BV 公司的单一枸橼酸盐缓冲液置换液 HF CitPre 为例,其离子浓度为枸橼酸三钠 13.3mmol/L,Na^+:140mmol/L,Cl^-:104mmol/L,K^+:3.0mmol/L,Ca^{2+}:1.01mmol/L,Mg^{2+}:0.5mmol/L,葡萄糖 5.0mmol/L。

枸橼酸盐既是抗凝剂又是置换液中的缓冲液成分,其优势是减少了体外循环管路中专门为枸橼酸抗凝而准备的注射泵及接口,使操作更加简便;缺点是存在枸橼酸盐输注过量风险,从而造成低钙血症、高钠血症、严重代谢性碱中毒及高阴离子间隙型酸中毒等并发症。迄今为止,在关于 CVVH 使用枸橼酸盐置换液安全性及效果的最大的一项前瞻观察性研究中,血流率设定为 180ml/min,上述离子浓度的商品化枸橼酸盐置换液输注速率为 2400ml/h,枸橼酸蓄积的发生率为 9%,且全部可以及时发现;一旦停用枸橼酸盐,也不会增加患者病死率;血清转氨酶水平的升高可以预测枸橼酸蓄积的发生。枸橼酸盐置换液的另一缺点是因存在枸橼酸蓄积风险,枸橼酸盐置换液剂量不能任意调整,从而限制了 CVVH 的治疗剂量,同时枸橼酸盐既是抗凝剂又是缓冲液,调整过程中需兼顾凝血和酸碱平衡状态,因此不易调整,从而影响抗凝效果和酸碱平衡。

(2)同时以碳酸氢盐和枸橼酸盐作为碱基缓冲液的置换液:前文提到因存在枸橼酸蓄积风险,枸橼酸盐置换液剂量不能任意上调,从而限制了 CVVH 的治疗剂量。因此,若想加大 CVVH 治疗剂量又不引起枸橼酸蓄积,只能降低置换液中枸橼酸盐浓度,不足的碱基则以碳酸氢盐替代。

1)碳酸氢盐与枸橼酸盐混合同步输注的置换液:南京军区总医院自制枸橼酸碳酸氢盐置换液配方的 A 液部分含生理盐水、5%葡萄糖、灭菌注射用水、碱基缓冲液(枸橼酸三钠和 5%碳酸氢钠),其离子浓度为枸橼酸三钠 6.8mmol/L,Na^+:140mmol/L,Cl^-:110mmol/L,HCO_3^-:17.8mmol/L,葡萄糖:11.1mmol/L。置换液 A 液采用前稀释法输入;B 液含 10%葡萄糖酸钙和 25%硫酸镁,通过外周静脉输注。

此种置换液配方因部分碱基由碳酸氢盐提供,减少了置换液中枸橼酸盐的浓度,因此可用于高容量血液滤过(high-volume hemofiltration,HVHF)。CVVH 过程中设置置换液输注速率为 4000ml/h 时,上述置换液配方是安全的。

2) 碳酸氢盐与枸橼酸盐分开输注的置换液：碳酸氢盐与枸橼酸盐混合同步输注的置换液虽然解决了 CVVH 剂量的问题，但因枸橼酸盐与碳酸氢盐混合同步输入，即抗凝剂与碱基缓冲液混合同步输入，因此调整过程中需兼顾凝血和酸碱平衡状态，不易调整，易影响抗凝效果和酸碱平衡。因此，若能将碳酸氢盐与枸橼酸盐分开输注，则可分别进行调整。

国外用商品化枸橼酸盐置换前稀释配合商品化含钙碳酸氢盐置换液后稀释的方法应用较多，以瑞典 Gambro 公司的商品化枸橼酸盐置换液（Prismocitrate 10/2）为例，其离子浓度为枸橼酸根 12mmol/L（枸橼酸三钠 10mmol/L，枸橼酸 2mmol/L），Na^+：136mmol/L，Cl^-：106mmol/L，可配合同一公司生产的含钙碳酸氢盐置换液 Prismasol 2（Na^+：140mmol/L，Cl^-：111.5mmol/L，HCO_3^-：32mmol/L，K^+：2.0mmol/L，Ca^{2+}：1.75mmol/L，Mg^{2+}：0.5mmol/L）后稀释使用。如前所述，因碳酸氢盐不稳定，易与钙、镁离子形成沉淀，故一般置换液的电解质部分和碳酸氢盐不能混合，由不同通路分开输注。但此商品化含钙碳酸氢盐置换液通过两腔袋的工艺设计解决了这一问题。文献报道其用于 CVVH 的初始设置如下，血流率：130ml/min，枸橼酸盐置换液前稀释输注速率：1.56L/h，碳酸氢盐置换液后稀释输注速率：0.8L/h，10%氯化钙补充速率：2mmol/h。

（二）其他碱基作为缓冲液的置换液

除上述常用的以碳酸氢盐或枸橼酸盐为碱基缓冲液的置换液外，还有的置换液以醋酸盐或乳酸盐作为碱基缓冲液。因醋酸盐和乳酸盐具有成分稳定、易于贮存的特点，故常用于商品置换液。目前国内可获得乳酸盐商品置换液。

醋酸根或乳酸根均为非生理性碱基，进入体内需要代谢转化为碳酸氢根。醋酸盐在肝脏和肌肉组织中代谢转化，乳酸盐在肝脏中代谢转化。1 分子的醋酸根或乳酸根代谢转化为 1 分子的碳酸氢根。部分危重患者醋酸盐和乳酸盐的代谢能力受损，可导致酸中毒。高醋酸血症和高乳酸血症可抑制心血管系统，引起外周血管扩张、心肌抑制和血压下降。高醋酸血症还可增加氧耗。具有高乳酸血症的危重患者不宜使用乳酸盐置换液。大量乳酸盐输注还可导致体内尿素产生增加、血尿素水平升高和蛋白分解率增加。

国外一项对近百名伴有 AKI 的脓毒症患者的回顾性研究发现，与碳酸氢盐或枸橼酸盐置换液相比，CVVH 中使用乳酸盐置换液与更高的 28 天死亡率相关。另一项比较碳酸氢盐和乳酸盐置换液对心血管系统影响的多中心、随机对照研究显示，使用碳酸氢盐置换液组的血乳酸水平显著低于乳酸盐置换液组，纠正酸中毒更有效，心血管恶性事件发生率更低。因此，醋酸盐和乳酸盐置换液在重症患者中的应用较少。

四、置换液配方离子浓度计算过程中需注意的细节

（一）络合水的问题

在置换液配制常用的制剂成分中，有 4 种含有络合水。分别是葡萄糖（$C_6H_{12}O_6 \cdot H_2O$，分子量：198.17）、葡萄糖酸钙（$C_{12}H_{22}CaO_{14} \cdot H_2O$，分子量：448.40）、氯化钙（$CaCl_2 \cdot 2H_2O$，分子量：147.02）和硫酸镁注射液（$MgSO_4 \cdot 7H_2O$，分子量：246.48）。计算离子浓度时，误用未包含络合水的分子量（所用分子量比实际分子量偏小）就会使计算出的离子浓度比实际离子浓度偏高，其中尤以镁离子为甚，计算结果要比实际值高出一倍多。

（二）非枸橼酸盐局部抗凝时置换液 Na^+ 与 HCO_3^- 浓度的计算

除生理盐水外，$NaHCO_3$ 和枸橼酸三钠也含有钠离子。国内常用的制剂分别为 5% NaH-

CO_3 和 4% 枸橼酸三钠,虽然其用量远低于生理盐水,但因其浓度较高,对钠离子浓度的影响较大,不能忽略。尤其需要指出的是,虽然局部枸橼酸抗凝时,枸橼酸盐可不加入置换液单独输注,并不属于置换液成分,但因其含钠较高,对血钠影响大,计算置换液钠离子浓度时也要将其考虑在内。

非枸橼酸盐抗凝时置换液钠离子浓度的计算举例说明如下。某患者在 CVVH 过程中置换液采用商品置换液[血液滤过基础置换液(A 液):4000ml/袋,成都青山利康药业有限公司,含有 Na^+:113mmol/L,Cl^-:118mmol/L,HCO_3^-:32mmol/L,K^+:0 mmol/L,Ca^{2+}:1.7mmol/L,Mg^{2+}:0.797mmol/L]。基础置换液(A 液,后稀释)输注速率:3L/h,5% 碳酸氢钠(B 液,分子量:84)输注速率:150ml/h。经过计算得出:

$$每小时输注的商品置换液含钠量 = 113(mmol/L) \times 3(L) = 339(mmol)$$
$$每小时输注的 NaHCO_3 含钠量 = 150 \times 5\% \div 84 \times 1000 = 89.3(mmol)$$
$$每小时输注的总钠量 = 339 + 89.3 = 428.3(mmol)$$
$$每小时输注的总 HCO_3^- 量 = 150 \times 5\% \div 84 \times 1000 = 89.3(mmol)$$
$$每小时输注的置换液量(A 液+B 液) = 3000(ml) + 150(ml) = 3150(ml) = 3.15(L)$$
$$置换液钠离子浓度 = 428.3(mmol) \div 3.15(L) = 136(mmol/L)$$
$$置换液 HCO_3^- 浓度 = 89.3(mmol) \div 3.15(L) = 28.3(mmol/L)$$

(三)枸橼酸盐局部抗凝时置换液 Na^+ 与 HCO_3^- 浓度的计算

CVVH 过程中,由于 HCO_3^- 经滤器丢失,因此,置换液(由 A 液和 B 液组成)中应包含碱基(B 液),如果以 HCO_3^- 作为碱基,置换液中 HCO_3^- 的浓度通常配置为 30~35mmol/L。另外,置换液中 Na^+ 浓度通常配置为正常生理水平。当采用枸橼酸盐局部抗凝时,大部分枸橼酸三钠会进入体内,小部分被 CRRT 清除。1mmol 的枸橼酸三钠可代谢为 1mmol 的枸橼酸($C_6H_8O_7$)和 3mmol 的 $NaHCO_3$,因此,置换液中的 Na^+ 和 HCO_3^- 浓度应低于常规置换液配方的水平。

假定采用 CVVH 模式,设置机器血流率:150ml/min[Hct:30%,血浆流率:105ml/min(6300ml/h)],设置滤过分数(FF):25%;采用枸橼酸盐局部抗凝,泵前 4% 枸橼酸三钠的初始输注速率设置为 200ml/h(相当于 27.2mmol/h,泵前输注,图 16-1)。枸橼酸三钠的筛选系数(SC)约为 1.0,经过计算得出:

$$超滤率 = 25\% \times 6300(ml/h) = 1575(ml/h) = 1.575(L/h)$$
$$枸橼酸三钠经 CVVH 的清除率 = 27.2(mmol/h) \times FF(25\%) = 6.8(mmol/h)$$
$$枸橼酸三钠进入体内的速率 = 27.2(mmol/h) - 6.8(mmol/h) = 20.4(mmol/h)$$

1mmol 的枸橼酸三钠可代谢为 1mmol 的枸橼酸($C_6H_8O_7$)和 3mmol 的碳酸氢钠($NaHCO_3$),经过计算得出:

$$NaHCO_3 进入体内的速率 = 20.4(mmol/h) \times 3 = 61.2(mmol/h)$$

假设血液滤过基础置换液(A 液:4000ml/袋,成都青山利康药业有限公司,含有 Na^+:113mmol/L,Cl^-:118mmol/L,K^+:0mmol/L,Ca^{2+}:1.7mmol/L,Mg^{2+}:0.797mmol/L)的输注速率为 1100ml/h(1.1L/h),后稀释方式输注,同时将 4% 枸橼酸三钠当作碱基(B 液),那么:

$$置换液输注速率(A 液+B 液) = 1100 + 200 = 1300(ml/h) = 1.3(L/h)$$

经过计算得出:

置换液中的 HCO_3^- 浓度 = 61.2(mmol/h)÷1.3(L/h) = 47.08(mmol/L)

置换液中的 Na^+ 浓度 = [113(mmol/L)×1.1+61.2(mmol/h)]÷1.3 = 142.7 (mmol/L)

经过计算,置换液中的 HCO_3^- 高于常规置换液中的 HCO_3^- 浓度,因此无须额外补充 5% $NaHCO_3$。但这仅是一种粗略估算的结果,临床可根据血气分析监测结果,适当降低滤器前 4%枸橼酸三钠的输注速率,同时注意血清 Na^+ 浓度的变化;或者增加 FF,以增加 4%枸橼酸三钠经 CVVH 的清除率。举例说明,如果将该患者 FF 从 25%增至 30%,其他参数(血流率和枸橼酸盐输注速率)不变,按照上述计算流程:

超滤率 = 30%×6300(ml/h) = 1890(ml/h) = 1.89(L/h)

枸橼酸三钠经 CVVH 的清除率 = 27.2(mmol/h)×FF(30%) = 8.16(mmol/h)

枸橼酸三钠进入体内的速率 = 27.2(mmol/h)−8.16(mmol/h) = 19.04(mmol/h)

$NaHCO_3$ 进入体内的速率 = 19.04(mmol/h)×3 = 57.12(mmol/h)

由于超滤率增加了,假设将血液滤过基础置换液的输注速率提高为 1400ml/h (1.4L/h),后稀释方式输注,同时将4%枸橼酸三钠当作碱基(B液),那么:

置换液输注速率(A 液+B 液) = 1400+200 = 1600(ml/h) = 1.6(L/h)

经过计算得出:

置换液中的 HCO_3^- 浓度 = 57.12(mmol/h)÷1.6(L/h) = 35.7(mmol/L)

置换液中的 Na^+ 浓度 = [113(mmol/L)×1.4+57.12(mmol/h)]÷1.6 = 134.6 (mmol/L)

此时,置换液中的 HCO_3^- 浓度较为合理,因此,将 FF 提高为 30%是合理的。

RCA 时,如果 FF 更高(超过 30%),就可能需要额外输注少量 5% $NaHCO_3$ 以补充碱基,具体的补充剂量应根据枸橼酸三钠输注速率、患者的酸碱平衡状态以及 CVVH 设置参数(如 FF、置换液流率等)予以调整,一般初始给予 5% $NaHCO_3$ 0~50ml/h(图 16-1)。

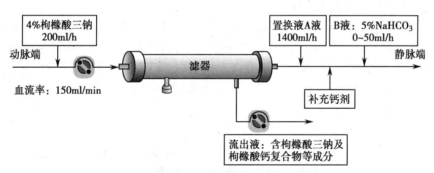

图 16-1　CVVH 时枸橼酸盐局部抗凝:置换液配方

临床工作中可依据本单位惯用的置换液成分,建立各离子浓度 Excel 表格,将 A 液、B 液及枸橼酸盐抗凝均考虑在内,预先设置离子浓度计算公式,便于在调整置换液配方时重新计算各离子浓度。

五、CVVH 置换液配方的调整

上述固定置换液配方只是基础配方,CVVH 治疗过程中有时还需要根据患者病情进行相应调整,制订个体化配方。调整置换液配方时需动态监测血气分析结果和电解质水平。调整过程中还要注意以下两点:①置换液各离子浓度和碱基浓度应尽量控制在生理范围内或接近生理值,若特殊情况下必须使用非生理浓度的置换液配方时,要注意动态监测,一旦患者电解质与酸碱平衡紊乱得到纠正,要尽快将置换液配方离子浓度恢复至正常生理水平。血气分析和电解质监测结果不仅要看绝对数值,更要注重趋势变化,避免矫枉过正,尤其是 HVHF 时。②调整碳酸氢盐碱基和枸橼酸盐抗凝剂时要考虑调整碳酸氢钠和枸橼酸三钠输注速率后对置换液总体钠离子浓度的影响,必要时置换液 A 液部分钠离子浓度也需要相应调整。

置换液配方中调整最频繁的成分是 K^+ 离子、碱基和 Na^+ 离子。前文已述,可以通过 Excel 表格,预设好各离子浓度计算公式,便于在调整置换液配方时重新计算新配方中各离子浓度。CVVH 基础置换液多不含钾离子,治疗中通过加入不同剂量的钾来调整钾离子浓度。而 CVVH 置换液已包含生理浓度的钠离子,治疗中通过加入生理盐水或高渗盐水来增加置换液 Na^+ 离子浓度;通过加入注射用水或将部分置换液用等量注射用水替换来降低置换液 Na^+ 离子浓度。其计算公式如下:

需加入注射用水量=原置换液容积×(原置换液 Na^+ 浓度−目标置换液 Na^+ 浓度)/目标置换液 Na^+ 浓度

需替换注射用水量=原置换液容积−(目标置换液 Na^+ 浓度×原置换液容积/原置换液 Na^+ 浓度)

应该注意的是,降低置换液钠离子浓度的同时也会导致置换液中其他离子浓度的下降,需重新计算。

CVVH 纠正高钾血症比血液透析缓慢,不是首选方法。高钾血症时可降低置换液钾离子浓度,甚至使用无钾配方。如前文所述,这种非生理浓度的配方只是暂时性的,要注意监测与调整,一般每 2 小时监测一次血钾。低钾血症时,可适当调高置换液 K^+ 离子浓度,一般置换液 K^+ 离子浓度不超过 5.5mmol/L。

当高钠血症患者血 Na^+ ≥160mmol/L 时,机体处于中重度高渗状态。若血钠下降速度过快,导致细胞外液高渗状态纠正过快,造成细胞内外渗透压差,导致液体向细胞内移动,造成细胞水肿,尤其是脑水肿。此时需适当升高置换液中 Na^+ 离子的浓度,避免血钠下降过快。一般来说,每小时血钠纠正速度以 1~2mmol/L 为宜,每天降低最多不应超过 12mmol/L。也有学者认为,每小时血钠降低速度不应超过 0.5mmol/L。

低钠血症的治疗策略应根据其持续时间和严重程度而有所不同。急性低钠血症由于脑细胞内外的晶体渗透压差使液体进入脑细胞,导致不同程度的脑水肿,故由电解质紊乱本身带来的危险更大。而慢性低钠血症因脑细胞内渗透物质的代偿性丢失,脑细胞内外晶体渗透压差不大,发生致死性脑细胞水肿的机会较小,却更容易因血钠纠正过快出现脑组织脱髓鞘样改变。传统观点认为,每日血钠上升速度控制在 12mmol/L 以内是安全的。有文献报道,每日血钠上升速度仅为 10mmol/L 时也可发生脑组织脱髓鞘样改变,故推荐的血钠上升安全速度应为每日不超过 10mmol/L 或 48 小时内不超过 18mmol/L。

国外文献报道了 CVVH 时用低钠配方治疗重度低钠血症的病例,其中应用了简化的钠代谢模型公式,能计算出理想置换液配方的钠离子浓度。因钠离子与尿素同为非蛋白结合的小分子物质,故两者筛选系数(sieving coefficient,SC)都近似为 1,在 CVVH 过程中的代谢清除模型相似,可以用尿素清除率(K)来估算钠离子清除率(D)。计算公式如下:

$$D=[Q_B/(Q_B+Q_R)]×S_{Na+}×Q_{UF}$$

其中,$Q_B(L/h)$:血流率;$Q_R(L/h)$:置换液流率(前稀释);$Q_{UF}(L/h)$:超滤率;S_{Na^+}:Na^+离子的筛选系数,近似为1。为使CVVH 24小时后血钠上升达到目标值,置换液钠离子浓度计算公式如下:

$$置换液\ Na^+浓度 = 目标\ Na^+上升值/(1-e^{-[(D\times24h)/V]}) + 初始\ Na^+浓度$$

其中,D:钠离子清除率;V(L):体液总量(total body water,TBW),其估算公式:

$$V = 0.6(女性为0.5)\times干体重 + 估计细胞外液水肿量$$

举例说明,一个干体重44kg的女性,组织水肿量为6L,初始血钠:98mmol/L。假定24小时目标血钠上升值为10mmol/L,设置CVVH血流速率为300ml/min(18L/h),置换液流率:1.2L/h,超滤率:31ml/(kg·h)(相当于1.364L/h)。故$D = 18\div(18+1.2)\times1\times1.364 = 1.3L/h$,$V = 0.5\times44+6 = 28L$,计算出置换液钠离子浓度为113mmol/L。在实际临床应用中,作者用此简化钠代谢模型公式估算的血钠变化值与患者实际血钠变化值一致性良好。

上述公式还可进一步简化为如下规律:当CVVH超滤率为25ml/(kg·h)时,置换液钠离子浓度应比目标血钠浓度高3~4mmol/L或当CVVH超滤率为25 ml/(kg·h)时,要想使血钠每日上升6~8mmol/L,置换液钠离子浓度应比初始血钠浓度高10~12mmol/L。

以上以低钠血症为例,介绍了CVVH时如何应用简化钠代谢模型公式估算血钠变化值,从而计算出调整后置换液配方合适的钠离子浓度。该过程略复杂,而其他RRT模式或其他离子代谢模型会更为复杂。在此背景下,_____RRT模式不同参数条件下离子与碱基代谢的数学模型软件,用_____便、易行,将成为日后置换液配方调整的发展趋势。

六、关于置换液的其他问题

(一)置换液的无菌问题

血液滤过置换液的生产标准不_____的半透膜与血液进行透析治疗,不直接接触血液,故透析液_____血液滤过置换液直接输入血液,属于国家药品管理范畴,需_____要求无菌、无致热原。中华人民共和国卫生部颁布的《血液_____)中规定置换液内毒素<0.03EU/ml、细菌数$<1\times10^{-6}$cfu/ml_____

目前商品化血液滤过置换基础_____液床旁配置过程中污染的风险,但因血液滤过中置换液成_____操作,减少污染的发生机会。另外,血液透析多集中于院内血_____因患者病情需要于ICU进行,受环境限制,发生置换液污染_____中使用商品化置换液行CVVH,平均治疗时间34.2小时,结_____培养有9份(37.5%)超出欧洲超净水细菌标准(<0.1cfu/m_____份(54.2%)经电镜检查发现了生物被膜或细菌。因血液滤_____换液袋与体外循环管路的连接处,故常规(每24小时)更换_____污染,而在置换液通路下游末端加装致热原滤器可能是一种_____置换液的无菌问题不容忽视,若血液滤过治疗过程中患者出_____止置换液的输注,并对剩余置换液进行细菌学检查。

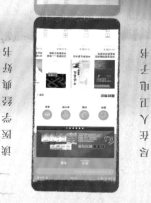
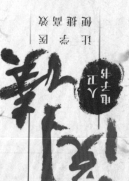

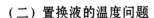
（二）置换液的温度问题

CRRT 需建立体外循环管路和输入大量置换液,治疗过程中可能引起体温下降,从而引发一系列问题。例如,难以控制的、剧烈的寒战反应、机体不协调运动、疼痛不适、胰岛素分泌下降与外周敏感性降低、氧离曲线左移导致氧释放障碍等。因此,CRRT 过程中的低体温问题一直以来都受到临床重视,目前绝大多数血滤机都带有置换液加温装置,避免了 CRRT 过程中低体温的发生。另一方面,在血液滤过过程中加温的做法有可能改变血管反应性,引发低血压。迄今为止,尚无指南明确提出血液滤过过程中理想的目标温度,尤其是血流动力学不稳定的脓毒症患者。国外一项 30 例 CVVH 患者的前瞻、随机交叉研究显示,在最初 2 小时将血滤机温度设定为 38℃后,立即将温度降低为 36℃并维持 6 小时组患者的动脉血压要明显高于持续 6 小时维持于 38℃组,血管活性药物用量也明显减少。但两组患者的体温并无差别,作者认为可能的原因是 36℃组患者体外热量丢失增加从而抑制了皮肤血管的扩张。之后,将两组患者的温度设定值互换并维持 6 小时,两组患者的血流动力学再未出现差别,提示 CVVH 时降低机器设定温度的时机可能宜早不宜迟,而且不需要长时间维持。此研究的局限性在于观察时间过短(12 小时),样本量偏小,所涉及的温度设定(36℃及 38℃)不够全面,但却是第一个关于 ICU 患者 CRRT 温度设定的前瞻对照研究,提示我们在设定血滤机加温温度时要避免"矫枉过正"。

七、小结

CVVH 调节电解质、酸碱平衡的功能需要通过置换液来实现。CVVH 置换液电解质的成分种类与浓度原则上应与血浆各离子生理浓度相似,以替代滤出液的有用成分,维持内环境稳定。置换液的 pH 值和渗透压也要维持在生理范围以内。置换液配方含有的阳离子包括 Na^+、Ca^{2+}、K^+、Mg^{2+},阴离子包括 Cl^- 和碱基。CVVH 使用的置换液可由医疗机构自行配制,也可使用商品化置换液。目前商品化置换液因其安全方便的特点,应用已越来越多,但国内商品化置换液的品种相对单一,急需开发适用于不同血液净化方式的新品种。此外一些血液透析滤过设备还可在线生成置换液。除固定的置换液基础配方外,CVVH 治疗过程中还需要根据患者病情进行相应调整,制订个体化置换液配方。调整置换液配方时需动态监测血气分析结果和电解质水平,不仅要看绝对数值,更要注重趋势变化,避免矫枉过正。在调整碳酸氢盐碱基和枸橼酸盐抗凝剂时要考虑含钠碱基对置换液总体钠离子浓度和酸碱平衡的影响。

（郑　悦　李　勇）

参考文献

1. Troyanov S,Geadah D,Ghannoum M,et al.Phosphate addition to hemodiafiltration solutionsduring continuous renal replacement therapy.Intensive Care Med,2004,30:1662-1665.

2. Santiago MJ,López-Herce J,Urbano J,et al.Hypophosphatemia and phosphate supplementation during continuous renal replacement therapy in children.Kidney Int,2009,75:312-316.

3. Demirjian S,Teo BW,Guzman JA,et al.Hypophosphatemia during continuous hemodialysis is associated with prolonged respiratory failure in patients with acute kidney injury.Nephrol Dial Transplant,2011,26:3508-3514.

4. Broman M,Carlsson O,Friberg H,et al.Phosphate-containing dialysis solution prevents hypophosphatemia during continuous renal replacement therapy.Acta Anaesthesiol Scand,2011,55:39-45.

5. Morabito S,Pistolesi V,Tritapepe L,et al.Regional citrate anticoagulation in CVVH:a new protocol combining citrate solution with a phosphate-containing replacement fluid.Hemodial Int,2013,17:313-320.

6. Stevenson JM,Heung M,Vilay AM,et al.In vitro glucose kinetics during continuous renal replacement therapy: implications for caloric balance in critically ill patients.Int J Artif Organs,2013,36:861-868.

7. Zhang L,Liao Y,Xiang J,et al.Simplified regional citrate anticoagulation using a calcium-containing replacement solution for continuous venovenous hemofiltration.J Artif Organs,2013,16:185-192.

8. Penne EL, Visser L,van den Dorpel MA,et al.Microbiological quality and quality control of purified water and ultrapure dialysis fluids for online hemodiafiltration in routine clinical practice.Kidney Int,2009,76:665-672.

9. Nurmohamed SA,Jallah BP,Vervloet MG,et al.Continuous venovenous haemofiltration with citrate-buffered replacement solution is safe and efficacious in patients with a bleeding tendency:a prospective observational study. BMC Nephrol,2013,18:89-97.

10. Aman J,Nurmohamed SA,Vervloet MG,et al.Metabolic effects of citrate- vs bicarbonate-based substitution fluid in continuous venovenous hemofiltration:a prospective sequential cohort study.J Crit Care,2010,25:120-127.

11. Morabito S,Pistolesi V,Tritapepe L,et al.Continuous venovenous hemodiafiltration with a low citrate dose regional anticoagulation protocol and a phosphate-containing solution:effects on acid-base status and phosphate supplementation needs.BMC Nephrol,2013,14:232-244.

12. Heering P,Ivens K,Thümer O,et al.Acid-base balance and substitution fluid during continuous hemofiltration. Kidney Int Suppl,1999,56:S37-40.

13. Jacob AD,Elkins N,Reiss OK,et al.Effects of acetate on energy metabolism and function in the isolated perfused rat heart.Kidney Int,1997,52:755-760.

14. Barenbrock M,Hausberg M,Matzkies F,et al.Effects of bicarbonate-and lactate-buffered replacement fluids on cardiovascular outcome in CVVH patients.Kidney Int,2000,58:1751-1757.

15. Yessayan L,Yee J,Frinak S,et al.Treatment of severe hyponatremia in patients with kidney failure:role of continuous venovenous hemofiltration with low-sodium replacement fluid.Am J Kidney Dis,2014,64:305-310.

16. Adrogue HJ,Madias N.Hypernatrimia.N Engl J Med,2000,342:1493-1499.

17. Dellabarca C,Servilla KS,Hart B,et al.Osmotic myelinolysis following chronic hyponatremia corrected at an overall rate consistent with current recommendations.Int Urol Nephrol,2005,37:171-173.

18. Sterns RH,Nigwekar SU,Hix JK.The treatment of hyponatremia.Semin Nephrol,2009,29:282-299.

19. Moore I,Bhat R,Hoenich NA,et al.A microbiological survey of bicarbonate-based replacement circuits in continuous veno-venous hemofiltration.Crit Care Med,2009,37:496-500.

20. Nunnally ME,Jaeschke R,Bellingan GJ,et al.Targeted temperature management in critical care:areport and recommendations from five professional societies.Crit Care Med,2011,39:1113-1125.

21. Van Kuijk WH,Hillion D,Savoiu C,et al.Critical role of the extracorporeal blood temperature in the hemodynamic response during hemofiltration.J Am Soc Nephrol,1997,8:949-955.

22. Robert R,Méhaud JE,Timricht N,et al.Benefits of an early cooling phase in continuous renal replacement therapy for ICU patients.Ann Intensive Care,2012,2:40-46.

第十七章

肾脏替代治疗的剂量

一、概述

急性肾损伤(acute kidney injury,AKI)是危重症患者常见的并发症之一,目前仍缺乏有效的治疗手段,病死率可高达 30%~60%。肾脏替代治疗(RRT)是目前治疗 AKI 的主要方法之一。RRT 有多种治疗模式,包括血液透析(hemodialysis,HD)、血液滤过(hemofiltration,HF)和血液透析滤过(hemodiafiltration,HDF)等。准确判断和充分了解 RRT 的最佳剂量和实际交付剂量,对提高 RRT 质量至关重要。虽然关于 RRT 时 AKI 的治疗剂量如何设定的研究层出不穷,但其最佳治疗剂量尚存争议。

二、间断血液透析的剂量

间断血液透析(intermittent hemodialysis,IHD)是急性、慢性肾衰竭患者的 RRT 方式之一。IHD 剂量是否达标与 IHD 的充分性评价直接相关。换言之,充分性评价就是衡量 IHD 剂量的标准。IHD 剂量的衡量方法有许多种,最经典的是尿素动力学模型评价。尿素是一种小分子物质,易穿透细胞膜,所以可以近似地认为,尿素能在机体内平均分布,可将全身作为一个室,这就是尿素单室动力学模型(single pool model)。在此理论下产生的经典评价指标是尿素清除指数(Kt/V)。Kt/V 以及尿素下降率(URR)是 IHD 中常用的充分性评价指标。但在 AKI 的治疗中,小分子可能不是主要的治疗目标,但目前又没有合适的目标溶质作为衡量指标,因而仍用尿素作为标志物质,此时称为"等量尿素清除率(equivalent urea clearance)"更为恰当。

(一)急性肾损伤患者尿素动力学的变化

很多因素影响 AKI 患者的尿素动力学,主要包括蛋白分解率(PCR)、体重与水负荷、血管通路等状况。AKI 处于急性期时,为非稳定状态,很多临床指标,如尿素分布容积(V)、蛋白分解率完全不同于正常人及慢性肾衰患者。

1. 尿素产生速率及蛋白分解率　尿素产生速率(G)与 PCR 直接相关,因此可以作为蛋白分解代谢的一个评价指标。PCR 与患者体重有很大关系,一般需要体重标准化,即 nPCR。慢性肾衰患者 nPCR 一般为 $0.8~1.4g/(kg \cdot d)$,而 AKI 患者处于高分解代谢状态,PCR 常为慢性肾衰患者的 2~3 倍,最高达 $4g/(kg \cdot d)$。nPCR 是决定 RRT 剂量的重要指标,也是 AKI 患者进行营养支持治疗的一个重要参考指标,同时也是反映疾病严重程度的指标。

2. 尿素的分布容积　尿素可在体内各个分布容室之间自由移动,被认为是均匀分布。

如果每个分布容室内对尿素清除或产生速率无明显差异,各个容室内尿素浓度(C)可被认为相等,此为单室模型。一般认为尿素分布容积占干体重的58%~60%,而AKI患者通常存在容量超负荷,尿素分布容积占体重的比例大为增加,有人报道11例接受IHD的AKI患者尿素分布容积可达体重的65%。尿素分布容积越大,患者体内尿素总量越大,需要清除的量也越大。目前还没有准确的计算公式来确定这部分患者的尿素分布容积,必须根据临床状况初步估计。

3. 再循环　临床发现,测定的溶质清除率总比透析器所能提供的清除率小,因此,实际达到的Kt/V总比设定的Kt/V值小。血管通路及心肺再循环的存在及尿素在各分布容室之间存在的浓度差异,是造成实际值与计算值不一致的主要原因。再循环是指从透析器流出的血液,有部分未经体循环到达组织而是直接再回到透析器中,从而降低了溶质清除率。再循环量一般在4%~9%之间。

(二)间断血液透析的剂量

1. Kt/V　IHD的治疗剂量用尿素清除指数(Kt/V)表示,其中,K:尿素清除率(升/分钟),t:透析时间(分钟),V:尿素分布容积(升)。尿素在体内蓄积时各容室之间的浓度相等,且清除时各容室的清除量相当,而K代表透析器的尿素清除率,它是单位透析膜面积的溶质转运系数(mass transfer area coefficient,KoA)与血流率和透析液流率的函数。K代表RRT的效率,也就是在特定时间内清除血液中特定溶质的血液量。RRT的强度可以用"清除率×时间"来描述,即Kt。Kt/V为溶质的清除容积(Kt)除以该溶质的分布容积(V=体重×0.58),反映RRT的效能,即治疗剂量。此计算公式说明,尿素的清除率与透析器对该物质的清除率有关外,还与透析的时间成正比,与分布容积成反比。如果要改变某种溶质的Kt/V值,关键是增加K值(透析器的性能、面积、透析的血流率和透析液流率)和t值(透析时间)。Kt是指一次血液透析中有多少血液中的尿素被清除,将此值除以尿素的分布容积(V),就等于在一次透析中相当于大部分总体水中的尿素被清除,故可被当作是IHD的治疗剂量。

依据透析期间尿素浓度变化微分方程:dCV/dt=G-KC(G:尿素产生率;K:尿素清除率;C:尿素浓度;V:尿素分布容积),以及测定IHD前、后BUN浓度,得出计算公式如下:

$$Cpost=G/(K-Quf)+[Cpre-G/(K-Quf)][1+Quf(t/V)](1-K/Quf)$$

其中,Cpost:IHD后BUN浓度;Cpre:IHD前BUN浓度;Quf:超滤量。

Kt/V有两种计算公式:Garred计算公式和Daugirds计算公式。

Garred计算公式:

$$Kt/V=[ln(Cpre/Cpost)+3×(\Delta BW/BW)]/(1-0.01786×t)$$

Daugirds计算公式:

$$Kt/V=-ln(Cpre/Cpost-0.008×t)+(4-3.5×Cpre/Cpost)×\Delta BW/BW$$

其中,ln:自然对数;ΔBW:IHD治疗前后体重变化(kg);BW:IHD治疗后体重(kg);t:IHD治疗时间(小时)。

Daugirds计算公式由于较为精确而得到了广泛应用。其优点是良好的Kt/V计算公式,同时也考虑到超滤量的影响;其缺点是不能提供调整透析方案的参数,不能计算体重标准化蛋白分解率(nPCR),不能用于评估儿童患者。

根据上述公式,临床在已知时间内已知治疗目标值:将患者BUN从Cpre降至Cpost,脱

水量为 ΔBW,可计算需要达到的 Kt/V 值。对于慢性肾衰患者,进行 3 次/周 IHD,每次 IHD 的 Kt/V 值一般要达到 1.2~1.4。对于 AKI 患者,因为影响因素众多,情况将更加复杂。

2. 实际 Kt/V 因再循环及尿素分布不均匀等因素的存在,IHD 治疗结束后实际 Kt/V 值总是小于设定值。因此测定实际 Kt/V 值是非常必要的。通过以上公式计算 Kt/V 值必须测定 Cpost,但 Cpost 必须能真实反映尿素平衡分布后的浓度。一般认为,在血泵停止 2 分钟后,由于血管通路及心肺再循环所致尿素分布不均匀可重新达到平衡。临床上,待 IHD 治疗结束 30~60 分钟后测定 BUN 水平,可完全避免尿素分布不均匀的影响,真实反映体内尿素浓度。

Daugirds 校正公式:

$$实际 Kt/V = Kt/Vsp \times (1-a/t) + b$$

Tattersall 校正公式:

$$实际 Kt/V = Kt/Vsp \times t/(t+35)$$

Kt/Vsp 为尿素单室动力学模型计算所得的 Kt/V 值,即 Cpost 为透析治疗后立即检测的结果。如果患者使用动静脉内瘘,Cpost 是透析结束后 15 秒测得的结果。在 Daugirds 校正公式中,常数 a=0.60,b=0.03,t 是治疗时间,单位为小时;如果患者使用静脉-静脉血管通路,常数 a=0.47,b=0.017。Tattersall 校正公式中,t 的单位为分钟。

对于慢性肾衰竭患者而言,根据其发病率及病死率的大量临床研究,已经能够确定其要求的 Kt/V 值,对于每周三次的透析患者,Kt/V 每次要求达到 1.2~1.4,URR[URR=(透析前 BUN-透析后 BUN)/透析前 BUN]不低于 65%。但对于 AKI 患者而言,Kt/V 的应用价值到目前为止尚未证实完全适用。原因在于 AKI 患者尿素分布容积(V)的评价存在许多不确定性。尿素分布容积一般为体重的 58%~60%,但 AKI 患者往往存在容量超负荷、水肿等情况,因此,尿素分布容积可能高达 65%。同样,选择某一血浆尿素浓度作为目标值来确定 IHD 剂量的做法也是相当武断的,因为 BUN 的水平还受到一些肾外因素,如种族、年龄、性别、营养状态、合并肝脏疾病、脓毒症、肌肉损伤和药物等的影响。总之,临床在采用 IHD 治疗 AKI 患者时,应根据患者基本状况,粗略估计出各项指标,定出初步的 RRT 剂量,以后再根据治疗反应随时进行调整。

三、连续肾脏替代治疗的剂量

(一) CRRT 相关术语介绍

1. 连续肾脏替代治疗的常用模式 连续肾脏替代治疗(CRRT)是 ICU 重症患者常用的治疗手段。临床常用的 CRRT 模式包括连续静脉-静脉血液透析(continuous veno-venous hemodialysis,CVVHD)、连续静脉-静脉血液滤过(CVVH),连续静脉-静脉血液透析滤过(continuous veno-venous hemodiafiltration,CVVHDF)等。HF 与 HD 的原理不同,前者通过对流作用及跨膜压(transmembrane pressure,TMP)清除溶液及部分溶质,其溶质清除率取决于超滤率(ultrafiltration flow rate,Q_{UF})及滤膜的筛选系数(sieving coefficient,SC);HD 与 HF 对小分子溶质均有较高的清除率,而 HF 对中分子物质清除率高于 HD。HDF 综合了 HD 和 HF 的优点,即通过弥散高效清除小分子物质和通过对流高效清除中分子物质。

2. 超滤率 Q_{UF} 是指单位时间内通过超滤作用清除的血浆中的溶剂量,单位是 ml/(kg·h)。目前以 Q_{UF} 来表示 CVVH 的治疗剂量。计算公式如下:

$$Q_{UF} = K_{UF} \times A \times TMP = DK_{UF} \times TMP$$

其中，K_{UF}：膜超滤系数（membrane ultrafiltration coefficient，K_{UF}），单位为 ml/（h·mmHg·m²），与膜的材料结构有关；A：膜面积，单位为 m²；TMP 为跨膜压（transmembrane pressure，TMP）；DK_{UF}：滤器超滤系数（filter ultrafiltration coefficient，DK_{UF}），$DK_{UF} = K_{UF} \times A$，单位为 ml/（h·mmHg），即 1mmHg 的跨膜压下，每小时通过膜超滤的液体量。

3. 滤过分数　滤过分数（filtration fraction，FF）是指单位时间内从流经滤器的血浆中清除的液体量占血浆流量的百分数。计算公式如下：

$$FF = Q_{UF}/Q_P$$

$$Q_P = Q_B \times 60 \times (1-HCT)$$

其中，Q_{UF}：每分钟从流经滤器的血浆中清除的液体量（ml/min）；Q_P：每分钟流经滤器的血浆量（ml/min）；Q_B：血流率（ml/min）；HCT：血细胞比容（%）。

换句话说，FF 就是血液流经滤器被浓缩的程度。FF 增加意味着血液浓缩，易出现滤器内凝血，FF 一般不超过 25%，否则会明显增加滤器凝血风险。限制 FF 的核心是限制滤器后或者滤器中血液的血细胞比容（HCT），防止由于血液过度黏稠而致凝血。HCT 在 40% 以下是可以接受的。

血液滤过过程中，置换液若在滤器前输入称为前稀释，若在滤器后输入称为后稀释。对于完全前稀释而言，血液浓缩的问题几乎可以忽略，由于血液被稀释，净超滤率（net ultrafiltration flow rate，Q_{UF}^{NET}）和 Q_P 相比微不足道。只要提高前稀释置换液流率（replacement flow rate，Q_R^{PRE}），即使 FF 超过 25%，滤器内血液 HCT 基本接近体内血液的 HCT。因此，计算前稀释时的 FF 毫无意义。临床关注 FF 是因为担心血液过度浓缩导致凝血，实际上，FF 并不总能反映血液浓缩。对于完全前稀释，FF 对于血液浓缩毫无意义；对于完全后稀释，FF 等于浓缩指数，能反映出实际的浓缩程度，应尽量使 FF<25%，以避免滤器内血液 HCT 过高而凝血；对于前稀释+后稀释的情况，计算 FF 也无多大意义。因此，前稀释没有血液浓缩过程，Q_{UF} 不受 FF 的限制；后稀释有血液浓缩的过程，Q_{UF} 受到 FF 的限制。有时为了提高治疗剂量，而又不增加血液浓缩致凝血的风险，最好的办法是增加前稀释流率。

（二）影响对流清除溶质能力的因素

1. 前稀释和后稀释　前稀释的优点是血液在进入滤器之前已被稀释，故血流阻力小，不易凝血，不易在滤过膜形成蛋白覆盖层，可减少抗凝剂用量，但由于血液被稀释后溶质清除率低于后稀释，要达到与后稀释相等的溶质清除率需要消耗更多的置换液。而后稀释的优点是血液未被稀释，因此溶质清除率高，减少了置换液的用量，但血流阻力大，易发生凝血，故抗凝剂用量相应加大。

2. 下机时间　下机时间（downtime）是指由于 ICU 中危重患者的特殊性，需接受诊断性治疗、外科操作、外出检查等因素致使滤器暂停工作，包括机器报警、机器自检以及滤器凝血、滤器的上下机等因素所占用的时间。下机时间在一定程度上不可避免，文献报道，下机时间影响处方剂量的实施，可占到整个治疗过程的 10%~15%。因此，在临床实践中应尽量保证 CRRT 顺利进行，防止不必要的中断，从而保证 CRRT 能够达到治疗剂量。

3. 增加溶质清除能力的方法　可以通过增加 Q_{UF}、TMP、膜超滤系数（K_{UF}）、滤器膜面积（A）、血流率（Q_B）以及增加弥散清除等方法进行。提高 TMP 和血流率虽然可以在一定程度增加溶质清除,但受患者血流动力学及滤器特性等因素的限制,TMP不能无限制的增加。增加弥散清除的方法对于小分子物质清除有利,但也应依据临床合理选择。

(三)CRRT剂量的设置与调整

在所有CRRT模式中,流出液(effluent)代表CRRT的终产物,包括由对流而得的超滤液、由弥散而得的透析液,以及对流和弥散共同作用的流出液。由于尿素氮是小分子溶质,它在血液与流出液中达到完全平衡,所以,流出液(也称为废液)中尿素氮与透析/滤膜另一侧的血清BUN比值接近于1(SC=1)。那么,尿素氮的清除率就相当于流出液流率(effluent flow rate,Q_{EFF})。

CRRT溶质清除率可用如下公式表达:

$$CRRT溶质清除率=(流出液中溶质浓度/血液中溶质浓度)\times Q_{EFF}$$

1. 处方剂量 2016年急性透析质量倡议(ADQI)工作组对CRRT处方(prescription)剂量问题提出了4条建议:①CRRT剂量是单位时间内血液中溶质被清除的量;②流出量(effluent flow)是CRRT处方剂量可接受的替代剂量,清除率取决于代表溶质(如尿素)的SC;③默认处方剂量为20~25ml/(kg·h),尿素是最常用于定量的小分子溶质;④处方剂量是动态的,按照患者需求和质量检测(quality measures,QM)的反复评价结果调整默认处方剂量,处方剂量至少每隔24小时评价一次,质量检测频率应按照患者的需求决定。

以Q_{EFF}表示CRRT处方剂量较为合理,因为小分子溶质(如尿素,SC约为1.0)清除率接近于CRRT流出量。当处方剂量为20~25ml/(kg·h)时,通常能达到CRRT的治疗目标,即达到维持水、电解质和酸碱平衡以及清除溶质的目的。但默认剂量对部分患者(如高代谢患者)可能是不适宜的,需要进行QM,以评价其临床疗效和及时调整CRRT剂量。

以CVVHDF为例进行说明:

$$Q_{EFF}=Q_{UF}+Q_D=Q_{UF}^{NET}+Q_R+Q_D$$
$$Q_{UF}^{NET}=Q_{UF}-Q_R$$

其中,Q_{EFF}:流出液流率(ml/h);Q_{UF}:超滤率(ml/h);Q_D:透析液流率(ml/h);Q_{UF}^{NET}:净超滤率(ml/h);Q_R:置换液流率(ml/h)。

2. 交付剂量 ADQI对交付(delivery)剂量问题提出了2条建议:①交付剂量=治疗强度[ml/(kg·h)]×治疗小时数[或时间平均值(24小时平均ml/(kg·h)或其他持续时间的平均ml/(kg·h)];②交付剂量应常规基于QM的反复评价结果进行再评价和调整,交付剂量至少每隔24小时评价一次,监测频率应按照患者的需求决定。

Q_{EFF}的设置应基于特定溶质的清除目标和QM进行调整,但目前尚无研究数据支持动态处方。交付剂量应作为QM进行监测。

关于交付剂量的举例说明:

某患者,体重:100kg,CRRT处方剂量为20ml/(kg·h),24小时不间断行CRRT,治疗强度=20ml/(kg·h)×24h=480ml/kg(或48L/100kg患者)

由于CRRT中断或者下机,导致实际治疗强度<480ml/kg。此时,交付剂量=平均时间剂量[24小时时间框架内的ml/(kg·h)]。

举例说明:假定某患者初始CRRT处方剂量为20ml/(kg·h),持续12小时后降至15ml/(kg·h),再持续6小时,然后中断6小时。计算平均时间剂量如下:

交付剂量=平均时间剂量=[(20×12)+(15×6)+(0×6)]/24=13.75[ml/(kg·h)]

关于 CRRT 交付剂量对溶质清除的效应,ADQI 做了如下推荐:①交付剂量是动态的,影响尿素和其他溶质的清除率,这些溶质可能作为 CRRT 处方预期清除的一部分,初始目标清除溶质包括 Cr、钾、磷、尿酸和氨;②非预期清除的溶质可导致潜在的副作用,包括磷、钾、镁、营养素和药物(抗生素)的过度清除;③交付剂量影响酸碱平衡;④溶质清除需要进一步考虑的技术因素包括 CRRT 模式、膜特性和 CRRT 运行特征等。

处方 CRRT 剂量时,还要考虑尿素清除率之外的参数,包括酸碱和电解质平衡、营养、液体平衡和抗生素清除问题。由于重症患者存在显著的异质性,如人口学、慢性疾病负荷、病种和疾病严重程度有所不同,因此,CRRT 剂量应该是动态的,根据重症患者疾病严重程度、生理和代谢的变化进行调整。

临床应该探索以患者为中心的精准 CRRT 处方,类似于急性呼吸窘迫综合征患者机械通气参数的设置,CRRT 剂量也应随病程进行调整,使之与患者的临床需求相匹配。CRRT 剂量的调整要考虑到患者肾功能储备能力、疾病严重程度、肾外器官功能障碍、液体平衡和代谢状况的变化。

精准 CRRT 剂量应该适宜于特定的靶溶质,高代谢重症患者(如烧伤、肿瘤溶解综合征)初始就需要设置更高的 CRRT 剂量[$>20 \sim 25\text{ml}/(\text{kg} \cdot \text{h})$],以达到可接受的溶质控制目标(氮质血症和电解质紊乱等)。对于横纹肌溶解综合征患者,需要设置更高的 CVVH 剂量,采用高截留膜以对流原理清除溶质(肌红蛋白)。当默认 CRRT 剂量导致酸中毒继续加重时,可以尝试增加 CRRT 剂量;患者临床状况改善后,再将 CRRT 剂量降至 $20 \sim 25\text{ml}/(\text{kg} \cdot \text{h})$。如果患者肾功能开始恢复,残余肾功能增加,CRRT 剂量可以适度下调。

QM 应贯彻于 CRRT 常规临床实践中,QM 应关注特定目标:处方剂量、交付剂量和溶质控制;CRRT 技术和床旁电子健康记录(electronic health records,EHRs)应可靠、常规地计算 QM 指标;QM 指标应该在患者水平和 CRRT 运行水平进行报告。ADQI 建议 QM 指标应达到特定的目标值(表 17-1)。

表 17-1 CRRT 剂量的质量检测

测量项目	定义	计算	目标值
剂量(清除率)	QM 强调溶质清除,使用血液和流出液溶质浓度决定交付剂量	QM = 流出液(尿素)/血液(尿素)	≥0.8
	采用筛选系数估计滤器效能		
	评价溶质清除率和滤器效能		
	默认溶质为尿素		
	QM 也可评价其他溶质		
剂量(交付剂量/处方剂量)	QM 强调交付的流出量(相对于处方剂量)	QM = 平均有效交付剂量/处方剂量	≥0.8
	计算平均有效交付剂量或 24h 平均时间剂量与处方剂量之比		
有效治疗时间	QM 强调 24h 期间患者接受治疗的总体平均时间	QM = 24−下机时间	≥20h
	监测 CRRT 时间(计划中断与非预期中断)		

续表

测量项目	定义	计算	目标值
	初始目标值≥20 小时/天		
	监测其他与非计划中断相关的质量检测指标是必要的		
	(如导管功能、管路/滤器凝血、抗凝)		
溶质控制指标	QM 强调代表 CRRT 处方目标溶质的绝对和/或相对变化	[a]QM = 溶质$_{Day(x+1)}$/溶质$_{Day(x)}$	≤1.0
管路控制指标	QM 强调管路和滤膜压力的当前趋势		TMP<?
	特别要评价滤器下降压和 TMP 的变化		滤器下降压降低<?
	这些检测项目表明亚理想清除和治疗中断的风险	[b]QM = 滤器下降压或 TMP 的相对或绝对变化	

注:[a] 溶质$_{Day(x+1)}$/溶质$_{Day(x)}$,第 2 天溶质浓度/当天溶质浓度≤1.0;[b] 滤器下降压,滤器前压力与静脉端压力之差

在相同处方剂量的前提下,前稀释方式的溶质清除效果低于后稀释;不同溶质的清除机制,如对流和弥散,对清除溶质的种类和效率也是不同的。除前稀释由于血液稀释影响溶质清除外,滤器膜材料以及滤器凝血、蛋白吸附沉积所致的 SC 下降均可影响溶质清除,导致溶质清除率逐渐下降。无论如何,通过监测表 17-1 中的 QM 指标,动态调整 CRRT 剂量,并使 QM 达到目标值,最终使 CRRT 剂量能够满足患者的需求。但 QM 尚需进一步的临床验证。

(四) Kt/V 在连续肾脏替代治疗中的应用

Kt/V 应用于 CRRT 剂量的评估具有局限性。Kt/V 如果用于判断 CRRT 总清除量,前提是能否正确评估尿素分布容积,但 CRRT 时尿素分布容积较难准确评估。假设尿素分布容积为体重的 60%,那么,超滤率为 20ml/(kg·h)进行 24 小时的 CVVH,相当于 Kt/V = 20×24/(0.6×1000) = 0.8。Kt/V 中 K 代表 RRT 的效率,也就是在特定时间内清除血液中特定溶质的血液量,即 K 值只是代表瞬时效率。在持续低剂量 RRT 时,K 值能够作为超滤率和透析液流率的直接体现,通常可以用作比较治疗剂量,但是不能够作为一个完全的剂量指标来比较不同时间及模式的治疗。基于以上考虑,Kt/V 应用于 CRRT 剂量评估局限性较大。

四、肾脏替代治疗剂量的相关研究与进展

AKI 患者如何制订 RRT 最佳的治疗剂量以及选择理想的评估方法仍然存在争议。AKI 时量化 RRT 剂量的方法存在局限性,甚至一些研究对 RRT 剂量的评估结果相互矛盾。考虑到 AKI 患者的复杂性,RRT 剂量本身对极高危或极低危患者病死率的影响是很小的,可能对于中等疾病严重程度的患者意义更大。此外,RRT 剂量和治疗时机是紧密关联的指标,如果 RRT 时机较晚,即使给予较高的治疗剂量也不一定有效;或者当治疗剂量不足时,即使早期开始 RRT 也难以改善预后。

准确地判断和充分了解 RRT 的最佳剂量和实际交付剂量,对提高 RRT 的质量至关重要。一些临床研究发现,AKI 时 RRT 的实际交付剂量通常少于设定的处方剂量,甚至低于慢

性肾病患者推荐的最低治疗剂量。AKI 患者在进行 RRT 时须特别关注设定的 RRT 处方剂量是否确实得到落实。在出现治疗剂量不足时,可以考虑更换较大型号的滤器,增加透析时间,提高血流率、透析液流率以及流出液流率等方法。在制订处方时,不仅需要到考虑小分子溶质的清除,还必须兼顾患者的水、电解质和酸碱平衡以及营养支持等问题,以达到理想的 RRT 剂量需求。实际上,液体正平衡是影响 AKI 患者病死率的独立危险因素之一。

（一）间断血液透析的剂量

Schiffl 等对 ICU 中 146 名 AKI 患者按照每日透析或隔日透析进行分组比较,每日透析者每周 Kt/V 值是隔日透析者的大约 2 倍。每日透析者病死率较低,肾功能恢复较快。美国退伍军人事务部/国立卫生研究所急性肾衰竭网络设计了一项多中心、随机对照研究（ARFTN 研究）,涉及 1124 名 ICU 患者,评价强化 RRT 与非强化 RRT 对 ICU 中 AKI 患者预后的影响。患者被随机分组后,按照血流动力学状态,可以在 IHD、CRRT 或持续缓慢低效透析（sustained low-efficiency dialysis,SLED）方式之间相互转换。每次 IHD 处方剂量设定 Kt/V 为 1.4,实际 Kt/V 为 1.3,分为每周 3 次（非强化治疗组）或 6 次（强化治疗组）治疗。强化治疗组每周实际 Kt/V 约为 6.5,非强化治疗组为 3.9。两组患者的 60 天病死率和肾功能恢复情况相似。对于慢性肾病患者,Gotch 等的研究发现,将 Kt/V 上调至 1.0~1.2 时,生存率显著改善。对美国老年医疗保险大型数据库 2311 名患者的研究发现,IHD 实际治疗剂量与病死率显著相关,Kt/V 每增加 0.1,病死率下降 7%,但当 Kt/V>1.3 时,病死率不再进一步下降。另一项大型随机对照研究（HEMO 研究）亦观察到,与 Kt/V 达到 1.16 相比,慢性肾病患者 Kt/V 达到 1.43 时病死率没有进一步下降。

基于以上研究结果 KDIGO 指南推荐,采用 IHD 治疗时,每周行 3 次 IHD,每次 Kt/V 达到 1.3,或者每周 Kt/V 达到 3.9。

（二）连续肾脏替代治疗的剂量

Ronco 等率先提出了 CRRT 剂量对预后的影响,按照超滤率的大小将 425 例重症 AKI 患者随机分为三组,超滤率分别为 20ml/（kg·h）、35ml/（kg·h）和 45ml/（kg·h）,结果发现,超滤率≥35ml/（kg·h）治疗剂量组患者的存活率显著改善,超滤率为 45ml/（kg·h）的治疗剂量更加有利于脓毒症合并 AKI 患者的肾功能恢复。

ATN 研究比较了标准强度前稀释 CVVHDF［处方剂量为 20ml/（kg·h）］和强化 CVVHDF［处方剂量为 35ml/（kg·h）］治疗的异同。共纳入 1124 例 AKI 患者,将合并一个以上肾外器官衰竭或脓毒症的重症 AKI 患者分为强化治疗组 563 例,平均 5.4 次/周的 IHD 或持续缓慢低效透析（SLED）,Kt/V 为 1.2~1.4 或者剂量为 36.2ml/（kg·h）;非强化治疗组 561 例,3 次/周的 IHD 或 SLED,Kt/V 为 1.2~1.4 或者剂量为 21.5ml/（kg·h）。各组患者按照血流动力学稳定情况在 3 种模式间进行转换。结果显示,两组患者的 60 天全因病死率、肾功能恢复以及减少其他脏器功能衰竭上无显著差异,强化治疗组低血压、低磷血症及低钾血症的发生率更高。更重要的是,非强化治疗组中大于 95% 的 RRT 处方剂量能得以实施。该研究中所采用的 RRT 剂量明显高于临床实践中的实际治疗剂量。与慢性透析患者类似,CRRT 的实际治疗剂量低于处方设定剂量。因此,常需要处方较高剂量的 CRRT 以达到特定的目标值。

RENAL 研究是一项正常 RRT 剂量与强化 RRT 剂量的随机、对照研究,在澳大利亚和新西兰的 35 个中心开展,共纳入了 1464 名进行后稀释 CVVHDF 的 AKI 患者,观察 25ml/

(kg·h)或40ml/(kg·h)两种治疗剂量对患者28天或90天病死率的影响。实际RRT交付剂量在低剂量、高剂量治疗组分别为处方剂量的88%和84%。与ATN研究所报道的结论相似,两组患者的28天或90天病死率无显著差别。高剂量组患者低磷血症发生率较高,其他并发症的发生率相似。

Zhang等将2010年之前发表的研究进行了一项荟萃分析,评价CRRT高剂量和低剂量对预后的影响。该研究共纳入了6项随机对照试验,其中,1803例接受了高剂量CRRT,1687例接受了低剂量CRRT。结果显示,较高剂量CRRT不能降低重症AKI患者的病死率。ATN研究和RENAL研究均为大型多中心临床试验,结果具有一致性,即在AKI患者中CRRT剂量大于20~25ml/(kg·h)并无益处。临床实践中,为了达到20~25ml/(kg·h)的治疗剂量,通常需要使处方剂量达到25~30ml/(kg·h),并且尽量减少CRRT发生中断的次数。

基于以上研究结果KDIGO指南推荐,AKI患者CRRT剂量应达到20~25ml/(kg·h),通常需要较高的处方剂量。临床实践中,应依据体重、前稀释和下机时间等因素校正处方剂量。

五、高容量血液滤过

(一)高容量血液滤过的定义

高容量血液滤过(high volume hemofiltration,HVHF)的定义目前没有统一结论。有人将超滤率>75升/天的HF称为HVHF,而Honore等提出,将CVVH持续24小时且超滤率达到50~70ml/(kg·h)定义为HVHF;或者进行间断HVHF,超滤率达到100~120ml/(kg·h)持续4~8小时,然后开始常规剂量的CVVH,也叫做"脉冲高容量血液滤过(pulse high volume hemofiltration,pHVHF)"。Ronco等提出,CRRT剂量应分为"肾脏治疗剂量"和"脓毒症治疗剂量"。"肾脏治疗剂量"为20~35ml/(kg·h),用于纠正高氮质血症及水、电解质和酸碱失衡;"脓毒症治疗剂量"大于42.8ml/(kg·h),用于清除脓毒症和多器官功能障碍综合征患者体内的炎症介质。基于ATN和RENAL两个大样本多中心研究和荟萃分析的结果,25~30ml/(kg·h)的超滤率被认为是治疗AKI的肾脏剂量,基于上述观点有学者将CVVH超滤率>35ml/(kg·h)定义为HVHF。

(二)相关研究结果与评价

一项小规模的单中心随机对照研究观察了20名伴有感染性休克的AKI患者,将患者随机分为高剂量或低剂量CVVH组,超滤率分别为65ml/(kg·h)和35ml/(kg·h)。初级观察目标为平均动脉压维持在65mmHg的血管收缩药剂量。在高剂量CVVH组,去甲基肾上腺素的剂量在治疗24小时后平均下降幅度大于低剂量治疗组;两组患者的28天生存率没有明显差异,高剂量CVVH不能改善生存率。Zhang等将280例脓毒症AKI患者随机分为HVHF组和超高剂量(extra high-volume hemofiltration,EHVHF)组,超滤率分别为50ml/(kg·h)和85ml/(kg·h)。结果显示,EHVHF组平均治疗天数为9.38天,HVHF组为8.88天;两组之间的28天、60天和90天病死率没有显著差异;90天生存者的肾功能恢复情况在两组之间也没有显著差异。IVOIRE研究是一项多中心、前瞻、随机对照研究,共纳入137例伴有感染性休克的AKI患者,标准(standard-volume hemofiltration,SVHF)组和HVHF组的超滤率分别为35ml/(kg·h)和70ml/(kg·h),持续时间为 96 小时。结果发现,两组患者的 28 天病死率无显著差异;HVHF 也不能改善患者的血流动力学状态和器官功能。

2014 年,Clark 等就 HVHF 治疗脓毒症和感染性休克患者进行了一项荟萃分析,将 HVHF 定义为超滤率>50ml/(kg·h),对照组为标准治疗(SVHF)组。该研究纳入了 4 项随机对照试验,共 470 例患者,两组患者的 28 天病死率没有显著差异,低磷血症、低钾血症在 HVHF 组更为常见。Lehner 等对超滤率>50ml/(kg·h)的 HVHF 随机对照试验进行了系统性评价,将 HVHF 以及 pHVHF 与常规标准剂量 CVVH 进行比较。纳入的 7 项随机对照试验中,4 项是 HVHF,3 项是 pHVHF,共计患者 558 名。结果显示,HVHF 和 pHVHF 均不能降低患者病死率,HVHF 在促进肾功能恢复方面也没有优势,仅在 pHVHF 的研究中有报道能够快速稳定血流动力学或增加细胞因子的清除。

HVHF 受管路、前后稀释、抗凝策略和膜材料等多因素影响;由于高的对流交换,可发生低温及热量丢失;同时会导致电解质、氨基酸、维生素、微量元素和抗生素等的丢失;由于置换液交换剂量大,处方剂量和实际交付剂量之间的差值可能会增加,从而影响研究结果。因此,有必要就 HVHF 的基础及临床应用进行进一步的研究。

六、小结

AKI 的 RRT 剂量问题关系到溶质的清除和 RRT 的实际治疗效果。临床决定 RRT 剂量时不仅要考虑以某种代表物质清除作为衡量指标,还要考虑 RRT 对小分子之外的中大分子物质的清除能力,以及对水负荷、营养状态和并发症等监测指标进行评价。IHD 剂量以 Kt/V 表示,AKI 患者每周 Kt/V 需要达到 3.9;而 CRRT 剂量通常以流出液流率表示,默认处方剂量为 20~25ml/(kg·h),通常根据 QM 指标每隔 6 小时计划性调整处方,必要时更频繁地调整 CRRT 处方,以满足患者的临床需求和维持内环境稳定,达到特定的治疗目标。

（朱桂军　胡振杰）

参 考 文 献

1. Palevsky PM.Renal support in acute kidney injury-how much is enough? N Engl J Med,2009,361:1699-1701.

2. Venkataraman R,Kellum JA,Palevsky P,et al.Dosing patterns for continuous renal replacement therapy at a large academic medical center in the United States.J Crit Care,2002,17:246-250.

3. Teruel JL,Merino JL,Fernandez-Lucas M,et al.Urea distribution volume calculated by ionic dialysance.Nefrologia,2006,26:121-127.

4. Moret K,Beerenhout CH,van den Wall Bake AW,et al.Ionic dialysance and the assessment of Kt/V:the influence of different estimates of V on method agreement.Nephrol Dial Transplant,2007,22:2276-2282.

5. Gotch FA.Kt/V is the best dialysis dose parameter.Blood Purif,2000,18:276-285.

6. Wuepper A,Tattersall J,Kraemer M,et al.Determination of urea distribution volume for Kt/V assessed by conductivity monitoring.Kidney Int,2003,64:2262-2271.

7. Lyndon WD,Wille KM,Tolwani AJ,et al.Solute clearance in CRRT:prescribed dose versus actual delivered dose.Nephrol Dial Transplant,2012,27:952-956.

8. Clark WR,Turk JE,Kraus MA,et al.Dose determinants in continuous renal replacement therapy.Artif Organs,

2003,27:815-820.

9. Palevsky PM.Intensity of continuous renal replacement therapy in acute kidney injury.Semin Dial,2009,22: 151-154.

10. Vijayan A,Palevsky PM.Dosing of renal replacement therapy in acute kidney injury.Am J Kidney Dis,2012, 59:569-576.

11. Prowle JR,Schneider A,Bellomo R.Clinical review:Optimal dose of continuous renal replacement therapy in a- cute kidney injury.Crit Care,2011,15:207.

12. Claure-Del Granado R,Macedo E,Chertow GM,et al.Effluent volume in continuous renal replacement therapy overestimates the delivered dose of dialysis.Clin J Am Soc Nephrol,2011,6:467-475.

13. Schiffl H,Lang SM,Fischer R.Daily hemodialysis and the outcome of acute renal failure.N Engl J Med,2002, 346:305-310.

14. Schiffl H.Disease severity adversely affects delivery of dialysis in acute renal failure.Nephron Clin Pract,2007, 107:c163-169.

15. Network VNARFT,Palevsky PM,Zhang JH,et al.Intensity of renal support in critically ill patients with acute kidney injury.N Engl J Med,2008,359:7-20.

16. Gotch FA,Sargent JA.A mechanistic analysis of the National Cooperative Dialysis Study (NCDS).Kidney Int, 1985,28:526-534.

17. Eknoyan G,Beck GJ,Cheung AK,et al.Effect of dialysis dose and membrane flux in maintenance hemodialysis. N Engl J Med,2002,347:2010-2019.

18. Ronco C,Bellomo R,Homel P,et al.Effects of different doses in continuous veno-venous haemofiltration on out- comes of acute renal failure:a prospective randomised trial.Lancet,2000,356:26-30.

19. Investigators RRTS,Bellomo R,Cass A,et al.Intensity of continuous renal-replacement therapy in critically ill patients.N Engl J Med,2009,361:1627-1638.

20. Zhang Z,Xu X,Zhu H.Intensive-vs less-intensive-dose continuous renal replacement therapy for the intensive care unit-related acute kidney injury:a meta-analysis and systematic review.J Crit Care,2010,25:595-600.

21. Bouman CS,Oudemans-Van Straaten HM,Tijssen JG,et al.Effects of early high-volume continuous venovenous hemofiltration on survival and recovery of renal function in intensive care patients with acute renal failure:a pro- spective,randomized trial.Crit Care Med,2002,30:2205-2211.

22. Kellum JA,Ronco C.Dialysis:Results of RENAL--what is the optimal CRRT target dose? Nat Rev Nephrol, 2010,6:191-192.

23. Kellum JA,Mehta RL,Angus DC,et al.The first international consensus conference on continuous renal replace- ment therapy.Kidney Int,2002,62:1855-1863.

24. Honore PM,Jacobs R,Boer W,et al.New insights regarding rationale,therapeutic target and dose of hemofiltra- tion and hybrid therapies in septic acute kidney injury.Blood Purif,2012,33:44-51.

25. Boussekey N,Chiche A,Faure K,et al.A pilot randomized study comparing high and low volume hemofiltration on vasopressor use in septic shock.Intensive Care Med,2008,34:1646-1653.

26. Zhang P,Yang Y,Lv R,et al.Effect of the intensity of continuous renal replacement therapy in patients with sepsis and acute kidney injury:a single-center randomized clinical trial.Nephrol Dial Transplant,2012,27: 967-973.

27. Joannes-Boyau O,Honore PM,Perez P,et al.High-volume versus standard-volume haemofiltration for septic shock patients with acute kidney injury (IVOIRE study):a multicentre randomized controlled trial.Intensive Care Med,2013,39:1535-1546.

28. Clark E,Molnar AO,Joannes-Boyau O,et al.High-volume hemofiltration for septic acute kidney injury:a sys-

tematic review and meta-analysis.Crit Care,2014,18:R7.

29. Lehner GF, Wiedermann CJ, Joannidis M. High-volume hemofiltration in critically ill patients: a systematic review and meta-analysis.Minerva Anestesiol,2014,80:595-609.

30. Bagshaw SM, Chakravarthi MR, Ricci Z, et al.Precision continuous renal replacement therapy and solute control. Blood Purif,2016,42:238-247.

第十八章

急性肾损伤：开始与停止肾脏替代治疗的时机

一、概述

急性肾损伤(acute kidney injury,AKI)发展到一定程度的重症患者通常需要肾脏替代治疗(RRT),以清除溶质、纠正严重的水、电解质与酸碱平衡紊乱。目前,单纯性 AKI 患者开始 RRT 的时机相对明确,而 ICU 患者往往存在多脏器功能损伤,与仅仅满足 RRT 传统的适应证不同,重症患者 RRT 时机的选择需要根据疾病种类、发生发展过程及病情严重程度等相关因素进行综合分析,充分考虑 RRT 的利与弊后再决定是否开始 RRT。此外,停止 RRT 的时机也存在较大的争议。如果开始与停止 RRT 的时机不当,将严重影响 AKI 患者的病程或预后。

二、RRT 开始时机

(一) 根据 AKI 传统指标确定 RRT 的开始时机

RRT 是治疗 AKI 的重要手段,AKI 患者开始 RRT 的传统适应证包括:①对利尿剂无反应的血管内容量超负荷;②保守治疗无效的高钾血症;③顽固性代谢性酸中毒;④可经透析清除的药物或毒素中毒;⑤尿毒症症状明显的脑病或心包炎;⑥尿毒症性出血素质;⑦缺乏特异表现的进展性氮质血症。

一项在 23 个国家 54 个 ICU 实施的前瞻性、多中心观察性研究共纳入了 1238 例 AKI 重症患者,研究目的是评价严重 AKI 患者 RRT 时机与临床预后之间的关系。按照开始 RRT 时的中位数血清尿素氮(BUN)和肌酐(Scr)将 RRT 时机区分为"早期"和"晚期",结果如下:在 BUN≤24.2mmol/L 或 BUN>24.2mmol/L 开始 RRT,其病死率分别是 63.4% 和 61.4%($P=0.16$);在 Scr≤309μmol/L 或 Scr>309μmol/L 时开始 RRT,其病死率分别是 71.4% 和 53.4%($P<0.001$)。如果按照患者开始 RRT 时的入 ICU 时间被分为"早期"(<2 天)、"延迟"(2~5 天)和"晚期"(>5 天),其病死率分别是 59.0%,62.3% 和 72.8%($P=0.001$)。该研究结果提示:晚期 RRT 与 RRT 时间延长、住院时间延长以及高透析依赖有关。多个研究比较了"早期"和"晚期"RRT 对 AKI 重症患者预后的影响,定义"早期"和"晚期"RRT 通常以开始 RRT 时的血清 BUN、Cr、K^+ 或尿量为标准。尽管多数研究结果支持早期 RRT 改善了 AKI 重症患者的预后,但高质量的前瞻性 RCT 研究非常少,研究结果归因于尿毒症性代谢控制、容量管理抑或原发疾病的处理或其他因素尚不清楚。

既往关于 AKI 患者开始 RRT 时机的研究通常以血清 BUN 和/或 Cr 以及尿量为阈值

(cut-off)定义RRT时机的"早期"与"晚期"，这些研究均存在一定的缺陷：①BUN的产生在不同患者之间是不恒定的，如高代谢型AKI患者单位时间内的BUN上升较快；②同一患者BUN的产生随时间发生波动，如在病程的不同阶段BUN上升的速度有所不同；在循环不稳定期需要大量扩容，导致血液稀释，此时血清BUN可能不会明显上升；③危重患者BUN的分布容积变化较大，BUN可以自由通过细胞内外，具有较大的分布容积，当细胞内外的BUN分布水平基本接近时，血清BUN才开始显著增高；④以Scr的某个阈值定义AKI的严重程度和RRT时机存在诸多缺点：AKI患者的血肌酐水平很少处于稳定水平，这是因为肌酐存在着肾小管反流现象，肾小管分泌肌酐的能力随着肾功能的变化而变化；血肌酐水平还与它的产生及体内的分布容积有关；肌肉创伤、发热、制动和高龄均影响肌酐的代谢；⑤尿量的变化受很多干扰因素的影响，比如患者是否使用了多巴胺或各种利尿剂以及利尿剂的剂量均可能影响AKI患者单位时间内的尿量。因此，先前的研究以血清BUN、Cr或尿量的某个阈值水平来定义AKI的RRT时机可能会导致研究结果出现较大的偏差。另外值得注意的是，几乎所有关于RRT时机的研究均没有评价AKI患者开始RRT时的容量负荷状态，而多个研究表明：在容量超负荷时接受RRT显著增加了AKI的病死率。

既往的研究还存在一些缺陷：纳入研究的患者器官损伤的程度较轻，不管治疗策略如何其结果均可能较好。所有的观察性研究均建立在接受过RRT的AKI患者上，而事实上大多数没有接受过RRT的AKI患者肾功能可自行恢复；先前的前瞻性、随机对照研究可能导致一部分不需要RRT的患者被随机纳入到研究中，导致RRT过程中与血管通路相关的并发症增加，且有可能延缓患者肾脏功能的恢复。

尽管顽固性高钾血症、利尿剂无效的液体超负荷等危急情况需要进行RRT，但非急诊需要RRT的患者何时开始RRT，临床工作中存在着巨大的差异性。这一问题受到了国内外学者的充分关注，但至今仍未有统一结论。一些学者认为早期开始行RRT可降低病死率，但"早期"的具体时机标准、"早期"与"晚期"的时机界定以及单一指标确定RRT时机是否具代表意义等问题仍存在较大分歧。

（二）根据AKI分级标准确定RRT的开始时机

AKI诊断与分级标准因多次修订而略有差异，2002年急性透析质量倡议（ADQI）第二次会议确定了RIFLE标准；2005年急性肾损伤网络（acute kidney injury network，AKIN）在RIFLE标准基础上对AKI诊断与分级标准进行了修订，但诊断标准的差异也给临床工作带来了困惑。因此，2012年改善全球肾脏病预后组织（KDIGO）在RIFLE和AKIN标准上制订了新的AKI诊断与分级标准-KDIGO标准。由于AKI是患者死亡的独立危险因素，且AKI的病死率随AKI严重程度级别的增高而增加，因此，AKI诊断和分级标准的建立可能为临床实施RRT时机的研究提供了契机。事实上，建立统一的AKI诊断和分级标准的目的之一是为了明确肾脏的损伤程度，在恰当时机进行RRT，从而可能改善患者的预后。

我们在对106例接受过连续肾脏替代治疗（CRRT）的AKI重症患者实施的一项回顾性队列研究中发现，RIFLE分级可以预测AKI重症患者的90天生存率；在RIFLE-F（肾损伤程度相当于KDIGO 3级）前阶段实施CRRT是AKI重症患者开始CRRT的最佳时机。也有前瞻性队列研究采用RIFLE分级标准区分"早期（RIFLE 2级开始RRT）"与"晚期（RIFLE 3级开始RRT）"，但RRT时机对AKI重症患者的预后没有影响。Leite等采用AKIN标准来定义患者开始RRT"早期"与"晚期"，与以往研究不同，该研究不是以AKI损伤的严重程度区分

"早期"与"晚期",而是以 AKI 损伤程度是否达到 AKIN3 级并且持续时间超过 24 小时为标准定义"早期"与"晚期",结果发现,"早期"RRT 组的病死率显著低于"晚期"RRT 组,需要机械通气、RRT 和住 ICU 的时间也显著低于"晚期"RRT 组。按照 AKI 分级标准定义"早期"和"晚期"RRT,有一些研究则得到了相反的结果。

从目前的研究证据来看,单纯采用 AKI 分级标准定义 RRT 的"早期"与"晚期"缺乏临床应用价值。在临床实践过程中,既要认识到"晚期 RRT"对患者带来的危害,又要避免过早 RRT 带来不必要的并发症和经济负担。AKI 重症患者开始 RRT 的绝对、相对适应证和禁忌证见表 18-1,早期 RRT 的利与弊见表 18-2。

表 18-1　肾脏替代治疗的绝对、相对适应证与相对禁忌证

绝对适应证 (无 RRT 禁忌证)	顽固性高钾血症(K^+>6.5mmol/L),迅速升高或与心肌毒性有关
	顽固性代谢性酸中毒(pH<7.2),尽管 $PaCO_2$ 正常或降低
	对利尿剂无反应的液体超负荷导致的肺水肿
	尿毒症性症状或并发症(出血、心包炎、脑病等)
	可经 RRT 清除的药物或毒物中毒
相对适应证 (无危及生命的 AKI 并发症)	有限的生理储备以耐受 AKI 的后果
	过度的液体聚集导致肾脏之外的器官功能恶化(呼吸功能受损等)
	溶质负担(肿瘤溶解综合征、横纹肌溶解、血管内溶血等)
	需要大量补液(营养支持、药疗或输血等)
	基础疾病的严重程度
	可被 RRT 清除的药物或毒物同时蓄积
相对禁忌证	对预后无用
	接受姑息性治疗的患者

表 18-2　早期肾脏替代治疗的利与弊

益处	缺点
使应激和受损的肾脏减负或休息	留置透析导管相关并发症(出血、气胸、血流感染等)
避免和/或更早地控制尿毒症性并发症	抗凝相关并发症
避免和/或更早地控制电解质/代谢紊乱	医源性血流动力学不稳定,加重 AKI,影响肾脏修复
避免和/或更早地控制酸碱失衡	微量营养素丢失
避免和/或更早地控制液体蓄积或超负荷	有用的药物经 RRT 清除后降至治疗浓度以下(抗生素等)
避免不必要的利尿剂暴露	经保守治疗后肾脏功能可自行恢复
免疫调节和清除炎症介质	增加工作负担,浪费医疗资源

目前最新两项对 RRT 时机问题的 RCT 研究也有了不同结果。2016 年发表于 *JAMA* 杂志的 ELAIN 研究根据 KDIGO 分级标准入选单中心 231 名重症患者,均为 AKI 2 级且血清中

性粒细胞明胶酶相关脂质运载蛋白（neutrophil gelatinase-associated lipocalin，NGAL）>150ng/ml，早期 RRT 组在患者诊断为 KDIGO 2 级的 8 小时内开始 RRT，延迟 RRT 组在患者发展为 AKI 3 级 12 小时内开始 RRT。结果发现，AKI 重症患者早期启动 RRT 可降低 90 天病死率，改善其他临床终点，如机械通气时间、总住院时间等。同年 Gaudry 等在《新英格兰医学杂志》发布了 AKIKI（Artificial Kidney Initiation in Kidney Injury）试验结果，该研究共纳入 31 个中心 620 名 AKI 重症患者，均为 KDIGO 分级 3 级，早期 RRT 组在随机分组后即行 RRT，延迟 RRT 组至少满足如下 1 条标准后开始 RRT：①严重高钾血症；②严重代谢性酸中毒；③肺水肿；④BUN>112mg/dl 或随机分组后少尿>72 小时。结果发现两组患者的 60 天病死率无显著差异，延迟 RRT 组中 49% 的患者无须 RRT。AKIKI 研究结果提示，相当一部分 AKI 重症患者根本无须 RRT，其肾脏功能可自行恢复，且早期 RRT 不能改善 AKI 重症患者的预后。

最新的两项 RCT 研究得出的结论截然不同，可能原因如下：①患者的 AKI 分期不同：ELAIN 试验纳入患者的 AKI 诊断标准为 KDIGO 2 级，而 AKIKI 研究患者均为 KDIGO 分级 3 期；②患者的来源不同：ELAIN 试验多为心血管疾病患者，往往合并有高血压、心力衰竭、液体超负荷等情况，更可能受益于 RRT；而 AKIKI 研究纳入患者多来源于内科系统，部分患者应用了具有肾脏毒性的氨基糖苷类药物，造成肾脏功能不可逆性损伤的可能性较大；③RRT 开始时的生理指标不同：AKIKI 研究中患者开始 RRT 时的 Scr、BUN、尿量和酸中毒程度均较 ELAIN 试验对应组重；④AKIKI 研究中延迟 RRT 组开始 RRT 时间显著晚于 ELAIN 试验中的对应组，且开始 RRT 前 24 小时尿量亦少于 ELAIN 试验对应组；⑤两项试验关注的主要研究终点不同；⑥两项试验采取的治疗方案不同：AKIKI 研究不能提供 RRT 平均治疗时间和治疗剂量，这些指标可能影响患者预后。总之，两项研究均有可取之处，但 ELAIN 试验需要多中心 RCT 研究的进一步证实，AKIKI 研究则缺乏有一定价值的参考数据。

（三）RRT 开始时机的研究进展

近年来，也有学者将容量负荷、AKI 新型生物标记物及多普勒超声技术作为 AKI 患者开始 RRT 最佳时机研究的新方向。研究表明，随着 AKI 患者容量负荷的增加，在某一节点处，患者病死率将明显增加，而这一节点可以作为开始 RRT 的最佳时机。使用利尿剂调节液体平衡可以改善 AKI 患者的生存率，因而容量负荷作为一个可控因素也许可以应用于 RRT 开始时机的判断指标。新型生物标记物，如 KIM-1、NGAL、IL-18、Cys C、肝型脂肪酸结合蛋白（L-FABP）显示出与 AKI 良好的相关性，能够在肾损伤早期将其捕捉，从而及时开始 RRT。Kashani 等证实尿金属蛋白酶组织抑制因子（TIMP-2）、胰岛素样生长因子结合蛋白7（IGFBP-7）较其他生物标记物更能指导 AKI 的治疗。目前，新型生物标记物的潜在作用仍处于研究阶段，有望指导 RRT 开始最佳时机的选择。除此以外，多普勒超声技术，可通过监测肾脏阻力指数（RRI）评价肾脏功能，预测患者是否存在持续性肾损伤，再结合其他指标可以指导开展 RRT 最佳时机选择的相关研究。

针对 AKI 患者，临床通常以增加肾脏血流量的方式提高肾小球滤过率（GFR），但这种方法并没有改善患者的预后。我们知道，急性心肌梗死患者最重要的治疗就是处理原发病因，让心脏休息，少做功。类似于心肌梗死患者，让 AKI 患者休息的办法就是早期实施 RRT 以替代肾脏功能，使肾脏处于休息状态，等待肾功能的恢复。2012 年，Chawla 等提出了"允许性低滤过（permissive hypofiltration）"的概念，其核心在于避免过度增加 RBF 和 GFR，通过早期 RRT 替代肾脏功能，以减少肾脏过度做功，促进肾脏功能恢复，避免永久性损伤，从而降低病死率,改善预后。然而在肾损伤早期开始 RRT 的优势并未得到研究的证实。因此,"允许性低滤过"这一概念仍然停留在理论层面,缺乏相应研究数据的支持。

三、RRT 停止时机

研究表明,不恰当的停机(停止 RRT)可以导致再次上机甚至反复上机的情况发生,且更易诱发出血、感染等并发症出现。在 BEST Kidney 研究中,尿量或 Scr 是目前停止 RRT 的常见指标,其他指标包括血流动力学稳定、代谢或电解质状态逐渐恢复至正常水平等。BEST Kidney 研究发现,尿量大于 500ml/d 可作为停止 RRT 的最佳预测指标,而 Fröhlich 等及 Uchino 等的研究也支持将尿量作为停止 RRT 的预测指标之一,且其预测作用不受利尿剂的影响。也有学者提出,尿量和 Scr 水平恢复至正常可作为判定停止 RRT 的标准。与 RRT 开始时机类似,AKI 新型生物标记物作为判断肾脏功能的敏感性及特异性指标亦受到广泛关注,因其相对分子质量大,RRT 时不易被清除,可以较为准确地反映 RRT 过程中的肾功能水平。针对 RRT 停止时机问题,目前仍缺乏统一的判定标准。

2016 年第 17 届 ADQI 国际会议就 CRRT 的开始与停止时机提出了一些共识建议。围绕"紧急情况下 CRRT 开始时机(包括 AKI 适应证和非适应证)"问题,共识建议:①当代谢和液体管理需求超过肾脏功能时,需要考虑紧急行 RRT;②对肾脏功能的需求由非肾性并发症、疾病的严重程度、溶质和液体负荷决定;③肾脏功能由多种不同的方法来评估,肾脏功能变化和受损后肾脏功能可维持时间可以用肾脏损伤标志物预测;④肾脏功能"需求"与"能力"的失衡是动态变化的,应当定期进行评估;⑤对于需要多器官功能支持的患者,RRT 开始与停止时机应当结合其他治疗综合考虑;⑥一旦启动 RRT,需要立即实施,通常时限在 3 小时内。

关于 RRT 停止时机的共识推荐如下:①如果肾脏功能已经恢复到足以使"需求"与"能力"平衡达到预期水平或者达到总体治疗目标时,可以考虑撤离 RRT;②为持续了解肾脏功能恢复情况,建议在 RRT 期间监测尿量和肌酐;③对需要多器官功能支持治疗的患者,撤离 RRT 需结合其他治疗综合考虑。共识明确提出,针对 RRT 开始与停止时机问题,应综合考虑机体需求与肾脏功能因素,平衡两者的关系,针对不同患者实施个体化治疗。

四、小结

关于 AKI 患者开始 RRT 时机的研究很多,由于不同研究中研究人群疾病的严重程度、AKI 的严重程度以及"早期"或"晚期"开始 RRT 的判断指标存在着较大的差异,临床很难制订统一的 RRT 开始标准。RRT 开始与停止时机的确定不单依赖于肾脏损伤程度、生化指标或生物标记物等单一因素的变化,除肾脏疾病引起的肾功能损害外,还应考虑原发疾病或并发症等因素。脓毒症、急性呼吸窘迫综合征、多器官功能障碍综合征及内环境紊乱等因素都将制约 RRT 开始与停止时机的选择。临床应从多维度综合分析,及时判断、把握 RRT 开始与停止的最佳时机,从而有可能降低 AKI 重症患者的病死率,改善生存质量与预后。KDIGO 指南推荐,当患者出现威胁生命的水、电解质与酸碱平衡紊乱时,应急诊开始 RRT;如无急诊 RRT 指征,应视临床状况而定,考虑的因素包括:有无通过 RRT 能缓解的临床状况存在以及实验室检查结果的变化趋势,而不是根据单一的 BUN 和 Scr 值决定 RRT 的开始时机。当肾功能恢复到一定程度,并且能够满足患者的需要或者 RRT 不再符合治疗目标时,应考虑停止 RRT。

(王洪亮 李文雄 于凯江)

参考文献

1. Bellomo R,Kellum C,Mehta R,et al.Acute renal failure -definition,outcome measures,animal models,fluid therapy and information technology needs:the Second International Consensus Conference of the Acute Dialysis Quality Initiative (ADQI) Group.Critical Care,2004,8:R204-R212.

2. Kellum JA,Bellomo R,Ronco C.Kidney attack.JAMA,2012,307:2265-2266.

3. Hoste EAJ,Clermont G,Kersten A,et al.RIFLE criteria for acute kidney injury are associated with hospital mortality in critically ill patients:a cohort analysis.Critical Care,2006,10:R73.

4. Bagshaw SM,Uchino S,Bellomo R,et al.Timing of renal replacement therapy and clinical outcomes in critically ill patients with severe acute kidney injury.J Crit Care,2009,24:129-140.

5. Liu KD,Himmelfarb J,Paganini E,et al.Timing of initiation of dialysis in critically ill patients with acute kidney injury.Clin J Am Soc Nephrol 2006;1:915-919.

6. Hoste EA,Damen J,Vanholder RC,et al.Assessment of renal function in recently admitted critically ill patients with normal serum creatinine.Nephrol Dial Transplant,2005,20:747-753.

7. Elahi MM,Lim MY,Joseph RN,et al.Early hemofiltration improves survival in post-cardiotomy patients with acute renal failure.J Card Surg,2004,19:17-20.

8. Kidney Disease Improving Global Outcomes (KDIGO).KDIGO clinical practice guideline for acute kidney injury.Kidney Int,2012,2:1-138.

9. Hyung Jung Oh,Dong Ho Shin,Mi Jung Lee,et al.Early initiation of continuous renal replacement therapy improves patient survival in severe progressive septic acute kidney injury.J Critical Care,2012,27:743.e9-743.e18.

10. LI Wen-xiong,CHEN Hui-de,WANG Xiao-wen,et al.The predictive value of RIFLE classification on prognosis of critically ill patients with acute kidney injury treated with continuous renal replacement therapy.Chin Med J,2009,122:1020-1025.

11. Macedo E,Mehta RL.Timing of dialysis initiation in acute kidney injury and acute-on-chronic renal failure.Semin Dial,2013,26:675-681.

12. Zarbock A,Kellum JA,Schmidt C,et al.Effect of early vs delayed initiation of renal replacement therapy on mortality in critically ill patients with acute kidney injury-The ELAIN randomized clinical trial.JAMA,2016,315:2190-2199.

13. Gaudry S,Hajage D,Schortgen F,et al.Initiation strategies for renal-replacement therapy in the intensive care unit,N Engl J Med,2016,375:122-133.

14. Kashani K,Khafaji A,Ardiles T,et al.Discovery and validation of cell cycle arrest biomarkers in human acute kidney injury[J].Crit Care,2013,17:R25.

15. Grams ME,Estrella MM,Coresh J,et al.Fluid balance,diuretic use,and mortality in acute kidney injury.Clin J Am Soc Nephrol,2011,6:966-973.

16. Hewitt SM,Dear J,Star RA.Discovery of protein biomarkers for renal diseases.J Am Soc Nephrol,2004,15:1677-1689.

17. Ninet S,Schnell D,Dewitte A,et al.Doppler-based renal resistive index for prediction of renal dysfunction reversibility:a systematic review and meta-analysis.J Critical Care,2015,30:629-635.

18. Chawla LS,Kellum JA,Ronco C.Permissive hypofiltration.Crit Care,2012,16:317.

19. Uchino S, Bellomo R, Morimatsu H, et al. Discontinuation of continuous renal replacement therapy: a post hoc analysis of a prospective multicenter observational study. Crit Care Med, 2009, 37: 2576-2582.

20. Uchino S, Bellomo R, Morimatsu H, et al. Continuous renal replacement therapy: a worldwide practice survey. The beginning and ending supportive therapy for the kidney (B.E.S.T.kidney) investigators. Intensive Care Med, 2007, 33: 1563-1570.

21. Srisawat N1, Lawsin L, Uchino S, et al. Cost of acute renal replacement therapy in the intensive care unit: results from The Beginning and Ending Supportive Therapy for the Kidney (BEST Kidney) study. Crit Care, 2010, 14: R46.

22. Fröhlich S, Donnelly A, Solymos O, et al. Use of 2-hour creatinine clearance to guide cessation of continuous renal replacement therapy. J Crit Care, 2012, 27: 744.e1-e5.

23. Cruz DN, Ricci Z, Bagshaw SM, et al. Renal replacement therapy in adult critically ill patients: when to begin and when to stop. Contrib Nephrol, 2010, 165: 263-273.

24. Ostermann M, Joannidis M, Pani A, et al. Patient selection and timing of continuous renal replacement therapy. Blood Purif, 2016, 42: 224-237.

第十九章

连续肾脏替代治疗的处方

一、概述

连续肾脏替代治疗(continuous renal replacement therapy,CRRT)是 ICU 重症患者常用的治疗手段,ICU 医生能否正确完成 CRRT 的处方直接影响重症患者的救治。2016 年急性透析质量倡议(ADQI)共识提出精准 CRRT(precision CRRT)理念后,如何能做到"精准"地处方 CRRT 是值得临床进一步探讨的问题。本章将对急性肾损伤(AKI)患者 CRRT 处方过程中应该注意的若干问题进行讨论,并通过临床实例来阐明如何正确完成 CRRT 处方。

二、处方 CRRT 应该考虑的若干问题

(一)患者的选择

在开具肾脏替代治疗(RRT)处方之前,需要对治疗人群中的高危患者进行风险评估,迅速准确地做出临床诊断,选择出具有 RRT 适应证的患者。RRT 的适应证包括肾脏适应证和非肾脏适应证。非肾脏适应证包括充血性心力衰竭、重度急性胰腺炎、中毒等疾病。

(二)RRT 启动时机

2012 年 KDIGO 指南关于 AKI 患者实施 RRT 的适应证建议如下:当患者出现危及生命的容量超负荷以及电解质和酸碱平衡紊乱时,需立刻开始 RRT。对于无危及生命并发症的 AKI 患者,何时启动 RRT 仍有争议。关于 AKI 患者"早期"或"晚期"启动 RRT 的问题,2016 年分别在 *JAMA* 和 *NEJM* 上发表了 ELAIN 研究和 AKIKI 研究,ELAIN 研究认为"早期"RRT 可改善患者预后,而 AKIKI 研究得出了相反的结论。这两个研究的入选人群、干预时机、干预措施等均有所不同,由于"早晚"定义不同,AKIKI 研究的"早期"启动组甚至要晚于 ELAIN 研究的"晚期"启动组,而且 AKIKI 研究作为一项多中心随机对照研究,在 RRT 模式的选择上差异较大,也可能会干扰最终的结果。总之,"早期"RRT 或者"晚期"RRT 仍无一致性结论。

理论上,早期 RRT 有一些潜在的益处,包括清除过多的细胞外液、纠正电解质和酸碱平衡紊乱、早期清除肾脏功能下降所致的毒素蓄积、加速临床恢复。但早期 RRT 也可能带来一系列副作用,包括需要建立血管通路(出血、血肿、导管相关血流感染的风险增加)、可能清除了一些有益物质(抗生素、氨基酸、维生素、微量元素等),甚至是肾脏功能可能自行恢复的患者,尤其是肾前性 AKI 患者,接受了不必要的 RRT。

基于现有的证据,RRT 启动时机的选择应当是个体化的,不能只考虑肾脏功能或 AKI 处

于哪一阶段,而不考虑临床具体情况。2016 年 ADQI 共识中提出机体需求(demand)和肾脏能力(capacity)这样一个概念模型,机体需求包括了疾病的严重程度(基于炎症反应、血流动力学、大循环及微循环状态等进行评价)、溶质负荷(尿素氮、肌红蛋白、氨等)和液体负荷。肾脏能力则分为肾脏功能正常或肾脏功能减退。机体需求的增长导致需求和能力之间不平衡的出现,除非通过 RRT 促使肾脏功能满足机体需求,从而快速纠正这种不平衡的状态,否则将进一步带来其他器官功能障碍的风险。因此,ADQI 共识推荐当机体代谢和液体的需求超过肾脏能力时,应该考虑紧急 RRT。在临床实践中,患者机体需求高,即使处于较轻的 AKI 阶段,也需要考虑 RRT。与之相反,即使患者处于 AKI 3 级,但代谢和液体需求是低的或正在减少,可能并不需要 RRT。

(三) RRT 模式的选择

关于 RRT 模式的介绍和比较,请参考本书第十二章。选择 RRT 模式时,需要考虑患者的需求、治疗风险、设备技术条件。不同 RRT 模式有各自不同的优缺点,最好能满足患者个体化需求:①CRRT 的血流动力学、颅内压更稳定,但感染风险高,需要长时间制动;②间断血液透析(intermittent hemodialysis,IHD)液体清除速度以及包括钾、药物在内的小分子溶质清除速度快,代谢与酸碱平衡纠正速度快,但渗透压波动大、血流动力学紊乱风险较高;③延长间断肾脏替代治疗(prolonged intermittent RRT,PIRRT)利用常规的血透机,获得比传统 IHD 更长的治疗时间,或利用常规 CRRT 机,但与传统 CRRT 不同,每天或隔天进行 8~12 小时的高剂量治疗,其特点介于 CRRT 与 IHD 之间。

2016 年 ADQI 共识推荐,当患者对液体和代谢的波动耐受性差时,推荐 CRRT 模式。在可以耐受液体和代谢波动性,又需要优先考虑患者的恢复和活动时,可选择间断肾脏替代治疗(intermittent RRT,IRRT)或者 PIRRT。2012 年 KDIGO 指南推荐,患者存在如下两种特殊情况可优先选择 CRRT:颅内高压和/或急性颅脑损伤患者;血流动力学不稳定者。

(四) 透析器/滤器的选择

在确定治疗模式的同时还需要考虑使用何种透析器(dialyzer)或滤器(filter),有关透析器或滤器的内容参照本书第十四章。ICU 医生需要了解不同透析器或滤器膜的特性,如膜材料的特点、膜面积、膜的最大截留分子量等,根据患者的特点和治疗需求合理进行选择。

现代 CRRT 技术应当是一个整合多器官功能支持治疗(multiple organ support therapy,MOST)的平台,在 CRRT 过程中,根据患者病情需要可能还需要整合其他体外治疗模式,如高容量血液滤过(high volume hemofiltration,HVHF)在脓毒症治疗中已不再推荐,但并不排除个别特殊患者可以从中获益。临床可以将 RRT 联合应用人工肝、血浆置换来治疗合并肝衰竭的 AKI 患者;也可以将 CRRT 联合体外膜氧合(extracorporeal membrane oxygenation,EC-MO)来治疗伴有重度急性呼吸窘迫综合征的 AKI 患者。

(五) RRT 剂量的设置与调整

有关 RRT 剂量的相关概念、计算方法、影响因素、研究进展等详细内容参考本书第十七章。CRRT 剂量是指单位时间内血液溶质的清除量,即 24 小时流出液(又称废液)的总量,单位常用 ml/(kg·h)表示。CRRT 剂量包括目标剂量(target dose)、目标机器剂量(target machine dose)、当前剂量(current dose)、平均剂量(average dose)、计划剂量(projected dose)、当前有效交付剂量(current effective delivered dose)、平均有效交付剂量(average effective delivered dose)。

1. 目标剂量 针对特定患者根据临床需要制订的剂量,也代表着处方医生需要给到患者的、溶质实际清除需求的剂量。

2. 目标机器剂量 处方医生需要通过机器设定来达到所需溶质清除率的剂量。目标机器剂量可以在治疗过程中随时调整,以减少目标剂量和平均有效交付剂量之间的落差。

3. 当前剂量 以机器当前设置的流出液流率(或废液流率)代表当前的溶质清除率状态。当处于机器报警、滤器凝血或患者需离开 ICU 接受诊断性治疗、外科操作、外出检查时的下机时间(downtime)时,当前剂量就为 0。当前剂量计算公式为:

$$K_{Cr} = \frac{(Q_R^{PRE} + Q_D + Q_{UF}^{NET} + Q_R^{POST})}{B.W.} \cdot \frac{Q_B}{Q_B + Q_R^{PRE}}$$

其中,K_{Cr}:当前剂量,单位为 ml/(kg·h);Q_R^{PRE}:前置换液流率(ml/h);Q_R^{POST}:后置换液流率(ml/h);Q_D:透析液流率(ml/h);Q_{UF}^{NET}:净超滤量(ml/h);Q_B 为血流率(ml/h);B.W.:理想体重(kg)。

4. 平均剂量 在总的 CRRT 时间内,根据各当前剂量计算出的平均剂量。总治疗时间包括有效时间和下机时间,有效时间是废液泵工作时间的总和。平均剂量通常大于平均有效交付剂量。

5. 预期剂量 在治疗终点时理论上可以达到的加权平均清除剂量。如果目标机器剂量在治疗中保持恒定,则预期剂量等于平均剂量。如果调整目标机器剂量,预期剂量则取决于调整时间点前的平均剂量和新的调整剂量。预期剂量总是高于平均有效交付剂量。

6. 当前有效交付剂量 不同于当前剂量是从机器治疗参数获得的,当前有效交付剂量是通过测量滤器前后血中溶质浓度,计算每时刻溶质的有效清除剂量得到的,其计算公式为:

$$K_{Cd} = \left(Q_B \cdot \frac{C_{Bi} - C_{Bo}}{C_{Bi}} + Q_{UF} \cdot \frac{C_{Bo}}{C_{Bi}}\right) \cdot \frac{1}{B.W.}$$

其中,K_{Cd}:当前有效交付剂量,单位为 ml/(kg·h);Q_B:血流率(ml/h);Q_{UF}:超滤率(ml/h);C_{Bi}:滤器前全血溶质浓度;C_{Bo}:滤器后全血溶质浓度;B.W.:理想体重(kg)。

当前有效交付剂量主要取决于 CRRT 模式、治疗参数的设定和其他有效清除率的技术和临床状态。主要的影响参数为机器显示值与实际血流率和废液流率之间的差异、不合适的血管通路、错误的预冲程序、有效膜面积的损失和膜通透性的损失、较高的血细胞比容和过高的滤过分数(FF)等。

7. 平均有效交付剂量 患者实际获得的清除剂量,是以在治疗终点各当前有效交付剂量的加权平均清除剂量,而非当前剂量。在主要利用弥散原理进行的 CRRT(CVVHD 或 CVVHDF)中,可以发现目标剂量和平均有效清除剂量之间差异最大。只有在理想状态下,以上 7 种剂量才趋于一致。

AKI 患者行 CRRT 时,默认流出液(或废液)流率设置为 20~25ml/(kg·h)。通常应预设更高的流出液流率。20~25ml/(kg·h)是临床追求的目标剂量,在预估 CRRT 过程中必然会有损失的情况下,通常将预设的目标机器剂量提高到 30ml/(kg·h)。在治疗过程中,测量并估算最终的平均有效交付剂量,评价其是否达到了目标剂量。如果达到了目标剂量,维持目标机器剂量不变,如未达到目标剂量或超过了目标剂量,则及时调整目标机器剂量。

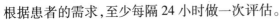
根据患者的需求,至少每隔 24 小时做一次评估。

(六) 体外循环管路的维持

维持管路稳定包括两方面内容:抗凝技术的选择以及滤过分数(FF)的设定。

1. 抗凝　关于 RRT 抗凝技术的原理、选择、应用、监测、并发症及其处理,请参考本书第十五章。KDGIO 指南推荐:对于无枸橼酸盐局部抗凝(regional citrate anticoagulation,RCA)禁忌证的患者,在 CRRT 期间建议使用 RCA,而不是肝素抗凝;对于有出血风险且未接受抗凝治疗的患者,在无 RCA 禁忌的前提下,在 RRT 期间建议使用 RCA,而非不抗凝。对于 RCA 在临床中的应用需要强调的是:①枸橼酸的碱性代谢产物对缓冲液有影响,需要调整其他含碱基液体的用量,避免酸碱平衡紊乱;②枸橼酸盐抗凝期间,需要经常检测滤器后和外周血离子钙以滴定滤器前枸橼酸盐和滤器后钙剂的输注速率;③密切监测酸碱平衡,警惕代谢性碱中毒和枸橼酸蓄积的风险。

2. 滤过分数　FF 是指单位时间内从流经滤器的血浆中清除的液体量占血浆流量的百分数。计算公式如下:

$$FF = Q_{UF}/Q_P$$
$$Q_P = Q_B \times 60 \times (1-HCT)$$

其中,Q_{UF}:单位时间内从流经滤器的血浆中被清除的液体量(ml/h);Q_P:单位时间内流经滤器的血浆量(ml/h);Q_B:单位时间内流经滤器的血流量(ml/min);HCT:血细胞比容(%)。

FF 代表血液流经滤器时被浓缩的程度。FF 增加意味着血液浓缩,易出现滤器内凝血,FF>25% 通常预示着滤器凝血风险增加并降低效能。限制 FF 的核心是限制滤器后或者滤器中血液的血细胞比容,防止由于血液过度黏稠而致凝血。

根据滤过分数不超过 25% 这一要求,在已测定患者 HCT 的前提下,可以根据 HCT 和目标 CRRT 剂量来设定体外循环血流率。

(七) 血浆成分的维持

1. 置换液和透析液的选择　关于置换液配方与调整的详细内容参照本书第十六章。在这里需要强调的是:①透析液和置换液应该基于血浆电解质、酸碱指标以及抗凝方法进行选择与调整。透析液和置换液的使用需根据临床状况个体化使用,定期再评估(如每隔 6~12 小时),以确保其使用是合适的;②置换液应该是无菌的,透析液理想状态也是无菌的,至少应该是超纯净的;③尽管 ADQI 共识出于精准 CRRT 和个体化治疗的理念,建议避免使用成品置换液或透析液,但目前国内大多采用商品透析液,一些成品置换液在国内 ICU 也得到了广泛应用,这就要求临床医生必须去了解这些成品置换液的成分、在临床使用中可能遇到的问题及其解决方法。例如,CRRT 采用 RCA 时,就要关注含钙置换液的输注部位和钙剂的补充问题;④特殊患者置换液的调整,例如,高钠或低钠患者会限定钠离子升高或降低的速率,如何调整置换液并保证患者安全稳定地提高或降低患者的血钠浓度是临床工作中需要关注的重点问题之一;⑤调整置换液配方时需要动态监测血气分析和电解质,避免矫枉过正。调整碱基时需要考虑对钠离子浓度的影响。

2. 置换液输入途径　输入途径包括前稀释(滤器前补充)和后稀释(滤器后补充)。前稀释的优点:①超滤率不受血流率限制;②增加了红细胞中尿素的清除;③经过滤器的 HCT

维持于很低水平,延长了滤器寿命;④尽管单位时间内溶质的清除率是降低的,但滤器寿命的延长增加了超滤时间和溶质的清除。前稀释的缺点:滤器中血浆溶质浓度降低导致溶质清除率降低。后稀释的优点:①溶质清除与超滤率直接相关;②可以获得更高效的溶质清除率。后稀释的缺点:①由于 FF 受限的问题,超滤率受到血流率的限制;②由于超滤率受血浆流率和 FF 限制,可能达不到理想的治疗剂量;③滤器寿命因为滤器中血液浓缩而降低。目前没有较强的循证医学证据支持任何一种稀释方式,应根据患者凝血系统、HCT 和治疗目标个体化选择置换液稀释方式。

(八)CRRT 的液体管理

CRRT 液体管理分为三个相互关联的部分:①应用液体维持 CRRT 管路的完整性和通畅性;②调整液体的组成以获得电解质和酸碱平衡的特殊治疗目标;③调节液体的出入量以维持机体处于恰当的容量状态。在此将重点介绍如何进行液体调节的相关问题。

要更好地理解 CRRT 的液体调节首先需要明确 CRRT 相关液体平衡、非 CRRT 相关液体平衡的概念。CRRT 相关液体平衡量涉及单位时间内的超滤量、置换液量(A 液+B 液)、抗凝相关药物的液体入量,或称其为 CRRT 净超滤量。患者液体平衡则包括了 CRRT 相关液体平衡量和非 CRRT 相关液体平衡量。

患者液体平衡量=CRRT 相关液体平衡量+非 CRRT 相关液体平衡量

或者我们将患者的出入量区分来看,单位时间内的 CRRT 相关液体出入量可表达如下:

CRRT 相关液体入量=置换液量+CRRT 抗凝相关药物的液体入量

CRRT 相关液体出量=超滤量

注意:置换液包括 A 液和 B 液(见第十六章)。

非 CRRT 相关液体量是指单位时间内与 CRRT 无关的液体出入量。非 CRRT 相关液体入量是指患者接受必要治疗、但与 CRRT 无关的液体入量,如血制品、CRRT 抗凝之外的其他药物、营养支持等,非 CRRT 相关液体出量包括尿量、引流量等显性丢失量。

患者液体调节的需求主要由以下因素决定:患者特征、临床目标、疾病类型、疾病严重程度和合并症。开始 CRRT 时,根据患者的血流动力学和容量状态指导液体管理策略(见第七章第一节)。动态调节 CRRT 参数以达到器官支持的目的(表 19-1)。

表 19-1 CRRT 的运行特征-液体清除与液体调节

特征	液体清除	液体调节
Q_{UF}	满足预期需要	可变,定期评价,取决于患者需要和治疗目的
液体管理	调节 Q_{UF}	调节置换液或超滤液流率
液体平衡	零平衡或负平衡	正平衡,零平衡或负平衡
容量清除	基于医生的估计	受患者特征和目的驱动
临床应用	容易,类似于 IHD	需要特定的工具和培训

CRRT 相关液体平衡有两种调节方法(表 19-2):①CRRT 过程中,置换液输注速率不变,调整超滤率;②超滤率不变,调整置换液输注速率。

表 19-2 CRRT：两种不同的液体调节方法

	调节超滤率（Q_{UF}）	调节置换液流率（Q_R）
液体平衡	通过调节 Q_{UF} 实现	通过调节 Q_R 实现
差异	出量可变，根据出入量变化调节出量以达到液体清除目标	出量固定以达到溶质清除目标，调节 Q_R 以达到液体平衡目标
优点	可以计算单位时间内的液体平衡量	恒定的溶质清除率，与液体平衡无关
缺点	溶质清除率波动，需要频繁调节机器界面以调整 Q_{UF}	需要每小时计算输注的置换液量，难以清晰地计算出入量，增加液体失衡风险

选择调整超滤率来调节 CRRT 相关液体平衡的步骤：①首先需要确定维持足够的溶质清除率，建议初始剂量设置为 20～25ml/（kg·h）；②评价患者液体平衡的需求，从而设置 CRRT 相关液体平衡的目标，即净超滤率；③确定置换液和/或透析液的组成，以满足维持电解质和酸碱平衡的需求；④最后确定达成治疗目标的时间和需要的监测指标。

管理 CRRT 患者液体清除的一个重要概念是血浆再灌注率（plasma refilling rate）。在机械性液体清除的过程中，液体主要来自于血管内，而液体从组织间隙回吸收的血浆再灌注率决定了血管内血容量的变化速率。如果单位时间内全身液体负平衡量（即单位时间内净超滤量加患者非 CRRT 液体平衡量）超过了血浆再灌注率，患者就可能出现容量减少和血流动力学不稳定。遗憾的是，临床没有可靠的方法去准确估算血浆再灌注率，通常从较低的净超滤率开始，滴定式地增加净超滤率，达到患者最大的耐受程度，在这一过程中，要对患者进行密切监测，维持患者的血流动力学稳定和器官灌注是至关重要的。从门诊病情稳定、接受透析的患者资料发现，为了减少心、脑并发症，液体清除的最大速率是 13ml/（kg·h）。

对于需要液体复苏的重症 AKI 患者，通常情况下，在液体复苏的降阶梯（de-escalation）阶段才开始应用 CRRT 进行液体清除（参考第七章第二节）。然而，为了达到临床治疗目标，在优化（optimization）和稳定（stabilization）阶段就应该考虑实施 CRRT，便于调控液体平衡、维持电解质和酸碱平衡。

（九）CRRT 处方动态监测与调整

CRRT 处方应当是一个动态的处方。医生出具处方之后，按照处方内容实施，以达到最终的结果。在这一过程中，需要动态地对最终结果的临床指标和质量控制指标进行再评价，以达到反馈、调整 CRRT 处方的目的。

CRRT 处方的调整内容包含了处方内容的各个方面，包括调整治疗剂量，保证溶质的清除；调整抗凝剂量，维持管路的稳定；调整置换液成分，维持电解质及酸碱平衡；通过调节 CRRT 机器设定的液体平衡来调节患者整体的液体平衡；甚至包括 RRT 模式的调整。

以 CRRT 剂量的监测调整为例，CRRT 过程中需要监测评价的质控指标包括：①监测废液尿素氮与血尿素氮比值，评价滤器的效能；②监测平均有效交付剂量和目标剂量的比值；③监测有效治疗时间；④监测当天目标溶质浓度与前一天目标溶质浓度的比值，评价目标溶质的变化情况；⑤监测滤器下降压（pressure drop，P_{DROP}）和跨膜压（transmembrane pressure，TMP）的变化，以评价体外循环管路的运行状况。P_{DROP} 又称压差降，等于滤器前压力与滤器静脉端压力之差，反映滤器空心纤维的阻塞状况。根据这些指标是否达标而决定是否需要调整治疗剂量(见第十七章)。

抗凝相关监测的内容包括肝素全身或局部抗凝时外周血和滤器前的APTT,RCA时外周血和滤器后的离子钙水平,置换液成分相关监测包括血清钾、钠等离子浓度以及血浆pH值和HCO_3^-浓度。调节液体平衡时,需要监测患者血流动力学参数(至少需要监测血压的变化)和组织灌注指标(如血乳酸等)。

在开具CRRT处方的同时,也需要设计好间隔多长时间监测上述指标,通常每隔4~6小时评价一次,并做好记录。

(十)转换模式与撤离RRT

1. 转换模式 与考虑初始CRRT应使用何种模式相同,评价RRT模式转换所带来的风险与获益时,也需要考虑相同的原则,包括血流动力学、颅内压、渗透压状况、液体与小分子溶质清除的速率、感染的风险以及是否方便活动等。ADQI共识推荐,当"需求-能力"失衡或治疗首要目的已经改变,且备选模式更具优势时,才考虑转换RRT模式。转换模式可能是因为血流动力学状态恶化,而从IHD更改为CRRT;也可能是在血流动力学逐渐稳定的前提下,出于方便活动、促进康复、降低抗凝需求、减少费用的原因,从CRRT更改为PIRRT或IHD。

2. 撤离RRT 在开始应用RRT之后,就需要考虑何时撤离RRT。如果肾脏功能已经充分恢复,可以达到机体对代谢、液体的需求,之前存在的"需求-能力"失衡得以纠正时,可以考虑撤离RRT。

关于何时停止RRT的问题,当前主要考虑的是恒定RRT剂量下Scr的下降程度或尿量的增加。ADQI共识推荐,为了确定肾脏功能的持续恢复,推荐RRT期间监测尿量和Scr,但共识中并未说明尿量和Scr达到什么样的水平就可以考虑撤离RRT。有文献报道,每天400ml的自主尿量与80.9%的RRT成功撤离相关;另有文献报道,尿量超过8.5ml/(kg·d)是ICU患者脱离IRRT的最好指标。CRRT结束后应用利尿剂虽然不能改善肾功能或缩短肾损伤周期,但CRRT中止后24小时内利尿剂导致的多尿,可以预测住院期间肾脏功能的最终恢复。文献报道,对于接受利尿剂治疗的患者,每天2330ml尿量对RRT成功脱离的阳性预测值为87.9%。

三、病例分析:CRRT的处方步骤

患者女性,39岁,孕40周,体重60kg,主因"剖宫产术后出血、无尿12小时"入院。

现病史和既往史:患者剖宫产术后仍持续出血,血压下降至77/44mmHg,给予扩容、升压、输血、纠正凝血功能紊乱等治疗后仍无好转,10小时前行二次手术开腹止血,腹腔有游离血4000ml,术中共输液20 350ml,其中红细胞3200ml,血浆1000ml,尿量10ml,术后转入SICU。否认慢性病病史,有妊娠期糖尿病,孕1产1。入院前基线血肌酐:67μmol/L。

体格检查和实验室检查:镇静状态,呼吸机辅助呼吸;RR:16次/分;HR:120次/分;BP:125/67mmHg(去甲基肾上腺素:10μg/min),球结膜水肿;双肺可闻及湿啰音。Hb:120g/L,HCT:30%,Plt:$15×10^9$/L;Scr:219.7μmol/L,BUN:22mmol/L,血钾4.3mmol/L;凝血酶原活动度:55.2%;活化部分凝血酶时间:99.9秒;pH:7.37,PaO_2/FiO_2(PEEP=10cmH$_2$O):143mmHg,$PaCO_2$:35mmHg,HCO_3^-:23mmol/L,Lac:3.6mmol/L。胸片提示肺水肿(图19-1)。心脏超声提示:左室室壁运动普遍减低。

目前诊断：低血容量性休克；急性肾损伤（KIDGO 3 级）；肺水肿，急性呼吸衰竭；凝血功能障碍。

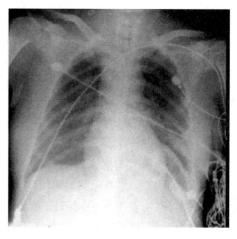

图 19-1　胸片显示弥漫性肺水肿

问题：该患者是否需要立即实施 CRRT？如果需要，如何处方 CRRT？

首先回答第一个问题：患者产后出血、低血容量性休克导致 AKI 3 级，给予充分液体复苏后，肾脏功能无恢复，排除了肾前性 AKI，患者具有 RRT 适应证。给予利尿剂（呋塞米 80mg，静注）后未见尿量增加，患者虽然目前无酸碱平衡紊乱和电解质异常，但已经出现了液体超负荷所致的肺水肿，即已出现危及生命的 AKI 并发症，需要立即启动 RRT。

然后分步处方 CRRT：

第 1 步：确定 CRRT 剂量

患者无严重高氮质血症，不需要较高的 CRRT 剂量，初始目标剂量设定为指南推荐的治疗剂量 25ml/(kg·h)，考虑到患者下机时间及其他损失因素，设置目标机器剂量为 30ml/(kg·h)，相当于 1800ml/h。

第 2 步：选择 RRT 模式

患者尚需使用去甲基肾上腺素以维持血压，对于血流动力学不稳定的患者，优先选择 CRRT 模式。CRRT 对血流动力学影响小，可持续稳定脱水，有利于促进肾功能恢复。我们选择了 CVVH 模式，选用高通量生物合成膜滤器（AV1000s），膜最大截留分子量为 30 000 道尔顿。

第 3 步：根据目标机器剂量、HCT(0.3)和 FF 计算血流率

假设血流率为 X(ml/min)：

$$血浆流率(ml/h) = X×60×(1-0.3)$$

已知目标机器超滤率为 1800ml/h，并使 FF≤0.25~0.3，那么：

$$1800÷[X×60×(1-0.3)]≤0.25$$

计算得到：X≥171.4(ml/min)

即血流率至少设置为 171ml/min，才能保证在后稀释情况下 FF≤0.25。现将血流率设置为 180ml/min。

第 4 步：选择抗凝方式，确定初始抗凝剂量

患者外科术后，低凝状态伴低血小板，是出血高危风险人群，同时无 RCA 禁忌证，因此，优先选择 RCA。根据血流率计算 4% 枸橼酸钠的初始输注速率（使滤器血液枸橼酸根浓度达到 3~5mmol/L）。

现设置体外管路（泵前）4% 枸橼酸钠的初始输注速率为 240ml/h，使滤器血液枸橼酸根浓度达到 3.0mmol/L（见第十五章第三节）。

第 5 步：确定置换液成分和输入途径

患者血钾 4.3mmol/L，选择轻度低钾配方。我们选择了成品血液滤过基础置换液（A

液:4000ml/袋,成都青山利康药业有限公司,含有 Na^+:113mmol/L,Cl^-:118mmol/L,K^+:0mmol/L,Ca^{2+}:1.7mmol/L,Mg^{2+}:0.797mmol/L),置换液中加入 15%氯化钾 8ml。因为成品置换液含钙,置换液(A 液)输入途径选择后稀释输注,由于置换液含钙且流出液流率不高(1800ml/h),故将滤器后 10%葡萄糖酸钙的初始输注速率设置为 5ml/h(见第十五章第三节)。由于设置的 FF≤0.25,4%枸橼酸钠通常可以完全替代 B 液而无须额外补充 5% $NaHCO_3$,故设置 5% $NaHCO_3$(B 液)的输注速率为 0ml/h(见第十六章)。

第 6 步:设置 CRRT 机器净超滤率

以 CVVHDF 为例进行说明:

$$Q_{EFF}=Q_{UF}+Q_D=Q_{UF}^{NET}+Q_R+Q_D$$
$$Q_{UF}^{NET}=Q_{UF}-Q_R$$

其中,Q_{EFF}:流出液流率(effluent flow rate,ml/h),又称废液流率;Q_{UF}:超滤率(ultrafiltration flow rate,ml/h);Q_D:透析液流率(dialysate flowrate,ml/h);Q_{UF}^{NET}:净超滤率(ml/h);Q_R:置换液流率(replacement flow rate,ml/h)。净超滤率为超滤率与置换液流率之差。

然而在实际操作过程中,还要考虑与 CRRT 相关的其他液体入量,例如,采用 RCA 抗凝时枸橼酸盐和钙剂在单位时间内的输注量。

CRRT 相关液体入量=置换液量(A 液+B 液)+CRRT 抗凝相关药物的液体入量

CRRT 相关液体出量=超滤量

实际 CRRT 净超滤量=CRRT 相关液体出量-CRRT 相关液体入量

注意:置换液包括 A 液和 B 液。

更应该注意的是,某些机器(如费森 multiFiltrate 机型)显示的置换液流率实际上只是置换液中 A 液的输注速率,因此还应考虑 5% $NaHCO_3$(B 液)、枸橼酸盐和钙剂(实施 RCA 时)的输注速率,这些都是与 CRRT 相关的液体入量。

假定某患者接受了 CVVH,采用枸橼酸盐局部抗凝,预设机器置换液(A 液)流率为 2000ml/h,Q_{UF}(CVVH 时,$Q_{UF}=Q_{EFF}$)为 2500ml/h,4%枸橼酸钠输注速率为 200ml/h,10%葡萄糖酸钙的输注速率为 20ml,5% $NaHCO_3$(B 液)的输注速率为 50ml/h,那么,机器上显示的 CRRT 净超滤率(Q_{UF}^{NET})=2500-2000=500(ml/h),而实际净超滤率=2500-2000-200-20-50=230ml/h。实际净超滤率才是真正的机器脱水速率。

因此,在设置机器净超滤率时,遵从如下计算公式:

机器净超滤率=B 液输注速率(ml/h)+枸橼酸盐输注速率(ml/h)+钙剂输注速率(ml/h)+实际净超滤率(ml/h)

例如,预计 24 小时内 CRRT 需清除的液体量为 4800ml,下机时间预计为 4 小时,那么,实际净超滤率=4800÷(24-4)=240ml/h,而机器净超滤率按照上述公式进行设置。

再回到该例患者:

该患者容量严重超负荷并导致肺水肿,在控制患者入量基础上,首先将机器实际净超滤率设置为 200ml/h。除了置换液(A 液)外,CRRT 相关的液体入量还包括:4%枸橼酸钠输注速率为 240ml/h,10%葡萄糖酸钙的输注速率为 5ml/h,5% $NaHCO_3$(B 液)的输注速率为 0ml/h。

那么,设置初始机器净超滤率=0+240+5+200=445(ml/h)

此时,机器的实际脱水速率为200ml/h。

第7步:计算置换液输注速率

置换液(A液)输注速率=超滤率-机器净超滤率=1800-445=1355(ml/h)

即置换液(A液)的输注速率为1355ml/h,置换液(B液,5% $NaHCO_3$)的输注速率为0ml/h。在RCA情况下,置换液配方和碱基输注速率的调整参考本书第十五章第三节和第十六章。

第8步:调整CRRT处方

在患者入ICU的第一个24小时,先针对患者全身情况处方非CRRT相关液体入量,如新鲜冰冻血浆、营养支持、抗生素、镇痛镇静药物等的液体入量,结果非CRRT相关液体入量约为3000ml;然后估算非CRRT相关液体出量,如尿量、腹腔引流量、伤口渗出量、胃肠减压量等显性丢失量,结果估算非CRRT相关液体出量约为500ml。

非CRRT相关液体出入量=非CRRT相关液体入量-非CRRT相关液体出量
=3000-500=2500(ml)

然后,估算CRRT相关液体出量,即24小时的机器实际净超滤量,由于患者处于液体超负荷状态,初步打算使患者在入ICU的第一个24小时内总的液体平衡处于比较大的负平衡状态(-3500ml),那么:

24小时机器实际净超滤量=2500+3500=6000(ml)

如果假定24小时内实际CRRT运行时间为20小时(下机时间为4小时),机器实际净超滤率=6000÷20=300(ml/h),也就是说,在CRRT运行期间,机器平均脱水速率为300ml/h。

当然,这只是处方医嘱(包括处方CRRT)的一种事先假设,实际工作中也难以准确计算每小时的非CRRT相关液体出入量,每小时机器实际净超滤量也不尽相同,患者每小时液体平衡量也就难以准确估算。因此,要根据患者血流动力学和组织灌注情况调整单位时间内机器实际净超滤量,以调节全身液体平衡,调整频率取决于临床场景。

在完成初始的CRRT处方之后,开始对患者实施CRRT,并动态地根据CRRT相关监测结果重新评估,调整处方(表19-3)。在开始CRRT后第1小时,机器实际净超滤率为200ml/h,血流动力学和组织灌注指标较为满意,于是在开始CRRT后第2小时,将机器实际净超滤率从200ml/h上调至400ml/h,以尽快脱水,改善肺水肿;在此过程中,患者血压呈缓慢下降趋势,动脉血乳酸较前有所升高,提示CRRT脱水速率可能过快。因此,在开始CRRT后第3小时,将机器实际净超滤率从400ml/h下调至300ml/h(表19-3)。在重症疾病的早期阶段,对患者的容量状态要进行动态评价,通过调整CRRT实际净超滤率调控全身液体平衡,调整频率缩短为1小时,甚至要根据患者的病情变化随时调整。与此同时,根据监测结果,调整抗凝相关药物(枸橼酸盐、钙剂、肝素/鱼精蛋白等)、碱基的输注速率,必要时调整置换液配方。应该注意的是,在CRRT调控液体平衡的过程中,置换液(A液)的输注速率通常不变,通过调整净超滤率(超滤率会相应变化)调控液体平衡,并使FF始终控制于25%~30%以下(表19-3)。在CRRT(枸橼酸盐局部抗凝)过程中,还应定时监测与调整血清电解质和酸碱平衡、滤器后离子钙、血浆总钙和离子钙、溶质清除状况和体外循环管路运行情况(表19-3)。

表 19-3　CRRT 运行记录单

时间	8am	9am	10am	······	······
模式(CVVH,CVVHDF,CVVHD)	CVVH	CVVH	CVVH		
滤器肝素预冲(是,否)	是	是	是		
置换液配方					
血液滤过基础置换液(A液,4000ml)	4000	4000	4000		
15%氯化钾(ml)	8	8	8		
血流率(ml/min)	180	180	180		
置换液流率(ml/h)	1355	1355	1355		
基础置换液(A液)输注速率(ml/h)	1355	1355	1355		
5% NaHCO$_3$(B液)输注速率(ml/h)	0	0	0		
透析液流率(ml/h)	0	0	0		
无抗凝					
肝素抗凝					
肝素(mg/h)					
鱼精蛋白(mg/h)					
枸橼酸盐局部抗凝					
4%枸橼酸钠输注速率(ml/h)	240	260	260		
10%葡萄糖酸钙输注速率(ml/h)	5	5	7		
机器实际净超滤率(ml/h)	200	400	300		
超滤率(ml/h)	1800	2020	1922		
流出液流率(ml/h)	1800	2020	1922		
机器净超滤率(ml/h)	455	665	567		
滤过分数(%)	<25	<30	<30		
监测指标					
滤器后离子钙(mmol/L)	0.40	0.35	0.33		
血浆离子钙(mmol/L)	1.12	1.08	1.10		
血浆总钙(mmol/L)	2.26	2.24	2.26		
肝素后-滤器前APTT(s)					
肝素前或外周血APTT(s)					
血pH值	7.37	7.34	7.35		
血HCO$_3^-$(mmol/L)	23	25	24		
血K$^+$(mmol/L)	4.3	4.1	4.0		
血Na$^+$(mmol/L)	137	139	140		

续表

时间	8am	9am	10am	……	……
血糖(mmol/L)	7.8	6.7	8.6		
动脉血乳酸(mmol/L)	3.6	3.3	3.5		
HCT(%)	30	30	32		
跨膜压(mmHg)	50	60	60		
滤器下降压(mmHg)	30	30	30		
平均动脉压(mmHg)	75	72	66		

第9步:转换模式与撤离RRT

患者在入 ICU 的第一个 24 小时,总的液体平衡实际为-3860ml;患者在入 ICU 的前 72 小时,总的液体平衡量为-6780ml。患者一般状况逐渐稳定,血流动力学稳定,停用了 升压药物,氧合状况也明显改善;入 ICU 第 7 天,患者脱机拔管,已正常进食,但仍处于无 尿状态,将患者 CRRT 模式由 CVVH 转换为 SLED(隔天 1 次,每次持续 8~12 小时)。入 ICU 第 12 天,患者进入多尿期,在暂停 RRT 的情况下就可以维持水、电解质和酸碱平衡稳 定。继续观察3~5天,患者 Scr 呈下降趋势,每日尿量在 1500ml 以上,遂停止 RRT,拔除双 腔透析导管。

必须注意的是,RRT 可以清除大量营养素、微量营养素和药物(抗生素等),RRT 运行过 程中营养支持的实施和药物剂量的调整参考本书第七章第四节和第九章。

四、小结

CRRT 处方涉及 CRRT 过程中的各个方面,包括溶质的清除、电解质与酸碱平衡的调节、 液体平衡的调节、管路的维持等。其中,溶质的清除和液体平衡的调节最为重要,这就需要 对 CRRT 相关指标和全身血流动力学、组织灌注等指标进行密切监测。精准溶质管理和液 体管理是 CRRT 未来的重要发展方向。

(丁　琪　李文雄)

参 考 文 献

1. Bagshaw SM, Chakravarthi MR, Ricci Z, et al.Precision continuous renal replacement therapy and solute control. Blood Purif,2016,42:238-247.

2. Ostermann M, Joannidis M, Pani A, et al.Patient selection and timing of continuous renal replacement therapy. Blood Purif,2016,42:224-237.

3. Khwaja A.KDIGO clinical practice guidelines for acute kidney injury.Nephron Clin Pract,2012,120:c179-184.

4. Zarbock A, Kellum JA, Schmidt C, et al.Effect of early vs delayed initiation of renal replacement therapy on mortality in critically ill patients with acute kidney injury:The ELAIN randomized clinical trial.JAMA,2016,315: 2190-2199.

5. Gaudry S, Hajage D, Schortgen F, et al.Initiation strategies for renal-replacement therapy in the intensive care unit.N Engl J Med,2016,375:122-133.

6. Neri M, Villa G, Garzotto F, et al.Nomenclature for renal replacement therapy in acute kidney injury:basic princi-

ples.Crit Care,2016,20:318.

7. Lyndon WD,Wille KM,Tolwani AJ.Solute clearance in CRRT:prescribed dose versus actual delivered dose. Nephrol Dial Transplant,2012,27:952-956.

8. Cerda J,Baldwin I,Honore PM,et al.Role of technology for the management of AKI in critically ill patients:from adoptive technology to precision continuous renal replacement therapy.Blood Purif,2016,42:248-265.

9. Flythe JE,Kimmel SE,Brunelli SM.Rapid fluid removal during dialysis is associated with cardiovascular morbidity and mortality.Kidney Int,2011,79:250-257.

10. Murugan R,Hoste E,Mehta RL,et al.Precision Fluid Management in Continuous Renal Replacement Therapy. Blood Purif,2016,42:266-278.

11. Claure-Del Granado R,Mehta RL.Fluid overload in the ICU:evaluation and management.BMC Nephrol,2016, 17:109.

12. Uchino S,Bellomo R,Morimatsu H,et al.Discontinuation of continuous renal replacement therapy:a post hoc analysis of a prospective multicenter observational study.Crit Care Med,2009,37:2576-2582.

13. van der Voort PH,Boerma EC,Pickkers P.The furosemide stress test to predict renal function after continuous renal replacement therapy.Crit Care,2014,18:429.

第二十章

体外膜氧合与肾脏替代治疗技术的联合应用

一、概述

体外膜氧合(extracorporeal membrane oxygenation,ECMO)是一种体外生命支持手段,通过体外设备全部或部分代替心肺功能,使心脏、肺脏得以充分休息,为治愈心脏、肺脏病变与功能恢复争取时间。ECMO 有两种常用模式:V-V ECMO(venous-venous ECMO)和 V-A ECMO(venous-arterial ECMO)。其中,V-V ECMO 主要提供呼吸支持,V-A ECMO 既可提供呼吸支持也可提供心脏支持。ECMO 主要用于病情危重但仍有逆转可能的患者,或者是等待器官移植的患者。

急性肾损伤(acute kidney injury,AKI)往往是多器官功能障碍综合征(multiple organ dysfunction syndrome,MODS)的一部分,而 ECMO 支持有可能会加重 AKI,此时,液体超负荷的风险加大。ECMO 支持过程中,AKI 是除出血外最常见的并发症,多在 ECMO 开始后的 24 ~ 48 小时开始出现,以 V-A ECMO 模式多见。基于此,肾脏替代治疗(renal replacement therapy,RRT)经常用于维持患者的液体平衡和内环境稳定。事实上,高达 50% 的 ECMO 患者需要连续肾脏替代治疗(continuous renal replacement therapy,CRRT)。对于合并 AKI 的 ECMO 患者,其 RRT 的最佳时机、技术方法缺乏前瞻性或大规模研究。本章总结了 ECMO 患者 AKI 的流行病学资料和病理生理变化,讨论 RRT 的适应证及 RRT 和 ECMO 管路连接的技术方法,阐述 ECMO 联合 RRT 的应用与患者预后的关系。

二、ECMO 患者急性肾损伤的流行病学

ECMO 患者 AKI 的发生率较高,一项单中心研究显示,ECMO 支持过程中患者 AKI 的发生率很高,婴儿先天性膈疝、儿童心脏疾病、成人呼吸衰竭、成人心脏术后患者的 AKI 发生率分别为 71%、71%、78% 和 81%。

三、ECMO 患者急性肾损伤的病理生理学

AKI 是 MODS 的常见表现之一,并与其他脏器功能及受损害程度相关。ECMO 患者发生 AKI 的机制较为复杂,主要包括:呼吸循环障碍导致肾脏缺血缺氧;毒性代谢产物增加;肾毒性药物的应用;胃肠道出血后出现高氮质血症;脓毒症等。例如,呼吸性酸中毒诱导肾小球滤过率下降,有效肾血流量和尿量减少。理论上,缓解呼吸性酸中毒会改善肾功能。然而,对比 ECMO 支持开始时与治疗后的血肌酐水平,未接受 RRT 的 ECMO 患者的血肌酐水

平并没有降低。

ECMO 支持本身可诱发或加重 AKI。在 V-A ECMO 患者中,心输出量除了包括患者心脏本身搏动流量,还包括 ECMO 泵流量。尽管 ECMO 泵的血流量可能是非搏动性的,V-A ECMO 常会升高血压,增加包括肾脏在内的重要器官的血流量。而 V-V ECMO 几乎不影响心脏本身的心输出量,所以对肾灌注的影响小于 V-A ECMO。接受 ECMO 治疗后,多数患者氧合改善,氧耗降低,血流动力学改善。然而,ECMO 治疗开始后,升压药/正性肌力药物的调整可引起血流动力学的快速波动,肾血流量的改变可导致缺血-再灌注损伤相关性 AKI;全身或局部缺血-再灌注后,大量毒性代谢产物释放进入循环;患者血液/气体接触以及管路中较大的负压可导致血液破坏,溶血产生的游离血红蛋白堵塞肾小管;ECMO 体外循环管路在与血液接触过程中激活白细胞、血小板、补体系统、凝血系统、缓激肽系统,释放炎症介质(IL-1β,IL-6,TNF-α 等),引发全身炎症反应,导致毛细血管渗漏综合征的发生。水分子、小分子物质以及包括白蛋白在内的大分子物质通过毛细血管渗漏到细胞外间隙,引起组织水肿和血压降低,进而导致组织低灌注和氧利用障碍,诱发 MODS,其中呼吸衰竭和肾衰竭最为常见。

ECMO 过程中,为了预防和治疗 AKI,应尽可能减少血管活性药物的使用;控制血压;减轻血液破坏;控制容量,恰当应用利尿剂,碱化尿液;局部严重缺血患者应按照"挤压综合征"的处理原则实施肾脏保护措施;必要时采用 CRRT。

四、ECMO 患者肾脏替代治疗的适应证

ECMO 患者均处于至少 1 个脏器功能衰竭的状态,如果合并 AKI,应及早介入 RRT,防止继发性 MODS。Blijdorp 等认为,所有接受 ECMO 支持的患者均应行 CRRT。对于接受 ECMO 支持的危重症患者,同时行 RRT 的适应证包括 AKI、容量超负荷(fluid overload,FO)、电解质紊乱和酸中毒等。其中,FO 占 43%、AKI 占 35%、预防 FO 占 16%、电解质紊乱占 4%、酸中毒和其他原因占 2%。预防和治疗 FO 以及 AKI 的治疗在 RRT 适应证中占有重要地位。此结果受 ECMO 适应证的影响,以心脏辅助为主的 V-A ECMO 患者,发生 AKI 的比例较高,而以呼吸辅助为主的 V-V ECMO 患者,FO 所占比例较高。

五、ECMO 联合肾脏替代治疗时管路的连接

ECMO 联合 RRT 的方式包括腹膜透析、间断血液透析(IHD)和 CRRT。为了减少血流动力学不稳定的发生风险,ECMO 联合 RRT 的早期阶段均采用 CRRT。持续腹膜透析对电解质紊乱和溶质清除的作用小,并且有反超滤、置管后不能及时应用或伤口出血等危险,临床很少采用。而 CRRT 可以快速达到液体平衡,并具有较好的溶质清除率,是最常使用的 RRT 方式。目前 ECMO 与 CRRT 管路连接共有三种方式:①将滤器直接串联到 ECMO 体外循环管路中,用静脉输液泵控制超滤液或/和置换液流率;②将 CRRT 设备连接到 ECMO 体外循环管路中;③在 ECMO 体外循环管路外建立独立的血管通道实施 CRRT。

(一)滤器与 ECMO 体外循环管路串联

将滤器串联到 ECMO 体外循环管路中(图 20-1)。将滤器入口端置于滚轴泵(为滤器提供前向血流)与氧合器之间(运用氧合器的防气阀作用);血液通过滤器后返回到泵前 ECMO 体外循环管路,或直接返回到 ECMO 贮液器。这种串联技术中最常应用的 RRT 方式是缓慢连续超

滤(slow continuous ultrafiltration,SCUF)。还可通过将置换液直接或通过 ECMO 体外循环管路输送给患者,提供连续对流清除作用,类似于连续静脉-静脉血液滤过(CVVH)模式;也可通过静脉输液泵控制滤器膜外腔的透析液(流动方向与血流方向相反)和废液流率,达到弥散清除效果,类似于连续静脉-静脉血液透析(continuous veno-venous hemodialysis,CVVHD)模式。由于静脉输液泵控制超滤液的最大流率约为 1L/h,使得滤器的滤过效果低于常规 CVVH。

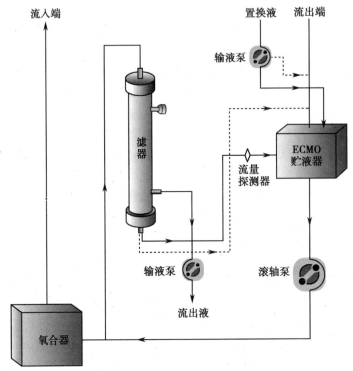

图 20-1　滤器与 ECMO 体外循环管路串联

将滤器连接到滚轴泵之后、氧合器之前的 ECMO 体外循环管路中,经滤器流出的血液返回到泵前 ECMO 体外循环管路或者直接流入 ECMO 贮液器,置换液直接流入到 ECMO 贮液器或者流入到贮液器之前的 ECMO 体外循环管路

在这种串联技术中,因为存在血液滤过管路,ECMO 泵处测得的血流量和输送到患者体内的血流量之间存在差异。测量滤器血流量的方法有以下两种:①通过 ECMO 泵处测得血流量减去输送到患者体内的血流量计算,而输送到患者体内的血流量可通过动脉回流端的超声流量探测仪测量;②通过在滤器回流端管路上连接流量探测仪直接测量。滤器的血流量也可通过静脉输液泵进行调控,但此种连接方式易致血流紊乱,存在溶血和血栓形成的风险。并且 RRT 循环管路中没有跨膜压检测器,不能早期发现血凝块或滤器破裂。以上不利因素限制了这种连接方式的应用。

在滤器的流出端连接静脉输液泵调控超滤液流率。目前有多种方法可以确定滤器的液体清除量,最精确的方法是根据重量或体积的检测装置测量超滤液的实际流率。另外一种方法是假定滤器清除液体的速率和进入静脉输液泵的速率相同。这种推断方法欠准确,因为这些输注装置(经常称之为泵)不是真正的泵而是流量调节器。输注装置提供容量输送的准确性为 ±2%~10%。当通过中心静脉导管输液时,患者的中心静脉压升高,容量调控的不准确性更高。有关 ECMO 循环管路上应用静脉输液装置调节超滤率的资料显示,其错误率高达 12.5%。Sucosky 等通过 ECMO 实验证实推断的超滤率和实际超滤率的差异高达 34ml/h(>800ml/d)。因此,需要寻找新的方法来控制液体平衡。当使用串联的滤器时,必须准确的测量或密切的检测置换液流率和超滤液流率。

(二) CRRT 设备与 ECMO 体外循环管路的连接

将 CRRT 设备连接到 ECMO 体外循环管路中的方式相对安全和精确。这种方式可以精确地控制 CRRT 管路中的血流量,并可检测跨膜压和精确地调控液体平衡。这种方式越来越流行,特别是在进行 CVVH、CVVHD 和连续静脉-静脉血液透析滤过(continuous veno-venous hemodiafiltration,CVVHDF)时。

通常 CRRT 连接到 ECMO 体外循环管路上的位置与 ECMO 泵的类型有关,连接点在滚轴泵之前或在离心泵之后。当使用 ECMO 滚轴泵时,CRRT 入口端连接到滚轴泵之前的ECMO体外循环管路中,CRRT 出口端连接到 CRRT 入口端之前的 ECMO 循环管路中(图 20-2)。当使用 ECMO 离心泵时,CRRT 入口端应连接到离心泵之后的 ECMO 循环管路中,如果连接在离心泵之前,则存在空气进入的风险。

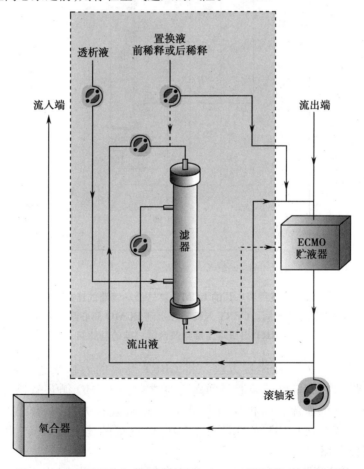

图 20-2　CRRT 设备与使用滚轴泵的 ECMO 体外循环管路的连接

将 CRRT 管路的入口端连接到 ECMO 滚轴泵之前的静脉端,CRRT 管路的出口端连接到 ECMO 贮液器之前的体外循环管路或者直接连接到 ECMO 贮液器当使用 ECMO 离心泵时,CRRT 管路可以与 ECMO 平行放置(CRRT 血流方向和 ECMO 体外循环血流方向相同)或与 ECMO 循环管路方向相反放置(CRRT 血流方向和 ECMO 体外循环血流方向相反)。Santiago 等描述了将 CRRT 设备连接到 ECMO 循环管路的方法(图 20-3):CRRT 的入口端通过三通接头连接到离心泵之后 ECMO 循环管路中,三通接头也可用于注射肝素,出口端通过三通接头连接到氧合器前的 ECMO 循环管路,此时,CRRT 的血流方向和 ECMO 的血流方向相同。

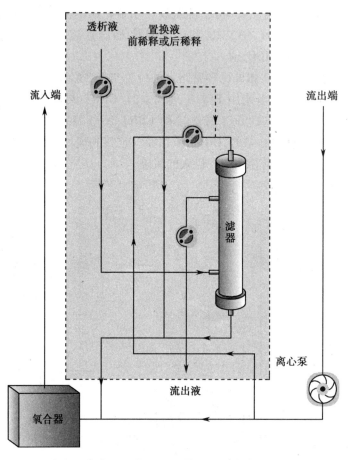

图 20-3　CRRT 设备与使用离心泵的 ECMO 体外循环管路的连接,CRRT 血流方向和ECMO 血流方向相同。CRRT 入口端连接到 ECMO 离心泵之后的静脉端,CRRT 出口端连接到氧合器之前的静脉端

Ricci 等描述了另外一种连接方法。将 CRRT 设备的入口端连接到离心泵之后的 ECMO 循环管路,然后,将出口端返回到离心泵之前的 ECMO 循环管路,此时,CRRT 的血流方向和 ECMO 的血流方向相反(图 20-4)。这种连接方法可降低血流的阻力和离心泵后的湍流。考虑到 CRRT 血流量占 ECMO 血流量的比例≤10%,由 CRRT 引起的血液再循环可以忽略。

ECMO 体外循环管路肝素化对整个循环管路存在抗凝效果,因此,CRRT 设备不需要常规抗凝。出血是 ECMO 治疗时最常见的并发症之一,当活化凝血时间非常低或肝素临时中断时,需要考虑对 CRRT 循环管路进行局部枸橼酸盐抗凝。ECMO 循环管路常规连接温箱,

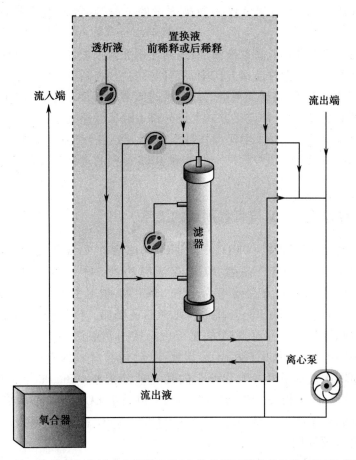

图 20-4 CRRT 设备与使用离心泵的 ECMO 体外循环管路的连接,CRRT 血流方向
和 ECMO 血流方向相反。CRRT 管路的入口端连接到离心泵之后的 ECMO 循环
管路的高压部分,出口端连接到离心泵之前 ECMO 循环管路的静脉端

而 CRRT 设备不需常规应用加热装置,但有时也可能会用到。许多研究显示了这种连接方式的安全性和合理性。但是,这种连接方式也存在技术问题,且技术问题较多与 CRRT 设备入口和出口管路压力报警设置有关。

　　CRRT 固有的压力报警系统存在局限性。压力报警系统默认是负压报警。但当 CRRT 设备连接到 ECMO 管路中时,CRRT 管路入口端的压力通常≥0,此压力在 CRRT 设备默认的压力范围之外,因此当 ECMO 联合 RRT 时,需要重新设置压力报警。一部分 CRRT 设备(Gambro Prismaflex 和 Braun Diapact)可以调节压力报警。而其他机器(NxStage System One,Fresenius 2008K 和老型号 Gambro Prisma)不可以调节压力报警。如果 CRRT 设备不能重新设置默认的压力,则可用循环管路外的流量节流器来保持压力在压力报警范围内。但这种夹子增加溶血和血栓形成的风险,因此不推荐使用这种夹子。

　　(三)CRRT 设备独立于 ECMO 体外循环管路之外

　　CRRT 设备不依赖于 ECMO 循环管路,这种方式需要建立额外的血管通路。对于开始 ECMO 之前已行 CRRT 的患者,这种连接方式最常见。这种连接方式的优势是对整个系统或 ECMO 的血流动力学无影响,并且超滤率是由 CRRT 机器调控。但如果在 ECMO 支持过程中需要进行 CRRT 时,此时患者已接受高剂量的抗凝剂,置入血管导管可导致多种并发症。

三种连接方式都应使用成品置换液,而限制使用无置换液或透析液的超滤方式可以降低电解质紊乱的发生。前两种连接方式中,从肾脏替代设备返回的血液都应进入氧合器之前的 ECMO 体外循环管路,这样任何空气或凝块进入氧合器而不是直接进入患者体内。与后两种连接方式相比较,第一种连接方式允许外部 CRRT 管路更小的启动容积。第三种连接方式与不进行 ECMO 支持的 CRRT 操作过程基本一致。后两种方式增加了循环管路的复杂性并增加了医疗费用。密切注意每个细节和 RRT 过程的进展是提供最佳护理和达到最佳结局的关键。

六、ECMO 联合 RRT 与患者预后的关系

研究发现,绝大部分接受 ECMO 联合 RRT 的患者在 ECMO 支持开始前或开始 48 小时内需要 RRT,所有 ECMO 患者 90 天存活率约为 31%。而出现 RRT 适应证时,ECMO 联合 RRT 患者的 90 天存活率为 17%,非 RRT 患者的 90 天存活率为 53%。因此,接受 ECMO 支持又需行 RRT 患者的病死率显著增加。任何额外的器官衰竭都会使危重症患者的预后变差,并且对 RRT 的需求也反映了肾脏灌注不足或反映了因疾病进程本身或 ECMO 相关的副作用(溶血,多次灌注等)导致肾脏的直接损伤。WU 等发现,需要 RRT 是 ECMO 患者脱机失败和死亡的独立危险因素。Bagshaw 等发现,较晚的进行 RRT 与较高的病死率相关。进行 RRT 越晚(相对于 ECMO 支持开始的时间),持续时间越长,患者病死率越高。事实上,需要 RRT 的 ECMO 患者,其疾病严重程度评分增加,而 AKI 常是主要原因。

对于血流动力学不稳定的 MODS 患者,ECMO 通过 ECMO 泵(V-A ECMO 模式)增加了心输出量,可以促进血流动力学稳定,或通过改善心肌氧合增加心脏本身的心输出量。目前,美国食品和药品监督管理局没有批准任何 RRT 设备连接到 ECMO 循环管路的治疗方法,前述连接方式是超适应证的。许多 RRT 技术用于治疗 ECMO 伴有 AKI 和/或容量超负荷的患者。目前 RRT 与 ECMO 的连接方法均是基于专家的建议和个人经验,尚无关于此类技术的对比性研究,因此我们并不推荐实施 RRT 的具体方式。

七、小结

ECMO 患者具有较高的 AKI 发生率和 RRT 需要率,这与较差的临床结局相关。尚需要干预性实验来研究 ECMO 相关 AKI 的病理生理变化。前瞻性评估不同的 RRT 连接方式有助于得出 ECMO 与 RRT 最佳连接方式的具体方案。寻找一种安全、准确、有效并且简单的 RRT 与 ECMO 连接方式,可为患者提供更好的治疗。

(徐　磊)

参 考 文 献

1. Kielstein JT,Tolk S,Hafer C,et al.Effect of acute kidney injury requiring extended dialysis on 28 day and 1 year

survival of patients undergoing interventional lung assist membrane ventilator treatment.BMC Nephrol,2011, 12:15.

2. Cavagnaro F,Kattan J,Godoy L,et al.Continuous renal replacement therapy in neonates and young infants during extracorporeal membrane oxygenation.Int J Artif Organs,2007,30:220-226.

3. Gadepalli SK,Selewski DT,Drongowski RA,et al. Acute kidney injury in congenital diaphragmatic hernia requiring extracorporeal life support:An insidious problem.J Pediatr Surg,2011,46:630-635.

4. Smith AH,Hardison DC,Worden CR,et al.Acute renal failure during extracorporeal support in the pediatric cardiac patient.ASAIO J,2009,55:412-416.

5. Lin CY,Chen YC,Tsai FC,et al.RIFLE classification is predictive of short-term prognosis in critically ill patients with acute renal failure supported by extracorporeal membrane oxygenation.Nephrol Dial Transplant,2006,21: 2867-2873.

6. Yan X,Jia S,Meng X,et al.Acute kidney injury in adult postcardiotomy patients with extracorporeal membrane oxygenation:Evaluation of the RIFLE classification and the Acute Kidney Injury Network criteria.Eur J Cardiothorac Surg,2010,37:334-338.

7. Askenazi DJ,Selewski DT,Paden ML,et al.Renal replacement therapy in critically ill patients receiving extracorporeal membrane oxygenation.Clin J Am Soc Nephrol,2012,7:1328-1336.

8. Kielstein JT,Heiden AM,Beutel G,et al.Renal function and survival in 200 patients undergoing ECMO therapy. Nephrol Dial Transplant,2013,28:86-90.

9. Yimin H,Wenkui Y,Jialiang S,et al.Effects of continuous renal replacement therapy on renal inflammatory cytokines during extracorporeal membrane oxygenation in a porcine model.J Cardiothorac Surg,2013,8:113.

10. Keckler SJ,Laituri CA,Ostlie DJ,et al.A review of venovenous and venoarterial extracorporeal membrane oxygenation in neonates and children.Eur J Pediatr Surg,2010,20:1-4.

11. Blijdorp K,Cransberg K,Wildschut ED,et al.Haemofiltration in newborns treated with extracorporeal membrane oxygenation:a case-comparison study.Crit Care,2009,13:R48.

12. Fleming GM,Askenazi DJ,Bridges BC,et al. A multicenter international survey of renal supportive therapy during ECMO:the Kidney Intervention During Extracorporeal Membrane Oxygenation (KIDMO) group.ASAIO J,2012,58:407-414.

13. Santiago MJ1,Sánchez A,López-Herce J.The use of continuous renal replacement therapy in series with extracorporeal membrane oxygenation,Kidney Int,2009,76:1289-1292.

14. Murphy RS,Wilcox SJ.The link between intravenous multiple pump flow errors and infusion system mechanical compliance.Anesth Analg,2010,110:1297-1302.

15. Sucosky P,Dasi LP,Paden ML,et al.Assessment of current continuous hemofiltration systems and development of a novel accurate fluid management system for use in extracorporeal membrane oxygenation.J Med Devices, 2008,2:035002.

16. Hoover NG,Heard M,Reid C,et al.Enhanced fluid management with continuous venovenous hemofiltration in pediatric respiratory failure patients receiving extracorporeal membrane oxygenation support. Intensive Care Med,2008,34:2241-2247.

17. Santiago MJ,Sa'nchez A,Lo'pez-Herce J,et al.The use of continuous renal replacement therapy in series with extracorporeal membrane oxygenation.Kidney Int,2009,76:1289-1292.

18. Ricci Z,Ronco C,Picardo S.CRRT in series with extracorporeal membrane oxygenation in pediatric patients. Kidney Int,2010,77:469-470.

19. Seczyńska B, Królikowski W, Nowak I, et al. Continuous renal replacement therapy during extracorporeal membrane oxygenation in patients treated in medical intensive care unit: technical considerations, Ther Apher Dial, 2014, doi: 10.1111/1744-9987.12188.

20. Ingyinn M, Rais-Bahrami K, Evangelista R, et al. Comparison of the effect of venovenous versus venoarterial extracorporeal membrane oxygenation on renal blood flow in newborn lambs. Perfusion, 2004, 19: 163-170.

第二十一章

连续肾脏替代治疗的非肾脏适应证

一、概述

连续肾脏替代治疗(continuous renal replacement therapy,CRRT)主要用于治疗严重肾衰竭患者。随着技术的不断发展,以及 CRRT 对炎症介质及其他内源性毒性溶质的清除作用,它也被应用于非肾脏疾病的治疗。

二、连续肾脏替代治疗的非肾脏适应证

(一) 全身炎症反应综合征和多器官功能障碍综合征

全身炎症反应综合征(systemic inflammatory response syndrome,SIRS)是因感染或非感染病因作用于机体而引起的、机体失控的自我持续放大和自我破坏的全身性炎症反应。SIRS是机体修复和生存而出现过度应激反应的一种临床过程。当机体受到外源性损伤或感染毒性物质的打击时,可促发初期炎症反应,同时机体产生的内源性免疫炎性因子而形成"瀑布效应"。多器官功能障碍综合征(MODS)是 SIRS 的发展结果。一般认为,多种炎症介质失控性分泌在 SIRS 的发生、发展、转归中起关键作用。当机体受到创伤、感染等刺激时,会产生多种细胞因子,继而引发一系列炎症介质介导的级联反应,造成机体自身细胞损伤,其中TNF-α、IL-1β、IL-6、IL-8 等多种细胞因子参与了 SIRS 的最初启动。因此,清除炎症介质是早期治疗 MODS 的关键。Ronco 于 2003 年提出炎症因子的"峰值浓度假说"。假说中提到,CRRT 的对流与吸附原理使其可以清除中分子炎症介质,降低血中炎症因子峰值浓度,缓解全身炎症反应。经研究证实,CRRT 可清除的炎症因子包括 TNF-α、IL-1β、IL-6、IL-8 等细胞因子,但大量研究同时发现,虽然超滤液中可测出上述细胞因子,但常规 CRRT 技术并不能降低血浆上述细胞因子水平。目前认为主要有以下四种方式用于降低血浆细胞因子水平。

1. 高吸附血液滤过　高吸附血液滤过(high-absorption hemofiltration,HAHF)通过增加滤膜(如 AN-69 ST 膜)对炎症因子的吸附能力可以更多地清除炎症因子。通常需要频繁更换滤器(如每隔 6 小时),以提高膜的吸附清除率。实验研究表明,与 CRRT 前相比,CRRT后 6 小时的细胞因子(TNF-α、IL-4、IL-6)水平均显著下降,且血流动力学更稳定。HAHF 为重症感染患者提供了一个新的选择。

2. 高容量血液滤过　相关研究表明,NF-κB 的过度活化以及炎症反应在多脏器功能损害中起着重要的作用。高容量血液滤过(high volume hemofiltration,HVHF)能够通过抑制

NF-κB 的过度活化,调节 IL-6、IL-10 炎性介质的转录和合成,从而发挥器官功能保护作用。

3. 联合治疗模式　偶联血浆滤过吸附(coupled plasma filtration adsorption,CPFA)技术是近年来出现的一种连续的、联合应用血浆灌流吸附与血液滤过的新技术。动物试验证实,CPFA 可以更好地清除炎症介质,改善存活率。

4. 高截留膜滤器的应用　炎症介质在血液滤过时可被滤过膜吸附后清除,也可以经滤过被直接清除。高截留(high cut-off,HCO)膜滤器的膜孔径比常用的高通量(high flux)膜滤器大,对中、大分子炎症因子的清除能力显著增加,故推荐应用 HCO 合成膜以增加对炎症介质的清除能力。

上述四种技术仅可一过性降低血浆炎症介质水平,效果难以长久维持,这可能是由于促炎/抗炎因子具有网络特性,单纯针对某一种细胞因子的治疗并不会有效,虽然常规 CRRT 技术不能有效地降低血浆细胞因子水平,但部分患者确能取得一定的疗效,推测可能的原因包括:①CRRT 的低温效果;②调整了循环中异常的细胞功能;③影响血浆心肌抑制因子、内皮素浓度,纠正了血流动力学紊乱;④调节纤溶酶原激活物抑制因子的血浆浓度而改善患者凝血功能,减轻弥散性血管内凝血的程度;⑤清除脓毒症后期免疫抑制因子;⑥CRRT 还可使患者的内环境更稳定,有利于营养支持的实施,提高溶质清除率等作用。Schetz 等认为,血液滤过对有害炎症介质的清除是其临床有益作用的根本原因。

CRRT 能够在较短时间内尽快纠正 MODS 患者的高氮质血症,同时还可通过吸附等多种方式清除多种炎症介质,为机体创造稳定的内环境,使血流动力学指标明显好转。目前还缺少强有力的证据说明清除炎症介质与提高 MODS 患者存活率之间存在直接的因果关系。尚待解决的几个问题以下:①MODS 患者炎症介质的代谢动力学:应用 CRRT 能有效清除炎症介质,并可恢复单核细胞抗原提呈功能,通过抑制 TNF 的释放减轻全身炎症反应和多脏器损害,在 MODS 的发病进程中对机体起保护作用,但炎症介质在 MODS 发生时的代谢状态还有待进一步明确,以利于建立 CRRT 的实施方案。②CRRT 的时机:MODS 患者接受 CRRT 的时机目前国内外无统一认识。有专家认为,决定何时开始 CRRT 应依据患者病情、器官功能损害情况,而不是依据生理指标是否达到尿毒症水平。早期或预防性应用 CRRT 能更好地控制水、电解质与酸碱平衡,稳定血流动力学。③不同滤过膜及滤器的影响:不同的滤膜及滤器对炎症介质的清除能力和作用有所不同,新型特异性薄膜滤器的研制正在进行中,我们期待相关产品的诞生,以使患者早期受益。

(二)重度急性胰腺炎

重度急性胰腺炎(severe acute pancreatitis,SAP)是一种病情凶险、并发症多、病死率高的急腹症。在发病早期,胰腺细胞的自身消化作用引起胰腺实质内炎性细胞的活化,释放大量炎症因子并导致 SIRS。严重 SIRS 可诱发 MODS,通常牵涉到呼吸、循环、肾脏、肝脏和凝血等器官系统。

许多研究表明,CVVH 可通过清除炎症因子而阻断或缓解 SIRS。HVHF 增加了血浆中水的交换量,清除炎症因子的效果更佳。HCO 膜滤器通过增加溶质的筛选系数而提高对 TNF-α、IL-1、IL-6、IL-8 等大分子物质的清除能力。另外,一些高通量滤器的滤膜,如聚甲基丙烯酸甲酯膜(polymethylmethacrylate,PMMA)及 AN69 ST 膜可通过正负电荷的相互作用使膜表面的亲水性基团选择性吸附某些炎症因子(IL-1、IL-6、TNF-α)。

经过最初的 1~2 周后,SAP 患者从免疫亢进过渡为免疫抑制阶段,胰腺与胰腺周围坏死组织继发感染的风险明显升高,严重者可出现感染性休克。HVHF 不仅可清除 SAP 病程早期过度释放的炎症因子,对病程晚期的免疫抑制状态也具有调节作用。研究表明,HVHF可降低 SAP 患者血浆 IL-10 水平,提高外周血 CD4$^+$、CD8$^+$ T 细胞和单核细胞计数,增加单核细胞 HLA-DR 的表达,改善免疫抑制状态,重建机体免疫稳态。

CRRT 有助于改善器官功能。国内学者发现 CVVH 有助于清除 SAP 患者肺间质中过多的水分,改善 SAP 患者的氧合指数和肺顺应性,在 SAP 早期行 CVVH 可降低急性呼吸窘迫综合征的发生率。同时通过脱水作用可清除腹膜后过多积聚的炎性渗出,降低 SAP 患者的腹内压,避免腹腔间隔室综合征的发生。另外,研究发现 CVVH 可减轻 SAP 患者内皮细胞功能障碍并改善 SAP 患者肠道屏障状态。近年来的研究发现,细胞因子 TNF-α、IL-6 等能使脑血管通透性增加,可能在胰性脑病的发生过程中扮演了重要角色。早期 CRRT 能清除体内过度释放的炎症因子并改善微循环状态,理论上可预防和治疗胰性脑病。

由于常规 CRRT 对中、大分子炎症因子的清除能力有限,杂合式血液净化(hybrid blood purification,HBP)技术应运而生。将血液/血浆灌流与血液滤过联合形成的杂合式血液净化技术,既增加了吸附柱对中、大分子炎症因子的吸附作用,又避免了吸附柱快速饱和的限制。一项试验使用 CPFA 技术治疗 SAP,发现 CPFA 清除血浆炎症因子(TNF-α、IL-1、IL-6)的能力优于 CVVH,且清除程度随着治疗时间的延长而增加。另外,血液灌流联合血液滤过能够有效降低高脂血症性急性胰腺炎急性期血浆甘油三酯和总胆固醇水平。

SAP 本质上是一种重症全身炎症反应性疾病,CRRT 可能通过降低血浆炎症因子水平、调节免疫状态发挥器官保护作用。然而,在不同的研究中 CRRT 治疗 SAP 的时机、剂量和持续时间存在较大的异质性,临床疗效并不确切,同时也缺乏多中心、随机对照研究的证据。因此,在没有肾脏适应证的情况下,CRRT 不宜作为 SAP 患者的常规治疗手段。由于 CRRT 常用的高通量滤器对中、大分子炎症因子的清除能力有限,采用高截留膜滤器行 HVHF 或者杂合式血液净化技术治疗 SAP 可能具有更好的发展前景。

(三)急性呼吸窘迫综合征

急性呼吸窘迫综合征(acute respiratory distress syndrome,ARDS)是一种由重度创伤、休克、感染等因素诱发的急性弥漫性肺损伤。特点是由于肺部炎症导致肺血管的通透性增加和含气肺组织的减少。这一临床综合征的明显特征是低氧血症和双肺的透光度减低,分流和生理死腔增大以及呼吸系统顺应性下降。目前对 ARDS 的治疗主要为控制原发疾病和机械通气支持。研究表明,肺内促炎反应和抗炎反应之间的平衡失调是 ARDS 发生、发展的关键环节。目前认为 CRRT 对 ARDS 可能具有一定的治疗作用。

1. 清除炎症介质并改善组织病理学　CRRT 对 ARDS 患者血浆中的炎症因子具有一定的清除作用。尽管某些炎症介质,如 IL-6、IL-8 和 TNF-α 等已被证实与疾病的发展过程有关,但至今仍不能证实任何一种炎症介质或细胞因子与 ARDS 的发病有特定对应关系。CRRT 作为一种能非特异性、广泛地清除各种中小分子量炎症介质的治疗方法,或许能取得良好的疗效。研究显示,在 ARDS 患者发病后的前 3 天,血清中 IL-6 水平明显高于正常对照组,接受 CRRT 后,患者血清 IL-6 水平显著降低。

2. 液体管理　CRRT 通过超滤作用清除体内多余的液体,进而减少血管外肺水,使肺内分流下降,改善了微循环和细胞的摄氧能力,增加了组织的氧利用。有研究报道,ARDS 患者在机械通气治疗的同时接受 CRRT,肺水肿减轻,肺泡灌洗液中的蛋白水平明显下降,机械通气时间缩短。Ronco 等对伴有 ARDS 的感染性休克患者进行的一项回顾性研究显示,早期接受血液滤过可以改善氧合和血流动力学状态,缩短 ICU 住院时间,提高 28 天存活率。

3. 内环境调节 ARDS 患者通过 CRRT 的低温效果降低氧耗、减少二氧化碳产生,可能使呼吸机支持条件下降,便于实施小潮气量通气以减少肺损伤,也有助于将二氧化碳控制在"允许"范围内,从而发挥对 ARDS 的治疗作用。另外,缓慢清除血尿素氮、肌酐、钾、磷等代谢产物,也有助于改善肺功能。

从目前研究结果来看,CRRT 对肺外型 ARDS 可能具有一定的治疗效果;对于肺内型 ARDS,CRRT 治疗前后氧合指数和呼吸力学指标并无明显改善。由于缺乏大样本前瞻性、随机对照研究,CRRT 不能作为治疗 ARDS 的常规手段。

(四) 肝功能衰竭

肝功能衰竭患者常伴有内环境紊乱和有毒物质的蓄积,影响或阻断肝细胞的生成与利用。血液净化治疗在一定程度上可以清除大量炎性因子及有毒产物,维持内环境的稳定,暂时性替代肝脏功能。对于肝功能衰竭患者,联合应用血液滤过与血浆置换是非生物型人工肝的主要治疗模式之一。CRRT 虽然无法逆转肝脏的病理变化,但能持续、缓慢地清除多种水溶性中小分子毒素,改变支链氨基酸与芳香族氨基酸的比值,增加脑脊液中 cAMP 含量,改善脑内能量代谢,降低颅内压,从而改善患者意识状态。关于肝功能衰竭的血液净化治疗问题请参考本书第二十四章。

(五) 充血性心力衰竭

顽固性充血性心力衰竭患者心输出量下降,心脏前负荷显著加重,可导致心肺功能障碍,肾灌注下降,从而使交感神经兴奋和肾素-血管紧张素-醛固酮系统激活,出现"利尿剂抵抗"现象,导致水钠潴留,进一步加重心脏的前、后负荷,恶化心脏功能,从而形成恶性循环。

只有阻断这些神经激素引起的血流动力学变化,才能改善顽固性心力衰竭带给心脏以及机体的负担,而肾脏替代治疗(RRT)能安全可靠地清除体内过多的水,迅速降低心脏前负荷,改善肝肾等重要脏器的灌注,同时使肾素-血管紧张素-醛固酮系统得到抑制,降低了心脏后负荷,有利于心功能恢复。在一项前瞻性多中心研究中发现,与使用利尿剂相比,使用 RRT 治疗失代偿性心力衰竭患者,48 小时后体重下降明显大于前者,且在肌酐水平,循环稳定性方面未见明显不良反应,RRT 组因心衰导致的 90 天内再入院率明显低于利尿剂治疗组。对于利尿剂、血管扩张剂以及 α-受体阻断剂等治疗药物难以奏效的液体超负荷患者,可选择连续静脉-静脉血液滤过(CVVH)、持续低效透析(SLED)或缓慢连续超滤(SCUF)等治疗模式。SCUF 可缓慢地清除体内过量潴留的水和钠,这是其发挥临床治疗效果的主要原因。更重要的是,SCUF 清除的主要是组织间液,可避免有效循环血量的下降。过量潴留水钠的清除可降低心脏前负荷,缩小心室内径,并可使 Starling 曲线左移,从而增加心脏射血分数和心输出量。另外,SCUF 可减弱缩血管物质的作用,可能发挥阻断心-肾恶性循环的作用。Canaud 等应用单纯超滤治疗慢性心力衰竭患者(心功能 Ⅳ 级)的研究显示,超滤增加水、钠排出,减轻体重,并可保持动脉压稳定,患者心功能可恢复至 Ⅱ 级或 Ⅲ 级。

严重充血性心力衰竭患者发生肾衰竭预示着病死率增加,CRRT 为这类患者提供了一个新的治疗途径,即使不依赖于透析,也可应用 RRT 降低容量超负荷。研究表明,对于慢性、难治性充血性心力衰竭患者,应优先选择腹膜透析。总之,CRRT 是治疗顽固性心力衰竭的一项重要手段。但 CRRT 是否可以改善充血性心力衰竭患者的预后、延长生存时间以及减少住院时间等仍有待于进一步研究。

（六）乳酸酸中毒

乳酸酸中毒是一种酸碱紊乱,因机体内乳酸生成与利用之间失去平衡,致乳酸在体内堆积所致。乳酸产生于人体的骨骼、肌肉、大脑等多个部位,是糖酵解的代谢产物,当机体处于无氧酵解或剧烈活动时,葡萄糖或者糖原在无氧状态下经过酶促反应生成 2 分子丙酮酸,丙酮酸在酶的作用下生成 2 分子乳酸以及 2 分子 ATP。当氧功能状态改善时,丙酮酸可以转化成为乙酰辅酶 A,进入三羧酸循环氧化供能。缺氧状态下,由于呼吸、循环等功能障碍,有氧供能无法顺利进行,导致糖酵解加强和乳酸生成过多,从而引起乳酸酸中毒。正常人体动脉血乳酸浓度为（1.0±0.5）mmol/L,静脉血<2mmol/L。当血乳酸>5mmol/L 并引起酸碱平衡紊乱以致 pH<7.35 时,即出现乳酸酸中毒,临床上主要表现为突然不适、呕吐、神志改变、过度通气、低血压和循环衰竭等。乳酸酸中毒是代谢性酸中毒最常见的原因之一。临床上由休克、缺氧所致的代谢性酸中毒其本质是乳酸酸中毒。

CRRT 可用于维持水、电解质和酸碱平衡,而且能够清除患者体内的炎症介质,使患者微循环得到改善,纠正机体缺血缺氧,减少体内乳酸形成。CRRT 治疗乳酸酸中毒的优点还包括可输注大量碳酸氢钠而不发生高钠血症、心衰等不良反应。应该注意,CRRT 通过弥散或对流仅可清除体内少量的乳酸分子。

（七）重度药物或毒物中毒

急性重度中毒可直接导致肝、肾功能障碍;大量补液和利尿排毒无效后,毒物对心肌细胞的损害和抑制使心功能急剧恶化,导致严重的水、电解质与酸碱失衡。此时,CRRT 可通过吸附、弥散和对流的方式从血液中清除毒物,降低血液中毒物浓度,维持及替代重要脏器的功能,特别是肾脏功能。

影响药物及毒物血液净化清除的因素包括相对分子质量、蛋白结合率、表观分布容积和脂溶性等。RRT 适用于清除亲水性、分布容积小、蛋白结合率低的毒物。相较于其他血液净化方式,CRRT 更适合应用于血流动力学不稳定、需要大剂量血管活性药维持血压的患者。CRRT 持续清除溶质,清除量大,可避免毒物浓度的反跳和病情反复。但下列情况不建议使用 CRRT:①作用迅速的毒物（如氰化物）;②毒物的代谢清除率超过血液净化清除率时;③有特效解毒剂的毒物;④未造成严重毒性的药物;⑤当毒物起效快或为致命性时,相较于间断血液透析（IHD）,CRRT 清除毒物缓慢,不利于及时缓解病情。

急性中毒患者实施 RRT 指征如下:①毒物血药浓度达到或超过致死量;②两种以上药物中毒;③未知种类、数量、成分及体内分布情况的药物或毒物中毒并出现严重临床症状;④虽经支持疗法但病情进行性恶化或出现意识障碍、呼吸抑制、低血压、低体温;⑤机体对毒物清除功能障碍,如肝肾衰竭;⑥血液净化清除率高于自身清除;⑦毒物对内环境有严重影响或有明显延迟效应,如甲醇、乙二醇、百草枯中毒早期。

应用 RRT 治疗的药物及毒物中毒种类较多,在水杨酸类、巴比妥类药物急性中毒时,可选用血液透析、CVVHDF、SLED 等 RRT 模式,尽管 CRRT 在清除速率上不及血液灌流,但更容易实施,且并发症少。此外 RRT 也可应用于甲醇、异丙醇等有机物中毒,毒蕈中毒、二甲双胍、普鲁卡因、甲氨蝶呤等药物中毒。有机磷农药是一种大分子脂溶性毒物,分布容积大,药物治疗有时是非常有效的,因此,重度有机磷农药中毒患者应根据具体情况判断,必要时可采用 CRRT 联合血液灌流治疗。

（八）严重的水、电解质与酸碱失衡

CRRT 可以平稳、有效地清除水和钠离子而无渗透压的改变,也可以通过改变置换液/透析液配方纠正电解质紊乱(如血钠<115mmol/L 或>160mmol/L,血钾>6.5mmol/L)和严重的代谢性酸中毒(pH<7.1)。CRRT 具有非常强大的溶质清除能力,例如,当连续静脉-静脉血液透析(CVVHD)的透析液流率为 2L/h 时,可产生近 50L/d 的溶质清除率,相当于正常人体体液的总量。即使最顽固的水、电解质紊乱也可得到迅速纠正,且内环境的波动要远远小于常规血液透析。

（九）高热

对于重症感染、中枢神经系统病变或体温调节机制紊乱导致的高热患者,如果传统降温方法效果差,可应用正常体温或低温的透析液或置换液进行 CRRT,其散热效应可用于降低体温及缓解高热伴随的高动力状态,有助于改善血流动力学的稳定性,降低升压药物的剂量,同时也能减少因发热而增加的氧耗。然而,其临床有效性还缺乏大量的临床试验来证实。CRRT 可能会带来一系列并发症,如血栓栓塞、低体温、低血压、酸碱失衡、药物清除、容量管理错误等;CRRT 诱导的正常体温也可能掩盖了患者感染的症状,导致抗生素治疗的延迟。如何合理使用降温方法,还应根据具体情况由临床医师斟酌决定。

（十）挤压伤

严重挤压伤的主要病理生理改变表现为受损部位软组织(特别是肌肉)的变性、坏死和血管通透性改变,而横纹肌溶解是其最明显的局部特征。急性肾损伤(AKI)是严重挤压伤患者最主要和最严重的并发症。除了碱化尿液、利尿及保护心脏等治疗外,及时 RRT 是成功抢救患者的关键。

挤压伤患者接受 RRT 应考虑以下几方面内容:①RRT 时机:以往认为,RRT 治疗挤压综合征是针对 AKI,主要是治疗高钾血症和液体超负荷;近期的研究显示,血液滤过可通过对流机制增加因挤压伤及其他原因引起的肌红蛋白的清除,从而保护肾脏,故早期行 CVVH 有助于避免肾损伤;②RRT 模式的选择:肌红蛋白分子量为 17 800 道尔顿,能被血液滤过有效清除,故目前多选择 CVVH 或 CVVHDF 模式;③RRT 剂量:RRT 剂量的选择主要考虑肌红蛋白的清除效率,应监测血浆肌红蛋白水平而调整 RRT 剂量。

（十一）肿瘤溶解综合征

急性肿瘤溶解综合征(acute tumour lysis syndrome, ATLS)可因细胞崩解产生高磷血症、高尿酸血症等,并因此导致肾小管功能障碍。

ATLS 常见的预防和治疗方法包括早期静脉扩容水化、碱化尿液、降低尿酸及维持内环境稳定等。如果发展为 AKI 或者出现严重的内环境紊乱(高钾血症、酸中毒等),可使用 RRT。IHD 虽然能较好地清除各种代谢产物,但其治疗是间歇性的,在治疗过程中由于容量的变化极易导致血流动力学不稳定,不利于肾功能的恢复。对于血流动力学不稳定的患者,优先选择 CRRT。CRRT 使用的滤膜孔径大于普通透析器,有利于清除肿瘤细胞溶解释放的各种有害代谢产物和毒素。

（十二）先天性代谢障碍

糖尿病、尿素代谢障碍、有机酸血症的儿童体内可产生大量支链氨基酸并存在高氮质血症,可导致中枢系统在内的器官发生不可逆损伤。CVVH 尤其是 CVVHD 模式可迅速清除这些小分子物质使患者受益。关于 CRRT 治疗代谢性疾病的研究和报道较少,目前对相关疾

病开始 CRRT 的治疗时机、持续时间、滤器选择及治疗剂量等相关问题仍需进一步的研究。

（十三）体外循环

当需要体外循环支持的外科手术（尤其是儿童）导致组织水肿、肺功能障碍、心功能不全、容量超负荷时，单纯超滤可减少体重增加，降低失血量和输血要求，改善左室功能，降低肺血管阻力并改善氧合。这一机制可能是通过减轻容量负荷和炎症反应所致。

三、小结

对于危重病患者，CRRT 与机械通气和营养支持同样重要，是一个基本的干预治疗工具。因此，从临床治疗学的观点来看，CRRT 在危重症救治中显示出独特的疗效，作用机制已远远超出人们所熟悉的超滤、脱水、清除、补充置换液等范畴。CRRT 能够调节内环境，并调整免疫细胞、内皮细胞功能障碍，重建机体免疫内稳态，摆脱病理状态对某些内环境的干扰，为机体的恢复创造条件。随着对 CRRT 认识的深入，其临床应用已扩展到一些非肾脏疾病领域，如脓毒症、急性呼吸窘迫综合征、重度急性胰腺炎、挤压伤和中毒等，其可能机制是 CRRT 能够清除炎症介质、中小分子有害物质，以及稳定内环境和改善患者血流动力学状态。将来仍需要一些多中心、前瞻性对照研究对非肾脏疾病的 CRRT 效果进行评估。

（林　瑾　段美丽　蒋怡佳）

参 考 文 献

1. Singh U, Tiwari SC. Non renal indications of renal replacement therapy（hemodialysis）. JIMSA, 2012, 25：117-121.

2. Schetz M. Non-renal indications for continuous renal replacement therapy. Kidney IntSuppl, 1999, 72：88-94.

3. Ronco C, Tetta C, Mariano F, et al. Interpreting the mechanisms of continuous renal replacement therapy in sepsis：the peak concentration hypothesis. Artif Organs, 2003, 27：792-801.

4. Rimmele T, Kellum JA. Clinical review：blood purification for sepsis. Crit Care, 2011, 15：205.

5. Sun S, He L, Bai M, et al. High-volume hemofiltration plus hemoperfusion for hyperlipidemic severe acute pancreatitis：a controlled pilot study. Ann Saudi Med, 2015, 35：352-358.

6. Guo H, Suo DW, Zhu HP, et al. Early blood purification therapy of severe acute pancreatitis complicated by acute lung injury. Eur Rev Med Pharmacol Sci, 2016, 20：873-878.

7. Cabrera VJ, Shirali AC. We use continuous renal replacement therapy for overdoses and intoxications. Semin Dial, 2016, 29：275-277.

第二十二章

肾脏替代治疗的并发症及其处理

一、概述

危重症患者易并发急性肾损伤(AKI),而肾脏替代治疗(RRT)在 AKI 重症患者中发挥着不可替代的作用。理论上,RRT 在改善血流动力学稳定性、精确调控液体平衡、控制高分解代谢以及清除炎症介质等方面具有较好的治疗作用。近年来,RRT 技术在全国各地应用的广度和深度有了进一步发展,RRT 的并发症也必然成为重症医师必须面对的挑战。本章主要介绍 RRT 的常见并发症及其预防处理原则。

二、体外管路常见并发症

(一)空气栓塞

目前使用的血滤机具有较完善的监测和报警系统,一旦有气体进入体外循环管路,机器将立即停止工作,从而有效防止空气栓塞的发生。但人为因素仍可引起空气栓塞:①管道连接不严;②未预冲滤器和管路;③经动脉端管路补液时,液体输完但未及时夹闭输液管路;④回血操作失误;⑤含有大量溶解空气的置换液经加温后空气释放入血等。空气栓塞引起的临床症状及预后取决于进入体内的空气容积及速度。临床表现为突发呼吸困难及右心功能不全,听诊时肺内有弥漫性哮鸣音,心前区可闻及搅拌液体的声音。一般 5ml 空气进入体内即可导致死亡。由于空气栓塞治疗困难,预后差,所以预防是关键。治疗主要采取头低足高、左侧卧位,使空气停留于右心而逐渐排出,也可经中心静脉导管吸引,严重者应立即剖胸,用针直接穿刺右心房抽出空气。

(二)生物相容性和免疫反应

血液长时间与滤膜及体外循环管路内表面接触,可激活多种炎症介质、细胞因子和补体的释放,严重者可诱发全身炎症反应综合征,造成机体严重损伤。目前以磺化聚丙烯腈(AN69)膜、聚甲基丙烯酸甲酯膜(PMMA)为代表的合成膜的使用,使滤膜的生物相容性有明显改善,极大地降低了滤膜非生物相容性引起的并发症。文献报道,服用血管紧张素转换酶抑制剂的患者在使用合成膜滤器(如 AN69)时,发生免疫反应的概率可能增大。原因可能是其膜表面的负电荷激活了Ⅻ因子,导致激肽生成增加;而血管紧张素转换酶抑制剂抑制激肽降解,导致激肽蓄积,从而增加了免疫反应的概率。

(三)滤器功能丧失

在 RRT 过程中,各种蛋白质可在滤膜表面形成一层假膜,导致血小板聚集、凝血因子活化,使滤膜的通透性显著下降,同时降低了溶质的筛选系数。RRT时间越长,假膜越厚,滤过膜孔径越小,对溶质的弥散和对流影响越显著,即使维持高水平的超滤率,对溶质的有效清除率也会进行性降低。此外,滤膜吸附能力也会降低,甚至已被吸附的分子可重新回到血液。更换滤器后,细胞因子的清除能力增强。

三、血液相关并发症

(一) 低体温

在RRT过程中,有5%~50%的患者出现低体温现象。一方面,大量的液体交换导致热量丢失;另一方面,血液在体外循环以热辐射方式导致热量散失。有研究发现,RRT患者平均体温降低了2.8℃,组织耗氧量(VO_2)下降了26%,每天丢失了750kcal的热量,从而增加了患者日常的能量需求。热丢失可能会掩盖发热,延缓感染的识别和及时的抗生素治疗。较新的血滤机均配备了加热装置,可以减少热量的丢失。特殊情况下,如重症中暑或心肺复苏后,低体温可以降低机体氧耗,增加心血管系统的稳定性,减少蛋白质的分解,对患者病情总体有利。

(二) 低血压与低血容量

低血压是RRT启动阶段最常见的并发症。

1. 原因　RRT过程中,由于较大的体外循环容积、较快的血流率以及患者本身存在容量不足、心脏功能差等因素,导致患者出现低血压。其他可能原因包括:心血管调节功能失常、贫血、使用醋酸盐置换液/透析液等。

2. 预防措施　RRT前要进行容量评估,制订恰当的容量管理策略:①动态监测血压、中心静脉压、心输出量等血流动力学参数,并据此调整液体管理策略;②预充液用血浆或人工胶体替代;③引血时控制血流率;④RRT开始阶段净超滤率要小或为零,然后,根据血流动力学参数调整净超滤量。

3. 处理　一旦发现低血压,应降低净超滤率和体外循环血流率。患者平卧、吸氧,监测生命体征及组织灌注情况。根据血流动力学监测指标,适度补液和使用血管活性药物。

(三) 电解质紊乱

随着成品置换液在临床的广泛使用,医源性电解质紊乱的发生率显著降低。因成品置换液缺乏"个体性",故仍需关注电解质紊乱问题。RRT对磷有较大的清除率,即使患者治疗前不存在血磷降低,治疗后也可使患者出现严重的低磷血症。由于成品置换液通常不含有磷酸盐和镁盐,故低磷血症和低镁血症是RRT后两种常见的电解质紊乱,此时应注意补充磷和镁剂。低钾/高钾血症也是常见的电解质紊乱,因钾离子变化最大、调整最频繁,故大多数成品置换液不含钾,用前需根据患者血钾情况适当添加钾离子。各种置换液中钠含量较稳定,低钠血症往往是在原有低钠基础上、置换液未充分补充钠离子所致。采用枸橼酸三钠局部抗凝时,患者易出现高钠血症。因此,至少每隔6~8小时监测一次电解质和酸碱平衡状态,及时调整置换液配方。

(四) 酸碱紊乱

RRT几乎不能清除游离的氢离子,纠正体内酸中毒依赖于碱基的补充。常用的碱基主要有三类:碳酸氢根、醋酸根和乳酸根。碳酸氢根是生理性碱基,直接与氢离子结合,纠正酸中毒。但碳酸氢根不稳定,易与钙离子、镁离子结合而发生沉淀。后两种碱基需在体内代谢为碳酸氢根后,才能发挥碱基的作用。非生理性碱基有许多副作用,包括扩张周围血管、抑制心肌等。对于肝肾功能障碍的患者,不要使用非生理性碱基。RRT时置换液中碳酸氢根离子的浓度必须高于其血清浓度,才能纠正酸中毒。如果过于"积极"纠正酸中毒,则可能发生代谢性碱中毒。采用枸橼酸三钠局部抗凝时,每个枸橼酸根在肝脏作用下转换为三个碳酸氢根离子,如果此时不降低缓冲液剂量,患者易出现代谢性碱中毒。相反,如果患者存在严重肝功能障碍,引起枸橼酸根在体内蓄积,则可导致低钙血症和高阴离子间隙型代谢性酸中毒。

(五) 凝血功能障碍

抗凝对RRT的顺利运行起着非常关键的作用,目前尚未出现一种"完美"的抗凝方式能够解决临床上的所有问题。全身抗凝时可选用普通肝素、低分子肝素及阿加曲班,其共同缺点是均增加出血风险和存在禁忌人群。全身抗凝不足,易致滤器和体外管路凝血;全身抗凝过度,导致出血并发症增加。此外,肝素抗凝还存在肝素相关血小板减少症等其他并发症的风险。

理论上,无肝素抗凝是最安全的治疗方案,但缺点同样显著:前稀释时静脉壶容易凝血,后稀释时滤器容易凝血。枸橼酸盐局部抗凝具有较高的安全性和较低的出血风险,是目前较为理想的抗凝方法。但枸橼酸盐局部抗凝仍有并发症,包括低钙血症、代谢性碱中毒、高钠血症和枸橼酸中毒。其他的抗凝手段包括肝素/鱼精蛋白局部抗凝、前列环素抗凝等,现阶段应用范围小,研究仍不充分。重组水蛭素是直接凝血酶抑制剂,在RRT中作为抗凝剂已有应用。文献报道,此药在肾功能障碍患者中存在蓄积效应以及可能诱发过敏反应。

(六) 营养素的丢失

糖和氨基酸属于小分子物质,均可经RRT清除,其筛选系数接近1.0;而甘油三酯与蛋白结合后,分子量变大,不能经RRT清除。因此,RRT过程中应注意糖和氨基酸的补充。水溶性维生素和一些微量元素可被RRT清除;脂溶性维生素和部分微量元素与转运蛋白或血浆脂蛋白结合而不会被RRT清除。关于RRT过程中营养素的丢失与补充问题可参考本书第七章第四节。

(七) 药物的清除

在危重症患者的治疗过程中,既需维持适当的血药浓度以保证治疗效果,同时又要防止因肝肾功能障碍导致的药物毒性蓄积。RRT过程中关于药物的药代动力学研究资料较少。有文献报道,输注血管活性药物的血管通路如果靠近滤器,可能导致血管活性药物的清除率增加。故建议输注抗生素和血管活性药物时,最好使用远离滤器的血管通路。关于RRT过程中药物的清除问题可参考本书第九章。

四、肾功能延迟恢复

RRT对肾功能恢复的影响正逐渐受到重视。对于危重症患者而言,RRT既是延续生命的必要治疗手段,同时它也可能成为肾功能恢复的障碍。对创伤或术后接受RRT的患者进行肾活检和尸检后发现,在原有肾脏坏死灶的基础上出现新鲜缺血灶,提示新鲜缺血灶与接受RRT有关。RRT过程中一过性低血压、长时间接触滤膜以及导管相关血流感染都可能是患者肾损伤延迟恢复的潜在原因。

五、小结

RRT 的临床应用价值已被广泛接受,但也必须密切关注其对人体造成危害的风险。教育和培训是预防 RRT 并发症的重要手段。严格把握 RRT 的适应证、实施规范化的临床操作和管理体系以及采用新型技术和设备可以减少 RRT 的并发症。

（张　苴　周发春）

参考文献

1. Brunet P,Jaber K,Berland Y,et al.Anaphylactoid reactions during hemodialysis and hemofiltration:role of associating AN69 membrane and angiotensin I-converting enzyme inhibitors.Am J Kidney Dis,1992,19:444-447.

2. Perez-Garcia R,Galan A,Garcia Vinuesa M,et al.Anaphylactoid reactions during hemodialysis on AN69 membranes:role of ACE inhibitors and back-filtration.Nephron,1992,61:123.

3. Vriese AD,Colardyn RAF,Philippe JJ,et al.Cytokine removal during continuous hemofiltration in septic patients. J Am Soc Nephrol,1999,10:846-853.

4. Tardy B,Lecompt T,Boelhen F,et al.Predictive factors for thrombosis and major bleeding in an observational study in 181 patients with heparin-induced thrombocytopenia treated with lepirudin.Blood,2006,108:1492-1496.

5. Locatelli F,Pontoriero G,Di Filippo S.Electrolyte disorders and substitution fluid in continuous renal replacement therapy.Kidney Int Suppl,1998,66:S151-S155.

6. Meier-Kriesche HU,Gitomer J,Finkel K,et al.Increased total to ionized calcium ratio during continuous venovenous hemodialysis with regional citrate anticoagulation.Crit Care Med,2001,29:748-752.

7. Obialo CI,Okonofua EC,Nzerue MC,et al.Role of hypoalbuminemia and hypocholesterolemia as copredictors of mortality in acute renal failure.Kidney Int,1999,56:1058-1063.

8. Bollmann MD,Revelly JP,Tappy L,et al.Effect of bicarbonate and lactate buffer on glucose and lactate metabolism during hemodiafiltration in patients with multiple organ failure.Intensive Care Med,2004,30:1103-1110.

9. Berger MM,Shenkin A.Update on clinical micronutrient supplementation studies in the critically ill.Curr Opin Clin Nutr Metab Care,2006,9:711-716.

10. Berger MM,Shenkin A,Revelly JP,et al.Copper,selenium,zinc,and thiamine balances during continuous venovenous hemodiafiltration in critically ill patients.Am J Clin Nutr,2004,80:410-416.

第二十三章

血液/血浆灌流及其临床应用

一、概述

血液/血浆灌流是通过建立血管途径使患者血液或经血浆分离器后分离出的血浆流经灌流器,经灌流器内的吸附剂吸附清除各种毒素与致病因子,再将净化后的血液或血浆回输到患者体内,以达到治疗疾病的目的。与血液透析和血液滤过不同,血液灌流(hemoperfusion,HP)或血浆灌流(plasma perfusion,PP)有赖于吸附剂、酶、细胞等对血浆中某些成分进行吸附或加工处理。将血液/血浆灌流与血液透析或血液滤过在体外循环管路串联后联合应用,可以更好地清除体内毒素、调节内环境及稳定血流动力学状态,对治疗多器官功能障碍综合征(MODS)具有重要的临床意义。

二、血液灌流的历史与发展

早在 20 世纪 40 年代,Muirhead 等将离子交换树脂作为吸附剂进行 HP 试验,由于出现严重并发症而未能进一步应用于临床。1958 年,Schreiner 用离子交换柱治疗 1 例戊巴比妥中毒患者,初步证实其对药物具有清除作用,然而诸多的副作用限制了它的应用。1964 年,活性炭首次被应用于血液灌流治疗,证实了其对肌酐、酚类、胍类、水杨酸及巴比妥盐的有效吸附作用,由于当时尚不具备活性炭包裹技术,炭粉颗粒的微粒释放入血,导致栓塞及血细胞成分的严重破坏,所以该方法的临床应用也受到限制。

20 世纪 60 年代,开始出现采用白蛋白火棉胶对活性炭进行包膜的技术,研究发现,吸附剂经过包膜后,不但具有很好的吸附作用,而且可以防止微颗粒脱落,具有良好的血液相容性。70 年代后期,加拿大、美国、英国、法国、意大利、日本和挪威等国都相继报告了包膜活性炭血液灌流的临床应用,包膜材料也不局限于火棉胶一种,丙烯酸明胶、醋酸纤维素、甲基丙烯酸明胶、明胶等材料都曾被人采用。我国于 70 年代末期也逐步进入这一领域。上海、天津、重庆、北京等地相继研制了不同原料、不同包膜材料的活性炭或树脂吸附剂等,并开展了诸多的临床研究工作,目前已有多种类型血液灌流器广泛应用于临床。

三、血液/血浆灌流的吸附原理

血液或血浆与吸附剂直接接触,溶质分子通过静电作用力、分子间力和生物亲和力被吸附剂吸附的过程即为血液/血浆灌流。由于材料的分子化学结构和极化作用,表面带有不同基团,在电荷引力的作用或在分子间力的作用下,许多物质能够被表面材料所吸附。将材料制成具有微孔结构、经过包膜的球型吸附剂,其内部具有丰富的大孔、中孔及微孔结构,大量的微孔形成相当大的比表面积。血液中的溶质接触到吸附剂表面,进入吸附剂的大中孔道,最后才进入微孔,在电荷引力作用或分子间力作用下被吸附。若吸附剂表面固定有抗原、抗体,则利用生物亲和力能将血浆中相应的抗体、抗原吸附。

四、吸附材料与包裹技术

血液/血浆灌流常用的吸附剂有活性炭和树脂两大类,根据合成原料的不同又可分为吸附树脂、炭化树脂、阴离子交换树脂(如胆红素吸附柱)等。还有根据不同疾病的发病机制研制的特殊灌流器,如多黏菌素B纤维吸附柱、蛋白A免疫吸附柱等。血液/血浆灌流吸附剂必须符合以下标准:①与血液接触无毒、无过敏反应;②在血液灌流过程中不发生任何物理和化学变化;③具有良好的机械强度,不发生形变和颗粒脱落;具有强大的吸附作用;④良好的血液相容性。为解决吸附剂存的脱颗粒和血液相容性不佳等问题,包裹技术成为吸附剂广泛应用的关键技术。

(一)活性炭

活性炭是采用动植物物质经过蒸馏、炭化、高温、活化而成的颗粒或粉状吸附剂,具有比表面积大、微孔多、孔径分布宽的特点,总表面积可达 $500 \sim 1000 m^2/g$,这是活性炭具有较强吸附能力的基础。活性炭是广谱吸附剂,能吸附多种化学物质,如肌酐、尿酸、胍类等中、小分子物质。对于外源性小分子物质,特别是对药物和毒物具有很高的清除率,特点是吸附能力强、速度快、吸附容量较高。活性炭不断吸附溶质,直到吸附达到平衡时为止。但活性炭有选择性差、机械强度低、颗粒脱落形成微栓塞等缺点,而且接触血液后有可能导致红细胞、白细胞和血小板破坏,引起血小板与白细胞的减少、补体活化、溶血和过敏反应等。包裹技术的发明改善了活性炭的应用,也使得血液灌流在临床得到了广泛应用。

(二)树脂

高分子合成树脂是一种由苯乙烯(或丙烯酸酯)与二乙烯苯聚合制成的、具有网状立体结构的球形共聚体,由于合成单位及交联剂的不同而制成不同品种。在苯乙烯骨架分子上带有极性交换基团的树脂称为离子交换树脂,不带有可交换基团的树脂称为吸附树脂。离子交换树脂对极性大、溶于水的物质吸附较好,但对血液电解质平衡有一定的影响;吸附树脂易吸附脂溶性物质,对各种亲脂性、带有疏水基团的物质如胆红素、有机磷农药吸附率高。血液净化吸附剂常采用吸附树脂,吸附能力略低于活性炭,但生物相容性较活性炭好。孔径与表面积是影响树脂吸附特性的两个重要因素,所以在制备过程中需要调节树脂的孔径大小与比表面积以改善吸附效果。树脂直接与血液接触可能会导致血液有形成分的变化,特别是血小板的减少。Rosenbaum报道,单次血液灌流后可降低血小板高达50%。这对急性药物中毒患者影响可能不大,因为这些患者多没有重要脏器功能衰竭及凝血机制异常,一般尚可耐受;但对于急性重型肝炎致肝功能衰竭或尿毒症患者,血小板减少有可能引起严重的并发症。因此,虽然树脂吸附剂化学性质稳定、不易脱落、生物相容性较好,但仍采用包裹技术或采用血浆分离技术进行血浆灌流,以减轻血液有形成分的破坏。

(三)微囊技术

20世纪60年代,加拿大籍华人学者张明瑞采用白蛋白-火棉胶活性炭微囊(A-CAC)技术解决了炭颗粒脱落和血液相容性问题。在吸附剂表面包裹一层光滑的半透膜,既不影响吸附剂的吸附效果,又防止了微粒的脱落,还可提高血液相容性,有效防止了血小板减少等问题。

微囊膜材料应具备如下特点:①膜的厚度一般在 $5\mu m$ 以下,有足够的强度防止炭颗粒脱落;②膜面微孔孔径为 $0.5\sim4.5nm$,被清除的物质能自由通过微囊;③膜材料不与血液成分凝聚或黏附,以保证血流通畅和良好的灌流压力;④血液相容性好,不产生血液有形成分的破坏。常用微囊膜材料有火棉胶、白蛋白、白蛋白-火棉胶、醋酸纤维素、丙烯酸水凝胶、交联明胶等。

五、血液/血浆灌流设备

(一)灌流器

血液/血浆灌流器形式多样,有圆柱形、梭形、腰鼓形等,外壳为塑料材料制成,内装经包膜处理的吸附剂。灌流器的生产符合流体力学的特点,使其内死腔最小、阻力最低,多为一次性使用材料。常用血液灌流器见表 23-1。

表 23-1　常用血液/血浆灌流器

装置名称	吸附剂	微囊材料
Gambaro Adsorba 300c/150c	活性炭	醋酸纤维素
Fresenius Hemochol	活性炭	丙烯酸水凝胶
Exreraeorporeal Hemoresin	XAD-4 树脂	火棉胶
爱尔 YTS-200/150/100	活性炭	TM-6 改良性聚乙醇
健帆 HA-330/230	大孔吸附树脂	火棉胶

(二)灌流机

血液/血浆灌流机由血泵、压力安全监测装置、血液保温装置、肝素推注装置、灌流器、支架和夹具装置等组成的血液灌流支持系统,具有动脉监护、静脉监护、液位监护、气泡监护和血液恒温等功能。现代血滤机均可实施血液灌流(图 23-1)和血浆灌流(图 23-2)。临床常将血液/血浆灌流与血液透析或血液滤过联合应用,即采用血液透析器或滤器与血液灌流器串联的组合型治疗方式,以达到最佳治疗目的。

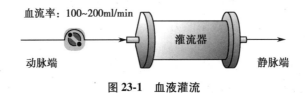

图 23-1　血液灌流

六、血液/血浆灌流的临床应用

由于吸附材料的不断改进以及特异性吸附各类毒素及代谢产物(胆红素、内毒素、类风湿因子等)材料的出现,HP 不仅用于治疗尿毒症,还用于治疗药物或毒物中毒、过敏性紫癜、银屑病、肾移植排斥反应、肝衰竭、自身免疫性疾病、脓毒症和 MODS 等。由于血液净化治疗

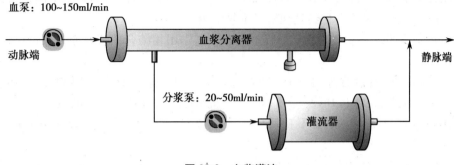

图 23-2　血浆灌流

方式繁多,并具有各自的优缺点,在临床实际应用中,常需要将多种血液净化方式进行联合应用以达到最佳治疗目的。

(一)免疫吸附

免疫吸附(immunoadsorption,IA)疗法是近年来发展起来的一种新技术,通过抗原-抗体的生物化学反应,把抗原或抗体固定在特定的载体上制成吸附柱,当血浆流经吸附柱时,血浆中的抗体或抗原可被吸附柱吸附、清除,从而达到缓解病情的目的。常用的免疫吸附剂有金黄色葡萄球菌蛋白 A、抗人免疫球蛋白抗体、补体 C_{1q}、硫酸葡聚糖(dextran sulfate),在制备过程中将这些吸附剂交联固定在载体分子上,后者多为琼脂糖、聚乙烯醇、纤维素等。根据吸附剂的吸附原理,免疫吸附剂可分为 5 种类型。

1. 抗原抗体结合型

(1)固定抗原型:将抗原结合在固定载体上,吸附血液中相应的抗体或免疫复合物。采用乙酰胆碱受体 α-183-200 片段结构制备的多肽作为抗原,可特异性吸附重症肌无力患者血液中的抗乙酰胆碱受体抗体,而不影响正常免疫球蛋白的水平。采用寻常型天疱疮抗原(pemphigus vulgaris antigen,PVA)41-59 片段制备的多肽,可特异性清除天疱疮患者血清中的抗 PVA 抗体。因 $Gal\alpha_1$-3Gal 抗原决定簇抗体(抗 Gal 抗体)是导致人与动物间异种器官移植超急性排斥反应的重要原因之一,采用人工合成的 $Gal\alpha_1$-3Gal 半抗原以共价键交联至可变形的亲水性聚合物作用基质,再共价结合至大孔玻璃珠上制备成免疫吸附柱,可特异性清除抗 Gal 抗体,为异种器官移植的临床应用奠定了基础。

(2)固定抗体型:将抗体固定在载体上,吸附相应的抗原。例如,将羊抗人 Ig-抗体,以共价键形式交联于琼脂糖凝胶制成的吸附柱上。该方法需要直接获取特异性针对体内致病因子的抗体,所以临床应用有限,目前主要用于清除低密度脂蛋白、抗 HLA 抗体等物质。该方法对 IgG 的清除率高达 97%(对不同亚型的亲合力相同),对 IgM、IgA 清除率较低,不足30%。当吸附饱和后,用 pH 值为 2.8 的甘氨酸缓冲液进行洗脱,再经磷酸盐-生理盐水缓冲液冲洗,即可重复应用。

2. 补体结合型　C_{1q} 免疫吸附柱主要用于系统性红斑狼疮等自身免疫性疾病的治疗。C_{1q} 是补体活化经典途径中的重要组成成分,具有一个胶原样片段,可吸附含有 IgG 与 IgM 的免疫复合物、纤维蛋白原、纤维连接蛋白、DNA、C 反应蛋白、核小体、脂多糖、多种病毒蛋白、抗 C_{1q} 抗体及其抗原-抗体复合物。

3. Fc 结合型　金黄色葡萄球菌蛋白 A 吸附剂可结合免疫球蛋白中的 IgG_1、IgG_2、IgG_4

的 Fc 片段,还能以非免疫反应方式结合 IgG$_3$、IgM、IgA 的 Fab 片段,对血浆中的正常免疫球蛋白影响较小。此类型吸附柱经处理后可重复使用。

4. 静电结合型　指被吸附物质与吸附剂以静电作用相结合并清除的方法,可分为如下类型:

(1)硫酸葡聚糖:该分子内含有多聚阴离子,将其交联至纤维素珠制备的免疫吸附柱上,可有效地清除抗 ds-DNA 抗体、抗磷脂抗体、低密度脂蛋白、抗凝血酶Ⅲ和 C$_{3a}$。这种吸附柱可重复使用。主要不良反应为过敏反应,特别是使用血管紧张素转化酶抑制剂的患者。

(2)白蛋白:人血清白蛋白分子内含有较多的阴离子基团,共价交联至大孔径的聚甲基丙烯酸酯珠上,可有效清除脂多糖(LPS)、脂质 A、细胞因子(TNF-α、IL-6 等)、胰岛素和前炎症因子等,可直接用于吸附脓毒症患者全血中的 LPS 和前炎症因子。

5. 疏水结合型　将苯丙氨酸或色氨酸交联于含有微孔结构的聚乙烯醇凝胶的羟基上,通过疏水方式相对特异性的清除致病因子。吸附柱为一次性使用,每个吸附柱可处理 2500ml 血浆,不良反应较少,但治疗量过大时可出现腹泻或休克等副作用。色氨酸吸附剂可用于治疗重症肌无力、吉兰-巴雷综合征、Fisher 综合征等疾病,苯丙氨酸吸附剂主要治疗系统性红斑狼疮和类风湿关节炎。

(二)内毒素吸附

革兰阴性菌的细胞外壁溶解后释放出脂多糖,称为内毒素(endotoxin)。大量内毒素释放入血引发脓毒症,可刺激单核/巨噬细胞、粒细胞和内皮细胞活化,产生 TNF-α、IL-1、IL-6 等大量细胞因子,也可活化凝血系统与补体系统,最终导致全身炎症反应综合征和 MODS。因此,及时有效的清除或破坏患者体内的内毒素,是治疗脓毒症的关键性问题。一些经过技术处理的吸附剂对内毒素具有较强的吸附能力。常用的内毒素吸附技术有多黏菌素 B(polymyxin B,PMX-B)吸附柱、微粒解毒系统(microphere-based detoxification system,MDS)、多黏菌素 B 亚克力微球,肝素诱导体外低密度脂蛋白-载脂蛋白 α-纤维蛋白原沉淀(heparin-induced extracorporeal low-density lipoprotein apoliprotein (α)-fibrinogen precipitation,HELP)等。

1. 多黏菌素 B 吸附柱　PMX-B 是一种环形碱性亲脂性肽类抗生素,属阳离子表面活性剂,可破坏革兰阴性菌外膜和质膜的通透性。PMX-B 所携带的二氨基丁酸阴离子残基,可与类脂质 A 的一磷酸或二磷酸基团等离子结合,改变类脂质 A 的立体构象,中和内毒素的生物活性。PMX-B 也可与哺乳动物细胞膜磷脂(二磷酸胆碱等)结合,破坏脂质结构的完整性和细胞膜的稳定性,导致细胞溶解,对肾脏和中枢神经系统的毒性极强,只能局部或口服给药,不能静脉使用。1989 年,Hanasawa 等将 PMX-B 的氨基末端与 α-氯乙酰胺-甲基聚苯乙烯纤维以共价键交联,制成多黏菌素 B 纤维吸附柱(PMX-F)。在基于为期 3 年的多中心临床研究结果的基础上,日本厚生省于 1994 年批准了 PMX-F(商品名:Toraymyxin)的临床应用。其每克纤维可结合 7mg PMX-B,安全性与生物相容性好,PMX-B 结合稳固,不会脱落。

2002 年,Toraymyxin 在欧洲获批,已有超过 10 万名患者安全使用 Toraymyxin 以清除内毒素,通常符合以下条件的患者可接受治疗:①确诊内毒素血症或怀疑为革兰阴性菌感染的患者;②临床表现为全身炎症反应综合征的患者;③感染性休克需要血管活性药物支持的患者。

2011 年发表的一篇关于 1999~2009 年期间 Toraymyxin 治疗相关论文的荟萃分析显示，对照组患者治疗前后的血清内毒素变化无显著差异，吸附柱治疗组患者的血清内毒素水平较治疗前降低了 31ng/L；治疗组的病死率显著低于对照组（41% vs 69%）。尽管 Toraymyxin 不能吸附细胞因子，但有研究发现，接受 Toraymyxin 治疗的患者血清细胞因子下降，全身炎症反应症状缓解。因此有理由推测，Toraymyxin 治疗通过清除血液循环中的内毒素，改善了与严重脓毒症相关的免疫抑制状态。

2. 白蛋白-聚甲基丙烯酸酯微粒吸附系统　这是一种新的内毒素吸附系统，纯化的人血白蛋白含有较多的阴离子基团，将其共价交联在大孔聚甲基丙烯酸酯珠上，与 LPS、类脂质 A、细胞因子（TNF-α、IL-6 等）以及胰岛素有较高的亲和力，可直接吸附血中的内毒素和炎症因子。相关研究结果显示，白蛋白-聚甲基丙烯酸酯微粒吸附系统可降低患者血清内毒素水平，缩短 ICU 住院天数和改善器官功能，尤其是改善了患者的肾脏功能，治疗安全且耐受性良好，未发现与吸附治疗相关的副作用。

3. 微粒解毒系统　MDS 中同时存在大量的血浆超滤和反超滤，根据治疗的需要选择不同的吸附剂，如聚乙烯亚胺包被的纤维素微粒可有效吸附 LPS，结合抗 IL-1β 和 TNF-α 多克隆抗体的吸附剂微粒可清除 IL-1β 和 TNF-α，用于脓毒症的治疗。

4. 肝素诱导体外低密度脂蛋白-载脂蛋白 α-纤维蛋白原沉淀技术　HELP 技术原理是在体外将血液中的细胞成分和血浆分离，然后将与血浆等量的醋酸钠缓冲剂和肝素的混合液加入血浆中使 pH 值达到 5.12，此时血浆中的低密度脂蛋白（LDL）、脂蛋白（α）和纤维蛋白原与肝素结合而形成沉淀，沉淀物经滤器滤过清除。HELP 原用于难治性高胆固醇血症的治疗，近年来的研究发现其对内毒素和细胞因子有一定吸附作用。

5. Lixelle 纤维柱　Lixelle 纤维柱由多孔的纤维素珠组成，其表面交联十六碳烷基，可特异性吸附 β_2-微球蛋白和含有糖蛋白的细胞因子，广泛用于透析相关淀粉样变患者的治疗。内毒素是两性物质，也可被 Lixelle 吸附，推测其可用于脓毒症的治疗，相关临床研究有待进行。

（三）细胞因子吸附

中性树脂对细胞因子具有广谱吸附能力，并能吸附一定剂量的 LPS。树脂吸附柱具有良好的压力流动性、机械特性和化学稳定性。树脂对细胞因子的吸附能力取决于树脂的类型和血浆流量，在相同线性流速下，Amberehrome CG 300 md 树脂对 TNF-α、IL-8 和 C_{3a} 的吸附能力最强，Amberliter XAD 1600 树脂对 IL-6 吸附能力最强。血浆线性流速加快，树脂的吸附能力明量降低。在高线性流速下，Amberehrome CG 300 md 树脂对 TNF-α 仍有吸附清除能力，而 Amberliter XAD 1600 树脂的吸附能力显著降低。Amberchrome CG 300 md 树脂能够结合 α_2-巨球蛋白（分子量为 400 000 道尔顿）和 C_{3c}（分子量为 200 000 道尔顿），其他非离子性树脂，如 Amberliter XAD 1600、Ambersorb XEN 572 和 564 均无此功能。

由于树脂吸附柱对细胞因子具有良好的吸附清除能力，因而可用于治疗挤压综合征、重度急性胰腺炎、肝功能衰竭、严重脓毒症和 MODS 等全身炎症反应比较剧烈的疾病。

七、小结

临床可根据疾病的发病机制、吸附柱的吸附特性选择相应的灌流器进行血液/血浆灌流吸附治疗，也可以将不同吸附特性的吸附柱进行串联，或者将血液/血浆灌流技术与血液透析、血液滤过等其他血液净化治疗技术相结合,以达到清除体内不同毒素或毒物以及替代肝功能或/和肾功能的目的,改善患者的预后和生存质量。

（钟　华　于湘友）

参 考 文 献

1. Brendolan A,Ronco C,Ricci Z,et al.Coupled plasma filtration adsorption:rationale,technical development and early clinical experience.Contrib Nephrol,2004,144:376-386.

2. Ruberto F,Pugliese F,D Alio A,et al.Clinical effects of direct hemoperfusion using a polymyxin-B immobilized column in solid organ transplanted patients with signs of severe sepsis and septic shock.Int J Artif Organs,2007, 30:915-922.

3. Vincent JL,Laterre PF,Cohen J,et al.A pilot-controlled study of a polymyxin B-immobilized hemoperfusion cartridge in patients with severe sepsis secondary to intra-abdominal infection.Shock,2005,23:400-405.

4. Yaroustovsky M,Abramyan M,Popok Z,et al.Preliminary report regarding the use of selective sorbents in complex cardiac surgery patients with extensive sepsis and prolonged intensive care stay.Blood Purif,2009,28: 227-233.

5. Ruberto F,Pugliese FD Alio A,et al.Clinical effects of use polymyxin B fixed on fibers in liver transplant patients with severe sepsis or septic shock.Transplant Proc,2007,39:1953-1955.

6. Iarustovskii MB,Abramian MV,Krotenko NP,et al.Experience of using endotoxin selective adsorption in patients with severe sepsis after open-heart surgery.Anesteziol Reanimatol,2014,3:39-46.

7. Yaroustovsky M,Abramyan M,Krotenko N,et al.Endotoxin adsorption using polymyxin B immobilized fiber cartridges in severe sepsis patients following cardiac surgery.Int J Artif Organs,2014,37:299-307.

8. Cruz DN,Antonelli M,Fumagalli R,et al.Early use of polymyxin B hemoperfusion in abdominal septic shock:the EUPHAS randomized controlled trial.JAMA,2009,301:2445-2452.

9. Samtleben W,Bengsch S,Boos KS,et al.HELP apheresis in the treatment of sepsis.Artif Organs,1998,22:43-46.

10. Cruz DN,Perazella MA,Bellomo R,et al.Effectiveness of polymyxin B-immobilized fiber column in sepsis:a systematic review.Crit Care,2007,11:R47.

第二十四章

急性肝衰竭与体外肝脏支持技术

一、概述

急性肝衰竭(acute liver failure,ALF)也称为暴发性肝衰竭(fulminant liver failure),是在没有基础肝病的患者中由各种因素引起的急性严重肝损伤,导致以肝性脑病、黄疸、脑水肿和凝血障碍为特征的临床综合征。如果不进行肝移植,ALF 患者的病死率高达 75%左右,而肝移植将 ALF 患者的 5 年存活率提高到 70%~80%。由于供肝缺乏、费用昂贵等因素,大部分 ALF 患者在等待肝移植过程中,死于脑水肿、感染和多器官功能障碍综合征(MODS)。正是在此背景下,逐步发展起来一整套以血液净化技术为基础的体外肝脏支持系统(extracorporeal liver support system),又称为"人工肝支持系统(artificial liver support system,ALSS)",简称人工肝。人工肝就是为了替代肝脏功能和稳定肝衰竭的体内平衡而发展起来的体外血液净化技术。近 30 年来,已经发展出一系列体外血液净化技术来清除肝衰竭相关毒素和补充有益物质,减轻肝脏负担,为肝细胞再生和肝功能恢复创造条件,使部分患者无须肝移植而存活,或者延长患者生存时间而提高获得肝移植的机会。因此,体外肝脏支持系统也被认为是通向肝移植的"桥梁",是救治 ALF 的一种关键技术。

二、急性肝衰竭的概念

(一) 定义

ALF 的定义有多种,不同地区有所差异。国际上广泛接受的定义:没有肝硬化基础的患者在急性肝损伤起病后的 26 周内,出现以凝血障碍(INR≥1.5)、肝性脑病为主要表现的临床症候群。O'Grady 根据出现黄疸到发生肝性脑病的时间将 ALF 分为三个亚型,7 日内出现肝性脑病称为超急性(hyper-acute),7~21 日称为急性(acute),大于 21 日称为亚急性(sub-acute)。超急性肝衰竭以脑水肿最为突出,主要病因为对乙酰氨基酚中毒,病情急但治愈的可能性较大;急性肝衰竭的病因主要为病毒性肝炎和药物性肝损害,早期出现显著的凝血障碍和肝性脑病,脑水肿发生率介于超急性和亚急性之间,病愈后较少发生肝硬化;亚急性肝衰竭起病相对较缓,黄疸逐渐加重,并出现腹水、继发感染、肝肾综合征和肝性脑病,此类患者预后更差,存活者容易发展为肝硬化。

我国在 2006 年制定的《肝衰竭诊疗指南》中提出:在没有基础肝病的患者中,起病 2 周内出现Ⅱ度以上肝性脑病为特征的肝衰竭症候群,定义为急性肝衰竭;起病 2~26 周内出现肝衰竭症候群,定义为亚急性肝衰竭。我国定义与前者定义的主要差异在于,我国强调必须没有基础肝病,而前者则限定为没有肝硬化。

（二）病因

不同地区 ALF 的病因有较大差异,欧美国家以对乙酰氨基酚中毒最为常见,亚洲和非洲国家以病毒性肝炎为主。在我国引起 ALF 的主要病因为乙型肝炎病毒,其次是药物和其他肝毒性物质(乙醇、化学制剂等)。其他病因包括急性缺血性肝损伤、创伤和遗传代谢性疾病等(表 24-1)。

表 24-1　急性肝衰竭的常见病因

分类	常见病因
病毒	甲、乙、丙、丁、戊型肝炎病毒,巨细胞病毒、EB 病毒、单纯疱疹病毒和肠道病毒等其他病毒
药物和肝毒性物质	异烟肼、利福平、对乙酰氨基酚、抗代谢药、化疗药物和肝毒性中草药,乙醇、四氯化碳、三氯乙烯、毒蕈等毒性物质
缺血缺氧	休克、心衰、静脉闭塞疾病、布-加综合征、中暑、严重脓毒症等
其他	妊娠相关性肝病、自身免疫性肝病、代谢性肝病、淋巴瘤、创伤、部分肝切除、辐射等

三、体外肝脏支持的理论基础

（一）急性肝衰竭的病理生理和发病机制

ALF 的发病机制十分复杂,是多种因素序贯打击的结果(图 24-1)。首先,病毒、药物、毒性物质等病因,直接作用于肝细胞,或者通过免疫机制损伤肝细胞,造成肝功能障碍,称为原发性肝损伤(primary liver injury)。随后,由于原发性肝损伤导致肝脏解毒能力下降,机体免疫功能降低和继发感染,肠道屏障功能受到破坏,导致肠源性内毒素血症,激活巨噬细胞系统且释放大量的细胞因子(IL-1、IL-6、TNF),导致全身炎症反应综合征,患者出现微循环障碍、组织缺氧和肠道渗漏,肠源性内毒素血症加重,再次加重肝损伤和引起 MODS。这些炎症细胞因子、内毒素血症和缺血缺氧等因素造成的肝损伤,称为继发性肝损伤(secondary liver injury)。上述各种损伤因素形成恶性循环,最终导致 MODS(表 24-2)。因此,ALF 的救治核心是消除原发性肝损伤的病因,控制和减轻继发性肝损伤,防治 MODS。

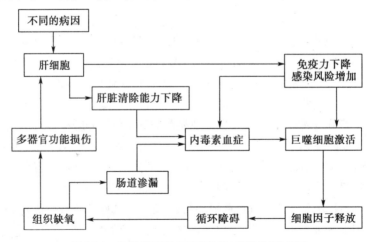

图 24-1　急性肝衰竭发病机制与病理生理过程

表 24-2　急性肝衰竭的病理生理改变和多器官功能障碍综合征

全身表现	全身炎症反应综合征
	高能量消耗和分解代谢
肝	肝代谢能力丧失
	糖异生减少,引起低血糖
	乳酸清除率下降,引起乳酸血症
	血氨清除率下降,引起高氨血症
	肝脏合成能力下降,引起凝血障碍
肺	急性肺损伤
	急性呼吸窘迫综合征
肾上腺	糖皮质激素产生不足,引起低血压
骨髓	骨髓抑制常见,尤其是病毒性肝炎患者
循环白细胞	功能受损和免疫麻痹,增加脓毒症风险
脑	肝性脑病
	脑水肿和颅内高压
心脏	高动力学循环
	常伴有亚临床心肌损伤
胰腺	急性胰腺炎,尤其是对乙酰氨基酚中毒患者
肾	急性肾损伤
门脉高压	亚急性肝衰竭时可出现

（二）体外肝脏支持的基本原理

肝脏是一个在损伤后具有明显再生能力的器官,理论上,如果能在严重肝损伤期间进行肝脏支持,肝脏再生出足够数量的肝细胞而获得重建,从而有望恢复其基本功能。体外肝脏支持就是通过体外血液净化技术,清除体内蓄积的肝衰竭相关内源性和外源性毒性物质(表24-3),减轻受损肝脏的负担,减少继发性器官损伤的数量和程度,防止肝衰竭的发展和MODS的发生。即使是支持了部分肝脏功能,也可能改变肝衰竭的临床过程,这也是当前大部分体外肝脏支持系统所能实现的功能。许多研究显示,肝脏支持技术能够防止上述毒素引起的并发症,如血流动力学紊乱、肾衰竭和肝性脑病。

表 24-3　肝衰竭时体内蓄积的毒性物质和特点

物质	分子量 (道尔顿)	水溶性	蛋白结合性	体外血液净化的清除特性		
				血液滤过	血浆置换	血液灌流
蛋白结合毒素						
苯二氮䓬类	284	−	+	−	+	+
非结合胆红素	585	−	+	−	+	+
结合胆红素	585	+	+	+	+	+
胆汁酸	390~500	+/−	+	+	+	+

续表

物质	分子量（道尔顿）	水溶性	蛋白结合性	体外血液净化的清除特性		
				血液滤过	血浆置换	血液灌流
铜（肝豆状核变性）	63	−	+	−	+	+
硫醇	65	−	+	−	+	+
吲哚	117	−	+	−	+	+
中链和短链脂肪酸	40~200	−	+	−	+	+
原卟啉	562	−	+	−	+	+
水溶性小分子						
血氨	17	+	−	+	+	+
芳香氨基酸	155~204	+	+	+	+	+
肌酐	113	+	−	+	+	+
大中分子物质						
IL-1	17 000	−	+	+/−	+	+
IL-6	26 000	−	+	+/−	+	+
TNF-α	17 000	−	+	+/−	+	+
内毒素	10 000	−	+	−	+	+
自身抗体	160 000~970 000	−	−	−	+	+

（三）体外肝脏支持的发展和分类

体外肝脏支持系统已经发展了六十多年，从最初的普通血液透析发展到今天复杂的生物型人工肝系统，已经取得了巨大的进步，但尚未达到理想的程度（表 24-4）。

表 24-4 体外肝脏支持技术的发展史

年代	研究者	体外肝脏支持技术
1958	Killey	应用血液透析治疗肝性脑病
1958	Schechter	应用阴离子交换柱治疗高氨血症
1958	Lee，Tink	血液交叉输注治疗
1958	Hori	使用活体狗进行交叉透析
1965	Yatzidis	使用活性炭进行胆红素吸附治疗
1965	Eisemann	开始临床使用切除的猪肝进行体外肝脏灌流
1967	Burnell	开展肝性脑病患者与健康人之间的交叉血液透析
1968	Sabin	应用血浆置换治疗肝衰竭
1970	Abouna	临床应用异基因人肝脏进行体外肝脏灌流
1976	Opolon	应用聚丙烯腈膜透析器治疗暴发性肝衰竭

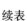

续表

年代	研究者	体外肝脏支持技术
1978	Yamazaki	应用血浆置换和血液透析的组合型系统
1980	Brunner	制备具有肝酶活性的生物反应器
1982	Ozawa	应用猪和狒狒的肝脏进行交叉血液透析
1985	Teraoka	应用猪肝进行血液/血浆灌流
1987	Matsumura	应用兔肝细胞悬液的灌流系统
1988	Marguilis	应用猪肝细胞悬液的灌流系统
1992	Yoshiba	血浆置换和血液透析滤过的组合系统
1993	Demetriou	固定猪肝细胞的生物反应器
1994	Gerlach	固定肝细胞系的生物反应器
2000	Stange	分子吸附再循环系统

　　一般认为理想的人工肝支持系统应该具有三个关键功能:具有肝脏的解毒功能、合成肝脏的重要蛋白和促进肝细胞再生。根据人工肝系统中是否含有肝细胞成分,将人工肝分为非生物型人工肝(non-bioartificial liver,NBAL)和生物型人工肝(bio-artificial liver,BAL)两个类型,它们具有不同的特性(表24-5)。NBAL是指以机械和理化清除为基础的体外血液净化装置,系统中不含肝细胞成分,主要技术包括血浆置换、血液/血浆灌流、血液透析和血液滤过,以及由上述原理构建的分子吸附再循环系统(molecular adsorbents recirculation system,MARS)、连续白蛋白净化系统(continuous albumin perfusion system,CAPS)、成分血浆分离吸附(fractionated plasma separation and adsorption,FPSA)等。非生物型人工肝基本上只具有解毒功能,只有血浆置换可以补充凝血因子、白蛋白等有益物质。BAL是以各类肝细胞为基础构建的体外生物反应装置,能够部分替代肝脏的解毒和代谢功能(解毒、生物转化、分泌和合成)。NBAL具有显著的清除毒素能力,将NBAL和BAL结合起来,能够增强系统的解毒能力,减轻肝细胞负担,使生物型人工肝能更好地发挥生物转化和合成等作用,也有学者将这种组合称为混合型人工肝(hybrid artificial liver,HAL),独立列为第三类人工肝。目前生物型人工肝系统大多仍处于研究阶段,主要有BLSS、ELAD、HepatAssist、MELS、AMC-BAL和Li-BAL等系统。

表 24-5　人工肝的分型与特点

特征	非生物型	生物型
细胞成分	无	有
替代肝功能	只有解毒功能	所有肝功能
费用	相对便宜	昂贵
使用难度	相对容易	维持细胞活性困难
治疗效果	不确定	有希望改善存活率

四、体外肝脏支持技术

(一) 非生物型人工肝

1. 血液透析(HD)　HD 是最早用于 ALF 治疗的血液净化技术,主要通过弥散原理清除肌酐、尿素、血氨等小分子毒素,相对分子量小于 2000 道尔顿的溶质能够自由通过半透膜,相对分子量大于 5000 道尔顿的物质则不能通过。早在 20 世纪 50 年代,Killey 等首先报道应用纤维素膜血液透析治疗 5 例肝性脑病患者,4 例患者曾一度恢复意识,但最终均未能存活。20 世纪 70 年代出现了聚丙烯腈膜等合成膜透析器,能够清除分子量达到 15 000 道尔顿的大分子物质,显著降低血氨和改善支链氨基酸/芳香氨基酸比值,意识恢复率为 43.6%~59%,存活率为 22%~33%。但意识障碍好转是暂时性的,未能改善 ALF 的存活率。目前,HD 不再单独用于 ALF 的治疗,仅作为组合型人工肝的组成部分来使用。

2. 血液滤过(HF)　HF 主要以对流方式清除血液中的溶质,对中分子物质(分子量为 5000~10 000 道尔顿)的清除能力优于 HD。血液透析滤过(HDF)结合了对流和弥散两种方式,对小分子物质和中分子物质均具有很好的清除能力。Opolon 等应用 HF 治疗暴发性肝衰竭的存活率为 50%,而 HD 治疗暴发性肝衰竭的存活率为 23.1%。间断血液透析(IHD)在短期内大量丢失溶质,容易诱发失衡综合征,诱发或加重 ALF 患者出现脑水肿和血流动力学紊乱,不适合单独用于 ALF 的治疗。

3. 在线血液滤过透析(on-line hemodiafiltration, OLHDF)　OLHDF 是利用透析液在线生成置换液,当 OLHDF 废液流率达到 100~120ml/(kg·h),并且延长 OLHDF 治疗时间至 6~12 小时,能够显著提高血氨和中分子物质的清除率,改善脑水肿,OLHDF 治疗 ALF 的意识障碍恢复率在 90% 以上。高容量 OLHDF 在改善 ALF 的意识障碍方面具有优势。

4. 连续肾脏替代治疗(CRRT)　连续肾脏替代治疗能够改善 ALF 患者的血流动力学,有效控制水、电解质和酸碱平衡,清除循环中的炎症介质等中分子物质,改善脑水肿和颅内高压。CRRT 有多种治疗模式,其中连续血液透析滤过(continuous hemodiafiltration, CHDF)在 ALF 中的应用最为广泛。Yoshiba 等应用 CHDF 治疗 ALF 患者的存活率为 85%,亚急性肝衰竭的存活率为 54%。Yokoi 等采用高容量 CHDF 治疗 ALF,将 90 例患者随机分为高容量组和非高容量组,高容量组昏迷改善率为 70.2%,显著高于非高容量组的 44.2%。CHDF 适于治疗伴有脑水肿和急性肾损伤的 ALF 患者,但降低胆红素的能力有限,也不能改善凝血功能障碍。

5. 血浆置换(plasma exchange, PE)　PE 是应用血浆分离器将患者的血浆分离出来并清除,代之以新鲜冰冻血浆或者血浆替代液(图 24-2)。PE 是非生物型人工肝中唯一能够补充凝血物质和纠正凝血障碍的技术,在 ALF 的治疗中具有独特的地位。PE 主要通过下列机制治疗肝衰竭:能够清除部分肝衰竭的病因,例如药物、毒物、金属离子、自身抗体、免疫复合物等;能够清除胆红素、胆汁酸、氨、芳香氨基酸、短链脂肪酸等物质;能够清除内毒素、补体、TNF-α、IL-1 和 IL-6 等;能够补充凝血因子和其他有益物质,改善凝血障碍。PE 的缺点是对小分子物质的清除能力不足,非选择性清除促肝细胞生长因子等有益的血浆成分。目前,PE 通常以下列形式治疗 ALF:

(1) 单纯血浆置换:血浆分离器的膜孔径为 0.2~0.6μm,对血液中非细胞成分无选择地

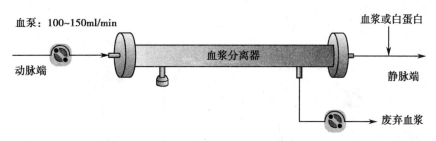

图 24-2　血浆置换

清除,每次置换量为 2~4 升。PE 单次治疗可使胆红素下降 30%~50%。大岛等总结了 117 例经 PE 治疗的 ALF 患者,意识恢复率为 36%,存活率为 24%。PE 治疗 ALF 没有严格的随机对照研究,各家报道差异较大,意识恢复率在 36%~60%,存活率在 20%~46%。尽管 PE 能够改善肝功能、凝血障碍和清除蛋白结合毒素,但其清除小分子物质能力有限,不能有效地改善 ALF 患者的脑水肿和意识障碍表现。

（2）选择性血浆置换(selective plasma exchange,SPE):SPE 采用膜孔径 0.03~0.2μm 的选择性血浆分离器,可以选择性去除白蛋白及其结合毒素,保留免疫球蛋白、凝血因子和促肝细胞生长因子等物质。由于减少了凝血因子和白蛋白等的丢失,与 PE 比较,每次治疗大约可减少 1000ml 血浆用量。

（3）高容量血浆置换(high-volume plasma exchange,HVP):HVP 每次置换的血浆量为 8~12 升或者理想体重的 15%。Kondrup 等从理论上推算,肝衰竭的毒性物质分布在包括血浆在内的细胞外液中,如果每次血浆置换量达到细胞外液总量,连续治疗 3 日,可使相关毒素降至治疗前的 18%。Kondrup 等应用此法治疗 ALF 患者 11 例,10 例患者意识障碍改善,6 例对乙酰氨基酚中毒者中 5 例存活,5 例其他原因所致的 ALF 患者死亡。提示 HVP 可能会改善对乙酰氨基酚中毒性 ALF 患者的预后。近期的一项关于 HVP 治疗 ALF 的多中心、随机对照研究共纳入 ALF 患者 182 例,HVP 组存活率显著高于内科标准治疗组(58.7% vs 47.8%),并且 HVP 能够减轻患者的炎症反应和多器官功能损伤程度。这是 PE 治疗 ALF 的首个随机对照研究,提示 HVP 是有较好应用前景的人工肝模式。

6. 血浆置换联合连续血液透析滤过(PE+CHDF)　PE 对蛋白结合毒素的清除能力强,而 CHDF 清除中小分子能力强,PE+CHDF 具有互补和协同作用,可以提高毒性物质和炎症因子的清除率,减轻高钠血症、代谢性碱中毒和胶体渗透压下降等 PE 相关副作用,改善脑水肿。在 ALF 模型猪中的研究显示,PE+CHDF 治疗 ALF 显著延长了动物的生存时间。Yoshiba 等应用 PE+CHDF 治疗 67 例 ALF 患者,其中,65 例患者意识恢复,37 例存活。我国李兰娟等应用 PE+CHDF 等技术治疗重型肝炎 400 例,存活率为 46.8%。国内非随机对照研究显示,PE+CHDF 治疗重症肝炎的存活率高于标准内科治疗。PE+CHDF 是相对理想的非生物人工肝模式,但仍需进一步的研究证实其临床价值。

7. 血浆透析滤过(plasma diafiltration,PDF)　PDF 是一种用选择性血浆分离器同时进行选择性血浆置换和血液透析滤过的新方法,采用膜孔径较小的、白蛋白筛选系数为 0.2 的选择性血浆分离器,在进行缓慢血浆分离的同时,透析液流过选择性血浆分离器的外腔进行透析(图 24-3)。血浆分离器孔径大小、透析液流量、置换量等因素,直接影响着 PDF 的清除能力。

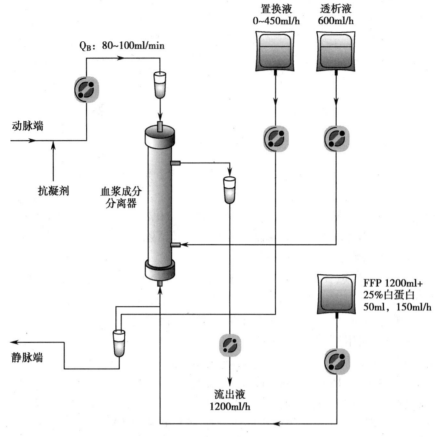

图 24-3 血浆透析滤过

Q$_B$:血流率;FFP:新鲜冰冻血浆

2002 年日本学者 Mori 首先报道了这种方法,采用白蛋白筛选系数为 0.2 的选择性血浆分离器,设置血流率为 80~100ml/min,血浆分流速率为 200ml/h,透析液流率为 600ml/h,脱水速率为 150ml/h,同时补充血浆置换液 150ml/h(共计新鲜冰冻血浆 1200ml 和 25%白蛋白液 50ml),治疗 8 小时。结果发现,胆红素等白蛋白结合毒素平均降低 27%左右,降低了 PE 相关的低血钙、高血钠及代谢性碱中毒等不良反应的发生率,但不能有效地清除水溶性毒素。Eguchi 等应用上述方法治疗 65 例 ALF 患者,每例平均治疗 9.2 次,28 日存活率为 68.5%。Takuya 采取连续性 PDF 治疗 ALF,透析液流率为 400ml/h,置换液流率为 280ml/h,同时静脉输注冰冻血浆 120ml/h,连续治疗 5 天,10 例 ALF 患者存活 9 例,但这种方法不能显著降低血肌酐和血氨,对于严重脑病患者仍需要联合血液透析治疗。

北京地坛医院于 2004 年改进了这一技术,分别采用白蛋白筛选系数为 0.75、0.65 和 0.25 的选择性血浆分离器,提高透析液流率至 3000ml/h,置换血浆 500ml/h(共 3000ml),治疗 6~8 小时,可使血清总胆红素下降 35%~45%,血肌酐下降 30%,血氨下降 50%左右。白蛋白筛选系数为 0.75 的选择性血浆分离器清除蛋白结合毒素效果最好,但白蛋白丢失也最多。白蛋白筛选系数为 0.25 的选择性血浆分离器清除水溶性毒素的效果最好,但清除蛋白结合毒素的作用下降。PDF 过程中可能发生低白蛋白血症,筛选系数为 0.25 的选择性血浆分离器丢失白蛋白较少,每次治疗后大约需要补充 12.5~25g 白蛋白。

PDF 对炎症细胞因子具有较好的清除作用,对水溶性毒素的清除与透析液流率有关。Mori 等在关于 PDF 的研究中,设置的透析液流率仅为 600ml/h,对水溶性毒素的清除能力有限。由于 PDF 膜孔较大,大多数炎症细胞因子可以被滤过,动物实验及临床观察证明其对炎症细胞因子具有较好的清除作用,已有研究尝试用于脓毒症的治疗。

8. 血液/血浆灌流 血液灌流(HP)是将血液直接送入活性炭或树脂灌流器,利用吸附剂的特殊孔隙结构将血液中的毒性物质吸附并清除。血浆灌流(plasma perfusion,PP)是先应用膜式血浆分离器分离出血浆,然而血浆流入灌流器进行吸附,净化后的血浆再返回体内。血液/血浆灌流能够清除水溶性毒素和蛋白结合毒素,包括与肝性脑病有关的血氨、假神经递质、芳香族氨基酸、多肽和短链脂肪酸、胆红素和胆汁酸等物质,但对水、电解质、酸碱失衡无纠正作用。HP 中吸附剂直接接触血液细胞,容易发生低血压、白细胞减少、血小板减少和肺栓塞,为了降低上述并发症的风险,应用白蛋白或者硝酸纤维素膜对活性炭和树脂进行微包裹,或者直接采用 PP。

(1)活性炭灌流:活性炭比表面积为 $1000m^2/g$,属于广谱型吸附剂,对肌酐、尿酸、胍类、血氨等小分子物质和中分子物质具有较好的吸附作用。一般每次灌流 2~3 小时,此时活性炭吸附剂基本饱和。活性炭灌流能吸附血氨,提高支链氨基酸/芳香氨基酸比值,改善肝性脑病,对胆红素也具有吸附作用。1988 年 O'Grady 等报告了活性炭 HP 治疗 137 例肝性脑病的随机对照研究结果,A 试验包括 75 例Ⅲ度肝性脑病患者,随机分成每天 HP5 小时和 HP 10 小时两组,两组的存活率分别为 51.3% 和 50.0%,最主要的并发症为脑水肿和肾衰竭;B 试验中包括 62 例Ⅳ度肝性脑病患者,随机分为非灌流组和灌流组(每天接受 HP 10 小时),两组存活率分别为 39.3% 和 34.5%;活性炭灌流未能改善肝性脑病患者的存活率。

(2)树脂灌流:树脂是人工合成的一类具有网状立体结构的高分子聚合物,包括中性、阴离子、阳离子树脂。阳离子树脂对氨的清除效果好,阴离子交换树脂对胆红素和阴离子具有较好的吸附作用,中性树脂对胆红素、胆汁酸、游离脂肪酸及酰胺等具有较好的吸附作用。树脂可引起严重的血小板和白细胞减少,但其生物相容性优于活性炭,将树脂颗粒外加半透明包裹或者采取血浆灌流可以减少其副作用。树脂灌流能够有效吸附肝衰竭患者血浆中的胆红素、内毒素和细胞因子,可使胆红素下降 30%~46%。1994 年美国 FDA 批准了一种人工肝系统(Biologic-DT),透析膜将透析器分为血液腔和透析腔,含有活性炭和阳离子树脂的透析液在透析腔内循环流动,每次治疗 4~6 小时,通过透析膜来清除分子量在 100~5000 道尔顿的毒素,因而也称为血液透析吸附(hemodiabsorption)。非对照病例研究显示,该系统能够显著改善 ALF 患者的意识状态。一个小规模、随机对照研究纳入了 10 例 ALF 患者,结果发现 Biologic-DT 系统的毒素清除能力有限,且容易引起显著的血小板减少、纤维蛋白原降低和全血凝固时间延长。另一个纳入 56 例肝衰竭患者的随机对照研究显示,Biologic-DT 系统能显著改善肝衰竭患者的意识障碍,其中,慢性肝衰竭急性发作和肝移植后患者的存活率为 71.5%(对照组 35.7%,$P=0.036$);而急性肝衰竭组的存活率为 51.6%,与对照组无显著差异。

(3)双重血浆分子吸附系统(double plasma molecular absorbent system,DPMAS):DPMAS (图 24-4)是串联两个吸附柱的血浆灌流系统。血液经过血浆分离器分离血浆,血浆流过一个可以吸附胆红素的阴离子树脂吸附柱,再流过另一个可以广谱吸附中大分子毒素的中性树脂吸附柱,净化后的血浆流入血液回路。国内应用 BS300(胆红素吸附柱)和 HA330-Ⅱ

(中性树脂吸附柱)构建的 DPMAS 治疗 ALF,单次治疗可使胆红素下降 38.3%,而且能清除炎症介质,尚需对照研究证实其是否能改善 ALF 患者的存活率。

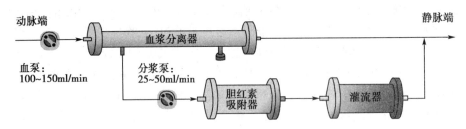

图 24-4 双重血浆分子吸附系统

(4)偶联血浆滤过吸附(coupled plasma filtration adsorption,CPFA):CPFA 是将血浆灌流和 CVVH 相结合的组合型体外血液净化系统,能同时清除蛋白结合毒素和水溶性毒素(图 24-5)。首先,血液经过血浆分离器分离出血浆,血浆流过吸附柱吸附胆红素和细胞因子,被净化后的血浆流回血液回路,然后再进入滤器进行 CVVH 治疗。Ronco 等首先应用 CPFA 治疗脓毒症相关急性肾损伤患者,CPFA 可改善血流动力学和炎症介质的清除。CPFA 也能显著降低肝衰竭患者的胆红素水平,适合用于 ALF 合并肾衰竭患者,可作为肝移植的"桥梁"。CPFA 治疗中血液经过多个滤器,需要较多的抗凝剂,血细胞破坏较大,需要关注出血并发症。

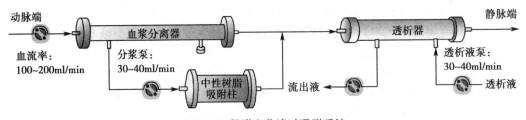

图 24-5 偶联血浆滤过吸附系统

9. 白蛋白透析(albumin dialysis) 白蛋白是血浆中的重要分子,分子量约为 67 000 道尔顿,分子表面有许多配体结合位点,可以和药物、毒素、中间代谢产物和金属离子等物质结合。正常情况下,白蛋白结合物质随血液到达肝脏,与肝细胞表面的受体相互作用,这些物质与运载蛋白解离进入肝细胞,在肝细胞内通过一系列生物转化,最终由胆管或肾脏排出体外。白蛋白透析就是利用白蛋白可以结合和转运体内各种毒性代谢产物的特性,清除体内各种与白蛋白结合的毒性物质,替代肝脏的解毒功能。白蛋白透析采用聚砜膜制成的高通量透析器,生物膜微孔直径为 100nm 左右,有利于膜两侧进行物质交换。在透析膜两侧,新鲜白蛋白透析液与患者血液中的游离小分子物质依据浓度梯度进行弥散,血液中白蛋白结合物质被吸附在膜孔上,进而被透析液中具有空余结合位点的白蛋白竞争性吸附,从而把血液中白蛋白结合物质转运至透析液中,达到净化血液的目的。

(1)单次通过白蛋白透析(single-pass albumin dialysis,SPAD):SPAD 是最简单的白蛋白透析技术,应用血滤机和高通量透析器或者滤器(截留分子量为 30 000 道尔顿),使血液流经滤器内腔,白蛋白透析液反向流过滤器外腔,血液中的白蛋白结合分子能够透过滤器膜孔而被清除(图 24-6)。白蛋白透析液是由标准碳酸氢盐透析液和白蛋白溶液配制成的 2%(20g/L)白蛋白溶液,以 20~30ml/h 的流率通过滤器外腔,每天治疗 6~8 小时。白蛋白透析液一次性使用而丢弃,因此称为"单次通过(single-pass)"。SPAD 因白蛋白消耗量大,费用非常昂贵,近年来普遍采用 4.5 升透析液和 20% 白蛋白 700ml 溶液配制成 4.5% 的白蛋白透析液,反复循环使用 6~8 小时。临床研究显示,SPAD 清除胆红素能力与 MARS 相似,但清除胆汁酸、血氨、肌酐和尿素的能力显著低于 MARS。

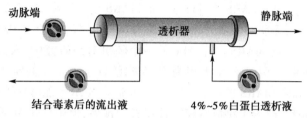

图 24-6　单次通过白蛋白透析

(2)分子吸附再循环系统:MARS 是由德国 Stange 等于 1993 年研发的人工肝系统(图 24-7),白蛋白在其中发挥分子吸附剂的作用,需要 MARS 主机和血液透析机联合使用。MARS 包含三个环路,即血液环路、白蛋白环路和透析环路。在血液环路,血液以 150~250ml/h 的流率经过 MARS 滤器(MARS flux),分子量<50 000 道尔顿的蛋白结合物质和水溶性小分子物质依据浓度梯度穿过 MARS 膜,进入白蛋白环路并与白蛋白结合。在白蛋白环路,20% 白蛋白溶液 600ml 灌满环路,以 150ml/h 的流率在环路中循环流动,携带毒素的白蛋白溶液首先流过高通量透析器,水溶性毒素通过透析被清除,然后白蛋白溶液流入活性炭吸附柱(AC250)和阴离子树脂吸附柱(IE250),白蛋白结合毒素被吸附,白蛋白溶液得到再生并再次回到 MARS 滤器。透析环路含一个普通透析器,白蛋白溶液通过透析器内腔,透析液反向流过透析器外腔,通过弥散来清除尿素、尿酸和肌酐等水溶性小分子物质。每次治疗 6~8 小时,或者连续治疗 24 小时。MARS 具有血液灌流和血液透析双重功能,能够有效清除蛋白结合毒素和水溶性毒素,纠正水电解质和酸碱紊乱。

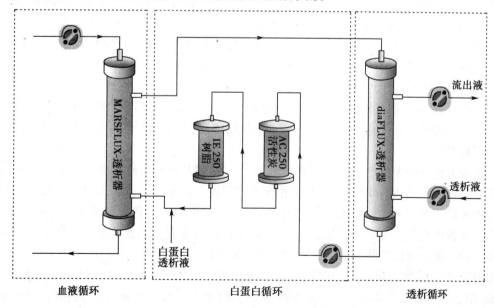

图 24-7　分子吸附再循环系统

MARS 是欧美应用最广泛的人工肝,具有很好的安全性。MARS 单次治疗可使胆红素、肌酐、尿素氮、乳酸和芳香氨基酸降低 30% 左右,胆汁酸、短中链脂肪酸降低 40% 以上。MARS 可以清除一氧化氮等血管活性物质,清除炎症细胞因子,改善肝衰竭患者的血流动力学,提高平均动脉压和外周血管阻力,改善脑灌注和降低颅内压。在 Kantola 等的一项针对 ALF 患者的回顾性研究中,MARS 组 113 例,非 MARS 组 46 例,肝移植患者存活率分别为 94% 和 77%($P=0.06$),无肝移植者存活率分别为 66% 和 40%($P=0.03$),提示 MARS 可能改善 ALF 患者的预后。在 MARS 治疗 ALF 的一个随机对照研究中,入选 ALF 患者 102 例,MARS 组 6 个月存活率为 84.9%,对照组为 75.5%,统计学无显著差异;由于 66 例患者接受了肝移植,因此无法确定 MARS 的疗效。荟萃分析显示,MARS 能够显著改善 ALF 患者的生化指标和肝性脑病症状,改善 Ⅰ 型肝肾综合征患者的预后,但未证实 MARS 能够改善 ALF 患者的存活率。

(3)连续白蛋白净化系统:CAPS 模拟 MARS 原理,采用高通量聚砜膜滤器代替分子吸附再循环系统的 MARS 膜透析器,用活性炭和中性树脂吸附柱进行吸附,CAPS 可在部分血滤机上进行。CAPS 的治疗成本明显低于 MARS,在毒素清除和临床症状改善方面与 MARS 相似。

10. 成分血浆分离吸附　FPSA 又称为普罗米修斯(Prometheus)系统。FPSA 是 1999 年德国费森尤斯公司开发的一种人工肝系统,FPSA 整合了血浆滤过吸附和高通量血液透析技术。FPSA 包含两个环路:血浆滤过吸附环路和血液透析环路(图 24-8)。首先将患者血液引入血浆滤过吸附环路,血液流过截留分子量为 250 000 道尔顿的聚砜膜血浆成分分离器(AlbuFlow),血浆中的纤维蛋白原和免疫球蛋白等大分子物质不能通过血浆成分分离器,而白蛋白和更小的分子很容易被滤过,被滤过的成分血浆进入高吸附能力的阴离子交换树脂柱(Prometh 02)和中性树脂吸附柱(Prometh 01)进行吸附,被净化后的成分血浆又回到血浆成分分离器的血液侧。为了提高吸附能力,在血浆滤过吸附环路中使用血浆泵使成分血浆反复循环。在 FPSA 环路下游,安装有血液透析环路,采用高通量透析器来清除水溶性毒素。FPSA 不需要使用白蛋白和新鲜冰冻血浆。

FPSA 在清除蛋白结合毒素和水溶性毒素方面表现优秀。单次治疗 6 小时,能够使总胆红素下降 30% 左右,结合胆红素和胆汁酸下降约 50%,对血氨、芳香氨基酸、尿素氮和肌酐等水溶性毒素也具有很好的清除能力。由于 FPSA 直接对血浆成分进行吸附和血液透析,其清除总胆红素、结合胆红素、胆汁酸和水溶性物质的能力强于 MARS。但是,FPSA 对肝衰竭的炎症细胞因子无明显清除作用,全血要两次接触滤器,可能易发生环路凝血和对凝血功能产生不利影响。

迄今为止,FPSA 治疗 ALF 的临床研究较少。在 ALF 模型猪中的研究显示,FPSA 能够显著改善脑水肿和颅内高压,降低血氨和改善脑代谢。目前发表的临床研究多数为病例分析,FPSA 能改善患者的一般状况、肝性脑病,延长生存时间和改善肝移植患者围术期状况,但没有改善患者的血流动力学状态。FPSA 的不良反应主要为出血并发症和低血压。在近期发表的一项针对慢性肝衰竭急性发作患者的多中心、随机对照研究(HELIOS study)中,68 例患者接受了标准内科治疗(SMT 组),77 例接受了 FPSA 治疗(FPSA 组)。结果显示,FPSA 组不良事件的发生率并不高于 SMT 组,表明 FPSA 的安全性和耐受性良好;FPSA 组和 SMT 组的 28 天存活率分别为 66% 和 63%($P=0.70$),90 天存活率分别为 47% 和 38%($P=$

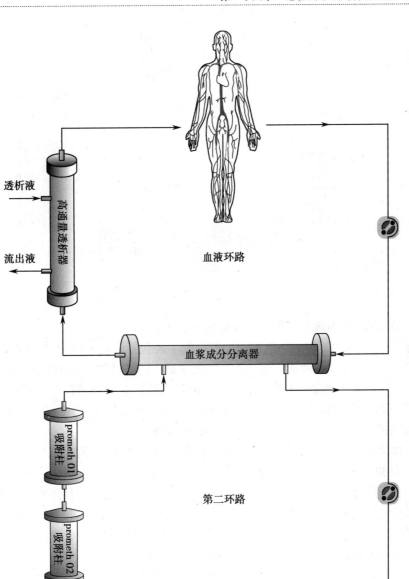

图 24-8　成分血浆分离吸附技术

0.35）。对 MELD 评分>30 和并发肝肾综合征的亚组分析显示，FPSA 组和 SMT 组的 28 天存活率分别为 57% 和 42%，90 天存活率分别为 48% 和 9%（$P=0.02$）。该研究提示 FPSA 可能提高重型急性肝衰竭患者的存活率，但仍需进一步的临床对照研究来证实。

（二）生物型人工肝

随着肝细胞分离、培养和保存技术的成熟，以及生物反应器研究的进步，生物型人工肝已经逐渐从实验室走向临床。国内外已经构建了多个生物型人工肝系统，实验和临床研究均提示生物型人工肝治疗 ALF 具有良好的前景。

1. 生物型人工肝的工作原理　生物型人工肝由肝细胞、生物反应器和辅助装置等三部分构成（图 24-9）。肝细胞是生物型人工肝的生物活性部分，生物反应器是肝细胞生活和发

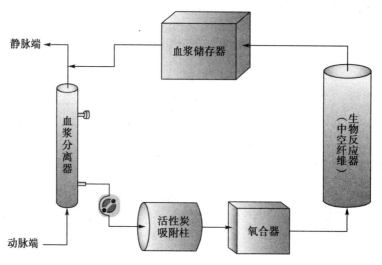

静脉端

动脉端

图 24-9　生物型人工肝

挥功能的场所,这两者构成了生物型人工肝的核心部分。

(1)肝细胞:目前生物型人工肝采用的肝细胞主要包括人的原代肝细胞或猪肝细胞、肿瘤肝细胞系、永生化肝细胞及干细胞。人肝细胞来源于肝脏供体或胚胎肝脏,虽然是比较理想的肝细胞,但来源有限或存在伦理问题。其他来源的肝细胞仍然存在一定的生物安全风险。要满足肝脏支持的需要,肝细胞数量必须达到正常肝组织的 10%~30%(相当于 150~450g 成人肝细胞),这至少需要 $1×10^9$ 个以上的肝细胞。

(2)生物反应器:包括平板型、中空纤维型、灌流支架型、包裹流化床型等。生物反应器的主要功能是提供肝细胞的生长场所,保证肝细胞存活且具有生理功能,同时生物反应器也是患者血浆和肝细胞相互作用和物质交换的场所。目前大多数装置使用中空纤维型反应器(图 24-9),中空纤维反应器具有内腔和外腔两个腔室,通过带有孔洞的纤维膜来交换物质。纤维膜的截留分子量通常要达到 100 000 道尔顿,白蛋白和蛋白结合毒素(60 000~70 000 道尔顿)可以自由通过,而补体、免疫球蛋白和细胞成分不能被滤过。

(3)辅助装置:包括体外循环、温度控制和监测系统等。

2. 生物型人工肝系统

(1)生物人工肝支持系统(bioartificial liver support system,BLSS)系统:BLSS 系统是由美国匹兹堡大学研发的中空纤维型生物人工肝。中空纤维膜的截留分子量为 10 000 道尔顿,其外腔上黏附培养着 70~100g 的猪肝细胞。治疗过程中,患者的全血经氧合器氧合后进入中空纤维管内腔,细胞培养液在中空纤维管外腔,血浆中分子量<10 000 道尔顿的物质通过弥散作用与外腔中的猪肝细胞进行物质交换。BLSS 能够对中、小分子进行解毒、代谢和合成,但不能补充白蛋白和凝血因子等大分子物质,每次治疗一般持续 12 小时。通过 D-半乳糖胺致 ALF 模型的动物实验显示,BLSS 能够明显延长实验动物的生存时间,防止颅内高压。Ⅰ 期临床试验中治疗了 4 例 ALF 患者,单次治疗可使血氨平均降低 33%、总胆红素降低 6%,对肾功能和神经功能无显著改善,未报告患者的生存率。1 例患者治疗开始时出现短暂的低血压,随访 12 个月未发现猪源性病毒感染。

(2)体外肝脏辅助装置(extracorporeal liver assist device,ELAD):ELAD 由双泵透析系统

和串联型中空纤维反应器组成。采用人肝肿瘤细胞系(C3A)为肝细胞源,C3A 是从 HepG2 中分离的亚克隆细胞系,具有细胞色素 P450 活性和分泌白蛋白、合成尿素等功能。ELAD 的生物反应器由 4 个中空纤维反应器串联而成,生物膜的截留分子量为 70 000 道尔顿,总共有 300~400g 的 C3A 细胞通过明胶黏附在中空纤维外腔。ELAD 首先通过血浆分离器分离血浆,血浆再流入中空纤维内腔,通过弥散与肝细胞进行物质交换。血浆而非全血进入生物反应器消除了血液在生物反应器内凝血的可能,提高了肝脏支持的能力。最大安全性问题是如何防止肿瘤细胞和肿瘤基因进入体内,ELAD 使用两个孔径为 0.45μm 的细胞滤器,来防止反应器中的肝细胞逃逸到患者的血液中。动物实验显示,ELAD 能改善 ALF 模型动物的凝血障碍和生存时间。应用 ELAD 治疗 11 例 ALF 患者,其中,10 例患者生化指标改善,6 例患者存活。随后的几个小样本、随机对照临床研究未能证实其能改善 ALF 患者的存活率。在 Ellis 等进行的随机对照研究中,入选了 24 例 ALF 患者,第 I 组 17 名患者(预期病死率为 50%),第 II 组 7 名患者(预期病死率为 90%),所有患者被随机分为两组,治疗组接受标准内科治疗和 ELAD 治疗,对照组仅给予标准内科治疗,结果显示治疗组血氨有所降低,能够减缓肝性脑病的加重和胆红素的上升速率,但未能改善患者的存活率。在近期的一项针对 ALF 的随机对照试验中,共纳入了 24 例患者(其中 19 例列入肝移植名单),将患者随机分为 ELAD 组和标准内科治疗组,结果显示 ELAD 能够延长患者的生存时间和提高获得肝移植的机会(92% vs 43%,P<0.05),并且 30 天存活率有改善的趋势(83% vs 43%,P=0.12)。目前未发现 ELAD 的安全性问题,但需要大样本临床研究进一步验证其改善生存率的作用。

(3)HepatAssist 系统:HepatAssist 由美国加利福尼亚洛杉矶医学中心研发,是目前唯一完成 II/III 期前瞻性、多中心、随机对照临床试验的混合型人工肝系统。该系统由血浆分离器、加热器、氧合发生器、活性炭吸附柱和中空纤维反应器(孔径为 0.15μm)组成。中空纤维管的外腔中培养有 $5×10^9$~$7×10^9$ 个猪肝细胞。将患者血液首先引入血浆分离器,分离出来的血浆经过活性炭吸附柱吸附,然后进入氧合器,再流入中空纤维反应器的内腔,与外腔进行物质交换,最后血浆经静脉回路流入患者体内,每次治疗 6 小时。HepatAssist 在治疗急性缺血性肝衰竭模型动物的试验中,在改善高血氨、高乳酸血症、凝血酶原时间延长和低血糖方面优于单纯活性炭吸附,能够改善靛氰绿清除率。I 期临床试验显示该系统安全性较好,治疗过程中患者生命体征和血流动力学指标稳定,没有发现猪肝细胞相关的不良反应。随后的非对照研究显示,HepatAssist 可以显著降低胆红素和血氨,改善患者神经系统症状和颅内高压。在 II/III 期的多中心、随机对照研究中,纳入了 171 例肝衰竭患者,其中,急性肝衰竭 147 例,移植肝原发性无功能 24 例,随机将患者分为治疗组和对照组。治疗组接受人工肝治疗 1~9 次(平均 2.9 次),两组患者 30 天存活率无显著差异(71% vs 62%)。其中,ALF 患者的 30 天存活率分别为 73% 和 59%(P=0.10),多因素分析显示,治疗组患者的死亡风险下降 44%。进一步对病因进行分层分析发现,HepatAssist 能够改善对乙酰氨基酚中毒性 ALF 的 30 天存活率(70% vs37%,P=0.018)。两组患者在治疗过程中的不良反应发生率无差异,随访一年未发现感染猪源性逆转录病毒的证据。由于肝细胞来源于动物细胞,尽管未发现猪源性逆转录病毒感染的证据,仍然不能完全排除这种病毒感染的风险,因此未再进行后续的临床试验。

(4)模块化体外肝脏支持(modular extracorporeal liver support,MELS):MELS 是德国 Sauer 教授研发的系统,由生物型人工肝部分和单次白蛋白透析系统组合而成。生物反应器中三束交织型中空纤维构成三维的骨架,外腔内培养有 $1.8\times10^9 \sim 4.4\times10^9$ 个肝细胞和非实质细胞。曾分别采用原代猪干细胞和原代人肝细胞进行 I 期临床试验,治疗过程中未见明显不良反应,神经系统症状和凝血功能有所改善,患者均成功接受了肝移植。

(5) AMC-BAL(Amsterdam medical center-bioartificial liver, AMC-BAL): AMC-BAL 是阿姆斯特丹大学研发的混合型人工肝,患者的血液首先经过血浆分离器分离,血浆流入生物反应器,直接接触肝细胞进行物质交换,然后血浆流入吸附器进行解毒后返回患者体内。动物实验显示,AMC-BAL 能够延长肝衰竭动物的生存时间和降低血氨,但对胆红素、凝血功能和血糖等没有显著影响。I 期临床试验入组 7 例 ALF 患者,其中 1 例未行肝移植而存活,6 例成功过渡到肝移植,但其中的 2 例死于肝移植并发症。

(6) Li-BAL 系统:浙江大学第一医院开展了系列的生物型人工肝研究。在一项基于猪原代肝细胞的生物型人工肝研究中,入选了 171 例急性肝衰竭或者肝移植初期供肝未发挥作用的患者,随机分为标准内科治疗组(SMT 组)和人工肝联合标准内科治疗组(BAL+SMT 组),治疗过程中及治疗后 30 天内两组患者不良事件发生率和严重程度比较无明显差异,在肝移植后患者中,BAL+SMT 组生存率显著高于 SMT 组。

五、体外肝脏支持技术的临床应用

(一)适应证和禁忌证

1. 适应证　各种原因引起的早、中期肝衰竭,INR 为 1.5~2.5,或者凝血酶原活动度(PTA)为 20%~40%。晚期肝衰竭预后极差,人工肝支持的并发症多,治疗前应权衡利弊,可作为肝移植前的支持治疗。急性肝衰竭病情进展快,当患者出现极度乏力、明显厌食、呕吐和腹胀、黄疸快速升高、PTA 为 40%~60%等肝衰竭趋势时,就可考虑进行人工肝支持,不宜拘泥于固定指标。

2. 禁忌证　人工肝支持没有绝对禁忌证,不同人工肝模式的禁忌证不同,可根据患者的病情来选择不同模式。相对禁忌证包括:严重活动性出血或并发弥散性血管内凝血者;对治疗过程中所用血制品或药品如血浆、肝素和鱼精蛋白等高度过敏者;循环功能衰竭者;心、脑梗死非稳定期者;妊娠晚期。

(二)治疗模式的选择

根据病因和病情来选择恰当的治疗模式,ALF 的人工肝治疗以选择血浆置换为基础的组合型非生物人工肝或混合型生物人工肝为宜。

1. 根据病因选择　对于药物和中毒引起的 ALF 患者,可选择血浆置换联合血浆灌流或 MARS。对于自身免疫性疾病引起的肝衰竭患者,应选择普通血浆分离器进行血浆置换。

2. 根据病情选择　对于没有肝性脑病的患者,可选择血浆置换、血浆透析滤过、血浆灌流或 SPAD。对于伴有肝性脑病和脑水肿的患者,可选择血浆置换联合连续血液透析滤过,血浆置换联合在线高容量血液滤过,血浆置换联合 MARS。伴有水、电解质紊乱和肝肾综合征时,应选择以 CRRT 或 MARS 为基础,联合血浆置换的模式。

(三)抗凝方案

急性肝衰竭具有复杂的凝血障碍,一方面存在严重的出血倾向,另一方面当血液接触体外循环管路时也容易形成血栓。如果不进行合理的抗凝,血液与体外循环管路的接触会激活凝血系统,进一步造成凝血因子的丢失,加重凝血紊乱。合理的抗凝不仅能保证治疗过程

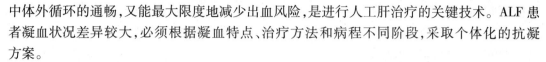

中体外循环的通畅,又能最大限度地减少出血风险,是进行人工肝治疗的关键技术。ALF患者凝血状况差异较大,必须根据凝血特点、治疗方法和病程不同阶段,采取个体化的抗凝方案。

1. 普通肝素(unfractionated heparin,UFH)抗凝 由于很容易使用APTT和ACT来监测普通肝素的抗凝效应,并且UFH可以被鱼精蛋白完全中和,因此仍经常用于人工肝治疗。肝素化方案通常有三种,即全身肝素化、小剂量肝素化和局部肝素化。急性肝衰竭患者凝血障碍突出,以限量肝素化较为安全。

(1)全身肝素化:适用于没有出血并发症和血小板减少的早期肝衰竭患者,尤其是采用血浆灌流时。该法抗凝效果较好,但出血风险较大。肝素的给药方法包括连续输注或间断输注,间断输注法抗凝作用不容易控制,在ALF患者抗凝中较少使用。连续输注法是在治疗开始时给予负荷剂量肝素2000IU,随后以1200IU/h的速率从体外循环的动脉端连续输注。在治疗结束前30分钟停止肝素输注,治疗结束后给予静脉输注鱼精蛋白中和肝素,一般鱼精蛋白的剂量按照中和肝素总剂量的1/3~1/2来给予。

(2)小剂量肝素化:适用于没有出血并发症的中、晚期肝衰竭患者。治疗前先测定基础APTT或ACT,根据测定值选择负荷剂量和维持剂量,每治疗30分钟测定一次APTT或ACT,根据检测结果调整肝素剂量,继续肝素输注直至治疗结束,抗凝目标是在整个治疗过程中保持APTT(45~55秒)或ACT延长至正常值的1.5倍。肝素负荷剂量一般为10~20IU/kg,随后以5IU/(kg·h)的速率连续输注,剂量调整见表24-6。

表24-6 人工肝支持中小剂量肝素抗凝方案

APTT(秒)	负荷量[a]	维持剂量[b]	复查APTT
<40	1000IU	+200IU/h	4小时复查
40.1~45.0	无	+100IU/h	4小时复查
45.1~55.0	无	不调整	2小时复查
55.1~65.0	无	停30分钟−100IU/h	2小时复查
>65.0	无	停60分钟−200IU/h	2小时复查

注:[a]肝素负荷剂量为10~20IU/kg;[b]初始泵入剂量为5IU/(kg·h)

(3)局部肝素化:在体外循环管路的动脉端连续输注肝素,使体外循环中的APTT和ACT延长至正常值的1.5~2倍,然后在体外循环管路的静脉端或体内连续输注与肝素剂量等效价的鱼精蛋白来中和肝素。该方法操作难度较大,并且难以避免体内肝素化问题。首先,很难实现精确调节中和肝素的鱼精蛋白剂量,鱼精蛋白在体内的半衰期较肝素短,导致肝素抗凝作用的反弹,局部肝素化并不能杜绝体内抗凝和出血并发症。此外,鱼精蛋白可能导致过敏反应、血小板功能不良、低血压、肺血管收缩和右心室功能衰竭等副作用。因此,局部肝素化并不比限量肝素化更安全。

2. 低分子肝素(LMWH)抗凝 肝素抗凝可致肝素相关血小板减少症(heparin-induced thrombocytopenia,HIT)。LMWH诱发HIT较UFH少见。在CRRT抗凝的随机对照研究中,LMWH和UFH在出血并发症上并无差异。LMWH半衰期长,不能完全被鱼精蛋白中和,抗Ⅹa活性监测并未在临床常规开展,这些因素可能增加肝衰竭患者的出血风险。国内部分单位使用 LMWH 进行人工肝治疗,出血并发症较少。一般首剂给予 3000~4000IU,维持剂量为 750IU,并监测抗 Ⅹ a 活性。出血风险低的患者抗 Ⅹ a 活性控制在 0.4~0.5IU/ml,有出血倾向者可控制在 0.25~0.3IU/ml。

3. 枸橼酸盐局部抗凝　枸橼酸盐局部抗凝(regional citrate anticoagulation,RCA)已经广泛应用于高危出血风险患者的血液净化中,是极佳的替代肝素抗凝的抗凝方法。RCA 是在体外循环的动脉端输注枸橼酸盐,使血浆中枸橼酸浓度达到 3~5mmol/L,枸橼酸与离子钙形成螯合物,当血浆中离子钙浓度降低至大约 0.35mmol/L 以下时,凝血激活被抑制,从而产生体外抗凝作用。然后,在体外循环的静脉端输注钙剂来纠正钙离子的降低。部分枸橼酸在体外循环中被清除,进入体内的枸橼酸迅速在肝脏、肌肉和肾脏代谢为碳酸氢盐,故枸橼酸在体内无抗凝作用。肝脏是枸橼酸代谢的主要器官,如果肝脏的枸橼酸清除率降低,枸橼酸抗凝可能导致体内枸橼酸蓄积,引起代谢性酸中毒和低钙血症,并可能对肝细胞再生产生不利影响。因此,以往认为在肝衰竭患者中要慎用枸橼酸盐抗凝。

近年来,部分学者尝试将 RCA 应用于肝衰竭和重度肝损伤的 CRRT 和 MARS 治疗,发现代谢紊乱的发生率并不像预计的那么严重,提示 RCA 可以安全地用于具有高危出血风险的肝衰竭患者。RCA 与肝素抗凝的 MARS 治疗对照研究显示,RCA 的出血并发症显著减少、体外循环管路的寿命延长、血小板减少发生率降低,两种抗凝方法的患者生存率无差异。RCA 应用于肝衰竭患者的 CRRT 中,发现患者对枸橼酸的清除能力确实显著降低,RCA 连续进行 72 小时后,患者血液中枸橼酸浓度平均升高 27 倍,碱剩余随治疗时间的延长有逐渐升高的趋势,但并未发生显著的酸碱紊乱。治疗前凝血酶原活动度≤26% 或者血乳酸水平≥3.4mmol/L,预计发生枸橼酸蓄积的风险较高。在肝衰竭患者中应用 RCA 时,必须密切监测酸碱紊乱和血清总钙/离子钙比值,若血清总钙/离子钙比值≥2.5 提示存在枸橼酸蓄积,应停用 RCA。

4. 无抗凝　适用于有出血并发症、围术期和有严重凝血障碍的肝衰竭患者。无抗凝法的操作方法为:每升含 3000IU 普通肝素的生理盐水预冲体外循环管路,治疗前再用生理盐水将体外循环管路中的肝素盐水冲出;提高血流速率防止体外管路内血液停滞,血流速率可达 120~150ml/min;如果人工肝系统中含有血液透析装置,可定时采用生理盐水冲洗滤器。在连续血液透析滤过和血浆置换中可以考虑无抗凝法,无抗凝法不适合于循环不稳定的患者。

(四) 人工肝支持的并发症和防治

1. 出血　出血是最常见的并发症,主要表现为插管部位出血、消化道出血、皮肤黏膜充血和颅内出血等。对于严重凝血障碍的患者,深静脉穿刺前应输注凝血因子,在超声引导下进行穿刺,争取做到一次穿刺成功。穿刺部位可首先选择股静脉,其次为颈内静脉,不宜选择锁骨下静脉。人工肝模式以血浆置换为基础,选择无抗凝方式或 RCA。

2. 凝血　表现为深静脉导管或体外循环管路的凝血。应根据患者的凝血状况选择合适的抗凝剂量,注意观察滤器跨膜压的动态变化,及时调整抗凝剂量。此外,应提高操作的熟练程度,治疗前和治疗中保持导管通畅,避免临时停机。

3. 过敏反应　目前管路和滤器引起的过敏反应少见,过敏主要见于血浆置换和生物型人工肝,表现为皮疹、发热、过敏性哮喘和休克。治疗前应询问过敏史,尽量选择非生物成分的治疗模式,在进行血浆置换前给予预防性抗过敏治疗。对于鱼精蛋白过敏者,治疗结束前

30 分钟停止抗凝,治疗后不使用鱼精蛋白。

4. 低血压　肝衰竭患者血流动力学特点与脓毒症类似,容易发生低血压。必要时进行血流动力学监测,血液净化治疗过程中应保持合适的血容量,治疗模式以缓慢持续清除为佳,避免血容量和渗透压短期剧烈变化。在患者存在水肿、胸水和腹水时,注意补充白蛋白以提高胶体渗透压。经上述处理后仍存在低血压者,应给予去甲基肾上腺素等血管收缩药物以维持恰当的血压水平。如果大量升压药物仍无法维持血压,应停止人工肝治疗。

5. 继发感染　深静脉导管和体外循环增加血流感染的风险,治疗过程中应严格无菌操作。若患者出现感染征象,需警惕导管相关血流感染,及时留取外周血和导管血进行培养,必要时拔除深静脉导管。导管相关血流感染以耐甲氧西林的凝固酶阴性葡萄球菌最为常见,如考虑导管相关血流感染,可经验性选择万古霉素进行治疗。

（五）体外肝脏支持的疗效评价

体外肝脏支持的疗效评价包括单次治疗疗效评价和总体预后评价。

1. 单次治疗疗效评价　观察治疗前后意识水平、消化道症状、血流动力学等临床指标的改善状况,评价血浆白蛋白、胆碱酯酶、凝血酶原活动度、支链氨基酸/芳香氨基酸比值、内毒素、胆红素、胆汁酸、乳酸、血氨等的改善状况。

2. 总体预后评价　主要评价非肝移植患者存活率和肝移植患者存活率,包括 12 周存活率、24 周存活率和 48 周存活率和住院存活率等。

六、小结

急性肝衰竭仍是病死率极高的疾病,尽管肝移植技术已经比较成熟,但因为肝脏供体的缺乏,大部分急性肝衰竭患者仍然需要以内科治疗和体外肝脏支持为主的支持治疗。此外,肝移植患者需要长期服用免疫抑制剂,也会影响患者的生存质量。如果通过体外肝脏支持,患者肝脏再生而恢复健康,生活质量可能会更高。因此,体外肝脏支持技术的研究和应用仍然具有广泛的需求和深远的临床意义。经过近 60 年的发展,体外肝脏支持技术已经取得了重大突破。非生物型人工肝已经由单一模式发展成为组合型的多种模式,安全性进一步提高。生物型人工肝已经进入临床应用阶段,有改善临床预后的发展趋势,随着新的细胞系和生物反应器的应用,必将改善生物型人工肝的长期安全性。尽管目前的荟萃分析未能证实非生物型人工肝在改善急性肝衰竭存活率方面的作用,但其改善生理指标和临床症状的作用肯定,并作为肝移植前的桥梁而发挥重要作用。随着非生物型人工肝专用设备的发展,生物型人工肝体系的成熟和安全性的提高,两者相得益彰、相互补充,必然会对急性肝衰竭的治疗带来巨大的进步。

（刘景院）

参 考 文 献

1. Kjaergard LL, Liu J, Als-Nielsen B, et al. Artificial and bioartificial support systems for acute and acute-on-chronic liver failure: a systematic review. JAMA, 2003, 289: 217-22.

2. DBA Silk PNT, RA Chase PJM, Hanid MA, et al. Treatment of fulminant hepatic failure by polyacrylonitrile-membrane haemodialysis. Lancet, 1977, 310: 1-3.

3. J Denis PO, V Nusinovici AG, Darnis F, et al. Treatment of encephalopathy during fulminant hepatic failure by

haemodialysis with high permeability membrane.Gut,1978,19:787-793.

4. Fujiwara K,Oda S,Abe R,et al.On-line hemodiafiltration or high-flow continuous hemodiafiltration is one of the most effective artificial liver support devices for acute liver failure in Japan.J Hepatobiliary Pancreat Sci,2015, 22:246-247.

5. Matsubara S,Okabe K,Ouchi K,et al.Continuous removal of middle molecules by hemofiltration in patients with acute liver failure.Crit Care Med,1990,18:1331-1338.

6. Davenport A,Will EJ,Davidson AM,et al.Improved cardiovascular stability during continuous modes of renal replacement therapy in critically ill patients with acute hepatic and renal failure.Crit Care Med,1993,21:328-338.

7. Yoshiba M,Sekiyama K,Iwamura Y,et al.Development of reliable artificial liver support (ALS)--plasma exchange in combination with hemodiafiltration using high-performance membranes.Dig Dis Sci,1993,38:469-476.

8. Nakae H,Yonekawa C,Wada H,et al.Effectiveness of combining plasma exchange and continuous hemodiafiltration (combined modality therapy in a parallel circuit) in the treatment of patients with acute hepatic failure.Ther Apher,2001,5:471-475.

9. Sadahiro T,Hirasawa H,Oda S,et al.Usefulness of plasma exchange plus continuous hemodiafiltration to reduce adverse effects associated with plasma exchange in patients with acute liver failure.Crit Care Med,2001,29: 1386-1392.

10. Nakanishi K,Hirasawa H,Oda S,et al.Intracranial pressure monitoring in patients with fulminant hepatic failure treated with plasma exchange and continuous hemodiafiltration.Blood Purif,2005,23:113-118.

11. Kawazoe Y,Eguchi S,Sugiyama N,et al.Comparison between bioartificial and artificial liver for the treatment of acute liver failure in pigs.World J Gastroenterol,2006,12:7503-7507.

12. Yoshiba M,Inoue K,Sekiyama K,et al.Favorable effect of new artificial liver support on survival of patients with fulminant hepatic failure.Artif Organs,1996,20:1169-1172.

13. Mori T,Eguchi Y,Shimizu T,et al.A case of acute hepatic insufficiency treated with novel plasmapheresis plasma diafiltration for bridge use until liver transplantation.Ther Apher,2002,6:463-466.

14. Larsen FS,Schmidt LE,Bernsmeier C,et al.High-volume plasma exchange in patients with acute liver failure: An open randomised controlled trial.J Hepatol,2016,64:69-78.

15. Nakae H,Eguchi Y,Saotome T,et al.Multicenter study of plasma diafiltration in patients with acute liver failure. Ther Apher Dial,2010,14:444-450.

16. Takenaka Y.Bilirubin adsorbent column for plasma perfusion.Ther Apher,1998,2:129-133.

17. Ash SR.Powdered sorbent liver dialysis and pheresis in treatment of hepatic failure.Ther Apher,2001,5: 404-416.

18. Sauer IM,Goetz M,Steffen I,et al.In vitro comparison of the molecular adsorbent recirculation system (MARS) and single-pass albumin dialysis (SPAD).Hepatology,2004,39:1408-1414.

19. Kantola T,Koivusalo AM,Hockerstedt K,et al.The effect of molecular adsorbent recirculating system treatment on survival,native liver recovery,and need for liver transplantation in acute liver failure patients.Transpl Int, 2008,21:857-866.

20. Saliba F,Camus C,Durand F,et al.Albumin dialysis with a noncell artificial liver support device in patients with acute liver failure:a randomized,controlled trial.Ann Intern Med,2013,159:522-531.

21. Banares R,Nevens F,Larsen FS,et al.Extracorporeal albumin dialysis with the molecular adsorbent recirculating system in acute-on-chronic liver failure:the RELIEF trial.Hepatology,2013,57:1153-1162.

22. Rifai K,Ernst T,Kretschmer U,et al.Prometheus-a new extracorporeal system for the treatment of liver failure.J Hepatol,2003,39:984-990.

23. Rifai K,Tetta C,Ronco C.Prometheus:from legend to the real liver support therapy.Int J Artif Organs,2007,

30:858-863.

24. Nalesso F,Brendolan A,Crepaldi C,et al.Albumin dialysis and plasma filtration adsorption dialysis system.Contrib Nephrol,2007,156:411-418.

25. Rifai K.Fractionated plasma separation and adsorption:current practice and future options.Liver Int,2011,31 Suppl 3:13-15.

26. Mazariegos GV,Patzer JF,Lopez RC,et al.First clinical use of a novel bioartificial liver support system (BLSS).Am J Transplant,2002,2:260-266.

27. Sussman NL,Kelly JH.Extracorporeal liver support:cell-based therapy for the failing liver.Am J Kidney Dis, 1997,30(5 Suppl 4):S66-71.

28. Sussman NL,Gislason GT,Conlin CA,et al.The hepatix extracorporeal liver assist device:initial clinical experience.Artif Organs,1994,18:390-396.

29. Ellis AJ,Hughes RD,Wendon JA,et al.Pilot-controlled trial of the extracorporeal liver assist device in acute liver failure.Hepatology,1996,24:1446-1451.

30. Komura T,Taniguchi T,Sakai Y,et al.Efficacy of continuous plasma diafiltration therapy in critical patients with acute liver failure.J Gastroenterol Hepatol,2014,29:782-786.

31. Pless G,Sauer IM.Bioartificial liver:current status.Transplant Proc,2005,37:3893-3895.

32. Demetriou AA,Brown RS Jr,Busuttil RW,et al.Prospective,randomized,multicenter,controlled trial of a bioartificial liver in treating acute liver failure.Ann Surg,2004,239:660-667.

33. Li LJ,Zhang YM,Liu XL,et al.Artificial liver support system in China:a review over the last 30 years.Ther Apher Dial,2006,10:160-167.

34. Faybik P,Hetz H,Mitterer G,et al.Regional citrate anticoagulation in patients with liver failure supported by a molecular adsorbent recirculating system.Crit Care Med,2011,39:273-279.

35. Schultheiss C,Saugel B,Phillip V,et al.Continuous venovenous hemodialysis with regional citrate anticoagulation in patients with liver failure:a prospective observational study.Crit Care,2012,16:R162.

第二十五章

严重脓毒症的血液净化治疗

一、概述

脓毒症(sepsis)是一个常见、频发的致死性疾病。美国疾病控制中心估计,1979 年脓毒症的发病率为 73.6/100 000 人,1989 年上升至 175.9/100 000 人,住院病死率高达 25%～80%。美国每年有超过 750 000 例严重脓毒症(severe sepsis)患者发病,每 100 个住院患者中,约有 2 例发展为严重脓毒症,10%的 ICU 患者在入院时或住 ICU 期间存在严重脓毒症,严重脓毒症的病死率高达 28.4%,超过心肌梗死、中风和创伤等疾病而位列第一。感染性休克(septic shock)患者的病死率更高,始终维持在 50%以上。无论是细菌、病毒还是其他病原体感染引起的脓毒症,都强调早期经验性应用抗生素,实施液体复苏,肺保护通气等集束化诊治方案(sepsis bundle)。集束化诊治方案改善了严重脓毒症的病死率,但集束化方案中唯一得到证实的、能发挥显著治疗作用的干预措施是早期正确经验性应用抗生素。由于严重脓毒症缺乏特异性治疗,近年来血液净化(blood purification,BP)技术在严重脓毒症患者中得到了较为广泛的应用,显示出良好的应用前景。

2016 年,《第三版脓毒症与感染性休克国际共识》将脓毒症进行了重新定义,即"脓毒症是一种由感染引发的机体反应对机体组织和器官本身造成损害而导致的致命性疾病",并重新修订了"脓毒症和感染性休克"的诊断标准。由于有关"脓毒症血液净化治疗"方面的研究主要发生在新定义之前,本章仍沿用脓毒症与感染性休克第一版对"脓毒症、严重脓毒症和感染性休克"的相关诊断标准。

二、脓毒症的病理生理

机体许多细胞表面(包括固有免疫细胞)具有模式识别受体(pattern recognition receptor,PRR),PRR 识别各种病原体中高度保守的结构,即病原相关分子模式(pathogen-associated molecular pattern,PAMP),使大量结构各异的病原体能够被数量有限的识别分子所识别,激活了免疫系统,产生免疫反应。一些炎症介质的释放,如 IL-6、TNF-α 等在抵御微生物入侵方面发挥了重要作用。在脓毒症初期,氧自由基、弹性蛋白酶、组织蛋白酶 G、激肽、TNF-α、IL-1、IL-6、IL-8 等炎症介质过度释放,反而造成了机体的损伤。动物实验发现,将 TNF-α、IL-1 等细胞因子注入动物体内可以引起脓毒症的多种临床和实验室特征,常表现为高血流动力学状态。过度的炎症反应导致毛细血管漏、血管扩张、绝对或相对血容量不足和器官低灌注,继发性凝血功能障碍和血管内皮损伤使病情进一步恶化,诱发多器官功能障碍综合征(MODS)。一般认为,TNF-α、IL-1在促进炎症反应的过程中发挥了中心作用,而抗炎反应平行或延迟于促炎反应而过度产生,IL-4、IL-10、IL-1受体拮抗剂(IL-1ra)等抗炎因子的过度释放使机体处于免疫抑制状态。炎症介质所致的细胞毒性作用和免疫抑制作用常使脓毒症患者缺乏有效的应对措施。

患者出现脓毒症后,促炎和抗炎反应均快速启动,在疾病初始阶段,促炎反应占优势,其程度取决于病原体的毒力、细菌载量、宿主遗传因素、年龄和宿主合并症等。然而,采用TNF-α和IL-1拮抗剂等治疗脓毒症的多个临床研究均为阴性结果,甚至增加了部分患者的病死率。可能原因是细胞因子之间存在复杂的网络调控机制,仅仅阻断某个细胞因子难以发挥治疗作用。

三、血液净化的概念

无论是促炎反应还是抗炎反应过度,脓毒症是一种"细胞因子"风暴疾病。失控的炎症反应是脓毒症诱发MODS的重要理论基础。而大多数免疫介质,包括花生四烯酸、白三烯、补体、细胞因子、趋化因子以及其他小肽和血管源性物质属于水溶性、中大分子物质,理论上可被体外肾脏支持技术所清除。因此,临床可以采用对流、弥散、吸附的原理或其他血液净化技术非特异性清除各种炎症介质,包括内毒素、细胞因子(IL-6、TNF-α、IL-10等)、趋化因子、活化的补体(C_{3a}、C_{5a})、凝血因子、花生四烯酸和白三烯等,同时降低促炎和抗炎反应,恢复"免疫稳态",避免或缓解这些"毒素"对机体的损伤,从而改善严重脓毒症患者的预后。

Ronco等首先提出了细胞因子峰值浓度假说(peak concentration hypothesis):在脓毒症的早期阶段,血液净化通过同时降低血浆中促炎介质和抗炎介质的峰值浓度,从而阻止炎症的级联反应,限制器官功能损伤而降低MODS的发生率。有些研究发现,血液净化改善了患者的预后,但血浆中的细胞因子水平并没有降低,峰值浓度假说无法解释这一现象。于是,Honore等提出了"阈值免疫调节假说(threshold immunomodulation hypothesis)":细胞因子经血液净化从血液中清除,组织中高浓度水平的细胞因子向血液转移,直到两者之间达到动态平衡;组织中的细胞因子替代了血液中被清除的细胞因子,而组织中细胞因子的清除改善了患者预后。Carlo等于2005年又提出了"介质传输假说(mediator delivery hypothesis)":高容量血液滤过(high volume hemofiltration,HVHF)使患者淋巴回流增加20~40倍,因为大量的血浆晶体液被置换,导致组织中的炎症介质经淋巴回流被拽至血液中,从而被HVHF清除。Peng等建议,血液净化作用于炎症细胞水平,通过调节单核细胞、中性粒细胞,甚至是淋巴细胞恢复免疫功能。这一理论被最近的几个研究所支持:采用多黏菌素B(polymyxin B,PMX-B)吸附柱对感染性休克患者进行血液灌流吸附治疗,单核细胞表面标志物HLA-DR的表达得到显著增强,提示血液吸附扮演了白细胞"程序重排(reprogramming)"的作用。据此,Peng等提出了"细胞因子动力学模型(cytokinetic model)":全身性炎症反应招募免疫效应细胞进入循环而远离存在病原体的组织,损伤了其对病原体的清除能力,加重了远隔器官损伤;血液净化通过清除血液中的炎症介质,增加了感染部位与血浆的趋化因子浓度梯度,促使白细胞向感染部位转移,从而增加了白细胞对感染部位的细菌清除能力。也就是说,血液净化降低了全身炎症反应,而没有降低局部感染部位的炎症反应。既往的观点认为,血浆炎症介质的细胞毒性作用造成了 MODS,而"细胞因子动力学模型"更好地解释了高细胞因子水平与病死率的相关性。因此,血液净化不仅可以应用于严重脓毒症的早期阶段,也可以应用于严重脓毒症的其他阶段。

四、严重脓毒症的血液净化治疗

(一) 高容量血液滤过

HVHF(图 25-1)通过增加血浆水的交换量清除血浆中的炎症介质。第一,循环中的分子主要是水溶性物质,对流在清除血浆水分的同时,炎症介质在跨膜压的作用下随水分经半透膜被滤出。第二,大多数炎症介质的分子量范围在 5000~50 000 道尔顿之间,采用对流原理清除炎症介质比弥散更有效。第三,有些滤膜,如聚丙烯腈(AN-69)膜对炎症介质具有吸附特性。分子量低于滤膜截留分子量(membrane cutoff)的物质跨膜被滤出,而分子量大于滤膜截留阈值的物质可通过吸附被清除。

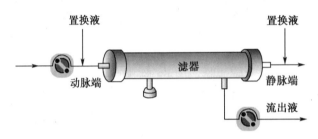

图 25-1　高容量血液滤过

HVHF 缺乏统一的定义。Honore 等提出,将每 24 小时内进行连续静脉-静脉血液滤过(CVVH),且超滤率达到 50~70ml/(kg·h)定义为 HVHF;或者进行间断 HVHF,超滤率达到 100~120ml/(kg·h)持续 4~8 小时,然后开始常规剂量的 CVVH,也叫作"脉冲高容量血液滤过(pulse high volume hemofiltration,pHVHF)"。但是,急性透析质量倡议(ADQI)工作组将 CVVH 超滤率>35ml/(kg·h)定义为 HVHF。相对于 CVVH 的"肾脏剂量"为 20~25ml/(kg·h),将 HVHF 的剂量定义为超滤率>35ml/(kg·h)似乎更加合理。

Grootendorst 等在内毒素诱导休克的实验猪模型中,HVHF 显著改善了动物的心肌线粒体功能障碍和心脏功能,但其作用机制并不清楚。随后,Bellomo 等在脓毒症模型猪中的研究发现,HVHF 改善了动物的血流动力学参数。将脓毒症动物的超滤液输入正常动物后,动物出现了显著的血流动力学紊乱,表明超滤液中存在"毒性"炎症介质。在一项针对 65 只脓毒症猪进行的前瞻、对照研究中,接受了 HVHF 的动物生存时间显著长于对照组,并且生存时间随超滤率的增加而延长;将清洁的超滤液输入正常动物,并未观察到不良反应。在针对感染性休克患者采用 HVHF 治疗的多个临床研究中,HVHF 改善了患者的血流动力学参数,降低了去甲基肾上腺素的需要量以及血浆 C_{3a}、C_{5a} 的活化补体水平。在几个非随机、对照研究中,HVHF 改善了感染性休克患者的存活率。Payen 等在一项前瞻、随机对照研究中,以没有伴发急性肾损伤(AKI)的早期严重脓毒症患者为研究对象,研究组患者接受了剂量为 25ml/(kg·h)的 CVVH,持续 4 天,对照组采取无 CVVH 的传统治疗。结果发现,研究组超滤液与血浆中的 IL-6、IL-1ra 和单核细胞化学趋化蛋白-1

（monocyte chemoatractant protein,MCP-1）相关性良好,表明 CVVH 能清除部分炎症介质,但未发现 CVVH 对脓毒症患者的益处,研究组患者的 14 天病死率反而呈增加趋势。在 Payen 等的研究中,CVVH 组的实际超滤率仅为 24.7ml/(kg·h),是因为超滤率过小还是因为研究对象为非 AKI 患者导致该研究为阴性结果呢? Joannes-Boyau 等设计了这样一个前瞻、随机对照试验,研究对象为伴有 AKI 的严重感染性休克患者,随机将患者分 HVHF 组和标准剂量血液滤过(standard-volume haemofiltration,SVHF)组,HVHF 组和 SVHF 组的超滤率分别为 70ml/(kg·h)和 35ml/(kg·h),结果发现两组患者的机械通气时间、住院病死率与 60 天病死率均无差异。综合关于 HVHF 治疗严重脓毒症的多项临床研究结果后发现,HVHF 能够改善严重脓毒症患者病死率的研究均为非随机、对照研究,而研究质量较好的前瞻性、随机对照研究均为阴性结果。因此目前的研究证据不支持 HVHF 用于治疗严重脓毒症患者。可能原因如下:HVHF 对炎症介质的清除能力有限(表 25-1),尚不足以改善严重脓毒症患者的病死率;HVHF 导致小分子物质耗竭,大量有用的营养素丢失,如氨基酸、维生素和微量元素等;一些药物,如抗生素等经 HVHF 丢失,影响药物或抗生素的疗效。HVHF 还有其他不利之处:患者需要大量补充置换液,护士工作量大;易致水、电解质和酸碱平衡紊乱。

表 25-1 对流对不同分子量溶质的清除能力

小分子溶质(0~500 道尔顿)(清除能力强)	中分子溶质(500~5000 道尔顿)(清除能力中等)	大分子溶质(5000~50 000 道尔顿)(清除能力差)
尿素	维生素 B$_{12}$	前白蛋白
肌酐	肌红蛋白	TNF
胍类	α-微球蛋白	IL-1,IL-2,IL-6,IL-8,IL-10
氨基酸	β-微球蛋白	
糖	肌红蛋白	

（二）级联血液滤过

为了克服 HVHF 的缺点,Rimmele 等提出了级联血液滤过(cascade hemofiltration,CCHF)模式(图 25-2)。CCHF 包括两个具有不同截留分子量的滤器,能够选择性清除中、大分子溶质,避免小分子溶质耗竭,同时降低了置换液的补充量。Rimmele 等将 20 只脓毒症模型猪随机分为 HVHF 组和 CCHF 组,治疗时间均为 6 小时。结果发现,动物均能顺利完成 CCHF;CCHF 组动物的胶体需要量和肾上腺素需要量显著低于 HVHF 组,血乳酸和平均肺动脉压也显著低于 HVHF 组,提示 CCHF 具有较好的安全性和有效性。在最近一项针对感染性休克患者的多中心、随机对照试验中,对照组采用常规治疗,治疗组在常规治疗的基础上接受持续 48 小时的 CCHF 治疗,超滤率为 120ml/(kg·h)。结果发现,CCHF 可以安全应用于感染性休克患者,但没有降低患者升压药物的使用天数,也没有降低 28 天和 90 天病死率。

（三）高吸附滤器与血液滤过的联合应用

优化血液滤过治疗脓毒症的一种可选方法是针对细胞因子和内毒素调整滤膜的组成和

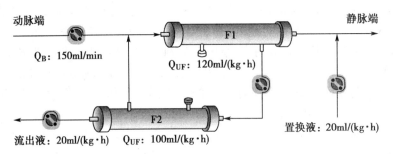

图 25-2　级联血液滤过

Q_B:血流率;Q_{UF}:超滤率;F1:高通量滤器,允许中、大分子溶质被滤过;F2:低通量滤器,进一步分离
被高通量滤器滤过的分子,允许中、小分子溶质被滤过,浓缩流出液的中、大分子溶质

结构。高吸附(high-adsorption)膜滤器旨在提高滤膜的吸附特性。AN-69 膜具有内毒素吸附特性,在滤膜表面添加带有正电荷多聚体的聚丙烯腈层,通过膜表面吸附带有负电荷的内毒素。Rimmele 等将 20 只脓毒症模型猪随机分为标准 HVHF 组和高吸附膜联合 HVHF组,治疗时间均为 6 小时。结果发现,高吸附膜联合 HVHF 组动物的胶体需要量、血乳酸和平均肺动脉压显著低于标准 HVHF 组,血浆内毒素水平也显著低于标准 HVHF 组,但血浆 IL-1β 等细胞因子水平没有显著差异,提示高吸附膜通过吸附内毒素改善了动物的血流动力学参数。在一项针对感染性休克伴有 MODS 患者进行的随机、交叉临床试验中,采用高吸附膜(AN69)滤器实施 9 小时的 CVVH,每 3 小时更换一次滤器,与 9 小时的常规CVVH 比较,高吸附膜联合 CVVH 显著降低了患者血浆 IL-6、IL-8、IL-10 和 IL-18 水平以及去甲基肾上腺素的需要量。使用高吸附膜滤器进行 HVHF 治疗严重脓毒症可能具有较好的发展前景。

(四)高截留滤膜与血液滤过的联合应用

血液滤过采用的高通量(high flux)滤器的滤膜孔径小于 0.01μm,限制了其对中、大分子溶质的清除能力,这可能是 HVHF 难以改善严重脓毒症患者预后的主要原因之一。因此,通过增加滤膜的孔径,允许中、大分子溶质通过的大表面积、高通透性滤器应运而生,以期改善对流和弥散对中、大分子炎症介质的清除能力。高截留(high cutoff, HCO)滤器的滤膜孔径增至 0.02μm,能清除分子量为 60 000~150 000 道尔顿的大分子物质。在脓毒症动物模型中,采用 HCO 膜滤器进行 CVVH 改善了动物的血流动力学参数和生存时间。Morgera 等在脓毒症相关 AKI 动物模型中的研究发现,与传统 CVVH 比较,采用 HCO 膜滤器进行 CVVH降低了动物血管收缩药物的使用剂量,对细胞因子的清除率显著高于传统 CVVH。在一项随机临床研究中,采用 HCO 膜滤器实施 CVVH 恢复了脓毒症患者单核细胞的增殖功能,可能机制是其清除了免疫调节介质。但是,HCO 膜滤器增加了白蛋白的丢失量,每 4 小时可达15g。如果使用 HCO 膜滤器进行血液透析,在不影响细胞因子清除率的情况下,白蛋白的丢失量显著减少。临床通常将 HVHF 与 HCO 膜滤器联合应用,以加大对细胞因子的清除能力。Haase 等的研究表明,采用 HCO 膜滤器进行血液透析与传统血液透析比较,前者对细胞因子的清除效率更高。开始治疗后仅 4 小时即可见血浆细胞因子水平的下降,而白蛋白丢失量很小,血浆白蛋白浓度保持稳定。但 Lee 等认为,采用 HCO 膜滤器进行血液透析后血清白蛋白水平明显降低。由于不同研究中 HCO 膜的类型(孔径大小与均一性、表面积及构成成分）、应用形式（弥散、对流、HVHF）、监测的细胞因子类别均有不同，导致在不同的研究中研究结果有所差异。

（五）血浆置换

血浆置换（PE）通过血浆分离器将全血中的血浆分离后废弃，然后以新鲜冰冻血浆替代废弃的血浆。

血浆置换量（exchange plasma volume，EPV）的估算公式如下：

$$血浆置换量 = (0.065 \times 体重) \times (1-HCT)$$

其中，血浆置换量单位为升；体重单位为 kg，HCT：血细胞比容。

血浆分离器的滤膜孔径为 $0.3\mu m$，可以清除血浆中的白蛋白、球蛋白和凝血因子等大分子物质以及其他中、小分子物质，仅保留血液中的红细胞、白细胞和血小板，一次血浆置换可使血浆中的复合物下降 65% 左右。

由于血浆置换能有效清除血浆中的炎症介质，也有学者将其用于治疗严重脓毒症。Busund 等将 106 例严重脓毒症诱发 MODS 的患者随机分为 PE 组和非 PE 组，PE 组在接收首次 PE 后，如果病情无改善或者血流动力学进一步恶化，患者再次接收 PE。结果发现，PE 组患者的 28 天病死率显著低于非 PE 组。然而，Reeves 等的研究未能发现 PE 对严重脓毒症患者的益处，尽管 PE 显著降低了患者的血浆 C_3 补体、C 反应蛋白、结合珠蛋白、α_1-抗胰蛋白酶水平。血浆置换可致人体丢失大量的有用物质，包括蛋白质、凝血因子、促肝细胞生长因子、调理素、应激激素等。血浆置换还可经血传播疾病，发生过敏反应、过敏性休克等并发症。由于血浆来源困难，血浆置换的副作用较多，且治疗严重脓毒症的疗效不确切，临床不宜将血浆置换作为治疗严重脓毒症的常规手段。

（六）血浆透析滤过

严重脓毒症可诱发急性肝衰竭，此时体内会产生大量的蛋白结合类和水溶性肝毒素。胆红素、胆酸、色氨酸、假性神经递质、内生性苯氮䓬类、中短链脂肪酸、一氧化氮、酚类与硫醇等蛋白结合类毒素与白蛋白（分子量约为 67 000 道尔顿）结合后，其分子量变大，导致这些"蛋白结合毒素"不能被高通量滤器（仅能部分清除分子量小于 50 000 道尔顿的溶质）清除。选择性血浆置换一般采用滤膜孔径为 $0.01 \sim 0.03\mu m$ 的血浆成分分离器，它是一种中空纤维滤器，其通透性介于血浆分离器和高通量滤器之间，允许分子量小于 100 000 道尔顿的物质通过。选择性血浆置换采用血浆成分分离器，能够选择性清除体内水溶性毒素（氨、尿素氮等）、芳香族氨基酸、胆酸、胆红素、疏基化合物、细胞因子和内毒素，同时保留了免疫球蛋白、补体、大部分凝血因子和肝细胞生长因子等有用的大分子物质。治疗期间有部分白蛋白丢失，需要补充白蛋白。与血浆置换比较，选择性血浆置换降低了血浆的替代治疗剂量。

血浆透析滤过（PDF）（图 24-3）是将选择性血浆置换与血液透析相结合而衍生出来的一种杂合式血液净化（hybrid blood purification）技术，在日本的应用较多。在 Eguchi 进行的一项临床研究中，33 例伴有肝功能障碍的严重脓毒症患者，使用对白蛋白筛选系数（sieving coefficient，SC）为 0.3 的血浆成分分离器进行 PDF 治疗，每次 PDF 的治疗时间持续 8 小时，设定血流率为 100ml/min，透析液流率为 600ml/h，废液流率为 1200ml/h，置换液流率为 $0 \sim$ 450ml/h。8 小时内静脉输注新鲜冰冻血浆 1200ml 和 25% 白蛋白溶液 50ml 以补充经 PDF 丢失的血浆蛋白。通过调整置换液流率控制液体平衡，调节抗凝剂输注速率以维持血浆成分分离器前活化凝血时间(ACT)在 150~180 秒之间。在实施 PDF 前,这些患者的预期病死率为 68%,在接受了平均 12 次的 PDF 治疗后,28 天病死率仅为 36.4%,提示 PDF 是治疗脓毒症伴肝功能衰竭患者的一种有效方法。

在细菌内毒素刺激人体全血的体外脓毒症模型中,采用滤膜孔径为 0.01μm 的血浆成分分离器实施 PDF,设置 PDF 血流率为 150ml/min,透析液流率为 33.33ml/min,废液流率为 5ml/min,置换液流率为 6.67ml/min。结果发现,血浆 TNF-α、高迁移率族蛋白(HMGB-1)、IL-1β、IL-1ra、IL-2、IL-2 受体、IL-6、IL-8、IL-10 的 SC 范围为 0.1~1.0,白蛋白的 SC 为 0.1;在 1 小时的 PDF 后,上述炎症介质的 SC 下降 10%~60%,白蛋白的 SC 降至 0.05,血浆细胞因子的浓度下降 20%~80%。表明血浆成分分离器能有效清除炎症介质,而白蛋白丢失量有限。

PDF 是一种相对简单的杂合式血液净化模式,既可以清除蛋白结合毒素、内毒素和炎症介质,又可以清除水溶性中、小分子毒素,同时实施了肾脏替代治疗,可用于治疗伴有肝、肾衰竭的严重脓毒症患者。

(七)血液/血浆灌流

血液/血浆灌流吸附是经过体外循环的方式将灌流器中的吸附剂与血液/血浆直接接触,通过疏水作用、离子吸引、氢键及范德华力吸附血中的溶质。血液灌流(HP)的吸附材料包括活性炭、树脂、多黏菌素 B(PMX-B)固定的琼脂糖、氨基酸和聚胺固定的吸附剂、含疏水碱基链配基的吸附剂、含特殊抗体的吸附剂等。HP 能够吸附超过 HVHF 截留分子量的大分子溶质。

活性炭对肌酐、尿酸、糖苷、酚类、胍基化合物、有机酸等水溶性中、小分子物质具有清除作用。活性炭吸附剂的孔径较小,对中分子毒素的吸附能力有限,并且生物相容性较差,可引起严重的血小板和白细胞减少,使得活性炭在血液灌流中的应用受到限制。树脂具有广谱吸附特性,其孔径易于调节,大孔树脂对中、大分子毒素,包括炎症介质的吸附能力显著增强;也可以修饰树脂的骨架结构或者配基使其具有疏水特性,对蛋白结合类毒素形成疏水结合。Huang 等将 44 例脓毒症患者分为 HP 组和非 HP 组,HP 组采用 HA330 树脂吸附柱(健帆公司,珠海)。与非 HP 组比较,HP 组患者在治疗第 3、7、14 天的血浆 IL-6、IL-8 浓度显著下降,器官功能障碍和住 ICU 存活率显著改善。HP 对细胞因子与内毒素具有较好的清除能力,经 HP 治疗后,脓毒症患者血浆 TNF-α、IL-1、IL-6、IL-8 和内毒素水平可下降 30% 以上。多数研究结果认为,HP 可以改善严重脓毒症患者的器官功能状况,对预后的影响尚不确切。

Cytosorb™(cytosorbents 公司,美国)技术也是采用树脂吸附剂,其吸附颗粒由生物相容性较好的聚苯乙烯-二乙烯基苯聚合物构成。动物实验观察到,注射内毒素后,血浆 TNF-α、IL-6、IL-10 浓度随时间增加,与初始值相比,TNF-α 和 IL-10 增长幅度为 30%,IL-6 增长幅度为 10%。经过 HP 吸附后,三种细胞因子在第一个 1 小时内就被迅速清除到初始值的 50% 以下,1 小时后 IL-6 已检测不到。TNF-α 清除最慢,2 小时后仍能检测得到。Cytosorb™ 对内毒素没有吸附作用。

"CTR 树脂(Kaneka 公司,日本)"是由多孔纤维素颗粒构成的吸附剂。将 33 只脓毒症大鼠随机分配到"CTR 树脂"HP 组或对照组(安慰剂),HP 组接受 3 小时的血液灌流。治疗结束后,HP 组大鼠血压显著高于对照组,血浆细胞因子水平显著低于对照组,且这种差异持续到治疗结束后 6 小时,治疗结束后 12 小时的生存率也显著高于对照组。体外实验显示,

"CTR 树脂"可以有效地吸附中、小分子量的蛋白质,如细胞因子、肠毒素和中毒性休克症状毒素-1 等。

PMX-B 固化的琼脂糖吸附柱可以特异性吸附内毒素。EUPHAS(Early use of Polymyxin B Hemoperfusion in Abdominal Sepsis)研究是一项使用 PMX-B 吸附柱进行血液灌流治疗早期脓毒症的前瞻性、多中心随机对照研究,将意大利 10 个 ICU 的 64 例腹腔源性严重脓毒症和感染性休克患者随机分为 PMX-B 血液灌流组和常规治疗组。结果发现,PMX-B 血液灌流组患者的血流动力学、PaO$_2$/FiO$_2$ 及序贯性器官衰竭评分在 72 小时内均得到显著改善,而常规治疗组没有改善;PMX-B 血液灌流组的 28 天病死率显著低于常规治疗组。而 Payen 等于 2015 年发表的 ABDO-MIX 研究中,研究对象同样是腹腔感染所致的感染性休克患者,但 PMX-B 血液灌流组与对照组的 28 天病死率无显著差异。研究组患者应接受两次 PMX-B 血液灌流,由于吸附柱凝血的比例较高,ABDO-MIX 研究没有按计划完成两次 PMX-B 血液灌流;另外,研究组腹腔念珠菌的分离率比较高,这些因素可能会影响研究结果。Zhou 等最近发表的一项针对脓毒症患者进行血液净化治疗的荟萃分析中,纳入了多个随机对照研究的数据,结果认为,血液净化,包括血液灌流或单一的血浆置换、血液滤过联合血液灌流降低了脓毒症的病死率,其中,采用 PMX-B 吸附柱进行血液灌流的研究对总的研究结果影响最大。由于特异性吸附内毒素,PMX-B 吸附柱仅能用于革兰阴性杆菌感染患者。

(八)偶联血浆滤过吸附

偶联血浆滤过吸附(coupled plasma filtration adsorption,CPFA)是将血浆灌流(plasma perfusion)吸附与血液滤过相结合发展而成的一种杂合式血液净化治疗技术。首先将血液引至体外循环通过血浆分离器将血浆从血液中分离出来,分离出的血浆经过一个中性树脂吸附柱吸附炎症介质后再回到体外循环,经过第二个滤器进行血液滤过,以实施肾功能支持(图 24-5)。CPFA 允许血浆再生,避免了血浆置换需要血浆容量替代的并发症。

应用血浆灌流吸附可以避免血液灌流造成的凝血、血小板聚集及溶血等并发症,同时允许血浆低流量通过吸附柱,延长炎症介质与吸附剂的接触时间,从而最大限度地发挥吸附功能。一些研究证实了 CPFA 清除循环中炎症介质的安全性和有效性。在内毒素致感染性休克的家兔模型中,CPFA 改善了动物的血流动力学参数、肺功能和生存率。Lentini 等针对感染性休克患者进行的一项小规模对照研究中,pHVHF 和 CPFA 对患者的血流动力学影响没有差异。而 Ronco 等认为,与 CVVHDF 比较,CPFA 显著改善了感染性休克患者的血流动力学参数。Mao 等在一项比较 CPFA 与 HVHF 的小型交叉研究中,以脓毒症伴有 MODS 者为研究对象,发现 CPFA 改善了单核细胞 HLA-DR 的表达,而 HVHF 却没有影响。此外,CPFA 过程中,脂多糖诱导白细胞释放的 TNF-α 随治疗时间的推移而逐渐增加,但 HVHF 过程中却没有改变。因此作者认为,与 HVHF 相比,CPFA 更利于恢复白细胞的反应能力(血浆 TNF 和 IL-10 水平并没有显著变化)。Berlot 等以对容量复苏和血管收缩药物治疗无反应、伴有至少 2 个器官衰竭的 39 例严重脓毒症或感染性休克患者为研究对象,所有患者在入 ICU 8 小时内开始 CPFA 治疗,28 例患者最终存活,11 例死亡。在 CPFA 治疗后,存活组患者平均动脉压显著增加,去甲基肾上腺素的需要量显著下降,而死亡组的平均动脉压和去甲基肾上腺素的需要量均没有变化。另外,死亡组的血浆治疗量(流经吸附柱的总血浆流量)显著低于存活组,提示 CPFA 的疗效可能与其血浆治疗量相关。

五、小结

在治疗严重脓毒症的过程中,可以考虑根据患者病情使用杂合式血液净化技术,将不同的血液净化技术以并联或串联的方式进行恰当的组合,尽早达到最佳的治疗目标。如果仅为了清除炎症介质和内毒素,可以串联两个中性树脂吸附柱,或者将一个 PMX-B 吸附柱与另外一个中性树脂吸附柱进行串联,以尽可能清除更多的炎症介质和内毒素。对伴有肾衰竭的严重脓毒症患者,可以采用高截留滤膜或高吸附滤膜滤器进行高容量血液滤过,或者采用级联血液滤过、偶联血浆滤过吸附技术,既可以清除炎症介质,又可以实施肾脏替代治疗。对伴有肝、肾衰竭的严重脓毒症患者,可以采用血浆透析滤过技术,或者将血浆透析滤过与血液灌流进行串联,或者开放两个静脉通路,分别实施血浆置换和连续肾脏替代治疗,以最大化清除炎症介质、内毒素和肝毒素,同时实施肝、肾支持治疗。应该注意的是,每个滤器或者吸附柱的血容量约为 150~180ml,串联的滤器或吸附柱越多,体外循环血量越大。在将血液引至体外循环的过程中,易出现低血压,此时应尽可能降低血流率,同时快速补液;在回血过程中,应缓慢回血,避免容量超负荷,防止急性左心衰和肺水肿。无论是血液滤过,还是血液灌流,都可能会丢失一定量的抗生素,最好的方法是通过监测抗生素血药浓度调整抗生素使用剂量,以免影响严重脓毒症的治疗效果。

（李文雄　翁以柄）

参考文献

1. Angus DC,Wax RS.Epidemiology of sepsis:an update.Crit Care Med,2001,29:S109-116.

2. Angus DC.The search for effective therapy for sepsis:back to the drawing board? JAMA,2011,306:2014-2015.

3. Singer M,Deutschman CS,Seymour CW,et al.The third international consensus definitions for sepsis and septic shock (sepsis-3).JAMA,2016,315:801-810.

4. Ronco C,Tetta C,Mariano F,et al.Interpreting the mechanisms of continuous renal replacement therapy in sepsis:the peak concentration hypothesis.Artif Organs,2003,27:792-801.

5. Honore PM,Matson JR.Extracorporeal removal for sepsis:acting at the tissue level-the beginning of a new era for this treatment modality in septic shock.Crit Care Med,2004,32:896-897.

6. Di Carlo JV,Alexander SR.Hemofiltration for cytokine-driven illnesses:the mediator delivery hypothesis.Int J Artif Organs,2005,28:777-786.

7. Peng Z,Singbartl K,Simon P,et al.Blood purification in sepsis:a new paradigm.Contrib Nephrol,2010,165:322-328.

8. Ono S,Tsujimoto H,Matsumoto A,et al.Modulation of human leukocyte antigen-DR on monocytes and CD16 on granulocytes in patients with septic shock using hemoperfusion with polymyxin B-immobilized fiber.Am J Surg,2004,188:150-156.

9. Brendolan A,D'Intini V,Ricci Z,et al.Pulse high volume hemofiltration.Int J ArtifOrgans,2004,27:398-403.

10. Kellum JA,Mehta RL,Angus DC,et al.The first international consensus conference on continuous renal replacement therapy.Kidney Int, 2002,62:1855-1863.

11. Kellum JA,Ronco C.Dialysis:results of RENAL-What is the optimal CRRT target dose? Nat Rev Nephrol,2010,6:191-192.

12. Grootendorst AF,van Bommel EF,van der Hoven B,et al.High volume hemofiltration improves right ventricular function in endotoxin-induced shock in the pig.Intensive Care Med,1992,18:235-240.

13. Bellomo R,Kellum JA,Gandhi CR,et al.The effect of intensive plasma water exchange by hemofiltration on hemodynamics and soluble mediators in canine endotoxemia.Am J Respir Crit Care Med,2000,161:1429-1436.

14. Lee PA,Matson JR,Pryor RW,et al.Continuous arteriovenous hemofiltration therapy for Staphylococcus aureus-induced septicemia inimmature swine.Crit Care Med,1993,21:914-924.

15. Cole L,Bellomo R,Journois D,et al.High-volume haemofiltration in human septic shock.Intensive Care Med,2001,27:978-986.

16. Boussekey N,Chiche A,Faure K,et al.A pilot randomized study comparing high and low volume hemofiltration on vasopressor use in septic shock.Intensive Care Med,2008,34:1646-1653.

17. Honore PM,Jamez J,Wauthier M,et al.Prospective evaluation of short-term,high-volume isovolemichemofiltration on the hemodynamic course and outcome in patients with intractable circulatory failure resulting from septic shock.Crit Care Med,2000,28:3581-3587.

18. Joannes-Boyau O,Rapaport S,Bazin R,et al.Impact of high volume hemofiltration on hemodynamic disturbance and outcome during septic shock.Asaio J,2004,50:102-109.

19. Payen D,Mateo J,Cavaillon JM,et al.Impact of continuous venovenous hemofiltration on organ failure during the early phase of severe sepsis:a randomized controlled trial.Crit Care Med,2009,37:803-810.

20. Joannes-Boyau O,Honore PM,Perez P,et al.High-volume versus standard-volume haemofiltration for septic shock patients with acute kidney injury (IVOIRE study):a multicentre randomized controlled trial.Intensive Care Med,2013,39:1535-1546.

21. Borthwick EM,Hill CJ,Rabindranath KS,et al.High-volume haemofiltration for sepsis in adults. Cochrane Database Syst Rev,2017,1:CD008075.

22. Rimmele T,Wey PF,Bernard N,et al.Hemofiltration with the Cascade system in an experimental porcine model of septicshock.Ther Apher Dial,2009,13:63-70.

23. Rimmele T,Assadi A,Cattenoz M,et al.High-volume haemofiltration with a new haemofiltration membrane having enhanced adsorption properties in septic pigs.Nephrol Dial Transplant,2009,24:421-427.

24. Quenot JP,Binquet C,Vinsonneau C,et al.Very high volume hemofiltration with the Cascade system in septic shock patients.Intensive Care Med,2015,41:2111-2120.

25. Haase M,Silvester W,Uchino S,et al.A pilot study of high-adsorption hemofiltration in human septic shock.Int J Artif Organs,2007,30:108-117.

26. Joannes-Boyau O,Honore PM,Boer W,et al.Are the synergistic effects of high-volume haemofiltration and enhanced adsorption the missing key in sepsis modulation? Nephrol Dial Transplant,2009,24:354-357.

27. Haase M,Bellomo R,Morgera S,et al.High cut-off point membranes in septic acute renal failure:a systematic review.Int J Artif Organs,2007,30:1031-1041.

28. Lee PA,Weger GW,Pryor RW,et al.Effects of filter pore size on efficacy of continuous arteriovenous hemofiltration therapy for Staphylococcus aureus-induced septicemia in immature swine.Crit Care Med,1998,26:730-737.

29. Morgera S,Haase M,Kuss T,et al.Pilot study on the effects of high cutoff hemofiltration on the need for norepinephrine in septic patients with acute renal failure.Crit Care Med,2006,34:2099-2104.

30. Morgera S,Haase M,Rocktaschel J,et al.High permeability haemofiltration improves peripheral blood mononuclear cell proliferation in septic patients with acute renal failure.Nephrol Dial Transplant,2003,18:2570-2576.

31. Morgera S,Klonower D,Rocktaschel J,et al.TNF-alpha elimination with high cut-off haemofilters:a feasible clinical modality for septic patients? Nephrol Dial Transplant,2003,18:1361-1369.

32. Uchino S,Bellomo R,Goldsmith D,et al.Super high flux hemofiltration:a new technique for cytokine removal. Intensive Care Med,2002,28:651-655.

33. Haase M, Bellomo R, Baldwin I, et al.Hemodialysis membrane with a high-molecular-weight cutoff and cytokine levels in sepsis complicated by acute renal failure: a phase 1 randomized trial. Am J Kidney Dis, 2007, 50: 296-304.

34. Lee D, Haase M, Haase-Fielitz A, et al.A pilot, randomized, double-blind, cross-over study of high cut-off versus high-flux dialysis membranes.Blood Purif, 2009, 28: 365-372.

35. Busund R, Koukline V, Utrobin U, et al.Plasmapheresis in severe sepsis and septic shock: a prospective, randomised, controlled trial.Intensive Care Med, 2002, 28: 1434-1439.

36. Reeves JH, Butt WW, Shann F, et al.Continuous plasmafiltration in sepsis syndrome.Plasma filtration in Sepsis Study Group.Crit Care Med, 1999, 27: 2096-2104.

37. Rozga J, Umehara Y, Trofimenko A, et al. A novel plasma filtration therapy for hepatic failure: preclinical studies.Ther Apher Dial, 2006, 10: 138-144.

38. Eguchi Y.Plasma diafiltration for severe sepsis.Contrib Nephrol, 2010, 166: 142-149.

39. Li M, Xue J, Liu J, et al.Efficacy of cytokine removal by plasmadiafiltration using a selective plasma separator: in vitro sepsis model.Ther Apher Dial, 2011, 15: 98-108.

40. Winchester JF, Kellum JA, Ronco C, et al.Sorbents in acute renal failure and the systemic inflamatory response syndrome.Blood Purif, 2003, 21: 79-84.

41. Huang Z, Wang SR, Su W, et al.Removal of humoral mediators and the effect on the survival of septic patients by hemoperfusion with neutral microporous resin column.Ther Apher Dial, 2010, 14: 596-602.

42. 何盛琴, 熊建琼, 屈纪富, 等.血液净化对脓毒性休克患者血清细胞因子及预后的影响.第三军医大学学报, 2011, 33(10): 1061-1064.

43. Song M, Winchester J, Albright RL, et al.Cytokine removal with a novel adsorbent polymer.Blood Purif, 2004, 22: 428-434.

44. Peng ZY, Carter MJ, Kellum JA.Effects of hemoadsorption on cytokine removal and short-term survival in septic rats.Crit Care Med, 2008, 36: 1573-1577.

45. Taniguchi T, Hirai F, Takemoto Y, et al. A novel adsorbent of circulating bacterial toxins and cytokines: the effect of direct hemoperfusion with CTR column for the treatment of experimental endotoxemia.Crit Care Med, 2006, 34: 800-806.

46. Cruz DN, Antonelli M, Fumagalli R, et al.Early use of hemoperfusion in abdominal septic shock: the EUPHAS randomized controlled trial.JAMA, 2009, 301: 2445-2452.

47. Payen DM, Guilhot J, Launey Y, et al.ABDOMIX Group: Early use of polymyxin B hemoperfusion in patients with septic shock due to peritonitis: a multicenter randomized control trial. Intensive Care Med, 2015, 41: 975-984.

48. Zhou F, Peng Z, Murugan R, et al.Blood purification and mortality in sepsis: a meta-analysis of randomized trials.Crit Care Med, 2013, 41: 2209-2220.

49. Cole L, Bellomo R, Davenport P, et al.The effect of coupled haemofiltration and adsorption on inflammatory cytokines in an ex vivo model.Nephrol Dial Transplant, 2002, 17: 1950-1956.

50. Ronco C, Brendolan A, Lonnemann G, et al.A pilot study of coupled plasma filtration with adsorption in septic shock.Crit Care Med, 2002, 30: 1250-1255.

51. Formica M, Olivieri C, Livigni S, et al.Hemodynamic response to coupled plasmafiltration-adsorption in human septic shock.Intensive Care Med, 2003, 29: 703-708.

52. Tetta C, Gianotti L, Cavaillon JM, et al. Coupled plasma filtration-adsorption in a rabbit model of endotoxic shock.Crit Care Med, 2000, 28: 1526-1533.

53. Lentini P, Cruz D, Nalesso F, et al.A pilot study comparing pulse high volume hemofiltration (pHVHF) and

coupled plasma filtration adsorption（CPFA）in septic shock patients.G Ital Nefrol,2009,26:695-703.

54. Mao HJ,Yu S,Yu XB,et al.Effects of coupled plasma filtration adsorption on immune function of patients with multiple organ dysfunction syndrome.Int J Artif Organs,2009,32:31-38.

55. Berlot G,Agbedjro A,Tomasini A,et al.Effects of the volume of processed plasma on the outcome,arterial pressure and blood procalcitonin levels in patients with severe sepsis and septic shock treated with coupled plasma filtration and adsorption.Blood Purif,2014,37:146-151.

56. 李文雄.杂合式血液净化治疗严重脓毒症.临床外科杂志,2014,22(12):9-13.

第二十六章

中毒与血液净化

一、概述

血液净化（blood purification，BP）治疗药物或毒物中毒的理论基础是通过体外血液净化技术清除人体内的药物和/或毒物及其具有毒性的代谢产物，降低人体内毒物的浓度，减轻毒物对人体的损害。

1913 年，Abel 等报道了第一例应用血液净化技术成功清除实验动物-狗体内的水杨酸。1948 年，Bywaters 和 Joekes 第一次报道应用血液透析（HD）治疗水杨酸中毒的患者。1953 年，Kyle 和同事第一次成功应用 HD 治疗巴比妥中毒。1958 年，Schreiner 发表了第一篇综述，介绍应用 HD 治疗急性中毒。至 1970 年，大多数药物和/或毒物中毒的患者考虑应用 HD 进行治疗。1977 年，Kramer 和同事将动脉-静脉血液滤过（hemofiltration，HF）技术应用临床后，体外血液净化（extracorporeal blood purification，EBP）技术治疗中毒得到了更加普遍的认可。但截止到现在，中毒患者应用 EBP 的指征并不十分清晰，绝大多数的论文局限在个案报道或单一药物和/或毒物的治疗，缺少综合性的指南。2010 年，来自毒理学、急诊、肾科、危重病、药理学等领域的专家在美国科罗拉多召开了第一次会议，成立了中毒的体外血液净化治疗（extracorporeal treatments in poisoning，EXTRIP）国际专家组，商讨如何共同制定基于证据的推荐建议。根据 EBP 治疗中毒的流行病学资料、地域分布差异、文献报道的证据及其他相关治疗这四个条件，专家组筛选出 24 种（表 26-1）常见的、有一定数量相关文献报道的药物或毒物中毒，并就临床研究较为成熟的毒物制定了相应的推荐建议。

表 26-1　EXTRIP 专家组推荐的 24 种毒物/药物

甲醇	百草枯	鹅膏菌	氟化物
乙二醇	卡马西平	苯妥英钠	巴氯芬
锂盐	奎宁	二甘醇	异烟肼
水杨酸盐类	茶碱	有机磷类	甲氨蝶呤
丙戊酸	三环类抗抑郁药	地高辛	铊
对乙酰氨基酚	巴比妥类	异丙醇	二甲双胍

二、药物/毒物的代谢动力学

在中毒的患者中,药物/毒物代谢动力学能够帮助分析和评估中毒的可能性、毒性发作的时间和周期,调整有效的治疗方法,进一步促进药物或毒素的排泄。药物/毒物代谢动力学简称为药动学,研究药物在机体的作用下所发生的变化及其规律,通常包括药物或毒物在人体内吸收、分布、代谢和排泄的过程。特别是血液中药物或毒物浓度随时间变化的规律。药效学主要取决于血药浓度和作用部位的药理作用,而毒物代谢(毒理学)指的是中毒剂量和毒性反应,同时不能用治疗性药物的作用来推断中毒反应。因为绝大多数情况下,对药物/毒物摄入的时间、摄入的剂量和摄入的过程都不清楚,而且往往同时摄入了多种药物或毒物。

(一)吸收

药物和毒物的吸收率和吸收程度决定中毒的结果。吸收率决定了中毒发作的时间,而吸收程度决定中毒的严重性。影响药物吸收的因素包括药物或毒物本身的理化特点,例如分子量、溶解性、溶解率。吸附剂的吸附情况和毒物的清除时机和效果也会影响毒物或药物的吸收。同时还要注意生理变化,包括胃排空时间、肠道的功能(蠕动特点)、组织灌注和首过代谢。绝大多数物质的吸收以被动扩散为主,主要在小肠,因为小肠绒毛表面积大、可渗透性高和血流丰富。疾病状态和其他因素可延长胃排空时间,如充血性心力衰竭、肾病综合征、同时服用阿片类药物、抗胆碱能药物等,从而减缓吸收的速率和延迟毒性发作的时间。服用药物的药理作用可能导致血压下降或降低心输出量,进一步引起代谢或排泄器官(肝脏、肾脏和胃肠道等)的低灌注,影响预测的吸收形式。阿司匹林、铁剂和溴化物等过量将会在胃内形成"胃石",延迟和延长吸收的过程,出现缓慢持续的药物或毒物释放的效果。

首过效应是指毒物/药物首次经过肝脏到达体循环之前,代谢或排泄药物/毒物剂量的比例。生物利用度高即肝脏的摄取率高,例如三环类抗抑郁药、吩噻嗪类药物或杀虫剂、阿片类和β-受体阻滞剂,在排泄代谢中间产物的过程中,生物利用度增加。即使在肝功能受损的患者中,也可以发现较高的药物摄取率和生物利用度。使用细胞色素 P450 酶抑制剂的患者,将降低肝脏对乙酰氨基酚(醋氨酚)、阿片类、安定和茶碱的代谢清除率。相反,使用肝脏氧化酶诱导剂,如苯妥英、苯巴比妥和吸烟将增加首过效应和生物利用度。衡量药物吸收的参数包括达峰时间(T_{max})、达峰浓度(C_{max})、曲线下面积(AUC)、生物利用度(F)等,这些参数可以间接反映药效的快慢、强弱。

(二)分布

药物/毒物吸收后随血液循环分配到各器官或组织中称为分布。毒物/药物吸收入血后,根据组织灌注状态、细胞内外液的 pH 值、蛋白结合率和脂溶性,决定全身分布的情况。药物/毒物的分布有明显的规律性:①药物先向血流量相对大的组织器官分布,然后向血流量相对小的组织器官转移,这种现象称为再分布。例如,静脉麻醉药硫喷妥钠先向血流量相对大的脑组织分布,迅速产生麻醉效应,然后向脂肪组织转移,效应又迅速消失。②药物在体内的分布有明显的选择性,多数是不均匀分布,如碘集中分布在甲状腺组织中,甘露醇集中分布在血浆中,链霉素主要分布在细胞外液,还有药物主要分布在脂肪、骨骼中。③给药后经过一段时间的平衡,血液循环和组织器官中的浓度达到相对稳定,此时血浆中的药物浓度水平可以间接反映靶器官的药物浓度,后者决定药效强弱,因此,持续清除血液循环中的药物/毒物,不仅能够降低血浆中的药物/毒物浓度,也能够降低靶器官的药物浓度,从而减轻药物/毒物对人体的损害。药物/毒物分布后血浆浓度反映药物/毒物在体内的量和分布范围。

血浆中的蛋白含量相对稳定,主要包括:①白蛋白:有三个结合位点,主要结合弱酸性药物;②α_1-酸性糖蛋白:有一个结合位点,主要结合弱碱性药物;③脂蛋白:结合脂溶性强的药物。由于血浆蛋白与药物/毒物的结合部位和结合容量有限,结合部位达到饱和后,增加的药物/毒物剂量可使血中游离药物或毒物浓度剧增而产生严重的中毒反应。同时摄入两种或两种以上药物或毒物,可能出现蛋白结合竞争现象,即使在低剂量,甚至是治疗剂量,也可导致药物/毒物游离浓度增高,出现中毒反应。例如,服用血浆蛋白结合率为99%的双香豆素后,再服用蛋白结合率为98%的保泰松,可使血中双香豆素游离浓度成倍增加,其抗凝作用增强而出现严重出血。血浆蛋白含量降低(如老年人、肝硬化、慢性肾炎、营养不良等原因导致的低蛋白血症)或变质(如尿毒症)会增加血浆中游离药物/毒物浓度,导致中毒反应。

药物/毒物的分布速率受低血压和低心输出量等因素的影响。血液和尿液的 pH 值变化可能影响其从血浆转移至心脏组织、脂肪组织或中枢神经系统。例如,酸血症增加非离子水杨酸的比例,这种成分更容易通过血脑屏障进入大脑。

(三)代谢

药物/毒物作为外源性物质,在体内发生化学结构改变的过程被称之为代谢或生物转化,体内能使毒物发生转化的器官主要是肝脏,其次是肠、肾、肺和脑等。药物/毒物经过代谢后其药理/毒理活性发生改变,大多数情况下其活性减弱或消失,称为灭活。少数药物可以被活化而出现药理或毒理活性,例如,可待因在肝脏去甲基后变成吗啡。另外,原型药物经过代谢后产生的代谢产物具有药理活性,如普萘洛尔的代谢产物 4-OH-普萘洛尔仍然具有 β-受体阻断效应,但较原型药弱;非那西丁的代谢产物醋氨酚具有较原型药更强的药理活性和毒副作用,而异烟肼的代谢物乙酰异烟肼对肝脏有较强的毒性。

药物/毒物的代谢过程必须在酶的催化下才能进行,这些催化药物或毒物的酶统称为代谢酶,因为肝脏药酶种类最多、含量丰富,故也被称为肝药酶。代谢酶绝大部分存在于细胞内,少数存在于细胞膜或血浆中,如存在于红细胞膜上的巯甲基转移酶、血浆中的胆碱酯酶等。药物的代谢过程分为四个阶段:氧化、还原、水解和结合。药物代谢酶本身选择性低,能催化多种药物,而且常受遗传、年龄、营养状态、机体状态、疾病的影响而产生明显的个体差异。在使用酶诱导剂或酶抑制剂时,也会影响酶的活性。酶诱导剂可使药物的效应较单用时减弱,酶抑制剂可使药物的效应较单用时增强。有些药物对代谢酶活性的影响取决于药物的种类,如保泰松对于安替比林、可的松、地高辛等是酶诱导剂,而对甲苯磺丁脲、苯妥英则是酶抑制剂。

(四)排泄

药物/毒物及其代谢产物经机体的排泄器官或分泌器官排出体外的过程称为排泄。大多数药物/毒物及其代谢产物的排泄属于被动转运,少数(如青霉素)属于主动转运。各种药物的排泄速率不尽相同,当排泄器官功能受损时,药物或毒物的排泄速率减慢。

肾脏是机体最重要的排泄器官,排泄方式有三种:肾小球滤过、肾小管主动分泌和肾小管被动重吸收。分子量<20 000道尔顿的游离型药物/毒物或代谢产物可以通过肾小球滤过,而后排入肾小管腔。按照被动转运规律,脂溶性大、极性小、非解离型药物/毒物或代谢产物经肾小管上皮重吸收入血。此时,改变尿液pH值可以明显改变弱酸性或弱碱性药物的解离度,从而改变药物重吸收程度。如苯巴比妥、水杨酸中毒时,碱化尿液使药物解离度增大,重吸收减少,排泄增加。经肾小管分泌而排泄的药物属于主动转运过程,需要合适的载体和消耗能量,受载体转运能力的限制,会出现饱和现象。当不同药物或毒物同时被同一载体转运时,存在竞争性抑制。例如,丙磺舒可抑制青霉素、吲哚美辛等的主动分泌,依他尼酸可抑制尿酸的主动分泌。

肾脏排泄药物或毒物时主要受血浆蛋白结合率和肾血流量的影响,肾摄取率低(<0.3)的药物受蛋白结合率影响较大,而肾摄取率高(>0.7)的药物受肾血流量的影响较大。部分药物或毒物经肝脏转化形成极性较强的水溶性代谢物,而后经胆汁排泄到小肠中被水解,然后经肠黏膜上皮细胞吸收,再经肝门静脉重新进入体循环,这种在小肠、肝、胆汁间的循环称为肠肝循环,使血液中药物或毒物浓度维持较长时间,常见的药物有洋地黄毒苷、地高辛、地西泮等。

药物/毒物在体内的吸收、分布、代谢和排泄可以用药代动力学的不同参数来表达。峰浓度(C_{max})和达峰时间(T_{max})代表机体摄入药物或毒物后,药物或毒物在血浆中的最高浓度值和出现时间,反映药物或毒物吸收的程度和速率。曲线下面积(AUC)指时间-浓度曲线和时间坐标(横坐标)围成的区域面积,代表一段时间内药物或毒物在血浆中的相对累计量。生物利用度(F)是指药物或毒物摄入后能被吸收进入体循环的百分比。表观分布容积(Vd)是指当药物在体内达动态平衡后体内药量与血药浓度之比,并非药物或毒物在体内占有的真实体液容积。通过它可以了解药物/毒物在体内的分布状况,Vd为0.07L/kg左右时,表示药物/毒物大部分分布于血浆;Vd为0.14~0.28L/kg时,表示药物/毒物分布于全身体液中;Vd>0.57L/kg时,表示药物/毒物主要分布于组织器官。一般情况下,Vd越小,药物/毒物排泄越快,在体内存留时间越短;Vd越大,药物/毒物排泄越慢,在体内存留时间越长。清除率指单位时间内血浆中被清除药物或毒物的量,以ml/h表示,包括肝脏清除率、肾脏清除率和其他途径清除率的总和。

三、药物/毒物代谢动力学与血液净化

采用血液净化治疗急性中毒时,分子量、蛋白结合率、内源性清除率和Vd是四个关键的药物/毒物代谢动力学参数。然而,绝大多数药物/毒物没有代谢动力学参考数据。因此,对大多数药物过量所致的中毒,血液净化只能参考正常情况下的药代动力学参数。

影响血液净化效果的因素

1. 分子量 既往认为,毒物被血液净化清除的情况和分子量大小成反比。但现今使用的高效能、高通量(high-flux)透析器较30年前相比,可透析的溶质分子量更大(10 000道尔顿),透析膜的表面积更大(2.5m²)。在血流率和透析液流率相同的情况下,采用高通量透析器进行HD对小分子量溶质的清除率提高了2倍,中分子量溶质(如VitB₁₂,分子量为1356道尔顿)的清除率提高了5倍,分子量近10 000道尔顿的β₂-微球蛋白也可被透析清除。高截留(high cut-off)膜透析器的最大截留分子量可高达45 000道尔顿,对中、大分子溶质的清除率得以显著提高。

2. 蛋白结合率　药物/毒物在血浆中按照一定的比例与血浆蛋白结合,即同时存在结合型与游离型的药物/毒物。药物/毒物与蛋白(白蛋白的分子量约为 67 000 道尔顿)结合后分子量变大了,因此,蛋白结合率高的药物/毒物无法通过透析膜。即使是蛋白结合率高的毒物中毒后使血浆蛋白饱和,血浆中未结合的游离型毒物仍能被 HD 清除。对于蛋白结合率<80%的药物/毒物,推荐采用血液滤过(HF)和 HD;对于蛋白结合率>80%的药物/毒物,推荐采用血液/血浆灌流。临床还可以采用连续肾脏替代治疗(CRRT)技术对毒物进行持续清除,也可以采用白蛋白碳酸氢盐透析液代替普通透析液,清除蛋白结合率高的药物。例如,丙戊酸的蛋白结合率为 80%~90%,设定不同的血流率 180ml/min 和 270ml/min 进行 CVVHD,分别配置 2.5%白蛋白透析液(25%白蛋白液 374.4ml 加入到 3370ml 透析液中)、5%白蛋白透析液(25%白蛋白 842.5ml 加入到 3370ml 透析液中)、普通透析液。结果发现,白蛋白透析液对丙戊酸的清除效果优于普通透析液,而 5%白蛋白透析液的效果最好。

3. 内源性清除率　内源性清除率(clearance,CL)是指单位时间内能将多少容积体液中的毒物/药物清除。药物/毒物主要经肝、肾等器官清除,由肾脏清除的药物/毒物为肾脏清除率,经肝脏清除的药物/毒物为肝脏清除率。中毒后将毒物的内源性清除率和体外血液净化清除率(CL_{EC})进行比较后,才能明确该毒物是否适合于血液净化治疗。假设血液净化可以清除某种毒物,机体的总清除率(CL_{TOT})就等于内源性清除率与体外血液净化清除率之和。如果体外血液净化清除率占总清除率的 30%以上,临床就可以实施血液净化;相反则不宜进行血液净化。例如,拉贝洛尔、可卡因、维拉帕米等主要依靠肝酶迅速代谢的药物,极少从肾脏代谢,肝脏清除率为 2000ml/min,即使按照血液净化的最大清除率 400ml/min 来计算,体外血液净化清除率只占总清除率的 16.7%,因此无须血液净化治疗。

4. 表观分布容积　Vd<1L/kg 的药物/毒物适宜于血液净化治疗。Vd 值大的药物/毒物主要分布于血管外组织,理论上血液净化难以清除。依此推论,Vd>1~2L/kg 的药物/毒物不适于血液净化治疗。然而这一观点也有争议,即使是 Vd 值大的药物/毒物进入机体也需要从血浆向组织转移,当药物/毒物刚吸收入血时,绝大部分药物/毒物还在血浆内,尚未完全转移至组织,此时血液净化治疗中毒也是有效的。也就是说,对于 Vd 值大的毒物,血液净化宜早不宜迟,越早清除毒物效果越好。例如,百草枯 Vd 为 1.2~1.6L/kg,口服后 0.5~4.0 小时血浆浓度达峰值。在峰值浓度出现前、百草枯尚未向肺组织转移时,实施血液灌流(HP)可以延迟急性百草枯中毒后的脏器损伤,并减轻损伤程度。

四、血液净化效能

中毒后,血液净化治疗前后血中毒物浓度的变化往往不能真实反映患者临床状况的转归或中毒靶器官的状态。透析效能要求反映血液净化治疗能否改善中毒后靶器官的功能,如锂的中枢毒性、地高辛的心脏毒性、甲醇的视神经损害等。根据单室模型计算的毒物代谢动力学根本没有涉及靶器官功能的改善问题,因此,根据毒物可被体外血液净化清除的比例、体外血液净化清除率/总清除率(CL_{EC}/CL_{TOT})、体外血液净化清除半衰期/内源性清除半衰期($T_{1/2EC}/T_{1/2}$)、体外血液净化清除量/总清除量(Re_{ECTR}/Re_{TOT}),临床可用高、中、低、无四个等级间接评价体外血液净化清除毒物的效能(表 26-2)。

表 26-2 毒物可被体外血液净化清除的效能

可透析能力[a]	主要标准（被清除比例，%）[b]	备选标准 1（CL_{EC}/CL_{TOT}，%）[c]	备选标准 2（$T_{1/2EC}/T_{1/2}$，%）	备选标准 3（Re_{EC}/Re_{TOT}，%）[c]
高	>30	>75	<25	>75
中	>10~30	>50~75	>25~50	>50~75
低	≥3~10	≥25~50	≥50~75	≥25~50
无	<3	<25	>75	<25

注:这些标准仅应用于测量或计算的内源性半衰期>4小时的毒物(否则,认为体外血液净化与临床疗效无关);主要标准更适宜于 Vd(>5L/kg)大的毒物;[a] 体外血液净化模式包括血液透析、血液灌流和血液滤过;[b]6小时体外血液净化期间被清除的毒物占体内毒物总量的比例;[c] 同一期间获得的监测数据

五、血液净化的适应证与模式选择

尽管国内外对中毒的血液净化适应证存在着不同的认识,Mendonca 等综述了 9 条适应证可供参考:①正规治疗后,病情继续恶化者;②症状严重,如意识障碍程度加重、呼吸抑制或停止、严重低体温和低血压者;③机械通气>48 小时的昏迷患者;④中毒后引起肾衰竭者;⑤伴有心、肝、肾功能障碍基础疾病,导致毒物清除障碍者;⑥中毒引起代谢紊乱或产生延迟效应,如甲醇、乙二醇、百草枯等;⑦血液净化清除毒物的速率超过肝、肾等清除的速率;⑧剧毒/或有潜在致死风险的中毒,或药物剂量为致死量;⑨引起严重临床症状的血药浓度增高患者。

血液净化治疗急性中毒的主要目的包括:①增加体内药物/毒物的清除;②减轻药物/毒物对器官的损害程度;③在器官功能损害(如肝功能衰竭或肾衰竭)时,进行器官功能的部分替代和支持;④维持内环境的稳定,为药物/毒物的代谢或清除赢得治疗时间。

血液净化是通过人工方法从患者全身循环血液中清除药物或毒物。药物/毒物可通过弥散或对流原理经透析器/滤器膜进入到流出液中,部分膜还有吸附功能。弥散是药物/毒物清除的主要模式(从高浓度的血液中向低浓度透析液中弥散)。传统的血液净化包括HD、HF、腹膜透析(PD)、HP、血浆置换(PE)。近年来,一些杂合式血液净化(hybrid blood purification,HBP)技术也得到了较好的发展,如分子吸附再循环系统(molecular adsorbents recirculation system,MARS)、成分血浆分离吸附(fractionated plasma separation and adsorption,FPSA)等。

MARS 和 FPSA 均可以同时清除蛋白结合毒素和水溶性毒素,但 FPSA 对胆红素和尿素氮的清除优于 MARS。FPSA 清除蛋白结合毒素高的原因在于这些毒素先以对流形式随白蛋白跨膜转运,再通过灌流器吸附清除;MARS 则需要蛋白结合毒素先从蛋白结合部位解离,然后再进行跨膜转运,靠浓度梯度进行弥散清除。FPSA 清除水溶性毒素较高的原因与采用高通量透析器有关。FPSA 治疗患者不需要补充大量外源性白蛋白。对于已有明显肝功能障碍的中毒患者,MARS 和 FPSA 是有效的治疗方法。

临床可根据每种血液净化技术清除溶质的机制、技术特点、自身优势和缺陷以及患者的经济情况、病情状况、严重程度和治疗目标来选择恰当的血液净化模式,以达到清除毒物、实

施器官功能支持和维持内环境稳定的目的。

六、常见急性中毒的血液净化治疗

（一）有机磷中毒

有机磷酸酯类主要作为农业和环境卫生杀虫剂,如敌百虫、乐果、马拉硫磷、敌敌畏、内吸磷和对硫磷等。在发展中国家,有机磷农药是最常用的农药之一,可以轻易获得。全球每年有超过 300 万例患者发生有机磷中毒,口服有机磷农药自杀死亡人数超过 25 万,占到自杀人数的 30%。

有机磷农药可通过皮肤、胃肠道、眼睛和呼吸系统迅速吸收,并在脂肪组织、肝脏和肾脏中分布和蓄积。其在脂肪组织中蓄积和再分布,自动代谢能力较弱,口服后 6 小时即可达到峰浓度,经肝脏代谢生成毒性更强的物质,通过肝肠循环再吸收而使血中有毒物质浓度维持在较高水平。因脂肪组织的缓慢吸收和再分布,有机磷农药半衰期长达数天。有机磷农药是极强的胆碱酯酶抑制剂,可导致乙酰胆碱的异常蓄积。

血液和组织中高浓度有机磷对机体重要脏器具有直接的损害作用,主要死因包括急性肺损伤、呼吸肌麻痹和呼吸衰竭、中毒性休克、中毒性脑病或心肌炎,心搏骤停也是重要死因之一。即使患者得到了及时有效的治疗,有机磷中毒后病死率仍高达 40%。

有机磷中毒高病死率与毒物的吸收量有关。对早期中毒患者应给予及时有效的治疗措施,包括洗胃、传统药物治疗等。大多数有机磷农药呈高度脂溶性,储存于脂肪组织,其脂肪组织浓度比血液高 20~50 倍。脂肪乳剂可以溶解脂溶性毒物并从毒物结合位点分离毒物,因此,静脉注射脂肪乳剂可作为脂溶性毒物的解毒剂。

血液净化是治疗有机磷中毒的重要手段。HP 是目前临床上一种非常有效的血液净化治疗方法,价格便宜,操作简单,可在床旁进行,是目前救治重度有机磷中毒的首选血液净化方式。HP 用于清除分子量大、脂溶性高、蛋白结合率高的药物/毒物。HP 利用其强大的非选择性吸附作用清除血液中的有机磷,还能够吸附清除与蛋白结合的有机磷。临床应尽早在有机磷中毒后 6 小时内开始 HP,促进毒物和炎症因子的清除,减轻其对体内重要脏器的损害。研究表明,若中毒后 2 小时内行 HP 治疗,对有机磷的清除率可达 100%。

有机磷类农药具有较大的 Vd,一次 HP 治疗后,血中有机磷浓度暂时下降,经数小时后,分布于全身各器官中的毒物释放入血,在血液和组织器官之间达到浓度平衡,即出现血液中有机磷浓度回升。另一方面,残留于消化道的毒物也可继续吸收入血。再者,机体内存在有机磷的肝肠循环及部分有机磷的肝脏增毒效应。因此对于重度急性有机磷中毒患者,一次 HP 治疗仅能减轻中毒症状,仍可能出现病情反复。建议每 12~24 小时重复一次 HP 治疗,以防止病情反复。近年来有学者通过血药浓度监测发现,增加 HP 的次数,仍能清除一部分游离在组织中的毒物,明显降低其血液浓度,从而减少中间综合征、中毒反跳等并发症的发生。

与 HP 比较,血浆灌流(plasma perfusion,PP)具有高效、对血细胞成分影响小的优点,但国内报道较少。HP 或 PP 存在一定缺陷,其治疗时间不长,不能持续清除毒物,也不能纠正毒物已经引起的病理生理改变。当患者并发急性肾损伤(AKI)而需要肾脏替代治疗(RRT)时,可以联合 HP 与 RRT 实施杂合式血液净化治疗。应该注意的是,在 HP 或 PP 治疗过程中,患者可能出现低血压、管路堵塞和灌流器凝血、留置导管处出血、鼻出血、咯血、上消化道出血、过敏反应、血细胞减少等并发症。

PE 能迅速清除进入血液循环中的有机磷农药,并能清除积聚在血浆内的乙酰胆碱和老化的磷酰化胆碱酯酶以及毒剂的致病成分,置换输入的新鲜冰冻血浆可补充活力良好的胆碱酯酶及人体各种生理酶,对解除有机磷毒剂对乙酰胆碱酯酶的抑制、促进胆碱酯酶活力恢复发挥了积极作用,因而可以减少在治疗过程中因大量应用阿托品而产生的并发症。PE 可有效防止反跳、中间综合征等并发症的发生。单次 PE 可清除 65% 以上的毒物,2 次或 3 次 PE 可使毒物清除率分别达 86.5% 和 95%。PE 联合 HP 治疗可提高临床治愈率,降低阿托品和氯解磷定总用量,缩短住院时间和昏迷时间,加速胆碱酯酶活性的恢复。应该注意,PE 治疗中可见低钙血症、发热和血浆蛋白过敏等不良反应。

(二) 其他药物/毒物中毒

1. 百草枯 百草枯(paraquat,PQ)又名克芜踪、敌草快,属吡啶类除草剂,PQ 中毒的病死率可高达 76%。PQ 口服致死量为 2~3g,致死血浓度为 3μg/ml。大量摄入时常因胃肠道损伤、循环衰竭、急性呼吸窘迫综合征致死。目前认为其作用的主要靶器官是肺脏,PQ 被肺细胞摄取后在肺内产生氧自由基,造成细胞膜脂质氧化,破坏细胞膜结构,引起细胞肿胀、变性、坏死,进而导致肺出血、肺水肿、透明膜变性或纤维细胞增生。肺纤维化多在中毒后 5~9 日内发生,2~3 周达高峰,大多数患者最终死于肺纤维化所致的呼吸衰竭。PQ 胃肠吸收率不高,只有 5%~15%,尽早洗胃与应用吸附剂等可减少毒物的吸收。入血后对组织器官产生的毒性作用较晚,如能迅速清除百草枯,可最大限度避免组织损伤。

PQ 属于小分子物质、水溶性,蛋白结合率低,PQ 吸收入血后迅速分布到全身各组织器官,属于 Vd 比较大的毒物。PQ 中毒强调早期血液净化治疗,即在毒物尚未完全分布至组织时,血液净化可有效降低毒物的体内水平。PQ 从血液中清除后,组织中 PQ 可再返回血液中,出现"反跳"现象,因此,临床也强调连续血液净化治疗的重要性。目前治疗 PQ 中毒的血液净化方式包括 HD、HF、HP、PE 等。HP 是目前临床上治疗 PQ 急性中毒行之有效的方法,多数研究认为 HP+HD 效果更好。

2. 毒蕈 各种毒蘑菇所含的毒素种类不同。有些蘑菇毒素的毒性极高,可迅速致死。毒性较强的毒素有以下几种:毒肽主要损害肝脏;毒伞肽引起肝肾损害;毒蝇碱作用类似于乙酰胆碱;光盖伞素引起幻觉和精神症状;鹿花毒素导致红细胞破坏。不同毒蕈所含的毒素不同,引起的中毒表现也不相同,但一般可分为以下四类:胃肠炎型、神经精神型、溶血型和肝病型。

误食毒性较强的毒蘑菇后,常于数小时至数天内出现较严重的肝脏、肾脏、循环、神经系统损害,包括中毒性肝损伤、急性肾损伤、DIC、中毒性脑病、中毒性心肌炎等,亦可出现多器官功能障碍综合征(MODS),甚至死亡。毒蕈中毒无特效的解毒剂,它是血液净化治疗的绝对适应证。

临床可根据患者病情选择不同的血液净化方式:①RRT:患者仅表现为 AKI 时,考虑实施 RRT。有研究认为,HD+HP 的治疗效果优于单纯 HD。②HP:HP 治疗可减少循环血中的毒素含量,减轻对靶器官的损害。有研究报道,早期 HP 治疗可降低毒蕈中毒并发 MODS 患者的病死率。但灌流器易出现饱和现象,对于已并发 MODS 的患者,往往需要联合 HP 的杂合式血液净化治疗。③PE:PE 主要适用于清除蛋白结合率较高、Vd 较小的毒物,同时对毒物中毒产生的炎症因子、代谢产物、毒素有较好的清除作用。PE 还可以补充一些生物活性物质,如凝血因子、调理素、血浆蛋白等。PE 已成为治疗毒蕈中毒的主要血液净化方式之一。④CRRT:CRRT 可连续清除水溶性、血浆蛋白结合率低的毒物,调节水、电解质和酸碱平衡,维持内环境稳定。CRRT 对毒蕈中毒并发 MODS、严重内环境紊乱的患者仍有着不可替代的地位。⑤MARS:MARS 治疗毒蕈中毒安全有效,但 MARS 费用较高,操作技术复杂。⑥FPSA:FPSA 是治疗毒蕈中毒并发肝功能衰竭的重要支持技术。

3. 镇静催眠药　这类药物包括苯二氮䓬类、巴比妥类、吩噻嗪类(抗精神病药)和非巴比妥非苯二氮䓬类(水合氯醛、格鲁米特、甲喹酮、甲丙氨酯)。安眠药过量均可抑制呼吸中枢和循环中枢,导致呼吸衰竭或循环衰竭。长效巴比妥类毒性作用缓慢,持续时间较长。一般中毒量是催眠剂量的 5~10 倍。速效类口服致死剂量为 2~3 克,其他种类约为 6~10 克。苯二氮䓬类药物能够增强抑制性神经介质 GABA 的活性,抑制脊髓反射,引起昏迷和呼吸暂停。快速静脉注射安定可引起呼吸心跳停止。

中毒剂量在不同个体有较大差别。轻、中度中毒患者可出现昏睡、言语不清、眼球振颤、共济失调。服用量较大者可出现昏迷、体温降低、血压降低、呼吸暂停,甚至无任何反射。大多数安眠药对肝脏有损害,甚至可发生肝功能衰竭;个别患者可出现白细胞或血小板减少。氟马西尼为苯二氮䓬类特效解毒剂。根据药物分子量及其药代动力学特点,HP 对苯巴比妥和吩噻嗪类药物中毒有效,对苯二氮䓬类无效。

4. 酒精中毒　引起成人中毒的乙醇摄入量个体差异性大,一般为 75~80ml,致死量约为 250~500ml。空腹时饮酒在 1.5 小时内吸收量高达 90% 以上,2.5 小时全部吸收。酒精中毒表现为一系列思维与行为异常,继而言语不清、共济失调、呕吐、嗜睡等,严重者可出现昏迷、抽搐,甚至影响延髓呼吸中枢导致死亡。急性重度酒精中毒传统治疗措施多限于洗胃、补液、利尿,应用呼吸兴奋剂、护肝药物等。对于昏迷、呼吸障碍患者,洗胃有一定危险性,且酒精为水溶性物质,吸收迅速。乙醇易溶于水,也具有亲脂性,HP 对体内乙醇的清除作用存在争议,HD 可直接清除乙醇和乙醇代谢产物,是首选的血液净化方式。病情危重或经常规治疗病情恶化并具备下列之一者可行血液净化治疗:①血乙醇含量超过 87mmol/L(400mg/dl);②呼吸循环严重抑制的深度昏迷患者;③酸中毒(pH≤7.2)伴休克表现;④重度中毒出现 AKI;⑤复合中毒或高度怀疑合并其他中毒并危及生命者,根据毒物特点酌情选择血液净化方式。

5. 鼠药　毒鼠强属剧毒类化学物,化学名称为四次甲基二砜四胺,是相对分子质量为 248 的小分子有机氮化合物,性质稳定,微溶于水和丙酮,以原型由肾脏缓慢排泄。毒鼠强对人的致死量为 0.1mg/kg,进入体内作用于神经细胞,引起痫性放电,主要累及中枢神经系统,也可造成肝脏、心脏和肾脏的损伤。患者误服毒鼠强后 10~60 分钟内发病,表现为头痛、乏力、恶心、呕吐、肌束震颤等,可出现意识障碍及全身阵发性抽搐。部分毒鼠强中毒患者以突发癫痫大发作起病,也可出现心律失常、心力衰竭、肝脏损害和精神症状。患者常死于窒息、呼吸衰竭或 MODS,亦可引起中毒性脑病而留下后遗症。部分毒鼠强中毒患者在恢复期出现狂躁等严重的精神异常表现。

毒鼠强在体内排泄缓慢,血液净化能较快、彻底地清除毒物。中毒即使已达 48 小时,HP 疗效仍然可靠。血液净化既能清除毒鼠强,又可清除血液中炎性介质,减轻组织器官的损害,缓解病情。血液净化治疗后 24 小时复查血液毒鼠强浓度有较大幅度回升,可能由于毒鼠强进入人体后多分布于大脑、脑脊液、肌肉、肝脏等组织中,血液净化治疗后,毒物可从上述组织向血浆中再次释放毒物。因此,患者应该接受多次血液净化治疗,两次治疗时间间隔宜在8~24小时之间。口服毒鼠强中毒后2~4小时内开始HP治疗,效果较好;HP+HD效果更好。

6. **抗抑郁剂**　包括三环类或四环类抗抑郁剂和单胺氧化酶抑制剂两类药物。临床采用三环类抗抑郁剂治疗精神抑郁症较为广泛,其毒性反应主要来自其基本化合物三级胺(丙米嗪、多塞平)及其代谢产物——二级胺(去甲替林、去甲丙米嗪、普罗替林等)。四环类抗抑郁剂马普替林与三环类抗抑郁剂性质类同。中毒征象可有皮肤发干、潮红、体温升高、意识障碍、手足搐动、肌肉阵挛、瞳孔扩大、Babinski征阳性等中枢神经系统表现,也可有心电图QRS增宽、室性期前收缩,或室性心动过速、房室或室内传导阻滞,甚至心室纤颤等心律失常,导致低血压或肺水肿等心血管系统表现。急诊首先给予5%碳酸氢钠20~40ml静脉注射或250ml静脉滴注,维持pH值在7.5左右。对于严重的三环类抗抑郁剂中毒者可采用毒扁豆碱2mg,缓慢静脉注射,必要时可酌情重复注射。急诊治疗应尽早排出药物,维持体温、血压及呼吸的稳定,慎用拟交感能胺类制剂或巴比妥类药物,保护心、脑及肝脏,防止迟发中毒反应对内脏的损害。目前缺乏血液净化治疗抗抑郁药中毒的研究。

7. **急性砷化氢中毒**　职业性急性砷化氢中毒是指在职业活动中,短期内吸入较高浓度砷化氢气体所致的、以急性血管内溶血为主的全身性疾病,严重者可发生AKI。病情符合下列任何一项者为血液净化的指征:①全身皮肤明显黄染或呈古铜色或紫黑色;②少尿或无尿时用利尿剂治疗无效;③Scr>442μmol/L(5mg/dl)或每日增高幅度>44.2μmol/L(0.5g/dl)。HD是最常用且有效的方法。对发病急剧、溶血程度特别严重的重度中毒者,亦可采用换血疗法。换血时间要早,不宜超过中毒后48小时,换血总量一般占人体总血量的50%以上。

8. **急性乌头碱中毒**　乌头碱通常来自于抗风湿药酒,系草乌、川乌浸泡白酒而成,易从消化道、破损皮肤吸收,口服致死量为2~5mg,急性中毒时病死率可达31%。乌头碱属双酯型二萜类生物碱,亲脂性强,可经HP清除,中毒早期疗效显著。一般治疗措施包括洗胃、输液、利尿,维持循环、呼吸功能,对抗迷走神经兴奋,抗心律失常等。

9. **海洛因中毒**　海洛因为阿片类生物碱类,纳洛酮为特异性阿片受体拮抗剂,通过竞争性结合阿片受体而阻断海洛因的中枢抑制作用。及早应用纳洛酮可对抗和缓解海洛因的中枢神经抑制毒性,减少并发症,提高抢救成功率。HD或/和HP可清除体内过多的海洛因及其代谢产物,尽早使用纳洛酮以及HD或HP治疗是抢救成功的关键。

10. **生鱼胆**　生鱼胆中含有脱酸组织胺、鲤醇硫酸酯钠及氰化物等生物毒素,具有细胞毒作用,损伤溶酶体膜与线粒体,导致肝细胞变性坏死、肾小管上皮细胞坏死脱落和肾小球滤过率下降。生食鱼胆主要表现为AKI和中毒性肝炎。患者一般于进食后5~12小时出现头痛、头晕、心慌、恶心、呕吐、上腹部疼痛、稀水便或糊状便。发病后2~3天内出现肝脏肿大、黄疸、肝功能异常。中毒后3~6天出现少尿、水肿,部分患者可有全身严重水肿。严重者可出现全身黄染、无尿、抽搐、昏迷、皮肤出血等表现,一般在中毒后8~9天死亡。目前无特异性解毒方法,一旦发生急性肾衰竭,应立即开始HD,调节水、电解质和酸碱平衡,为损伤脏器的自身修复创造条件。

11. **酵米面中毒**　椰毒假单胞菌酵米面亚种简称椰酵假单胞菌,该菌主要产生两种毒素:米酵菌酸和毒黄素,前者是引起食物中毒和死亡的主要毒素,耐热、毒性强,不能被一般烹调方法所破坏,目前缺乏特效的解毒措施。肝、脑、肾、心脏等脏器是该毒素作用的靶器官,中毒患者病死率为7.62%~100%。潜伏期最短半小时,最长达2~3天,一般在进食后8~12小时内发病,表现为腹痛、恶心、呕吐、头痛、头晕、全身无力等症状,也可出现烦躁,意识模糊、抽搐、四肢强直以及不同程度的心、肺、肝、肾损伤,HD治疗不能缓解病情,提示该毒素的相对分子质量比较大或该毒素蛋白结合率高,需采用PE治疗。

12. 铊中毒　铊为剧毒重金属物,中毒途径通常为消化道、呼吸道与皮肤,接触后可很快被吸收。一般认为,铊对成人最小致死量约为12mg/kg,5~7.5mg/kg可致儿童死亡。铊元素与钾元素有相似的物理和化学特性,机体细胞膜很难区别它们,因此,铊经常在含钾高的组织内聚集,如神经系统、肝脏、肌肉、肾脏、脑和小肠。胃肠道反应、神经系统表现和脱发是铊中毒最主要的临床表现,也可有皮肤、心血管系统、精神和免疫系统的异常症状,铊中毒的早期临床特征对早期诊断和治疗尤其重要,口服普鲁士蓝、利尿、导泻和补钾是铊中毒的基础治疗方法,可采用的血液净化方式包括HP、HD+HP、CVVH、CVVH+HP。由于铊广泛分布于组织间隙内,Vd较大,人类在摄入10μg铊后使用心肌闪烁显像检测到铊分布容积为3.6~5.6L/kg。有报道认为,铊中毒96小时后采用HP治疗仍然有效。基础治疗配合血液净化是铊中毒的有效治疗手段。

七、小结

中毒可致严重的临床后果,中毒患者的病死率与致病毒物及其吸收量有关。分子量、蛋白结合率、内源性清除率和Vd是毒物代谢动力学的四个关键参数。很多毒物可通过血液净化清除;当体外血液净化清除率占毒物总清除率的30%以上时,尽早采用血液净化清除体内毒物是合理的治疗选择,可能能够降低急性中毒患者的病死率。HD和HF适宜于清除水溶性、Vd小、蛋白结合率低的中小分子毒物,而HP适用于清除分子量大、脂溶性、Vd大或蛋白结合率高的毒物,临床也可结合不同血液净化技术的特点实施杂合式血液净化,以达到清除毒物、实施器官功能支持和维持内环境稳定的目的。

(李元忠)

参 考 文 献

1. Lavergne V, Nolin TD, Hoffman RS, et al. The EXTRIP (extracorporeal treatments in poisoning) workgroup: guideline methodology. Clin Toxicol, 2012, 50:403-413.

2. Ghannoum M, Roberts DM, Hoffman RS, et al. A stepwise approach for the management of poisoning with extracorporeal treatments. Semin Dial, 2014, 27:362-370.

3. Winchester JF, Harbord NB, Rosen H. Management of poisonings: core curriculum 2010. Am J Kidney Dis, 2010, 56:788-800.

4. Martin-Reyes G, Toledo-Rojas R, Torres-Rueda A, et al. Haemodialysis using high cut-off dialysers for treating acute renal failure in multiple myeloma. Nefrologia, 2012, 32:35-43.

5. 邹步云,季大玺.高截留量血液透析临床应用进展.肾脏病与透析肾移植杂志,2012,21(4):379-383.

6. Churchwell MD, Pasko DA, Smoyer WE. Enhanced clearance of highly protein-bound drugs by albumin-supplemented dialysate during modeled continuous hemodialysis. Nephrol Dial Transplant, 2009, 24:231-238.

7. Ghannoum M, Nolin TD, Lavergne V, et al.Blood purification in toxicology: nephrology's ugly duckling. Adv Chronic Kidney Dis,2011,3:160-166.

8. Fertel BS, Nelson LS, Goldfarb DS.Extracorporeal removal techniques for the poisoned patient: a review for the intensivist. J Intensive Care Med,2010,25:139-148.

9. 中国医师协会急诊医师分会.急性百草枯中毒诊治专家共识(2013).中国急救医学,2013,33(6):484-489.

10. 刘晓伟,刘盛业,刘志.早期血液灌流救治急性百草枯中毒患者临床疗效分析.中华急诊医学杂志,2012,15(5):1214-1217.

11. Mendonca S, Gupta S, Gupta A.Extracorporeal management of poisonings. Saudi J Kidney Dis Transpl,2012,23:1-7.

12. Chowdhary S, Bhattacharyya R, Baneriee D.Acute organo-phosphorus poisoning.Clin Chim Acta,2014,431:66-76.

13. Tang X, Wang R, Xie H, et al.Repeated pulse intra-muscular injection of pralidoxime chloride in severe acuteorganophosphorus pesticide poisoning.Am J Emerg Med,2013,31:946-949.

14. Eyer F, Meischner V, Kiderlen D, et al.Human parathi-on poisoning.A toxicokineticanalysis.Toxicol Rev,2003,22:143-163.

15. Gunnell D, Eddleston M.Suicide by intentional ingestion of pesticides: a continuing tragedy in developing countries.Int J Epidemiol,2010,12:224-226.

16. Haapio M, Koivusalo A, Makisalo H.Extracorporeal blood purification for poisonings.Duodeccim,2012,128:2157-2165.

17. Sosan MB, Akingbohungbe AE, Durosinmi MA, et al.Erythrocyte cholinesterase enzyme activity and hemoglobin values in cacao farmers of south-western Nigeria as related to insecticide exposure.Arch Environ Occup Health,2012,65:27-33.

18. Dunn C, Bird S B, Gaspari R.Intralipid fat emulsion decreases respiratory failure in a rat model of parathion exposure.Acad Emerg Med,2012,19:504-509.

19. Satar S, Alpay NR, Sebe A, et al.Emergency hemodialysis in the management of intoxication .Am J Ther,2006,13:404-410.

20. 尚卫明,张明玺,胡健,等.连续性肾脏替代治疗联合血液灌流治疗毒蕈所致多器官功能衰竭.湖北医药学院学报,2013,329(3):228-230.

21. Palacios A, Llorente AM, Casanueva L, et al.Early molecular adsorbent recirculating system (MARS) treatment in two severe mushroom poisonings.An Pediatr (Barc),2014,80:130-132.

22. Kantola T, Kantola T, Koivusalo AM, et al.Early molecular adsorbents recirculating system treatment of amanita mushroom poisoning.Ther Apheresis Dial,2009,13:399-403.

23. Yates C, Galvao T, Sowinski KM, et al.Extracorporeal treatment for tricyclic antidepressant poisoning: recommendations from the EXTRIP workgroup. Semin Dial,2014,27:381-389.

24. Ghannoum M, Nolin TD, Goldfarb DS, et al.Extracorporeal treatment for thallium poisoning: recommendations from the EXTRIP Workgroup. Clin J Am Soc Nephrol,2012,7:1682-1690.

第三篇
血液净化治疗的护理

第二十七章　肾脏替代治疗前的准备/340

第二十八章　肾脏替代治疗过程中的监护/344

第二十九章　肾脏替代治疗结束程序/368

第 三 十 章　血液灌流和血浆分离实施过程中的护理/370

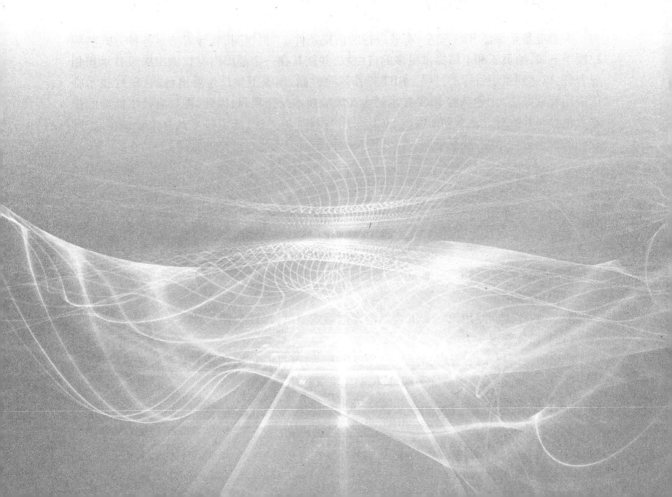

第二十七章

肾脏替代治疗前的准备

第一节 环境、物品与人力准备

一、概述

肾脏替代治疗(RRT)现已广泛应用于抢救急重症患者,属于风险较高的医疗操作技术,为了保证治疗的有效进行,提高抢救成功率,在实施 RRT 前必须做好充足的人员、环境和物品准备工作。

二、护理人员授权管理

人力准备是保证 RRT 安全、有效进行的前提条件。"授权"指领导者通过各种方式将职权授予下属,给员工和下属提供更多的自由权,并使其在一定范围内有权做出决策并承担相应责任,以达到组织目标的过程。RRT 操作风险性高,国家卫生计生委出台的《医疗技术临床应用管理办法》中明确将 RRT 技术列入高风险技术操作项目,因此,需要有技术能力的护理人员参与并执行。北京朝阳医院 SICU 采用"授权"的方法,选定科室具有主管护师、护师职称的护士进行培养,按照培训、考核、授权的程序对护士进行严格的管理。

三、环境要求

(一)空气净化
病室持续空气净化,保持空气流通。
(二)室温
室温控制在 22~25℃,湿度 50%~60%。
(三)病室清洁
地面、物体表面使用 500mg/L 含氯消毒剂湿式擦拭,每日 2 遍。
(四)探视管理
严格限制探视人数与探视时间,避开查房及治疗时间,每次允许 1 名家属进入病区,每次时间 30 分钟,进入病房前洗手戴口罩,避免交叉感染。
(五)病房布局
病房要合理布局,便于抢救。RRT 患者大多病情危重,床旁设备设施较多,为了应对突

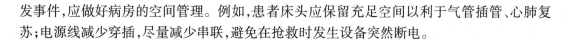

发事件,应做好病房的空间管理。例如,患者床头应保留充足空间以利于气管插管、心肺复苏;电源线减少穿插,尽量减少串联,避免在抢救时发生设备突然断电。

四、物品准备

(一) 仪器设备

RRT 前需要准备的仪器包括:①血滤管路及符合治疗需求的滤器;②心电监护仪、输液泵、注射泵等;③床旁凝血功能检测设备、血气分析仪,以达到快速检验、及时调整用药;④复温设备,如复温毯、血制品专用加温装置等,以改善低体温;⑤备齐抢救设备,应对突发事件,如除颤仪、气管插管、呼吸机等。

(二) 深静脉穿刺用物准备

RRT 前要经深静脉留置透析导管,需要准备的相应物品包括:①局部消毒用物建议首选洗必泰(氯己定);②根据年龄、身高和穿刺部位选择双腔透析管或三腔透析导管型号。为保证体外循环血流率达到 350~450ml/min,成人颈内静脉及锁骨下静脉置管建议选用大于 10Fr(16cm)双腔透析管;股静脉置管建议选用大于 10Fr(20cm)双腔透析管;③深静脉置管穿刺用品的准备。根据《导管相关血流感染预防指南》中深静脉置管要求,创建最大化无菌屏障(包括治疗巾、无菌手术衣、大孔巾)、缝合包、无菌手套、注射器、0.9%生理盐水、无菌贴膜等。局麻药品建议选择 0.1%利多卡因注射液。准备床旁超声,便于医生在超声引导下进行精准穿刺、置管;④根据医嘱准备置换液、透析液、血浆、白蛋白、肝素、鱼精蛋白、4%枸橼酸三钠、10%葡萄糖酸钙等。另外,应准备常用的电解质溶液,包括10%氯化钠、15%氯化钾、25%硫酸镁和 5%碳酸氢钠溶液,以便于调整置换液配方,调节电解质与酸碱平衡。

(张雪静)

第二节　体外循环管路的连接与预冲

一、概述

目前较为常用的 RRT 技术包括间断血液透析(IHD)、持续低效透析(SLED)、连续静脉-静脉血液透析(CVVHD)、连续静脉-静脉血液滤过(CVVH)、连续静脉-静脉血液透析滤过(CVVHDF)、缓慢连续超滤(SCUF)等模式。本节将阐述不同 RRT 模式下体外循环管路的连接与预冲问题。

二、RRT 管路连接

体外循环管路的连接根据置换液连接位置不同分为前稀释(滤器前输注)和后稀释(滤器后输注)。临床也可以前后稀释同时连接。CVVHDF 管路的连接较 CVVHD、CVVH 等模式复杂,CVVHDF 管路的连接见图 27-2-1。掌握了 CVVHDF 管路的连接,也就掌握了其他RRT 模式中管路的连接;尽管不同血滤机的管路连接有所差异,但同一模式下的管路连接方式基本相同。

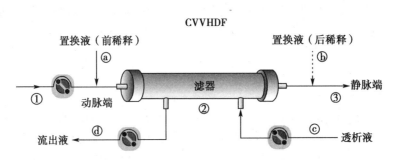

图 27-2-1 连续静脉-静脉血液透析滤过(前稀释或后稀释)的管路连接
①:动脉端连接管;②:滤器;③:静脉端连接管;ⓐ:置换液连接管(前稀释);
ⓑ:置换液连接管(后稀释);ⓒ:透析液连接管;ⓓ:流出液连接管

三、预冲

预冲的主要目的在于清除体外循环管路和滤器/透析器内的气体、微粒以及使滤器/透析器膜肝素化。采用规范化的预冲方法,可延长体外循环管路和滤器/透析器的使用寿命,保障 RRT 的有效运行。

(一)预冲液浓度配置

根据患者的凝血功能状况配制不同肝素浓度的预冲液。

1. 凝血功能正常患者预冲液的配制方法 0.9%生理盐水 2000ml+普通肝素 12 500IU。

2. 高危出血患者预冲液的配制方法 0.9%生理盐水 2000ml+普通肝素 6250IU。对于自发出血、APTT>45 秒、血小板减少症、48 小时内接受过手术的高危出血患者,降低预冲液中的肝素浓度。操作过程中应着重于对闭路循环后的管路冲洗,最大限度的冲洗管路内未与滤膜结合的肝素分子,减少进入体内的肝素量,尽可能避免其对患者凝血系统的影响。

(二)预冲方式

1. 自动(在线)预冲 部分血液净化设备可以在线自动生成置换液或透析液,实现在线预冲。需要注意的是,由于在线生成的置换液中无肝素成分,因此在线预冲只适用于无肝素预冲。

2. 人工预冲 血滤管路动脉端一侧连接滤器,另一侧连接配置好的预冲液;血滤管路静脉端一侧连接滤器,另一侧连接液体收集袋。预冲分为三个步骤(图 27-2-2):

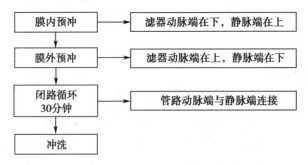

图 27-2-2 滤器的预冲步骤

（三）注意事项

预冲时,当治疗管路连接方式为前稀释时,此管路中空气容易进入滤器,增加血滤预冲难度,残存的空气增加血滤过程中血栓形成概率。因此,预冲时管路连接方式通常选用后稀释,将气体聚集在静脉小壶中,容易排除。

当预冲液流率为 100ml/min 时,能较好地清除滤器和体外管路中的气体,而 300ml/min 的冲洗速率对微粒清除效果好,100~300ml/min 的序贯式冲洗方法能够同时清除滤器和体外管路中的气体和微粒。因此应设置预冲液初始流率为 100ml/min,待管路全部充盈后,流率可增至 300ml/min。

预冲滤器排气时,可用排气锤轻轻敲击滤器两端,避免敲打滤器管身部,不正确的敲打滤器会破坏滤器中空纤维,损坏中空纤维丝正常的排列顺序,错乱的纤维丝在血液流经滤器时形成涡流,易发生血栓。滤器中空纤维丝断裂会出现漏血。

肝素盐水预冲时,应对管路侧支、传感器的侧支予以肝素化处理,但切勿浸湿传感器保护膜而影响压力监测。

闭路循环是使用三通将体外管路的动脉端与静脉端相连,形成闭路,时间 30 分钟。将预冲液流率调至 300ml/min,以较好地清除体外循环管路及滤器中的微粒;同时检查管路的顺应性以及滤器的中空纤维有无损坏,使滤器的中空纤维充分肝素化。

最后,采用 0.9% 生理盐水 3000ml 彻底冲洗体外循环管路和滤器中的残存肝素。

（薛佳瑞）

参 考 文 献

1. 龚德华.枸橼酸三钠抗凝在血液净化中的应用.肾脏病与透析肾移植杂志,2003,12(3):286-289.

2. 向晶,马志芳,许秋娜,等.不同预冲方法对降低维持性血液透析患者体外循环管路中气泡和微粒污染研究.中国血液净化,2010,9(12):680-681.

3. Kaysen GA.The microinflammatory state in uremia:causes and potential consequences.J Am Soc Nephrol,2001,12:1549-1557.

4. Tan HK,Baldwin I,Bellomo R,et al.Continuous veno-venous hemofiltration without anticoagulation in high-risk patients.Intensive Care Med,2000,26:1652-1657.

第二十八章

肾脏替代治疗过程中的监护

第一节 抗凝剂的给予路径与监测

一、概述

肾脏替代治疗(RRT)需要持续抗凝以预防体外循环管路和滤器/透析器发生凝血,避免降低滤器寿命及影响 RRT 的治疗效果。合理地给予抗凝剂,做好抗凝监测可以达到维持血液在体外循环管路和滤器中的流动状态,避免体外循环凝血而更换管路以及血液的丢失;另外,抗凝可以预防体外循环凝血活化所诱发的血栓栓塞性疾病,改善滤膜的生物相容性,降低血细胞活化诱发的炎症反应,保障 RRT 的有效性和安全性。RRT 期间抗凝剂的使用较术后卧床患者预防血栓而使用抗凝剂有较大不同,临床应根据患者具体情况选择合理的抗凝方法。

二、普通肝素抗凝

普通肝素抗凝是 RRT 过程中最常用的抗凝方法。其优点是便宜、使用方便、监测简单以及过量时可使用鱼精蛋白迅速中和。但肝素药代动力学多变,出血发生率高,易出现肝素相关血小板减少症(heparin-induced thrombocytopenia, HIT)。肝素抗凝的出血发生率为10%~50%,HIT 的发生率为 3%~5%。肝素还影响血脂水平,诱发醛固酮减少症。其他的不良反应包括:血管内血栓形成、转氨酶轻度升高、高钾血症等。

普通肝素抗凝的常用方法是经滤器前管路给予负荷剂量为 25~30IU/kg 的普通肝素,然后以 5~10IU/(kg·h)的输注速率经滤器前持续泵入。考虑到在预冲过程中体外管路内有残存肝素,开始 RRT 时,管路中的肝素会进入到患者体内,自然形成了一定剂量肝素的首剂冲击过程。因此,北京朝阳医院 SICU 通常不采用肝素首剂冲击的方法。事实上,RRT 开始运行后即刻监测滤器前活化部分凝血活酶时间(APTT),大多数情况下,APTT 值高于 300秒。在开始 RRT 的最初 4 小时内,每小时监测一次滤器前 APTT,直到 APTT 降至 70~100秒时,每隔 4~6 小时监测滤器前 APTT,根据 APTT 监测结果调整肝素剂量,将滤器前 APTT维持于 70~100 秒。

三、普通肝素/鱼精蛋白局部抗凝

对于大多数高危出血患者,使用肝素/鱼精蛋白局部抗凝是安全、有效的抗凝方法,出血

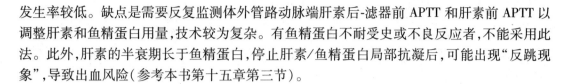

发生率较低。缺点是需要反复监测体外管路动脉端肝素后-滤器前 APTT 和肝素前 APTT 以调整肝素和鱼精蛋白用量,技术较为复杂。有鱼精蛋白不耐受史或不良反应者,不能采用此法。此外,肝素的半衰期长于鱼精蛋白,停止肝素/鱼精蛋白局部抗凝后,可能出现"反跳现象",导致出血风险(参考本书第十五章第三节)。

四、枸橼酸盐局部抗凝

与肝素比较,枸橼酸盐局部抗凝(regional citrate anticoagulation,RCA)的出血并发症发生率低,生物相容性好,滤器寿命长;枸橼酸盐的抗炎特性使其可能改善急性肾损伤重症患者的病死率和肾脏预后,因而是一种非常理想的抗凝剂,可广泛用于各种 RRT 模式。肝功能障碍、严重低氧血症及微循环障碍患者,由于枸橼酸根代谢减慢,易在体内蓄积,导致酸中毒进行性加重和低钙血症,此时应慎用 RCA。RCA 可发生低钙血症、高钠血症和酸碱平衡紊乱等并发症,应严密监测滤器后离子钙、血清总钙和离子钙浓度以及其他电解质与酸碱平衡状况,便于及时调整抗凝方案(参考本书第十五章第三节)。

RCA 前首先应该确认枸橼酸盐及葡萄糖酸钙输注位置是否正确。枸橼酸盐输注部位应接近于双腔透析管的引血端,血液引至体外管路后即与血清钙离子螯合,降低了体外循环管路和滤器血液中的离子钙水平,达到体外管路抗凝的目的。10%葡萄糖酸钙经体内静脉或双腔透析管的回血端补充,以防止低钙血症。停止血泵时均应同时停止枸橼酸盐和 10%葡萄糖酸钙的输注,防止过多的枸橼酸盐及钙离子输入体内。选用含钙成品置换液时,应采取后稀释方式,以免影响抗凝效果;如选用无钙配方置换液,可采取前稀释方式。

五、血管通路封管

为了保证血管通路通畅,在 RRT 结束后,用 0.9%生理盐水脉冲式冲管后,使用与血管通路(双腔透析管)管腔容积相等的肝素钠注射液(不用稀释)进行封管,以防堵管。不持续使用时隔日封管。启用双腔透析管前,将管腔内肝素注射液抽出,避免肝素注射液进入患者体内影响患者的凝血状态。

(赵　蕊)

第二节　液体管理与护理

一、概述

RRT 的重要作用之一在于通过超滤清除患者体内多余的水分,维持水、电解质及酸碱平衡,在 RRT 过程中通过严格的液体管理来保证患者的容量平衡尤为重要。如果治疗过程中由于各种原因导致容量失衡,不仅影响治疗效果,还会产生严重的并发症,甚至危及患者的生命,增加病死率。

二、CRRT 过程中的液体管理

CRRT 过程中的液体管理主要靠床旁血滤机实现。目前临床上使用的血滤机大多为容量平衡系统/血泵系统一体型,如瑞典金宝的 Prisma Flex 和德国费森尤斯的 Multifiltrate 等机型。液体管理的原理：按照设定的置换液流率（replacement flow rate, Q_R），先从血滤机等速率清除等量的水分（超滤率），在此基础上，再根据患者的容量与血流动力学状态，从体内清除适量水分，以实现对患者的容量管理。RRT 过程中的液体管理水平根据管理方法的不同可分为三级。

（一）一级水平

一级水平是最基本的液体管理水平，适用于治疗计划变化小、血流动力学相对稳定的患者。具体方法：以 8~24 小时为一个时间单元，根据患者的病情及容量状态估计 8~24 小时内应清除的液体量，并设定净超滤率（net ultrafiltration flow rate, Q_{UF}^{NET}）。

以 CVVHDF 为例进行说明：

$$Q_{EFF} = Q_{UF} + Q_D = Q_{UF}^{NET} + Q_R + Q_D$$
$$Q_{UF}^{NET} = Q_{UF} - Q_R$$

其中，Q_{EFF}：流出液流率（effluent flow rate, ml/h），又称废液流率；Q_{UF}：超滤率（ultrafiltration flow rate, ml/h）；Q_D：透析液流率（dialysate flowrate, ml/h）；Q_{UF}^{NET}：净超滤率（ml/h）；Q_R：置换液流率（replacement flow rate, ml/h）。

然而在实际操作过程中，还要考虑与 CRRT 相关的其他液体入量，例如，采用 RCA 抗凝时枸橼酸盐和钙剂在单位时间内的输注量（参考本书第十九章）。

CRRT 相关液体入量 = 置换液量（A 液+B 液）+CRRT 抗凝相关药物的液体入量

CRRT 相关液体出量 = 超滤量

实际 CRRT 净超滤量 = CRRT 相关液体出量 − CRRT 相关液体入量

注意：置换液包括 A 液和 B 液。

更应该注意的是，某些机器（如费森 multiFiltrate 机型）显示的置换液流率实际上只是置换液中 A 液的输注速率，因此还应考虑 5% $NaHCO_3$（B 液）、枸橼酸盐和钙剂（实施 RCA 时）的输注速率，这些都是与 CRRT 相关的液体入量。

假定某患者接受了 CVVH，采用枸橼酸盐局部抗凝，预设机器置换液（A 液）流率为 2000ml/h，Q_{UF}（CVVH 时，$Q_{UF} = Q_{EFF}$）为 2500ml/h，4% 枸橼酸钠输注速率为 200ml/h，10% 葡萄糖酸钙的输注速率为 20ml，5% $NaHCO_3$（B 液）的输注速率为 50ml/h，那么，机器上显示的 CRRT 净超滤率（Q_{UF}^{NET}）= 2500−2000 = 500（ml/h），而实际净超滤率 = 2500−2000−200−20−50 = 230ml/h。实际净超滤率才是真正的机器脱水速率。因此，在设置机器净超滤率时，遵从如下计算公式：

机器净超滤率 = B 液输注速率（ml/h）+枸橼酸盐输注速率（ml/h）+
钙剂输注速率（ml/h）+实际净超滤率（ml/h）

例如，预计 24 小时内 CRRT 需清除的液体量为 4800ml，那么，实际净超滤率为 200ml/h（不考虑下机时间），而机器净超滤率按照上述公式进行设置。

这种设置方法没有考虑非 CRRT 相关液体出入量。这一级的液体管理水平从整个时间单元看，能达到预定的容量管理目标，但具体到每一个时间点，则可能存在净超滤量过多或过少的现象，从而使患者的容量状态存在一定的波动。

（二）二级水平

二级水平是较高级的液体管理水平，适用于治疗计划变动大、不能耐受明显血容量波动的患者。具体方法：首先根据患者的基本生命体征变化以及一些能间接反映容量状态的指标来确定总的容量控制目标,其次将总体容量控制目标均分到每一个时间段,以此确定实际 CRRT 净超滤量,然后再根据每小时的全身液体平衡量来调整实际 CRRT 净超滤率,以保证患者每小时都能达到理想的液体平衡状态,避免液体输入速率的变化出现明显的容量波动。因此,二级管理水平的关键在于需要通过每小时进行计算和调整出入量,以完成每小时的液体平衡,最终实现 24 小时的液体平衡。

(三)三级水平

三级水平是在二级水平的基础上,以血流动力学指标为目标来调节每小时的液体平衡。具体方法:根据患者的血流动力学指标,如中心静脉压(CVP)、平均动脉压(MAP)或肺动脉楔压(PAWP)来调整液体出入量,以使患者达到更符合生理要求的最佳容量状态。如要求患者的 PAWP 维持于 14~16mmHg,当 PAWP 在目标范围内时,设置实际净超滤率为零;如 PAWP>16mmHg,则适当设置实际净超滤率水平(>0ml/h);如 PAWP<14mmHg,则需适当补充液体。与二级水平相比,三级水平的液体管理更符合生理,也更安全。

以上三种液体管理水平各有优缺点,一级水平操作最简单,护理的工作量最小,但液体平衡出错的机会最大,也最容易出现血流动力学的波动。三级水平操作最复杂,护理的工作量最大,但液体平衡出错的机会最小,血流动力学最稳定,也最安全。因此,在临床工作中,我们应该根据患者的具体情况来选择最适合的液体管理方式。

三、液体平衡目标的设定与实现

(一)液体平衡目标的设定

液体平衡目标是指单位时间内要通过血滤机实现的液体平衡计划。首先,医务人员要正确、及时、动态地评估患者的容量状态。由于重症患者的容量状态评估比较困难,所以不能简单地将患者的各种排泄量加在一起作为患者的液体出量,要考虑到非显性失水和强制性毛细血管漏的问题,尤其是使用退烧药、严重感染以及烧伤和外伤患者。对于病情复杂的重症患者,可以通过持续的血流动力学监测,如 MAP、CVP 和心输出量等指标来判断患者的循环容量状态。其次,要根据患者当时的容量状态来确定液体平衡目标。对于慢性肾衰竭患者,通常需要脱水;对于疾病处于僵持期的重症患者,通常要求液体出入量处于平衡状态,即"零"平衡;对于疾病处于加重期的重症患者,通常存在强制性毛细血管漏和容量不足的现象,往往需要额外补充液体。液体平衡目标的确定是实现液体管理的前提条件。如果过高评估了患者的容量状态,使设定的实际 CRRT 净超滤率过高,液体清除的速度过快,可能会导致患者因容量不足而出现血压及血氧饱和度的明显下降。同样,如果过低评估了患者的容量状态,使设定的实际净超滤率过低,可能导致患者液体超负荷,增加患者的死亡风险。

(二)液体平衡目标的实现

RRT 过程中实现液体平衡目标可通过以下步骤完成:

1. 准确评估单位时间内患者液体的出入量 患者的入量包括静脉输液量、经口或经其他途径(胃管、空肠造瘘管等)注入胃肠道的食物、药物及水量;出量包括尿量、引流量以及非显性失水量(通常难以估计)。RRT 除了通过超滤的方式清除体内的水分外,可能还会带来部分相关的液体进入体内,如在无抗凝 RRT 过程中,为了避免体外循环凝血,需要定时用生理盐水冲洗管路和滤器,这部分液体会直接进入患者体内,以及枸橼酸盐局部抗凝时枸橼酸盐和钙剂的补充量,都必须通过血滤机以净超滤方式清除。血滤机的净超滤量(机器显示的

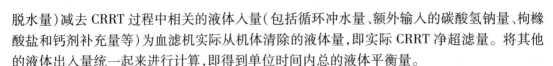

脱水量)减去 CRRT 过程中相关的液体入量(包括循环冲水量、额外输入的碳酸氢钠量、枸橼酸盐和钙剂补充量等)为血滤机实际从机体清除的液体量,即实际 CRRT 净超滤量。将其他的液体出入量统一起来进行计算,即得到单位时间内总的液体平衡量。

2. 准确记录并计算单位时间内的液体平衡　在液体管理要求为二、三级水平时,必须每小时甚至更频繁的评估液体平衡。最好建立独立的 RRT 护理记录单,这可能会增加护士的工作量,但单位时间内液体的出入情况一目了然,对于精确计算入量和出量是非常必要的。有条件的医院还可以在重症监护系统的电子表格中加入 RRT 出入量的电子表格,一方面可以减轻护士的工作量,另外一方面还可以自动进行运算,从而避免人为的计算误差。

3. 按照医嘱准确设置各项治疗参数　按照医嘱设置治疗模式、血流率、置换液或/和透析液流率以及净超滤率,每 1~2 小时回顾历史数据,并及时纠正偏差。例如,机器设定的净超滤率为 100ml/h,但治疗过程中可能由于换袋、处理报警等导致真实净超滤率为 70ml/h,那么,在下一个小时应该将机器设置的净超滤率调整为 130ml/h,使患者的液体管理更精确。不论是技术多么娴熟的护士,都必须按时进行记录、计算并调整。不准确的记录可能会导致计算错误。一份标准的记录单以及严格的管理制度可以降低错误的发生率。另外,在临床实践中发现错误出现的频率及程度取决于护士对 RRT 技术的领悟程度,加强对护士的培训可以有效降低错误的发生率。

四、液体管理的并发症与常见原因

RRT 液体管理过程中可能会出现一系列并发症:①液体配制或使用错误导致电解质紊乱和酸碱失衡;②由于配制或使用过程中液体污染而导致细菌感染;③使用未经加热的置换液或透析液导致患者体温过低而出现寒战。最常见和最严重的并发症为液体失衡,包括净超滤量过多或过快导致的低血容量,以及未按计划清除体内多余的液体量导致液体超负荷。

(一)对患者的容量状态评估或/和对 RRT 的认识不全面

我国有一部分 ICU 的医务人员不具备独立实施 RRT 的能力。当患者需要 RRT 时,由肾科医生开医嘱,透析室的护士进行 RRT 的上机、下机及液体管理。研究显示,与由 ICU 医生和护士主导的 RRT 相比较,由肾科医生和护士主导的 RRT 更强调脱水,因为他们面对的患者大多为单纯的慢性肾衰竭患者,而这部分患者大多因容量超负荷而需要脱水。由于 ICU 患者病情严重,我们建议,ICU 医护人员要掌握重症患者 RRT 的相关知识和技能,且 ICU 内的 RRT 尽量由 ICU 医生和护士独立完成。如果由于各种原因,ICU 内没有 RRT 机器而必须由肾科完成,那么,患者容量的评估及液体的管理也尽量由 ICU 医护人员完成。

(二)医生和护士的沟通出现偏差

这种情况经常发生在刚开展 CVVH 的科室,如医生的医嘱为实际 CRRT 净超滤率 = 50ml/h,护士在设置机器净超滤率时,此时机器显示的置换液流率实际上只是置换液中 A 液的输注速率,因此还应考虑 5% $NaHCO_3$(B 液)、枸橼酸盐和钙剂(实施 RCA 时)的输注速率。

$$设置机器净超滤率 = B 液输注速率(ml/h) + 枸橼酸盐输注速率(ml/h) +$$
$$钙剂输注速率(ml/h) + 50(ml/h)$$

此时,实际 CRRT 净超滤率为 50ml/h。

由于医生和护士对(实际)净超滤率的概念理解不充分或者是理解的差异,护士要与医生及时沟通,了解其真实意图,避免出错。很多研究显示,液体超负荷是增加患者死亡风险的独立危险因素。因此,临床上一定要统一医生和护士对 RRT 相关概念的认识,最好使用规范的 RRT 医嘱单,以减少错误的发生率。

五、液体管理的监测与护理

(一)上机前根据医嘱双人确认各种参数的设置

双人确定 RRT 的模式、置换液或/和透析液流率、碳酸氢钠输注速率、净超滤率等,确保所有泵入的液体都按正确的、与置换液相匹配的速率输入,当治疗计划改变时,注意调整相应的 RRT 设置参数,防止因操作错误而造成容量失衡。

(二)血流动力学监测

血流动力学不稳定或正在使用血管活性药物的患者,在引血阶段容易出现一过性低血压。因此,在治疗的初始阶段要密切监测患者血压的变化,避免低血压的发生。有条件的单位可以监测 MAP、CVP、心输出量等血流动力学参数,以避免容量失衡。

(三)电解质与血气监测

护士在配制置换液时应严格遵照医嘱,并双人核对,在置换液袋上明确标识,尤其是在加入钾、钙、镁等电解质溶液时,避免造成医源性内环境紊乱。正确采集标本,严密监测患者的电解质、血气分析等指标,尤其是在 RCA 的情况下,要尽量避免出现代谢方面的并发症。

(四)液体管理中的护理

目前大部分医院在行 RRT 时由医生开医嘱,护士根据医嘱进行机器和体外循环管路的准备。护士还需要监测 RRT 期间患者生命体征和机器运行参数的变化,处理各种报警,准备及更换置换液,监测患者的凝血、酸碱与电解质平衡状况等。但对 RRT 而言,护理工作的关键就是按照医嘱准确无误的进行液体管理,护士液体管理水平的高低也是评价 ICU 护理质量的重要标准。

六、小结

在 RRT 过程中实施液体管理时,医生和护士必须在充分、透彻地理解液体清除及液体平衡原理的基础上进行科学的液体管理,这就需要对患者的容量状态进行动态评估,明确单位时间内的液体管理目标,监测可能出现的各种错误,及时调整液体平衡方案。

(尹彦玲)

第三节 报警的识别与处理

一、概述

RRT 技术在国内的血液透析中心、ICU 等科室已得到广泛使用,血滤机在临床使用中的重要性日益显现。为了使机器保持良好的运行状态,保障患者安全,减少医疗耗材的浪费,操作者必须掌握机器的操作流程和熟练处理运行中的故障。

二、RRT 前常见故障原因及其处理

(一) 自检

由于 RRT 技术是一项操作复杂、风险较高的技术,需要在 RRT 运行过程中对称重、压力、空气、温度、血凝栓子等进行监测,因此,机器的自检至关重要,与患者的安全密切相关。自检必须逐项进行,不能跳过。

1. 秤平衡报警

(1)报警原因:①秤上或周围有物品触碰;②平时没有做好秤的巡检,秤的参数有偏移,定标不能通过。

(2)处理方法:①自检时,秤上严禁放置任何物品;②部分血滤机的置换液秤在机器上方,应避开空调出口,防止空调风力对秤的影响。

2. 压力报警

(1)报警原因:①平时没有做好巡检,压力检测传感器损坏;②压力监测窗因污垢堵塞,定标不能通过。

(2)处理方法:①定时维护保养,使机器处于正常备用状态;②如果压力检测窗因污垢堵塞,应请工程师打开机器外壳,对内部部件进行清洁和检查,保持压力检测窗与管路传感器连接处通畅。

(二) 体外循环管路预冲

体外循环管路预冲的目的是为管路填充盐水,使用肝素盐水对体外管路和滤器进行肝素化,防止体外管路凝血。机器自检可以检测管路的密闭性以及连接方法是否正确,为患者安全提供保障。

1. 压力报警　压力检测传感器进水;压力检测传感器安装不到位。

2. 平衡报警　安装时管路连接错误或连接不紧密导致人为泄漏;管路质量不良导致滤器破损或管路断裂。

3. 其他

(1)管路安装错误:有些品牌血滤机的血滤管路与其他治疗用途管路相似,如果安装错误,血滤机将持续报警,医护人员需认真选取配套耗材,以免发生类似问题。

(2)温度:置换液管路错误安装在滤器动脉端管路的泵前,因泵前管路为负压,会造成置换液侧的加温板或加温壶液体被吸尽,从而造成干烧高温报警。

(3)空气:预冲液走空,气体进入管路或滤器,可能会造成滤器的部分中空纤维形成气栓,使用效果差。预冲时最好能够将静脉输注的成品生理盐水配制于 3 升输液袋中,避免空气进入管路或滤器。

三、RRT 过程中的常见报警原因及其处理

通过多年的 RRT 经验,我们认为 RRT 运行中的警报处理风险更高,医护人员需要具备快速反应能力和经验积累。在应对报警或突发状况时,应遵循保障患者生命安全、维持血管通路通畅、保证 RRT 运行时间及效果的原则。具体处理措施应视患者病情及具体情况而定。常见的报警原因包括压力报警、平衡报警、空气报警及漏血报警(图 28-3-1)。

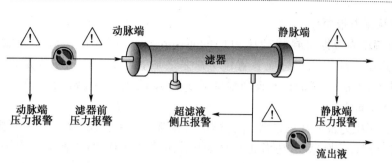

图 28-3-1　血滤机常见的报警部位

（一）压力报警

压力报警在 RRT 运行中最为常见,占 42.4%。压力变化曲线的动态观察是评价治疗状态的指标之一。

1. 动脉端压力报警　动脉端压力(arterial pressure,PA)为血泵前的压力,由血泵转动后抽吸产生,通常为负压。主要反映血管通路所能提供的血流率与血泵转速之间的关系。动脉端压力测量感应装置位于血泵之前,是测量血液离开双腔透析管时的体外压力。动脉端压力监测是为了防止血泵过度用力的抽吸,一般压力范围为-150~-50mmHg。

(1)动脉端压力报警的常见原因:①动脉端管路被夹住或扭结;②导管内凝血或导管在血管内位置偏移、贴壁等;③患者正在移动身体或身体被移动;④血流率太大;⑤血流率不足或低血容量状态;⑥动脉端压力感受器失灵。

(2)动脉端压力报警的处理

1)患者因素:接受 RRT 的患者病情危重,心理压力大,有些患者意识不清,躁动不安。部分意识清醒者对治疗失去信心,不配合治疗,加之大量血液被引出体外使患者感到极度恐惧。对意识不清者应给予适当的约束;对清醒患者应做好解释工作,进行心理护理,必要时可根据病情给予患者适当的镇痛镇静治疗。

2)双腔透析管和体外管路因素:双腔透析管位置不当,管路扭曲、受压、阻塞等因素导致动脉端血流不畅。在深静脉穿刺留置双腔透析管时,应防止导管置入过深而引起血液抽吸不畅。患者体位改变也可导致双腔透析管扭曲或阻塞,血流率降低,因此,在给患者翻身叩背时,动作一定要轻柔,并注意保持管路通畅。另外,一些患者留置双腔透析管时间较长,导管位置在血管内发生偏移,出现导管附壁等情况,从而引起血液抽吸不畅,出现动脉端压力报警。此时,应尝试帮助患者改变体位,以调整导管位置。如果仍不能消除报警,应立即回血下机,调整导管位置后重新上机。

3)低血容量状态:RRT 可能影响患者的血流动力学状态,尤其是血流动力学不稳定的患者。患者应有专人护理,持续动态监测生命体征、CVP、SpO$_2$,建立重症患者记录单和 RRT 运行记录单。MAP 的监测尤为重要,MAP 的下降与机器设置的净超滤率过大以及血浆晶体渗透压下降有关。RRT 应从低血流率、低净超滤率开始,然后根据患者的耐受情况和血流动力学监测参数逐渐增加血流率和净超滤率。在血流动力学稳定的情况下,在开始 RRT 的第 1 小时内使血流率从 100ml/h 逐渐增加到 150~200ml/h,超滤率从 20ml/(kg·h)逐渐增加到 25~30ml/(kg·h)。如果患者血流动力学不稳定,在开始运行 RRT 前,恰当补充胶体和/或晶体液,为 RRT 良好运行创造条件。实际操作过程中,在纠正低血容量状态后,部分患者可以解除动脉端压力报警。

2. 静脉端压力报警　静脉端压力(venous pressure,PV)是指血液回输至体内的压力,又称回路压。压力测量感应装置位于血泵之后,是反映静脉回流是否通畅的指标。静脉端压力监测是为了防止血液回输时遇到过度的阻力,通常为正值,一般压力范围为+50~+150mmHg。

(1)静脉端压力报警常见原因:①静脉端管路被夹住或扭结;②导管内凝血或导管在血管内位置发生偏移或贴壁;③患者正在移动身体或身体被移动;④血流率太快;⑤静脉端压力感受器失灵。

(2)静脉端压力报警的处理:①解除静脉端管路扭曲或打折,固定好管路;②保证双腔透析管留置于粗大血管内,防止导管贴壁;③适当约束无法配合的患者,必要时给予患者适当的镇痛镇静治疗;④避免静脉缓冲小壶液面过高,防止压力一过性增高造成压力传感器保护帽进水,出现伪报警。

3. 滤器前压力报警　滤器前压力(pressure before filter,PBF)是指血液进入滤器时的压力,也就是体外管路滤器入口处的压力。压力测量感应装置位于血泵后和滤器前,是体外循环中压力最高处,数值为正值,一般压力范围为+100~+250mmHg。滤器前压力与血流率、滤器阻力及体外管路静脉端阻力相关。

(1)滤器前压力报警常见原因:①血流率过大;②滤器凝血及中空纤维堵塞;③体外管路静脉端阻塞。

(2)滤器前压力报警的处理:适当降低血流率和超滤率。

4. 超滤液侧压报警　超滤液侧压(filtrate pressure,PF)是指废液管中滤出液离开滤器时的压力,即超滤液管路内的压力,又称废液压。压力测量感应装置位于滤器后和超滤液泵前。超滤液侧压由两部分组成,一部分取决于滤器产生的超滤率,为正压;另一部分由超滤液泵产生,为负压。根据所选用的治疗方案和超滤率的不同,废液压可以是正压或负压,通常为负压,一般压力范围为+50~-150mmHg。

(1)超滤液侧压报警的常见原因:①超滤液侧管路阻塞;②滤器凝血及中空纤维堵塞;③由于滤过分数过高,导致流经滤器的血液过度浓缩。

(2)超滤液侧压报警的处理:①使用正规配套管路配件;②适当降低滤过分数。

5. 跨膜压报警　CVVH主要通过对流的原理来清除溶质,对流是指液体从压力高的一侧通过半透膜向压力低的一侧移动,液体中的溶质随着水被滤过。这种滤过方式更接近人体肾小球的生理状态,滤器相当于肾小球。跨膜压(transmembrane pressure,TMP)是指滤膜两侧的压力差,即血液侧与超滤液侧的压力差。TMP是滤器要完成目前所设定超滤率必需的压力差,由血泵对血流的挤压作用及超滤液泵的抽吸作用而产生,是滤膜内外液体移动的驱动力,一般压力范围为0~300mmHg。由于血液侧压力从滤器的入口(滤器前压力)到出口(滤器后压力)是递减的,而超滤液侧压力从入口到出口也是递减的,所以TMP不是简单的两者相减。TMP是滤器平均血液侧压与平均超滤液(或透析液)侧压之差。可列出公式如下:

$$TMP = [(P_{Bi}+P_{Bo})/2] - [(P_{Di}+P_{Do})/2]$$

其中,P_{Bi}:滤器入口处血液侧的压力(滤器前压力);P_{Bo}:滤器出口处血液侧的压力(滤器后压力);P_{Di}:滤器入口处透析液/超滤液侧的压力;P_{Do}:滤器出口处透析液/超滤液侧的压力。

透析时,若患者出现寒战、发热等致热原反应时,同时TMP出现负值,应该考虑到透析液可能通过滤膜反流至血液侧,导致"反滤(back filtration)"的可能性。

(1)跨膜压的影响因素:①静脉端压力;②滤器种类;③血流率;④超滤率大小:如果短时间内超滤量过大,易使TMP超过限度而报警;⑤滤器内产生气堵现象;⑥滤器内凝血:表现为TMP急剧上升而报警;⑦超滤液侧压力传感器损坏。

(2)跨膜压报警的处理:滤膜所能耐受的最高TMP一般为450~500mmHg。TMP的正常范围为0~150mmHg,150~200mmHg属偏高;TMP>200~250mmHg时,通过降低血流率、超滤率,或者增加抗凝强度后仍无法使TMP下降,操作人员应考虑在半小时内更换体外循环管路和滤器。随着RRT时间的延长,体外管路或/和滤器凝血,TMP会逐渐增高,有时会突然增高,造成管路堵塞。为了保证RRT的顺利运行,降低堵管造成的诸多不利影响(如血管通路堵塞而无法回血,需要重新穿刺留置双腔透析管),医护人员应动态评价RRT的运行情况。

1)重视患者的初始TMP值:以初始TMP值为基线动态观察TMP的变化趋势。例如,在高容量血液滤过时,由于血流率、置换液流率和超滤率同时增加,初始TMP值就较高,但其不能作为评价堵管的标准。

2)观察患者在补充凝血因子过程中TMP的变化:凝血功能障碍患者通常采用无抗凝方式,在补充凝血酶原复合物和纤维蛋白原时,易致体外循环管路和滤器凝血。这种情况下,如果没有枸橼酸盐局部抗凝的禁忌证,建议采用枸橼酸盐局部抗凝方案,使RRT能够良好运行。

3)观察体外循环管路的凝血状况。

4)观察滤器的血栓分级:①0级:无凝血和纤维状凝血块;②Ⅰ级:部分凝血或成束纤维状凝血块;③Ⅱ级:较严重凝血或半数以上纤维状凝血块;④Ⅲ级:RRT运行过程中TMP显著升高,需更换滤器。

6. 滤过压差报警 滤过压差(filter pressure drop)为滤器入口压力与出口压力之差,是用于衡量滤器通畅状态的指标。表达公式如下:

$$滤过压差 = 滤器前压力 - 滤器后压力$$

(1)滤过压差的常见报警原因:管道被夹住或扭结、传感器失灵、管路泄漏、滤器阻塞等。

(2)滤过压差报警的处理:如果降低血流率(成人血流率不要少于100ml/min),滤过压差不能有效降低,应在15分钟内更换体外管路和滤器或者停止治疗。当滤过压差≥250mmHg并不能有效降低时,请勿回血以免引起血栓栓塞。

7. 伪报警 报警探测或传感系统无法真实反映报警参数时,机器出现报警。

(1)伪报警的原因:可能由于传感器感应不到压力所致。

(2)伪报警的处理:先检查压力传感器有无盖严;如果是膜式传感器,先用干布清洁机器传感器,待传感器膜鼓起后重新盖上;检查传感器的近机器端保护膜是否进水。

(二)平衡报警

平衡报警在RRT运行中很常见,占31.8%。

1. 平衡报警的原因 包括:①大多发生于RRT开始运行前或液体换袋后,由于操作人员疏忽,导致管路夹未打开或接口未紧密衔接;②意外增加的液体入量和出量;③置换液与置换管路连接时配件不匹配(过细),造成置换液入量不足,从而导致平衡警报。

2. 平衡报警的处理 包括:①开启平衡之前一定要检查管路夹是否打开、管路有无扭结、液体袋是否有渗漏情况等;②对所有秤进行校准:取下秤上所有物品,校准,查看秤的读数是否清零,清零成功则校准成功,反之则失败,此时需要工程师进行机内维修定标;③一旦出现平衡报警,切勿在没有找到报警原因时就盲目重新启动平衡,这可能导致患者出入量失衡。

(三) 空气探测与报警

空气报警约占 18.5%。空气探测及报警是直接涉及患者生命安全的因素。

1. 空气的来源

(1)动静脉缓冲小壶液面过低:有静脉缓冲小壶的体外循环管路可以收集静脉端气泡,避免气泡进入患者体内;有动脉缓冲小壶的体外循环管路,可以收集动脉端气泡,避免气泡进入滤器,延长滤器使用寿命。

(2)动脉血流率不足:空气从动脉管路被负压抽吸入管路。

(3)置换液袋:置换液袋流空,没有及时更换,或者更换置换液时没有排空残留的气体。

(4)连接接头衔接不严:导致管路密闭不严引起漏气。

(5)加温管:也是空气的一大来源,PRISMA 血滤机配套的加温管为横向并排缠绕在加温器上,预冲时不宜排净的空气随血液流动,原来附壁的气泡会流动甚至聚集,引起空气报警。

2. 气泡的预防和处理 多数体外循环管路都具有动脉缓冲小壶或静脉缓冲小壶,医护人员可以利用管路的动静脉缓冲小壶来解决和预防空气气泡的故障。

(1)没有动脉、静脉缓冲小壶的体外循环管路

1)气泡在动脉端:由于动脉端血流率不足,血泵产生的负压造成空气从动脉端管路进入。此时,可以在动脉端管路侧支连接输液器和生理盐水,在采血不良时,只需打开输液装置,输注少量盐水就可以缓解负压,预防气泡产生,延长滤器的使用寿命。

2)气泡在静脉端:此时应立即断开患者静脉通路,将盐水袋连接静脉,从静脉夹中取出静脉端管路,排空气体后重新连接管路,再开始 RRT。

(2)置换液袋排气:先排空置换液袋内气体,然后,将机器设置的置换液总量比实际置换液总量少 30ml,以避免出现置换液走空或气体进入体外管路。

(3)管路预冲:做好管路预冲洗,刚开始冲洗置换液管路时速度不宜过快,当管路全部预冲完毕,如果仍有少量气体,可以适当加大冲洗速率,有利于排空气泡。

(四) 漏血报警

漏血报警发生概率较低,约占 4.4%。漏血(blood leak)检测系统由一个绿色灯泡和一个光电二极管构成,所有流经透析器的透析液都必须通过灯和光电二极管之间的中空管。漏血量的大小与血液渗透的速率和血红蛋白浓度之间存在一种相反的指数关系。漏血的速率或血红蛋白的浓度越高,检测漏血越容易。当漏血量超过报警阈值时,将产生漏血报警。滤器质量差、反复使用以及 TMP 过高导致滤膜破裂是漏血报警的常见原因。漏血检测系统主要用于监测滤器是否破膜,如果血液由滤膜内渗透到滤膜外,必须更换滤器。

1. 漏血报警的原因及其处理 包括:①注意观察滤器/透析器出口端有无絮状血丝流出或流出液体呈淡红色;②若肉眼难以看清或判断不准确时,可在超滤液或透析液出口处取

3ml 液体,经离心后发现有血细胞沉积在试管底部,便可以判定为漏血报警,此时需更换滤器。

2. 漏血伪报警的原因及其处理　包括:①透析液内有气体滞留在漏血监测镜处;②透析液中有不洁净的微粒沉积在漏血监测镜上,未及时给予擦净,气体和污垢均可引起漏血监测镜处光敏电池接受红外线的照射能力减弱,此时便发生漏血报警;③漏血监测镜上有划痕或反光镜处水银被氧化;④特殊疾病导致伪报警:高胆红素血症造成滤出液颜色较深,此时应重新定标漏血报警;高脂血症患者易出现漏血伪报警,是由于滤出液颜色浑浊导致漏血检测系统无法探测,由于血脂分子量较大,出现伪报警后会经过反复的定标,随着 RRT 持续时间的延长,TMP 会增高,继而出现漏血真报警,因此要严密监测 TMP。另外,我们需要做好血滤机的日常维护,防止检测元件被污染与老化。值得一提的是,大多数 RRT 设备都可以进行漏血定标,如果是伪报警,通过漏血定标,机器会自动识别,往往是一过性的警报。

(五)加温装置报警

加温装置报警(heater alarm)发生的概率较低。

1. 加温装置的报警原因　包括:①置换液流率过大;②置换液袋内液体温度过高:往往因为管路的安装或连接错误,造成置换液加温袋内无液体,加热器干烧造成加温装置报警;③环境温度过高或过低;④加温器故障。

2. 加温装置报警的处理　包括:①置换液加温:置换液输入过快时,可以根据患者的体温,适当增加加热温度,或者在管路上使用输液加温器,以减少体外循环管路中温度的丢失;②调节室内环境温度;③使用医用控温毯:控温毯温度维持在 38~43℃之间,根据患者体温和主诉调节;④正确安装和连接管路:以前稀释方式补充置换液时,切记不可将置换液管路安装在血泵前,以免由于泵前负压状态造成置换液加温小壶内的液体被吸干,造成干烧现象。

(武晓文)

第四节　导管相关血流感染的防控

一、概述

为了保证 RRT 的顺利进行,建立和维持有效的血管通路必不可少。在 ICU,中心静脉导管常作为 RRT 首选的血管通路,其应用呈明显增加趋势。导管相关血流感染(catheter-related blood stream infection,CRBSI)是 ICU 院内血流感染最主要的原因,也是 RRT 的严重并发症,甚至危及患者的生命。研究表明,RRT 开始后患者发生院内血流感染的风险大幅增加,约 16% 的院内血流感染是由于血管通路所致。

二、导管相关血流感染的诊断标准与发生机制

(一)导管相关血流感染的诊断标准

临床上,CRBSI 是指留置血管内装置的患者出现菌血症,经外周静脉抽取血培养至少 1 次结果阳性,同时伴有感染的临床表现,且除导管外无其他明确的血流感染源。

（二）导管相关血流感染的发生机制

1. 经皮肤置管部位的侵入 穿刺部位皮肤寄生菌在穿刺时或以后沿导管表面入血是短期置管感染的最常见原因。皮肤表面的细菌能够从置管部位沿导管外表面向内迁移，形成导管皮内段及导管远端的细菌定植。

2. 导管接头污染 这可能是长期血管插入装置腔内污染最常见的原因。由于多次使用接头，易发生细菌从接头处侵入导管内表面并定植，细菌生长繁殖后进入血流，引起感染。

3. 远处感染的血流播散 身体其他部位的感染病原菌通过血流传播至导管，在导管上黏附定植，引起 CRBSI。

4. 污染液体的直接输入 受污染的液体或药物输入体内，导致细菌在导管的定植感染。

三、导管相关血流感染的危险因素

（一）患者相关因素

高龄、白细胞减少症、自身免疫性疾病、使用免疫抑制剂、皮肤弥漫性病变（如烧伤）及远处感染病灶均与 CRBSI 的发生相关，并且 ICU 患者往往病情危重、长期使用抗生素、内环境与免疫功能紊乱等均增加了预防 CRBSI 的难度。

（二）导管因素

柔软的硅胶、聚四氟乙烯和聚氨基甲酸乙酯导管比聚氯乙烯、聚乙烯导管的抗细菌附着能力强，能减少感染和血管内膜损伤。导管的管腔越多，CRBSI 的发生率就越高；使用附加连接装置，如三通、压力套装等可增加感染的危险，因为操作增多，感染机会也增多，故严格无菌技术操作尤为重要。在所需通路足够的前提下，应尽量选择管腔少的导管。

（三）置管部位

根据美国疾病预防与控制中心（centers for disease control and prevention，CDC）的规范，中心静脉穿刺时首选锁骨下静脉，一般认为导管相关性局部感染及 CRBSI 的发生率为股静脉>颈内静脉>锁骨下静脉。这与两者的解剖位置有关，股静脉置管部位邻近会阴部，易受尿液、粪便等排泄物的污染；颈内静脉置管部位被毛发覆盖，且中心静脉置管的 ICU 患者多有人工气道及机械通气，口腔和气道分泌物可能污染穿刺部位。RRT 患者因所需导管较粗，一般不选择锁骨下静脉，临床上最好选择右侧颈内静脉，以保证成功率及避免气胸的发生。但 Parienti 等的研究发现，在行 RRT 的患者中，颈内静脉和股静脉细菌定植率没有差异，同时，由于 ICU 患者往往受到机械通气、体位不配合等因素的影响，颈内静脉置管往往受到限制，因此，目前股静脉仍然是危重患者临时血液净化置管的常用穿刺部位。

（四）置管时间

导管留置时间是影响 CRBSI 发生的主要危险因素之一，随着静脉导管留置时间延长，皮肤细菌沿静脉导管侵入血流的概率大大增加。

（五）敷料选择

采用透明敷料作为深静脉的贴膜并定期更换，在一项涉及 3931 例成人中心静脉导管的维护研究中，应用透明敷料可使 CRBSI 降低 25%。如果患者存在出汗、穿刺点出血、渗液时可使用中间带有纱布的透明敷料或棉质敷料覆盖穿刺口，对于隧道式中心静脉导管穿刺点愈合良好时可不覆盖敷料。对于敷料更换频率，疾病预防与控制中心建议，敷料潮湿、污染、松动时应立即更换，成人和青少年患者敷料至少每周更换一次，更换频率根据患者具体情况和单位情况确定。

（六）医源性因素

目前认为 CRBSI 的主要致病菌是凝固酶阴性葡萄球菌（主要为表皮葡萄球菌），表皮葡萄球菌是寄居于人体皮肤的正常菌群，其经穿刺点沿导管表面入侵、繁殖是引起 CRBSI 的最主要原因。医护人员严格无菌操作的依从性差、技术不熟练、对导管的频繁操作、导管留置期间的护理不当等都可增加 CRBSI 的发生风险。因此，对医护人员进行正规的培训和监督管理是有效预防 CRBSI 的关键。

四、中心静脉导管的护理

（一）妥善固定导管

导管置入后进行外部缝线固定，防止牵拉，如发现缝线断开或脱落，应立即再次缝线固定。每班准确测量导管置入刻度并做记录，如发现导管部分脱出，严禁消毒后回送，回抽血液保证其在血管内，根据脱出距离判断导管的位置，并做好记录。

（二）保持导管密闭性

置管和留置导管期间应严格遵守无菌操作原则，在进行输液治疗前后均用安尔碘消毒。尽量减少使用三通，降低接头处脱开或开启的频率，导管尾端宜连接肝素帽保持密闭性，每日需更换 1 次。头皮针经肝素帽穿刺时要全部刺入并妥善固定，避免穿刺针头前后移动而造成的污染。三通、肝素帽、无针密闭接头及输液管路中不能有血渍存在，如果有应及时更换。

（三）中心静脉换药

更换贴膜前做好准备工作。包括换药包，无菌纱球，安尔碘（或洗必泰）和酒精，推治疗车。操作者打开治疗巾、揭去旧敷料、准备消毒纱球，操作者用酒精纱球清洁穿刺点周围皮肤三遍，清除所有血渍，擦拭面积不小于 10cm×15cm 范围，待干时间 30~60 秒，保证消毒剂自然风干。以穿刺点为中心，由内向外螺旋式涂擦，操作者用安尔碘（或洗必泰）纱球消毒穿刺点周围皮肤三遍。消毒面积不小于 10cm×15cm 范围，待干时间 30~60 秒，确保贴膜前消毒部位完全干燥。透明贴膜由一侧向另一侧平铺，使贴膜与皮肤贴实，贴膜内无气泡。

（四）评估导管的必要性

一般中心静脉导管没有明确留置期限，但每日应检查患者是否需要保留导管。因为导管留置愈久，产生 CRBSI 的风险愈大。所以，当导管不再需要时应立即拔除。如果置管时没有保证无菌操作，则应尽快于 48 小时内更换导管。应判断导管是否已成为感染源头，若是，应立即拔管。短期中心静脉导管的穿刺部位如果化脓，或患者被怀疑为 CRBSI，并出现血动力学不稳定，应立即更换导管。更换导管时，不应用导丝来更换导管，应在其他部位重新置管。

五、连续肾脏替代治疗过程中导管相关血流感染的预防

（一）连续肾脏替代治疗过程中的环境准备

ICU 空气中的细菌菌落总数在直径 9cm 平皿的培养基中不超过 4cfu/15min。护士应做好环境的准备工作，通过减少操作、加强通风和病室内仪器设备、床单的消毒擦拭来降低环境中的细菌粉尘数量。在深静脉穿刺及 RRT 前 30 分钟应避免进行可能污染病室环境的操作，如更换床单、更换垃圾袋等。深静脉穿刺过程中及 RRT 过程中应减少病室内人员的数量（不超过 3 人）和人员走动。尽量选择密闭吸痰装置以减少断开呼吸机时患者气道分泌物

对环境的污染。每班护士使用酒精纱布对血滤机进行擦拭消毒。

(二)置换液的配制

置换液应现用现配,配制好的置换液留置时间不超过 24 小时。配制置换液前应保证治疗室环境清洁、无人员频繁走动,配制者需戴帽子、口罩、洗手,保证无菌操作。配制好的置换液摆放在铺有清洁治疗巾的治疗车上层,用治疗巾覆盖保存。

(三)管路的连接

在使用导管前,严格按照六步洗手法洗手,深静脉置管外露部分下方铺无菌治疗巾,然后打开导管接头,使用消毒剂消毒待干,然后用 20ml 注射器分别抽出动、静脉管腔内上次封管的肝素与血凝块,确认管腔通畅、无血凝块后,连接 RRT 管路,动脉端连接一个三通并连接冲管用生理盐水,静脉端连接两个三通并分别连接 5% 碳酸氢钠注射液和冲管用生理盐水。上机过程中,中心静脉导管需用无菌治疗巾包裹。RRT 结束后,打开消毒动、静脉管口,先用 20ml 生理盐水分别脉冲式将动、静脉管腔内的残留血液冲洗干净,然后注入肝素盐水封管,拧紧无菌肝素帽,再用无菌纱布包裹、胶布固定。

(四)连续肾脏替代治疗过程中的操作

RRT 过程中需更换置换液和抗凝剂,留取血液标本,抽排气壶内的空气。在这些操作前,操作人员需洗手,操作过程中涉及接头部位时需使用安尔碘消毒。RRT 过程中尽量减少可引起患者体位变化的操作,并告诉患者尽量保持适当的卧位;改变体位时动作要慢,以防导管打折或贴壁引起血流不畅,从而减少导管冲洗、接卸等操作,尽可能降低 CRBSI 的发生率。冲管用生理盐水和输液器应每 24 小时更换一次。RRT 过程中无特殊情况不要中断运行,置换液及滤出液袋的更换应该等到报警提示时进行。

(五)其他导管的维护

ICU 患者病情危重,除行 RRT 所需的导管外,还常常会有动脉置管、其他中心静脉导管、尿管、胃管、引流管等。在各种管路护理过程中应严格无菌操作,避免交叉感染,减少 CRBSI 的发生。

六、感染的监控

当患者出现体温大于 38.5℃、寒战或血流动力学改变(心率增加、血压下降)等情况时,应考虑 CRBSI 的可能,一旦怀疑 CRBSI,首先要决定是否拔除导管。短期留置导管的拔管适应证包括:①导管所在部位局部皮肤或软组织感染,如导管通过皮下隧道感染、穿刺点化脓等;②导管保留时间已超过 7 天;③较易感染部位的导管,如股静脉插管;④出现严重的并发症,如感染性休克、心内膜炎、骨髓炎等;⑤持续 2 天以上的菌血症;⑥抗生素治疗后再次感染。

对于某些需要长期或永久留置导管的患者,应考虑采用“抗生素锁”,这种抗生素治疗的疗程还不清楚,建议在联合全身使用抗生素的基础上,疗程一般持续 2 周左右。目前,美国感染疾病学会、美国危重病医学会和美国医学流行病学学会都推荐用“抗生素锁”技术来治疗无并发症的 CRBSI。总之,CRBSI 是否需要拔管应根据每个患者的具体情况而定,其决定因素包括患者的病情、今后是否仍需中心静脉置管、机体免疫状况以及病原体的毒性等。

七、小结

留置中心静脉导管是危重患者治疗与监测的主要手段之一,也为 RRT 患者提供了重要的血管通路,但随着血管内装置的不断增多,CRBSI 的发生率也在逐年增加。减少 CRBSI 的危险因素、采取有效的预防措施,加强医护人员的教育培训,重视导管的应用与管理,严格无菌操作,以减少 CRBSI 的发生,从而减少患者的住院时间,节约医疗资源,并降低患者的病死率。

(李尊柱)

第五节　生命体征的监护与护理记录

一、概述

RRT 作为救治 AKI 患者的有效手段,对监护要求较高,ICU 护士既要掌握 RRT 的专业知识和血滤机的操作,同时又要做好危重患者的监护,才能保证 RRT 的顺利进行。临床监测与护理有助于及早发现和处理 RRT 过程中出现的故障,以及观察 RRT 对患者全身状况的影响,从而保证 RRT 的安全性和连续性。另外,合理地记录单位时间内血滤机参数和患者的液体平衡数据等指标,有利于调整 RRT 的治疗参数。

二、生命体征的监护

RRT 患者往往病情危重,病情变化快,RRT 过程中,必须密切监测并记录患者生命体征的变化。

（一）体温监测

由于在 RRT 过程中存在大量的液体交换,带走身体热量,故 RRT 患者体温的监测不能忽视。RRT 患者体温可能出现升高或降低,护理人员应密切监测体温变化,每小时测量一次体温,记录并根据体温的变化给予相应的护理措施。

1. 体温升高　当体温上升超过正常值 0.5℃时,称为发热。体温升高与 RRT 的相关因素包括:①直接因素:RRT 滤器/透析器与体外循环管路在连接操作中被污染;②间接因素:置换液被污染;输血或血浆等血液制品。

2. 体温降低　体温在 35℃以下称为体温过低。RRT 过程中患者体温降低往往由大量的液体交换、循环末梢血管收缩所致。如果体温正常的患者出现寒战或畏寒,应注意调节室内温度,保持室内温度于 22~25℃,并调节血滤机的加温档,将置换液加温后输入,并为患者保暖。

3. RRT 患者体温监测相关护理措施　包括:①严格执行无菌操作制度,阻断感染途径,特别是在连接滤器/透析器及体外管路时;②严格执行操作规程;③感染患者要遵医嘱应用抗生素;④采取物理降温或药物降温等对症处理措施;⑤对于体温降低的患者,可给予适当的保暖措施,纠正血容量不足;⑥置换液的加温:RRT 体外循环管路较长,血液温度可能在房间散失;置换液流率多设置为 2~3L/h,补充大量未经加热的置换液,易致患者体温骤降引起寒战,因此,在置换液进入血液前一般会被加热到 37~38℃。

（二）循环监测

由于 RRT 过程中存在大量的液体交换,即使机器容量控制中的细微偏差,也可导致患者容量状态发生波动。对血流动力学的稳定性可能会有不同程度的影响,从而影响 RRT 的持续时间和疗效。因此,临床推荐使用有创血压监测,有利于指导液体平衡的调节,维持循环稳定。

RRT 开始时的引血、治疗过程中的净超滤和结束时的回血都可引起血流动力学的变化。RRT 开始后不久出现低血压,往往与低血容量、心功能差或合并心脏疾病有关;RRT 开始 2 小时后患者出现低血压,往往与净超滤量过多或酸碱失衡有关。患者出现低血压后,应正确分析其原因,并及时处理。减慢血流率并降低净超滤率,适当扩充血容量,必要时使用升压药物,在维持血流动力学稳定的情况下继续进行 RRT。如果净超滤率过低,则可能导致患者容量超负荷,导致急性左心衰竭和急性肺水肿,因此,容量状况的监测是 RRT 成功与否的重要因素。

仅靠记录出入量、观察心率和血压的变化不能准确反映患者的容量状况。因此,在患者血流动力学不稳定的情况下,需要监测 CVP、心输出量和血管外肺水等指标,动态评估患者的容量反应性和容量状况,指导 RRT 运行参数的调节,实现个体化容量管理。

（三）呼吸功能监测

RRT 易致患者出现内环境紊乱,一定要避免 RRT 患者发生缺氧,密切监测 SpO_2 的变化,及时通知医生并寻找原因。血气分析是用于监测呼吸功能、电解质与酸碱平衡的重要工具。根据患者疾病状况,定期监测血气分析,对调整置换液配方、维持 RRT 患者电解质与酸碱平衡稳定至关重要。

三、护理记录

护理记录书写是 ICU 护理工作的重要内容。RRT 患者护理记录单必须全面、准确、客观、真实、动态反映患者的病情变化、治疗和护理过程,包含生命体征监测、意识判断、瞳孔观察、机械通气的监测、实验室值记录、特殊药物泵速等。

（一）护理记录单的书写方法

1. 生命体征的记录　生命体征每小时记录 1 次,有病情变化时随时记录,记录具体的时间和测量值。意识和瞳孔的变化根据疾病状况每 1~4 小时记录 1 次。

2. 液体平衡的记录　严格记录患者的出入量,保证患者液体平衡(图 28-5-1)。

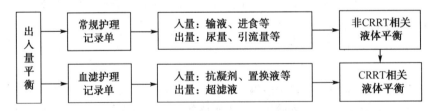

图 28-5-1　肾脏替代治疗液体平衡记录

（1）合理记录出入量:液体入量包括静脉补液、输血、泵注的药物(如抗凝剂等)、肠内营养、置换液(包括碳酸氢钠)等,特殊药物如胰岛素、多巴胺、置换液内加入的离子量等;出量包括尿量、引流液量、超滤量等。回血时要准确记录回血量。每小时记录 1 次出入量,并计算净平衡量。根据上述数据计算全天净平衡量。

（2）准确评估单位时间内患者液体的出入量:液体管理在二、三级管理水平时,可能要求每小时甚至更为频繁地评估液体平衡状况。根据液体平衡和血流动力学状况准确设置和调整净超滤率。无论使用何种工具,必须每小时记录和计算,不准确的记录可能导致计算错误。每4小时总结一次出入量,评价净超滤量是否达到目标超滤量,如果血滤机因任何原因频繁停机或设置问题不能完成计划超滤量,应及时处理机器故障。

3. 实验室数据的记录 根据检验报告的时间,将化验值记录在相应的时段内,以作为调整置换液配方、调节酸碱平衡、抗凝方案的重要依据。

4. 血流动力学参数的记录 每小时记录血流动力学参数,血流动力学发生显著变化时,随时记录。血流动力学监测是调整 RRT 过程中液体平衡的重要依据。

四、小结

RRT 过程中需要持续监测患者心率、血压等生命体征的变化,重症患者需要持续监测中心静脉压和心输出量等指标,准确记录和计算每小时出入量,根据患者液体平衡情况和血流动力学参数合理设置和调节血流率、置换液流率和净超滤率。RRT 患者的护理记录比其他 ICU 患者内容更多,也更加严格,准确记录的护理单是调整 RRT 运行参数的主要依据,也是保障 RRT 顺利运行的重要工具。

(温韬雪 王艳丽)

第六节 应急预案与关键流程

一、概述

RRT 作为一种高风险的医疗技术,在治疗过程中可能会出现各种紧急状况,如出血、低血压、管路堵塞、机器断电等状况,从而影响患者 RRT 运行时间与治疗效果,增加经济负担,甚至导致患者出现严重并发症或者死亡等不可预知的严重后果。为了应对紧急突发状况,制订相关的应急预案与处理流程,便于指导医护人员在第一时间采取有效措施,解除障碍,保证 RRT 的顺利实施。

二、出血

RRT 运行过程中均要采取抗凝措施,这是保证 RRT 顺利进行且达到治疗目的的前提条件。抗凝剂使用过量可能会造成患者出血。常见出血部位包括穿刺点出血、腹腔出血、尿道出血、脑出血等。一旦发现患者有出血倾向,应立即采取相应应急措施防控出血。

(一)应急预案

1. 监测患者凝血功能,一旦发现患者存在出血倾向时,立即通知医生,及时调整抗凝方案。

2. 监测患者生命体征,防控休克,维持循环稳定。

3. 观察患者的出血情况,如各种引流液和大便的颜色与性状,判断患者有无腹腔出血、尿道出血和穿刺点渗血等。

4. 详细记录护理记录单。

5. 与患者沟通解释,取得配合。

（二）关键流程

关键流程见图 28-6-1。

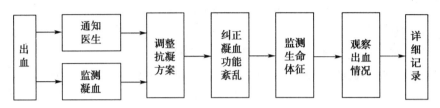

图 28-6-1 出血处理的关键流程

三、低血压

低血压是 RRT 的常见并发症之一。一般为继发性低血压,以开始 RRT 时患者即出现低血压为主要表现。此时,应积极纠正低血压,保证机体有效的组织灌注。

（一）应急预案

1. 开始 RRT 前评估患者循环情况,循环不足时需要恰当扩容和使用血管活性药物。

2. 开始 RRT 时,设置体外循环血流率应从低流率开始,逐步增加至目标血流率,动态观察患者血压波动情况。

3. RRT 过程中,严密监测血压,当患者血压出现下降趋势时,立即通知医生进行相应处理。

4. 出现低血压后,适当降低血流率和净超滤率,恰当补液以维持有效循环血量,继续观察患者神志、心率、血压、尿量等监测指标的变化。

5. 快速补液后血压仍未恢复正常,应给予血管活性药物维持血压。

（二）关键流程

关键流程见图 28-6-2。

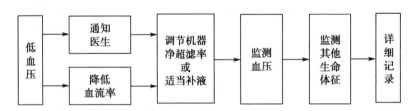

图 28-6-2 低血压处理的关键流程

四、体温异常

RRT 过程中,血液被不断引至体外,导致热量丢失,易造成患者体温显著降低。据报道,持续一天的 RRT 可使患者热量丢失达 1500kcal,这种现象在低室温时尤为突出。此时,应启动血滤机加温系统,纠正低体温。对于高热患者,RRT 可以发挥降温作用。

（一）应急预案

1. 将室内温度保持在 22~25℃。

2. 开始 RRT 后,启动血滤机加温系统,设定加温温度为 37℃;若患者仍然出现低体温,给予复温设备进行复温,如复温毯、输液加温设备等,以维持正常体温。

3. 当患者出现寒战时应给予保暖措施,提高加温温度;当患者出现高热时应降低加温温度或停用加温系统。

4. 严密监测患者体温,勿使用热水袋,防止烫伤。

5. 做好解释工作,注意倾听患者主诉,取得配合。

(二)关键流程

关键流程见图 28-6-3。

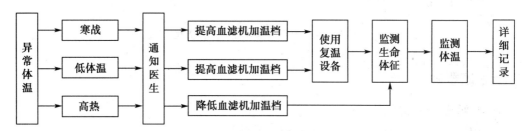

图 28-6-3 异常体温处理的关键流程

五、管路堵塞

(一)管路堵塞的原因

1. **患者因素** 血流动力学不稳定,如血容量不足导致引血困难;血液黏滞度高导致滤器凝血;预冲时未使用肝素盐水,治疗过程中未依据跨膜压的变化调整抗凝剂的使用剂量。

2. **治疗因素** 双腔透析管留置过深或过浅,导致导管贴壁、弯曲、脱落或扭转;应用后稀释方式输注置换液增加滤器凝血概率;弥散性血管内凝血(DIC)、输注血小板和冷沉淀等凝血因子可加速血液凝固,导致体外管路堵塞;血流不畅、封管技术不当导致导管内血栓形成。

(二)处理原则

发生管路堵塞时,不要强行回血,防止血栓栓子进入患者体内造成血栓栓塞性并发症。

(三)应急预案

1. 肝素盐水预冲体外循环管路,设置预冲液初始流率为 100ml/min,待管路全部充盈后,流率增至 300ml/min 进行密闭再循环,使滤器/透析器得到充分浸润,以延长滤器使用寿命。

2. 体外管路或滤器凝血导致血滤机静脉端压力和/或跨膜压显著升高(200~300mmHg)时,做好回血准备。

3. 输注凝血因子时,应增强体外管路抗凝强度,防止体外管路堵塞。

4. 双腔透析管位置不当致血流不畅时,应及时通知医生,调整导管位置。

5. 机器频繁报警会加快管路堵塞,应减少导致血泵停止的因素。

6. 静脉端压力和/或跨膜压在短时间内突然增高时,使用手电筒观察管路和滤器,如果滤器颜色加深,应立即回血;回血时阻力增加不能强行回血,应立即停止回血,及时封闭双腔透析管,避免血栓进入患者体内。

（四）关键流程

关键流程见图 28-6-4。

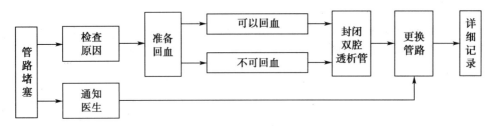

图 28-6-4　管路阻塞处理的关键流程

六、滤器破膜

（一）滤器破膜的原因

1. 操作者未按相应操作规范使用血滤机,易致滤器破膜。

2. 超滤率和滤过分数过大,滤器凝血或静脉回流受阻等导致跨膜压过高。

3. 高脂血症患者易发生滤器破膜。

4. 滤器质量不合格。

（二）处理原则

一旦发生滤器破膜,立即更换滤器。

（三）应急预案

1. 操作前检查滤器包装是否完好,防止磕碰。

2. 预冲滤器排气时,可应用钝器轻轻敲击滤器两端,切勿敲击滤器管身部分,以防造成滤器中空纤维断裂。

3. 治疗开始后监测各传感器压力,跨膜压报警高限不应超过 300mmHg,防止报警限设置过高,造成安全性降低。

4. 出现滤器破膜,应立即停止 RRT,不能强行回血,遵医嘱补充血容量。

（四）关键流程

关键流程见图 28-6-5。

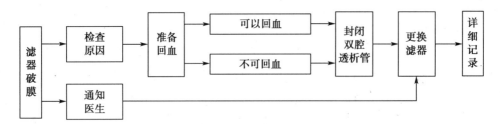

图 28-6-5　滤器破膜处理的关键流程

七、机器断电

在使用血滤机前,应检查电源插座的插合情况,科室应配有备用电源设备。RRT 运行过程中出现断电情况时,应迅速排查停电原因,不能处理时应立即回血,防止双腔透析管和体外循环管路堵塞。

(一)应急预案

1. 密切观察 RRT 的运行状况,一旦发现异常情况,尽快采取应急措施。

2. 熟练掌握血滤机各操作键的用法、功能及注意事项,固定电源防止断电,熟悉血滤机断电后的记忆时间,以便于后续治疗。

3. 血滤机使用过程中,若需要移动病床和血滤机时,电源线长度应在可移动范围之内。

4. 发现血滤机断电时,应及时判断断电原因,通过手动转动血泵;进行手动回血时,护士应观察管路内有无血栓和气泡,并观察各压力监测数值,防止管路血栓和空气进入患者体内;如果血液回流不畅,应尽快封闭双腔透析管,防止导管堵塞。

5. 血滤机因故障无法继续工作时,应及时告知医生,更换血滤机。

6. 血滤机断电后故障可以排除,应手动血泵,直至恢复供电。

(二)关键流程

关键流程见图 28-6-6。

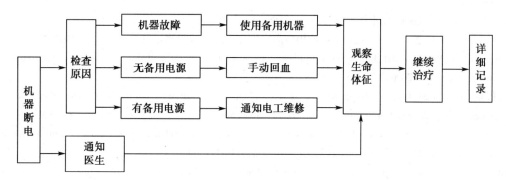

图 28-6-6 机器断电处理的关键流程

(杨 娜)

参 考 文 献

1. 王海涛,吴华.枸橼酸抗凝在连续性肾脏替代治疗中的应用.中国血液净化,2013,12(12):642-645.

2. 曾立.RRT 在重症急性肾功能衰竭中的护理.中国医药指南,2012,10(11):337-338.

3. 王梅.连续性肾脏替代治疗的抗凝策略.中国血液净化,2006,5(9):645-646.

4. 许钟烨,丁峰.局部枸橼酸抗凝在连续性肾脏替代治疗中的应用进展.中国血液净化,2011,10(2):208-210.

5. 季大玺,龚德华,谢红浪,等.枸橼酸抗凝在连续性静脉-静脉血液滤过中的应用.肾脏病与透析肾移植杂志,2002,11(2):101-105.

6. Jarraya F,Mkawar K,Kammoun K,et al.Regional citrate anticoagulation for hemodialysis:a safe and efficient method.Saudi J Kidney Dis Transpl,2010,21:533-534.

7. 张雪静,文淑华,王霞.持续肾脏替代治疗时规范监测 APTT 降低治疗成本的探讨.齐鲁护理杂志,2013,19(15):44-45.

8. Bagshaw SM,Brophy PD,Cruz D,et al.Fluid balance as a biomarker:impact of fluid overload onoutcome in criti-

cally ill patients with acute kidney injury.Crit Care,2008,12:169.

9. Vinsonneau C,Camus C,Combes A,et al.Continuous veno-venous hemodiafiltration versus intermittent hemodialysis for acute renal failure in patients with multiple organ dysfunction syndrome:a multicentre randomised trial. Lancet,2006,368:379-385.

10. 王海涛,吴华.枸橼酸抗凝在连续性肾脏替代治疗中的应用.中国血液净化,2013,12(12):642-645.

11. Ricci Z,Ronco C,Bachetoni A,et al.Solute removal during continuous renal replacement therapy in critically ill patients:convection versus diffusion.Crit Care,2006,10:R67.

12. Klouche K,Amigues L,Deleuze S,et al.Complications,effects on dialysis dose,and survival of tunneled femoral dialysis catheters in acute renal failure.Am J Kidney Dis,2007,49:99-108.

13. Canaud B,Desmeules S,Klouche K,et al.Vascular access for dialysis in the intensive care unit.Best Pract Res Clin Anaesthesiol,2004,18:159-174.

14. Kellum JA,Mehta RL,Angus DC,et al.The first international consensus conference on continuous renal replacement therapy.Kidney Int,2002,62:1855-1863.

15. Thomas CM,Zhang J,Lim TH,et al.Concentration of heparin-locking solution and risk of central venous hemodialysis catheter malfunction.Asaio J,2007,53:485-488.

16. 赵君花,卢燕,丁琳,等.3518 例次 RRT 治疗故障报警原因分析及指导.中国血液净化,2014,13(4):353-354.

17. 张平.血液透析机维修探讨.医疗设备信息,2005,20(6):64-65.

18. 赵丽萍,张飞鸿.连续性血滤机在临床使用中的故障分析研究.中国医学装备,2013,10(10):19-22.

19. Reynvoet E,Vandijck DM,Blot SI,et al.Epidemiology of infection in critically ill patients with acute renal failure.Crit Care Med,2009,37:2203-2209.

20. Hoste EA,B1ot SI,Lameire NH,et al.Effect of nosocomial bloodstream infection on the outcome of critically i11 patients with acute renal failure treated with renal replacement therapy.J Am Soc Nephrol,2004,15:454-462.

21. Lorente L,Henry C,Martin MM,et al.Central venous catheter related infection in a prospective and observational study of 2,595 catheters.Crit Care,2005,9:R631-R635.

22. Lorente L,Santacreu R,Martin M,et al.Arterial catheter related infection of 2,949 catheters.Critical Care,2006,10:R83.

23. Parienti JJ,Thirion M,Megarbane B,et al.Fenoral vs jugular venous catheterization and risk of nosocomial events in adults requiring acute renal replacement therapy:a randomized controlled trial.JAMA,2008,299:2413-2422.

24. 梁华般,梁馨苓,王文健,等.1028 例危重血液净化患者血管通路相关感染回顾分析.中国血液净化,2012,11(10):L523-526.

25. Goede MR,Coopersmith CM.Catheter-related bloodstream infection.Surg Clin North Am,2009,89:463-474.

26. Lorente L,Villegas J,Martin MM,et al.Catheter-related infection in critically ill patients.Intensive Care Med,2004,30:1681-1688.

27. Mermel LA,Farr BM,Sherertz RJ,et al.Guidelines for the management of intravascular catheter-related infections.Clin Infect Dis,2001,32:1249-1272.

28. 陈永强.导管相关性血流感染与中心静脉导管集束干预策略.中华护理杂志,2009,44(10):889-891.

29. Leonard AM,Michael A,Emilio B,et al.Clinical practice guidelines for the diagnosis and management of intravascular catheter-related infection.2009 update by the Infectious Diseases Society of America.Clin Infect Dis,2009,49:1-45.

30. Nimah M,Brilli RJ.Coagulation dysfunction in sepsis and multiple organ　system failure.Crit Care Clin,2003,19:441-458.

31. 李新华,李宅军.护理记录在日本的临床应用及研究进展.国外医学护理学分册,2000,19(6):249-252.

32. Hamzanui O,Monnet X,Richard C,et al.Effects of changes in vascular tone on the agreement between pulse contour and transpulmonary thermodilution cardiac output measurements within an up to 6h calibration-free period.Crit Care Med,2008,36:434-440.

33. 邵亚娣.RRT 非计划性下机的原因分析与护理干预.护士进修杂志,2012,27(6):546-548.

34. 古春梅.RRT 治疗过程中患者的体温监测及护理.中国医药指南,2013,11(35):228-230.

35. 刘斌斌,胡才宝.持续性肾脏替代治疗滤器、管路凝血的主要原因分析及干预策略.护士进修杂志,2014,29(8):729-731.

第二十九章

肾脏替代治疗结束程序

肾脏替代治疗(RRT)达到治疗目标后,就要考虑结束 RRT 程序,安全撤离血滤机。RRT 结束程序与撤机时机关系密切,医护人员需要密切观察患者的症状、体征、相关化验指标及血滤机的运行情况,选择合适的撤机时机。

一、用物准备

准备治疗巾,0.9%生理盐水,肝素溶液,10ml 注射器 2 个(根据双腔透析管管腔容积抽取所需容量的肝素钠注射液),肝素帽 2 个,无菌纱布数块,洗必泰消毒剂。

二、操作步骤

肾脏替代治疗结束程序流程图见图 29-1。

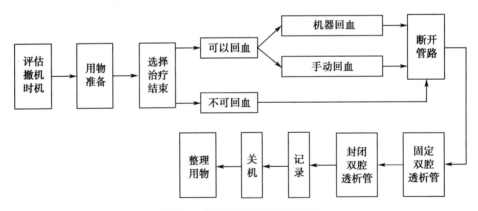

图 29-1 肾脏替代治疗结束程序

1. 洗手,戴口罩,携用物至患者床旁。
2. 向患者解释结束治疗的原因,取得患者合作,消除其紧张、恐惧心理。
3. 根据病情协助患者取适当体位,最好取平卧位。
4. 血滤机提示治疗结束时,确认治疗量已经完成,并在显示屏上按住"结束"键,具体方法如下:

(1)机器回血:停止血泵,夹闭并分离双腔透析管动脉端及动脉端体外管路,于动脉端体外管路连接 0.9%生理盐水 250~500ml,开启血泵回血,待生理盐水将管路及滤器中的血液全部经静脉端回输患者体内后,夹闭并分离双腔透析管静脉端及静脉端体外管路。

（2）手动回血:夹闭并分离双腔透析管动脉端及动脉端体外管路,于动脉端体外管路连接0.9%生理盐水250~500ml,转动血泵进行回血,待生理盐水将管路及滤器中的血液全部经静脉端回输至患者体内后,夹闭并分离双腔透析管静脉端及静脉端体外管路。机器无法回血(如停电)时,可使用此法应急,不作为常规回血方法。

5. 抽取10~15ml生理盐水冲洗双腔透析管的动脉腔和静脉腔,冲洗干净后,消毒导管管口,根据双腔透析管的管腔容量,用同等容量的普通肝素溶液进行正压封管,拧紧肝素帽,用无菌纱布包裹导管末端,恰当固定,避免牵拉。

6. 卸管、关机。

7. 整理用物,清洁和消毒血滤机;观察患者有无不适反应。

（温韬雪）

第三十章

血液灌流和血浆分离实施过程中的护理

第一节 血液灌流

一、概述

血液灌流(hemoperfusion,HP)是将患者血液从体内引至体外循环管路,通过灌流器中的吸附剂吸附毒物、药物和代谢产物,达到清除这些物质的一种血液净化治疗方法。HP 可与其他血液净化方法联合使用,组成不同的杂合式血液净化方式。

二、血液灌流的实施

(一)准备工作

1. 物品准备 血滤机、灌流器、体外循环管路、容量泵等。
2. 患者准备 采用规格大于 10Fr 的双腔透析管建立中心静脉血管通路。
3. 药品准备 生理盐水、肝素、地塞米松以及其他急救药品。

(二)体外循环管路的预冲

灌流器预存液是无菌生理盐水,必须弃掉。先采用肝素盐水预冲管路,预冲速率不宜过快,以 100ml/min 的预冲速率为宜,保证血液灌流器的肝素化。因肝素盐水偏酸性,为避免肝素盐水和血液直接接触引起蛋白沉淀,应再用 0.9%生理盐水 500ml 冲管后连接患者。灌流器充分肝素化是对抗灌流器局部凝血的最关键一步。预冲方法参照本书第二十七章第二节。

预冲管路时轻轻拍打灌流器,同时可用止血钳反复钳夹静脉端管道,使肝素盐水在灌流器内均匀分布,并将细小的炭粒(活性炭灌流器)冲掉。

患者处于休克或低血容量时,可在开始 HP 前用新鲜冰冻血浆或 5%白蛋白液预冲体外管路。

三、并发症的预防与处理

(一)生物不相容性及其处理

吸附剂生物不相容性主要临床表现为在开始 HP 后 0.5~1.0 小时,患者出现寒战、发热、胸闷、呼吸困难、白细胞或血小板一过性下降(可低至灌流前的 30%~40%)。出现这些表现后,一般不需要中止 HP 治疗,可采取静脉推注适量地塞米松、吸氧等处理;如果经过上述处理后症状不缓解,且确系为生物不相容性所致者,应及时中止 HP。

（二）吸附颗粒栓塞

HP 过程中患者出现进行性呼吸困难、胸闷、血压下降等临床表现，应考虑吸附颗粒栓塞的可能性。一旦出现吸附颗粒栓塞现象，必须停止治疗，给予吸氧和其他综合治疗。

（三）凝血功能紊乱

采用活性炭灌流器进行 HP 治疗时，吸附剂可能会吸附较多的凝血因子，如纤维蛋白原等，特别是对肝性脑病患者进行 HP 治疗时，易导致血小板聚集而发生严重的凝血现象；血小板大量聚集并活化后可以释放出大量的活性物质，导致低血压。应注意观察患者的血流动力学变化状况，一旦发现异常，通知医生并进行相应的处理。

（四）贫血

每次 HP 治疗通常会导致少量血液丢失。因此，长期接受 HP 治疗的患者，特别是尿毒症患者，有可能诱发或加重贫血现象。

四、护理要点

将灌流器固定在与患者心脏水平平行的支架上。体外循环血流率从 50～100ml/min 逐渐增至 100～200ml/min。流速不应过快，因为流速越快，吸附率越低。低血流率可以提高吸附率，但不得低于 100ml/min，否则易出现堵管现象。将室温控制在 23～28℃，灌流器的温度维持在 37℃左右，温度过低容易使灌流器凝血。HP 治疗时间通常为 2～4 小时，吸附剂达到饱和状态。HP 过程中，应密切监测患者体温、血压和脉搏等重要生命体征的变化，若血压下降，立即减慢血流率，平卧位，适当扩容，必要时使用血管活性药物。

正确把握肝素的使用时机是预防灌流器凝血的关键。在预冲管路时体外管路内有残存肝素。灌流开始时，管路中的肝素会进入到患者体内，形成了肝素的首剂冲击过程。随后根据患者的 APTT 监测结果，在灌流器前泵入普通肝素。HP 抗凝可以参照本书第十五章。

血液灌流能清除很多药物，如抗生素、胰岛素、促肾上腺皮质激素等，因此，这些药物应于 HP 完毕后给药，同时应考虑补充被吸附的部分药物。HP 可以清除血浆中的可吸附毒素，而脂肪、肌肉等组织中的毒素仍会不断释放，在停止 HP 后，血中毒素浓度再次升高而引起中毒症状，即出现"反跳现象"。因此，有些患者需要多次接受 HP 治疗，直至病情稳定。

（唐　静）

第二节　血　浆　置　换

一、概述

血浆置换（plasma exchange，PE）是一种用于清除血浆中大分子物质的血液净化疗法。其基本过程是将患者血液经血泵引出后，经过血浆分离器，将血浆与血细胞分离，以去除致病血浆或选择性地去除血浆中的某些致病因子，然后将等量的新鲜血浆输回体内。

二、血浆置换

血浆置换是采用膜分离技术，分离并丢弃体内含有高浓度致病因子的血浆，同时补充同等体积的新鲜冰冻血浆或新鲜冰冻血浆加少量白蛋白溶液(图 24-2)。

三、双重血浆置换

双重血浆置换(double filtration plasmapheresis,DFPP)是将血浆分离器分离出来的血浆再通过膜孔径更小的血浆成分分离器进行进一步的血浆分离,将血浆中分子量远大于白蛋白的致病因子丢弃,将含有大量白蛋白的血浆成分回输至体内。双重血浆置换可以利用不同孔径的血浆成分分离器来控制不同分子量血浆蛋白的清除范围(图 30-2-1)。

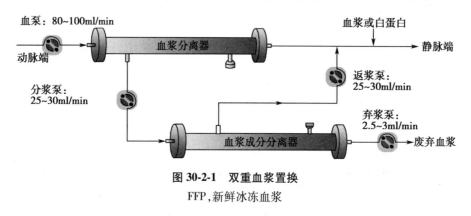

图 30-2-1　双重血浆置换

FFP,新鲜冰冻血浆

四、血浆置换的准备与实施

(一)准备工作

1. 物品准备　血滤机、血浆分离器或/和血浆成分分离器、血浆置换管路、容量泵等。

2. 患者准备　采用规格大于 10Fr 的双腔透析管建立中心静脉血管通路;输入血浆前,遵医嘱给予抗过敏药物,如苯海拉明、地塞米松等。

3. 药品准备　2000~3000ml 同型血浆、生理盐水、肝素、地塞米松以及其他急救药品。

(二)血浆置换的实施要点

1. 选择模式　血浆置换。

2. 设置血流率　80~150ml/min。

3. 设置血浆分离速率　20~30ml/min,置换过程约 3 小时。血浆置换过程中,跨膜压不超过 100mmHg,以免发生血浆分离器破膜。

4. 设置新鲜血浆的输注速率　选用血浆或 4%~5%白蛋白液,与血浆分浆速度相同,加温至 37℃。

五、并发症的预防与处理

(一)过敏及变态反应

血浆置换需要输注多份血浆,大量异体血浆蛋白进入受者体内,受者体内的抗 IgA 抗体与供者血浆内的 IgA 可以发生抗原抗体反应。血浆置换前需了解患者有无过敏史;输注血浆不宜过快;在输注血浆过程中,密切观察患者有无寒战、高热、皮疹、喉头水肿等过敏反应症状;如果患者出现过敏反应表现,及时通知医师做相应处理,减慢血浆置换治疗速率,严重时应停止治疗,并做好相应记录。

(二)出血

血浆置换可以导致患者体内血小板破坏、凝血因子以及抗体等的丢失。采用白蛋白液置换者,需要补充凝血因子及新鲜冰冻血浆。在进行血浆置换疗法后,护士应密切观察患者是否存在皮肤黏膜出血。当患者存在严重出血倾向时,应观察患者神志、瞳孔的变化,警惕发生脑出血的可能性。

(三)低血压

血浆置换血泵速率从 50～100ml/min 开始,血压平稳后逐渐增加血泵速率至 100～150ml/min。血浆白蛋白水平较低时,应尽量补充白蛋白液。治疗过程中每 30 分钟测量一次血压。若患者血压下降,应加快输液速率,减慢血浆去除速率,延长血浆置换时间,严重时应使用血管活性药物或停止治疗。

(四)药物的丢失

与血液透析/血液滤过技术比较,血浆置换能够清除蛋白结合率高的药物,如环磷酰胺、地高辛、泼尼松等。此时,应监测血药浓度,适当调整用药剂量。由于药物作用的强度通常与药物在血浆中的浓度呈正相关,因此,在患者接受血浆置换治疗时,应根据用药目的合理安排给药时间。

(五)低钙血症

由于新鲜冰冻血浆含有抗凝剂枸橼酸盐,大量新鲜冰冻血浆进入患者体内可引起血钙浓度迅速下降。低钙血症主要表现为口唇麻木、四肢抽搐,其临床表现与血钙降低程度不完全一致,但与血钙降低速率有关。在血浆置换治疗过程中,常规经静脉补充 10% 葡萄糖酸钙 30ml 以防止低钙血症的发生。

(六)轻度溶血

溶血是血浆置换患者较为常见的不良事件。文献报道,其发生率为 0%～20%。溶血主要是由于使用血浆分离器时跨膜压力过高所致。血浆置换过程中应保持血流率平稳。血流率过低易致凝血;引血速度过快使血液不均匀分布于血浆分离器中,跨膜压增加导致破膜而发生溶血。在双重血浆置换过程中,预防溶血的另一重要措施是设置合理的分浆、返浆和弃浆比。

溶血的预防及处理措施包括:①建立并保持有效的血流通路;②治疗前根据出凝血时间调整肝素剂量;③治疗前可予低分子右旋糖酐或白蛋白液扩容;④设置分浆泵速率/血泵速率比值为 25%,在双重血浆置换过程中,设置返浆泵速率/分浆泵速率比值为 100%,弃浆泵速率/血泵速率比值在 8% 以内(废弃的血浆由外源性新鲜血浆补充);⑤出现溶血时,调慢分浆泵,将出现溶血的血浆立即直接排出体外;⑥若跨膜压逐步升高,增加肝素抗凝剂量,给予肝素盐水冲管,并轻轻敲打血浆分离器及管路。

通过上述处理后,如果溶血现象很快消失,可继续进行血浆置换;如果出现血浆分离器堵膜或管路内凝血,应及时更换血浆分离器和管路。

六、护理要点

(一)体外循环管路的连接与固定

适当固定双腔透析管和体外循环管路。对于躁动患者,应采取适当的约束措施,必要时给予镇静剂,防止患者剧烈活动使体外管路变形、折断或脱出;体外管路各个接口处需紧密连接,防止接口滑脱出血或空气进入导管引起空气栓塞。

（二）严格控制血浆分浆速率

理论上,双重血浆置换过程中小于二级膜(血浆成分分离器膜)孔径的分子都可以回收,实际上,能否通过二级膜被回收还与血浆流率有关,血浆流率越大,截留分子量低于二级膜孔径的物质通过二级膜的比例就小,而与截留分子量高于二级膜孔径的物质一起被废弃。生产厂家提供的膜孔径只是个平均值,膜孔的不均一性导致部分截留分子量低于二级膜孔径的物质不能通过二级膜而被废弃。

（三）严格无菌操作

医务人员必须严格执行消毒隔离制度和无菌操作;更换血浆时要严格消毒。

（四）抗凝的监测与调整

血浆置换前需了解患者的凝血功能状况;使用肝素抗凝时,应监测血浆分离器前 APTT,调整肝素剂量并将 APTT 维持于正常值的 1.5~2.5 倍。

（五）生命体征监测

监测神志、心率(律)、血压、中心静脉压、尿量等临床指标,一旦患者出现血流动力学紊乱,及时给予相应处理。

（六）血浆加温

采用后稀释置换法,即在血浆分离后的管路补充新鲜冰冻血浆。血浆经加温后再输入体内,并使用复温毯给患者保暖。

（七）报警的处理

准确记录血浆置换过程中的血流率、动脉端压力、静脉端压力和跨膜压,每小时记录一次。一旦血滤机报警,参照本书第二十八章第三节内容及时进行处理。

（八）冲管

血浆输入完毕后,使用 0.9% 生理盐水 100ml 冲洗管路,避免造成血浆浪费。

冷凝集素综合征患者行血浆置换时,应保持室温大于 30℃;准备输注的血浆应放置于血制品专用水域箱中保温。由于血浆置换体外管路较长,传导散热造成温度降低,应对体外管路进行恒温加热,以减少血液凝集的发生,延长血浆分离器的使用寿命。

（唐　静）

第三节　血浆透析滤过

一、概述

血浆透析滤过(plasma diafiltration,PDF)是将选择性血浆置换与血液透析结合而组成的一种人工肝支持治疗技术(图 24-3)PDF 治疗时间一般为 8 小时,较血浆置换持续时间长,但它可以减少血浆用量,同时能连续清除蛋白结合毒素、机体多余的水分及小分子水溶性毒素,纠正电解质、酸碱平衡紊乱,维持机体内环境和血流动力学处于稳定状态,并能够防止失衡综合征的发生。

二、血浆透析滤过的准备与实施

（一）准备工作

1. 物品准备　血滤机、血浆成分分离器（根据临床需要选择型号）、血浆置换管路、容量泵。

2. 药品准备　1200ml 同型血浆，25% 白蛋白、生理盐水、普通肝素、鱼精蛋白、地塞米松、急救药品。

3. 患者准备　采用双腔透析导管（>10Fr）建立血管通路；开放静脉通路，确保白蛋白和血浆的输注速率。输入血浆前，遵医嘱提前给予抗过敏药物，预防过敏反应的发生。

（二）血浆透析滤过的实施

1. 选择 CVVHDF 模式。

2. 设置血流率　80~100ml/min。

3. 设置透析液流率　600ml/h。

4. 设置废液流率　1200ml/h。

5. 设置血浆补充速率　150ml/h。

6. 设定置换液流率　450~600ml/h。

7. 抗凝参照本书第十五章。

三、护理要点

护理要点如下：①启动 PDF 时，应同时输入血浆，避免血浆补充不及时造成血浆胶体渗透压过低；②监测抗凝效果，既要避免灌流器和体外管路凝血，又要防止过度抗凝而加重患者出血风险；③严密观察患者生命体征的变化，预防低血压的发生。

（唐　静）

参考文献

1. 廖琪.选择性血浆分离治疗的临床应用现状.中国血液净化，2013,12（9）:503-505.

2. 陈建梅.血浆置换疗法不良反应的临床护理探讨.全科护理，2012,（7）:2075-2076.

3. 付芳婷,张凌,卞维静,等.治疗性血浆置换的临床应用（附 50 例报告）.中国血液净化，2003,2（5）: 244-246.

第四篇

肾损伤疾病各论

第三十一章　挤压综合征/378

第三十二章　药物与毒物诱导的肾损伤/385

第三十三章　造影剂相关肾损伤/395

第三十四章　神经重症与急性肾损伤/401

第三十五章　肺肾交互作用/406

第三十六章　心肾综合征/410

第三十七章　肝肾综合征/426

第三十八章　腹腔高压并发急性肾损伤/434

第三十九章　移植肾损伤/441

第　四十　章　妊娠相关急性肾损伤/449

第四十一章　血栓性微血管病/453

第四十二章　慢性肾脏病与尿毒症/460

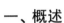

第三十一章

挤压综合征

一、概述

在不同的国家和地区,由于存在各种不同的地质与地貌,可能发生地震、泥石流、海啸和矿山灾害,也可能因残旧、规范问题或恐怖事件造成建筑物坍塌。挤压伤是这些灾害性事件中最常见的伤病之一。挤压综合征(crush syndrome)是指身体肌肉丰富的部位遭受挤压伤后,出现以肢体肿胀、肌红蛋白尿、高血钾、高血磷、酸中毒和氮质血症等为特点的急性肾损伤(AKI)。挤压综合征既是挤压伤引起的全身病变,也是 AKI 的特殊类型。AKI 是挤压伤最常见且最严重的并发症,发生率可达 33.3%。AKI 的发生率与挤压伤的严重程度相关,疾病越重,发生率越高。研究显示,1 个、2 个和 3 个肢体挤压伤的 AKI 发生率分别为 50%、70% 和 100%。在各种伤害中,骨折占第一位,软组织损伤占第二位,挤压综合征居第三位。在高层建筑物倒塌事故中,高达 40% 的伤员可发生挤压综合征。在地震伤中,一部分被救出的伤员因颅脑损伤、颌面部损伤和失血性休克等原因而早期死亡;3%~20% 的幸存伤员可出现挤压综合征。挤压综合征是直接创伤导致患者早期死亡之外而居第二位的死亡原因,也是地震伤害中广泛性组织损伤者迟发性死亡的首要原因。在人员、设备和供给不足等情况下,从废墟中救出的伤员可能因挤压综合征而迅速死亡,因此,挤压综合征被称为"肾脏灾难",是地震等灾难中的"次生灾难"。重症医学工作者的参与大大降低了该病的病死率。

二、挤压综合征的发病机制

损伤、缺血、骨筋膜室综合征和横纹肌溶解是挤压综合征病理生理机制的主要内容。横纹肌溶解是挤压综合征的重要发病机制之一,但不是全部机制;挤压伤可以导致横纹肌溶解,药物、感染、体温变化、肌肉缺氧和代谢障碍或电解质异常等也可致横纹肌溶解。

(一)肌肉组织缺血/再灌注损伤

骨筋膜室综合征是挤压综合征中常见的临床表现和重要的发病机制之一。在伤肢局部,肢体水肿和筋膜室压力升高导致静脉回流受阻,血液成分渗出加快,两者形成恶性循环,最终导致动脉受压和肢体缺血。影响病情进展的主要是缺血时间和筋膜室内压(intracompartmental pressure,ICP)等因素。肌肉持续缺血 6 小时就可以出现肌肉损伤,超过 12 小时则可能发生肌肉和神经的不可逆性损伤,缺血 4~8 小时即可出现明显的肌红蛋白尿。ICP 与肌肉组织循环显著相关,前臂和小腿后侧组织血流停止的 ICP 临界值分别是 63.8mmHg 和

35.3mmHg。当患者血压降低时,低于舒张压约 20.3mmHg 的 ICP 即可使组织血流中断。

导致肌肉缺血性损伤的机制还包括:①外伤直接导致肢体血管损伤和血供中断,创伤性失血和血管内成分渗出均可导致低血容量状态,造成肌肉坏死;②血供中断使小血管内皮细胞受损,血供恢复后,肌肉坏死的代谢产物及细胞破坏产生的血管活性物质释放入血,导致毛细血管扩张和通透性增加,血浆成分外渗与外伤失血共同导致患者处于低血容量状态;③挤压解除后,白细胞在受伤部位聚集、活化,释放氧自由基及其他毒性物质,进一步加重局部及全身炎症反应,特别是在氧供丰富的情况下,由诱导型一氧化氮合成酶介导的肌肉高灌注可加重缺血/再灌注损伤;④肌肉破坏还可释放或刺激机体产生肌红蛋白、肌酸、肌酐、酸性代谢产物、肾上腺素、去甲基肾上腺素、血管加压素、血管紧张素Ⅱ、血栓素、内皮素等血管活性物质,另外,多种免疫细胞激活后释放大量细胞因子,最终发展为全身炎症反应综合征和多器官功能障碍综合征(MODS);⑤当伤肢解除压力恢复血流后,大量毒素,包括钾离子迅速入血,使生命体征尚平稳的被埋压伤员在救出后反而发生死亡;⑥伤后血浆纤维蛋白原及血小板显著升高,坏死组织释放大量凝血活酶,使血液呈高凝状态,加之内皮细胞损伤、酸中毒导致血流动力学改变,机体出现微循环障碍,甚至发生弥散性血管内凝血。

（二）肾脏损伤机制

每 100g 肾脏组织的血流量高达 400ml/min,肾皮质、髓质的血流量分别占 94% 和 6%,缺血时外髓层血流量减少最明显。而肾小管上皮细胞物质转运活跃,是肾脏内氧耗量最大的部位,高代谢率使肾小管对缺血/缺氧更加敏感。挤压伤患者 AKI 发生率高的原因主要包括如下五个方面:

1. **肾脏低灌注** 上文所述的各种原因引起的全身低血容量状态导致肾脏血供不足;肌肉损伤导致横纹肌溶解,肌红蛋白释放,肌红蛋白能诱导低密度脂蛋白氧化,引起肾血管收缩及肾小管损伤,激活肾素-血管紧张素系统,一氧化氮合成减弱而清除增加,从肾脏局部影响肾脏的血供。

2. **横纹肌溶解释放的肌红蛋白导致肾小管阻塞** 肌红蛋白分子量只有血红蛋白的1/4,易被肾小球滤过进入肾小管,并在酸性尿中形成管型阻塞肾小管;肾小球滤过率下降导致原尿减少,不足以冲刷肾小管内的肌红蛋白。

3. **肾小管生物伤** 肌红蛋白与肾小管细胞刷状缘特异性位点结合,进入细胞后可产生毒性作用;缺血导致肾小管上皮细胞能量代谢障碍,三磷酸腺苷生成不足,细胞内钙离子升高,导致肾小管上皮细胞变性、凋亡及坏死。

4. **球管反馈机制受影响** 肾小管上皮细胞大量丢失后,原尿外漏,肾小管浓缩和重吸收功能丧失,进而影响球管反馈机制,并激活了肾素-血管紧张素系统。

5. **蛋白分解产物增加** 白细胞介素增多和代谢性酸中毒可引起肌红蛋白降解,其代谢产物通过糖皮质激素相关机制促进蛋白质分解;组织破坏和创伤后高分解代谢产生的氮不能由肾脏正常排泄,导致高氮质血症。

（三）高钾血症

高血钾是最严重的电解质紊乱。肌肉细胞内液钾含量为 100mmol/kg,150g 肌肉坏死可释放 15mmol 钾,导致血浆及细胞外液钾浓度上升 1mmol/L,肾功能正常时可排泄大部分钾,而不出现高钾血症。受伤组织释放以及机体代谢产生的酸性产物经肾排泄受阻,在体内堆积形成酸中毒,是引发高血钾的激发因素。有些救治措施,如输入大量库存血及含钾抗生素等,可引起医源性高钾血症。

三、挤压综合征的临床表现与诊断标准

患者肢体一般在外部压力解除后,局部表现为肿胀和压痛,受压部位肿胀迅速加重,一般持续4~5天,严重者皮肤变硬、张力增加、运动失灵,远端皮肤灰白、发凉,早期伤肢脉搏多可触及,随后逐渐减弱乃至消失。全身表现为休克、低血压,肌红蛋白尿,高血钾症,酸中毒和氮质血症。挤压综合征的诊断标准如下:有长时间受重物挤压的受伤史;持续少尿或无尿,或者出现红棕色、深褐色尿;尿中出现蛋白、红细胞及管型;血清肌红蛋白、肌酸激酶、乳酸脱氢酶水平升高;存在急性肾损伤的证据。而挤压伤只有肌肉等软组织损伤,无急性肾损伤的一系列全身表现。

四、挤压综合征的治疗

针对挤压综合征的致病因素和病理生理机制,挤压综合征的救治从时间上应包括早期现场救治和后续院内治疗两块,从治疗内容上应包括原发创伤的救治和休克、高血钾、AKI、感染等并发症的救治以及肢体康复等三部分,从治疗手段上应包括手术、药物、血液净化和康复治疗四方面。多年来国内外救治地震伤员的经验显示,重症医学主导的挤压综合征救治,大大改善了伤员的预后。我国地震伤员病情评估及管理共识中提出,挤压综合征伴器官功能损伤的伤员应转入ICU救治,尽快稳定血流动力学,给予呼吸异常患者有效的呼吸支持,及时发现隐匿的损伤,处理应激性溃疡等并发症。

(一)恰当补充循环容量

在患者解除压迫前及之后的10小时内实施积极有效的补液治疗,可以成功预防挤压综合征的发生,降低病死率。从时间上讲,经医疗评估后应尽早给患者建立静脉通路,如果条件允许,可在灾害现场甚至是伤员还在废墟下即开始实施补液治疗。如不能实施静脉补液,在排除胃肠道损伤的情况下应进行口服补液。在液体的选择上,优先选用等渗的生理盐水,在不清楚患者血钾水平时,尽量避免使用含钾液体,以免加重高钾血症。近年来,人工胶体液,如羟乙基淀粉等的应用争议逐渐增多,可能增加AKI的发生率以及更多的患者需要肾脏替代治疗,应尽量避免使用。对于合并高钠血症、高氯性代谢性酸中毒的患者,依据实际情况分别补充5%葡萄糖溶液和5%碳酸氢钠溶液。对于低钙血症患者,应适当补充10%葡萄糖酸钙溶液,无症状的低钙血症可暂缓处理。

在没有监测条件的情况下,可根据经验公式设定初始输液速率。成人初始输液速率为1000ml/h,儿童初始输液速率为15~20ml/(kg·h)。治疗2小时后,输液速度减半,根据伤员的年龄、体重、基础疾病、受伤程度、血流动力学和容量负荷状态、环境温度以及尿量情况调整输液速率。密切监测尿量,输入3升液体后如仍无排尿,在排除尿道撕裂伤后,留置尿管监测尿量。静脉补液后患者排尿并且尿量>0.5ml/(kg·h),若伤员无监测条件,则限制补液,每天补液量为3~6升。患者入住ICU后,应实施有创或无创血流动力学监测,根据患者的容量状态恰当补液。近年来的研究显示,容量超负荷可以增加病死率和AKI的发病率,应避免过度补液。

(二)挤压伤的外科治疗

挤压伤是挤压综合征的始动因素,对挤压伤的治疗也是挤压综合征治疗的基础。对于

转诊到后方医院的挤压伤伤员,应完善各项检查,准确判断病情,特别是要明确患者有无骨筋膜室综合征。骨筋膜室综合征的诊断标准:外伤后肢体严重肿胀,剧烈疼痛;被动牵拉试验阳性;血管搏动减弱或消失;骨筋膜室内压明显升高。

及时的清创减压可以防止肌肉进一步坏死和创面感染(包括气性坏疽)。应严格掌握截肢指征,截肢手术前应由多学科医学专家综合评估伤情,手术指征明确的伤员应尽快实施手术。开放的创伤创面或者伤口要及时换药,保持清洁。如果创面渗液较多,考虑使用"负压封闭吸引系统"处理创面,并要注意充分补液。研究显示,创面感染显著延长了 AKI 的恢复时间,因此,彻底的再清创手术和感染控制措施非常重要。创面感染的患者在行清创术后,肾功能可以迅速好转,全身状况也可能显著改善。另外,应注意预防破伤风和气性坏疽等特殊感染。如患者并发气性坏疽感染,除了彻底清创外,可考虑高压氧治疗。高压氧治疗具有增强红细胞的流变性、抑制凝血系统、降低血液黏稠度、改善微循环的调节功能,并增加血浆中的溶解氧量,有利于细胞氧代谢和血管再生。合理应用高压氧可使组织血供得到明显改善,创面渗出减少,组织压力下降,从而加大了挤压部位组织的动静脉压差,使小动脉重新开放,解除缺氧-组织水肿的恶性循环。

地震等突发事件导致的挤压综合征伤员,常合并颅脑损伤、胸腹部脏器损伤以及躯体多处外伤,应进行系统检查,以正确判断伤员的病情。损伤控制外科(damage control surgery,DCS)的救治理念对于严重创伤患者非常重要。DCS 既可以减少因原发伤引起的死亡,又能提高伤员对手术的耐受力。2008 年,第三军医大学新桥医院设于四川汶川映秀地区的野战医院按 DCS 策略救治了 32 例严重地震创伤伤员,经过现场液体复苏与简便处置,控制直接威胁生命的出血和污染,再经过 ICU 复苏后,患者 pH 值、体温、凝血功能和血氧饱和度较救治前明显好转,为后续的外科处理和器官功能支持治疗创造了条件,总体治疗效果良好。

(三)纠正贫血和凝血功能紊乱

创伤可导致患者不同程度的失血。截肢、受压肢体切开减压、伤口清创等均可导致挤压综合征患者大量失血,应激性消化道出血会加重患者的贫血程度。大量失血、感染等因素会引发弥散性血管内凝血,加重出血;出血也可致伤肢持续肿胀,肌肉坏死加重。对于此类患者,应严密监测血小板、血清纤维蛋白原、凝血酶原时间、部分凝血活酶时间等凝血指标,实施积极的外科止血措施,输注红细胞、新鲜冰冻血浆、血小板以及凝血因子,以纠正贫血和凝血功能紊乱。大量输血时,红细胞悬液与新鲜冰冻血浆的输注比例为 1:1,维持血红蛋白>70~90g/L,血小板>50 000/mm^3。

(四)防治高钾血症

存在严重横纹肌溶解的患者(肌酶水平>60 000~80 000U/L),应每隔 4 小时复查血钾。血钾快速升高的患者也要积极处理,行心电图检查。严重高钾血症患者心电图表现为 QRS 波增宽、小 P 波和严重心律失常。如果患者血钾>6mmol/L、心电图异常或者出现伴有血钾迅速升高的严重横纹肌溶解,应转入 ICU 接受治疗。低钙血症可加重高血钾的电生理作用,应注意监测血钙,静脉补充 10%氯化钙或 10%葡萄糖酸钙,钙剂不要与碳酸氢钠混合输注,以免形成沉淀物。静脉注射高糖溶液和胰岛素(50%葡萄糖 100ml+胰岛素 20U)可促进钾离子向细胞内转移,10~30 分钟起效,作用维持 2~6 小时;沙丁胺醇等 β_2-肾上腺素能受体激动剂雾化吸入可加强高糖-胰岛素的作用,但不可单独应用。如果患者存在严重酸中毒,应静脉补充恰当剂量的 5%碳酸氢钠溶液,但其可加重低钙血症,并且与高糖-胰岛素没有协同作用,不建议单独使用。消化道完整的患者可给予阳离子交换树脂(降钾树脂)15g口服或保留灌肠。容量充足的患者可使用利尿剂。根据血钾监测结果,调整治疗方案。保守治疗无效时,应行肾脏替代治疗(RRT)。

（五）急性肾损伤的诊治

AKI是挤压综合征救治的重点和研究焦点。AKI的诊断可参考KDIGO诊断标准。由于挤压综合征导致AKI的病理生理机制的特殊性,其治疗与其他类型AKI稍有不同。

1. 碳酸氢钠 理论上讲,碳酸氢钠可减轻酸中毒、碱化尿液、减轻肌红蛋白引起的肾小管阻塞。少数回顾性研究认为,碳酸氢钠对横纹肌溶解导致的AKI有效,因此被部分指南所推荐。如果尿pH<6.5,可采用生理盐水1L+100mmol碳酸氢钠(近似于5%碳酸氢钠溶液170ml)与5%葡萄糖交替使用。但也有研究认为,碱化尿液没有显著性疗效。

2. 渗透性利尿 甘露醇具有扩容、增加心输出量的作用,也可以降低ICP、部分缓解骨筋膜室综合征的严重程度,还可以增加肾小球滤过率、肾小管内压力和小管液流量、舒张肾小管以及产生溶质性利尿等作用。经液体复苏后,如果患者尿量超过30ml/h,考虑静脉输注20%甘露醇溶液,每天最多输注200g,累计总量不超过800g。如果使用甘露醇后没出现利尿作用要及时停用。低血容量、无尿或心功能不全的伤员不要使用甘露醇。

3. 祛除诱发肾损伤的其他因素 诱发肾损伤的其他因素包括肾毒性药物、尿路梗阻、出血、感染、低血压、高血压、心力衰竭和贫血等。

4. 袢利尿剂和多巴胺 没有证据表明袢利尿剂和多巴胺能预防挤压伤引起的急性肾损伤,不建议应用。

5. 监测与调控血容量 容量不足患者应恰当扩容,扩容后仍然无尿或少尿的伤员,应避免过多补液引起的容量超负荷。

6. 肾脏替代治疗 挤压综合征患者实施RRT的时机和剂量与其他AKI患者没有区别。对于无MODS、呼吸和循环状态稳定的伤员,可以采用血液透析或腹膜透析,在除外腹部脏器损伤的情况下,儿童更适于腹膜透析。对于顽固性高钾血症患者,优先选择血液透析(hemodialysis,HD)。由于肌红蛋白的分子量为17 800道尔顿,低通量透析器对肌红蛋白没有清除作用。采用高通量滤器或透析器可以清除肌红蛋白,每小时清除肌红蛋白可达0.04~2.21g,清除率的大小与滤膜成分、孔径、表面积和超滤率等因素有关。一些个案报道显示,连续静脉-静脉血液滤过(CVVH)对横纹肌溶解导致的AKI具有一定的预防作用。

目前的指南大多建议,AKI患者出现以下情况时优先选择CVVH:①伴有MODS者;②血流动力学不稳定者;③HD或腹膜透析(peritoneal dialysis,PD)难以控制的容量超负荷;④严重脓毒症患者;⑤高分解代谢状态:血肌酐每日递增>44.2μmol/L,尿素氮每日递增>3.57mmol/L,血钾每日递增>1mmol/L;⑥难以纠正的电解质和酸碱平衡紊乱。

CVVH时应尽量选用高通量滤器,以最大限度地清除血浆中的肌红蛋白。为了避免创面出血,RRT过程中应考虑优先选择枸橼酸盐局部抗凝方案。

当患者达到以下标准时可以考虑停止RRT:①生命体征和病情稳定;②血清肌红蛋白、肌酸激酶水平基本恢复正常;③水、电解质和酸碱平衡紊乱得以纠正;④尿量>1500ml/d或肾功能基本恢复正常。满足前三条标准者,可以停用CVVH,改为间断血液透析(IHD);肾功能始终不能恢复正常的伤员则需要长期HD或PD维持治疗。

（六）营养支持治疗

挤压综合征患者经伤口渗液可丢失大量蛋白,创面的恢复和肾脏的修复均需要充足的营养底物。在疾病的应激期没有必要大量补充营养素,病情稳定后逐步增加营养量。优先选择肠内营养;合并消化道损伤、胃肠功能紊乱或消化道出血的患者可选择肠外营养,并及时转换为肠内营养和经口进食。

五、小结

挤压综合征是一类以严重挤压伤启动的、病理改变以急性肾损伤为核心的创伤性疾病。治疗的关键是早期处理创伤,稳定呼吸与循环功能,纠正凝血功能紊乱,防治横纹肌溶解等因素引起的急性肾损伤。当患者需要 RRT 时,应根据病情及时选择恰当的 RRT 模式和剂量,尽可能降低急性肾损伤转化为慢性肾脏病而需长期 HD 的概率。

（陈秀凯 李文雄）

参考文献

1. Oda J,Tanaka H,Yoshioka T,et al.Analysis of 372 patients with Crush syndrome caused by the Hanshin-Awaji earthquake.J Trauma,1997,42:470-475.

2. Pepe PE,Mosesso VN Jr,Falk JL.Prehospital fluid resuscitation of the patient with major trauma.Prehosp Emerg Care,2002,6:81-91.

3. Better OS,Stein JH.Early management of shock and prophylaxis of acute renal failure in traumatic rhabdomyolysis.N Engl J Med,1990,322:825-829.

4. Sever MS,Lameire N,Van Biesen W,et al.Disaster nephrology:a new concept for an old problem.Clin Kidney J,2015,8:300-309.

5. Li W,Qian J,Liu X,et al.Management of severe crush injury in a front-line tent ICU after 2008 Wenchuan earthquake in China:an experience with 32 cases.Critical care,2009,13:R178.

6. 挤压综合征急性肾损伤诊治协助组.挤压综合征急性肾损伤诊治的专家共识.中华医学杂志,2013,93 (17):1297-1300.

7. Odeh M.The role of reperfusion-induced injury in the pathogenesis of the crush syndrome.N Engl J Med,1991, 324:1417-1422.

8. Gonzalez D.Crush syndrome.Crit Care Med,2005,33(1 Suppl):S34-41.

9. 陈秀凯,王小亭,刘大为.重症医学与抗震救.中华医学杂志,2014,94(15):1123-1126.

10. 4·20芦山地震医疗专家组.地震伤员病情评估及管理共识.中华医学杂志,2013,93(20):1527-1528.

11. Gibney RT,Sever MS,Vanholder RC.Disaster nephrology:crush injury and beyond.Kidney Int,2014,85: 1049-57.

12. 周玉波,曾俊,胡卫建.地震伤并发挤压综合征的救治分析.中华急诊医学杂志,2008,17(10):1016-1018.

13. 杨帆,白祥军,易成腊,等.急诊负压封闭引流术治疗挤压综合征.中华创伤杂志,2009,25(2):103-106.

14. 赵景宏,张静波,王卫东,等.地震挤压综合征所致急性肾功能衰竭的临床特点和救治方案.第三军医大学学报,2009,31(18):1802-1805.

15. Bosch X,Poch E,Grau JM.Rhabdomyolysis and acute kidney injury.N Engl J Med,2009,361:62-72.

16. Kellum JA,Lameire N.Diagnosis,evaluation,and management of acute kidney injury:a KDIGO summary(Part 1).Crit Care,2013,17:204-219.

17. Ronco C.Extracorporeal therapies in acute rhabdomyolysis and myoglobin clearance.Crit Care,2005,9:141-142.

18. Wei Q,Baihai S,Ping F,et al.Successful treatment of crush syndrome complicated with multiple organ dysfunction syndrome using hybrid continuous renal replacement therapy.Blood Purif,2009,28:175-180.

19. Vanholder R,Borniche D,Claus S,et al.When the earth trembles in the Americas:the experience of Haiti and Chile 2010.Nephron Clin Pract,2011,117:c184-97.

20. Gunal AI,Celiker H,Dogukan A,et al.Early and vigorous fluid resuscitation prevents acute renal failure in the crush victims of catastrophic earthquakes.J Am Soc Nephrol,2004,15:1862-1867.

21. Li W,Qian J,Liu X,et al.Management of severe crush injury in a front-line tent ICU after 2008 Wenchuan earthquake in China:an experience with 32 cases.Critical care,2009,13:R178.

第三十二章

药物与毒物诱导的肾损伤

一、概述

临床上许多药物或其代谢产物需要经过肾脏代谢或排泄。人体流经肾脏的血流量十分丰富,可占到心输出量的 20%~25%,药物及其代谢产物经肾脏排泄的过程中,常常使肾小球血管床、肾小管腔和肾间质处于相对较高浓度的药物中,从而增加了某些具有潜在肾损害药物损伤肾脏的风险。除了临床上常用的某些药物外,重金属、农药、有机溶剂、生物毒素等各种毒物意外进入人体后也会引起一系列机体中毒反应和器官功能损伤,而肾脏是最容易受累的器官之一。新近资料显示,全球范围的住院患者中肾毒性药物与毒物诱导的急性肾损伤(AKI)发生率可高达 12.2%,相关病死率为 14.8%。因此,掌握这些具有潜在肾损伤风险的药物和毒物的种类、诱导肾损伤的发病机制、病理改变以及预防和治疗等相关知识,对于抢救患者生命、改善药物与毒物诱导肾损伤患者的预后、预防其进展为 AKI 甚至慢性肾脏病(CKD)具有十分重要的意义。ICU 患者属于药物诱导肾损伤的高危人群,药物与毒物诱导的严重肾损伤患者大部分需要到 ICU 进行治疗。

二、药物诱导的肾损伤

(一)ICU 内药物诱导肾损伤的流行病学

由于 ICU 内重症患者常伴有各种急慢性疾病,往往需要多种药物治疗,而且重症患者存在的感染、休克、心功能不全等病理状态均可引起药物的药代动力学发生改变,使得具有潜在肾毒性的药物更容易损伤肾脏,因此,药物诱导的 AKI 在 ICU 内比普通病房更为常见。一项涵盖 23 个国家 54 家 ICU 的前瞻性、多中心观察性研究显示,ICU 内 19% 的 AKI 患者与药物的潜在肾毒性相关;另一项研究显示,在 ICU 内最常用的 100 种药物中,22.2%的药物具有潜在的肾毒性。

(二)药物的肾损伤机制与病理改变

临床上具有潜在肾损伤作用的药物按照其损伤机制一般分为五类:①影响肾脏血流动力学;②引起肾小球内微血栓形成;③损伤肾小管;④引起间质性肾炎;⑤引起肾小管或尿道阻塞性肾损伤等。值得注意的是,某些药物对肾脏的多个部位均有损伤作用(表 32-1)。

表 32-1　药物诱导肾损伤的发病机制、药物种类、临床表现和治疗

损伤机制	药物种类	特征性改变	处理
影响肾脏血流动力学	利尿剂、NSAID、ARB、ACEI、环孢素、他克莫司、造影剂、舒血管药（肼屈嗪、钙通道阻滞剂、米诺地尔、二氮嗪）	$FE_{Na} < 1\%$；$Uosm > 500$；尿沉渣无管型等改变	暂停或终止用药、必要时适当补液
肾小球血管微血栓	环孢素、他克莫司、CD3 单克隆抗体、噻氯匹定、氯吡格雷、奎宁、干扰素、万乃洛韦、丝裂霉素 C、顺铂、博莱霉素、吉西他滨、5-氟尿嘧啶等	发热、微血管病性溶血性贫血、血小板减少	停药、支持治疗、必要时血浆置换
肾小球血管胆固醇血栓	肝素、华法林、链激酶	发热、微血管病性溶血性贫血、血小板减少	停药、支持治疗、必要时血浆置换
肾小球损伤（影响肾小球通透性）	青霉素、卡托普利、NSAID、干扰素、帕米膦酸二钠、非诺洛芬、α-干扰素、芬氯酸、托美丁、膦甲酸	水肿、轻到中度蛋白尿、血尿、红细胞管型	停药、支持治疗
肾小管毒性损伤	氨基糖苷类、造影剂、顺铂、奈达铂、甲氧氟烷、两性霉素 B、头孢噻啶、链佐星、他克莫司、卡马西平、普卡霉素、喹诺酮、膦甲酸、喷他脒、唑来膦酸、西多福韦、阿德福韦、替诺福韦、甘露醇、右旋糖酐、羟乙基淀粉	$FE_{Na} > 2\%$；$Uosm < 350$；尿成渣可见颗粒管型及肾小管上皮细胞	停药、支持治疗
肾间质肾炎（免疫介导）	青霉素、甲氧西林、利福平、磺胺类、噻嗪类利尿剂、西咪替丁、苯妥英钠、别嘌呤醇、头孢菌素类、阿糖胞苷、呋塞米、干扰素、NSAID、环丙沙星、克拉霉素、红霉素、罗非昔布、泮托拉唑、奥美拉唑、阿扎那韦	发热、皮疹、嗜酸性粒细胞增多、无菌脓尿、白细胞管型、嗜酸性粒细胞尿	停药、支持治疗
阻塞性肾损伤（肾小管阻塞和/或肾结石）	阿昔洛韦、甲氨蝶呤、磺胺类、氨苯蝶啶、茚地那韦、膦甲酸、更昔洛韦	严重肾小管阻塞时可出现 ATN	停药、支持治疗、必要时肾脏替代治疗
阻塞肾小管（横纹肌溶解）	洛伐他汀、乙醇、可待因、苯巴比妥、地西泮	血肌酸激酶升高；血肌红蛋白升高；尿沉渣 ATN 管型	停药、支持治疗、必要时肾脏替代治疗
阻塞肾小管（溶血反应）	奎宁、磺胺类药物、肼屈嗪、氨苯蝶啶、呋喃妥因、美芬妥因	血乳酸脱氢酶升高；血红蛋白减低；血红蛋白尿	停药、支持治疗
尿路梗阻（输尿管结石、继发性腹膜后纤维化）	二甲麦角新碱、麦角胺、双氢麦角胺、甲基多巴、吲哚洛尔、肼屈嗪、阿替洛尔	尿沉渣良性表现；超声示肾盂积水	停药、解除输尿管梗阻

注:NSAID,非甾体类抗炎药;ARB,血管紧张素受体阻滞剂;ACEI,血管紧张素转化酶抑制剂;FE_{Na},钠排泄分数;Uosm,尿渗透压;ATN,急性肾小管坏死

1. 影响肾脏血流动力学的药物 非甾体类抗炎药物（NSAID）、血管紧张素转化酶抑制剂（ACEI）、血管紧张素受体阻滞剂（ARB）、舒血管药（肼屈嗪、钙通道阻滞剂、米诺地尔、二氮嗪）、钙调神经磷酸酶抑制剂（环孢素、他克莫司）、利尿剂（氨苯蝶啶）和高渗性造影剂等药物可通过干扰肾血管的收缩状态影响肾脏的血流动力学状态导致肾损伤。尤其是临床长时间大剂量应用时，它们的潜在肾损伤风险会明显升高。

（1）非甾体类抗炎药物：NSAID 临床应用非常广泛，尽管大部分情况下应用都是安全的，但对于合并基础肾疾病、脓毒症及心衰等肾血流量已经下降的患者而言，其潜在的肾毒性作用就会明显增强。当各种原因引起循环中血管紧张素 Ⅱ、去甲基肾上腺素、抗利尿激素和内皮素等分泌过多时，肾血流量下降，肾皮质和髓质前列腺素的合成增加，肾小球入球小动脉舒张，避免因血管收缩导致肾小球灌注不足。NSAID 可以通过抑制环氧化酶（COX）的活性使肾脏内舒血管的前列腺素合成减少，导致血管收缩和缺血而损伤肾脏。这种潜在的肾损伤作用除了与药物的应用时间和剂量相关外，还与 NSAID 的种类相关。研究显示，吲哚美辛是引起 NSAID 相关 AKI 的最常见药物，而阿司匹林相对比较安全。应该注意的是，对于具有 AKI 高危因素的患者，所有 NSAID 都必须谨慎应用。此外，NSAID 除了影响肾脏血流动力学外，对肾小球也有损伤作用，而且还可引起急性间质性肾炎（acute interstitial nephritis，AIN）。

（2）降压药：ACEI 和 ARB 是两类临床处方量非常大的降压药物，可抑制血管紧张素 Ⅱ 的合成与活性，使肾小球出球小动脉舒张，降低肾小球毛细血管静水压，导致肾小球滤过率（GFR）下降。早期的研究表明，ACEI 和 ARB 可引起血肌酐升高、短暂性少尿甚至无尿。但南方医科大学侯凡凡教授发表在《新英格兰医学杂志》上的随机、双盲对照研究显示：如果从小剂量开始逐渐增加 ACEI 类药物贝那普利的剂量，可以明显延缓慢性肾功能障碍的进展，虽然具体机制仍不明确，但密切结合患者的具体情况，从小剂量开始应用此类药物，避免血压过度波动并密切监测肾功能变化，可以充分发挥 ACEI 保护肾功能的作用。其他舒血管药（肼屈嗪、钙通道阻滞剂、米诺地尔、二氮嗪等）也可能造成血压的大幅度波动，导致肾脏灌注不足而引起肾损伤。

（3）免疫抑制剂：环孢素和他克莫司是两种常见的免疫抑制剂，多用于器官移植和骨髓移植。它们可以增加肾脏内皮素和血栓素 A_2 的合成分泌，引起入球小动脉收缩、GFR 下降，进而影响肾脏灌注并诱导 AKI 的发生。同时它们还会损伤肾间质，使 AKI 逐渐进展为 CKD。环孢素和他克莫司肾毒性作用与剂量相关，长时间大剂量使用时其肾毒性会显著增加。实验室检查可发现，血肌酐升高伴有低钾血症和低镁血症。肾活检可表现为肾小动脉增厚、肾小球硬化和近曲小管内皮细胞萎缩。

（4）氨苯蝶啶：氨苯蝶啶是一种保钾利尿药，常与氢氯噻嗪联合应用于高血压、心衰等心血管系统疾病患者。除了有直接收缩肾血管的作用外，大剂量使用（100～200mg/d）时，还可以引起心输出量下降，导致肾血流量下降而诱发肾损伤。氨苯蝶啶与 NSAID、ACEI、ARB、舒血管药物联合应用于心血管疾病患者时，它们的肾损伤作用会相互叠加，使 AKI 发生的风险明显增加。

（5）造影剂：随着现代造影成像及介入治疗技术的发展，造影剂引发的肾损伤作用越来越引起临床重视，高渗性造影剂的快速血管内注入可引起急性肾血管收缩，造成肾前性肾损伤。除此之外，造影剂还对肾小管有损伤作用。

2. 引起肾小球内微血栓形成的药物　免疫抑制剂(环孢素、他克莫司、CD₃单克隆抗体)、抗血小板药物(噻氯匹定、氯吡格雷)、抗疟疾药(奎宁)、抗病毒药物(干扰素、万乃洛韦)、肿瘤化疗药物(丝裂霉素 C、顺铂、博莱霉素、吉西他滨、5-氟尿嘧啶)等药物可能会引起肾小球毛细血管内皮血管损伤、血小板聚集消耗进而导致肾小球内广泛微血栓形成,甚至还可以通过介导自身免疫反应引起血栓性血小板减少性紫癜(thrombotic thrombocytopenic purpura,TTP)和溶血尿毒综合征(hemolytic uremic syndrome,HUS)。这些药物对肾小球的损伤作用主要与药物剂量相关,具体机制目前尚不清楚。一旦发生 TTP-HUS,可行血浆置换疗法。

抗凝药物(肝素、华法林)及溶栓药物(链激酶)在用于由于动脉粥样硬化斑块继发的血栓形成时,可能会引起粥样硬化斑块小碎片反复脱落,这些富含胆固醇的斑块碎片可以引起肾小动脉和肾小球毛细血管阻塞,并可继发周围肾间质的炎症反应,从而造成肾损伤。

3. 引起肾小球损伤的药物

(1)非甾体类抗炎药物:NSAID 抑制 COX 通路,减少花生四烯酸合成前列腺素的同时,通过脂氧合酶可以增加花生四烯酸的分解代谢,进而刺激促炎因子白三烯在肾组织的分泌,引起肾小球毛细血管通透性增加,出现蛋白尿、白细胞尿和血尿。研究显示,NSAID 中引起肾小球损伤最常见的药物是非诺洛芬,应引起注意。

(2)青霉素、卡托普利和膦甲酸:这些药物引起的肾小球损害可能与它们损伤肾小球基底膜有关。

(3)α-干扰素:它可引起多种不同程度的肾小球病理改变,包括局灶节段性透明变性与脏层上皮增生、新月体性肾小球肾炎和膜性肾病,具体机制有待进一步阐明。

(4)帕米膦酸二钠:它有抑制破骨细胞的作用,常用于辅助治疗恶性肿瘤并发的高钙血症和溶骨性癌转移引起的骨痛。由于破骨细胞和肾小球脏层足细胞具有相似的细胞结构,因此,此类药物可能通过损伤足细胞造成肾小球的通透性发生改变。

4. 影响肾小管的药物

(1)氨基糖苷类:此类药物可完全被肾小球滤过并累积在肾小管细胞内,尤其容易损伤近端肾小管和集合管上皮细胞,严重时甚至可以引起急性肾小管坏死(ATN)。其可能的机制主要是由于氨基糖苷类药物带有正电荷,使其容易与肾小管上皮细胞膜磷脂结合并转运累积在细胞内,进而通过损伤肾小管上皮细胞内的线粒体和溶酶体膜导致肾小管损伤甚至坏死。

(2)抗病毒药:阿昔洛韦和西多福韦主要对近端肾小管有损伤作用,其机制主要是近端肾小管上皮细胞可以通过人类肾脏有机阴离子转运体将带有负电荷的阿昔洛韦和西多福韦等抗逆转录病毒的药物转运到细胞内引起损伤。而抗病毒药物膦甲酸主要损伤远端肾小管,使磷酸盐聚集在肾小管上皮细胞内从而引起细胞酸中毒甚至肾性尿崩。

(3)顺铂:它是一种用于多种肿瘤的化疗药物。在早期,其肾损伤的发生率几乎接近100%,减少药物剂量及采取补液水化等预防措施后肾损伤的发生率可降至 13%。顺铂主要损伤近端肾小管,它可以和细胞巯基蛋白结合干扰氧化磷酸化过程,从而影响细胞的能量产生,导致近端肾小管细胞损伤,进而引起 GFR 下降和远端肾小管损伤。

(4)两性霉素 B:它对近端肾小管和远端肾小管上皮细胞均具有损伤作用。两性霉素 B可以直接与肾小管上皮细胞膜结合,导致细胞膜对钾和钠离子的通透性增加,并引起细胞氧耗增加;同时还可激活缩血管性前列腺素,引起肾供血供氧下降,当肾脏氧供明显不足时则可引起细胞坏死。

(5)甘露醇、右旋糖酐和羟乙基淀粉:它们可以使近端肾小管上皮细胞出现空泡变性和肿胀,尤其当患者已经存在肾功能障碍时,长时间大剂量应用很可能引起上皮细胞损伤凋亡,诱发 AKI。

5. 影响肾间质的药物 青霉素类、头孢菌素类、喹诺酮类和磺胺类等抗菌药物可通过介导急性过敏反应引起急性过敏性间质性肾炎。高敏患者接触此类药物后可出现发热、皮疹和嗜酸性粒细胞增多,病理表现为肾间质内 T 细胞、淋巴细胞、单核细胞和嗜酸性粒细胞聚集以及肉芽肿形成,尿液中可出现蛋白、嗜酸性粒细胞。万古霉素引起的 AIN 在药物上市早期比较多见,主要是由于当时制造工艺标准低,使万古霉素含有较多杂质所致。随着制造工艺的改进及万古霉素纯度的提高,导致 AIN 的发生率较低。肾活检多表现为肾间质肉芽肿,尿液分析也常可发现蛋白质、颗粒管型和嗜酸性粒细胞。其他个别药物,如泮托拉唑、奥美拉唑等偶尔也可见引起 AIN 的病例报告。

某些影响肾脏血流动力学的药物同时也会损伤肾间质,如 NSAID 引起慢性间质性肾炎(chronic interstitial nephritis,CIN)多发生在长时间应用 NSAID 的患者中,非诺洛芬是引起 NSAID 相关间质性肾炎最常见的药物。其他可引起 CIN 的药物包括非那西汀、对乙酰氨基酚、锂盐、西多福韦、阿昔洛韦、茚地那韦等。

6. 引起阻塞性肾损伤的药物 文献报道,大剂量应用阿昔洛韦(如治疗生殖器疱疹)和更昔洛韦(如治疗巨细胞病毒性视网膜炎)可引起肾小管阻塞,并可进展为 CKD。而在应用茚地那韦出现 AKI 的患者中,肾活检可见到茚地那韦结晶阻塞集合管。其他常见的、引起肾小管阻塞的药物包括甲氨蝶呤、磺胺类、氨苯蝶啶、膦甲酸等。

某些药物,如洛伐他汀、乙醇、可待因、苯巴比妥、地西泮等存在引起横纹肌溶解的风险,一旦发生此类不良反应,骨骼肌大量释放肌红蛋白,阻塞肾小管而导致 AKI;而奎宁、磺胺类、呋喃妥因、美芬妥因等具有潜在的溶血等不良反应,一旦出现溶血反应,血红蛋白也会通过阻塞肾小管的机制损伤肾脏。

可引起肾外尿路梗阻的药物还有二甲麦角新碱、麦角胺、双氢麦角胺、甲基多巴、吲哚洛尔、肼屈嗪和阿替洛尔等,这些药物可以引起腹膜后组织纤维化,导致输尿管受压和尿路梗阻。

(三)药物诱导肾损伤的预防

药物诱导的肾损伤起病隐匿,常常在肾功能严重受损时才被发现。一旦患者出现了严重的肾功能损伤,除了肾脏替代治疗外,目前尚缺乏特异性的治疗方法,因此,针对药物诱导的肾损伤主要以预防为主。

首先,需要了解常见的、具有潜在肾损伤作用的药物种类和作用机制,同时还应密切监测用药过程中肾功能的变化,重点关注 ICU 内存在脓毒症、休克、心功能不全、严重创伤等具有肾损伤高危因素的患者,在应用具有潜在肾损伤作用的药物时需要密切监测尿常规、肾功能以及一些新型早期肾损伤标志物的变化,如胱抑素 C、中性粒细胞明胶酶相关载脂蛋白、白介素-18、肾损伤分子-1 等,尽早发现肾功能损伤的征象,尽量做到早发现、早调药、早处理。

其次,对于已经出现了肾损伤的患者,要注意根据患者当前的肾功能状态调整药物剂量,避免肾功能损伤进一步加重。目前临床常用基于肌酐的 GFR 估算公式(Cockcroft-Gault 公式等)来估算 GFR,并作为调整药物剂量的依据。但需要注意的是,与按照金标准测定的 GFR 相比,这些常用的、基于肌酐的 GFR 估算公式对 ICU 内 AKI 患者 GFR 的估算存在较大的误差。因此,这些公式估算出的 GFR 参考价值有限。最近的研究显示,对于 CKD 患者,基于胱抑素 C 的 GFR 估算公式要明显优于基于肌酐的估算公式。最新的 CKD 指南已经推荐应用基于胱抑素 C 的 GFR 估算公式来作为 CKD 的分期和相应药物剂量调整的依据。这些基于胱抑素 C 的 GFR 估算公式未来是否也可以应用于 AKI 患者值得进一步的研究论证。

最后,还应该结合患者的临床特点进行个体化的预防。目前国外已有借助计算机程序化的辅助用药决策系统来帮助医生做出合理的药物剂量调整的尝试。尽管此系统可以实时监测患者的肝、肾功能等指标变化,并根据监测的指标自动给临床医生提供相关用药信息和药物剂量调整推荐意见,但临床应用效果似乎并不十分理想。由于影响药物诱导的肾损伤混杂因素较多,除了药物本身的作用外还与患者的个体素质、既往肾功能情况和机体的病理生理状态有关,因此除了借助先进的信息技术支持外,还必须综合考虑上述因素对患者进行个体化用药。

三、毒物诱导的肾损伤

毒物中毒多发生于意外事故,其中最常见的、诱导肾损伤的毒物包括重金属、有机磷农药、有机溶剂和各种生物毒素等,这些毒物进入人体后可引起一系列中毒反应和器官功能损伤,其中肾脏是最容易受累的器官之一,因此,应了解它们的肾损伤机制和主要治疗措施。

(一)重金属致肾损伤

化学上根据金属的密度将其分成重金属和轻金属,其中密度大于 $4.5g/cm^3$ 者称为重金属,目前有报道的、可导致 AKI 的重金属包括汞、铜、铅、铋等。

1. 汞中毒 汞中毒引起的 AKI 多见于工业接触或意外事故致大量汞摄入,其致病的可能机制包括:①损伤肾小球毛细血管通透性,使蛋白滤出增加;②聚集在近曲小管,引起近曲小管重吸收障碍;③与体内蛋白质结合形成抗原,导致类似肾病综合征症状,病理可表现为肾病综合征和 ATN。

汞中毒主要临床表现为发热、皮疹和消化系统症状,如口腔溃疡、齿龈红肿、牙齿松动、齿龈汞线、金属异味感、腹部绞痛等。发生 AKI 时,可出现大量蛋白尿、水肿、低蛋白血症,甚至 ATN 的表现。根据有明确的汞接触史、血汞升高和上述表现可诊断为汞中毒。治疗措施包括:①脱离汞接触;②及时洗胃、导泻;③驱汞治疗(二巯基丙磺酸钠、二巯基丁二钠);④血液净化治疗:血浆置换是最有效的清除体内汞的方法,尽管血液透析/滤过或灌流吸附不能清除汞,但当出现 AKI 等严重并发症时仍需应用;⑤对症支持治疗。

2. 铜中毒 铜是人体必需的微量元素,但过量摄入会引起严重的毒副作用。约 20%~40% 的急性铜中毒患者会出现 AKI,临床最常见的铜中毒类型为硫酸铜中毒。其发病机制可能主要与血管内溶血和血红蛋白管型阻塞肾小管有关,病理多表现为 ATN。

铜中毒的主要临床表现有流涎、口腔金属味、恶心、呕吐、腹泻、呕血、黑便、腹痛、肝脏肿大等消化系统症状,并可出现黄疸、溶血性贫血、血红蛋白尿,合并 AKI 时可出现少尿或无尿。根据有明确的大量铜盐摄入史、血铜明显升高和上述临床表现可诊断铜中毒。治疗措施包括:①支持治疗:补液、维持循环稳定、保护胃黏膜等;②驱铜治疗:二巯丙醇、青霉胺、依地酸钙钠（EDTA），如果已经出现 AKI，上述药物应慎用，因为它们本身就有一定的肾毒性作用，必要时联合血液净化治疗；③血液净化治疗：尚无临床证据表明某种血液净化治疗模式能够清除铜，当出现 AKI 等严重并发症时仍需应用；④对症支持治疗。

3. 铅中毒　铅中毒多为慢性铅中毒，导致 AKI 的病例相对少见，除非短时间内大量摄入含铅物质。铅中毒致肾损伤机制可能与其直接影响肾小管上皮细胞代谢、导致氧自由基细胞损伤有关，同时它还可以通过诱发溶血等因素间接导致肾损伤，病理多表现为 ATN。

铅中毒的主要临床表现有口腔金属味、腹部绞痛、恶心、呕吐、腹泻、黑便、腹痛、中毒性肝病、中毒性脑病、周围神经和自主神经功能紊乱等，大量中毒可在短时间内出现少尿甚至无尿。根据近期内有明确的大量铅摄入史、血铅含量明显升高及上述临床表现可诊断铅中毒。治疗措施包括：①口服铅中毒者应及时洗胃，并注意保护胃黏膜；②EDTA 驱铅治疗，如已出现少尿，应联合血液净化治疗；③血液净化治疗：当出现 AKI 等严重并发症时需及时应用；④对症支持治疗。

4. 铋中毒　目前临床上所用的可溶性铋剂，如水杨酸铋、酒石酸铋、枸橼酸铋、果胶铋等都具有潜在肾毒性，用药过量或意外服用时极易造成肾损伤。研究表明，铋的最小致死量仅为 0.5g。目前铋中毒引起肾损伤的机制尚不清楚，可能与其对肾脏具有直接毒性作用及强烈的呕吐致有效血容量减少有关，病理检查发现其主要损伤近曲小管，可造成近曲小管急性坏死，从而导致 AKI。

铋中毒的主要临床表现为顽固性恶心、呕吐、口渴和尿量减少，同时根据短期内超常规剂量的铋剂服药史，实验室采用原子吸收光谱法测定的血铋和尿铋浓度明显升高以及血肌酐、尿素氮等升高可做出诊断。治疗措施包括：①如服药时间短，应及时洗胃并导泻，促进铋排出；②补液纠正低血容量；③应用二巯基丙磺酸钠驱铋治疗；④血液净化治疗：血液滤过、血液透析或腹膜透析均可使血铋迅速下降，需及时应用；⑤对症支持治疗。

（二）急性有机磷中毒致肾损伤

急性有机磷农药中毒是急诊最常见的中毒类型之一。有机磷农药经胃肠道吸收迅速，并快速分布到全身，其中肝脏中的浓度最高，其次为肾脏。其毒性作用可抑制多种酶的活力，尤其对乙酰胆碱酯酶的抑制作用最强。急性有机磷农药中毒引起 AKI 的机制主要包括：①中毒后发生脱水甚至低血容量性休克；②乙酰胆碱大量在体内蓄积引起体循环血管痉挛，尤其是肾血管痉挛，造成肾脏缺血缺氧；③毒物直接损伤肾脏造成肾小管变性坏死。

急性有机磷中毒的临床表现为呼出气大蒜味、瞳孔缩小、多汗、肌纤维颤动、意识障碍等，监测胆碱酯酶活性明显减低，并根据明确的有机磷农药接触或摄入史可做出诊断。治疗措施包括：①脱离接触，清除毒物（清洗皮肤、洗胃、导泻等）；②生命支持，合并昏迷、肺水肿和呼吸衰竭者需要机械通气治疗；③特效解毒药的使用（氯解磷定、碘解磷定、双复磷、阿托品等）；④血液净化治疗：血液灌流序贯连续静脉-静脉血液滤过（CVVH）治疗有利于清除体内的毒物，并改善预后；⑤对症支持治疗。

（三）有机溶剂致肾损伤

目前经文献报道或动物研究确认，有肾损伤作用的有机溶剂主要包括卤化烃类（四氯化碳、氯仿、三氯乙烯、四氯乙烯）、醇类（甲醇、乙醇、丁醇）、二醇类（乙二醇、丙二醇、二乙二醇）、芳烃类（苯、甲苯、二甲苯、苯乙烯）等。此类中毒多与职业接触有关，工业上经常会接触到这些有机溶剂，它们的共同特点是脂溶性强，除了易产生中枢神经系统抑制症状外，还容易聚积于肝脏、肾脏等脂肪含量较高的器官而导致急性损伤。有机溶剂引起肾损伤的主要机制是其诱导 ATN,病情的严重程度与有机溶剂接触时间长短和摄入量有关,出现 AKI 等严重并发症时往往需要血液净化治疗,至于血液净化治疗对有机溶剂的清除作用如何目前尚缺乏研究报道。由于此类中毒多涉及国家有关职业中毒的相关政策,具体诊疗应严格按照国家统一颁布的《职业性急性化学物中毒诊断标准》(GBZ 71-2002)及《职业性急性化学物中毒性多器官功能障碍综合征诊断标准》(GBZ 77-2002)执行。

(四) 生物毒素致肾损伤

生物毒素是指由动物、植物或微生物等产生的、对其他生物有毒害作用的化学物质。某些生物毒素致肾损伤的发病机制尚未完全阐明,可能与毒素的直接毒性作用、肾小管坏死和肾小管阻塞、变态反应等因素有关。常见的、可引起肾损伤的生物毒素中毒包括鱼胆中毒、蛇毒中毒、蜂蜇中毒、毒蕈中毒等。

1. 鱼胆中毒　　中国传统医学认为鱼胆有“清热、解毒、明目”等功效,某些地方民间仍有吞服鱼胆的习俗,因此鱼胆中毒仍屡见不鲜。鱼胆中毒致 AKI 的发生率为 55%~100%。青鱼、草鱼、鲤鱼、鲢鱼等淡水鲤鱼科鱼类鱼胆中除了含有胆酸、牛黄胆酸、鹅去氧胆酸、牛黄鹅去氧胆酸等成分外,还含有鲤鱼毒素、鲤醇硫酸酯钠、氢氰酸和组胺等水溶性毒素。这些毒素可以抑制细胞色素氧化酶,影响细胞呼吸链,导致细胞溶酶体和线粒体功能障碍,最终可引起肾小管上皮细胞坏死,脱落的坏死细胞可形成管型阻塞肾小管最终导致 AKI 的发生。

鱼胆中毒的临床表现为恶心、呕吐、腹痛、腹泻,随即可出现严重的肝、肾功能损伤。根据有吞食鱼胆史,结合临床表现可做出诊断。目前尚无专门针对鱼胆中毒的解毒药,治疗措施包括:①及时洗胃、导泻;②血液净化治疗:血液灌流序贯 CVVH 治疗可能更有利于清除体内的毒物;③对症支持治疗。

2. 蛇毒中毒　　毒蛇咬伤在我国某些偏远山区、农村、沿海等地仍经常发生,蛇毒毒素的主要成分包括神经毒素、心脏毒素和出血毒素等。蛇毒中的磷脂酶 A 能引起血管内溶血和横纹肌溶解,产生大量血红蛋白和肌红蛋白并阻塞肾小管,导致 AKI。此外,蛇毒中的蛋白水解酶还可以损伤血管壁引起出血和血容量减少,并可使组胺释放引起血管舒张、血压下降,导致肾脏低灌注,从而加重 AKI。

蛇毒中毒的局部临床表现为咬伤部位肿胀、疼痛、水泡和血痂形成;全身临床表现为广泛的皮肤、黏膜和内脏出血,意识不清、肌张力降低、腱反射减弱,呼吸困难甚至低血压休克。出现 AKI 时可表现为少尿或无尿、蛋白尿、血尿(酱油样)和管型尿等。蛇毒中毒的治疗措施包括:①结扎受咬肢端,减少毒液吸收;②清洗伤口,促进未吸收毒液的清除;③尽快应用抗蛇毒血清;④合并 AKI 时应及时行血液净化治疗,CVVH 对循环影响较小,且可清除肌红蛋白,应作为首选。

3. 蜂蜇中毒　　近年来,蜂蜇中毒引起的死亡事件常见诸媒体报道。蜂类属群居昆虫,蜂群受惊扰后往往群起攻击,因此可将大量毒素注入人体。蜂毒的主要成分包括多种生物胺、多肽及酶类。其中,生物胺,如组胺、5-羟色胺可引起局部疼痛;酶类,如磷酸酶和透明质酸酶等可引起变态反应;而多肽类对神经系统有毒性作用,并可造成溶血、横纹肌溶解和凝血功能障碍。变态反应严重时可出现过敏性休克,影响肾脏灌注;同时血红蛋白和肌红蛋白可阻塞肾小管致 AKI。

蜂蜇中毒除局部剧痛、红肿外,大量中毒可出现严重的全身症状,如发热、畏寒、头痛、恶心、呕吐、血压下降甚至过敏性休克。合并 AKI 时可出现少尿或无尿、血尿、蛋白尿及管型尿。蜂蜇中毒的治疗措施包括：①尽快拔除蜂刺，如有条件尽可能吸出毒液；②清洗伤口（黄蜂应用醋酸或食醋，其他蜂类可用肥皂水、5%碳酸氢钠溶液或氨水冲洗）；③及时处理过敏性休克；④合并 AKI 时应及时行血液净化治疗，CVVH 对循环影响较小，且可清除肌红蛋白，可作为首选。

4. 毒蕈中毒　雨水充沛的夏季是各种毒蕈中毒的高发期。毒蕈为一种大型真菌，其真菌毒素被人误食后可引起不同种类的中毒症状，症状的严重程度与毒蕈的种类、摄入量及个体素质有很大关系。按照临床表现，毒蕈中毒主要分为胃肠炎型、精神神经病型、中毒性溶血型和中毒性肝炎型四种。其中溶血型毒素可破坏红细胞和横纹肌，释放出大量血红蛋白和肌红蛋白阻塞肾小管引起 AKI。而中毒性肝炎型最严重，病死率最高，且极易发生包括肾脏在内的多器官功能衰竭，肾活检多表现为 AIN。

毒蕈中毒常以恶心、呕吐和腹泻等消化道症状起病，不同中毒类型可出现相应的谵妄、幻觉、溶血、黄疸、肾功能损伤、甚至多器官功能衰竭等表现。研究表明，一旦出现肝肾衰竭，联合应用血液灌流和 CVVH 对改善预后可发挥积极作用。

四、小结

住院患者中肾毒性药物诱导的 AKI 具有较高的发病率和病死率。由于 ICU 内重症患者合并症多，往往存在感染、休克、心功能不全等病理状态，这些情况均可引起药物的药代动力学发生改变，使得具有潜在肾毒性的药物更容易损伤肾脏，因此，药物诱导的 AKI 在 ICU 内比普通病房更为常见。不管药物通过何种机制损伤肾脏，药物诱导的肾损伤起病隐匿，常常在肾功能严重受损时才被发现；除了肾脏替代治疗外，目前尚缺乏特异性的治疗方法，应以预防为主。毒物中毒多发生于意外事故，毒物进入人体后可引起一系列中毒反应和器官功能损伤，其中肾脏是最容易受损的器官之一，因此，ICU 医师也需要掌握常见毒物的损伤机制和主要治疗措施。

（李青栋　万献尧）

参考文献

1. Susantitaphong P，Cruz DN，Cerda J，et al. World incidence of AKI：A Meta-analysis. Clin J Am Soc Nephrol，2013，8：1482-1493.
2. Uchino S，Kellum JA，Bellomo R，et al. Acute renal failure in critically ill patients：a multinational，multicenter study. JAMA，2005，294：813-818.
3. Perazella MA. Drug use and nephrotoxicity in the intensive care unit. Kidney Int，2012，81：1172-1178.
4. Taber SS，Pasko DA. The epidemiology of drug-induced disorders：the kidney. Expert Opin Drug Saf，2008，7：679-690.
5. Ferguson MA，Vaidya VS，Bonventre JV. Biomarkers of nephrotoxic acute kidney injury. Toxicology，2008，245：182-193.
6. Taber SS，Mueller BA. Drug-associated renal dysfunction. Crit Care Clin，2006，22：357-374.
7. Hou FF，Zhang X，Zhang GH，et al. Efficacy and safety of benazepril for advanced chronic renal insufficiency. N Engl J Med，2006，354：131-140.
8. Berdichevski RH，Luis LB，Crestana L，et al. Amphotericin B-related nephrotoxicity in low-risk patients. Braz J In-

fect Dis,2006,10:94-99.

9. Kintzel PE.Anticancer drug-induced kidney disorders.Drug Saf,2001,24:19-38.

10. Perazella MA,Markowitz GS.Drug-induced acute interstitial nephritis.Nat Rev Nephrol,2010,6:461-470.

11. Choudhury D,Ahmed Z.Drug-associated renal dysfunction and injury.Nat Clin Pract Nephrol,2006,2:80-91.

12. Bentley ML,Corwin HL,Dasta J.Drug-induced acute kidney injury in the critically ill adult:recognition and prevention strategies.Crit Care Med,2010,38(6 Suppl):S169-174.

13. Bragadottir G,Redfors B,Ricksten SE.Assessing glomerular filtration rate (GFR) in critically ill patients with acute kidney injury-true GFR versus urinary creatinine clearance and estimating equations.Crit Care,2013,17:R108.

14. Inker LA,Schmid CH,Tighiouart H, et al.Estimating glomerular filtration rate from serum creatinine and cystatin C.N Engl J Med,2012,367:20-29.

15. Dharmarajan TS,Davuluri S.Medications,renal function,and kidney injury:a complex interplay,wherein prevention is easier than cure! J Am Med Dir Assoc,2014,15:692-696.

第三十三章

造影剂相关肾损伤

一、概述

随着现代影像学诊断技术和介入治疗技术的发展,造影剂(contrast)的应用越来越普遍,造影剂引起的肾脏损害也引起广泛关注。造影剂又称对比剂,是为增强影像观察效果而注入到人体组织或器官的化学制剂,是介入放射学中常使用的药物,主要用于血管、体腔的显影。由造影剂引起的急性肾损伤称之为造影剂相关肾损伤(contrast-induced acute kidney injury,CI-AKI),也称造影剂肾病(contrast-induced nephropathy,CIN)。研究显示,CI-AKI 是住院患者新发 AKI 的第三位原因,仅次于肾脏低灌注和肾毒性药物,病死率高达34%,是使用造影剂最严重的并发症之一。了解 CI-AKI 的发生机制和危险因素,采取必要的预防措施可大大减少 CI-AKI 的发生。

二、定义与流行病学

CI-AKI 一般被定义为使用造影剂 48 小时后血肌酐(Scr)上升 0.5mg/dl(44μmol/L)或较基础值增加大于25%,或肾小球滤过率(estimated glomerular filtration rate,eGFR)下降大于25%,或满足上述三项之一。正常成年人血肌酐的基础值为(1.12±0.3)mg/dl[(99±26.5)μmol/L],eGFR 的平均值为 125ml/min 左右。

在既往文献中, CI-AKI 因参照的诊断标准不同,其发生率也不尽相同。按照上述不同的参照值,CI-AKI 的发病率分别为 3.3%(Scr 上升>0.5mg/dl)、10.2%(Scr 上升>25%)、7.6%(eGFR 下降>25%)和10.5%(满足上述三项之一)。危重患者新发 CI-AKI 的流行病学状况并不清楚。在一项 75 例基础 Scr 正常的 ICU 患者采用静脉注射低渗性造影剂进行 CT 扫描的观察研究中发现,18%的患者 Scr 上升>25%。而未使用造影剂进行 CT 扫描的患者 Scr 水平无变化。这项小型研究说明,对于病情危重的患者,即使是肾功能"正常",静脉应用含碘造影剂与显著增加的 CI-AKI 有关。

许多研究结果显示,发生 CI-AKI 的患者不仅增加死亡风险、延长住院时间,还会增加其他不良后果的发生,包括早发或晚发的心血管事件,后者常见于经皮冠状动脉介入手术后。此外还发现,当 CI-AKI 患者需要透析治疗时,其病死率高于不需要透析治疗的患者。

三、常用造影剂

临床上常用的造影剂为 2,4,6-三碘丙酸衍生物,有钠盐和葡胺盐两种,分子量为 6000~

7000 道尔顿,血液 pH 为 7.4 时造影剂一般为阴离子。这些造影剂几乎不与血浆蛋白结合,或仅松散结合,不被机体代谢,通常以原型从肾小球滤出。目前常用的造影剂主要有四类:非离子型低渗性、离子型低渗性、非离子型等渗性和离子型高渗性造影剂(表 33-1)。

表 33-1　常用造影剂

造影剂	中文名称	渗透性	离子型
Diatrizoate Sodium	泛影酸钠	高渗	离子
Ioxaglate	碘克酸	低渗	离子
Iodixanol	碘克沙醇	等渗	非离子
Iohexol	碘海醇	低渗	非离子
Iopamidol	碘帕醇	低渗	非离子
Ioversol	碘佛醇	低渗	非离子
Iomeprol	碘美普尔	低渗	非离子
Iobitridol	碘比醇	低渗	非离子
Iopromide	碘普罗胺	低渗	非离子

CI-AKI 主要源于含碘造影剂的使用。非含碘造影剂,尤其是含钆造影剂,也可以引起 AKI。

四、危险因素

现今,全世界各地每年应用高达数以百万计的血管内造影剂。这些影像学检查大多在非卧床患者中进行,往往不需要采取特殊的预防措施。然而,在老年人群中造影剂的使用越来越多,而这些老人往往存在 CI-AKI 的危险因素,如患有慢性肾脏病(CKD)和糖尿病等。存在 CI-AKI 危险因素的患者更易发生 CI-AKI。因此,筛选 CI-AKI 的高危患者十分重要。

(一)与患者相关的危险因素

CI-AKI 的发生与患者自身的病理生理状态密切相关。有研究表明,对于没有合并症的患者,CI-AKI 的发生率小于 5%。对于肾功能稳定的患者,应该采用 eGFR 评价肾功能。基础肾功能损害是发生 CI-AKI 最重要的危险因素,因此,强烈推荐在使用造影剂前对患者是否伴有急性或慢性肾脏损害进行筛查。目前尚无法确定 eGFR 低于何值时 CI-AKI 的发生风险增加。其次,发生 CI-AKI 的危险因素还有年龄>75 岁,糖尿病。尽管糖尿病本身就是 CI-AKI 发生的危险因素,当 CKD 患者合并糖尿病时,它起到了危险"倍增器"的作用。另外,代谢综合征、糖耐量异常和高尿酸血症也是新认识到的 CI-AKI 发生的危险因素。其他危险因素还有急性心肌梗死、休克、充血性心力衰竭、血容量不足、合并使用肾毒性药物等。服用血管紧张素转化酶抑制剂(angiotensin converting enzyme inhibitors,ACEI)和血管紧张素 II 受体阻滞剂(angiotensin II receptor antagonists,ARB)、肾移植、肾功能正常的糖尿病、多发性骨髓瘤、女性以及肝硬化被列为有争议的影响因素。有关服用 ACEI 或 ARB 是否增加 CI-AKI 风险的数据是相互矛盾的,目前尚无充分的证据表明在应用造影剂之前应该停用此类药物。

(二)与造影剂相关的危险因素

造影剂的剂量和种类会影响 CI-AKI 的发生。离子型造影剂的不良反应发生率高,机体的耐受性差。非离子型造影剂可用于各种血管造影及经血管的造影检查。在肾功能正常的患者中,CI-AKI 发生率很低,使用低渗造影剂和高渗造影剂的患者中 CI-AKI 发生率无明显差异;但在有基础肾功能损害的患者中,与高渗性造影剂比较,低渗性造影剂降低了 CI-AKI 的发生率。造影剂剂量越大,CI-AKI 的发生率越高,特别是存在基础肾功能异常的患者。因此,应尽可能控制造影剂的剂量。一项对 1826 例冠脉造影患者进行的回顾性研究结果显示,造影剂剂量小于 100ml 时,一般不会导致严重的、需要透析治疗的急性肾衰竭,在肌酐清除率大于 47ml/min 的患者中,没有一例患者造影后需要透析治疗。

五、发病机制

肾脏是人体排泄机体代谢产物和药物的主要器官,血流供应丰富,几乎占心输出量的 1/4。由于大量血液流经肾脏,把代谢产物和药物大量地带进肾脏组织内,有些药物经肾小球滤过后,又在肾小管内返回扩散,集聚在肾乳头间质及肾小管内皮细胞,使其浓度远远高于血液中的浓度,从而导致肾脏的损害。CI-AKI 机制目前尚不完全清楚,可能与以下几方面因素有关。

(一) 肾脏血流分布异常与肾髓质缺氧

CI-AKI 的发生与肾脏血流动力学改变有关。肾内血流分布及血流速度在肾脏的不同部位存在很大的差异,外层皮质组织血流量最大,占肾总血流量的 80%,内层皮质和外层髓质肾血流量明显减少,约占肾总血流量的 15%,内层髓质和乳头部最少,只占 5%。另外,皮质血流速度明显较髓质快,肾髓质的血流缓慢而迂回,因此肾髓质对缺血缺氧高度敏感。动物实验显示,注射造影剂后首先引起肾血管短暂扩张和肾血流量增加,随后出现肾血管长时间收缩。肾血管对注入造影剂的反应可分为两个时相,首先是血管扩张阶段,时间非常短暂,仅数分钟;随后进入血管痉挛性收缩阶段,时间长达 4 小时以上。肾血管痉挛性收缩与球管平衡失调及血管舒张收缩激素比例失衡有关。肾血管持续性收缩造成肾脏血流重新分配,大部分血流被肾皮质截流,导致本来血液供应就不丰富的肾髓质显著缺血,造成肾小管上皮细胞严重缺氧,若同时使用非甾体类抗炎药(nonsteroidal anti-inflammatory drugs,NSAIDs)会加剧造影剂导致的肾脏血管痉挛性收缩,加重肾损伤。

造影剂通过其渗透性利尿作用,增加外髓肾小管上皮细胞钠转运负荷,使肾髓质能量代谢和氧需求增加,进一步加剧髓质肾小管上皮细胞的缺血缺氧性损伤。发生 CI-AKI 时,肾髓质氧含量明显降低,外髓髓袢升支粗段肾小管上皮细胞组织学改变最明显,与该段钠转运增加引起的氧代谢需求升高而供应不足相吻合;肾近曲小管上皮细胞也受到不同程度的损伤,导致该段对钠的重吸收量显著下降(正常应重吸收 80% 以上),大量未被重吸收的钠顺髓袢下流,导致髓袢升支粗段钠转运负荷显著增加,也是导致髓袢升支粗段高代谢状态的另一重要原因。肾髓质缺血缺氧以及继发的氧自由基产生增加、抗氧化机制减弱,导致肾小管上皮细胞损伤、凋亡或坏死。近年使用的非离子型等渗造影剂,虽减少了因高渗所造成的肾小管上皮细胞损伤,但注射造影剂所造成的肾血管痉挛性收缩仍未避免,可导致肾血管持续收缩引起肾内血流重新分配,导致髓质缺血,最终引发 CI-AKI。

(二) 造影剂对肾小管的直接毒性

目前临床所使用的含碘造影剂与血浆蛋白结合极少,血液中的造影剂主要通过肾小球滤过排泄,在肾小管不被分泌也不被重吸收。由于肾小管中的水分被重吸收,导致肾小管中造影剂高度浓缩,可达血浆浓度的 50~150 倍,从而导致肾小管上皮细胞损伤,表现为空泡变性和溶酶体改变。体外培养证实,造影剂对肾小管上皮细胞有直接毒性作用,缺氧可加重造影剂对肾小管上皮细胞的毒性作用。其毒性机制可能与造影剂破坏肾小管上皮细胞线粒体、干扰细胞能量代谢有关。临床研究证实,造影后患者尿中多种肾小管上皮细胞酶类,如N-乙酰-β-D 葡萄苷酶(N-acetyl-β-glucosaminidase, NAG)、丙氨酸氨基肽酶、γ-谷氨酰转移酶等显著增高,说明有显著肾小管上皮细胞损伤。除了前述由缺血缺氧导致的继发性氧自由基损伤外,造影剂本身也能引起氧自由基产生增加,过氧化氢酶和超氧化物歧化酶等抗氧化酶类活性降低,参与肾小管上皮细胞损伤机制。另有实验研究证实,造影剂可导致肾小管上皮细胞凋亡。

(三)造影剂的流变学特点与急性肾损伤

造影剂的流变学特点也是导致 CI-AKI 的重要因素。等渗二聚体造影剂的黏滞度并不优于低渗造影剂。注射低渗造影剂后,小管内液体黏滞度明显升高,肾间质内压力高达50mmHg,局部氧分压降低。等渗剂致髓质血流量降低比低渗造影剂明显,eGFR 下降。

六、临床表现

大多数 CI-AKI 患者常无症状,临床上不易被发现。轻者仅有肾小管功能检查异常,例如,尿浓缩功能下降,一过性轻度蛋白尿,肾小管上皮细胞管型、颗粒管型,尿酶排泄增加等,并不出现临床症状。典型的 CI-AKI 表现为使用造影剂 1~2 天后 Scr 增加,3~5 天达高峰,7~10 天左右恢复至基础值。大多数患者尿量并不减少,不进行肾功能检测不易发现。仅少数患者需要肾脏替代治疗,其中大部分患者肾功能可恢复至造影前水平,不可逆者少见。但造影前存在 CI-AKI 高危因素者,肾功能可能进行性恶化。

七、预防

(一)非药物性预防措施

对于 CI-AKI 高危患者,应尽可能使用最低剂量的造影剂,选用等渗或低渗含碘造影剂,而不应用高渗含碘造影剂。如条件允许,应该在患者循环衰竭或者慢性心功能衰竭所致的血流动力学不稳定状态得到纠正之后,再使用造影剂。无 CI-AKI 危险因素者,宜在 48 小时后重复使用造影剂;对于合并糖尿病或慢性肾功能障碍者,宜推迟到 72 小时后再重复使用。如果使用造影剂之后肾功能有所下降,建议在 Scr 恢复至基线水平后再考虑重复使用。使用造影剂时,最好停用肾毒性药物,尤其是 NSAIDs、氨基糖苷类、两性霉素 B、大剂量袢利尿剂和抗病毒药物(阿昔洛韦、膦甲酸钠等)。近期的一项研究发现,含有甘露醇和呋塞米的"强制等容利尿方案(forced euvolemic diuresis protocol)"显著增加了 CI-AKI 的风险。因此建议避免采用此类治疗方式,并且在造影前最好停用呋塞米治疗。

(二)药物性预防措施

1. 水化治疗 造影前后通过口服大量液体或静脉输入大量液体使每分钟尿量达到 2ml以上。水化治疗是已经明确的、可以预防 CI-AKI 的措施。从理论上推测,在应用造影剂的同时给予细胞外液的扩容治疗,能够对抗其造成的肾脏内部血流动力学改变及直接的肾小管毒性作用。体液扩张所致的神经体液改变能够改善造影剂诱导的肾髓质缺氧,包括降低血管加压素以及抑制肾素-血管紧张素系统;此外,具有血管扩张作用的肾脏前列腺素合成增加也可能发挥了一定的作用。扩张血容量还可能通过稀释造影剂的浓度而直接减少对细胞的损伤,尤其在髓质肾小管部分。同样,血管内的扩容治疗可能降低造影剂增加的肾小管液黏稠度。

大多数研究建议,在造影剂治疗前至少 1 小时开始补液,并持续到治疗后 3~6 小时结束。目前还没有明确的证据指导预防 CI-AKI 的最佳补液速度和持续时间,有研究表明,在使用造影剂后的 6 小时内保持"最佳"尿量(≥150ml/h)与 AKI 发生风险的降低有关。由于输注的等张晶体溶液并不能全部存留在血管内,因此要达到尿流量≥150ml/h 就需要维持输液速度≥1.0~1.5ml/(kg·h),在注射造影剂前 3~12 小时开始输液,并延续到注射造影剂后 6~12 小时。口服补液扩容治疗可能有一些益处,但缺乏充分证据表明其与静脉扩容治疗效果相当。因此,对于 CI-AKI 高危患者,不能仅给予口服补液治疗。碳酸氢钠溶液降低 CI-AKI 发生率的证据尚不充分,在未获得较为确切的临床研究证据之前,不建议采用碳酸氢钠溶液用于预防 CI-AKI。对高危患者进行水化预防时应尽量避免容量过负荷。近期的研究结果显示,应用左室舒张末期压力或中心静脉压作为参数指导水化输液速度,降低 CI-AKI 发生率的同时避免了心功能衰竭等不良反应。

临床试验结果大多支持水化可预防高危患者 CI-AKI 的发生,尤其是在严密监测下的输液或联合适当剂量的袢利尿剂。然而近两年发表的研究得出了不同的结果。AMACING 研究结果显示,水化预防和非预防组组间 CI-AKI 的发生率并没有统计学差异,且与水化组相比,非预防组能节省治疗费用。另一项单中心回顾性队列研究应用液体输注量与体重的比值进行分组,结果显示高比值组与更高的 CI-AKI 发生率及不良预后相关。但学者们随即对这两篇文章中采用的统计学方法、患者入选标准等提出质疑,认为阴性结果的出现受这些因素影响。尽管如此,这两项研究结果提示,对于高危患者的水化预防,应注意评估输液所带来的风险。

2. N-乙酰半胱氨酸　对于 CI-AKI 高危患者,宜采用口服 N-乙酰半胱氨酸(N-acetylcysteine,NAC)联合等张晶体溶液治疗的方法进行预防。NAC 为含有巯基的抗氧化剂,可以清除活性氧(reactive oxygen species,ROS),促进一氧化氮合成和增强一氧化氮功能,改善肾脏血流动力学。荟萃分析显示,应用大剂量 NAC(日剂量超过 1200mg 或造影前 4 小时超过 600mg)能明显减少 CI-AKI 的发生率。亦有荟萃分析显示,NAC 与碳酸氢钠联合使用能将 CI-AKI 的发生率降低 35%。

3. 非诺多泮　非诺多泮是一种选择性多巴胺 A_1 受体激动剂,理论上可以增加血流量,特别是肾髓质的血流量。一些缺乏对照的研究提示非诺多泮可以减少 CI-AKI 的发生风险,但近年来较大规模的研究均为阴性结果。因此,不建议使用非诺多泮预防 CI-AKI。

4. 腺苷　既往研究认为腺苷可能有助于预防 CI-AKI 高危患者,但存在心血管方面的副作用以及与其他众多药物之间的相互作用。腺苷预防 CI-AKI 的证据不足,风险/收益比不确定,因此不建议腺苷用于 CI-AKI 的预防。

5. 其他药物　国内外文献报道,可能对 CI-AKI 起预防作用的其他药物包括他汀类药物、钙通道阻滞剂、阿魏酸钠、β-受体阻滞剂、心房肽等。但具体实施方案缺乏规范或标准。另有文献显示,某些中药对 CI-AKI 也有一定的预防与治疗作用。

(三)血液透析和血液滤过的作用

由于肾功能障碍患者延迟排泄造影剂,而一次性血液透析(HD)能够有效清除 60%~90%的造影剂。因此,有些研究尝试对 CI-AKI 高危患者采用预防性 HD 治疗,但多数研究未观察到 CI-AKI 发生率的降低。目前无证据显示在补液的同时进行预防性 HD 治疗能够使患者获益,反而可能带来额外的害处。这可能是与 HD 和血液滤过(hemofiltration,HF)本身会造成肾脏血流动力学改变有关。理论上,采用高通量滤器进行 HF 或血液透析滤过(HDF)较应用低通量透析器能够更有效地清除造影剂。然而,采用 HF 或 HDF 预防 CI-AKI 仍存在争议。

对于严重 CKD 患者,采用 HF/HD 预防 CI-AKI 的风险/收益比尚不确定。考虑到治疗花费以及操作的可行性,在没有获得确切性临床研究证据前,不提倡采用此项预防措施。

八、治疗

CI-AKI 重在预防。对于高龄、合并慢性肾脏病、糖尿病等易发生 CI-AKI 的高危人群,应尽量避免使用造影剂。确需造影者,应选择低渗或等渗含碘造影剂,同时尽可能减少造影剂的使用剂量,并结合患者具体情况采取相应的预防措施。目前尚无针对 CI-AKI 的特异性治疗措施,如果患者发生了 AKI,则应按 AKI 的治疗流程处理,必要时给予肾脏替代治疗。

（孙荣青 蒋怡佳）

参 考 文 献

1. Jafar G, Hamid N, Mojgan G. Contrast-induced nephropathy: A literature review. J Nephropathol, 2014, 3: 51-56.
2. Wong GTC, Irwin MG. Contrast-induced nephropathy. Br J Anaesth, 2007, 99: 474-483.
3. Kidney Disease: Improving Global Outcomes (KDIGO) Acute Kidney Injury Work Group. KDIGO Clinical Practice Guideline for Acute Kidney Injury. Kidney int Suppl, 2012, 2: 1-138.
4. Norbert L, John AK. Contrast-induced acute kidney injury and renal support for acute kidney injury: a KDIGO summary. Crit Care, 2013, 17: 205.
5. Feldkamp T, Kribben A. Contrast media induced nephropathy: definition, incidence, outcome, pathophysiology, risk factors and prevention. Minerva Med, 2008, 99: 177-196.
6. Dong Y, Zhang B, Liang L, et al. How strong is the evidence for sodium bicarbonate to prevent contrast-induced acute kidney injury after coronary angiography and percutaneous coronary intervention? Medicine, 2016, 95: e2715.
7. Brar SS, Aharonian V, Mansukhani P, et al. Haemodynamic-guided fluid administration for the prevention of contrast-induced acute kidney injury: The POSEIDON randomised controlled trial. Lancet, 2014, 383: 1814-1823.
8. Qian G, Fu Z, Guo J, et al. Prevention of contrast induced nephropathy by central venous pressure-guided fluid administration in chronic kidney disease and congestive heart failure patients. JACC Cardiovasc Interv, 2016, 9: 89-96.
9. Nijssen EC, Rennenberg RJ, Nelemans PJ, et al. Prophylactic hydration to protect renal function from intravascular iodinated contrast material in patients at high risk of contrast-induced nephropathy(AMACING): a prospective, randomised, phase 3, controlled, open-label, non-inferiority trial. Lancet, 2017, 389: 1312-1322.
10. Liu Y, Li H, Chen D, et al. Excessively high hydration volume may not be associated with decreased risk of contrast-induced acute kidney injury after percutaneous coronary intervention in patients with renal insufficiency. J Am Heart Assoc, 2016, 5: e003171.

第三十四章

神经重症与急性肾损伤

一、概述

随着神经重症监测治疗理念的进展,人们逐步认识到强化肾脏保护对提高神经重症患者的综合治疗水平具有重要意义。以往曾认为神经重症患者较其他重症患者急性肾损伤(AKI)发生率低,但是,近年来的临床研究发现,AKI 在神经重症患者中并非少见。本章将重点介绍神经重症患者 AKI 的流行病学特征、危险因素以及肾脏替代治疗策略。

二、神经重症患者急性肾损伤的流行病学、危险因素与临床特征

神经重症治疗学发展初期,神经重症监护病房(NICU)主要服务对象是神经外科术后监测治疗的重症患者。近年来,随着神经介入治疗及卒中单元的建立,NICU 收治患者的种类越来越广泛。据美国国立卫生院提供的数据显示,目前 NICU 收治的神经重症患者包括神经外科术后、卒中、脑肿瘤、脑脊髓损伤、癫痫持续状态、脑膜炎、脑炎、脑脓肿、神经肌肉瘫痪及其他少见神经系统疾病。构成特征的变化使神经重症患者多器官功能障碍综合征的发生率有所升高,当然,AKI 的发生率也有所升高。

(一)神经重症患者急性肾损伤的流行病学

随着 ICU 广泛普及,临床医生对重症患者 AKI 诊疗和预防理念也逐渐得到强化。Uchino 等在一项 ICU 重症患者 AKI 的临床流行病学研究中,前瞻性观察了 23 个国家 54 家医院 ICU 中的 29 269 例患者,急性肾衰竭(ARF)的发生率为 5.7%,死亡率为 60.3%。感染性休克是诱发 ARF 的最常见原因,占 47.5%。目前尚无针对神经重症患者总体 AKI 发病率的大规模临床流行病学研究。2005 年,Zygun 等对 209 例颅脑创伤(traumatic brain injury,TBI)患者进行的一项前瞻性、观察研究中发现,89%的患者经历了一个以上的非神经系统脏器功能损伤,其中呼吸衰竭占 23%,心功能衰竭占 18%,凝血功能障碍占 4%,仅 1 例患者发生 ARF。作者认为,TBI 患者非神经系统脏器功能损伤较为常见,而肾脏并非常见受损器官。该研究中 ARF 的诊断标准采用了急性生理和慢性健康状况评分(APACHE-Ⅱ)中有关 ARF 的诊断标准,随着 AKI 概念的发展以及 RIFLE 标准在临床上的推广使用,目前该结论已受到严峻挑战。2010 年,Moore 等对澳大利亚墨尔本三家 ICU 中 TBI 患者进行的一项观察性研究发现,按照 RIFLE 标准,207 例 TBI 患者中 17 例发生了 AKI,发生率为 9.2%;AKI 患者的死亡率为 42.1%,而非 AKI 组患者死亡率仅为 18%。多因素逻辑回归分析显示,TBI 患者 AKI 发生的独立危险因素包括高龄、糖尿病、高 APACHE-Ⅱ评分、应用渗透制剂、抗生

素和造影剂。2011年,来自上海华山医院神经外科的报道显示,采用AKIN标准对136例TBI患者进行评估,结果显示,AKI的发生率为23%,死亡率为48%,而非AKI组患者的死亡率仅为11%,两者具有显著性差异。此外,有些小规模研究报道神经重症患者AKI的发生率可达到60%以上。由于AKI诊断标准的演变,以及RIFLE标准及AKIN标准对AKI的诊断敏感性得到显著提升,神经重症患者中AKI的发病情况以及预后特征可能与其他ICU重症患者有类似之处,即具有较高的AKI发生率。

(二)神经重症患者急性肾损伤的临床特征与相关危险因素

目前已有的ICU临床资料表明,肾小管及肾间质的缺血和中毒仍是重症患者发生AKI的主要致病因素,肾小管缺血、抗生素、非甾体类抗炎药物、渗透制剂和造影剂导致的肾小管坏死以及过敏性间质肾炎为AKI的最常见病因。如患者既往存在慢性肾脏病、糖尿病或者高龄患者,更易导致AKI的发生。这些因素也是神经重症患者发生AKI的独立危险因素。此外,神经重症患者在发病以及治疗过程中经常会遇到一些损伤肾脏的高危因素,例如,高钠血症、高血糖、水负荷异常引起的体内高渗状态,并发重症感染以及抗生素等药物的不恰当使用,大量使用渗透制剂对肾小管的毒性作用以及对血浆渗透压的影响,造影剂肾病等。

1. **血浆高渗状态与急性肾损伤**　人体正常血浆渗透压波动于$280\sim320\text{mOsm/L}$之间。临床上可以采用直接测量或者公式计算两种方法获得血浆渗透压。动物实验发现,如果血浆渗透压持续超过320mOsm/L,肾小管上皮细胞在高渗状态下发生变性、坏死的概率显著增加,最终导致AKI。人体渗透压由晶体渗透压和胶体渗透压共同构成,其中以钠离子为主的电解质是构成晶体渗透压的主要元素,其形成的渗透压占人体总渗透压的95%,而胶体渗透压只占人体总渗透压的5%。如果患者血清钠离子浓度显著升高,渗透压随之升高并对肾脏造成损害。神经重症患者是高钠血症的高危群体,与调解电解质平衡的中枢神经系统损伤、入量不足以及不恰当使用渗透制剂等因素相关。若血清钠离子浓度升高至150mmol/L以上时,患者发生AKI的风险显著增加。从人体渗透压计算公式中可以发现,血糖波动也是渗透压改变的一个重要影响因素。在脑卒中发生发展过程中,糖尿病是公认的独立危险因素。然而,越来越多的临床研究发现,20%~40%的脑卒中患者发生的高血糖属应激性高血糖,也被称为卒中后高血糖。荟萃分析结果显示,非糖尿病脑卒中出现应激性高血糖患者的死亡风险是无应激性高血糖患者的3.3倍。除此以外,大量前瞻性研究及病例对照研究都证实应激性高血糖是脑卒中预后的重要预测指标。由于高血糖可以显著改变血浆渗透压,也可能通过改变肾小管上皮细胞渗透压的途径对肾小管上皮细胞造成不同程度的损伤。

2. **甘露醇与急性肾损伤**　甘露醇是分子量为180道尔顿的单糖类化合物,脂溶性低,在体内不分解,经肾小球滤过后,甘露醇在肾小管内很少被重吸收而发挥渗透利尿作用。1g甘露醇产生的渗透浓度为5.5mOsm,注射100g甘露醇可使2000ml细胞内液转移至细胞外,尿钠排泄50g,从而起到组织脱水的作用。大剂量快速静脉注射甘露醇可以导致渗透性肾病,其机制尚未完全阐明,可能与甘露醇引起肾小管液渗透压上升过高,导致肾小管上皮细胞损伤有关。病理表现为肾小管上皮细胞肿胀,空泡形成。临床上早期出现尿量减少,甚至发展为无尿型ARF。渗透性肾病常见于老年肾血流量减少、原有慢性肾病以及糖尿病患者。甘露醇用量过大或持续时间过长可能在肾小管产生微结晶,引起肾损害及加重原有肾功能损伤。但是,不同剂量甘露醇对肾功能的影响存在显著差异。减少甘露醇用量是预防AKI的关键。对伴有糖尿病、高龄以及慢性肾病的患者,已发生靶器官损伤时,大剂量使用甘露醇无异于雪上加霜,极易诱发或加重肾损害。因此,一定要注重个体差异,即使是常用量,一旦患者出现少尿或不明原因的血清肌酐和尿素氮升高时,应及时注意减量或停药,改用其他控制脑水肿和颅内高压的措施。

3. 抗生素与急性肾损伤　广义的抗生素包括抗菌素、抗病毒制剂以及抗真菌药物。抗生素对肾小管上皮细胞的毒性作用和/或造成过敏性间质性肾炎导致 AKI。神经重症患者往往需要长期卧床,肺部感染、泌尿系感染以及皮肤压疮继发感染较为常见。因此,抗生素引起的 AKI 在神经重症患者中亦非少见。导致 AKI 的主要药物包括氨基糖苷类(丁胺卡那、奈替米星)、β-内酰胺类、喹诺酮类、头孢菌素类等。此外,联合用药导致 AKI 所占比例明显增加,可能与耐药菌及重症患者增多有关。抗生素导致的 AKI 往往在用药后数日或数周内突然发病,部分患者为再次用药后发病,可出现药疹、发热、关节疼痛,严重者还可出现贫血、肝功能损害、神经系统损害等。不同类型抗生素所致 AKI 常有不同表现。氨基糖苷类所致 AKI 可伴耳鸣、听力下降和共济失调。β-内酰胺类、喹诺酮类所致肾损害可合并血尿,亦有关于上述药物引起血管内溶血而致急性肾小管坏死的报告。一旦出现药物性肾损伤,首先应停用相关药物或可疑药物,避免再次应用同类药物。当难以明确致病药物时,可根据治疗需要尽量减少用药种类,并结合药物的药理学特点以及患者临床表现进行综合分析,观察其停药后反应。另外,应加强支持治疗,包括营养支持、纠正水、电解质和酸碱平衡紊乱,必要时予以透析治疗。多数情况下,尤其是怀疑急性肾小管坏死时,停药 2 周内患者肾功能好转,表现为尿量增多、血肌酐下降。如果患者伴有过敏反应,如药物热、过敏性皮炎、外周血嗜酸细胞增多等,停用致病药物数日后肾功能未改善,且病理提示可能发生急性过敏性间质性肾炎,可予泼尼松 30~40mg/d 短疗程治疗,通常不超过 3 个月,可能改善症状并加速肾功能恢复。但目前该治疗措施还存在不同意见,应结合患者个体特点谨慎选择。有国外学者报告,对应用糖皮质激素 2 周后仍无缓解迹象或肾损伤进行性恶化、肾活检提示无或仅有轻度间质纤维化的急性过敏性间质性肾炎患者,加用免疫抑制剂可能有助于改善肾功能。此观点近年来逐渐弱化,除非患者存在严重免疫功能紊乱,其他情况须谨慎用药。

4. 造影剂与急性肾损伤　AKI 是应用造影剂后的重要并发症之一,也是医院获得性 AKI 的重要危险因素,约占 AKI 的 7%~15%,仅次于肾脏血流灌注减少和肾毒性药物过敏反应,也是神经介入治疗领域的一大难题。神经重症患者接受造影剂的影像学检查十分多见,虽无大样本临床流行病学统计资料,但可以预见在高危人群中应采取针对性的预防措施以改善患者治疗的安全性。

(三)急性肾损伤对中枢神经系统功能的影响

AKI 对中枢神经系统影响不仅可以表现为水钠潴留及毒素蓄积相关的抽搐、惊厥及意识障碍,同时,也可以表现为认知及行为功能异常。目前其确切机制尚未明确,相关重要结论均来自于动物实验研究。近年来,炎症反应介导 AKI 对中枢神经系统功能性损伤的作用成为热点研究方向。一项观察炎症因子对脑部功能影响的研究表明,缺血性 AKI 大鼠血液中 IL-1、IL-6、MIP-1、TNF-α 及可溶性 G-CSF 等炎症因子均出现显著性增高,而上述炎症因子有可能作为中性粒细胞趋化因子使得后者在炎症反应部位聚集并发生级联反应,最终造成神经系统的损伤。同样,Adachi 等在大鼠缺血-再灌注 AKI 模型的研究中发现,脑部伊文蓝染色剂溢出现象也表明了 AKI 大鼠血脑屏障结构功能损伤,该发现提示临床中 AKI 患者中枢神经系统的改变不仅与脑水肿相关,同时,也可能与正常情况下无法通过血脑屏障的代谢产物和毒素的蓄积相关。此外,该研究对大鼠的行为能力测试还发现缺血-再灌注可以造成大鼠中、重度自主活动减退,其脑部豆状核、中脑及海马等部位的多巴胺转化减少。故此,作者推测神经递质的异常蓄积在尿毒症性脑病中可能起到重要作用。此外,该大鼠 AKI 模型还证实了脑部炎症反应可能通过促进脑部海马神经细胞固缩及胶质细胞增多等途径对学习、记忆以及情绪变化造成影响。AKI 对中枢神经系统的影响作用及机制尚需大量临床观察性研究予以证实。

三、神经重症患者急性肾损伤的替代治疗策略

神经重症 AKI 患者开始肾脏替代治疗(RRT)的时机与其他 AKI 患者并无二致,但 RRT 模式的选择至关重要。由于血浆渗透压的改变会对中枢神经细胞的存活造成显著且迅速的影响,所以 RRT 首先要保证患者血流动力学以及血浆渗透压的稳定。KDIGO 指南推荐,对于血流动力学不稳定、急性脑损伤、颅内压升高或弥漫性脑水肿的 AKI 患者,建议选择连续肾脏替代治疗(CRRT)模式。CRRT 既可以清除体内多余水分和毒素,又可以保证血浆渗透压的稳定性。对于病情相对稳定、血流动力学波动较小的患者,SLED 是一种备选治疗方案。神经重症 AKI 患者 RRT 的剂量与其他 AKI 患者相同,KDIGO 指南推荐,CRRT 的剂量为20~25ml/(kg·h),采用间断肾脏替代治疗(IRRT)或延长性 RRT 时,推荐每周透析的交付剂量(Kt/V)达到 3.9。

神经重症患者中,围术期及其他高危出血风险患者占有较大比例。当此类患者必须进行 RRT 时,选择合适的抗凝方式非常关键。对于高危出血患者,可以采用生理盐水冲洗滤器的无抗凝方式,也可以采用枸橼酸盐局部抗凝或肝素/鱼精蛋白局部抗凝。对于无枸橼酸盐局部抗凝禁忌证的患者,枸橼酸盐局部抗凝是最佳选择。

四、小结

随着对急性肾损伤理解的加深和血液净化治疗理念的进展,我们逐步认知到,急性肾损伤在神经重症领域并不少见,与神经系统疾病相关的检查和治疗是诱发神经重症患者出现急性肾损伤的重要原因。当患者需要肾脏替代治疗时,应根据患者的血流动力学状况、原发疾病的严重程度与病程阶段选择恰当的肾脏替代治疗模式和抗凝方式,以期改善神经重症急性肾损伤患者的救治成功率。

(罗 洋 周建新)

参考文献

1. Berthiaume L,Zygun D.Non-neurologic organ dysfunction in acute brain injury.Crit Care Clin,2006,22:753-766.

2. Hoste EA,Kellum JA,Katz NM,et al.Epidemiology of acute kidney injury.Contrib Nephrol,2010,165:1-8.

3. Singbartl K,Kellum JA.AKI in the ICU:definition,epidemiology,risk stratification,and outcomes.Kidney Int,2012,81:819-825.

4. Hsu CW,Symons JM.Acute kidney injury:can we improve prognosis.Pediatr Nephrol,2010,25:2401-2412.

5. Endre ZH,Pickering JW,Walker RJ,et al.Improved performance of urinary biomarkers of acute kidney injury in the critically ill by stratification for injury duration and baseline renal function.Kidney Int,2011,79:1119-1130.

6. Yagi N,Paganini EP.Acute dialysis and continuous renal replacement:the emergence of new technology involving the nephrologist in the intensive care setting.Semin Nephrol,1997,17:306-320.

7. Kielstein JT,Schiffer M,Hafer C.Back to the future:extended dialysis for treatment of acute kidney injury in the

intensive care unit.J Nephrol,2010,23:494-501.

8. Bougle A,Duranteau J.Pathophysiology of sepsis-induced acute kidney injury:the role of global renal blood flow and renal vascular resistance.Contrib Nephrol,2011,174:89-97.

9. Endre ZH,Pickering JW,Walker RJ.Clearance and beyond:the complementary roles of GFR measurement and injury biomarkers in acute kidney injury (AKI).Am J Physiol Renal Physiol,2011,301:F697-707.

10. Glassford NJ,Bellomo R.Acute kidney injury:Fluid therapy in acute kidney injury:the FACTTs.Nat Rev Nephrol,2011,7:305-306.

11. Macedo E,Bouchard J,Mehta RL.Renal recovery following acute kidney injury.Curr Opin Crit Care,2008,14:660-665.

12. Bagshaw SM,George C,Dinu I,et al.A multi-centre evaluation of the RIFLE criteria for early acute kidney injury in critically ill patients.Nephrol Dial Transplant,2008,23:1203-1210.

13. Liu M,Liang Y,Chigurupati S,et al.Acute kidney injury leads to inflammation and functional changes in the brain.J Am Soc Nephrol,2008,19:1360-1370.

14. Nath KA,Grande JP,Croatt AJ,et al.Transgenic sickle mice are markedly sensitive to renalischemia-reperfusion injury.Am J Pathol,2005,166:963-972.

15. Lin CY,Chen YC,Tsai FC,et al.RIFLE classification is predictive of short-term prognosis in critically ill patients with acute renal failure supported by extracorporeal membrane oxygenation.Nephrol Dial Transplant,2006,21:2867-2873.

16. Uchino S,Kellum JA,Bellomo R,et al.Acute renal failure in critically ill patients:a multinational,multicenter study.JAMA,2005,294:813-818.

17. Helps A,Deighan C,Gourlay Y,et al.Gentamicin and acute kidney injury requiring renal replacement therapy in the context of a restrictive antibiotic policy.J Antimicrob Chemother,2011,66:1936-1938.

18. Liu KD,Himmelfarb J,Paganini E,et al.Timing of initiation of dialysis in critically ill patients with acute kidney injury.Clin J Am Soc Nephrol,2006,1:915-919.

19. Mehta RL,Pascual MT,Soroko S,et al.Spectrum of acute renal failure in the intensive care unit:the PICARD experience.Kidney Int,2004,66:1613-1621.

20. Davenport A.Renal replacement therapy in the patient with acute brain injury.Am J Kidney Dis,2001,37:457-466.

21. Mathew RO,Cerda J.Renal replacement therapy in special situations:heart failure and neurological injury.Semin Dial,2011,24:192-196.

22. Tonelli M,Manns B,Feller-Kopman D.Acute renal failure in the intensive care unit:a systematic review of the impact of dialytic modality on mortality and renal recovery.Am J Kidney Dis,2002,40:875-885.

23. Vats HS,Dart RA,Okon TR,et al.Does early initiation of continuous renal replacement therapy affect outcome:experience in a tertiary care center.Ren Fail,2011,33:698-706.

24. Hidalgo N,Hynes-Gay P,Hill S,et al.Anticoagulation in continuous renal replacement therapy.Dynamics,2001,12:13-17.

25. Cubattoli L,Teruzzi M,Cormio M,et al.Citrate anticoagulation during CVVH in high risk bleeding patients.Int J Artif Organs,2007,30:244-252.

26. Burry LD,Tung DD,Hallett D,et al.Regional citrate anticoagulation for Prisma Flex continuous renal replacement therapy.Ann Pharmacother,2009,43:1419-1425.

27. Lu R,Kiernan MC,Murray A.Kidney-brain crosstalk in the acute and chronic setting.Nat Rev Nephrol,2015,11:707-719.

第三十五章

肺肾交互作用

一、概述

机体是一个整体,各器官系统既发挥自身固有功能,又能互相影响。无论在健康和疾病状态下,肺脏和肾脏的功能都紧密相关,共同调节机体酸碱平衡、调控血压及液体平衡,共同维持机体的内稳态。

二、肺脏、肾脏与氧输送

众所周知,充足的氧输送是保证全身组织细胞氧代谢的重要前提和保障。机体通过呼吸作用吸入氧气,经过肺内的氧合作用将氧输送到血液中,进而输送到全身组织器官,因此,肺脏在保证全身氧输送方面起到重要作用。肾脏作为维持机体内环境的重要器官,对氧输送也具有重要影响。肾脏对氧输送的影响主要通过如下三个方面:①肾脏能够调节体内的液体平衡,从而影响心脏的前负荷;②肾脏通过对体内酸碱平衡的调节,能够影响血管阻力,从而影响心脏的后负荷;③肾脏可影响促红细胞生成素的合成,影响体内血红蛋白的浓度,从而影响红细胞的携氧能力和氧输送。由于肺脏和肾脏在维持氧输送方面均具有重要的作用,因此肺肾之间存在互相影响的交互作用。

重症患者发生急性肾损伤(AKI)时,通过氧化应激反应、细胞因子和趋化因子、尿毒症毒素以及活化的中性粒细胞等作用,导致了体内液体负荷增加,静水压力增加,同时引起肺泡细胞凋亡,肺泡毛细血管膜钠水通道功能异常,使肺泡腔内液体的转移产生障碍以及肺泡毛细血管膜通透性增加,最终诱导肺水肿,造成急性肺损伤(acute lung injury,ALI)。另一方面,在急性肺损伤时,通过低氧和高碳酸血症以及正压通气的影响,能够降低肾脏灌注,诱导肾脏炎症反应以及细胞凋亡,从而造成 AKI。

三、急性肾损伤对肺脏的影响

AKI 时可以通过液体超负荷、尿毒症毒素、水盐平衡紊乱及炎症反应等途径影响肺脏功能。

(一)液体超负荷

AKI 能够通过多种机制影响肺间质和肺泡液体平衡:①AKI 时,机体尿量减少,无法有效维持液体平衡,造成液体超负荷,增加肺毛细血管静水压力;②通过影响 Na^+-K^+-ATP 酶及上皮细胞钠通道活性,降低肺间质静水压力;③通过降低抗氧化物的表达以及增加水通道蛋白-1和水通道蛋白-5、促凋亡介质半胱天冬酶-3(caspase-3)和促炎介质 IL-6、TNF-α 的水平,最终降低肺泡毛细血管膜的反射系数;④通过影响机体总蛋白水平,导致低蛋白血症,从而影响毛细血管胶体渗透压。在上述因素的共同作用下,通过肺泡毛细血管膜渗入到肺泡及间质的液体量增加,引起肺水肿的发生,从而影响肺脏功能。因此,AKI 能够增加重症患者的机械通气时间,住 ICU 时间,并能够增加患者的病死率。

(二)尿毒症毒素

AKI 能够影响肺脏的呼吸力学和弥散能力,从而影响肺脏的功能。研究发现,尿毒症患者用力呼气一秒率和潮气量均有所降低,二氧化碳的弥散能力也明显降低,且与血清尿素氮和肌酐水平呈明显负相关。造成这种影响的原因一方面可能与血液透析所引起的补体活化、白细胞黏附以及腹膜透析所致的大量胸腔积液有关,另一方面可能与尿毒症间接造成的免疫抑制、呼吸肌肉功能障碍、慢性酸中毒、钙磷代谢异常等因素有关。

(三)炎症反应

AKI 可以通过激活炎症反应,诱导中性粒细胞活化和黏附,从而影响肺脏的功能。众所周知,ALI 是一种炎症反应性疾病,在急性期,大量炎症细胞聚集、活化,释放出大量细胞因子和炎症介质,造成肺泡上皮细胞损伤、肺泡毛细血管膜通透性增加、肺泡腔内大量富含蛋白质的液体积聚,同时肺泡毛细血管内皮细胞损伤,毛细血管内微血栓形成,共同造成通气/血流比例失调,影响氧合状态。研究显示,肾脏缺血-再灌注损伤时,能够引起肺脏支气管肺泡灌洗液(BALF)中细胞总数明显增加,其中以中性粒细胞和单核细胞增加为主。在 AKI 小鼠肺组织活检中可见肺间隔充血,肺间质内可见出血及局灶性炎症反应,中性粒细胞积聚。在已经存在 AKI 的小鼠再次遭受内毒素打击时,肺组织内中性粒细胞趋化作用会明显增强,肺组织内髓过氧化酶水平表达增加。BALF 涂片发现,既往存在 AKI 小鼠的 BALF 中巨噬细胞、中性粒细胞的数量较不存在 AKI 的小鼠增加更为明显,且 BALF 中蛋白质表达的水平亦明显升高。

AKI 可诱导肺血管内皮细胞活化。在肾脏缺血-再灌注损伤或切除肾脏造成 AKI 的小鼠中,基因测序分析可见与肺血管内皮细胞凋亡、应激反应、血管反应性及血管新生相关的基因表达明显增加,提示 AKI 诱导肺血管内皮细胞的活化。AKI 还能够诱导 caspase 依赖的肺泡上皮细胞和血管内皮细胞的凋亡。此外,以 IL-6 为代表的炎症介质也是 AKI 诱导肺损伤的重要途径。

(四)水盐平衡障碍

AKI 可以通过影响机体水盐平衡导致肺功能损伤。生理情况下,Ⅱ 型肺泡上皮细胞表面存在钠通道,Ⅰ 型肺泡上皮细胞表面存在水通道蛋白,两者共同调节肺泡腔内液体的转运,维持肺泡腔内液体平衡。而肾小管上皮细胞表面也存在同样的钠通道和水通道蛋白,显示了肺肾在结构上的相似性。AKI 能够降低肺脏钠通道及水通道蛋白-5 的 mRNA 表达,影响肺泡腔内水盐的平衡。同样,AKI 小鼠肺组织中水通道蛋白-1 的浓度和上皮细胞钠通道的蛋白表达均明显降低。血清 IL-6 和 TNF-α 水平与水通道蛋白-1 和上皮细胞钠通道的水平呈明显负相关,提示此两种通道蛋白水平的变化可能与 AKI 所诱导的炎症反应有关。

四、急性肺损伤对肾脏的影响

研究显示,吸入铜绿假单胞菌造成的细菌性肺炎能够明显增加小鼠血清肌酐、胱抑素 C

水平,尿液中性粒细胞明胶酶相关脂质运载蛋白(NGAL)水平也显著增加,提示肾小管损伤的发生。肾脏组织活检发现,肺炎可导致肾小管上皮细胞刷状缘损伤以及肾小管上皮细胞凋亡。ALI主要通过低氧血症、高碳酸血症、正压通气及体外生命支持治疗等途径诱导肾脏的损伤。

(一)缺氧对肾脏的损伤

低氧血症可以通过诱导活性氧(ROS)及一氧化氮(NO)水平的变化激活炎症反应,造成继发性器官功能损伤。研究显示,低氧血症可以降低胎兔的肾小球滤过率及肾脏血流,增加肾脏血管阻力,导致肾损伤。

(二)高碳酸血症对肾脏的损伤

低氧血症联合不同程度的高碳酸血症较单纯低氧血症能够更为明显的降低肾小管上皮细胞caspase-3的表达,诱导上皮细胞凋亡及肾损伤。

(三)正压通气对肾脏的损伤

ALI患者通常需要接受机械通气治疗,而正压通气可以通过不同的途径诱导肾损伤的发生。首先,肺保护性通气策略所引起的允许性高碳酸血症或允许性低氧血症能够降低肾脏血流。其次,正压通气能够影响心输出量,从而影响全身及肾脏的血流动力学。第三,机械通气常可造成呼吸机相关肺损伤的发生,引发全身炎症介质的释放,从而造成或加重肾脏损伤。机械通气时如果应用呼气末正压(PEEP),会进一步加重肾脏的损伤。PEEP能够升高血浆肾素、醛固酮及尿液抗利尿激素水平,加重肾脏损伤。如果对ALI/ARDS患者采取肺保护性通气策略,能够明显降低肺外器官功能障碍的发生率。

(四)体外生命支持治疗对肾脏的影响

重度ARDS患者常常需要体外膜氧合(ECMO)技术来纠正顽固性低氧血症和高碳酸血症。研究显示,ECMO能够进一步加重全身性炎症反应及间质水肿,引发溶血反应,导致氧化应激损伤,诱发或加重肾功能损伤。

五、其他能够引起肺脏和肾脏损伤的疾病

一些免疫介导的疾病能够同时累及肺脏和肾脏,包括Goodpasture综合征、ANCA相关血管炎和胶原病等。另外一些慢性、非免疫性肺疾病也能够引起肾脏损伤,包括COPD、睡眠呼吸暂停综合征、肺动脉高压等。一些慢性肾脏疾病,如慢性肾衰竭也能够引起肺脏损伤。上述情况也是肺肾交互作用的一种表现形式。

六、小结

肺脏和肾脏作为机体两大重要器官,彼此之间存在密切的交互作用,能够通过不同的途径造成彼此的影响。在重症患者的临床诊治过程中,必须关注器官之间的交互作用,尽量避免或平衡某一个器官功能支持对其他脏器造成的不利影响。

(章志丹　马晓春)

参考文献

1. Miserocchi G,Bartesaghi M.Pathophysiological alterations in oxygen delivery to the tissues.Transfus Apher Sci, 2011,45:291-297.

2. Basu RK,Wheeler DS.Kidney-lung cross-talk and acute kidney injury.Pediatr Nephrol,2013,28:2239-2248.

3. Ko GJ,Rabb H,Hassoun HT.Kidney-lung crosstalk in the critically ill patient.Blood Purif,2009,28:75-83.

4. Vieira JM Jr,Castro I,Curvello-Neto A,et al.Effect of acute kidney injury on weaning from mechanical ventilation in critically ill patients.Crit Care Med,2007,35:184-191.

5. Karacan O,Tutal E,Uyar M,et al.Pulmonary function in uremic patients on long-term hemodialysis.Ren Fail,2004,26:273-278.

6. Campanholle G,Landgraf RG,Gon? alves GM,et al.Lung inflammation is induced by renal ischemia and reperfusion injury as part of the systemic inflammatory syndrome.Inflamm Res,2010,59:861-869.

7. Basu RK,Donaworth E,Wheeler DS,et al.Antecedent acute kidney injury worsens subsequent endotoxin-induced lung inflammation in a two-hit mouse model.Am J Physiol Renal Physiol,2011,301:F597-F604.

8. Feltes CM,Hassoun HT,Lie ML,et al.Pulmonary endothelial cell activation during experimental acute kidney injury.Shock,2011,36:170-176.

9. Hassoun HT,Lie ML,Grigoryev DN,et al.Kidney ischemia-reperfusion injury induces caspase-dependent pulmonary apoptosis.Am J Physiol Renal Physiol,2009,297:F125-F137.

10. Klein CL,Hoke TS,Fang WF,et al.Interleukin-6 mediates lung injury following ischemic acute kidney injury or bilateral nephrectomy.Kidney Int,2008,74:901-909.

11. Hoke TS,Douglas IS,Klein CL,et al.Acute renal failure after bilateral nephrectomy is associated with cytokine-mediated pulmonary injury.J Am Soc Nephrol,2007,18:155-164.

12. Rabb H,Wang Z,Nemoto T,et al.Acute renal failure leads to dysregulation of lung salt and water channels.Kidney Int,2003,63:600-606.

13. Singbart K,Bishop JV,Wen X,et al.Differential effects of kidney-lung cross-talk during acute kidney injury and bacterial pneumonia.Kidney Int,2011,80:633-644.

14. Hotter G,Palacios L,Sola A.Low O_2 and high CO_2 in LLC-PK1 cells culture mimies renal ischemia-induced apoptosis.Lab Invest,2004,84:213-220.

15. Kuiper JW,Groeneveld AB,Slutsky AS,et al.Mechanical ventilation and acute renal failure.Crit Care Med,2005,33:1408-1415.

16. Husain-Syed F,McCullough PA,Birk HW,et al.Cardio-pulmonary-renal interactions:a multidisciplinary approach.J Am Coll Cardiol,2015,65:2433-2448.

17. Visconti L,Santoro D,Cernaro V,et al.Kidney-lung connections in acute and chronic diseases:current perspectives.J Nephrol,2016,29:341-348.

18. Doi K,Rabb H.Impact of acute kidney injury on distant organ function:recent findings and potential therapeutic targets.Kidney Int,2016,89:555-564.

19. Faubel S,Edelstein CL.Mechanisms and mediators of lung injury after acute kidney injury. Nat Rev Nephrol,2016,12:48-60.

第三十六章

心肾综合征

一、概述

人体为维持正常的血容量、血管张力和血流动力学的稳定,需要依靠心脏和肾脏之间良好的协同作用。心肾有着相似的生理学特点:均为富含血管的器官;受交感和副交感神经支配;具有内分泌功能,如心脏分泌心房利钠肽,肾脏分泌肾素、促红细胞生成素等。临床很早就发现心脏或肾脏中任何一个器官的严重功能障碍很少会单独发生,比如严重慢性心力衰竭可导致慢性肾功能障碍,但直到近十年来才开始应用广义的心肾综合征(cardio-renal syndrome,CRS)的概念,用以描述心肾器官功能障碍交互影响的病理生理状态。CRS 的概念代表了心脏或肾脏中任何一个器官的急性或慢性衰竭均可导致另一个器官功能障碍的发生和进展,这种相互影响以往常用低心排血量综合征导致血流动力学障碍来解释,而实际上心肾交互影响有着更为复杂的病理生理机制,可能包括生理、生化、结构以及激素分泌异常等诸多方面(图 36-1)。目前 CRS 已成为卫生保健机构和患者生活质量负担日益加重的一个重大公共健康问题。因此,临床医生有必要深入了解 CRS 的相关知识及研究进展,以便于更好的治疗和管理 CRS 患者。

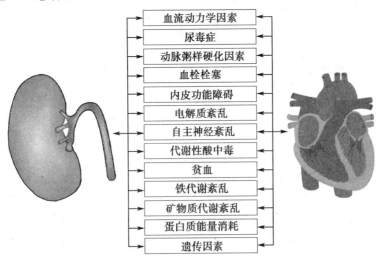

图 36-1　心肾综合征:可能的病理生理关系

二、心肾综合征的定义与分型

（一）心肾综合征的定义

狭义 CRS 是指充血性心力衰竭（congestive heart failure,CHF）并发肾功能恶化,并且可能限制缓解心衰治疗措施的病理状态。由于心肾之间的病理生理紊乱可能互为因果,为突出心肾之间的交互影响和双向作用,2007 年意大利肾病学家 Ronco 教授等提出了广义 CRS 概念。广义 CRS 是指心肾在病理生理上的功能紊乱,其中一个器官的急性或慢性病变可导致另一器官的急性或慢性病变。

2010 年急性透析质量倡议（Acute Dialysis Quality Initiative,ADQI）发表了专家共识,进一步明确了广义 CRS 的定义:心脏和肾脏中的一个器官因急性或慢性功能障碍产生了病理生理紊乱,可能导致另一个器官发生急性或慢性功能障碍的临床综合征。CRS 在概念上达到共识,既有利于 CRS 的临床流行病学研究和统一诊断标准,也有利于开展 CRS 防治的多中心研究,从而获得有循证医学证据支持的成果。

（二）心肾综合征的传统分型

目前临床常用的 CRS 分型是根据心肾发病时间的先后顺序和急慢特点,将 CRS 分为 5 个亚型:CRS 1 型（急性心-肾综合征）、CRS 2 型（慢性心-肾综合征）、CRS 3 型（急性肾-心综合征）、CRS 4 型（慢性肾-心综合征）、CRS 5 型（继发性心肾综合征）,各亚型 CRS 的定义和特点见表 36-1。CRS 的流行病学研究表明不同亚型之间可以相互转换。

1. 急性心-肾综合征　CRS 1 型的特点是因心功能急剧恶化而引起急性肾损伤（AKI）。始动事件为心功能的快速恶化,继发紊乱为急性肾损伤或功能障碍。常见病因包括急性冠脉综合征（acute coronary syndromes,ACS）、急性心源性休克、心脏外科手术、急性失代偿性心力衰竭（acute decompensated heart failure,ADHF）。

2. 慢性心-肾综合征　CRS 2 型的特点是慢性心功能不全导致慢性肾脏疾病（CKD）的发生及进行性恶化。始动事件为慢性心功能不全,继发紊乱为不断进展的慢性肾脏损害。常见病因为慢性充血性心力衰竭。

3. 急性肾-心综合征　CRS 3 型的特点是由于肾功能急性恶化导致急性心力衰竭。始动事件为急剧恶化的肾脏功能,继发紊乱为急性心肌损伤或功能障碍,如急性心衰、心律失常或心源性肺水肿。常见病因包括急性肾缺血、急性肾小球肾炎。

4. 慢性肾-心综合征　CRS 4 型的特点是慢性原发性肾脏疾病造成慢性心功能损害。始动事件为 CKD1~5 期,继发紊乱为慢性心功能减退、左室肥厚、舒张功能障碍或/和不良心血管事件的风险增加。常见病因为慢性肾小球疾病。

5. 继发性心肾综合征　CRS 5 型的特点是由于急性或慢性全身性疾病所致的心、肾同时发生功能障碍。始动事件为急性或慢性全身性疾病,继发紊乱为同时出现的心肾功能障碍。常见病因包括糖尿病、脓毒症、系统性红斑狼疮、结节病、血管炎等。

表 36-1　心肾综合征分型及其特点

分型	始动事件	继发紊乱	常见病因
CRS 1 型	心功能急剧恶化	急性肾损伤或功能障碍	ACS、ADHF、急性心源性休克
CRS 2 型	慢性心功能不全	不断进展的慢性肾脏损伤	慢性充血性心力衰竭

续表

分型	始动事件	继发紊乱	常见病因
CRS 3 型	肾功能急性恶化	急性心肌损伤或/和功能障碍（心衰、心律失常或肺水肿）	急性肾缺血、急性肾小球肾炎
CRS 4 型	慢性肾脏疾病	心功能下降、心室肥大、舒张功能障碍或/和心脏不良事件风险升高	慢性肾小球疾病
CRS 5 型	急性或慢性全身性疾病	同时合并心肾功能障碍	糖尿病、脓毒症、SLE、结节病、血管炎

（三）新的心肾综合征分型

Hatamizadeh 等于 2013 年提出了新的 CRS 分型,这是有助于直接管理患者的临床导向型分类方法。按照 CRS 的病理生理将其分为七型:①血流动力学型;②尿毒症型;③血管型;④神经体液型;⑤贫血和或铁代谢相关型;⑥矿物质代谢相关型;⑦蛋白能量消耗相关型。新的 CRS 分型有利于临床医生更好地理解 CRS 病因,进而优化 CRS 的治疗方案。新 CRS 分型的主要治疗策略及潜在的危险因素见表 36-2。

表 36-2　新的 CRS 分型与治疗策略

分型	示例	目前治疗策略	潜在治疗策略	可能有害
血流动力学型（急性/慢性）	低心排血量致肾损伤、肾功能障碍致液体潴留	短期正性肌力药物、利尿剂、超滤脱水、血管扩张剂、ACEI 和 ARB、醛固酮受体阻断剂、机械循环辅助装置、心肌再同步化治疗、心脏或肾脏移植	血管加压素受体-Ⅱ 拮抗剂、利钠肽、脑啡肽酶抑制剂、内皮素受体拮抗剂、正性肌力药物、心肌肌球蛋白激活剂、兰尼碱受体稳定剂、直接肾素抑制剂、重组松弛素、重组人神经调节蛋白-1、血管紧张素(1-9)	双/三通道 RAAS 阻滞、抗心律失常药物(除胺碘酮、多非利特外)、钙通道阻滞剂(除氨氯地平外)、长期正性肌力药、噻唑烷二酮类药物、非甾体类抗炎药
尿毒症型（急性/慢性）	尿毒症性心肌病、尿毒症性心包炎、尿毒症胸膜炎	透析、肾移植	尿毒症毒素吸附剂	高蛋白饮食
血管型	冠状动脉疾病、肾动脉狭窄、肾动脉血栓形成	他汀类、抗血小板药物、抗凝剂、硝酸甘油、传统动脉粥样硬化风险因素的改变	内皮素受体拮抗剂、ACEI 或 ARB、醛固酮受体阻断剂、运动训练、纠正泵衰竭、纠正贫血	吸烟

续表

分型	示例	目前治疗策略	潜在治疗策略	可能有害
神经体液型	血钾、血钙、血镁水平异常、升高的儿茶酚胺激活 RAAS 系统、代谢性酸中毒	ACEI 或 ARB 药物、醛固酮受体阻断剂、β-受体阻断剂、离子交换树脂、碳酸氢钠、柠檬酸	腺苷 A_1 受体拮抗剂、直接肾素抑制剂、肾神经切除术、高渗盐水	长期正性肌力药物、ACEI 或 ARB 药物、醛固酮受体阻断剂
贫血和/或铁代谢相关型	铁缺乏、叶酸缺乏、感染、肾小管损伤	铁、叶酸、促红细胞生成素、红细胞输注	抗炎干预、抗铁调素治疗、激活素 A 途径调节、缺氧诱导因子调节系统、肉毒碱、维生素 B_{12}、维生素 C	ACEI 或 ARB 药物、醛固酮受体阻断剂
矿物质代谢相关型	高磷、高钙血症、维生素 D 不足、FGF23 升高	磷酸盐结合剂、钙敏感受体激动剂、维生素 D 活性化合物、强化透析、调节饮食、肾移植	维生素 D_3、麦角钙化醇、镁、FGF23 通路调节、Klotho、Na^+/Pi 协同转运蛋白抑制剂	钙、华法林、过量的活性维生素 D
蛋白能量消耗相关型	蛋白能量消耗的急慢性肾病	ω-3 脂肪酸，运动训练，纠正容量超负荷	辅酶 Q_{10}、营养补充、生长激素、类固醇、刺激食欲、抗炎干预、抗氧化剂、肌抑素抑制剂	

三、心肾综合征的流行病学

（一）急性心-肾综合征

在早期关于 ADHF 或 ACS 患者的临床研究中,若合并急性或亚急性肾功能改变,常常使用"肾功能恶化(worsening renal function,WRF)"的概念。据文献报道,WRF 的发生率为 19%~45%。WRF 发生率统计差异较大的主要原因是由于每个研究对 WRF 的定义、发生时间以及研究目标人群的不同所致。已有许多研究发现,ADHF/ACS 患者在入院早期即可发生 WRF/AKI,WRF/AKI 的进展与较高的短期和长期全因病死率以及心血管事件相关,并可延长患者的住院时间,增加再次住院率和治疗费用。2005 年美国急性失代偿性心力衰竭登记(Acute Decompensated Heart Failure National Registry,ADHERE)资料显示,在入院的 105 000 例 ADHF 患者中 30%伴有肾功能障碍,21%伴有血清肌酐>2.0mg/dl,9%伴有血清肌酐>3.0mg/dl。

（二）慢性心-肾综合征

慢性心脏疾病和慢性肾脏疾病往往同时存在,临床上有时不能完全界定它们发病的先后顺序。研究表明,45%~63%的慢性心衰患者有 CKD 的证据,而 CKD 的存在与心衰患者较高的全因病死率和心血管病死率相关,肾功能减退与不良预后之间存在线性或等级关系。先天性心脏病患者可发生 2 型 CRS,在 1102 名成人先心病患者的研究中发现,50% 以上有肾功能障碍;9% 患者的估算肾小球滤过率(GFR)<60ml/(min·1.73m^2),且其病死率增加了 3 倍。McAlister 等发现,在 754 例心衰患者中仅有 17% 患者的内生肌酐清除率(endogenous creatinine clearance rate, Ccr)>90ml/min,并且 31% NYHA Ⅲ级和 39% NYHA Ⅳ级患者的 Ccr<30ml/min,心衰患者的 Ccr 每下降 1ml/min,病死率将增加 1%。与左室射血分数或 NYHA 功能分级相比,基线 GFR 水平是心衰患者死亡的更强烈预测因子,而且心衰患者即使出现血清肌酐<0.3mg/dl 的微小变化也与其病死率升高及住院时间的延长密切相关。

(三) 急性肾-心综合征

CRS 3 型的流行病学研究非常困难,主要原因包括 AKI 的定义未统一;研究对象可能存在发生急性心功能不全风险的个体差异,如个体存在亚临床状态的心血管疾病;许多关于 AKI 的临床研究以发生急性心功能不全作为失败终点。在流行病学研究中,采用统一的 AKI 诊断标准是非常重要的。患者发生 AKI 后可能由于尿毒症性毒素、水钠潴留、电解质紊乱等引起急性心功能不全而出现 ACS、心律失常、急性心衰。心脏外科相关急性肾损伤(cardiac surgery-associated acute kidney injury, CSA-AKI)可导致患者液体超负荷和心功能不全的进展,CSA-AKI 的发生率为 0.3%~29.7%。另外,CSA-AKI 也可能由于急性心功能不全继发 AKI(CRS 1 型),若将 CSA-AKI 作为 CRS 3 型进行流行病学研究,首先要确认 CSA-AKI 始动事件是 AKI 抑或是心脏外科术后的心功能不全。

(四) 慢性肾-心综合征

对 CKD 患者进行年龄和性别匹配后,统计其合并心脏疾病的发病率是非 CKD 人群的 10~20 倍。与正常 GFR 患者相比,CKD 患者发生心肌梗死、收缩性心功能不全等心源性因素死亡的风险更高,许多原发肾脏疾病患者最终死因不是肾衰竭本身,而是死于心血管疾病。一个多中心研究纳入了 432 例 CKD 患者,其中,在计划开始血液透析的患者中,31% 已经出现了心衰症状,33% 患者的左室射血分数<40%。在开始透析的 CKD 患者中,合并心衰患者的中位数存活时间仅为 36 个月,而无心衰患者的中位数存活时间为 62 个月。进展期和终末期肾病患者常合并有高血压心脏病和射血分数正常的心衰。另一个研究显示,在 Ccr <24ml/min 的患者中,45% 心脏超声显示有左室肥大,在计划开始血液透析的患者中,70% 伴有左室肥大。与正常左室结构的肾病患者相比,合并左室肥大的肾病患者容易出现急性冠脉事件,而且最终发展为心衰的比例也明显升高。如果 CKD 患者的肾功能得以逆转,心功能也会得到相应改善。在 103 例伴有心衰、射血分数<40% 的透析患者进行肾移植后,这些心衰患者的平均射血分数从 32% 升至 52%,其中 70% 患者的心功能恢复正常。

(五) 继发性心肾综合征

多种慢性系统性疾病,如糖尿病、高血压、淀粉样变性可继发 CRS 5 型,但在疾病发生、发展的特定时间段也可能会发生其他亚型的 CRS。目前尚未完全阐明继发性心肾综合征的病理生理机制,因此,针对 CRS 5 型的流行病学研究非常有限。研究表明脓毒症可继发急性 CRS 5 型,11%~64% 的脓毒症患者可并发 AKI 而具有较高的病死率;30%~80% 的脓毒症患者可出现心肌损害或心功能不全,如肌钙蛋白升高或左室功能下降,在严重脓毒症/感染性休克患者中,心、肾同时受累更为常见。目前对脓毒症继发 CRS 5 型的病理生理、发病率、危险因素识别和相关预后仍缺乏系统的流行病学研究资料。

四、心肾综合征的病理生理机制

深入了解 CRS 的病理生理机制,采取针对性的目标治疗,有利于中断心肾损伤对彼此器官功能产生的继发性影响,阻断恶性循环。目前关于 CRS 的病理生理机制存在多个假说或观点。

(一)低流量状态假说

该假说认为心衰患者肾功能恶化的原因主要是由于心输出量降低使肾脏灌注不足所致,而肾血流量和灌注压不足可促使肾小球旁细胞释放肾素,继而激活肾素-血管紧张素-醛固酮系统(RAAS),导致液体潴留,心脏前负荷升高,心脏泵功能恶化。然而研究表明临床上单纯基于低流量假说管理 CRS 患者并不能改善其预后,比如 ESCAPE 研究是以肺动脉导管监测指标指导管理 433 例 ADHF 患者,结果发现:患者基线肾功能水平与心脏指数之间没有相关性,而且提高心脏指数也不能改善患者的肾功能。此外,类似地研究也发现:以肺动脉导管指导管理心衰患者,升高的心脏指数或降低的肺毛细血管楔压均不能准确预测肾功能的改善;有些 ADHF 患者的心脏收缩功能(射血分数)正常,但也存在肾功能恶化的情况。因此,目前尚没有充分证据支持肾血流量下降是 CRS 的主要发病机制,左室功能与 GFR 水平之间呈线性相关的证据也很有限。

(二)肾素-血管紧张素-醛固酮系统激活

正常情况下 RAAS 的激活是机体启动的一种保护性机制,比如在大失血引起血容量不足伴有血压下降时。由于心衰和肾衰的病理生理改变长期地激活 RAAS,从而对心、肾器官功能产生了严重危害。肾小球旁细胞产生的肾素催化血管紧张素原转变成血管紧张素 I,血管紧张素转换酶将血管紧张素 I 降解为血管紧张素 II,血管紧张素 II 对心衰患者的心血管系统有许多副作用,如增加心脏前后负荷、增加心肌氧需求(图 36-2)。

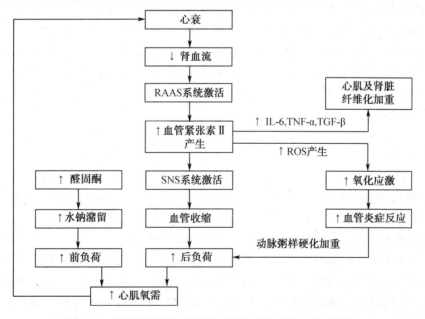

图 36-2　血管紧张素 II 激活的病理生理途径对心肾的影响

近年来一个最重要的发现是血管紧张素Ⅱ可以通过激活还原型辅酶Ⅰ（NADH）和还原型辅酶Ⅱ（NADPH）氧化酶而发挥有害作用。血管紧张素Ⅱ在血管平滑肌细胞、心肌细胞以及肾小管上皮细胞内激活这两个酶，产生超氧化物和活性氧。活性氧对活体组织有许多不良影响，并可能加重衰老、炎症反应和器官功能障碍。一氧化氮（NO）具有血管舒张、尿钠排泄、辅助肾脏控制细胞外液容量的作用，超氧化物可对抗 NO 的作用并降低其生物利用度。此外，氧化应激损伤 DNA、蛋白质和脂类，增加了促炎介质（IL-1、IL-6 和 TNF-α）的产生，IL-6 也可刺激成纤维细胞使心脏和肾脏组织发生纤维化。

（三）交感神经系统激活

交感神经系统的激活类似于 RAAS 的激活，对充血性心力衰竭患者本身是一种保护性措施，目的是通过对心肌的正性变时和变力作用来维持正常的心输出量，但慢性交感神经系统的过度激活也会对心血管系统和肾脏产生诸多不利影响。交感神经系统的过度激活可降低心肌内 β-肾上腺素受体密度，而且在同时发生心衰和肾衰时，肾上腺素受体的敏感性也下降。交感神经系统的激活可增加心肌细胞凋亡和神经激素神经肽 Y（NPY）的释放，NPY 是一种促血管生长因子，可导致新生内膜的形成（如动脉粥样硬化），诱发血管收缩，也会干扰正常的免疫系统功能。在祛除肾交感神经支配治疗顽固性高血压患者的研究中，有 24% 患者的 GFR 显著改善，而且在双肾交感神经射频消融术后 12 个月可发现肾脏分泌去甲基肾上腺素、肾素活性以及收缩期高血压的降低。但目前这项治疗措施还没有用于心衰患者，其临床价值仍有待进一步评价。

（四）腹内压与中心静脉压升高

中心静脉压和腹内压（intra-abdominal pressure,IAP）的升高均可引起肾静脉压的升高而加重心衰患者的肾功能障碍。早在 100 年前就有研究发现，肾静脉压升高能够减慢肾血流量和尿液的形成，而且其影响比肾动脉灌注压的下降更重要。当肾静脉压升高到 20mmHg 时，犬的尿液显著减少；当肾静脉压超过 25mmHg 时，尿液产生停止。此外，静脉系统外部受压使肾静脉压升高也可以加重肾功能损害，当 IAP 达到 20mmHg 时，肾血浆流量和 GFR 显著下降。近年来临床已逐渐认识到，外科术后和创伤患者若发生腹腔间隔室综合征，常常伴发少尿型肾衰竭，而在腹腔减压处理后少尿情况可以迅速得到逆转。ESCAPE 的研究结果也证实，不是动脉血流量而是升高的右房压与患者基线血清肌酐水平之间具有显著相关性。

（五）贫血和促红细胞生成素下降

贫血是 CKD 和心衰患者最常见的症状，血红蛋白本身也是一种抗氧化剂，贫血可使肾脏处于异常氧化状态。促红细胞生成素（EPO）能够防止心肌细胞凋亡和增加心肌细胞的数量，对肾脏也具有类似地作用。尽管贫血可诱导 EPO 生成增加，但也有证据表明 CRS 患者的 EPO 下降可能直接造成肾功能异常。因此，贫血和 EPO 下降的联合作用可能是 CRS 进展加重的重要因素。

在心衰患者中贫血的发生率较高。据 OPTIMIZE-HF（Organized Program to Initiate Life-saving Treatment in Hospitalized Patients With Heart Failure）注册研究显示，近 5 万名心衰患者中，51% 患者的血红蛋白≤12g/dl，25% 患者的血红蛋白为 5~10.7g/dl；与没有贫血的心衰患者相比，合并贫血的心衰患者的病死率和再次住院率升高，住院时间延长。CKD 患者发生贫血的原因是 EPO 生成的绝对缺乏；而心衰患者合并贫血的原因可能是继发的持续炎症反应导致 EPO 的敏感性下降所致。尽管目前还不清楚 EPO 在 NO 合成中的作用，但 EPO 的确有降低氧化应激反应的作用。

（六）氧化应激损伤和内皮功能障碍

神经激素是介导氧化应激损伤级联反应的重要物质,在 CRS 过程中可导致广泛的内皮功能障碍、炎症反应和细胞凋亡。越来越多的证据支持氧化应激损伤是心肾功能障碍之间相互影响并导致损害进展的最常见因素之一。因为原发性心衰和肾衰都可以导致 RAAS 的激活,血管紧张素Ⅱ在激活心、肾中一个器官的 NADH 和 NADPH 氧化酶后可产生大量活性氧,其促炎作用可能促使另一个器官结构发生改变及功能异常。此外,超氧化物和活性氧可导致 NO 的失活。NO 生物利用度的降低可导致部分心衰患者血管平滑肌细胞发生内皮功能障碍和心肌收缩力异常。研究表明,在移植失败的心脏中 NADPH 氧化酶的活性增强,高剂量的抗氧化剂可以减轻动物实验中左室前降支结扎后继发的左室重塑。血管紧张素转化酶抑制剂(ACEI)和血管紧张素受体拮抗剂(ARB)均可通过增加超氧化物歧化酶而提高 NO 的利用度。

（七）免疫介导损伤

任何组织损伤或感染均可诱发机体的固有免疫和适应性免疫反应。在 AKI 的固有免疫反应中,包括了 Toll 样受体(Toll-like receptors,TLRs)的激活以及活性氧、活性氮及线粒体代谢产物的释放,其中 TLRs 信号转导机制是导致局部组织损伤的快速反应机制。适应性免疫应答由 T 淋巴细胞和 B 淋巴细胞介导,B 淋巴细胞可加强吞噬细胞的功能和激活补体系统,抗原依赖的 T 淋巴细胞活化在肾缺血-再灌注损伤中起重要作用。在抗原激活或在产生趋化因子和 ROS/活性氮的过程中,T 细胞可早期激活免疫反应并作为适应性免疫与固有免疫之间的纽带增强了心肾之间的交互作用。AKI 时可发生免疫细胞的功能异常,在肾脏局部及心脏等远隔器官可出现白细胞迁移、黏附和组织的外渗,包括中性粒细胞、巨噬细胞、自然杀伤细胞和淋巴细胞均可浸润到损伤的肾脏,其中中性粒细胞释放 ROS、蛋白酶、髓过氧化物酶以及其他炎症介质,可直接损害局部组织并通过上调促炎细胞因子和趋化因子水平而引发全身反应。在 CRS 3 型的发病机制中,AKI 发生后产生的趋化因子可吸引中性粒细胞浸润心肌组织,进而诱导心肌细胞凋亡。此外,肾树突状细胞(dendritic cells,DCs)也是连接固有免疫和适应性免疫之间的重要环节。研究表明肾 DCs 在固有免疫反应中发挥了重要作用,可释放促炎因子如 TNF、IL-6、IL-12、单核细胞趋化蛋白-1、正常 T 细胞表达和分泌的活化调节蛋白(RANTES)等,并通过 CD40-CD40L 通路与自然杀伤 T 细胞相互作用。虽然 DCs 在 AKI 的免疫反应中扮演着核心角色,但需要进一步研究明确其在 CRS 及心肾交互作用中的功能。

（八）其他因素

心衰患者血液中精氨酸加压素(arginine vasopressin,AVP)水平升高可导致水潴留和低钠血症。AVP 通过激活 V_1 受体发挥血管活性作用,通过激活 V_2 受体增加肾集合管细胞对水的渗透性导致水潴留,故 AVP 受体拮抗剂具有排水和纠正低钠血症,减轻体重和管理液体平衡等作用。

腺苷 A_1 受体分布于肾入球小动脉、肾小球旁细胞、近端肾小管以及髓袢升支,当肾功能受损时患者的腺苷释放增加,与腺苷 A_1 受体结合后可使肾脏入球小动脉收缩,肾血流量减少,促使肾小管增加对钠的重吸收。在 CRS 形成过程中,腺苷的重要性尚未明确,但通过拮抗腺苷的作用,可改善 GFR 和增加尿量。

总之,心衰和肾衰之间可因病理生理紊乱而相互影响,其中包含较多可能的病理生理机制,如 RAAS 激活、交感神经系统激活、贫血、氧化应激损伤等。图 36-3 总结了心、肾功能障碍的进展与相互影响的机制。

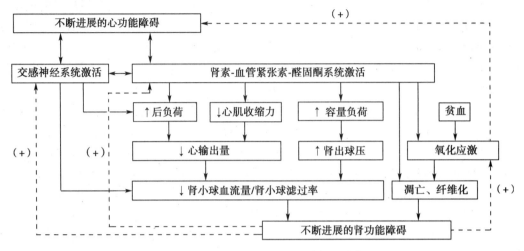

图 36-3　心、肾功能障碍的进展与相互影响的主要机制

五、心肾综合征的生物标记物与诊断

(一)心肾综合征的生物标记物

1. 高敏心肌肌钙蛋白　高敏心肌肌钙蛋白(high-sensitive cardiac troponin,hs-cTn)I 和 T 作为心肌损伤的标记物,早期诊断价值优于肌钙蛋白。在稳定的肺动脉高压、慢性阻塞性肺疾病和 CKD 患者,高敏肌钙蛋白水平升高可能提示存在亚临床心肌损害而继发心衰。

2. B 型利钠肽　B 型利钠肽(B-type natriuretic peptide,BNP)及其 N 末端 B 型利钠肽前体(NT-proBNP)可作为辅助诊断 ADHF 的生物标记物,也是 ACS 和稳定期心衰等心血管突发事件病死率的独立预测因子。CKD 患者与年龄、性别相匹配的正常肾功能患者相比有着更高的 BNP 水平,在慢性肾功能障碍的不同阶段 BNP 也可以预测预后。尽管已有研究支持 BNP 可用于心衰患者的诊断和管理,但 BNP 与肾功能和心衰严重程度之间的关系尚未完全清楚。在进行年龄和性别匹配后,CKD 患者与没有肾功能减退的患者相比,存在较高水平的 BNP 和 NT-proBNP。尽管 BNP 水平的升高可能与肾功能减退导致其清除率下降有关,但是否有其他机制参与有待于进一步研究。

3. 可溶性基质裂解素 2　可溶性基质裂解素 2(soluble suppression of tumorigenicity2, sST2)基因存在 sST2 和 ST2L 两个亚型,ST2 可与 IL-33 特异性结合,阻止了 IL-33 与 ST2L 结合即阻断了 IL-33/ST2L 信号通路,而该信号通路能够抑制心肌细胞肥大和纤维化,因此, ST2 抵消了 IL-33 抗纤维化的作用。sST2 引起临床关注的主要原因是其可作为纤维化的进展和/或疾病严重程度的生物标记物,但缺乏器官特异性。研究表明 sST2 水平对心衰的危险分层和预后评估有意义,而且在预测 CKD 方面不受年龄和肾功能的影响。

4. 半乳糖凝集素 3　半乳糖凝集素(galectin)属于动物凝集素家族,能专一识别 β-半乳糖苷,半乳糖凝集素 3(galectin-3,Gal-3)在免疫调节、醛固酮诱导的纤维化中扮演重要角色。 Gal-3 与心肌纤维化的病理改变密切相关,并且也随着年龄增长和肾损害程度而升高,Gal-3

对心衰的预后有预测价值,是独立于心衰病因及类型之外的预测因子。Gal-3 有别于传统心衰生物标记物的特点是其直接参与了心衰的病理生理过程,可诱发心肌纤维化和心室重构,临床应用抗 Gal-3 的药物治疗有可能成为心衰治疗的新靶点。

5. 急性肾损伤的生物标记物　早期诊断 AKI 的常用生物标记物包括中性粒细胞明胶酶相关脂质运载蛋白(neutrophil gelatinase associated lipocalin,NGAL)、半胱氨酸蛋白酶抑制剂 C(cystatin C,CysC)、IL-18、肝型脂肪酸结合蛋白(liver fatty acid binding protein,L-FABP)和肾损伤分子-1(kidney injury molecule-1,KIM-1)等。但目前基于这些生物标记物早期诊断 AKI 并采取针对性治疗的策略能否改善患者预后有待进一步临床研究。

(二)心肾综合征的诊断

各型 CRS 的诊断需要依据器官衰竭的先后顺序、始动事件及其诊断标准、继发紊乱及其诊断标准。生物标记物可作为辅助和早期诊断 CRS 的重要依据(表 36-3)。

表 36-3　各型 CRS 的诊断依据

分型	CRS 1 型	CRS 2 型	CRS 3 型	CRS 4 型	CRS 5 型
器官衰竭顺序	先心脏 后肾脏	先心脏 后肾脏	先肾脏 后心脏	先肾脏 后心脏	心肾功能同时减退
始动事件	急性心衰、ACS、心源性休克	慢性心肌病变(左室重塑/功能障碍、舒张功能障碍、慢性心功能异常、心肌病)	AKI	CKD	系统性疾病(脓毒症、SLE、淀粉样变性)
始动事件诊断标准	ESC、AHA/ACC	ESC、AHA/ACC	RIFLE-AKIN	KDOQI	原发疾病的诊断标准
继发紊乱	AKI	CKD	急性心衰 ACS 心律失常 休克	慢性心脏损害(左室肥厚、舒张功能障碍和/或不良心血管事件风险增加)、AHF、ACS	AHF、ACS、AKI、CKD、慢性心脏损害
继发紊乱诊断标准	RIFLE-AKIN	KDOQI	ESC、AHA/ACC	ESC、AHA/ACC	ESC、AHA/ACC、RIFLE-AKIN、KDOQI
心脏生物标记物	Troponin、CK-MB、BNP、NT-proBNP、MPO、IMA	BNP、NT-proBNP、C 反应蛋白	BNP、NT-proBNP	BNP、NT-proBNP、C 反应蛋白	BNP、降钙素原、C 反应蛋白
肾脏生物标记物	血肌酐、Cystatin C、NGAL、尿 KIM-1、IL-18、GAL、NAG	血肌酐、BUN、Cystatin C、尿酸、C-反应蛋白、降低的 GFR	血肌酐、Cystatin C、NGAL、尿 KIM-1、IL-18、NGAL、NAG	血肌酐、BUN、Cystatin C、尿酸、降低的 GFR	血肌酐、NGAL、KIM-1、IL-18、NAG

六、心肾综合征的治疗

尽管临床已有 HF 和 CKD 的管理指南,但目前尚未对每个 CRS 亚型的管理达成共识,实际上不同 CRS 亚型之间有相关性,针对一个亚型的治疗可能也有益于另一个亚型的治疗。许多 CRS 的治疗原则是相通的,如改善心脏功能可采用正性肌力药物、血管扩张剂、心脏再同步治疗、腺苷受体拮抗剂、β-受体阻滞剂等;降低容量负荷可给予利尿剂、血管加压素受体拮抗剂、超滤脱水;针对 RAAS 激活的拮抗治疗等。

(一) 不同亚型心肾综合征的管理策略

1. 急性心-肾综合征 ADHF 患者早期即可出现肾功能异常或恶化,因此应尽可能给予不影响肾功能或对肾功能有保护作用的治疗措施。需要注意的是,袢利尿剂、ACEI 或/和螺内酯可能会诱发 AKI。血管扩张药和袢利尿剂普遍适用于 ADHF 人群,但袢利尿剂易引起电解质紊乱,利尿后低血容量诱导神经介质激活,并且降低 GFR 而使血清尿素氮、肌酐水平升高。血管扩张药(如奈西利肽)也可能影响肾功能,在某些患者还可能加重 AKI。体外超滤治疗对利尿剂抵抗的 ADHF 患者可能有效,但有研究表明,难治性 CRS1 型患者使用 CRRT 作为补救性治疗与患者的高住院病死率相关,尤其是在使用升压药物时。左室辅助装置可作为终末期心力衰竭患者术前过渡治疗的生命支持措施。

当发生心源性休克时,应考虑使用正性肌力药物以提高心输出量和恢复肾血流量。尽管正性肌力药物,如多巴酚丁胺或多巴胺可能会帮助患者短期内渡过难关,但长时间使用可能与心衰患者的病死率升高相关。如果患者低血压状态持续存在,可考虑使用去甲基肾上腺素,并酌情选择主动脉球囊反搏(IABP)治疗。

2. 慢性心-肾综合征 CHF 的治疗比较复杂,需要祛除和/或治疗导致心血管系统损害及慢性心力衰竭不断进展的病因。充血性心力衰竭患者的自我管理是慢性心衰治疗的一个重要策略,主要包括心衰治疗的依从性、如何识别心衰症状,以及改变不良的生活方式,如调整饮食和营养、戒烟、运动训练等。

如果心衰患者处于高容量状态,需要加强利尿治疗,袢利尿剂是首选。袢利尿剂可以更有效的提高尿钠排泄,同时可以考虑联合阿米洛利、醛固酮拮抗剂或甲苯喹唑磺胺。β-受体阻断剂、ACEI、ARB 以及醛固酮拮抗剂可显著降低 CHF 患者的发病率和病死率。最佳的治疗措施是联合 ACEI 和 β-受体阻断剂,并根据患者的治疗反应采取滴定式治疗,然后再酌情添加 ARB 或醛固酮拮抗剂。当患者不能耐受上述药物时,可以选择肼屈嗪和硝酸酯类药物。ACEI 和 ARB 类药物可能导致肾功能恶化,但往往是短暂且可逆的,若 CKD 或肾动脉狭窄的患者使用此类药物则具有较高风险,应密切监测肾功能变化。此外,还需注意此类药物可发生高钾血症。如果患者出现肾功能下降,首先应排除其他继发原因,如过度利尿、持续低血压、使用肾毒性药物等,同时要筛查患者是否存在隐匿性肾血管性疾病。

心脏再同步化治疗被推荐用于有症状的 CHF 患者(NYHA Ⅲ~Ⅳ级)以及伴有左室射血分数下降、QRS 波延长的患者。可植入的心脏除颤器可用于心搏骤停的存活者或持续室性心律失常者,也可用于左室射血分数下降、有症状的 CHF 患者。对治疗无反应的患者,可考虑选择机械辅助装置或/和心脏移植。CRS 2 型患者常常合并贫血,纠正贫血也是改善患者症状的一种治疗手段,但其治疗目标和对预后的影响有待于进一步研究。

3. 急性肾-心综合征　由于 CRS 3 型被临床医生所认识和接受的时间较短,相应的治疗经验也不多。CRS 3 型可继发于造影剂暴露或心血管外科手术,积极预防 AKI 的发生可能比治疗更为重要。在 CSA-AKI 高危患者中,尤其是先前存在肾功能障碍的患者,使用低渗性和等渗性造影剂均可降低 AKI 发生的风险。左室功能障碍患者在接受心脏外科手术后,奈西立肽与术后肾功能的改善具有良好的相关性。

4. 慢性肾-心综合征　CKD 患者发生心衰的原因是多方面的。尽管一些具有心脏保护作用的药物,如 ACEI 或/和 β-受体阻断剂可用于防治心衰,但临床上仅有少数透析患者适合接受这样的治疗。进展期 CKD 患者因肾脏排钠下降可导致钠潴留,治疗上需提高低盐饮食的依从性,避免给予血液透析患者不恰当的高钠透析液,尽可能维持患者的目标体重或"干体重"。除预防高血容量和维持电解质平衡外,其他治疗策略还包括纠正贫血和最大限度的减轻血管钙化等。

5. 继发性心肾综合征　CRS 5 型的主要治疗策略是积极控制原发病,尽量避免或祛除可同时引发心肾功能减退的病理性因素,应采取不影响心肾功能或有心肾保护作用的治疗措施。

(二) 心肾综合征的治疗措施

心肾综合征的治疗措施可分为药物治疗和非药物治疗两方面,相关治疗方案、并发症以及注意事项见表 36-4。

表 36-4　CRS 的药物和非药物治疗

	治疗	剂量/次数	不良反应	注意事项
药物治疗	袢利尿剂 (Loop diuretics)	首次静脉注射剂量相当于口服的 2.5 倍,间隔 6~8h 1 次或持续泵入;尿量<1ml/(kg·h) 时,剂量加倍,最大可加至 80~160mg/h	电解质紊乱、心律失常、听力损害、耳鸣、血液系统异常、皮肤病、肾小管间质肾炎	根据患者临床症状、尿量和容量状态需要动态评估和调整剂量
	多巴胺 (Dopamine)	持续静脉注射 5~15μg/(kg·min) (>10μg/(kg·min)可升高全身血管阻力)	快速性心律失常、头痛、恶心、心肌缺血、组织坏死	与单胺氧化酶抑制剂相互作用
	多巴酚丁胺 (Dobutamine)	持续静脉注射 2.5~20 μg/(kg·min) (<5μg/(kg·min)可降低全身血管阻力)	高血压、低血压、快速性心律失常、头痛、恶心、发烧、超敏反应	与单胺氧化酶抑制剂相互作用;亚硫酸盐过敏禁忌
	左西孟旦 (Levosimendan)	首剂静注 6~24 μg/(kg·min) 超过 10 分钟,随后 0.05~0.2μg/(kg·min)持续静注,根据反应调节剂量	低血压、头痛、恶心、心律失常	避免使用其他血管扩张剂

续表

治疗	剂量/次数	不良反应	注意事项
托伐普坦（Tolvaptan）	口服 15mg 每日 1 次；至少在 24h 后可逐渐增加至 30~60mg，每日 1 次	肝毒性、高钠血症、过敏、恶心、发烧、乏力、厌食	肝毒性风险，不要使用超过 30 天；不使用强 CYP3A 抑制剂；密切监测血钠升高速率和神经功能状态
奈西立肽（Nesiritide）	首剂静脉注射 2μg/kg，之后剂量为 0.01μg/(kg·min) 持续静注	低血压、血清肌酐升高、头痛、恶心、超敏反应	应密切监测血压；低血压可能持续数小时
沙库必曲/缬沙坦（Sacubitril/valsartan）	口服开始剂量为 49/51mg，每天两次；如果患者能够耐受，2~4 周后剂量加倍	低血压、高钾血症、咳嗽、头晕、肾衰竭	不与 ACEI 合用；糖尿病患者本药不与阿利吉仑合用；避免与血管紧张素受体阻滞剂合用
非药物治疗　血液净化	药物治疗无效时可使用	容量不足、低血压、低钾血症和/或低磷血症（血液透析）	开始治疗前应咨询肾病学专家
限制液体和钠盐摄入	钠摄入<1.5~2.0g/d；水摄入<1.5~2.0L/d	低血压、低钠血症、可能激活 RAAS 系统?	根据患者血清钠水平和利尿剂抵抗情况个体化治疗

1. 药物治疗

（1）利尿剂：常作为 CRS 药物治疗的首选，药物剂量应根据患者的 Ccr 进行调整，利尿剂适用于有心衰症状和体征，尤其是伴有显著液体潴留的患者。当 Ccr<50ml/min 时，噻嗪类利尿剂的作用将十分有限，此时应选用袢利尿剂而且需加大给药剂量。如果出现"利尿剂抵抗"现象，即患者对口服或静脉应用利尿剂的治疗反应降低或无反应，常常提示 CRS 患者的预后不良。

临床最常用的袢利尿剂是呋塞米，给药方式可分为间断静脉推注和持续静脉泵入。ADHF 患者由于心输出量的下降可导致运输到肾脏的利尿剂浓度降低，以及因胃肠道间质水肿而使口服利尿剂的吸收延迟，因此许多临床专家推荐 ADHF 患者静脉注射袢利尿剂的剂量应是门诊患者口服剂量的 2~2.5 倍。持续静脉输注袢利尿剂可随时间推移产生更大更持久的利尿作用，并且可以更稳定地清除体内潴留液体。此外，高剂量袢利尿剂的重要不良反应是听力损害或耳鸣，与间断静脉注射相比，持续输注降低了副作用发生的风险。

（2）正性肌力药物：此类药物主要包括多巴胺、多巴酚丁胺、米力农、左西孟旦等，可通过增加心肌收缩力提高心输出量，改善和维持器官灌注而保护器官功能。正性肌力药物治疗

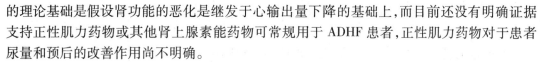

的理论基础是假设肾功能的恶化是继发于心输出量下降的基础上,而目前还没有明确证据支持正性肌力药物或其他肾上腺素能药物可常规用于 ADHF 患者,正性肌力药物对于患者尿量和预后的改善作用尚不明确。

左西孟旦为钙增敏剂,具有正性肌力作用和血管扩张作用,一些临床试验和荟萃分析显示其主要临床疗效包括改善心功能,快速缓解症状,减少住院时间和提高 ADHF 患者的生存率。与多巴酚丁胺相比,左西孟旦能更迅速改善血流动力学和降低 B 型利钠肽水平,其不利影响包括低血压和心律失常,以及可能增加低收缩压患者的病死率。

(3)血管紧张素转换酶抑制剂与血管紧张素Ⅱ受体拮抗剂:这类药物不仅能够抑制循环中的肾素-血管紧张素系统(RAS),同时具有抑制心脏和肾脏组织局部 RAS 的功能,抑制交感神经的兴奋性。早期应用 ACEI 和 ARB 类药物可以改善心功能,抑制和延缓心室重塑,有利于保护肾功能。ACEI 可能导致 GFR 下降而使血肌酐水平上升,约 15% ~ 30%重度心力衰竭患者应用 ACEI 后可出现血肌酐水平显著升高(>0.5mg/dl)。如果患者无肾功能进行性恶化和高钾血症表现,即使血肌酐水平轻度升高,仍可考虑使用 ACEI 或 ARB 治疗。

(4)重组人促红细胞生成素:EPO 可促进红细胞生成,增加红细胞携氧量,并可在一定程度上影响 CHF 和肾功能障碍患者的组织重塑和纤维化进程,改善心力衰竭患者的活动耐力。EPO 还表现出抗氧化、抗细胞凋亡、调节炎症反应、减轻心肾组织损伤等多种作用。使用 EPO 将血红蛋白从低于 10g/dl 升高到 12g/dl,可显著降低心、肾联合损害患者的发病率,改善生存时间和质量。对于心力衰竭合并慢性肾功能障碍的患者,在标准治疗的基础上,无论患者是否合并显著贫血,只要血红蛋白<12g/dl,均可考虑给予 EPO 治疗,平均剂量为 10 000U/周。CRS 患者的理想血红蛋白水平尚未明确,对刺激骨髓红系增生或补充原料纠正贫血是否具有相同器官保护作用还有待于进一步研究。

(5)β-受体阻滞剂:由于交感神经系统的长期过度激活,慢性心衰患者的心肌 β₁-受体下调和功能受损,β-受体阻滞剂治疗可上调并恢复 β₁-受体的正常功能。在慢性心衰中,β-受体阻滞剂可降低全因病死率,尤其是降低心源性猝死的作用不可替代,在糖尿病、慢性阻塞性肺疾病以及老年患者中均可应用。2014 年版中国心力衰竭指南积极推荐 β-受体阻滞剂的应用,并要求达到治疗目标剂量或患者最大耐受剂量,但起始剂量宜小,一般为目标剂量的 1/8,每隔 2~4 周剂量递增 1 次,并采取滴定式的个体化治疗。

(6)奈西利肽:奈西利肽是重组人 B 型利钠肽,具有扩张血管、降低血压和心室充盈压、增加心输出量以及排钠和利尿作用,可用于 CHF 患者,安全性尚可。小剂量奈西利肽治疗 CHF,患者耐受性良好,收缩压无明显下降,并可能具有肾脏保护作用。应该注意的是,奈西利肽在降低血压和利尿的同时,也可能引起肾功能损害。目前推荐的给药方式是首剂 2μg/kg 静脉注射,随后持续输注剂量为 0.01μg/(kg·min)。

(7)血管加压素 V₂ 受体拮抗剂:血管加压素由垂体后叶分泌,主要功能是血管收缩和通过作用于肾小管的水通道增加水分的重吸收,选择性阻滞肾脏血管加压素受体可减少肾脏对水分的重吸收。代表药物托伐普坦(Tolvaptan)是一种选择性血管加压素 V₂ 受体拮抗剂,具有仅排水不利钠的作用,可有效清除体内的多余水分,并提高低钠血症患者的血钠水平。急性心衰患者早期使用托伐普坦可增强肾脏利尿作用、减轻体重以及轻度升高血钠水平,但其长期疗效尚不确定。

（8）血管紧张素-脑啡肽酶抑制剂：脑啡肽酶是一种能够分解多种内源性血管活性肽（尿钠肽、缓激肽、肾上腺髓质素）酶，可导致血管收缩、水钠潴留和结构不良的重塑，因此，抑制脑啡肽酶是延缓心血管疾病和肾脏疾病进展的一种潜在治疗策略。然而，联合应用脑啡肽酶抑制剂与血管紧张素转化酶抑制剂可导致较高发生率的严重血管性水肿。为了降低不良反应的发生风险，新型血管紧张素受体脑啡肽酶抑制剂-LCZ696（沙库必曲/缬沙坦）已经问世，研究显示其可以增强心脏的保护性神经内分泌系统（尿钠肽系统），同时可抑制肾素-血管紧张素-醛固酮系统。

（9）其他：硫酸吲哚酚（indoxyl sulfate，IS）在 CKD 患者体内逐渐蓄积，可直接导致心肾损害。IS 是加速肾功能障碍患者的肾小球肥大和硬化发展的因素之一，也是促进肾小管间质纤维化的主要因素之一。IS 的分子量较小，但其在体内多以蛋白结合形式存在，故常规血液透析清除效果差。AST-120 是一种口服的活性炭吸附剂，对尿毒症性毒素具有强大的吸附能力，AST-120 可延迟晚期肾病的进展，并降低病死率。

2. 非药物治疗

（1）血液滤过或血液透析：当传统的药物治疗无效，或患者对利尿剂无反应时，超滤可以直接从血浆中清除多余的水分，减轻心脏前负荷，常用于治疗急性肺水肿或中重度 CHF 患者。许多患者在超滤脱水后可恢复对利尿剂的反应，但单位时间内脱水过快可导致血流动力学紊乱。对于血流动力学不稳定的重症患者如 ADHF，连续肾脏替代治疗（CRRT）可能改善患者的预后。持续性低效率血液透析（sustained low efficiency dialysis，SLED）也可以用于治疗 AKI，SLED 对患者血流动力学及 90 天病死率的影响与 CRRT 类似，但降低了医疗费用和护理负担。

（2）限盐限液：CHF 患者神经体液的代偿改变限制了钠水的排出，限盐限液联合利尿剂可以更好地实施容量管理，限液也可以纠正低钠血症，水钠潴留常见于严重心衰患者且与不良预后有关。目前相关指南推荐，对于有症状或住院的心衰患者，每日钠盐和水的摄入分别限制在<1.5~2.0g/d 和<1.5~2.0L/d。但不应该常规实施这种限制，而是要综合考虑患者的血钠水平、利尿剂抵抗的程度以及其他临床情况采取个体化治疗。

七、小结

目前 CRS 共分为五个亚型，每个亚型的主要发病机制有所不同。CRS 1 型常见于急性失代偿性心力衰竭，心脏和肾脏的血流动力学改变可能是 CRS 1 型最重要的决定因素。CRS 2 型是在慢性心力衰竭的病理状态下出现 CKD 的急速进展，肾细胞加速凋亡和组织纤维化可能是其主要发病机制。CRS 3 型是炎症、毒素或缺血性损伤导致 AKI 后并发急性失代偿性心力衰竭，水钠潴留、急性尿毒症性心肌细胞功能障碍以及神经体液调节不良可导致 CRS 3 型的迅速发生。CRS 4 型是在 CKD 的病理状态下出现慢性心力衰竭的加速进展，心肌细胞功能障碍和纤维化，即"CKD 心肌病"被认为是其主要发病机制。CRS 5 型是在全身性疾病如脓毒症的剧烈打击下，心肾功能同时发生损伤，其主要病理生理紊乱是急性异常免疫炎症反应、儿茶酚胺的细胞毒作用以及酶类活化导致微循环功能障碍等。未来关于 CRS 的病理生理机制有待进一步深入研究，而只有正确认识 CRS 的发病机制才有助于 CRS 的诊断和治疗。

（张　东）

参 考 文 献

1. Ronco C, Haapio M, House AA, et al. Cardiorenal syndrome. J Am Coll Cardiol, 2008, 52: 1527-1539.

2. Ronco C, McCullough P, Anker SD, et al. Cardio-renal syndromes: report from the consensus conference of the Acute Dialysis Quality Initiative. Eur Heart J, 2010, 31: 703-711.

3. Bock JS, Gottlieb SS. Cardiorenal syndrome: new perspectives. Circulation, 2010, 121: 2592-2600.

4. Hatamizadeh P, Fonarow GC, Budoff MJ, et al. Cardiorenal syndrome: pathophysiology and potential targets for clinical management. Nat Rev Nephrol, 2013, 9: 99-111.

5. Fu Q, Cao L, Li H, et al. Cardiorenal syndrome: pathophysiological mechanism, preclinical models, novel contributors and potential therapies. Chin Med J (Engl), 2014, 127: 3011-3018.

6. McCullougha PA, Kellum JA, Haase M, et al. Pathophysiology of the cardio-renal syndromes: executive summary from the eleventh consensus conference of the Acute Dialysis Quality Initiative (ADQI). Contrib Nephrol, 2013, 182: 82-98.

7. Virzì G, Day S, de Cal M, et al. Heart-kidney crosstalk and role of humoral signaling in critical illness. Critical Care, 2014, 18: 201.

8. Husain-Syed F, McCullough PA, Birk HW, et al. Cardio-Pulmonary-Renal Interactions: A Multidisciplinary Approach. J Am Coll Cardiol, 2015, 65: 2433-2448.

9. McCullough PA, Jefferies JL. Novel markers and therapies for patients with acute heart failure and renal dysfunction. Am J Med, 2015, 128: 312.e1-22.

10. Hadjiphilippou S, Kon SP. Cardiorenal syndrome: review of our current understanding. J R Soc Med, 2016, 109: 12-17.

11. Prins KW, Wille KM, Tallaj JA, et al. Assessing continuous renal replacement therapy as a rescue strategy in cardiorenal syndrome 1. Clin Kidney J, 2015, 8: 87-92.

12. Obi Y, Kim T, Kovesdy CP, et al. Current and potential therapeutic strategies for hemodynamic cardiorenal syndrome. Cardiorenal Med, 2016, 6: 83-98.

13. Voors AA, Dorhout B, van der Meer F. The potential role of valsartan + AHU377 (LCZ696) in the treatment of heart failure. Expert Opin Investig Drugs, 2013, 22: 1041-1047.

第三十七章

肝肾综合征

一、概述

肝肾综合征(hepatorenal syndrome,HRS)是晚期肝硬化患者常见的并发症之一,提示预后不良。肝硬化患者发生肾衰竭的病因可能为严重脱水、休克(出血或脓毒症)、使用肾毒性药物或者原发于肾实质的疾病(如肾小球肾炎),这些原因同样可以导致非肝脏疾病患者发生肾衰竭。而 HRS 是肝硬化患者发生的肾衰竭,且无明确的肾衰竭病因及组织学改变,主要是由于强烈的缩血管因素作用于肾循环,导致肾小球滤过率(GFR)减少所致。目前 HRS 的发病机制及有效的治疗方案仍在进一步研究中。

二、概念及分型

HRS 指严重肝病患者,在无肾脏原发病变情况下发生的、进行性的功能性肾衰竭,常见于肝硬化晚期、重型肝炎、自发性细菌性腹膜炎等慢性肝病终末期患者。临床以少尿或无尿、肌酐清除率降低及稀释性低钠血症等为主要表现。最显著的特点是,尽管肾功能严重减退,但无急性肾小管坏死(ATN)或其他病理学异常,或仅具有与肾脏损害严重程度不成比例的轻微病理损害。HRS 是肝功能障碍患者出现的、独特的综合征,亦是一种极为严重的并发症,其发生率较高。

HRS 分为 Ⅰ 型 HRS 和 Ⅱ 型 HRS 两个亚型。Ⅰ 型 HRS 指迅速的、进行性肾功能下降,常与诱发因素相关,伴有肝功能恶化以及其他器官功能恶化,定义为 2 周内基础血肌酐(Scr)倍增到 2.5mg/dl 以上或基础 24 小时肌酐清除率下降 50% 至<20ml/min。Ⅰ 型 HRS 患者平均生存期少于 2 周。Ⅱ 型 HRS 指肾功能损害相对较轻,进展较慢,Scr 缓慢升高,通常发生在顽固性腹水患者中,并有稳定但适度的功能性肾衰竭,常伴有明显的钠潴留,平均生存期3~6个月。Ⅱ 型 HRS 患者最终可自发性或在诱发事件(如自发性腹膜炎)后发展为 Ⅰ 型 HRS。

三、发病机制

HRS 的发病机制较为复杂,随着近年来对肝功能障碍的研究进展,逐步揭示了门脉高压、腹水形成(穿刺引流)、消化道出血、感染、血容量过低及血管活性物质平衡紊乱等在HRS 发病过程中的作用。研究表明,HRS 的病理生理特征是肾循环的血管收缩,但机制尚不完全明确,可能系多因素共同参与的结果。有新的证据表明,全身炎症反应/细菌移位,心功能不全也参与了这一过程,其共同作用结果造成全身有效循环血量降低及肾血管活性机制的紊乱。

(一)外周动脉扩张假说

严重肝功能障碍患者常合并门脉高压,使动脉血管明显扩张,有效循环血量减少,反射性使交感神经系统兴奋,由此可继发肾交感神经活动增强,导致肾脏血流灌注减少,使 GFR 降低,同时引起肾内血流重新分配,近曲小管对钠、水的重吸收增多;此外,有效血容量下降、肾血流减少及交感神经兴奋均可激活肾素-血管紧张素-醛固酮系统,使醛固酮分泌增多,加之肝功能障碍时对醛固酮灭活减少,加重其在体内蓄积,促进水、钠潴留。由此可见,肝功能障碍、门静脉高压致内脏血管扩张、体循环阻力下降是 HRS 形成的基础,多种导致有效循环血量下降或肾血管收缩的因素可促进 HRS 的发病,但值得注意的是,使用常规扩容手段并不能逆转 HRS 的发病进程。

(二)内毒素的作用

肝功能障碍时常发生内毒素血症,其在 HRS 的发生发展中起重要的作用,作用机制可能为:①内毒素使交感神经兴奋,儿茶酚胺释放增加,肾动脉强烈收缩,导致肾缺血;②内毒素可诱导内皮型一氧化氮合酶、一氧化氮、炎症介质等的生成,导致动脉血管扩张,有效循环血量减少,肾灌注下降,肾小球毛细血管静水压降低导致肾小球有效滤过压减小而发生少尿;③内毒素损伤血管内皮细胞并促进血小板释放凝血因子,造成肾微血管内凝血,引起肾功能障碍及肾小管坏死等。

(三)血管活性物质的作用

1. 激肽释放酶的生成减少导致激肽释放酶-激肽系统活性降低　缓激肽具有明显的拮抗血管紧张素 II 对肾血管的收缩作用,肝功能障碍时激肽释放酶的生成减少,使肾内缓激肽及其他激肽类等肾内扩血管物质相对缺乏,导致缩血管物质效应明显增强。

2. 前列腺素类与血栓素 A_2 平衡失调　肝功能障碍时由于肾缺血使肾脏合成前列腺素类(PGs)减少,而血小板释放血栓素 A_2(TXA$_2$)增多,导致肾内缩血管因素占优势。

3. 内皮素引起肾血管和肾小球系膜细胞收缩　内皮素是缩血管活性最强的多肽物质,急性肝衰竭和肝硬化腹水患者的血浆内皮素水平显著增高,肾脏局部内皮素水平也可能增高。内皮素介导血管收缩,使肾血流减少,并刺激肾小球系膜细胞收缩,减少滤过面积,促使 GFR 下降。

(四)相对性肾上腺皮质功能不全

肝硬化患者可出现相对性肾上腺皮质功能不全(relative adrenal insufficiency,RAI),使患者不能产生充分的皮质醇以满足外周的需要,这可能在 HRS 致病过程中发挥了重要作用。伴有 RAI 的肝硬化患者有更高的可能性发展为 I 型 HRS,这可能与 RAI 导致的循环功能障碍有关,表现为低血压、高血浆肾素活性和儿茶酚胺水平。

失代偿性肝硬化患者往往存在全身性炎症反应。全身性炎症反应在 HRS 致病过程中也发挥了重要作用。肝肾综合征的致病机制见图 37-1。

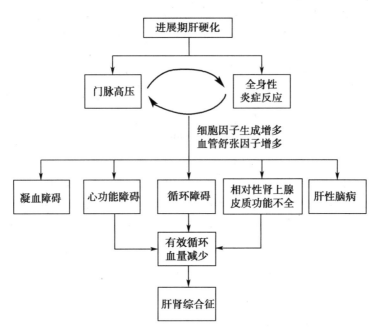

图 37-1　肝肾综合征的致病机制

四、诊断

（一）诊断标准

2007 年国际腹水俱乐部（International Club of Ascites，ICA）提出了肝硬化患者 HRS 的 6 条诊断标准：①肝硬化伴腹水；②Scr>1.5mg/dl（133μmol/L）；③无休克；④无低血容量，至少停用利尿剂（假如使用利尿剂的情况下）2 天，并且输注白蛋白 1g/（kg·d）直到最大剂量 100g/d 扩容后，肾功能无持续性改善（Scr<133μmol/L）；⑤目前或近期无肾毒性药物使用史；⑥无肾实质疾病，蛋白尿<500mg/d，无镜下血尿（每高倍镜视野<50 个红细胞）和/或异常的肾脏超声改变。

2015 年，ICA 重新修订了肝硬化患者 HRS 和急性肾损伤（AKI）的定义，并充分考虑当前诊断 AKI 常用的 RIFLE、AKIN、KDIGO 标准（请参考本书第二章）。新的 HRS 定义建立在 ICA-AKIN 的 AKI 诊断标准上，AKI 诊断标准去掉了以 Scr>1.5mg/dl 作为定义 HRS 的阈值，并剔除了受机体代偿能力（GFR）及利尿药物影响较大的尿量标准，促进了 I 型 HRS 的早期诊断与治疗。此外，诊断 HRS 还应先除外其他类型的 AKI 或慢性肾脏病（CKD），如糖尿病肾病或与其他肝病相关的肾小球肾病。

ICA-AKIN 将 AKI 定义为，48 小时内 Scr 增加不少于 26.4μmol/L（或 0.3mg/dl）；或 Scr 比基线值增加达≥1.5 倍，已知或推测在之前的 7 天内发生。

ICA-AKIN 将 AKI 分为 3 级（只有 Scr 标准，而无尿量标准）：

AKI 1 级：48 小时内 Scr 增加不少于 26.4μmol/L（或 0.3mg/dl）或 Scr 增至≥基线值的 1.5 倍；

AKI 2 级：Scr 增至≥基线值的 2~3 倍；

AKI 3 级：Scr 增至≥基线值的 3 倍，或在基线 Scr>4mg/dl 的基础上急性升高超过

0.5mg/dl 或需要肾脏替代治疗（RRT）。

2015 年 ICA 关于 HRS 的诊断标准如下：①符合肝硬化的诊断并伴有腹水；②按照 ICA-AKIN 标准诊断 AKI；③停用利尿剂 2 天后，采用白蛋白［1g/（kg·d）］扩容无反应；④无休克；⑤目前或近期无肾毒性药物（如非甾体类抗炎药、氨基糖苷类、碘造影剂等）使用史；⑥无肉眼可见的结构性肾损伤迹象：无蛋白尿（尿蛋白<500mg/d）；无肉眼血尿（每高倍镜视野<50 个红细胞）；肾脏超声正常。

近来也有学者提出，可用 HRS-AKI 和 HRS-CKD 来替代Ⅰ型 HRS 和Ⅱ型 HRS。欧洲肝病学会（EASL）指南提出，临床应对 HRS 进行早期识别，并尽可能排除其他可能引起肾功能损害的因素。在 ICU 应常规监测患者尿量、液体平衡、动脉血压及中心静脉压等指标。在诊断 HRS 前应停用所有利尿剂（出于纠正液体过负荷目的而使用呋塞米除外）。

（二）诊断流程

肝肾综合征诊断流程见图 37-2。

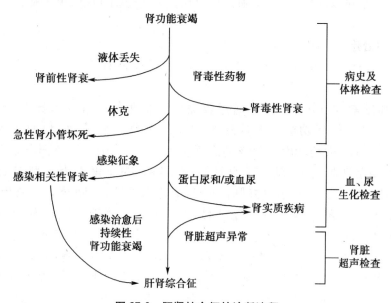

图 37-2　肝肾综合征的诊断流程

（三）鉴别诊断

肝肾综合征的鉴别诊断见表 37-1。

表 37-1　肝肾综合征的鉴别诊断

项目	肝肾综合征	肾前性氮质血症	急性肾小管坏死	原发性肾病
病史和病程	进展性肝病，常伴大量腹水	血容量减少	肾血容量减少（或）毒性物质、脓毒症	长期肾功能不全
尿肌酐/血肌酐	>30∶1	>30∶1	<20∶1	<20∶1
尿钠浓度	<10mmol/L	<10mmol/L	>30mmol/L	>30mmol/L
尿蛋白	阳性	阴性	阳性	强阳性

续表

项目	肝肾综合征	肾前性氮质血症	急性肾小管坏死	原发性肾病
尿沉渣	不明显	正常	管型、碎片	多变
超声检查（声阻抗指数）	增高	增高	增高	增高、肾体积减少
扩容疗效	无效或不明显	肾功能恢复	无效	增高、肾体积减少

五、治疗

（一）一般治疗

积极治疗原发病，改善肝功能，预防或减轻肠源性内毒素血症，避免使用肾毒性药物，通过恢复有效循环血量以改善全身和肾脏的血流动力学，应慎用利尿剂（仅限于使用呋塞米以维持正常尿量）。

（二）药物治疗

针对血流动力学改变及肾灌注不足等环节，目前最有效的方法是应用血管收缩药物。

1. 特利加压素（Terlipressin）　通过收缩明显扩张的内脏血管床和升高动脉压，以改善显著受损的循环功能。大量随机和非随机研究显示，特利加压素改善 I 型 HRS 患者的肾功能，大约 40%~50% 的患者治疗有效。2010 年欧洲肝病学会肝硬化腹水、自发性细菌性腹膜炎、肝肾综合征指南将特利加压素作为 I 型 HRS 的一线治疗药物。具体用法：每 4~6 小时静脉注射 1mg 特利加压素；联合应用白蛋白，第 1 天输注白蛋白 1g/kg，随后 40g/d。治疗目的是充分改善肾功能、降低 Scr 至小于 1.5mg/dl（133μmol/L）（完全应答）。如治疗 3 天后，Scr 未降低 25% 以上，将特利加压素剂量逐步增加至最大剂量（每 4 小时静脉注射 2mg）。部分应答的患者（Scr 未降至 <133μmol/L）或 Scr 未降低的患者，应在 14 天内终止治疗。缺血性心脏病为特利加压素治疗的禁忌证。应用特利加压素时，应密切监测患者是否发生了心律失常，有无内脏或肢端缺血的征象以及液体超负荷，据此调整治疗方案或停药。停止特利加压素治疗后复发的 I 型 HRS 相对少见。复发者应重复特利加压素治疗，且通常有效。此外，应用特利加压素联合白蛋白对 60%~70% 的 II 型 HRS 患者有效，但这一治疗对临床转归方面的影响尚缺乏足够的资料。

2. 去甲基肾上腺素　0.5~3mg/h 持续静脉泵入，在逆转 I 型及 II 型 HRS 的作用方面与特利加压素效果相近，但去甲基肾上腺素的使用需在 ICU 进行。近期研究表明，白蛋白和去甲基肾上腺素或血管加压素可作为 ICU 中 I 型 HRS 患者的治疗手段。

3. 其他药物　奥曲肽 0.1mg 皮下注射，每天 3 次，达到目标浓度 200μg；或米多君 2.5mg 口服，每天 3 次，逐渐达到最大剂量 12.5mg/d，均联合使用白蛋白，相较于单独使用白蛋白可能会降低患者的病死率。白蛋白推荐使用剂量：第一个 6h 为 1.5g/kg，其后将输注速度调整为 1g/（kg·6h），连用 3d。

血管收缩药物治疗 HRS 见表 37-2。

表 37-2　肝肾综合征患者的血管收缩药物治疗

药物	作用机制	剂量	备注
特利加压素	后叶加压素类似物	1mg 静脉注射 q4～6h;若 Scr 无改善(使用 3 天后,降低 25%),可增加至 2mg q4～6h;最大剂量 12mg/d;最长可使用 14d	
去甲基肾上腺素	α-肾上腺素能激动剂	0.5～3.0mg/h(持续泵入);采取滴定式调整,每次调整使 MAP 增加 10mmHg	要求在 ICU 使用;如无特利加压素提供,可将去甲基肾上腺素作为 ICU 病人首选或将米多君+奥曲肽作为无效病人的替代药物
米多君+奥曲肽	α-肾上腺素能激动剂(米多君);生长抑素类似物(奥曲肽)	米多君:7.5～12.5mg 口服,3 次/d;可调整剂量以使 MAP 较基线值增加 10mmHg;奥曲肽:100～200μg SC,3 次/d	

注:所有的血管收缩药物均应与 25% 的白蛋白联合使用;MAP,平均动脉压;SC,皮下注射

(三)肾脏替代治疗

RRT 是治疗 HRS 的有效方法,血液透析(HD)和连续静脉-静脉血液滤过(CVVH)均可用于治疗 HRS 患者。在肝移植之前,常应用 RRT 控制高氮质血症及维持电解质平衡;在肝移植之后,许多患者仍需要一段时间的血液净化治疗。透析期间患者易出现低血压,CVVH较少发生低血压,但需要持续的监护。利用分子吸附再循环系统(molecular adsorbent recirculating system,MARS)进行蛋白透析或行高容量血浆置换,已证实两者对于清除与 HRS 相关蛋白结合毒素的效果更佳。与传统血液净化方式比较,MARS 还可显著改善患者短期预后。但大量研究表明,没有接受肝移植的患者很难长期生存。

(四)经颈静脉肝内门体静脉分流术

经颈静脉肝内门体静脉分流术(transjugular intrahepatic portal shunts,TIPS)是近年来用于治疗门脉高压症伴上消化道出血或顽固性腹水的重要方法。文献报道,TIPS 可改善 I 型 HRS 患者的肾功能。对于 II 型 HRS 患者,TIPS 与缩血管药物的联合治疗可以改善 II 型 HRS 患者的肾脏功能;在等待肝移植的患者中进行 TIPS 治疗,可能相对地延长了患者的生存时间,但 TIPS 在 HRS 治疗中的作用还需进一步的明确。

(五)肝移植

肝移植一直以来都是 HRS 唯一确切有效的治疗手段。尽管 HRS 在肝移植术后被认为是可逆的,几个研究显示,并不是所有患者的肾功能都可以恢复,尤其是酒精性肝硬化患者。在一项针对 I 型 HRS 患者接受肝移植术后的研究中,47%的患者术前需要 HD 治疗,仅有76%的患者术后肾功能恢复(定义为 Scr<1.5mg/dl)。因此有指南建议,如果肝脏移植前患者接受 HD≥8 周,同时进行肾脏移植可以避免肝移植术后的透析依赖。但在不同的指南中,推荐的方案有所不同。

针对 HRS 致病机制采取的相应治疗见图 37-3。

治疗　　　　致病机制

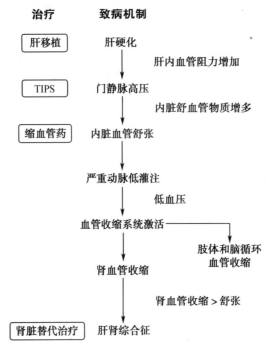

图 37-3　针对肝肾综合征致病机制采取的相应治疗

六、预防

目前尚无有效的方法预防 HRS 的发生。近期的研究显示,自发性腹膜炎及酒精性肝病患者可以通过预防措施以防止 HRS 的发生。自发性腹膜炎时,白蛋白(1.5g/kg,随后 48 小时 1g/kg)联合抗生素静脉输注与单纯使用抗生素治疗比较,大大降低了 HRS 的发生率,这可能与白蛋白能防止在感染期间血容量相对不足及血管收缩有关。对于酒精性肝病患者,己酮可可碱(400mg,一天 3 次)短期治疗(4 周)可预防 HRS 的发生。己酮可可碱长期治疗能改善生存率,降低肝硬化患者部分并发症的发生率,包括肾衰竭。己酮可可碱的作用可能与其能有效抑制肿瘤坏死因子的产生、抑制血管内皮生长因子及组织因子有关。己酮可可碱在预防肝硬化患者 HRS 中的价值有待于进一步的研究。应用诺氟沙星可能能够降低进展性肝硬化患者 HRS 的发生率,但需进一步的研究。

七、新型生物标记物

除了 Scr 这个常用的生物标记物之外,新型生物标记物也可以在肝移植术前鉴别 HRS 患者。HRS 的诊断建立在 ICA 提出的、一系列临床和实验室标准的基础上,但 HRS 的临床诊断没有除外相关的肾脏结构性改变,特别是 ATN。在所有的研究中,没有金标准(如组织学)来诊断 ATN 或 HRS,诊断仅基于临床标准,因此,失代偿性肝硬化患者很难建立 ATN 的诊断。另外,HRS 和 ATN 可能同时存在,甚至代表了某些患者疾病发展过程中的连续统一体,即反映了一个疾病在不同阶段的病理表现。最近的研究显示,一些尿液生物标记物,如中性粒细胞明胶酶相关脂质转运蛋白(neutrophil gelatinase associated lipocalin,NGAL)、血清胱抑素 C(cystatin C)和蛋白尿可能有助于鉴别诊断。在针对肝硬化患者的研究中,临床诊断为 ATN 者的尿液中位数 NGAL 水平显著高于 HRS、慢性肾脏病和肾前性高氮质血症患者。在肝硬化和感染的患者中,尿液 NGAL 能够预测 AKI 的发生、类型和 3 个月病死率。蛋白尿是肾小球损伤的标记物,在肝硬化伴有 ATN 的患者中,其尿蛋白水平显著高于 HRS 和肾脏低灌注患者,但很难找到一个良好的阈值来界定 ATN 与 HRS。一项针对肝移植受者的研究显示,移植前骨调素(osteopontin)和金属蛋白酶组织抑制剂(tissue inhibitor of metallo-proteinase,TIMP-1)增加预示着移植后肾功能的恢复。反映肾小管损伤的生物标记物可以潜在的帮助鉴别那些难以从容量复苏和升压药治疗中受益的患者,以及肝移植后肾功能难以恢复的患者。

八、小结

HRS 是晚期肝病患者极为严重的并发症,其发病机制主要与有效循环血量减少和肾血管收缩所致肾灌注不足有关,表现为肾血流自我调节能力降低及全身性炎症反应被激活。临床要注意甄别 HRS 与 ATN,因为两者的治疗策略不尽相同。尽管 HRS 是一种功能性疾病,但预后极差。HRS 重在预防,RRT 常用于控制肾前性高氮质血症以及肝移植术前维持电解质平衡。尽管特利加压素和白蛋白治疗对大多数 HRS 患者有效,但仅仅是缓解 HRS 并桥接肝移植的一种治疗方法;肝移植是治疗 HRS 唯一确切有效的方法。

(刘　虹　黄立锋)

参考文献

1. European Association for the Study of the Liver,Ginès P,Angeli P,et al. EASL clinical practice guidelines on the management of ascites,spontaneous bacterial peritonitis,and hepatorenal syndrome in cirrhosis.J Hepatol,2010,53:397-417.

2. Martin-Liaua M,Guevara M,Torre A,et al.Prognostic importance of the cause of renal failure in patients with cirrhosis.Gastroenterology,2011,140:488-496.

3. Ginès P,Guevara M,Arroyo V,et al.Hepatorenal syndrome.Lancet,2003,362:1819-1827.

4. Angeli P,Gines P,Wong F,et al.Diagnosis and management of acute kidney injury in patients with cirrhosis:revised consensus recommendations of the International Club of Ascites.J Hepatol,2015,62:968-974.

5. Sort P,Navasa M,Arroyo V,et al.Effect of intravenous albumin on renal impairment and mortality in patients with cirrhosis and spontaneous bacterial peritonitis.N Engl J Med,1999,341:403-409.

6. Wong F,Leung W,Al Beshir M,et al.Outcomes of patients with cirrhosis and hepatorenal type 1 syndrome treated with liver transplantation.Liver Transpl,2015,21:300-307.

7. Ariza X,Sola E,Elia C,et al.Analysis of a urinary biomarker panel for clinical outcomes assessment in cirrhosis.PloS One,2015,10:e0128145.

8. Belcher JM,Garcia-Tsao G,Sanyal AJ,et al.Urinary biomarkers and progression of AKI in patients with cirrhosis.Clin J Am Soc Nephrol,2014,9:1857-1867.

9. Durand F,Graupera I,Gines P,et al.Pathogenesis of Hepatorenal Syndrome:Implications for Therapy.Am J Kidney Dis,2016,67:318-328.

第三十八章

腹腔高压并发急性肾损伤

一、概述

急性肾损伤(acute kidney injury,AKI)是腹腔高压(intra-abdominal hypertension,IAH)的常见并发症之一。脓毒症、创伤、重度急性胰腺炎、腹部大手术后等重症患者较易出现 IAH。IAH 是一种全身性疾病,随着腹腔内压(intra-abdominal pressure,IAP)的升高,腹腔灌注压(abdominal perfusion pressure,APP)下降,腹腔内重要脏器,包括肝脏、肾脏和胃肠道等器官的血流灌注明显减少,诱导肾损伤和缺血性肠坏死。当发生 AKI 时,患者病死率和医疗花费将显著增加。

二、腹腔高压与腹腔间隔室综合征的相关定义及其流行病学

成人正常的 IAP 小于 8mmHg,世界腹腔间室隔综合征协会(world society of the abdominal compartment syndrome,WSACS)将腹腔内压力高于 12mmHg 定义为腹腔高压,腹腔间隔室综合征(abdominal compartment syndrome,ACS)被定义为持续的 IAP 大于 20mmHg,并出现与之相关的新发器官功能障碍或衰竭,腹腔高压与腹腔间隔室综合征的相关定义见表 38-1。IAH 和 ACS 在 ICU 中的发病率分别为 30%～54% 和 5%～12%, ICU 中 IAH/ACS 患者的病死率约为 37.9%,IAP 越高,病死率越高。临床上,IAH 作为诱发 AKI 的原因之一往往被低估了,在危重患者中,IAP 大于 12mmHg 是预测 AKI 发生的独立危险因素;IAP < 18mmHg 时 AKI 的发生率仅为 14%,而 IAP≥18mmHg 时 AKI 的发生率高达 33%,提示 AKI 的发生率与 IAP 的高低相关。

表 38-1 腹腔高压与腹腔间隔室综合征的相关定义

世界腹腔间隔室综合征联合会(WSACS)统一定义	
定义 1	腹内压是指腹腔内的稳态压力
定义 2	间歇性 IAP 测量的标准方法是经膀胱注入最多 25ml 无菌生理盐水后测量的结果
定义 3	IAP 应该以 mmHg 表示,在仰卧位、呼气末、确保腹部肌肉无收缩时测量,传感器零点水平位于腋中线处
定义 4	成年危重症患者的 IAP 正常值大约为 5～7mmHg
定义 5	IAH 定义为持续或反复的 IAP 病理性升高≥12mmHg

定义 6	ACS 定义为持续性 IAP>20mmHg(伴或不伴 APP<60mmHg)并有新发器官功能障碍或衰竭
定义 7	IAH 分级：Ⅰ级，IAP：12~15mmHg；Ⅱ级，IAP：16~20mmHg；Ⅲ级，IAP：21~25mmHg；Ⅳ级，IAP>25mmHg
定义 8	原发性 IAH/ACS 由腹盆腔的创伤或病变所致，通常需要早期外科或放射介入治疗
定义 9	继发性 IAH/ACS 是指原发病变并非起源于腹盆腔
定义 10	复发性 IAH/ACS 是指原发性或继发性 IAH/ACS 经过手术或非手术治疗后再次发生
定义 11	腹腔灌注压(APP)=平均动脉压(MAP)-IAP
定义 12	多间隔室综合征是两个或两个以上解剖部位的间隔室压力增高的状态
定义 13	腹壁顺应性是衡量腹壁可扩张性的指标，取决于腹壁与膈肌的弹性，以单位腹内压变化引起腹腔容积的改变来表示
定义 14	腹腔开放是指剖腹手术后由于皮肤和筋膜不能缝合而需要暂时性关闭腹腔的方法
定义 15	腹壁偏移是指腹壁的肌肉和筋膜随时间逐渐偏离腹中线的现象，以腹直肌与其外所包裹的筋膜为主

三、腹腔高压并发急性肾损伤的发病机制

(一)通过降低肾动脉血流诱发急性肾损伤

IAP 增高导致膈肌向头侧移位，20%~80% 的 IAP 转移到胸腔，导致胸腔内压增高，增加的胸腔内压直接压迫心脏，降低左、右心室的舒张末期容积；IAH 使来自腹部或下肢的静脉回流量下降，导致右室前负荷降低；增加的腹腔和胸腔内压直接压迫血管床导致左室后负荷增加。研究发现，当 IAP 达到 10mmHg 时，心脏前负荷减少，后负荷增加，心输出量显著降低。上述综合效应显著降低了 IAH 患者的心输出量和肾动脉血流量；IAH 还增加肾静脉压力，降低肾静脉血流，导致肾动脉血流量和肾皮质灌注减少，从而降低肾小球滤过率，诱发急性肾损伤，临床上表现为血清尿素氮、肌酐增高，尿少或无尿，酸碱平衡失调和电解质紊乱。

(二)通过降低腹腔灌注压诱发急性肾损伤

APP 为平均动脉压(MAP)与 IAP 之差，近似于肾脏灌注压，是维持肾动脉血流的有效压力。一般情况下，肾小球滤过压(glomerular filtration pressure,GFP)接近于 APP 或肾脏灌注压。肾小球滤过梯度(filtration gradient,FG)为 GFP 与肾小球囊内压之差。FG 是肾小球的净滤过压和产生原尿的有效压力，反映肾小球毛细血管静水压(促进滤过液进入肾小球囊)和胶体渗透压(促进肾小球囊内滤过液进入肾小球毛细血管)之间的平衡。

肾小球囊内静水压约等于近端肾小管压力(proximal tubular pressure,PTP)，因此导出公式如下：

$$FG = GFP - PTP$$

IAH 状态下，肾小球囊内压力和 PTP 均接近于 IAP，在假定肾小球灌注自动调节(入球小动脉和出球小动脉的收缩与舒张)机制不存在的情况下，公式可以改写为：

$$FG = GFP - PTP = (MAP - IAP) - IAP = MAP - (2 \times IAP)$$

从公式中可以看出，随着 IAP 的增高，FG 的下降更显著。研究发现，当 IAP 为 8 ~ 12mmHg 时，肾脏出现显著的低灌注；IAP 超过 15mmHg 时，机体出现少尿，而无尿通常出现在 IAP 超过 25~30mmHg 之后。肾静脉压力作为肾脏的后负荷，是影响肾脏灌注的另一个重要因素。当 IAP 增高时，中心静脉压（central venous pressure，CVP）和肾静脉压均会增高，从而导致肾脏灌注的下降。在感染性休克并发急性肾损伤的临床研究中发现，在容量负荷相同的情况下高 CVP 可致 AKI 的发病率和病死率增加，AKI 患者病情加重。因此，在腹腔高压并发 AKI 的机制中也应考虑到肾静脉压对肾脏灌注的影响。

（三）通过激活肾素-血管紧张素-醛固酮系统诱发急性肾损伤

IAH 导致心输出量和血压下降，反射性激活交感神经系统和肾素-血管紧张素-醛固酮系统，抗利尿激素释放增加，导致广泛性血管收缩，肾动脉血流和肾小球滤过率下降，患者出现少尿和 AKI。

（四）通过全身炎症反应诱发急性肾损伤

当 IAH 进展到一定程度后，缺血组织，特别是缺血的肠道释放细胞因子，导致循环中 TNF-α、IL-1、IL-6 等细胞因子的升高，进而损伤远隔脏器如肾脏、肝脏和肺等器官，诱发多器官功能障碍综合征（MODS）。入 ICU 时存在 IAH 者与随后发生的 MODS 密切相关，在 IAH 诱发的 MODS 患者中，几乎所有的患者都出现了 AKI，AKI 通常是 IAH 的早期临床表现。AKI 可发生在 IAH 之后，因而存在滞后效应，提示 IAH 对肾功能的损伤可以是一个渐进过程。IAP 在多高水平以及维持多长时间可以导致 AKI 呢？Toens 等在 12 只小香猪中实施了一项前瞻性对照研究，实验组（$n=6$）通过 CO_2 气腹法建立 IAH 模型（IAP = 30mmHg），然后观察 24 小时。与对照组比较（$n=6$），实验组动物尿量显著减少，血肌酐显著上升，并出现近端肾小管坏死。

四、腹腔高压并发急性肾损伤的监测与治疗

IAH 主要通过降低肾脏血流和肾脏灌注压诱发 AKI，因此，祛除病因、监测与控制腹腔内压、增加肾脏灌注压和改善肾脏血流灌注是腹腔高压并发急性肾损伤患者监测与治疗的核心内容。

（一）维持恰当的血容量以保障有效的肾脏血流量

IAH 本身可导致静脉回心血量减少和器官灌注不足，在患者接受正压通气的情况下，进一步增高的胸腔内压加重了 IAH 患者的心血管表现，因此，IAH 患者需要维持恰当的血容量。容量复苏的目的是增加心脏前负荷和心输出量、纠正低血容量和无氧代谢、恢复器官灌注。研究发现，恰当的液体复苏改善了 IAH/ACS 患者的生存率。但是，过度液体复苏导致肠道内过度的液体聚集、肠系膜、游离腹腔间隙、腹膜后、肠壁和腹壁水肿，进一步增高 IAP，使患者预后更差。因此，如何优化液体复苏一直是 IAH/ACS 患者救治过程中最为复杂的问题。当患者的血容量状态难以确定时，血流动力学监测是必要的。脓毒症指南强调"早期目标导向治疗"，即在严重脓毒症早期阶段，定义容量复苏终点，目标性纠正低血容量，液体复苏目标是使中心静脉压达到 8~12mmHg。"早期目标导向治疗"的理念也适用于 IAH/ACS 重症患者，但液体复苏目标有所不同。IAH 状态下腹腔、胸腔和血管内压力之间的交互作用使 CVP 显著升高，因此，IAH 状态下实施液体复苏时应该考虑达到更高的 CVP 目标。临床医生应该谨慎识别腹腔内压和胸腔内压升高对血流动力学压力参数 CVP 和肺动脉阻塞压

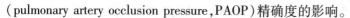

（pulmonary artery occlusion pressure，PAOP）精确度的影响。

跨壁 PAOP 和 CVP 测量能更可靠地估计 IAH/ACS 患者的血管内容量，计算公式如下：

$$跨壁 CVP = CVP - 0.5 \times IAP$$
$$跨壁 PAOP = PAOP - 0.5 \times IAP$$

应该注意，较高的 CVP 将增加肾静脉压力，此时应该考虑采取综合措施降低胸腔内压以降低 CVP，例如，临床上可以通过调节呼吸机参数、控制腹腔内压等措施以降低胸腔内压，从而改善肾脏的血流灌注。

功能血流动力学参数，如每搏量变异度（pulse pressure variation，PPV）和脉压变异度（stroke volume variation，SVV）以及被动抬腿试验（passive leg raising，PLR）常用来评价危重患者的容量反应性。容量反应性通常指在 15~20 分钟内给患者快速输注 1000ml 晶体液（如乳酸林格液）或 500ml 胶体液（如 6% 羟乙基淀粉），心输出量或每搏量较基线值上升 10%~15% 以上，表明患者存在容量反应性。如果患者存在容量反应性，提示输液能够增加心输出量与氧输送，可改善组织灌注与细胞代谢，使血乳酸尽快恢复到正常水平；反之，输液无益，过多的液体正平衡会造成组织水肿，增加并发症发生率与病死率。如果患者的组织灌注与细胞代谢正常，即使存在容量反应性，也没有必要快速补液。IAH 状态下 PPV 和 SVV 对容量反应性的预测价值下降；在 IAP>16mmHg 的情况下，被动抬腿试验不适合判断容量反应性，因为在腹腔高压状态下，下肢静脉回流量减少，不足以改变心脏的前负荷，从而使容量反应性出现假阴性结果。

容积参数，如右室舒张末期容积指数，全心舒张末期容积指数以及心脏超声参数改善临床医生解释血管充盈的能力。应该注意的是，心输出量下降可能不是 IAH 诱发 AKI 的主要原因。动物实验显示，通过扩容增加心输出量不能预防 IAH 诱发 AKI 的发生，扩容对肾功能的益处可能只发生在极度容量耗竭的情况下。这些研究结果间接提示，腹腔内压力对肾功能的影响比容量因素更重要。当通过扩容增加氧输送不能继续改善全身组织代谢和器官功能时，继续扩容有害无益。此时应实施限制性液体复苏，尽量减少液体正平衡，避免过度液体复苏。限制晶体液的使用、联合应用胶体和利尿剂可以缓解肠壁肿胀，减少第三间隙液体的聚集，更快促进患者从液体正平衡状态转化为液体负平衡状态，降低 IAP，缩短机械通气时间，并可能改善预后。

（二）控制腹腔内压并维持恰当的腹腔灌注压

对于 IAH/ACS 急性疾病患者，有效降低 IAP 是改善 AKI 最有效的方法。IAP 得到控制后，大多数患者肾功能立即改善。Mullens 等在对充血性心力衰竭并发 AKI 患者的研究中发现，通过血液滤过脱水和/或穿刺引流腹水降低 IAP 来治疗 AKI 比优化血流动力学参数更有效。恰当清除第三间隙过多聚集的液体通常可以降低 IAP，提高 APP，改善肾脏灌注和肾功能。但是，胶体渗透压过高将降低肾小球滤过梯度和肾小球滤过率，因此，联合应用胶体和利尿剂时，要在 IAP 降低效应和滤过梯度降低效应之间找到最佳的平衡点。另外一个清除第三间隙液体聚集的有效方法是在 IAP 升高但未出现显性器官衰竭之前实施血液滤过，Oda 等发现，血液滤过降低重度急性胰腺炎患者循环中细胞因子水平及其对 IAP 的影响，并减少过多的组织间液，血液滤过时联合应用胶体维持恰当的血容量可有效降低 IAH 进展为 ACS 的发生率，并改善预后。当肾脏已经出现急性肾小管坏死或肾小管凋亡后，即使控制 IAP 恢复肾血流和肾小球滤过梯度也不能使 AKI 迅速恢复，因此，外科干预 IAH/ACS 的时机很重要。WSACS 推荐,当患者 IAP>25mmHg 和/或 APP<50mmHg,并伴有新发的器官功能障碍或衰竭,内科保守治疗无效时,应该考虑给患者实施开腹减压术,临时缝合腹壁以扩大腹腔内容积降低 IAP,直到 IAH 得到控制。尽管腹腔减压术改善了内脏的血流灌注,但与手术相关的并发症,如腹腔感染、切口感染的发生率显著增加,病死率仍超过 50%。因此,临床期望尽量采取非手术治疗方法来防治 IAH 诱发的器官功能障碍或衰竭(图 38-1)。

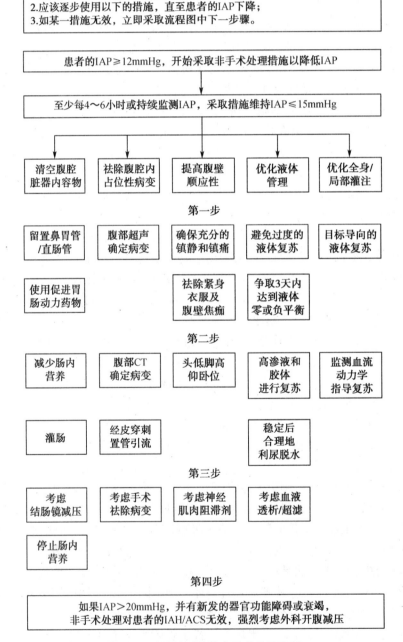

图 38-1　IAH/ACS 的非手术处理流程

由于腹腔组织血流与 APP 直接相关,因此,IAH/ACS 状态下需要维持恰当的 APP。Peng 等对 10 只杂种犬进行了一项前瞻性自身对照研究,在腹腔高压(IAP = 30mmHg)的实验犬中静脉注射大肠杆菌造成感染性休克模型,然后输注生理盐水实施液体复苏,并采用去甲基肾上腺素将 APP 维持在正常基线(IAP = 0mmHg 时)水平,结果发现,在动物尚未发生 AKI 前,通过补液和使用去甲基肾上腺素将 APP 维持在正常基线水平可以恢复腹腔高压脓毒症犬的肾脏血流。一些临床研究认为,APP 比 IAP 能更精确地反映腹腔组织实际氧输送和预测患者预后,IAH 发病第三天不能维持 APP≥60mmHg 者病死率显著升高,维持 APP≥60mmHg 是 IAH 患者的重要复苏终点之一。IAH/ACS 患者在接受了恰当的液体复苏之后,APP 仍低于 60mmHg,应该使用血管活性药物提高平均动脉压以使 APP≥60mmHg,去甲基肾上腺素是临床最常用的血管收缩药物,特别是在心脏后负荷低的患者(如分布性休克)中。恰当液体复苏后心输出量仍低于正常范围,应使用心脏正性肌力药物增加心输出量,改善全身组织灌注。应该注意,脓毒症状态下肾脏的血流量不一定减少,甚至会有所增加,但机体依然会发生 AKI。因此,目标性维持 APP 虽可恢复脓毒症伴 IAH 状态下的肾脏血流灌注,但对肾脏功能是否具有保护作用有待于进一步的研究。

对于 IAH 得到控制而 AKI 继续恶化的患者,应根据 AKI 的相关生化指标、液体负荷、疾病严重程度和其他全身性状况决定患者实施肾脏替代治疗的时机、方式和剂量。

五、小结

腹腔灌注压和心输出量下降是腹腔高压并发急性肾损伤最重要的原因,升高的腹腔内压力直接导致肾脏灌注不良和肾小球滤过率下降,并降低有效循环血量和心输出量,降低的心输出量使肾脏血流灌注进一步恶化。腹腔高压还可激活全身炎症反应诱发多器官功能障碍综合征,肾脏常是受损器官之一。只要腹腔高压持续存在,它始终是驱动急性肾损伤发生与发展的动力源,有效循环血容量过多或过少加重了急性肾损伤的发展。临床应当联合监测血流动力学参数、氧输送参数、尿量和腹腔内压对腹腔高压重症患者实施目标性容量管理;适当应用心脏正性肌力药物和血管活性药物,维持恰当的心输出量和腹腔灌注压,以改善肾脏血流灌注和滤过功能,同时防止过度液体复苏增加腹腔内压所带来的不良效应;当采用内科减压方法和上述综合处理无效时,外科开腹减压是最终的选择。

(李文雄　郭志强　陈秀凯)

参 考 文 献

1. Kirkpatrick AW, Roberts DJ, De Waele J, et al. Intra-abdominal hypertension and the abdominal compartment syndrome: updated consensus definitions and clinical practice guidelines from the World Society of the Abdominal Compartment Syndrome. Intensive Care Med, 2013, 39: 1190-1206.

2. Vidal MG, Ruiz Weisser J, Gonzalez F, et al. Incidence and clinical effects of intra-abdominal hypertension in critically ill patients. Crit Care Med, 2008, 36: 1823-1831.

3. Lee RK. Intra-abdominal hypertension and abdominal compartment Syndrome. Critical Care Nurse, 2012, 32: 19-32.

4. Sugrue M, Jones F, Deane SA, et al. Intra-abdominal hypertension is an independent cause of postoperative renal impairment. Arch Surg, 1999, 134: 1082-1085.

5. Wauters J, Claus P, Brosens N, et al. Pathophysiology of renal hemodynamics and renal cortical microcirculation

in a porcine model of elevated intra-abdominal pressure.J Trauma,2009,66:713-719.

6. Ulyatt DB.Elevated intra-abdominal pressure.Aust Anaes,1992,10:108-114.

7. De Waele JJ,De Laet I.Intra-abdominal hypertension and the effect on renal function.Acta Clin Belg Suppl,2007,2:371-374.

8. 陈秀凯,李素玮,刘大为,等.中心静脉压在感染性休克所致急性肾损伤中的作用.中华医学杂志,2011,91(19):1323-1327.

9. Kubiak BD,Albert SP,Gatto LA,et al.Peritoneal negative pressure therapy prevents multiple organ injury in a chronic porcine sepsis and ischemia/reperfusion model.Shock,2010,34:525-534.

10. Toens C,Schachtrupp A,Hoer J,et al.A porcine model of the abdominal compartment syndrome.Shock,2002,18:316-321.

11. 杨荣利,王小亭,刘大为.感染性休克致急性肾损伤的血流动力学特征及对预后的意义.中华内科杂志,2009,48(9):715-719.

12. Cheatham ML,Malbrain ML.Cardiovascular implications of abdominal compartment syndrome.Acta Clinica Belgica,2007,62(Suppl 1):98-112.

13. Sugrue M.Abdominal compartment syndrome.Curr Opin Crit Care,2005,11:333-338.

14. Dellinger RP,Levy MM,Carlet JM,et al.Surviving Sepsis Campaign:international guidelines for management of severe sepsis and septic shock:2008.Intensive Care Med,2008,34:17-60.

15. Malbrain ML,De Laet I.Functional hemodynamics and increased intra-abdominal pressure:same thresholds for different conditions? Crit Care Med,2009,37:781-783.

16. Mahjoub Y,Touzeau J,Airapetian N,et al.The passive leg-raising maneuver cannot accurately predict fluid responsiveness in patients with intra-abdominal hypertension.Crit Care Med,2010,38:1824-1829.

17. Schachtrupp A,Lawong G,Afify M,et al.Fluid resuscitation preserves cardiac output but cannot prevent organ damage in a porcine model during 24h of intra-abdominal hypertension.Shock,2005,24:153-158.

18. O'Mara MS,Slater H,Goldfarb IW,et al.A prospective,randomized evaluation of intra-abdominal pressures with crystalloid and colloid resuscitation in burn patients.J Trauma,2005,58:1011-1018.

19. Mullens W,Abrahams Z,Skouri HN,et al.Elevated intra-abdominal pressure in acute decompensated heart failure:a potential contributor to worsening renal function? J Am Coll Cardiol,2008,51:300-306.

20. Oda S,Hirasawa H,Shiga H,et al.Management of intra-abdominal hypertension in patients with severe acute pancreatitis with continuous hemodiafiltration using a polymethyl methacrylate membrane hemofilter.Ther Apher Dial,2005,9:355-361.

21. Peng ZY,Critchley LA,Joynt GM,et al.Effects of norepinephrine during intra-abdominal hypertension on renal blood flow in bacteremic dogs.Crit Care Med,2008,36:1012-1014.

22. Roberts DJ,Ball CG,Kirkpatrick AW.Increased pressure within the abdominal compartment:intra-abdominal hypertension and the abdominal compartment syndrome.Curr Opin Crit Care,2016,22:174-185.

第三十九章

移植肾损伤

一、概述

急性肾损伤(AKI)在住院患者中较为常见,它直接影响患者的预后。在致病因子作用下,肾脏损伤后肾功能降至一定程度则出现代谢废物的蓄积,发展成为尿毒症。随着当今医学的发展,肾脏移植成为许多终末期肾病尿毒症患者的最佳选择。对于肾移植术后的患者,移植肾的功能直接关系到患者的预后与生活质量,因此,移植肾损伤的重要性不言而喻。首先,早期诊断移植肾损伤,明确其分级标准,对预后判断至关重要。其次,早期诊断 AKI,及时调整免疫抑制治疗方案,可防止移植肾损伤的进一步加重。最后,早期诊断 AKI,可以指导治疗,评估疗效,降低患者并发症的发生率和病死率。

二、移植肾延迟功能

(一)定义

各种原因引起的终末期肾病进行肾移植后的患者,由于高效免疫抑制剂的应用及外科手术技术的进步,术后肾功能可迅速恢复正常。但有许多因素可对移植肾造成潜在威胁,造成移植肾延迟功能(delayed graft function, DGF),尸体供肾的 DGF 发生率约为 2%~50%,活体供肾的 DGF 发生率约为 4%~10%。文献上对 DGF 有众多阐述,但诊断标准仍未统一。目前有不同的指标作为诊断依据,包括:移植术后一周内至少需要进行一次血液透析;或根据血肌酐水平来判断,术后头三天每日血肌酐水平下降少于前一天的 10%。目前普遍认为,术后一周内血肌酐未下降至 400μmol/L 作为诊断 DGF 的指标更为敏感。

(二)分类

尸体肾作为供肾后发生的 DGF 其临床表现和病理检查,大多数属急性肾小管坏死(acute tubular necrosis, ATN),临床上并不将 DGF 称为 ATN,因为引起 DGF 的因素包括多种原因,主要分为肾前性、肾源性和肾后性三类。

(三)病因

1. 肾前性因素 血容量不足,肾毒性药物,动静脉血栓形成,肾动脉狭窄等。DGF 多为术后严重血容量不足伴低血压所致,应及早发现,补充血容量并采取相应措施,少尿往往可转为多尿。另外,钙调磷酸酶抑制剂(calcineurin inhibitor, CNI)类药物较易引起 DGF,应严格监测药物浓度,及时调整药物用量。

2. **肾源性因素**　急性肾小管坏死,急性加速性排斥或急性排斥,血管性微血管病,原发肾小球病复发等。在上述因素中,ATN 是 DGF 最常见的原因,故此处重点介绍。

(1)病理机制:肾移植术后发生 ATN,首先是缺血-再灌注损伤,其后可因免疫因素和药物对肾毒性的影响而加剧。在动物 ATN 模型中观察细胞和分子机制的影响,发现缺血期间的细胞代谢仍维持,无氧代谢产生乳酸积蓄,Na^+-K^+-ATP 泵失灵,细胞去极化,细胞水肿后溶解并释放出细胞毒性的"活性氧",从而诱发细胞膜产生过氧化物,损伤血管内皮,导致细胞坏死。

(2)组织学变化:表现为肾小管上皮细胞坏死,常退化或凋亡,剥落后聚集于肾小管腔内;染色可见近曲小管边缘毛刷样改变,肾小管细胞呈扁平状。

(3)临床表现

1)主要表现:术后少尿或无尿。

2)生化检查:血肌酐下降缓慢或不降反升。

3)影像学检查:肾脏超声可提示移植肾增大,肾皮髓质界面模糊,明显低回声和阻力指数增高。

4)移植肾活检:经皮肾穿刺活检是诊断 DGF 和鉴别诊断的金标准。

(4)诊断:主要依据尿量及术后一周内是否需要血液透析和血肌酐下降水平来判断。

(5)治疗:寻找病因,主要针对病因进行治疗。

1)血液透析治疗:一旦明确移植肾发生 ATN 后,应进行血液透析治疗,维持内环境稳定,清除体内炎性介质,减轻肾代谢的负担。

2)免疫抑制剂的调整:在血液透析过渡期间,通常将免疫抑制剂常规减量或者将环孢素 A(cyclosporin A,CsA)改为他克莫司(tacrolimus,化学名俗称 FK506),高风险患者应用抗胸腺细胞免疫球蛋白(antithymocyte immunoglobulin,ATG)预防。

3)其他药物:必要时可给予利尿剂、扩血管药,以改善移植肾的微循环,促进肾功能的恢复。排斥反应所致 DGF 者,应尽早使用 ATG 或 OKT$_3$ 治疗,但血浆置换和免疫吸附效果较差,可作为辅助治疗。

4)预防感染及支持治疗:预防感染,加强营养支持是决定治疗成败的关键因素。

3. **肾后性因素**　导尿管阻塞,淋巴囊肿和血肿的压迫,尿漏,输尿管阻塞,神经源性膀胱,良性前列腺增生等。主要由梗阻因素造成,该部分内容将在外科并发症部分进行详细阐述。

三、早期移植肾术后无功能

除了前面介绍的移植肾延迟功能,手术后早期出现的许多问题均可导致移植肾失功。

(一)急性排斥

急性排斥反应(acute rejection,AR)是临床上最常见的排斥反应类型,通常肾移植后 2 周内的发生率最高。

1. **诱因**

(1)术后早期基础免疫抑制剂有效治疗窗浓度偏低。

(2)免疫抑制剂突然减量或撤除。

(3)不同免疫抑制剂转换治疗期间未能及时进行血药浓度监测。

（4）频繁呕吐、腹泻导致的免疫抑制剂隐性丢失。

（5）药物相互作用致免疫抑制剂浓度降低。

（6）某些病毒感染。

2. 病理　AR 依据形态特点的不同分为间质型和血管型,间质型以细胞免疫性损害为主,血管型是体液和细胞免疫共同作用的结果,两种病理类型可同时存在。

（1）急性细胞型排斥反应:90% 的 AR 为此类,相对于体液免疫介导的 AR,更容易治疗和逆转。以肾间质水肿和局限性小圆形细胞浸润为主要病变。

（2）急性血管型排斥反应:10% 的 AR 以体液免疫反应为主,发生较晚,病理特点为小动脉管壁水肿,内皮细胞增生,肿胀,脱落,血管壁单核细胞浸润。

3. 诊断

（1）临床表现

1）全身症状:尿量减少是 AR 最主要的指标,伴有不同程度的乏力,头痛,血压升高,腹胀,体重增加,部分患者可出现发热。

2）局部症状:移植肾肿大,疼痛,局部压痛明显,质地变硬,严重时可自发移植肾破裂,破裂前常出现剧烈疼痛,引流管中流出鲜血,血红蛋白下降,休克等。

（2）辅助检查

1）生化检查:血肌酐升高和肌酐清除率下降,这是诊断 AR 最基本和常用的指标,血肌酐超过原测定值的 $40\mu mol/L$ 或升高 25% 常预示有排斥反应,连续两天血肌酐值升高超过 $9\mu mol/L$,排除其他原因,应高度怀疑 AR。

2）尿常规:出现蛋白尿、血尿。尿淋巴细胞增多也有助于 AR 的诊断。

3）免疫学监测:①细胞因子:白细胞介素-2(interleukin, IL-2)在肾移植后排斥反应时明显增高,而 IL-10 较正常减少。②T 细胞亚群:肾移植术后动态监测外周血 T 细胞亚群,流式细胞仪测定 $CD4^+/CD8^+$ 比值>1.3 有较大诊断价值。

4）人类白细胞抗原(human leukocyte antigen, HLA)抗体:血清 HLA 抗体是目前肾移植体液排斥的主要诊断指标,监测方法主要靠检测群体反应性抗体(panel reactive antibody, PRA)。

5）影像学检查:肾脏超声不但能显示移植肾的形态和血供,还可通过测定阻力指数及血流速度做出判断,常作为首选检查。

6）核医学:AR 时核素肾图显示排泄段延缓。有效血浆流量和排泄指数同步下降,灌注指数上升等特征性表现。

7）磁共振成像和 CT:主要可显示肾皮质、髓质形态及移植肾周情况,但观察受到较大限制。现在可进行三维成像,临床应用仍然较少。

8）病理学:经皮肾活检被公认为肾移植术后排斥反应诊断的金标准,主要使用国际标准的 Banff 方案。典型的组织学表现为:间质有多形性单核细胞浸润和弥漫性水肿、出血。

4. 治疗　关键在于早期诊断和治疗。治疗原则包括:确定 AR 后立即进行,抗排斥治疗,首次剂量增大,抗排斥治疗至少 3 天以上。

（1）激素冲击治疗:大剂量甲泼尼龙冲击治疗,500mg/d,连续治疗 3 天。注意事项:

1）冲击治疗结束后,激素可恢复正常用量,但免疫抑制剂的用量要迅速调整到合适浓度。

2)存在严重骨质疏松症、股骨头坏死、糖尿病、胃溃疡等风险者应提早防治。

3)有 HBV、HCV、HIV、巨细胞病毒(cytomegalovirus,CMV)等病毒感染史者,应严密监测病毒复制情况,常规给予抗病毒药物保护。

(2)抗体治疗:对于耐激素的急性细胞性排斥反应者,应用 ATG 或 OKT₃ 直接作用于淋巴毒淋巴细胞,可迅速逆转排斥反应而作为 AR 的一线用药。OKT_3:5mg+0.9%生理盐水 100ml 静脉输注,疗程 10~14 天;ATG:1.5~2.0mg/(kg·d)静脉输注,疗程为 7~10 天。

(3)其他治疗:对于抗体介导的排斥反应,依据 KDIGO 指南,除以上常规治疗外,可视情况配合血浆置换,或静脉注射免疫球蛋白(intravenous immunoglobulin,IVIG)、CD20 单克隆抗体、淋巴细胞耗竭性抗体等。

(二)钙调磷酸酶抑制剂类药物的毒性

随着肾移植外科的发展,钙调磷酸酶抑制剂(CNI)在免疫抑制方案中发挥着重要的作用,使移植肾的长期存活率明显增加,同时,药物本身的肾脏毒性可能导致移植肾无功能。

1. 血栓性微血管病变　CNI 类药物可诱发血栓性微血管肾病(thrombotic microangiopathy,TMA),推测与 CNI 可多方面影响凝血酶原功能而产生 TMA。CNI 还直接对内皮细胞产生细胞毒性影响,减少前列腺素合成,改变血栓素 A_2 和前列腺素比率,导致血管收缩,血小板凝集进一步形成血栓。文献报道,TMA 最早出现于术后第 4 天,最晚出现于术后第 6 年,主要检查是针对血管内凝血因素,肾穿刺活检可见动脉病变和血管内血栓。TMA 临床表现为移植肾无功能、血小板减少和轻度溶血性微血管病。诊断依靠活检,关键处理为停用 CsA,有报道 CsA 转换为 FK506 后治疗成功的病例。

2. CsA 与 FK506 浓度　肾毒性和排斥反应可同时存在,临床经验表明,血肌酐无大幅度上升,但药物浓度高者,可假设为药物毒性所致。血药浓度较低且肾功能减退可考虑是排斥反应所致。经临床调整治疗方案后肾功能无改善者,应重新慎重考虑原来的推测或诊断。通常 CsA 在减少药物剂量后 24~48 小时可得到改善,FK506 的毒性缓解则需要更长时间。血肌酐逐渐升高伴药物浓度持续升高者,考虑为排斥反应,肾穿活检可证实诊断。有时药物毒性可出现全身反应,如头痛和震颤等。

(三)输尿管阻塞

输尿管阻塞的发生率约为 2%~10%,表现为无痛性肾功能损害。持续的肾积水应怀疑输尿管阻塞的存在,利尿性肾图有助于确立诊断,但要了解详细解剖位置,需行经皮肾穿刺造影。凝血块、输尿管再植技术性缺陷和输尿管腐痂脱落是早期急性阻塞常见的原因。目前输尿管阻塞的治疗采用腔镜或手术治疗。放置内支架 2~6 周、由外部压迫原因引起或狭窄超过 2cm 者采用腔镜技术难以成功,应行开放手术治疗。

(四)肾周积液

术后早期肾周积液的原因多为淋巴囊肿、血肿、尿囊肿或脓肿。大的囊肿可产生症状并需要治疗,压迫输尿管或髂静脉可致同侧下肢水肿和深静脉血栓形成,偶见压迫膀胱引起的尿潴留。超声检查可以确诊,具体治疗方法将在外科并发症中具体介绍。

四、肾移植术后外科并发症

随着肾移植外科的水平不断提高,肾移植术后外科并发症导致的移植肾损伤发生率正在逐年下降,约为 2%~20%。并发症的出现可直接影响肾功能甚至危及生命,应引起高度重视。

（一）出血或血肿

早期出血来自伤口、移植肾动静脉吻合口、分支血管结扎线脱落、动脉血栓或自发性肾破裂;迟发性出血为动脉瘤破裂。尿毒症患者可伴有凝血功能障碍且术前血液透析时使用过肝素,故术中应彻底止血。出血也可来自移植肾表面,特别是肾门区,当血管吻合口开放后,修肾时漏扎的小血管处于痉挛状态不出血,术后才出现活动性出血。故术中可应用罂粟碱解除血管痉挛,保持移植肾灌注同时检查有无活动出血。术后血压突然下降,引流液呈血性、量多、切口疼痛、B超提示肾周大血肿或吻合口破裂均提示出血。出血可致休克,应立即手术止血。

（二）尿瘘

尿瘘的发生率为2%～10%,其原因包括:输尿管支架扭曲,纤维蛋白或血块阻塞,部分吻合口漏缝,导尿管阻塞,取肾或修肾时损伤支配输尿管血液供应的肾下极血管、急性排斥等。上述原因可引起供肾肾盂血管分支栓塞致肾盏尿瘘。尿瘘也可发生在拔除输尿管支架管后,尿从支架膀胱壁出口或吻合口漏出。此时应再次置入导尿管,充分引流尿液,促进吻合口愈合,必要时可以行手术治疗。

（三）输尿管膀胱吻合口狭窄梗阻

早期原因包括膀胱壁输尿管隧道不够宽、输尿管扭曲、缝合不良、支架管扭曲,后期输尿管缺血也表现为输尿管狭窄。术后早期不明原因出现少尿、无尿、移植肾区疼痛、氮质血症,B超、放射性核素肾动态现象或静脉肾盂造影提示肾盂积液、示踪剂排出受阻、膀胱镜逆行插管失败,应考虑吻合口狭窄或梗阻。支架管扭曲时,可拔除小段支架管,调整位置后通常可恢复引流。必要时可行经皮肾穿刺造瘘术,待肾功能恢复正常后再依据病因进行相应处理。难以解决的吻合口狭窄,如输尿管段纤维化,需通过手术重新行输尿管吻合术。

（四）血管并发症

1. **肾动、静脉血栓** 肾动脉血栓发生率约为1%,静脉约为4%,占移植肾失功的11%。易发因素包括年龄>55岁、再次肾移植、血栓史和凝血系统异常、高血凝状态。研究显示,血栓形成还可能与CsA应用有关。对于具有上述高危因素者,可应用低剂量肝素300～500IU/h静脉泵入,持续3～5天。

2. **肾动脉瘤** 常因吻合口裂开所致,可能为术中部分吻合口未全程缝合、吻合口真菌感染、术中切除吻合口动脉硬化斑块后动脉壁变薄,易形成动脉瘤。临床表现为局部胀痛和压迫感。B超、MRI或CT可确立诊断。动脉瘤未破前可手术切除动脉瘤段血管,用自体静脉移植。动脉瘤破裂大出血或感染时,必须做移植肾切除。

3. **动静脉瘘** 与反复多次肾穿刺活检有关,患者多无症状,移植肾可听到杂音,偶尔出现血尿,B超可确立诊断,介入血管栓塞治疗效果良好。

五、感染性并发症与移植肾损伤

感染是肾移植术后的重要并发症之一,其中以泌尿系感染和肺部感染较为常见,某些细菌、病毒等病原微生物可直接损伤移植肾功能或通过致敏机体免疫系统诱发排斥反应而间接导致移植肾损伤,严重者可危及生命。

（一）BK 病毒感染

BK 病毒（BK virus, BKV）对移植肾功能影响巨大，关系最为密切，可导致移植肾失功，此处将重点介绍。

1. 危险因素　免疫抑制剂、多克隆抗体、HLA-C$_7$ 缺乏、供体 BKV 阳性、受体 BKV 阳性。BKV 感染的其他危险因素还包括高龄、男性受者、糖尿病、急性排斥反应、HLA 错配、尸体供体、CMV 感染和冷缺血时间延长等。

2. 临床表现　患者的临床表现常不典型。对于无症状性病毒血症和病毒尿症仅能通过实验室检查做出诊断，临床上无其他异常生化指标；对于发生 BK 病毒性肾病（BK virus nephropathy, BKVN）的患者，常表现为血肌酐值持续上升，移植肾功能进行性减退，以及出血性膀胱炎、输尿管狭窄、间质性肾炎。平均发病时间为术后 9 个月。

3. 实验室检查

（1）细胞学检查：尿液标本中寻找"decoy"细胞，但其阳性仅能说明体内存在感染，对 BKVN 诊断的阳性预测值仅为 25%～30%，阴性预测值高达 99%。其结果阴性基本可以排除 BKV 感染。

（2）血清学检查：PCR 检测对 BKV 感染的阳性预测值和阴性预测值分别为 50% 和 100%。文献报道，尿液 BKV VP$_1$ 蛋白 mRNA 的定量测定是诊断 BKVN 较为特异的方法，敏感性和特异性分别高达 93.9% 和 93.8%。

（3）病理学检查：目前病理活检仍为诊断 BKVN 的金标准。根据 BKV 损伤肾脏的程度，可将 BKVN 感染分为三期：

1）A 期：BKV 激活表现在肾皮质和髓质区，可由免疫组化或原位杂交技术鉴定：病毒包涵体阳性，病理改变不明显，轻微的间质炎性改变。

2）B 期：BKV 激活的表现是在皮质、髓质区可以找到明显的由病毒介导的上皮细胞溶解，以及肾小管基底膜遭受侵蚀、剥脱，间质炎性水肿。

3）C 期：BKV 大量复制伴随肾小管上皮损伤，间质炎性改变。间质纤维化及肾小管萎缩在此期已发生不可逆改变，移植肾功能严重受损或失功。

4. 诊断　细胞学、血清 PCR、尿标本检测阳性通常可明确诊断 BKV 感染。而早期诊断 BKVN 首先依靠细胞学或 PCR 检测，在高度怀疑 BKV 活动感染时，应进行移植肾穿刺以明确诊断。

5. 治疗　BKVN 的治疗较为困难，基本措施是降低免疫抑制剂的剂量，同时使用抗病毒药物。常用的药物为西多福韦和来氟米特。西多福韦为阿糖胞苷类似物，推荐剂量：0.5～1.0mg/kg 静脉滴注，每周 1 次，疗程 4～10 周。治疗前应用含 4g 丙磺舒的生理盐水 1 升进行充分水化，输注时间>1 小时，采用 PCR 监测尿、血标本病毒载量评估疗效。来氟米特为抗增殖活性的异唑类药物，推荐剂量：最初 3 天给予负荷剂量 50mg/d，之后给予维持剂量 10mg/d，用药期间需监测肝肾功能。

（二）其他病原体感染

其他常见的感染病原体包括细菌、病毒、真菌、寄生虫等。这些病原体对肾功能的影响相对较小，详细内容可参考其他书籍。

六、其他临床问题与移植肾损伤

其他原因造成的移植肾损伤相对较少，甚至罕见。但是，对于器官移植外科医师来说，患者情况千变万化,要求医生具有全面的疾病诊断和治疗能力。下面简单介绍临床上几种相对常见的情况。

(一)移植肾穿刺活检

1. 指征　穿刺活检为临床常见的有创性检查,操作本身可能造成移植肾损伤,所以穿刺活检应严格掌握指征,推荐进行肾脏穿刺的一般指征包括:①持续、无法解释的血肌酐上升;②急性排斥后血肌酐水平未降至基线水平;③DGF 期间每隔 7~10 天可进行穿刺活检;④肾移植后 1~2 个月仍未恢复到预期水平;⑤新出现的蛋白尿或无法解释的蛋白尿>3.0g/d。

2. 并发症　即使是熟练的肾移植外科医师和超声医师,也不可能完全避免穿刺活检并发症的出现,一旦出现,基本处理原则如下:

(1)血尿:约有 60%~80%的患者出现不同程度的镜下血尿,部分患者可出现肉眼血尿。为了使少量出血尽快从肾脏排出,除绝对卧床外,应嘱病人大量饮水,动态观察尿色的变化以判断血尿是逐渐加重还是减轻。血尿明显者,应延长卧床时间,并及时静脉输入止血药,必要时输血。

(2)肾周血肿:肾活检后 24 小时内应绝对卧床,若患者不能耐受,应及时向患者讲解清楚绝对卧床的重要性及剧烈活动可能出现的并发症,以求得病人的配合。在无肉眼血尿且卧床 24 小时后,开始逐渐活动,切不可突然增加活动量,以避免没有完全愈合的伤口再出血。对于腹胀、腹痛明显者,可给予乳酶生及解痉药等以缓解症状,其他处理原则与之前所述的外科出血及血肿并发症的处理相同。

(3)发热:伴有肾周血肿的患者,由于血肿的吸收,可出现中等程度的发热,应按发热患者护理,并给予适当的药物处理。

(二)肾病复发

少部分患者在肾移植后迅速发生肾病的复发,造成的急性肾损伤可严重影响移植肾功能甚至造成移植物失功。

1. 原发病为局灶性节段性肾小球硬化、术后穿刺提示微小病变性改变或局灶性节段性肾小球硬化复发者,应进行血浆置换。

2. 患者出现复发的抗中性粒细胞胞浆抗体(anti-neutrophil cytoplasmic antibodies,ANCA)相关性血管炎或抗肾小球基底膜(glomerular basement membrane,GBM)肾病,建议使用激素及环磷酰胺治疗。

3. 复发的肾小球肾炎或蛋白尿建议使用血管紧张素转换酶抑制剂或血管紧张素受体拮抗剂类药物。

七、小结

移植肾损伤患者的病因与病情错综复杂,很多情况下并不能以单一系统或单一疾病就能解释的,往往需要医师具有全面的理论知识、临床技能及丰富的管理经验,只有这样才能对移植肾损伤做出正确的诊断和处理。

(王　玮　孙泽家)

参考文献

1. Kasiske BL,Zeier MG,Chapman JR,et al.KDIGO clinical practice guideline for the care of kidney transplantre-

cipients：a summary.Kidney Int,2010,77:299-311.

2. Kasiske BL,Vazquez MA,Harmon WE,et al.Recommendations for the outpatient surveillance of renal transplant recipients.J Am Soc Nephrol,2000,11:1-86.

3. EBPG Expert Group.European best practice guidelines expert group on renaltransplantation.Section IV：long-term management of the transplant recipients.Nephrol Dial Transplant,2002,17:1-67.

4. Uhlig K,Macleod A,Craig J,et al.Grading evidence and recommendations for clinical practice guidelines in nephrology.Kidney Int,2006,70:2058-2065.

5. Naesens M,Salvatierra O,Benfield M,et al.Subclinical inflammation and chronic renal allograft injury in a randomized trial on steroid avoidance in pediatric kidney transplantation.Am J Transplant,2012,12:2730-2743.

第四十章

妊娠相关急性肾损伤

一、概述

孕产妇由于其自身的特点,在妊娠期及产后可发生急性肾损伤(AKI),即"妊娠相关急性肾损伤"。妊娠相关 AKI 是妊娠期少见但病情严重的并发症之一,也是危及母婴生命的高危产科疾病之一,病死率高达 16%~42%。随着围产期管理水平的提高,妊娠相关 AKI 的发生率呈下降趋势,我国流行病学资料显示约为 0.05%,发达国家为 0.01%左右。尽管妊娠相关 AKI 的发生率有所下降,但一旦发生,仍有较高的母婴病死率,临床应高度重视。

二、妊娠期肾脏特点

妊娠期肾脏体积增大,重量增加,镜下可见血管和间质容积增加,肾小球体积增大。循环血量增加可使肾小球滤过率(GFR)在妊娠 4 周即明显升高,9~11 周达到高峰,并维持至 36 周。

妊娠期血清肌酐、尿素氮和尿酸水平均低于非孕期,当三者分别超过 70.7μmol/L、4.64mmol/L 和 268μmol/L 时,应视为异常。妊娠晚期由于 GFR 增加,尿液中排泄微量清蛋白增多,可出现短暂的蛋白尿。妊娠期间血小板数量增加、功能增强;纤维蛋白原、β-血栓球蛋白和凝血因子Ⅶ、Ⅷ、Ⅹ均增加;纤溶系统活性降低,胎盘可分泌促凝物质,血液呈高凝状态,故容易发生局限性血管内凝血和微血栓形成。

三、妊娠相关急性肾损伤的病因

妊娠相关 AKI 的病因复杂,不同孕期有各自的病因特点。其中,妊娠早期常见于感染性流产导致的脓毒症或严重妊娠反应剧烈呕吐引起的重度脱水;中、晚期多见于胎盘早剥、宫内死胎延滞、严重宫内出血或弥散性血管内凝血(DIC)、脓毒症、子痫前期(PE)和子痫等。此外,血栓性微血管病(TMA)、妊娠期急性脂肪肝(AFLP)等也是妊娠相关 AKI 的常见原因。总之,缺血和重症感染是妊娠相关 AKI 的主要原因。

四、妊娠相关急性肾损伤的生物标记物

高血压病、蛋白尿、α_1 和 β_2 微球蛋白升高以及原有慢性肾脏病可预示妊娠相关 AKI 的发生。近年来,一些新的生物标记物可预测 AKI 的发生,如胱抑素 C(CysC)、中性粒细胞明

胶酶相关脂质运载蛋白(NGAL)、肾损伤分子-1(KIM-1)和IL-18等。

五、妊娠相关急性肾损伤的处理

妊娠期相关AKI的处理因病因复杂,处理难度大,处理不当会危及母婴的生命。产科、肾科、ICU以及新生儿科等多学科合作,可以提高母婴的救治成功率。

(一)一般处理原则

尽快查找并祛除病因,纠正可逆性因素,包括补液输血、抗感染治疗等;维持水、电解质和酸碱平衡;加强营养,保证机体正常的代谢;必要时给予血液净化治疗;根据病情变化决定分娩的时机和方式。

(二)不同病因急性肾损伤的处理

1. **急性肾小管坏死** 急性肾小管坏死(ATN)是妊娠相关AKI最常见的病理类型。妊娠伴发ATN有两个高峰。第一个高峰期出现于妊娠早期(孕8~12周),感染性流产以及脓毒症可引起低血压,导致肾脏低灌注和肾实质缺血;此外,自发性流产引起的失血、妊娠期剧吐、腹泻以及大量使用利尿剂导致的严重容量不足也可引起ATN。第二个高峰期出现在妊娠晚期(孕34~40周),ATN的发生多由于产科大失血所致,特别是胎盘早期剥离或隐匿性胎盘后出血;其次可继发于妊娠期高血压病、宫内死胎延滞或羊水栓塞等。无论何种原因导致的ATN,都应尽早祛除病因,实施肾脏替代治疗。

2. **急性肾皮质坏死** 急性肾皮质坏死(ARCN)是一个病理学诊断名词,过去常见于妊娠期妇女,近年来有所下降。ARCN的发病机制目前尚未明确,可能与出血、休克及脓毒症等因素导致的全身性血管痉挛、微循环障碍和血管内凝血引起的肾小动脉收缩和血管内膜损伤有关。如果诱因持续存在,可导致肾动脉灌注压持续下降、弥散性血管内凝血和血栓形成,最终出现双侧肾皮质坏死,并发展为不可逆性AKI。突发无尿是急性肾皮质坏死最常见和最主要的临床表现。

ARCN最常见的诱因包括胎盘早剥、前置胎盘、难产或脓毒症性流产等。肾活检是诊断的金标准,由于ARCN患者大多病情危重,存在凝血功能障碍,限制了早期肾活检的开展。ARCN患者预后差,病死率约为35%,主要死于脓毒症、急性充血性心力衰竭等。主要治疗措施包括病因处理、肾脏替代治疗以及对症支持治疗等。

3. **妊娠相关血栓性微血管病** TMA是一组急性临床综合征,以微血管病性溶血性贫血、血小板减少以及由于微循环中血小板血栓所造成的器官受累为主要表现。由于临床表现相似,从血液检验及病理特征上区分难度较高,所以最主要的诊断依据是疾病的病史如蛋白尿、高血压等和发生时间。妊娠相关TMA属于继发性TMA,包括PE、HELLP综合征、血栓性血小板减少性紫癜(TTP)及溶血尿毒综合征(HUS),具有较高的病死率。

(1)子痫前期:PE是指在孕20周后出现的高血压且伴有蛋白尿、水肿、凝血功能及肝功能异常。在子痫前期,肾脏血流量和GFR下降,少数情况下会出现肾功能的严重损害,甚至发生肾小管和肾皮质坏死而引起AKI。PE患者血尿酸水平与肾脏的损害程度呈正相关,最近的一项研究显示,血尿酸可以准确预测妊娠期高血压病患者是否存在PE及其严重程度,因此,血尿酸被认为是PE的标志物。也有研究发现,可溶性血管内皮生长因子受体(sFlt1)和内皮糖蛋白水平的增高与PE的肾脏病理改变相关。Machado等据此提出假说,sFlt1和内皮糖蛋白水平的增高抑制了血管内皮生长因子的活性,引起内皮功能障碍,导致高血压和蛋白尿。PE 引起的 AKI 在分娩后迅速消退,2~4 周即可恢复正常,一般无后遗症,但病理表现为局灶节段性肾小球硬化者预后相对较差。

对于轻至中度的 PE 患者,应给予卧床休息等对症治疗直到妊娠 37 周以后。研究报道,对于重度 PE 患者,若妊娠<24 周,继续妊娠对胎儿存活无益,并且会增加孕妇发生并发症的风险,建议终止妊娠;对于妊娠 24~37 周的患者,在给予母婴监测、血压控制、糖皮质激素促进胎儿肺成熟及硫酸镁抑制子痫发作等治疗措施下,可继续妊娠至 37 周;若妊娠>37 周,应适时终止妊娠。但无论在任何时期,一旦病情加重、子痫及胎儿窘迫者,均应立即终止妊娠。一些研究认为,使用阿司匹林预防 PE,特别是在高危人群中显示出一定的价值;然而,最近的一项随机对照试验未能证明在妊娠 12 周时开始口服阿司匹林(100mg/d)能获益,故其疗效仍需进一步研究证实。

(2)HELLP 综合征:HELLP 综合征多见于重度妊娠期高血压病患者中,发病率约为 10%。典型的临床表现为在妊娠期高血压病的基础上出现右上腹不适、黄疸及牙龈出血等,AKI 是其常见并发症之一。实验室检查可见贫血,外周血涂片可见到破碎的红细胞,网织红细胞升高、LDH 升高以及血小板下降,AST 及胆红素升高(>12mg/L)等,其中,LDH 升高是判断溶血的敏感指标。治疗上,应尽早终止妊娠,并给予积极的对症支持治疗。有研究建议使用糖皮质激素治疗血小板减少和肝酶增高,但需要进一步的研究证实。

(3)血栓性血小板减少性紫癜:妊娠相关 TTP 主要发生在分娩前,通常在妊娠 24 周内。典型表现为微血管病性溶血性贫血、血小板减少、肾脏损害、神经精神异常及发热等五联征。病因主要是由于缺乏血管性假血友病因子(vWF)多聚体裂解蛋白酶(ADAMTS13),可能与先天遗传因素或存在 ADAMTS13 自身抗体有关。虽然 ADAMTS13 缺乏也可导致 DIC、HUS、PE 及 HELLP 综合征,但严重缺乏者(ADAMTS13<5%)只存在于 TTP 中。TTP 的主要治疗是血浆置换,除非合并 PE,否则无须立即终止妊娠。血浆置换的应用时机应越早越好,起始血浆置换应每日进行,每次需置换 1.0 倍血浆容量(60~70ml/kg),直到血小板及 LDH 水平连续 3 天恢复正常,逐渐减量继续应用至两周。对于血浆置换无效的患者,应尽早终止妊娠。并发肾脏损害时,考虑行肾脏替代治疗。

(4)溶血尿毒综合征:HUS 的典型表现为肾衰竭、血小板减少和微血管病性溶血性贫血三联征,外周血涂片可见到红细胞碎片。HUS 可分为典型和非典型两类,典型的 HUS 主要是由大肠埃希杆菌 0157:H7 感染而产生毒素,导致血管内皮损伤;非典型 HUS 被证实与调控肾脏内皮细胞的补体系统缺陷有关,即补体因子 H(CFH)、补体因子 I(CFI)和膜辅助因子蛋白(MCP)缺乏或存在自身抗体有关,进而对补体旁路途径产生异常调控,导致膜攻击复合物形成,损伤内皮细胞。此外,感染与失血也可导致补体旁路异常,出现产后 HUS。HUS 与 TTP 都属于 TMA 范畴,TTP 更易出现神经系统症状,而 HUS 则容易导致肾脏受损。

HUS 的治疗主要依靠血浆置换,治疗方案同 TTP。如果无法进行血浆置换,可输注血浆,首次 30~40ml/kg,随后降至 10~20ml/kg。约有 80% 的妊娠 HUS 患者的肾功能在经过血浆治疗后不能恢复,于是,最近有人提出应用依库珠单抗(Eculizumab)治疗 HUS。依库珠单抗是人源单克隆 IgG,能够抑制 C_5 裂解形成 C_{5a} 和 C_{5b},阻止膜攻击复合物的形成和三条补体通路的活化。目前,尚缺乏其治疗妊娠 HUS 的相关研究。

4. 妊娠期急性脂肪肝　AFLP 是产科罕见的急性并发症之一,目前病因尚未明确,推测可能与妊娠晚期激素变化引起的脂肪酸代谢障碍有关。大量胎儿的脂肪酸释放入母体,过量的长链脂肪酸沉积在孕产妇肝组织内,导致肝功能损害。本病起病急骤,病情凶险,常可导致多脏器功能障碍,病死率极高。多发生在第 3 孕期,常合并 PE,易引起 AKI、低血糖、低纤维蛋白原血症和肝功能异常。实验室检查可见高胆红素血症,ALT、AST、血清肌酐和尿酸增高,其特点是血尿酸的增高和肾功能损害不成比例。肝脏活检脂肪染色可见肝细胞内大量脂肪微滴浸润、细胞肿胀,胞质内充满微小脂肪滴即可明确诊断。因患者病情危重,肝脏穿刺风险较高,故一般不提倡进行肝脏活检。患者肾脏损伤较轻,可见肾小管细胞脂肪空泡形成及非特异性改变。

治疗措施包括尽早终止妊娠和对症支持治疗。终止妊娠后,大多数患者的肝肾功能可以恢复,由于本病多发生在足月时,因此胎儿一般可存活。成分输血(如新鲜冰冻血浆、血小板、红细胞)和血浆置换是治疗的主要策略。发生 AKI 时,可选择肾脏替代治疗。

5. 原有慢性肾脏病　如果患者合并系统性红斑狼疮、抗磷脂抗体综合征、高血压病、糖尿病等疾病,于妊娠期在一定诱因作用下可导致 AKI 的发生。妊娠可能会造成系统性红斑狼疮肾炎复发或活动、高血压及蛋白尿加重而导致 AKI。

六、小结

AKI 是妊娠期和产后的严重并发症之一,病死率高,临床应给予高度重视。妊娠期相关 AKI 可由多种病因引起,妊娠期高血压疾病是妊娠相关 AKI 的最常见病因。产后出血是孕产妇死亡的主要原因,短时间内血容量急剧减少可引起失血性休克、DIC、肝肾功能损害等严重并发症。其他一些病因也可引起妊娠相关 AKI。妊娠期引起肾损伤的病因并不是孤立存在的,可能是多种病因共同作用的结果。一旦发生 AKI,应在一般处理原则的前提下,按照不同病因进行积极的、有针对性的治疗,同时要加强妊娠期管理、避免妊娠期并发症和实施安全分娩。由于妊娠期的特殊性,在药物选择上也要注意对胎儿的影响。随着对本病认识的加深,其诊治水平将会不断提高。

（邰　杨）

参 考 文 献

1. Acharya A,Santos J,Linde B,et al.Acute kidney injury in pregnancy-current status.Adv Chronic Kidney Dis, 2013,20:215-22.

2. Jonard M,Ducloy-Bouthors AS,Boyle E,et al.Postpartum acute renal failure:a multicenter study of risk factors in patients admitted to ICU.Ann Intensive Care,2014,4:36.

3. Bentata Y,Housni B,Mimouni A,et al.Acute kidney injury related to pregnancy in developing countries:etiology and risk factors in an intensive care unit.J Nephrol,2012,25:764-775.

4. Prakash J,Niwas SS,Parekh A,et al.Acute kidney injury in late pregnancy in developing countries.Ren Fail, 2010,32:309-313.

5. Fakhouri F,Vercel C,Frémeaux-Bacchi V.Obstetric nephrology:AKI and thrombotic microangiopathies in pregnancy.Clin J Am Soc Nephrol,2012,7:2100-2106.

6. Roberge S,Demers S,Bujold E.Low-dose aspirin for prevention of morbidity and mortality from preeclampsia.Ann Intern Med,2014,161:613-614.

7. Sibai BM.Therapy:Low-dose aspirin to reduce the risk of pre-eclampsia? Nat Rev Endocrinol,2015,11:6-8.

第四十一章

血栓性微血管病

一、概述

血栓性微血管病（thrombotic microangiopathy，TMA）是一组具有共同病理特征的急性临床病理综合征，临床上呈微血管病性溶血性贫血、血小板减少及由于微循环中血小板血栓造成器官受累的表现。其突出的病理特点为小血管内皮细胞病变，表现为内皮细胞肿胀、管腔狭窄，部分小血管腔内可见血栓形成。虽然病理上微血管的病变一致，但病因多种多样，发病机制也不相同。经典的血栓性微血管病主要指溶血尿毒综合征（hemolytic uremic syndrome，HUS）和血栓性血小板减少性紫癜（thrombotic thrombocytopenic purpura，TTP）。HUS 和 TTP 同属于血栓性微血管病，其区别在于 HUS 是以儿童多见的疾病，肾功能损害更明显；而 TTP 主要发生于成人，神经系统症状更为突出。其他常见的血栓性微血管病病因还包括恶性高血压、硬皮病肾危象、妊娠相关的肾脏损害等。

二、血栓性血小板减少性紫癜

TTP 是一种严重的弥散性血栓性微血管病，以血小板聚集、广泛血栓形成以及微血栓形成造成器官损害为特征。多数 TTP 患者起病急骤，病情凶险，以往病死率高达90%。随着对疾病的认识以及早期治疗干预，现在病死率已显著下降至10%～20%。

（一）病因与发病机制

随着对 TTP 的不断研究，发现其发病机制与缺少 vWF 剪切酶 ADAMTS13 有关。正常生理情况下，ADAMTS13 调节超大分子 vWF 多聚体裂解为小分子。当缺乏ADAMTS13 时，超大分子的 vWF 不能裂解，这些未裂解的 vWF 聚集并吸附结合血小板，进而形成微血管血栓。ADAMTS13 缺陷可以是先天遗传，也可以是通过自身免疫机制获得（表 41-1）。先天性 TTP 主要是由于编码 vWF 剪切酶基因突变导致 ADAMTS13的严重缺陷所致。获得性 TTP 可根据诱发因素是否明确分为原发性（特发性）TTP 和继发性 TTP，临床上 70%～80% 的 TTP 患者其 ADAMTS13 缺乏是获得性的。获得性TTP 患者中，尤其是特发性 TTP 患者，有很大一部分可以检测到抗 ADAMTS13 自身抗体的存在。这种自身抗体主要是 IgG，这种抗体中和或抑制了 AMADTS13 的活性，从而导致发病。

表 41-1　TTP 病因

遗传性	药物
原发性(特发性)—占大多数	奎宁
感染	氯吡格雷
HIV	口服避孕药
妊娠	甲氧苄啶
恶性肿瘤	噻氯匹啶
骨髓移植	干扰素
化疗	辛伐他汀
胰腺炎	
自身免疫性疾病	
系统性红斑狼疮	
抗磷脂抗体综合征	

（二）临床表现

国外报道发病率为 2～8/100 万人群,国内尚无这方面资料。本病在任何年龄都可发病,女性稍多,且好发于育龄期。

TTP 起病多急骤,少数起病缓慢,以急性暴发型常见,往往以流感样表现为前驱症状。主要临床表现即所谓经典的"五联征",即血小板减少性出血、微血管病性溶血性贫血、神经精神症状、肾脏损害、发热,部分病例因累及心、肺、消化道,产生相应症状。值得注意的是,不同 TTP 患者的临床表现存在差异(表 41-2):一方面原发病的临床表现可能掩盖本病相关症状,应仔细辨别;另一方面,出现典型"五联征"者仅占 5%～40%,且多为病程的晚期。发热并不常见,在一项随机研究中发现,诊断为 TTP 的患者中仅 24% 出现发热。另一项研究中发现,超过三分之一的患者出现恶心、呕吐、腹泻、腹痛、乏力及出血等症状。多数患者表现为血小板减少性出血、微血管病性溶血及神经精神症状"三联征"。而在疾病早期,可能仅表现为血小板减少性出血和微血管病性溶血,如能在此时及时给予血浆置换等治疗可以显著改善疾病的预后。因而需要强调在出现血小板减少性出血和微血管病性溶血表现时做好鉴别诊断。

表 41-2　TTP 临床表现

多为非特异性或全身症状	乏力
神经系统	胸痛
头痛	呼吸困难
癫痫发作	发热
局灶性神经功能缺损	出血
精神改变	血尿
视觉受损	鼻出血
失语	瘀点、瘀斑、紫癜
消化系统	月经过多
腹痛	牙龈出血
恶心、呕吐、腹泻	

（三）实验室检查

1. **血常规检查** 不同程度正细胞正色素贫血，外周血涂片可见异形红细胞及碎片（>1%），网织红细胞计数大多增高；血小板计数显著降低，半数以上患者 PLT<20×10^9/L。

2. **骨髓检查** 骨髓代偿性增生，以红系为主，粒/红比值下降。骨髓中巨核细胞数量正常或增多，可伴成熟障碍。

3. **血液生化检查** 血清游离血红蛋白和非结合胆红素升高，以非结合胆红素为主。血清结合珠蛋白下降，血清乳酸脱氢酶明显升高，尿胆原阳性。血尿素氮及肌酐不同程度升高。肌钙蛋白 T 水平升高者见于心肌受损。

4. **凝血检查** APTT、PT 及纤维蛋白原检测多正常，偶有纤维蛋白降解产物轻度升高。

5. **血浆 ADAMTSl3 活性及 ADAMTSl3 抑制物检查** 采用残余胶原结合试验或 FRET-vWF 荧光底物试验方法。遗传性 TTP 患者 ADAMTSl3 活性缺乏（活性<5%）；特发性 TTP 患者 ADAMTSl3 活性多缺乏且抑制物阳性；继发性 TTP 患者 ADAMTSl3 活性多无明显变化。

6. **其他检查** 其他一些检查有助于发现基础疾病，包括甲状腺功能、HIV、肝炎病毒、自身免疫筛查试验以及便培养等。

（四）诊断依据及鉴别诊断

目前，TTP 的诊断主要依据临床表现和实验室检查。

1. **具备 TTP 临床表现** 如微血管病性溶血性贫血、血小板减少、神经精神症状"三联征"，或具备"五联征"。临床上需仔细分析病情，力争早期发现与治疗。依据典型"五联征"虽可做出诊断，但已累及重要脏器，处于疾病晚期。早期曾强调三联征的敏感性和五联征的特异性，但研究发现，最敏感且具有普遍意义者仅两项，血小板减少与微血管病性溶血性贫血。目前一致的观点认为，当出现"三联征"或即使无神经精神症状时，且无其他原因解释血小板减少和微血管病性溶血性贫血时，应高度怀疑 TTP 并做出初步诊断。

2. **典型的血细胞计数变化和血生化改变** 贫血、血小板计数显著降低，尤其是外周血涂片中红细胞碎片明显增高对 TTP 的诊断具有重要提示价值；血清游离血红蛋白增高；血清乳酸脱氢酶明显升高；凝血功能检查基本正常。

3. **血浆 ADAMTS13 活性** ADAMTS13 活性显著降低，在特发性 TTP 患者中常检出 ADAMTSl3 抑制物。部分患者此项检查正常。

4. **排除其他疾病** 如溶血尿毒综合征（HUS）、弥散性血管内凝血（DIC）、HELLP 综合征、Evans 综合征、子痫等疾病，鉴别要点见表 41-3。

表 41-3 TTP 鉴别诊断

	TTP	HUS	HELLP	DIC
神经精神症状	+++	+/-	+/-	+/-
肾损害	+/-	+++	+	+/-
发热	+/-	-/+	-	+/-
肝损害	+/-	+/-	+++	+/-
高血压	-/+	+/-	+/-	
溶血	+++	++	++	+
血小板减少	+++	++	++	+++
凝血异常	-	-	+/-	+++

（五）治疗

1. 治疗原则 本病病情凶险,病死率高。在诊断明确或高度怀疑本病时,不论轻型或重型都应尽快开始积极治疗。首选血浆置换治疗,其次可选用新鲜(冰冻)血浆输注和药物治疗。对高度疑似和确诊病例,输注血小板应十分谨慎,仅在出现危及生命的严重出血时才考虑使用。

2. 治疗方案 包括血浆置换、免疫抑制治疗等综合治疗措施。

(1)血浆置换疗法:血浆置换可补充 ADAMTS13 和清除自身抗体,为首选治疗。采用新鲜(冰冻)血浆进行血浆置换,每次血浆置换量推荐为 1.5 倍的血浆容量或为 40~60ml/kg,每日 1 次;对于难治性 TTP,血浆置换量可增至 2 倍的血浆容量,直至症状缓解、PLT 及 LDH 恢复正常,以后可逐渐延长置换间隔时间。对无条件行血浆置换治疗或遗传性 TTP 患者,可输注新鲜(冰冻)血浆,推荐剂量为 15~30ml/(kg·d),治疗期间注意调控液体平衡。当患者出现严重肾衰竭时,可与血液透析联合应用。继发性 TTP 患者血浆置换疗法通常无效。

(2)免疫抑制治疗:糖皮质激素理论上可用于 TTP 治疗,但临床疗效仍有待观察。发作期 TTP 患者辅助使用甲泼尼龙 1000mg/d,静脉输注 3~5 天后,过渡至泼尼松 1mg/(kg·d),病情缓解后减量至停用。伴抑制物的特发性 TTP 患者,也可加用长春新碱或其他免疫抑制剂,减少自身抗体的产生。有越来越多的证据支持抗 CD20 单克隆抗体-利妥昔单抗对免疫原因诱发的 TTP 有效,包括复发性和难治性 TTP,可以通过清除 B 细胞克隆产生的 ADAMTS13 抑制性抗体,导致疾病缓解,具体用法为按体表面积给予 375mg/m^2,每周一次,连续应用 4 周。

(3)贫血症状严重者可以输注浓缩红细胞。

(4)其他治疗:包括阿司匹林、双嘧达莫、免疫球蛋白以及脾切除等,均缺乏强有力的证据,不作为常规推荐。对高度疑似和确诊病例,输注血小板应十分谨慎,仅在出现危及生命的严重出血时才考虑使用。

（六）预后

如不及时治疗,病死率高达 90%;及时接受血浆置换治疗者病死率为 10%~20%。TTP 复发是指在完全缓解 30 天后再发生 TTP 的临床表现,复发率约为 30%,多出现在疾病首次发作后的 1 年内。遗传性 TTP 及抑制物阳性的特发性 TTP 患者易复发。定期检测 PLT 和 ADAMTSl3 活性有助于预后判断,对抑制物检测持续阳性者需注意疾病复发。

三、溶血尿毒综合征

HUS 是一种以微血管病性溶血性贫血、消耗性血小板减少和急性肾损伤三联征为特点的疾病,是儿童期常见的、导致肾损伤的病因之一。临床依据有无腹泻,将 HUS 分成典型 HUS 及非典型 HUS。典型 HUS,又称腹泻相关性 HUS(post-diarrheal,D+ HUS)。90%的儿童 HUS 属于此种类型。患儿多有血样便、水样便等消化道前驱症状,临床症状由感染产生的志贺毒素(Shiga toxin,Stx)导致,故又称之为志贺毒素相关性 HUS(Shiga toxin associated HUS,StxHUS)。多见于大肠埃希菌 O157 的 H7 亚型。非典型 HUS 是除外志贺毒素所致的 HUS,由于罕见腹泻等消化道前驱症状,又称非腹泻相关性 HUS(non-diarrheal HUS,

D-HUS)。与典型 HUS 相比,非典型 HUS 无明确致病因子和季节性,临床表现较典型 HUS 严重,不仅表现为微血管性溶血性贫血、血小板减少及急性肾损伤,还常累及中枢神经系统,病死率高,预后不良。

（一）病因与发病机制

1. **感染** D+HUS 与大肠埃希菌 O157 的 H7 亚型感染有关,该菌能产生志贺毒素,通过志贺毒素的 B 亚单位与靶细胞上的 Gb3 受体结合,导致微血管内皮细胞损伤,引发相应症状。其他少见的病原体包括志贺痢疾杆菌、肺炎链球菌感染等。

2. **遗传因素** 补体因子异常是 D-HUS 发病的重要原因,如补体 H 因子、I 因子或膜辅助蛋白（MCP,CD46）、B 因子、C_3 杂合子基因、血栓调节蛋白（thrombomodulin,TM）基因突变或者产生对 H 因子相关蛋白 R1/R3 的自身抗体,以上因子突变或异常导致补体旁路途径的过度激活或降解异常,产生大量 C_{3a}、C_{5a}、C_{5b-9},导致肾血管内皮损伤,血小板黏附聚集,组织因子及凝血酶活化,导致 HUS。

3. **肿瘤、药物和器官移植因素** 由过敏机制诱发的 HUS,多见于奎宁、噻氯匹定、氯吡格雷等药物;由药物剂量相关毒性引起的 HUS,以丝裂霉素 C、喷司他丁、环孢素、长春新碱等抗肿瘤药物最为多见。骨髓、肾、肝等移植后因移植相关并发症,如严重感染或急性移植物抗宿主病等也可发生 HUS。某些癌症,如胃肠道肿瘤、淋巴瘤也常可引发 HUS。

4. **免疫紊乱因素** 抗体及免疫复合物可诱导内皮损伤、触发大量血小板和多形核白细胞在微血管聚集,很可能在系统性红斑狼疮、干燥综合征、类风湿关节炎、抗磷脂抗体综合征、系统性硬化症及结节性多动脉炎等结缔组织疾病继发 HUS 中起重要作用。

（二）临床表现

1. **一般症状** 多数有乏力、恶心、呕吐、纳差,D+HUS 伴有腹泻或者血性腹泻,少数患儿有上呼吸道感染症状。

2. **微血管病性溶血性贫血** 表现为面色苍白,黄疸,肝大,血尿或者酱油色尿,腰背部酸痛。

3. **消耗性血小板减少** 表现为皮肤黏膜的出血点。

4. **急性肾损伤** 90% 以上的患儿会出现急性肾损伤,表现为少尿、无尿、氮质血症,少数伴有高血压,D+HUS 高血压常为一过性,随肾功能好转可恢复。

（三）实验室检查

1. **血液学检查** 白细胞计数增高,伴有核左移。Hb 降低,网织红细胞计数升高,外周血涂片见红细胞碎片。血小板计数降低,血小板计数在（30～100）×10^9/L,部分血小板可在正常范围。

2. **凝血功能检查**基本正常。

3. **血清生化** LDH 升高,而溶血相关检查阴性;肾功能异常,血清尿素氮及肌酐异常增高,电解质异常或酸中毒。

4. **尿液检查** 可有不同程度的蛋白尿及血尿,严重溶血者有血红蛋白尿。

5. **病原学检查** 大便中可检出大肠杆菌 O157 的 H7 亚型,或大便培养出产志贺毒素的大肠杆菌,血培养或抗体检测阳性。

6. **其他检查** D-HUS 可有补体 H 因子及其抗体、补体 I 因子、C_3 肾炎因子的基因异常或蛋白含量异常,vWF 因子多聚体裂解蛋白酶-ADAMT13 活性正常或暂时性降低。

（四）诊断及鉴别诊断

根据以上典型的三联征即可诊断 HUS,根据其起病时是否有腹泻可分为典型及非典型 HUS(表 41-4),根据三联征是否全部具备分为部分型及完全型。与 TTP 一样,诊断时需要注意与其他疾病进行鉴别。

表 41-4　典型与非典型 HUS 的鉴别要点

	发病年龄	起病	流行性	临床表现	病因	补体异常	复发性	预后
D+HUS	婴幼儿	急性伴有腹泻	流行	完全型三联征	大肠杆菌 O157∶H7	无	无	好
D-HUS	儿童	隐匿性无腹泻	散发	部分型	遗传性继发性	H、I 因子	可复发	差

（五）治疗

1. 病因治疗　D+HUS 是否应用抗生素国内外都存在争议,认为抗生素的使用会使细菌毒素释放增加,加重病情。最近的研究显示,环丙沙星可增加志贺毒素的产生,而美罗培南、阿奇霉素、利福昔明则不诱导毒素产生。

2. 血浆治疗　血浆输注或者血浆置换是治疗 D-HUS 的首选方法,血浆置换可去除抗 H 因子等的自身抗体以及循环中突变的异常补体成分,对 H 因子异常导致的 HUS 效果较好,但是对 MCP 异常的 HUS 效果较差。血浆置换越早越好,在诊断后 24 小时内进行。国内推荐血浆置换量起始时为 60ml/kg,相当于 1.5 倍血浆容量;2 天后减为 40ml/kg。国外推荐方法:每次 35~40ml/(kg·d),随后改为 10~20ml/(kg·d),至完全缓解后的第 2 天。停止血浆置换的指征:血小板计数正常,溶血停止,LDH 降至 400IU/L(国内为 120IU/L)。如有血小板减少再次出现,可隔日一次输注血浆 10ml/kg。但肺炎球菌感染禁输血浆,因输注血浆会使病情进展甚至恶化。典型 HUS 常可自行缓解,故一般不推荐血浆治疗。儿童腹泻相关性 HUS 以支持治疗为主。

3. 血液净化治疗　如存在持续肾损伤,行血液净化治疗能够改善预后,使肾功能在正常范围,尿量恢复正常。如肾脏病变严重,肾功能不能恢复,可行血液透析或肾移植。

4. 免疫抑制剂治疗　糖皮质激素可抑制自身抗体的形成,稳定血小板及内皮细胞膜,减轻血管内皮的损伤,可以和血浆置换同时应用;利妥昔单抗是针对前 B 细胞的单克隆抗体,可减少自身抗体的产生,促使病情的缓解;H 因子已被推荐用于 H 因子异常的患者;针对 C_{5a} 的单克隆抗体(anti-C_{5a})用于不典型 HUS,可阻止末端补体激活;依库珠单抗 (Eculizumab)是一种长效人单克隆抗体,阻止 C_{5a} 和 C_{5b-9} 的形成,可以阻断 HUS 的发病过程,被认为是自血浆疗法治疗非典型 HUS 后的突破性发现,但其确切疗效还需要大样本的随机对照研究证实。

5. 其他　除非有危及生命的出血,一般禁止单独输注血小板。止泻药物应慎用,因为可能会增加中毒性巨结肠的发生。对于血浆治疗无效和复发 D-HUS,可行脾切除术。其他药物,如阿司匹林、抗氧化剂、肝素、抗血小板剂和静脉丙种球蛋白、纤维蛋白溶解剂对 HUS 的治疗还没有一致的结论。

（六）预后

D+HUS 预后良好,D-HUS 预后较差。约 50% 的 D-HUS 进展至终末期肾病,25% 在急性期死亡。补体 H 因子异常者预后差,60%～70%的患者可在发病一年内进展至肾衰竭或死亡。50%的补体 I 因子异常者可进展至终末期肾病。

（冀晓俊　李　昂）

参 考 文 献

1. Ariceta G,Besbas N,Johnson S,et al.Guideline for the investigation and initial therapy of diarrhea-negative hemolytic uremic syndrome.Pediatr Nephrol,2009,24:687-696.

2. 中华医学会血液学分会血栓与止血学组.血栓性血小板减少性紫癜诊断与治疗中国专家共识.中华血液学杂志,2012,33(11):983-984.

3. Neunert C,Lim W,Crowther M,et al. The American Society of Hematology 2011 evidence-based practice guideline for immune thrombocytopenia.Blood,2011,117:4190-4207.

4. Scully M,Hunt BJ,Benjamin S,et al. Guidelines on the diagnosis and management of thrombotic thrombocytopenic purpura and other thrombotic microangiopathies.Br J Hematol,2012,158:323-335.

5. Tsai HM.Untying the knot of thrombotic thrombocytopenic purpura and a typical hemolytic uremic syndrome.Am J Med,2013,126:200-209.

6. Mannucci PM.Thrombotic microangiopathies:the past as prologue.Eur J Intern Med,2013,24:484-485.

第四十二章

慢性肾脏病与尿毒症

第一节　慢性肾脏病

一、概述

慢性肾脏病(chronic kidney disease,CKD)是指随肾功能恶化出现的一系列临床表现,病因复杂,包括继发于其他系统性疾病和原发于肾脏的疾病。CKD 不同于急性肾损伤(AKI),在 AKI 时肾脏可以完全或者部分修复,肾功能有可能恢复正常,而 CKD 时,肾脏损伤已经难以修复,肾功能持续下降,从而引起更加复杂和严重的临床表现。此外,CKD 与 AKI 在流行病学和病理学方面又相互关联,互为因果,密不可分。

二、流行病学

CKD 是各种原因引起的肾脏结构和功能障碍≥3 个月,包括肾小球滤过率(GFR)正常和不正常的病理损伤、血液或尿液成分异常、影像学检查异常;或不明原因的 GFR 下降(<60ml/min超过 3 个月)。CKD 是各种慢性肾脏疾病持续发展的共同结局,它是以代谢产物潴留,水、电解质及酸碱代谢失衡和全身各系统症状为表现的一种临床综合征。我国 CKD 年发病率约为 100/100 万人口,男性和女性分别占 55%和 45%,高发年龄为 40~50 岁。

随着医疗水平的发展和人均寿命的延长,CKD 的患病率明显上升,CKD 的防治已成为全球共同面临的重要公共卫生问题。流行病学调查数据显示,2011 年美国成人 CKD 患病率高达 15.1%,终末期肾病(end stage renal disease,ESRD)患病率为 1738/100 万人口。目前我国 CKD 的患病率约为 10.8%。

三、CKD 病因与相关危险因素

(一) CKD 的病因

在发达国家,CKD 的主要病因为糖尿病肾病、高血压肾小动脉硬化。而在我国,首位病因是原发性肾小球肾炎,其次是糖尿病肾病、高血压肾小动脉硬化,近年来,糖尿病肾病、高血压肾小动脉硬化的发病率呈逐年升高的趋势,在老年患者中尤甚。

(二) 影响 CKD 的危险因素

在 CKD 发展过程中,很多危险因素可以加速 CKD 的渐进性发展(表 42-1-1),如高血糖、高血压、蛋白尿（包括微量蛋白尿）、低蛋白血症、吸烟等。此外,贫血、高脂血症、高半胱氨酸血症、高龄、营养不良、尿毒症毒素（如甲基胍、甲状旁腺激素、酚类）蓄积等,在 CKD 的病程进展中也起到了一定的作用。

表 42-1-1　影响 CKD 进行性发展的危险因素

不可变因素	可变因素	
种族或基因背景	高血压	蛋白尿
性别	低蛋白血症	糖尿病
年龄	高蛋白饮食	吸烟
原发肾脏病类型	肥胖	饮食
基础肾功能	血脂异常	尿毒症毒素水平
	其他因素	

（三）CKD 与 AKI

一些因素可以导致 CKD 患者发生 AKI,称为 Acute（AKI）on Chronic（CKD）,包括:①累及肾脏的疾病（原发性或继发性肾小球肾炎、高血压、糖尿病、缺血性肾病等）复发或加重;②有效循环血容量不足（低血压、脱水、大出血、休克等）;③肾脏局部血供急剧减少（如肾动脉狭窄患者应用 ACEI、ARB 等药物）;④严重高血压未能控制;⑤肾毒性药物;⑥泌尿道梗阻;⑦其他:脓毒症,高钙血症,肝衰竭,心力衰竭等。在上述因素中,因有效血容量不足或肾脏局部血供急剧减少导致残余肾单位低灌注和低滤过状态,是导致肾功能急剧恶化的主要原因之一;肾毒性药物,特别是 NSAID、氨基糖苷类抗生素、造影剂等的不当使用也是导致肾功能恶化的常见原因。在 CKD 病程中出现的肾功能急剧恶化,如处理及时得当,可使病情有一定程度的逆转;如果延误诊治,或肾功能恶化的程度和速度极为严重,则病情呈不可逆性进展。

CKD 和 AKI 关系密不可分。从定义和分期的标准来看,CKD 和 AKI 都可以根据血清肌酐（Scr）或 GFR 来进行划分,这两种疾病发展导致的肾脏损伤,都需要血液净化治疗。从流行病学和病理学来看,这两种综合征也是相互关联的。

CKD 患者是 AKI 的高危人群,可在 CKD 的基础上发生 AKI;而 AKI 患者中有一部分发展成为 CKD。CKD 与 AKI 两者互为危险因素,都是心血管疾病的危险因素。AKI 的危险因素包括年龄、糖尿病和种族等,这些也是 CKD 的危险因素;另一方面,AKI 可以导致新发 CKD、或者使已有 CKD 者肾功能恶化。研究发现,AKI 的严重程度与 CKD 进展有关;AKI 的多个事件预示着 CKD 的进展;排除 CKD 的混杂风险因素后,AKI 与 CKD 的预后具有独立相关性。因此,从流行病学来讲,CKD 与 AKI 密切相关。

CKD 的发展可能起源于肾脏的急性病理紊乱或损伤。AKI 后持续内皮细胞受损和缺血可能引起组织缺血缺氧的恶性循环,反过来影响肾细胞的功能,缺血、肾小球高压和间质性纤维化的组合形成一个恶性循环,引起持续性损伤,并且抑制修复,加重组织损伤。

四、CKD 定义与诊断

慢性肾衰竭（chronic renal failure,CRF）是指 CKD 引起的 GFR 下降以及与此相关的代谢紊乱和临床症状组成的综合征。而 CKD 的概念涵盖范围很广,包括从仅有尿检异常到

ESRD 的整个疾病发生和发展的过程,部分 CKD 在疾病进展过程中 GFR 可逐渐下降,进展至 CRF。慢性肾衰竭代表 CKD 中 GFR 下降至失代偿期的一部分群体,主要是 CKD 4~5 期。

在 2002 年之前,我国一直沿用 CRF 定义,CRF 分期按照 GFR 和 Scr 分为:①肾功能代偿期(GFR:50~80ml/min,Scr:1.6~2.0mg/dl);②肾功能失代偿期(GFR:20~50ml/min,Scr:2.1~5.0mg/dl);③肾衰竭期(GFR:10~20ml/min,Scr:5.1~7.9mg/dl);④尿毒症期(GFR<10ml/min,Scr>8.0mg/dl)。

2002 年美国国家肾脏基金会(National Kidney Foundation,NKF)所属"肾脏病预后质量倡议(Kidney Disease Outcomes Quality Initiative,K/DOQI)"工作组首次对 CKD 进行了明确的定义,即"肾脏结构或功能损伤和/或 GFR<60ml/(min·1.73m²)持续 3 个月以上"(表 42-1-2),这一定义沿用至今。K/DOQI 工作组同时制定了 CKD 评估、分期(表 42-1-3)和分层临床实践指南(K/DOQI 指南),提出了 CKD 评估与管理的概念性框架。

如果说 CRF 是露在水面上的冰山,CKD 的定义则将人类的视线扩展到了冰山下面不为人所见的巨大基座。2012 年,国际肾脏病组织"肾脏病:改善全球预后(Kidney Disease:Improving Global Outcomes,KDIGO)"在 K/DOQI 指南基础上,就 CKD 的分期、进展评估与防治、转诊与诊疗模式等方面进行了细化、修订和更新,颁布了 CKD 评估及管理临床实践指南(KDIGO 指南)。KDIGO 指南仍将 CKD 定义为"肾脏结构或功能异常超过 3 个月",但对肾损伤的界定更加详细,并首次将"肾移植病史"新增为肾损伤的标志。KDIGO 指南提出了"病因-GFR-白蛋白尿(Cause-GFR-Albuminuria,CGA)"的三维 CKD 分期体系,该体系除沿用原有的 GFR 分级(G)(表 42-1-4)外,还纳入了肾脏病因(C)及尿白蛋白分级(A)(表 42-1-5)。

表 42-1-2　K/DOQI 指南关于 CKD 的诊断标准[a]

指标	项目
肾损伤标志[b]	(1)白蛋白尿(AER≥30mg/24h;ACR≥3mg/mmol)
	(2)尿沉渣异常
	(3)肾小管相关病变
病变	(4)组织学异常
	(5)影像学所见结构异常
	(6)肾移植病史
GFR 下降	eGFR<60ml/(min·1.73m²)(GFR 分期:G3a~G5 期)

注:[a] 以上任意一项指标持续超过 3 个月;[b] 至少满足 1 项;GFR,肾小球滤过率;AER,尿白蛋白排泄率;ACR,尿白蛋白/肌酐比值

表 42-1-3　K/DOQI 指南关于 CKD 的分期标准

分期	特征	GFR[ml/(min·1.73m²)]
1	已有肾损害,GRF 正常	≥90
2	GRF 轻度降低	60~89
3	GRF 中度降低	30~59
4	GRF 重度降低	15~29
5	ESRD(肾衰竭)	<15 或透析

表 42-1-4 KDIGO 指南关于 CKD 的 GFR 分期

GFR 分期	GFR[ml/(min · 1.73m^2)]	表述
G1	≥90	正常或增高
G2	60~89	轻度下降
G3a	45~59	轻到中度下降
G3b	30~44	中到重度下降
G4	15~29	重度下降
G5	<15	肾衰竭

注:在缺少肾损伤证据时,G1 和 G2 期均不能诊断为 CKD

表 42-1-5 KDIGO 指南关于 CKD 白蛋白尿分期及其近似换算

分期	AER (mg/24h)	ACR (mg/mmol)	PER (mg/24h)	PCR	试纸条法 测定尿蛋白	表述
A1	<30	<30	<150	<150	阴性	正常或轻度升高
A2	30~300	30~300	150~500	150~500	+	中度升高[a]
A3	>300	>300	>500	>500	+或以上	重度升高[b]

注:白蛋白尿指标[AER,尿白蛋白排泄率;ACR,尿白蛋白/肌酐比值(mg/g)];蛋白尿指标(PER:尿蛋白排泄率;PCR:尿蛋白/肌酐比值,试纸条法测定尿蛋白);[a] 相对于年轻成人水平;[b] 如肾病综合征(AER 常>2200mg/24h,ACR>220mg/mmol)

（张 进 张琳琳 王春亭）

第二节 尿毒症毒素

一、概述

随着慢性肾衰竭(CRF)患者肾功能逐渐恶化,一系列正常情况下依赖肾小球滤过、肾小管分泌或肾脏代谢清除的溶质在体内逐渐蓄积,其中一部分溶质在细胞与器官层面对人体产生一定的生物学作用,对多种类型的细胞及不同器官系统产生不良影响。当这些生物学作用累积至足以引起可察觉的临床表现时,引起临床上所谓的"尿毒症综合征",这些物质被称为"尿毒症毒素"。尿毒症毒素表现出一系列的理化特性,在细胞水平产生多种病理生物学作用。充分理解尿毒症毒素的性质将有助于临床设计一系列的透析和非透析治疗策略,进一步清除毒素或抑制其体内合成,以改善尿毒症患者的临床症状和预后。

二、尿毒症毒素的定义

定义尿毒症毒素必须首先明确尿毒症的概念。"尿毒症综合征"最初被定义为"因严重的肾小球功能障碍伴随肾小管功能及肾脏内分泌功能紊乱引起的毒性综合征"。它以毒性代谢产物的潴留为特征,伴随容量及体液成分的改变,同时合并多种激素增多或不足。这一概念十分宽泛,包含了多种原因引起的溶质潴留,肾小球和/或肾小管功能缺陷,肾脏功能障碍引起的激素过量或不足，以及肾脏疾病本身引起的内源性代谢产物增多或潜在有害物质降解减少。由此可见，尿毒症并不是一个独立的疾病，而是各种肾脏疾病引起 CRF 进入终末阶段时出现的一系列临床表现所组成的综合征。

尿毒症患者体内潴留的溶质并非都具有生物学毒性，不能将它们笼统地称为尿毒症毒素。"尿毒症毒素"实际上是指肾衰竭患者体液中浓度明显增高且与尿毒症代谢紊乱或临床表现密切相关的一系列物质的总称。因此，从推测到明确定义一种物质是否为尿毒症毒素需要一系列的评价标准。这些标准被称为 Massry/Koch 假设。尿毒症毒素应满足以下条件：①假定的毒素应是单一化学组分；②生物样品可进行量化分析；③所假定毒素的浓度在尿毒症患者体内必须增高；④所假定毒素应与一种或多种尿毒症综合征的临床表现密切相关；⑤所假定毒素体内浓度降低应引起可见的相关尿毒症症状缓解；⑥所假定毒素以相同浓度作用于实验动物或人体必须能复制出相关的尿毒症症状（仅细胞学实验不足以满足这一标准）。最后还应加入第⑦条标准，即应有合理的病理生理学机制解释所假定毒素引起的尿毒症症状。

在实际工作中，由于尿毒症症状与体征的多样性，证明尿毒症毒素与尿毒症特定临床表现之间的相关性成为一项艰难的任务。特定毒素引起相关临床表现的能力受一系列因素的影响和制约，一些毒素还可能对特定类型细胞或器官系统表现出倾向性，如嗜神经细胞毒性。纵向研究、横断面分析、体液腔室模型分析以及天然存在的抑制剂和促进因子等因素都使鉴定"真正"尿毒症毒素的工作变得极度复杂。

三、尿毒症毒素的分类及其特点

2003 年欧洲尿毒症毒素工作组（EUTox）创建了尿毒症溶质列表（总共 90 个），其中 68 个分子量<500 道尔顿，10 个分子量位于 500~12 000 道尔顿之间，12 个分子量>12 000 道尔顿。90 个溶质中有 25 个属于蛋白结合溶质，除了 2 个之外，分子量均<500 道尔顿。随着色谱及质谱技术的发展，这一数量迅速扩大，高分辨率质谱技术的发展又发现了一批无法归类只能以分子量来区别的代谢产物。尿毒症毒素多种多样，分类方法也是多种多样。例如，我国既往普遍根据尿毒症毒素分子量进行分类，根据分子量大小分为：①小分子溶质：分子量<500 道尔顿；②中分子溶质：分子量为 500~10 000 道尔顿；③大分子溶质：分子量>10 000 道尔顿。综合尿毒症毒素的理化特性（分子量、极性、蛋白结合特性和化学结构），将尿毒症毒素分为四个不重叠的类别：①极性：水溶性、非蛋白结合的小分子毒素（<500 道尔顿）；②极性：水溶性、与蛋白结合的小分子毒素（<500 道尔顿）；③中等分子（>500 并<3000~12 000 道尔顿）非蛋白结合毒素；④大分子（>3000~12 000 道尔顿）、非蛋白结合毒素。另外，还可以根据尿毒症毒素在体内蓄积的病理生理学过程进行尿毒症毒素分类。

目前，透析仍是尿毒症毒素清除的主要治疗方式，根据影响尿毒症毒素清除的理化特性进行分类被认为是相对合理的分类方法。影响尿毒症毒素清除最相关的理化特性是分子量、亲水性或亲脂性以及蛋白结合率。因此，EUTox 根据影响尿毒症毒素清除的理化特性将其分为三大类：①小分子毒素：分子量通常<500 道尔顿，水溶性、非蛋白结合，如尿素、肌酐等，此类物质容易被常规血液透析清除；②中分子毒素：分子量通常>500 道尔顿，如甲状旁腺激素、β_2-微球蛋白，此类物质常规血液透析清除效果不理想，只能通过大孔径透析膜（高通量透析器）的血液净化方式清除；③蛋白结合毒素：硫酸吲哚酚、对甲酚硫酸盐等，大多数血液净化方式对此类物质的清除效果欠佳。

（一）小分子水溶性毒素

EUTox 分类中发现了 45 种小分子水溶性化合物,根据其化学结构分为不同家族:核糖核苷、胍、嘌呤、嘧啶、多元醇和其他单一化合物。最重要的毒素是胍类(14/45)和核糖核苷(9/45)。另外,无机物质(H_2O、Na、K、H^+、Mg、PO_4、Ca、SO_4)和微量金属(Al、Cr、Si、Pb)也符合尿毒症毒素的标准。小分子溶质以尿素和肌酐为代表,大多数容易通过传统透析清除。该组中的化合物不一定具有显著的毒性。主要小分子尿毒症毒素见表 42-2-1。

表 42-2-1　主要小分子尿毒症毒素

分类	毒素
电解质和调节酸碱平衡的物质	H^+、钾、磷
微量元素	铝、钒、砷等
氨基酸及其类似物	色氨酸、同型半胱氨酸、N-乙酰精氨酸、二甲基甘氨酸、咪基牛磺酸、苯乙酰谷氨酰胺
被修饰的氨基酸	氨甲酰化氨基酸、甲硫氨酸-脑啡肽
氮代谢产物	尿素、肌酐、肌酸、尿酸、胍类、一氧化氮、黄嘌呤、次黄嘌呤、尿嘧啶核苷、假性尿嘧啶核苷、N-乙酰-丝氨酰-天冬氨酰-赖氨酰-脯氨酸
胺类	甲胺、二甲胺、多胺、氯胺、不对称二甲氨酸
酚类	二甲基氧间苯二酚、对苯二酚、对甲酚、苯酚、氯仿
吲哚类	3-醋酸吲哚、犬尿素、喹啉酸、犬尿喹啉酸、褪黑素、硫酸吲哚酚
马尿酸类	马尿酸、o-羟马尿酸、p-羟马尿酸
糖基化终产物（AGEs）	3-脱氧葡萄糖醛、乙二醛、甲基乙二醛、果糖赖氨酸、戊糖苷、NΣ-羧甲基赖氨酸
脂质类	3-羧-4-甲-5-丙-2 呋喃丙酸、脂质氧化终产物(ALEs);丙二酸乙醛赖氨酸
其他	草酸、透明质酸、β-促脂解素、活性维生素 D 抑制物

1. 电解质与微量元素　CKD 患者常并发电解质紊乱,可对全身多个系统造成损害。高钾血症易致心律失常,甚至心脏骤停,部分患者有肌无力或麻痹,是 CKD 患者的主要急性死亡原因之一。由于摄入过多、排泄减少等原因,CKD 患者常伴有高磷血症,高磷血症是导致继发性甲状旁腺功能亢进、高转化型骨病的重要原因之一。透析可以清除部分磷酸盐,由于磷酸盐隔绝在细胞内,透析后往往出现血清磷的反弹。正常人肾脏对铝的清除能力很强,大部分从尿液排泄,如果透析液中含铝,或者口服铝剂,都会导致 CKD 或透析患者铝负荷增加,甚至铝中毒。铝中毒可出现脑病、铝相关性骨病(骨软化病)、小细胞性贫血等。

2. H^+ 与代谢性酸中毒　H^+ 参与调节体内酸碱平衡,维持机体内环境稳定。当 H^+ 产生过多或排出障碍时,则可能出现代谢性酸中毒。CKD,尤其是 ESRD 患者常存在代谢性酸中毒。代谢性酸中毒可对体内多个系统造成损害,影响蛋白质代谢、钙磷代谢、消化功能、红细胞生成、骨骼发育、肌肉功能、心血管功能、神经系统功能和免疫功能等。肾脏替代治疗（RRT）可快速充分地调节酸碱平衡。

3. 肌酐　肾衰竭时 Scr 升高的幅度与 GFR 的降低并不呈线性关系，当 GFR 降低至 50% 甚至更低时，Scr 开始明显升高。随着 GFR 的进一步降低，Scr 呈现更突出的变化。迄今并没有充分的证据说明肌酐的毒性作用，尽管肌酐可能是毒性化合物甲基胍的前体。Scr 水平不仅受 GFR 的影响，还与全身肌肉状态等其他因素有关。在急性肾脏疾病时，根据 Scr 水平往往过高地估计了 GFR。长期住 ICU 患者由于肌肉萎缩，基础 Scr 水平较低，此时会过高地估计了 GRF。另外，AKI 患者中 Scr 的小幅增加与病死率显著增加相关。

4. 尿素　尿素从结构上分类属于胍类化合物，是蛋白质代谢的主要终产物，过去认为尿毒症的主要症状由尿素引起。事实上，尿素本身的毒性并不很强，而尿素的代谢物氰酸盐有较强的毒性，正常人体内的尿素转变成氰酸盐之后，通过氨甲酰化被清除。在 CKD 患者中，尿素及其代谢产物在体内蓄积，可导致嗜睡、头痛、乏力、抑郁、瘙痒、恶心和呕吐。氰酸盐在一定程度上抑制中性粒细胞内氧化物的释放，从而干扰了杀灭微生物的功能。氨甲酰化氰酸盐蓄积可引起血液中氨基酸和蛋白质氨甲酰化，从而引起蛋白质合成障碍，是 CKD 患者营养不良的因素之一。尿素本身没有很强的毒性，但常作为被清除的尿毒症毒素标志物。因此，尿素作为潴留溶质标志物的有效性和代表性受到质疑。对于其他小分子溶质，即使透析动力学与尿素相同，从细胞内到血浆的转移也可能是不同的，如肌酐和尿酸等。

5. 胍类　胍类化合物（guanidio compounds，GCs）是蛋白质代谢产生的另外一类物质，仅次于尿素，也是主要的尿毒症毒素之一。这些化合物包括胍、甲基胍、二甲基胍、肌酐、胍乙酸、胍基琥珀酸和 1,3-二苯胍等。GCs 具有神经毒性和致惊厥作用，对神经系统有兴奋作用。甲基胍升高可引起恶心、呕吐、腹泻、贫血、糖耐量降低、血浆纤维蛋白原升高及裂解活性下降、钙吸收减少、消化道出血、抽搐和意识障碍，还能抑制去甲基肾上腺素在交感神经突触小泡中的运输，这可能是 CKD 患者交感神经病变的原因。胍基琥珀酸可抑制血小板因子-3 的活性，抑制二磷酸腺苷诱导的血小板结构的改变，抑制二磷酸腺苷、肾上腺素所诱导的血小板聚集，并引起血小板微细结构的改变，这可能是造成 CKD 患者凝血功能障碍的因素之一。尽管 GCs 与尿素具有大致相似的分子量，但其透析动力学与尿素不同，GCs 更像蛋白结合毒素，难以通过传统的透析模式清除。不同 GCs 的透析清除特性也不能用其分子量或等电点等理化性质解释。因此，尿素的透析动力学不能代表性的反映所有水溶性小分子毒素。延长透析时间和增加透析频率可能对增加 GCs 的清除有一定帮助，采用吸附或药物干预等其他策略也值得进一步研究。

6. 不对称二甲基精氨酸　又称不对称二甲氨酸（asymmetric dimethyl arginine，ADMA）由体内多种类型细胞合成，分子量为 202 道尔顿，可水解为瓜氨酸和二甲胺。ADMA 和其无生理活性的立体异构体-对称二甲基精氨酸（symmetrical dimethyl arginine，SDMA）部分经由肾脏排泄。ADMA 是内皮细胞一氧化氮合成酶的强抑制物，可选择性地抑制 NO 合成。在中枢神经系统，ADMA 可引起血管收缩，抑制由乙酰胆碱诱导的血管松弛，从而引起脑组织损害。ESRD 患者血中 ADMA 明显升高，约为正常对照组的 2~6 倍。尽管 ADMA 分子量较小，但其透析动力学与尿素有显著的区别，无法用简单的两室模型描述，且透析间期可出现明显的血浆浓度反跳现象。ADMA 的透析清除率为 20%~65%。

7. 其他

(1)草酸:草酸部分从肠道吸收,部分在体内合成,正常人草酸盐从尿中排出。CKD 患者排泄功能降低,易出现血中草酸浓度升高。由于草酸溶解度很低,高浓度的草酸盐可引起草酸钙在软组织沉积和尿路结石。血液透析(HD)可有效地清除草酸,但腹膜透析(PD)对草酸的清除不足,仅为正常肾脏的 8%,因此,PD 患者会有较高的血浆草酸水平。

(2)活性维生素 D 抑制物:CKD 时,尿毒症毒素抑制活性维生素 D 合成,同时由于维生素 D 受体活性和浓度下降,导致活性维生素 D 的生物活性降低。活性维生素 D 抑制物包括尿酸、黄嘌呤、次黄嘌呤等。

(二)中分子毒素

中分子毒素主要由肽和细胞因子组成,β_2-微球蛋白为代表性中分子毒素。许多中分子毒素可以诱发炎症反应,引起内皮损伤,促进平滑肌细胞增殖,活化凝血以及干扰体内钙/磷代谢。很大程度上与炎症、营养不良和动脉粥样硬化有关,被认为是影响尿毒症发病率和病死率的主要因素。主要中分子尿毒症毒素见表 42-2-2。

表 42-2-2 主要中大分子尿毒症毒素

分类	毒素
多肽类	甲状旁腺素、胰高糖素、利尿激素、瘦素、内皮素、肾上腺髓质激素、血管生成素、肾小球加压素、缩胆囊素、β-内啡肽、神经肽 Y
蛋白质类	β_2-微球蛋白、白介素-1、白介素-6、肿瘤坏死因子、核糖核酸酶、免疫球蛋白轻链、趋化抑制蛋白、粒细胞抑制蛋白、中性粒细胞脱颗粒抑制蛋白、补体 D 因子、视黄素结合蛋白、半胱氨酸蛋白酶抑制物-C
被修饰的蛋白质类	氨甲酰化蛋白质或多肽、终末氧化蛋白产物、AGEs 修饰的蛋白质
脂质类	脂质氧化终产物(ALEs)修饰的蛋白质
其他	某些抑制激素活性的未知产物、抑制离子转运的未知物质等

1. β_2-微球蛋白 它是由 99 个氨基酸残基组成的多肽,分子量为 11 800 道尔顿,是 MHC I 类分子的组分,存在于所有有核细胞上。多发性骨髓瘤、淋巴细胞白血病和恶性淋巴瘤以及具有细胞免疫系统活化的疾病诱导血清中 β_2-微球蛋白的产生增加。大多数 β_2-微球蛋白经肾小球滤过,随后在肾小管分解代谢清除。原发性肾小管损伤增加了尿中 β_2-微球蛋白的排泄,严重肾损伤时由于肾脏排泄受损导致 β_2-微球蛋白在血中潴留。透析相关淀粉样变性(dialysis related amyloidosis,DRA)是因 β_2-微球蛋白相关性淀粉样蛋白原纤维沉积引起的淀粉样变性。长期透析患者常具有 DRA 相关的临床表现,如腕管综合征和囊性骨病相关的破坏性关节病。

β_2-微球蛋白是典型的中分子溶质,也是透析充分性的标志物。长期 HD(低通量或高通量透析器)患者血清 β_2-微球蛋白浓度较高。与低通量透析器相比,使用高通量透析器可使 β_2-微球蛋白的血清水平降低,DRA 发生率更低。PD 也可以保持较低的 β_2-微球蛋白血清水平。

2. 无机磷酸盐 虽然无机磷酸盐分子量较小,是传统的小分子毒素,但由于其水合作用等理化特性,表现为中分子毒素的动力学特征。目前无机磷酸盐和 β_2-微球蛋白一样被认为是较好的中分子毒素标志物。透析仅能部分清除无机磷酸盐,增加透析时间或频率、使用高通量透析器和增加对流均可以增加磷的清除。另外,口服磷酸盐结合剂可以减少磷的吸收促进其清除。

3. 甲状旁腺激素　甲状旁腺激素(parathyroid hormone,PTH)是由 84 个氨基酸组成的单链蛋白质,是钙磷代谢的主要调节激素之一。CKD 时,由于高磷血症、低钙血症、1-α-羟化酶缺乏、1,25-二羟基维生素 D_3 不足、甲状旁腺钙敏感受体功能障碍、甲状旁腺自主分泌等多种因素的影响,以及肾脏对甲状旁腺激素的清除减少,导致 PTH 合成分泌增加。PTH 作用于体内多个组织器官,是重要的尿毒症毒素之一。高 PTH 可导致体内广泛的功能紊乱和组织损伤,包括广泛的软组织钙化、血管钙化、心肌钙化、肾性骨病、神经系统损伤等。高通量 HD 可以部分清除 PTH,但由于腺体分泌的调节作用,透析结束后血浆 PTH 仅有微小变化。

4. 氨甲酰化蛋白质　蛋白质的氨甲酰化可引起某些物质的代谢障碍和组织器官的功能障碍,体内结构蛋白、胞浆蛋白、内质网蛋白的氨甲酰化可影响器官的正常功能。白蛋白在结合和转运药物的过程中发挥了重要作用,氨甲酰化的白蛋白可使药物的生物利用度降低。氨甲酰化的神经系统酶和结构蛋白可影响中枢神经和外周神经的功能。激素和酶的氨甲酰化可致其活性降低,如胰岛素、催产素、葡萄糖-6-磷酸脱氢酶、纤溶酶、谷氨酸脱氢酶等。

5. 终末氧化蛋白产物　CKD 患者血中存在着氧化损伤的蛋白产物,称为终末氧化蛋白产物(advanced oxidation protein products,AOPP)。吞噬细胞,特别是中性粒细胞产生的氧化物增多或者氧化物清除减少,均可致 AOPP 增加。氧化物可杀死病原菌,但当机体的抗氧化系统被抑制时,也可造成组织损伤。氧化应激时氧化物前体与抗氧化物的平衡被打破,使 DNA、蛋白质、碳水化合物和脂质等人体基本成分的氧化增多。此外,氧化性结构损伤和细胞功能紊乱也是 CKD 患者体内微炎症状态的原因之一。

6. 具有抑制免疫细胞活性作用的蛋白质和多肽　包括粒细胞抑制蛋白-Ⅰ(GIP-Ⅰ)、粒细胞抑制蛋白-Ⅱ(GIP-Ⅱ)、趋化抑制蛋白(CIP)、中性粒细胞脱颗粒抑制蛋白-Ⅰ(DIP-Ⅰ)、中性粒细胞脱颗粒抑制蛋白-Ⅱ(DIP-Ⅱ)、免疫球蛋白轻链等。GIP-Ⅰ 和 GIP-Ⅱ 都是从规律透析患者血浆中分离得到的,GIP-Ⅰ 分子量为 28 000 道尔顿,属于免疫球蛋白轻链类。GIP-Ⅱ 分子量为 9500 道尔顿,与 β_2-微球蛋白同类。GIP-Ⅰ 和 GIP-Ⅱ 具有抑制多形核粒细胞对糖的摄取作用,从而影响其功能。DIP-Ⅰ、DIP-Ⅱ、CIP 均系从 ESRD 患者的 HD 废液或者腹透液中分离所得,主要作用于多形核粒细胞,影响其功能。

7. 补体成分　CKD 患者存在微炎症状态,补体成分可能参与了这个过程,补体 D 因子参与透析膜表面的补体活化,产生炎症介质,促进 CKD 并发症的发生和发展。因此,采用高生物相容性透析膜和超纯透析液可以减轻微炎症状态。高通量 HD 可能有助于清除补体 D 因子。

（三）蛋白结合毒素

尿毒症毒素一旦与血浆蛋白结合,分子量就会变大,导致其清除率下降。目前仅有部分蛋白结合毒素可以进行定量分析,包括酚类、吲哚类、多胺、糖基化终产物、马尿酸、同型半胱氨酸及部分多肽等。其中,硫酸吲哚酚和对甲酚硫酸盐是研究较深入的蛋白结合毒素。这些毒素很难通过目前可用的透析策略清除(包括高通量 HD),该组中的许多化合物具有明显的毒性。主要蛋白结合毒素见表42-2-3。

表 42-2-3　与血浆蛋白结合的尿毒症毒素ᵃ

分类	毒素
酚类	二甲基氧间苯二酚(140)、对苯二酚(110)、对甲酚(108)、苯酚(94)
吲哚类	3-醋酸吲哚(175)、犬尿素(208)、喹啉酸(175)、犬尿喹啉酸(189)、褪黑素(126)、硫酸吲哚酚(251)
多胺	四甲烯二胺(88)、精胺(202)、精脒(145)
晚期糖基化终产物和脂质氧化终产物	3-脱氧葡萄糖醛(162)、乙二醛(58)、甲基乙二醛(72)、果糖赖氨酸(308)、戊糖苷(342)、NΣ-羧甲基赖氨酸(204)
肽类	瘦素(16 000)、视黄醇结合蛋白(21,200)
马尿酸盐	马尿酸(179)、对羧基马尿酸(295)
其他	同型半胱氨酸(135)、3-羧-4-甲-5-丙基呋喃戊酮酸(240)

注:ᵃ 括号内为分子量,单位为道尔顿

1. 酚类和对甲酚　与血浆蛋白结合的酚类包括 4-羧基苯甲酸二羧苯甲酸、二甲基氧间苯二酚、对苯二酚、甲酚、苯酚等。酚酸由苯甲氨酸或酪氨酸经脱氨基、脱羧基和氧化生成,其中有些是在肠道细菌的作用下生成,酚类系酚在肝内与葡萄糖醛酸或硫酸结合生成。酚类化合物与 CKD 患者中枢神经的抑制相关。高浓度的酚类还可引起体内酶,如 Na^+-K^+-ATP酶、Mg^{2+}-ATP 酶、Ca^{2+}-ATP 酶活性的抑制,也可抑制肝细胞、神经细胞活性。

对甲酚结合物是酚类毒素的代表,研究相对深入。体内的苯丙氨酸和酪氨酸经肠道厌氧菌(如梭状芽孢杆菌、真杆菌)的发酵作用形成对羟基苯乙酸,进一步脱羧后形成对甲酚(p-Cresol,PC),后者经门静脉入肝形成对甲酚硫酸盐(p-Cresyl sulfate,PCS)和葡萄糖醛酸对甲酚(p-cresyl glucuronide,PCG),是循环中对甲酚的主要存在形式,95%以上 PCS 在循环中与白蛋白非共价结合。尿毒症患者体内 PCS 总浓度较 PCG 更高,但后者的蛋白结合率低,使得这两种化合物的活性浓度几乎相同。

PC 是一种已知的白细胞功能抑制剂,而 PCS 可诱导白细胞产生氧自由基,促进炎症的发生。PCG 本质上对白细胞无活性,但具有提高 PCS 诱导氧自由基产生的作用。这两种物质的共同作用可引起内皮细胞损伤、白蛋白漏,而 PCS 单独作用并不引起这种现象发生,提示尿毒症毒素间存在协同作用。近期的研究还显示 PCS 与患者的多种不良预后相关,包括肾功能恶化、冠状动脉粥样硬化性心脏病、血管钙化、心血管及全因病死率等。

2. 吲哚类和硫酸吲哚酚　色氨酸侧链在结肠通过细菌作用生成一些化合物,如羟甲基吲哚、吲哚乙酸、吲哚和吲哚酚等,并在结肠重吸收;吲哚酚重吸收后在肝脏与硫酸盐酯化形成硫酸吲哚酚,经肾脏排出。硫酸吲哚酚是其中研究较深入的一个,它是肠道细菌对膳食蛋白质酵解的产物。肠道细菌(如大肠肝菌等)分解色氨酸产生吲哚,后者经门静脉吸收入肝,在肝内经羟化生成 3-羟基吲哚,再经硫酸化作用产生硫酸吲哚酚。循环中 90%以上的硫酸吲哚酚与白蛋白非共价结合,从而影响白蛋白与其他物质的结合。硫酸吲哚酚的毒性作用表现为抑制药物与蛋白结合,加速肾小球硬化,导致神经功能异常、血管内皮细胞修复延迟等。硫酸吲哚酚的许多生物学效应还与心血管损伤密切相关。

这类毒素不能通过高通量 HD 清除,与患者的多种不良预后相关。

3. 多胺　多胺是氨基酸代谢的产物,包括精胺、精脒、腐胺、尸胺等。CKD 时由于肾脏对多胺的清除能力下降,使多胺水平升高,引起恶心、呕吐、蛋白尿、贫血等症状,还可以导致微循环通透性增加。尿毒症患者的心包渗出、肺水肿、脑水肿和腹水均可能与这类毒素有关。

4. AGEs 修饰的蛋白质和多肽　晚期糖基化终产物(AGEs)属于羰基应激终产物,可造成多系统损伤,导致与 CKD 和透析相关的多种远期并发症。AGEs 在体内可与蛋白质结合,使蛋白质的分子结构受到修饰,从而影响其功能。经 AGEs 修饰的蛋白质,通过 AGE 受体吸引单核巨噬细胞,刺激单核细胞的趋化性,使其分泌前炎症因子和细胞因子,引起细胞增殖、组织损伤和器官纤维化。AGEs 和 AGEs 受体相互作用,可引起氧化应激反应,导致血管通透性增加和血管壁增厚。这些物质绝大部分可以与白蛋白结合,普通 HD 和 PD 难以将其清除。高通量 HD 有可能降低其浓度。

5. 同型半胱氨酸　它是蛋氨酸脱甲基而形成的含硫氨基酸,CKD 患者血浆同型半胱氨酸(Homocysteine,Hcy)水平升高,且与肌酐清除率呈负相关。Hcy 升高的机制尚不清楚,肾脏排泄减少、分解受抑制可能是原因之一。Hcy 的浓度还受摄入、维生素状况、遗传因素等影响,其毒性主要表现在与 S-腺苷蛋氨酸竞争并抑制其甲基转移酶,导致细胞中 S-腺苷同型半胱氨酸蓄积。高 Hcy 血症是心血管疾病的一个独立危险因素,随着血中 Hcy 水平升高,颈动脉狭窄、颈动脉内膜增厚、冠脉疾病、心肌梗死和深静脉血栓的发病率亦随之升高。血中 Hcy 大多以结合形式存在,因此透析只能清除体内部分 Hcy。补充甲酰四氢叶酸能降低血 Hcy 浓度,且能预防 HD 患者的脂质过氧化。同时补充叶酸、维生素 B_6、维生素 B_{12},可获得更好疗效。

6. 瘦素　它是一种由脂肪细胞分泌、调节营养物质摄入和能量消耗的肽类激素,分子量为 16 000 道尔顿。CKD 患者血中瘦素水平明显升高,可能由于合成增加、排泄障碍所致。已知 CKD 时,高胰岛素血症、C 反应蛋白升高、TNF-α 和 IL-1 等炎症因子升高可刺激瘦素合成增加。瘦素升高可引起食欲下降、营养素摄入减少、热量消耗增加,这可能是引起 CKD 患者食欲减退、营养不良的原因之一。瘦素难以通过透析清除,有报道认为,给予促红细胞生成素或胰岛素样生长因子-Ⅰ治疗可降低血清瘦素水平。

7. 马尿酸　马尿酸(hippuric acid,HA)是苯甲酸在肝脏代谢产生的代谢产物,也可经肠道细菌直接分解苯甲酸产生,是正常人尿液成分之一。CKD 患者排泄功能减退致血 HA 升高,当血 HA>2mg/dl 时,可使骨髓红系受到明显抑制,HA 能影响糖耐量及血小板环氧化酶的活性,也可抑制白细胞摄取葡萄糖过程中的氧释放。此外,高浓度 HA 还可以影响茶碱、苯妥英等药物与血浆蛋白的结合。

四、尿毒症毒素的清除

尿毒症毒素的清除原理主要有三类:弥散、对流和吸附。临床可以根据不同的机制,应用相应的模式来清除尿毒症毒素。HD 是以弥散为基础的清除技术,血液滤过(hemofiltration,HF)以对流为基础兼顾部分吸附作用,而血液灌流(HP)则以吸附为主。不同的清除方式对不同特性尿毒症毒素的清除能力有所不同。总的来讲,弥散对小分子毒素的清除效率较高,对流可以较好地清除中分子毒素和部分清除蛋白结合毒素,而吸附则主要用于清除蛋白结合毒素和中、大分子毒素。另外,口服肠道吸附剂作为新的治疗策略近年来开始受到一定关注。

(一)血液透析

HD 仍是目前应用最广泛的血液净化技术。透析主要通过弥散方式清除尿毒症毒素。在 HD 期间,尿毒症毒素通过半透膜从血液弥散至透析液。每种溶质的弥散速率主要由血液与透析液之间的浓度梯度决定。浓度梯度越大,弥散速率越快。因此,在实际操作中将血液和透析液以相反方向通过半透膜两侧,从而使浓度梯度最大化。早期应用的透析膜对溶质的通透性有限,严格基于弥散清除溶质,称为低通量透析膜。当前应用的高通量透析膜对溶质有更好的通透性,存在一定的对流清除作用。影响透析对尿毒症毒素清除率的因素很多,包括与毒素有关的变量及与透析过程有关的变量。与毒素有关的变量主要包括被清除毒素的物理和化学特性,在体内的分布容积等。与透析过程有关的变量包括透析膜对各种不同分子量毒素的通透性、透析膜面积、透析时间、血流率、透析液流率和透析液组成等。

1. **水溶性小分子毒素的清除** 尿素是最主要的水溶性小分子毒素,作为人体主要的含氮废物,长期以来用于评估肾功能,指导 HD 处方。然而作为尿毒症毒素,尿素仅仅是尿毒症临床表现的一个次要因素。随着研究的进展,发现 Kt/V 可以更好地预测尿毒症的严重程度,从而建立了以 Kt/V(每周 Kt/V 达到 3.9)为靶目标的透析策略,进一步提高该目标值并不能使患者获益。尽管患者接受了目标 Kt/V 定义的"充分"透析,但与肾功能正常者相比,ESRD 患者仍然有更明显的尿毒症症状、更高的病死率、感染和住院率。低通量透析器对大于 300 道尔顿的溶质清除能力有限,随着高通量透析器的应用,尿毒症患者的症状和生存期得到进一步改善。当前研究的关注点逐渐向中分子毒素转移。

2. **中分子毒素的清除** 现代膜材料对中分子毒素具有一定的通透性,但中大分子溶质在溶液中移动缓慢,通过透析膜的弥散速度比小分子溶质慢得多,因此透析对中分子溶质的清除比尿素清除率低得多。首先通过增加膜通量以增加中分子毒素的清除,另外还可以联合应用超滤技术。目前的研究结果表明,当对常规 HD 治疗添加平均 17~19 升的超滤时,患者病死率和心血管事件发生率没有明显减少;但对于超滤量高于平均值的患者,病死率有一定程度的降低。

β₂-微球蛋白是目前研究最深入的中分子毒素之一。现代透析膜的通量是基于对 β_2-微球蛋白的清除率而设计,与传统低通量透析膜相比,增加了 β_2-微球蛋白的清除。对于接受了高通量 HD 治疗的患者,其血清 β_2-微球蛋白水平较低,但清除率仍显著低于尿素和肌酐。

磷酸盐的清除受限于细胞内向血浆的转移,因此磷酸盐的清除还存在时间依赖性。与高通量 HD 相比,血液透析滤过(HDF)可以进一步降低磷酸盐和 β_2-微球蛋白的水平。

近年开发了一系列比传统高通量透析器具有更大膜孔径的透析器,被称为超高通量或高截留膜透析器,主要用于清除细胞因子和其他炎症介质。通常这些透析器在治疗期间可以清除部分白蛋白。

3. **蛋白结合毒素的清除** 许多毒素的清除受到血浆蛋白(主要是白蛋白)结合的限制。这些毒素的清除率明显低于非蛋白结合毒素,因为只有游离状态的未结合部分可以通过弥散清除。对于蛋白结合率超过 90% 的毒素,传统 HD 的清除率远远低于尿素清除率。例如,蛋白结合率大于 90% 的硫酸吲哚酚的清除率平均值为 30ml/min,而尿素的清除率平均值为

255ml/min。

生理情况下,肾脏通过激活肾小管分泌功能实现对蛋白结合溶质的高效清除,这是 HD 无法复制的功能。增加蛋白结合溶质透析清除率的一种方式是增加膜面积和透析液流量。常规 HD 使用的透析器和透析液足以清除绝大多数的血浆尿素,通过增加膜面积和高于常规水平的透析液流量,仅获得尿素清除率的微小增加。但蛋白结合溶质的行为是非常不同的,增加透析液流量,能够维持透析液溶质浓度低于血浆游离溶质浓度,保持跨膜浓度梯度,从而增加蛋白结合溶质的清除。蛋白结合溶质存在结合和游离状态之间的平衡,这一平衡依赖于溶质的解离常数。解离速度大于通过透析器的弥散速度的蛋白结合溶质可进一步增加清除率。增加膜容量也可以进一步增加跨膜溶质的弥散,但作为弥散原动力的跨膜浓度梯度受到血浆游离溶质浓度的限制。

提高蛋白结合溶质清除率的另一种方法是 HD 联合应用 HF。对流对于蛋白结合溶质的清除大约等于这些溶质的游离状态血浆浓度的清除速率,对于蛋白结合率为90%的溶质,100ml/min 的超滤率将提供约 10ml/min 的清除率。由透析和超滤提供的组合清除率可以通过数学模型预测并已通过实验测量。为了实现蛋白结合溶质的高效清除,就需要更高的超滤率,这将以给患者补充大量的置换液为代价。

对于蛋白结合溶质的研究发现,后稀释 HDF 没有显著增加对甲酚硫酸盐和硫酸吲哚酚的清除,但 β_2-微球蛋白、胱抑素 C、视黄醇结合蛋白和肌球蛋白清除率有一定增加。这些差异是由于对甲酚硫酸盐和硫酸吲哚酚游离血浆浓度较低,因此去除小分子蛋白结合溶质的主要障碍是从组织到血浆蛋白的重新分布速率以及蛋白结合和游离血浆浓度之间的动力学。

提高蛋白结合溶质清除率的第三种方法是联合应用吸附技术。HP 会导致补体及血小板活化和消耗,甚至引起血细胞的破坏。另外,包含吸附颗粒的吸附柱所提供的毒素清除能力也是相对有限的。通过血浆分离后进行血浆灌流(plasma perfusion,PP)可以实现更高的清除率,目前主要用于肝衰竭患者的血液净化治疗,仅在一定程度上尝试用于肾衰竭患者。

由于蛋白结合毒素的蛋白结合特性,传统 HD 或 HF 很难清除此类毒素,通过调整透析策略或增加透析膜的孔径也很难增加此类毒素的清除。虽然有研究表明增加 HF 置换量可增加部分蛋白结合毒素的清除率,但这种幅度的降低是否使临床获益尚不清楚。血液吸附技术可能是清除蛋白结合毒素的有效方法,但因成本等因素无法长期广泛应用。蛋白结合毒素及其前体的产生主要来自于肠道微生物对氨基酸的分解代谢,因此肠道吸附剂的应用显示出一定的优势。研究发现,肠道吸附剂(AST-120)可有效降低包括硫酸吲哚酚、马尿酸、硫酸苯酯和对硫酸甲酯等 11 种物质的浓度。AST-120 还具有延缓肾功能进展的作用,可以推迟进入透析的时间,减慢 GFR 的下降速度。另有研究发现,在中度蛋白尿的糖尿病肾病患者中,应用 AST-120 治疗组的 Scr 水平升高更缓慢。最后,在透析前期应用 AST-120,即使患者之后开始 HD,仍可改善生存率。AST-120 的作用尚需要更大规模的临床研究证据。

4. 其他影响清除的因素　肾脏在自然状态下持续滤过,一旦建立平衡,每种溶质的血浆水平仅取决于溶质的生成速率和清除率。由于 HD 被间歇地应用,溶质的血浆浓度不仅取决于透析清除率,还受治疗时间和溶质在体内室间分布状态(如细胞内液、细胞外液、血浆等)的影响。一些溶质分布在其他腔室中,其浓度无法迅速与血浆平衡。高清除率透析可以迅速降低这种溶质的血浆浓度,但仅移除全身的一小部分。在这种情况下,间歇性治疗之后将是血浆溶质浓度的反弹。尿素的室间分布对透析清除具有一定的影响。一些溶质比尿素室间转移的速率更慢,如肌酐、各种胍、尿酸和甲胺等。理论上,增加透析持续时间或频率可以进一步降低不同腔室内溶质的水平。分布容积也影响 HD 对溶质的清除。血浆流经透析器并清除溶质,如果溶质分布容积较小(主要分布于血浆),透析期间可显著地降低血浆溶质水平,且治疗间期保持较低的血浆水平。对于这类分布容积较小的溶质,即使持续应用更高效的透析也不会明显地增加其清除。例如,在每周三次的 HD 治疗中进一步增加 30% 的 Kt/V,尿素清除仅增加了 13%。溶质分布容积越小,这种效应将更加显著。对于这类溶质,理论上可以通过增加 HD 频率而不是增加治疗持续时间或透析清除率来实现血浆水平的降低。相反,当溶质分布容积较大(主要分布于组织中)时,HD 期间血浆浓度下降缓慢,因此在整个治疗过程中 HD 能够有效地清除溶质。与分布容积相对较小的溶质不同,分布容积较大的溶质(如某些胍类)主要由每周 HD 治疗的总持续时间决定,而不是 HD 的治疗频率。

透析膜的性质(包括膜孔径、结构和电荷等)影响蛋白在膜表面的沉积和吸附。另外,膜成分也影响 HD 的清除,由聚砜和聚乙烯吡咯烷酮组成的膜与由聚芳醚砜、聚酰胺和聚乙烯吡咯烷酮制成膜相比,β_2-微球蛋白、补体和瘦素的透析清除率更高。对聚砜膜的研究表明,即使使用相同的聚合物结构,由不同制造商生产的透析器对中分子溶质的清除也存在一定差异。

总的来讲,HD 对血液中的小分子溶质(肌酐、尿素及尿酸等)的清除效果较好,对中大分子物质(如肽、细胞因子等)和蛋白结合溶质的清除效果有限。虽然 HD 可有效地清除小分子水溶性溶质,但尿素只是大量潜在的尿毒症毒素中的一种。随着越来越多的尿毒症毒素,特别是中分子毒素和蛋白结合毒素的确认,目前仅针对尿素清除的透析处方是不充分的。临床需要进一步开发新的透析技术,甚至联合应用对流和吸附技术,以期进一步改善患者的临床症状和预后。

(二)腹膜透析

PD 是利用人体自身腹膜作为半透膜,将腹透液灌入腹腔与腹膜毛细血管内的血液进行溶质和水的交换,以清除尿毒症毒素、水及代谢产物的一种血液净化技术。PD 主要基于弥散原理清除溶质,由于存在部分的超滤作用,水分在转运的同时还存在一定的溶质对流清除。在 PD 期间,血液在体内被净化,而溶质和水通过腹膜转运。腹透液含有渗透性溶质,通过导管注入腹膜腔,并保留一段时间。腹膜毛细血管管壁和间质作为腹膜转运系统,允许代谢废物从血浆通过弥散和对流进入透析液,然后通过排出腹膜透析液得以清除。由于添加到透析液中的渗透性溶质(如葡萄糖)在腹膜腔中产生超过血液的渗透压,使得水从血液转移至腹透液,从而清除体内过量的水。

许多因素影响腹膜透析期间溶质和水在血液和透析液之间的转运效率。腹膜系统具有三个组分:腹膜微循环、腹膜和透析液腔(包括透析液的组成和转运模式)。有效血流对腹膜转运效率的影响尚存争议,腹膜超滤和溶质清除可能受血流限制。有效的腹膜表面积不仅取决于总腹膜表面积,还取决于腹膜血管化程度。可用于腹膜转运的毛细血管单位面积孔密度的差异以及这些毛细血管与间皮的间质间距离决定了腹膜转运阻力。弥散是浓度梯度依赖性过程。溶质的分子量和构型以及蛋白结合率也影响弥散的速率。

小分子溶质转运的标志性溶质是尿素和肌酐。其他一些主要通过弥散清除的水溶性小分子溶质的转运动力学与尿素和肌酐相似。中分子溶质(包括肽和 β_2-微球蛋白)大部分依靠对流清除,而大分子蛋白几乎完全依靠对流转运,达到少量的清除。一些研究表明,PD 在清除蛋白结合溶质方面存在一定优势,PD 患者对甲酚硫酸盐的总水平和游离水平显著低于 HD 患者;总同型半胱氨酸浓度也显著低于 HD 患者,并且高同型半胱氨酸血症的患病率在 HD 患者中明显高于 PD 患者。与 HD 患者相比,另一种蛋白结合毒素,3-羧基-4-甲基-5-丙基-2-呋喃丙酸(一种红细胞生成抑制剂),在 PD 患者中的血浆水平较低,这些都可以通过 PD 更有效的清除。与此相反,一些研究发现蛋白结合溶质(如硫酸吲哚酚)的清除在 HD 中比在 PD 中更有效。Vanholder 等认为,PD 与 HD 患者间蛋白结合溶质血浆水平的差异可能是由于他们之间的代谢差异所致,另一种解释是这些溶质的肠道生成和/或清除在这两种治疗策略的人群之间有所不同。

在 PD 患者中,硫酸吲哚酚和对甲酚硫酸盐的 PD 清除率仅为肌酐和尿素的 1/10。越来越多的研究开始关注 PD 期间蛋白结合溶质的动力学,但相关文献仍然不足且结论不一,目前仍需根据小分子溶质(如尿素和肌酐)作为目标溶质来指导 PD 的充分性,尽管这些溶质的毒性似乎不如蛋白结合溶质和中分子量溶质。

(三)血液滤过

HD 和 PD 是目前应用最广泛的 RRT 模式。HEMO 研究分别比较了标准剂量(Kt/V 为 1.05)与高剂量(Kt/V 为 1.45)HD 以及高通量(β$_2$-微球蛋白清除率>20ml/min)与低通量(β$_2$-微球蛋白清除率<10ml/min)透析器的疗效差异,结果发现,组间全因病死率、心脏事件以及感染相关病死率无显著差异。研究结果提示,当增加尿素和小分子尿毒症毒素的清除率时,尿毒症患者并未获益。因此透析的充分性受到质疑。

与弥散相比,对流允许通过滤膜转运更大分子量的溶质。为了更有效地清除毒素,以对流为基础的 HF 和 HDF 逐渐受到关注。理论上,对流可以部分清除中分子溶质(β$_2$-微球蛋白等);当弥散和对流同时发生时,增强了溶质的清除。因此,HF 和 HDF 是可能使 CKD 患者受益的治疗模式。最近的一项多中心、前瞻随机对照研究显示,HDF 比低通量膜 HD 能更高效地清除 β$_2$-微球蛋白,降低 β$_2$-微球蛋白的基础水平和小分子毒素水平。HF 可以清除的其他中分子溶质还包括甲状旁腺激素、多胺、同型半胱氨酸、胍类化合物、瘦素和补体 D 因子等。总之,以对流为基础的 HF 或 HDF 更接近于肾脏的生理过程,在中分子溶质清除方面有潜在优势,是临床可行的 RRT 模式,对尿毒症的临床效果需要进一步的研究证实。

(四)血液灌流

血液/血浆灌流是将全血或血浆引入灌流器,通过吸附剂的吸附作用清除内源性或外源性毒素,以达到血液净化的目的。常用的吸附剂包括活性炭、高分子合成树脂、纤维素和无机吸附剂等。不同吸附剂对不同毒素的清除效果有所不同。活性炭是一种多孔性高比表面积颗粒型吸附剂,对中小分子水溶性溶质有较好的吸附效果,对脂溶性物质和蛋白结合溶质的吸附效果差。吸附树脂是球形多聚物,具有大孔、大表面积的特征,不同材质的吸附树脂可以完成对不同有机物的吸附,能部分清除中分子溶质和蛋白结合溶质。目前已经设计有专门针对 β$_2$-微球蛋白、细胞因子、内毒素、免疫复合物、低密度脂蛋白胆固醇以及肝脏毒素的吸附剂。HP 目前主要应用于肝功能衰竭的治疗,对尿毒症毒素清除效果的研究还不充分。仅有少量研究报道,HP 较传统 HD 能更好地清除 β$_2$-微球蛋白、硫酸吲哚酚、对甲酚硫酸盐、细胞因子、瘦素和 AGEs 等中分子毒素和蛋白结合毒素。

目前开发的 β$_2$-微球蛋白吸附柱,可以进行 HP 直接清除血清 β$_2$-微球蛋白。一项多中心研究显示,与对照组相比,串联 β_2-微球蛋白吸附柱增加了 HD 对患者血清 β_2-微球蛋白的清除,改善了 DRA 相关症状(如关节疼痛等)。由于 HP 不能调节水、电解质和酸碱平衡,因此难以单独应用于尿毒症的治疗。HP 在尿毒症治疗中的实施策略和临床效果有待于进一步的研究。

(五)口服吸附剂

通过口服肠道制剂以减少肠道来源毒素的产生和吸收,有助于降低血清尿毒症毒素水平。口服制剂包括阳离子交换树脂、磷酸盐结合剂、钾结合剂和泻药。降低结肠代谢物的产生或增加其清除的制剂包括抗生素、益生菌、α-葡萄糖苷酶抑制剂和口服吸附剂如碳颗粒(AST-120)等。

AST-120 是目前研究较深入的口服吸附剂,可延长透析起始时间,改善 CKD 患者的厌食、恶心、口臭和瘙痒等尿毒症症状。AST-120 是一种直径为 $0.2 \sim 0.4\text{mm}$ 的球形活性炭,表面有大量的微孔,延伸出极广阔的吸附表面,其球形形态具有高度流动性,因此可以平滑地通过胃肠道。通过特殊的制造工艺,AST-120 获得了对酸性和碱性有机化合物的分子选择性和不同吸附能力。对于包括尿毒症毒素的小分子,AST-120 的吸附能力较高;对于消化酶等大分子,AST-120 的吸附能力低于药用炭;对于酸性有机化合物和一些在 CKD 中潴留的碱性有机化合物有较强的吸附能力。动物实验发现,AST-120 可以通过在肠道中吸收吲哚,刺激其通过粪便排泄,从而降低 CKD 实验动物的血清和尿硫酸吲哚酚水平。硫酸吲哚酚是肠道微生物代谢产物,是一种具有肾脏和心血管毒性的蛋白结合毒素。AST-120 可以通过降低吲哚酚的血清水平减轻肾脏的氧化应激,进一步降低丙烯醛(一种脂质过氧化终产物)的尿液水平,同时减少转化生长因子-β_1(TGF-β_1)、金属蛋白酶组织抑制剂-1(TIMP-1)和胶原的基因表达,从而延迟 CKD 的进展。AST-120 还可以通过增加内皮型一氧化氮合酶(eNOS)和神经型一氧化氮合酶(nNOS)的肾表达来增加 CKD 大鼠肾中的一氧化氮合成,起到肾脏保护作用。另一方面 AST-120 可以下调 p53 和 α-平滑肌肌动蛋白的表达抑制 CKD 大鼠肾脏细胞的老化和纤维化,减轻 CKD 大鼠心肌和血管周围纤维化程度,并减少心血管损伤。

临床研究显示,AST-120 可以显著降低 CKD 患者硫酸吲哚酚的血清和尿液水平,抑制 CKD 的进展。低蛋白饮食联合肾素-血管紧张素转化酶抑制剂治疗可以延缓 CKD 的进展,在此基础上添加 AST-120 可以进一步延缓 CKD 的恶化,特别是对于早期或快速进展的 CKD 患者。对 2 型糖尿病患者的前瞻、随机对照研究发现,糖尿病性肾病患者早期应用 AST-120 可延缓肾功能障碍的进展。慢性肾衰竭患者透析前阶段应用 AST-120 也可获益,能够延迟患者透析开始的时间。此外,AST-120 治疗显著降低了非糖尿病 CKD 患者动脉硬化和颈动脉内膜中层厚度,对心血管功能具有一定的保护作用。

(张　进)

第三节　慢性肾脏病的多系统症状与治疗

一、概述

在 CKD 的不同阶段,其临床表现有所差异。早期患者可无任何症状,或仅有乏力、夜尿增多等轻度不适;少数患者可有食欲减退、代谢性酸中毒及轻度贫血。随着疾病的进展逐渐出现多系统受累表现。晚期尿毒症时,可出现心功能衰竭、严重电解质紊乱、消化道出血、中枢神经系统障碍等多系统症状,甚至危及生命。

二、心血管系统

CKD 患者是心血管不良事件的高危人群,心血管疾病(cardiovascular diseases,CVD)是影响 CKD 患者预后的主要危险因素,具有发病率高、病死率高的特点。据统计,我国透析患者约半数死于 CVD,CVD 是 CKD 患者死亡的首要原因。

(一) CVD 的病理生理

1. 左心室肥厚　ESRD 患者普遍存在高血压、小动脉硬化、主动脉硬化等导致左心室压力负荷增加的并发症。同时,细胞外液量增加、贫血和动静脉瘘等血流动力学的改变又导致容量负荷增加,长期超负荷工作致使心肌细胞肥大,左心室肥厚。此外,部分尿毒症毒素、慢性交感神经激活也加重心肌肥厚。

2. 心肌间质纤维化　CKD 时多种因素会促进心肌,尤其是左室血管周围区域组织的纤维化,这与间质成纤维细胞增殖有关,可导致心肌舒张功能障碍和心律失常。

3. 心功能不全

(1)舒张功能障碍:由于心肌纤维化引起的左心室僵硬和舒张延迟,造成心室充盈异常,轻微的容量负荷增加即可导致左室压力大幅改变,从而诱发肺水肿;反之,轻微的容量减少可导致心室内压力减低,出现症状性低血压和血流动力学改变。

(2)收缩功能障碍:CKD 患者的收缩功能障碍与缺血性心脏病或持续的生物机械应激有关。

(3)症状性心力衰竭:如果左室压力和容量超负荷未能得以纠正,左室肥大、左室扩张将最终发展成心肌病变,甚至心力衰竭。控制左室肥大的危险因素有助于减少心力衰竭的发生。

4. 缺血性心肌病

(1)动脉粥样硬化性缺血性心脏病:CKD 时,机械和体液因素均可促进动脉粥样硬化的发生、发展,增加冠脉疾病的发生率。高血压造成的张力和剪切力导致内皮细胞活化,继而引起细胞因子迁移、细胞凋亡和细胞外基质合成。CKD 促进动脉粥样硬化的因素还包括脂质代谢紊乱、血小板功能异常伴凝血因子水平升高、氧化应激、高同型半胱氨酸血症、慢性炎症反应等。CKD 患者动脉粥样硬化斑块的形态与一般动脉粥样硬化有所区别,CKD 患者的斑块中钙沉积明显,伴动脉中层厚度增加,管腔缩小。

(2)非动脉粥样硬化性缺血性心脏病:约 1/4 的 CKD 患者无明显冠脉主支狭窄,其症状可能是微血管病变或基础心肌病所致。

5. 瓣膜病变　CKD 患者的瓣膜病变多数是由钙化造成的获得性病变,常见于主动脉瓣和二尖瓣,主动脉瓣钙化导致的狭窄与增加的病死率相关。钙磷代谢异常是导致瓣膜钙化的主要危险因素,老年、透析龄、高血压和左房扩张也是相关危险因素。

6. 血管病变　CKD 患者不仅可出现冠脉和周围大血管动脉粥样硬化,小动脉也可受累。

(二) CVD 的诊断

通过心电图、血生化、超声、冠脉造影等技术可诊断 CVD。

（三）CVD 的治疗

CKD 患者中往往多种 CVD 危险因素并存,需要多重干预其危险因素。

1. 心肌病和心力衰竭的治疗

（1）改善容量超负荷:除心肌功能障碍之外,CKD 患者往往存在容量超负荷的情况,需要清除多余水分,这时利尿剂作用减弱,透析是可以考虑的治疗方式。在 GFR＜30ml/min 时,噻嗪类利尿剂几乎无效。

（2）药物治疗:CKD 合并心衰患者使用洋地黄类药物需谨慎,由于肾功能减退、清除障碍导致用药安全窗变窄,易导致洋地黄中毒。在房颤需控制心率,或心肌收缩功能障碍用其他药物治疗欠佳的情况下可酌情减量应用地高辛。出现舒张功能障碍时,主要针对病因进行治疗,控制血压、纠正贫血和其他导致左室肥厚的因素。药物治疗可选择地尔硫草和维拉帕米以提高左室舒张能力;β 受体阻滞剂有助于治疗心肌缺血和心动过速;长效硝酸酯类药物可能对部分患者有效。这类患者需避免过度利尿及应用地高辛,预防因心肌收缩力增强而加重舒张功能障碍。HD 患者呈慢性交感激活状态,使左室肥厚、心肌缺血和心肌细胞损伤、心力衰竭进行性加重。据报道 β 受体阻滞剂可能改善这种患者的预后。由于 CKD 患者肾脏排泄功能减退,在用药时需注意不良反应的监测。

2. 缺血性心肌病的治疗　CKD 患者冠脉疾病的处理与一般人群相同。由于阿司匹林可能增加 CKD 患者出血风险,故不推荐将阿司匹林作为 CKD 患者冠心病的一级预防用药。

3. 周围血管病变的治疗　周围血管病变重在预防,改变生活方式,戒烟、适度运动。大血管病变者可考虑血管成形术。

三、免疫缺陷与感染

免疫缺陷是导致 CKD 和透析患者感染和肿瘤高发的主要原因。国内外研究发现,感染是透析患者死亡的第二位常见原因,主要表现为生理防御屏障破坏、免疫功能异常,常见的感染包括血管通路相关的感染、结核感染、肝炎病毒感染。

四、血管通路相关感染

血管通路相关感染是 HD 患者感染最常见的原因,包括动静脉内瘘局部感染、动静脉移植物局部感染、导管相关血流感染。致病菌主要为金黄色葡萄球菌、表皮葡萄球菌以及其他革兰阳性菌、阴性菌和真菌。血管通路相关感染主要临床表现为寒战、发热等菌血症症状,局部可有红肿或渗出。需注意 CKD 患者基础体温较低,免疫功能低下,临床表现有时并不典型。

CKD 和透析患者血管通路相关感染重在预防,对医护人员和患者要加强宣教,严格无菌操作,减少污染。

五、肾性贫血

由于促红细胞生成素(EPO)的相对缺乏、红细胞寿命缩短、尿毒症毒素和红细胞生成抑制因子的影响、造血原料的缺乏、继发性甲状旁腺功能亢进、铝中毒、失血以及与透析相关溶血等多种原因,在 CKD 患者中,贫血非常普遍,尤其是 ESRD 患者。贫血与死亡风险显著相关。

肾性贫血属于正常细胞、正常色素性贫血,其治疗包括纠正各种贫血原因、补充 EPO 和铁剂等造血原料。

六、凝血异常

由于血小板和凝血系统异常,CKD 患者容易出血,也容易凝血,甚至出现血栓。

(一) 出血

尿毒症患者血小板黏附和聚集功能异常,导致出血倾向,常表现为皮下、黏膜下、浆膜表面的出血,如皮肤瘀斑、鼻出血、消化道出血、牙龈出血、穿刺处不易凝血等,威胁生命的出血少见,如消化道大出血和颅内出血。

充分的透析治疗以清除尿毒症毒素,可以缩短出血时间;一旦出血,立即给予冷沉淀或去氨加压素治疗;对于接受血液净化治疗的患者,若需手术或者其他可能导致出血的操作,应安排在血液净化治疗的次日,术后应根据患者情况减少抗凝剂量,必要时实施无肝素透析。

(二) 血栓

由于多种因素导致血管壁的完整性受到破坏,凝血、抗凝和纤溶系统改变以及血液黏滞性增加等原因,CKD 患者易出现血栓形成,血管通路血栓形成最为常见。对于反复发生血栓的患者,可考虑在严密监测凝血功能的情况下,给予华法林或者阿加曲班治疗。由于同型半胱氨酸参与氧化应激,对血管内皮细胞有毒性作用,且参与了动脉粥样硬化的进程,对于高同型半胱氨酸血症患者,可给予叶酸、维生素 B_6 和维生素 B_{12} 治疗。

七、矿物质代谢紊乱与骨代谢异常

矿物质和骨代谢异常(chronic kidney disease-mineral and bone disorder,CKD-MBD)是 CKD 患者(特别是透析患者)的重要并发症之一,可以引起全身多系统的损害,包括骨病及心血管疾病。常具有以下临床表现:①钙、磷、PTH 或维生素 D 代谢异常;②骨转化、矿化、骨容量、骨骼线性生长或者骨强度异常;③血管或其他软组织钙化。

(一) CKD-MBD 分类

根据骨的转运状态,CKD-MBD 常分为三类:①高转运骨病:表现为继发性甲状旁腺功能亢进;②低转运骨病:包括骨软化(osteomalacia,OM)和无动力骨病(adynamic bone disease,ABD);③混合性骨病:同时具有高转运和低转运骨病的特点。其中,高转运骨病最为常见。

高转运骨病系继发性甲状旁腺功能亢进性骨病,表现为骨转化,包括骨形成和骨吸收明显增加,骨小梁周围纤维化。低转运骨病表现为成骨细胞和破骨细胞数量减少、活性降低,骨转运和骨重塑降低,包括骨软化和无动力骨病。骨软化表现为非矿化的骨基质沉积,主要见于铝中毒;无动力骨病表现为骨形成率正常或降低,缺乏类骨质,没有铝沉积。常见于老年人、腹膜透析和糖尿病患者。无动力骨病会增加骨折和 CVD 的发生率。混合型骨病同时具有高转运和低转运骨病的特点,甲状旁腺功能亢进性骨病与骨矿化障碍并存,既有大量纤维化组织形成,又有因骨矿化障碍引起的类骨质面积的增加。骨容积/组织容积比例在不同患者中差别很大。骨重塑和破骨细胞数量通常均增加。

（二）继发性甲状旁腺功能亢进的治疗

1. 矿物质代谢治疗靶目标值　K/DOQI 指南推荐了矿物质代谢的治疗目标,血钙:
8.4~9.5mg/dl(2.10~2.37mmol/L),血磷:3.5~5.5mg/dl(1.13~1.78mmol/L),钙磷乘积<
$55mg^2/dl^2(<4.4mmol^2/L^2)$;对于 ESRD 患者,血 PTH 控制在 150~300pg/ml。

2. 高磷血症的治疗

（1）限制饮食中磷的摄入。

（2）使用磷结合剂:磷结合剂有三种:①含铝磷结合剂;②含钙磷结合剂;③不含钙不含
铝的磷结合剂:目前经 FDA 批准上市的有碳酸镧和司维拉姆。碳酸镧口服极少吸收,主要
通过胆道排泄,对骨、肝脏和大脑没有毒性,且不升高血钙和过度抑制 PTH;司维拉姆是不含
钙和金属的、不被胃肠道吸收的多聚体,除了降低血磷之外,司维拉姆还能结合肠道胆酸,抑
制其重吸收,调节脂质,改善内皮功能及慢性炎症状态,抑制氧化应激,阻止粥样硬化的
进展。

（3）增加透析清除:不同透析模式对磷的清除率不同,普通 HD 仅能清除磷大约 900mg,
HDF 能增加到 1030~1700mg。由于透析后磷从细胞内向血浆的转移,透析后血磷很快恢复
到透析前水平,因此仅通过 HD 来控制高磷血症的效果并不理想。

3. 活性维生素 D　骨化三醇减少 PTH 合成和分泌,抑制甲状旁腺细胞增生,升高血
钙、血磷,导致异位钙化,因此在应用之前,需控制血钙磷水平在正常范围。为克服这些
不良后果,帕立骨化醇、度骨化醇、马沙骨化醇、氟骨三醇等新的维生素 D 类似物逐步
问世。维生素 D 类似物还可直接作用于心血管系统,降低心血管事件的发生,改善
预后。

4. 钙受体激动剂　西那卡塞(Cinacalcet)模仿细胞外钙离子对甲状旁腺细胞的作用,
可增加钙离子受体的敏感性,降低 PTH 的同时降低血钙、血磷和钙磷乘积,抑制或减缓甲
状旁腺增生。西那卡塞和活性维生素 D 合用有协同作用,因其可降低血钙,应用时需监测
血钙。

5. 手术治疗　药物治疗效果不佳且伴有高钙磷血症或异位钙化,特别是有甲状旁腺结
节性增生时,可考虑手术治疗,常用手术方式为甲状旁腺全切加前臂移植术,将全部腺体切
除,从最小腺体取下的组织移植到前臂。手术疗效肯定,复发率低。

（三）低转运骨病的治疗

1. 骨软化　避免使用含铝的磷结合剂,监测透析液中铝含量,预防铝中毒。如果铝中
毒已发生,可用去铁敏治疗,去铁敏能与组织中聚积的铝结合,形成可溶性复合物,经肾脏或
透析清除。

2. 无动力骨病　为避免过度抑制 PTH,在 PTH 低于 150pg/ml 或血钙高于 10mg/dl 时,
应减量或者停用活性维生素 D。发生高钙血症时,应避免使用含钙磷结合剂,可使用不含钙
磷结合剂,使用低钙透析液。

八、神经系统损伤

尿毒症的神经系统并发症包括中枢和外周神经系统病变,随着肾功能的逐渐恶化,神经
系统的症状愈发明显。

（一）尿毒症脑病

尿毒症脑病主要表现为精神功能、神经系统以及运动功能三方面的异常。精神功能异常是尿毒症脑病的早期表现，典型特征为感觉模糊、迟钝，常伴失眠、疲乏、情感淡漠、近期记忆力丧失、注意力不集中等。伴随肾功能恶化，患者可出现意识模糊、震颤、肌阵挛，偶见谵妄、癫痫发作。严重者可出现昏迷、腱反射减低。

HD 是尿毒症脑病的主要治疗方式。避免营养不良、纠正贫血可以预防尿毒症脑病的发生。

（二）尿毒症神经病变

尿毒症神经病变包括外周神经病变和自主神经病变。外周神经病变多见于糖尿病和血管病变的患者，其特点表现为远端、对称、累及运动和感觉神经的多神经病变，临床表现为手掌、足底的感觉异常、远端肢体的烧灼感和不安宁腿综合征，严重者可瘫痪。自主神经病变包括出汗异常、压力感受器异常、Valsalva 试验异常、直立性低血压和心动过缓。无论外周神经病变还是自主神经病变，透析治疗仅可使部分患者症状改善，但成功的肾移植则可使患者完全恢复正常。

九、CKD 与尿毒症的预防

CKD 的预防应基于其发生发展的过程，早期诊断、有效治疗原发疾病和祛除导致肾功能恶化的因素是 CKD 防治的基础，也是保护肾功能和延缓 CKD 进展的关键。

（一）一级预防

对普通人群进行筛检，检出存在慢性高危因素的人群进行一级预防。这些人群包括：老年人，某些民族（如黑人、西班牙裔美国人、美洲大陆原住民），某些特定人群（如低出生体重），有高血压、糖尿病等基础疾病者、有自身免疫病者、有肾脏病家族史者、有急性肾脏病者（如急性肾炎、急性肾小管坏死、急性间质性肾炎）。具体措施包括：①控制糖尿病患者的血糖水平；②改变生活方式，如戒烟、减少酒精摄入、控制体重、适度锻炼等。

（二）二级预防

首先要提高对 CKD 的认识，努力做到早期诊断。对已经诊断为 CKD 的患者，要采取各种措施延缓、停止或逆转肾功能恶化，防止患者进展至 ESRD。基本原则包括：①坚持病因治疗：如高血压、糖尿病肾病、肾小球肾炎等；②避免和祛除肾功能急剧恶化的危险因素；③阻断或抑制肾单位损害渐进性发展的各种途径，保护健存肾单位。对于患者的血压、血糖、尿蛋白定量、血肌酐上升幅度、GFR 下降幅度等指标，都应当控制在相对理想范围内；④其他：限制饮食中蛋白质含量，降脂治疗，纠正贫血等。

十、小结

自从 1840 年尿毒症概念的提出，到 1924 年透析的使用以及 1953 年第一例肾移植手术成功实施，人类在肾脏病领域已经取得了很大的进步，但仍有很多问题悬而未决，亟待解答。CKD 与 AKI 密不可分，目前亟需 AKI 与 CKD 的多中心、大样本的临床研究。根据互联网时代的特点改变现行的诊疗形式，实行多学科协作，建立和完善对 AKI、CKD 和透析患者的分级诊疗和随诊制度，对 AKI、CKD 和透析患者进行追踪随访，贯彻整个病程，对患者的管理落实到每一个细节。依托电子病历，建立数据库，通过对大数据的共享和分析，进行流行病学和预后的相关研究,为疾病的诊断和治疗提供更加确凿的证据。

随着代谢组学、质谱等技术的发展,关于尿毒症毒素的研究得以迅速发展。目前对于尿毒症毒素的研究大多限于浓度较高、通过经典化学分析方法能够检测到的溶质。未来的研究可能更多着眼于那些毒性更强、与不良预后相关的溶质,以期改善 ESRD 患者的生活质量和生存时间。

ESRD 患者主要依赖于血液净化治疗,但血液净化对于溶质的清除能力是有限的,成功的肾脏移植可以显著改善患者的生活质量。因此,临床需要加大对血液净化技术的研究,努力提高透析的充分性。另外,发展便携式人工肾、人造器官和干细胞技术也许可以为 CKD 患者的治疗开辟一条崭新的道路。

(张　进　张琳琳　王春亭)

参考文献

1. K/DOQI clinical practice guidelines for chronic kidney disease:evaluation,classification,and stratification. Am J Kidney Dis,2002,39:S1-S266.

2. Andrassy KM. Comments on KDIGO 2012 clinical practice guideline for the evaluation and management of chronic kidney disease.Kidney Int,2013,84:622-623.

3. Levey AS,de Jong PE,Coresh J,et al.The definition,classification,and prognosis of chronic kidney disease:a KDIGO Controversies Conference report.Kidney Int,2011,80:17-28.

4. Levey AS,Coresh J.Chronic kidney disease.Lancet,2012,379:165-180.

5. Kasiske BL,Zeier MG,Chapman JR,et al.KDIGO clinical practice guideline for the care of kidney transplant recipients:a summary.Kidney Int,2010,77:299-311.

6. Blaine J,Levi M.Chronic kidney disease:Albuminuria or CKD stage as best marker of CVD in diabetes? Nat Rev Nephrol,2012,8:376-377.

7. Depner TA.Uremic toxicity:urea and beyond.Semin Dial,2001,14:246-251.

8. Harciarek M,Biedunkiewicz B,Lichodziejewska-Niemierko M,et al.Continuous cognitive improvement 1 year following successful kidney transplant.Kidney Int,2011,79:1353-1360.

9. Aihara K,Mogi M,Shibata R,et al.Interactions between CKD and MetS and the Development of CVD.Cardiol Res Pract,2011,2011:878065.

10. Kimmel PL,Patel SS.Quality of life in patients with chronic kidney disease:focus on end-stage renal disease treated with hemodialysis.Semin Nephrol,2006,26:68-79.

11. Meyer TW,Hostetter TH.Approaches to uremia.J Am Soc Nephrol,2014,25:2151-2158.

12. Chawla LS,Eggers PW,Star R A,et al.Acute kidney injury and chronic kidney disease as interconnected syndromes.N Engl J Med,2014,371:58-66.

13. Sato E,Kohno M,Yamamoto M,et al.Metabolomic analysis of human plasma from haemodialysis patients.Eur J Clin Invest,2011,41:241-255.

14. Aronov PA,Luo FJ,Plummer NS,et al.Colonic contribution to uremic solutes.J Am Soc Nephrol,2011,22:1769-1776.

15. Sirich TL,Funk BA,Plummer NS,et al.Prominent accumulation in hemodialysis patients of solutes normally cleared by tubular secretion.J Am Soc Nephrol,2014,25:615-622.

16. Vanholder R,De Smet R,Glorieux G,et al.Review on uremic toxins:classification,concentration,and interindividual variability.Kidney Int,2003,63:1934-1943.

17. Schneditz D,Platzer D,Daugirdas JT.A diffusion-adjusted regional blood flow model to predict solute kinetics

during haemodialysis.Nephrol Dial Transplant,2009,24:2218-2224.

18. Itoh Y,Ezawa A,Kikuchi K,et al.Protein-bound uremic toxins in hemodialysis patients measured by liquid chromatography/tandem mass spectrometry and their effects on endothelial ROS production.Anal Bioanal Chem,2012,403:1841-1850.

19. Rhee EP,Souza A,Farrell L,et al.Metabolite profiling identifies markers of uremia.J Am Soc Nephrol,2010,21:1041-1051.

20. Sirich TL,Aronov PA,Plummer NS,et al.Numerous protein-bound solutes are cleared by the kidney with high efficiency.Kidney Int,2013,84:585-590.

21. Eknoyan G,Beck GJ,Cheung AK,et al.Effect of dialysis dose and membrane flux in maintenance hemodialysis.N Engl J Med,2002,347:2010-2019.

22. Cheung AK,Rocco MV,Yan G,et al.Serum beta-2 microglobulin levels predict mortality in dialysis patients:results of the HEMO study.J Am Soc Nephrol,2006,17:546-555.

23. Ward RA, Greene T, Hartmann B, et al. Resistance to intercompartmental mass transfer limits beta2-microglobulin removal by post-dilution hemodiafiltration.Kidney Int,2006,69:1431-1437.

24. Pham NM,Recht NS,Hostetter TH,et al.Removal of the protein-bound solutes indican and p-cresol sulfate by peritoneal dialysis.Clin J Am Soc Nephrol,2008,3:85-90.

25. Liabeuf S,Barreto DV,Barreto FC,et al.Free p-cresyl sulphate is a predictor of mortality in patients at different stages of chronic kidney disease.Nephrol Dial Transplant,2010,25:1183-1191.

26. Wu IW,Hsu KH,Hsu HJ,et al.Serum free p-cresyl sulfate levels predict cardiovascular and all-cause mortality in elderly hemodialysis patients--a prospective cohort study.Nephrol Dial Transplant,2012,27:1169-1175.

27. Sirich TL,Meyer TW,Gondouin B,et al.Protein-bound molecules:a large family with a bad character.Semin Nephrol,2014,34:106-117.

28. Covic A,Voroneanu L,Apetrii M.PTH and/or Bone Histology:Are We Still Waiting for a Verdict From the CKD-MBD Grand Jury? Am J Kidney Dis,2016,67:535-538.

29. Wang Z,Klipfell E,Bennett BJ,et al.Gut flora metabolism of phosphatidylcholine promotes cardiovascular disease.Nature,2011,472:57-63.

30. Meyer TW,Leeper EC,Bartlett DW,et al.Increasing dialysate flow and dialyzer mass transfer area coefficient to increase the clearance of protein-bound solutes.J Am Soc Nephrol,2004,15:1927-1935.

31. Sirich TL,Luo FJ,Plummer NS,et al.Selectively increasing the clearance of protein-bound uremic solutes.Nephrol Dial Transplant,2012,27:1574-1579.

32. Paniagua R,Amato D,Vonesh E,et al.Effects of increased peritoneal clearances on mortality rates in peritoneal dialysis:ADEMEX,a prospective,randomized,controlled trial.J Am Soc Nephrol,2002,13:1307-1320.

33. Formentini I,Bobadilla M,Haefliger C,et al.Current drug development challenges in chronic kidney disease (CKD)-identification of individualized determinants of renal progression and premature cardiovascular disease (CVD).Nephrol Dial Transplant,2012,27 Suppl 3:i81-i88.

34. Meyer TW,Hostetter TH.Uremic solutes from colon microbes.Kidney Int,2012,81:949-954.

35. Nakabayashi I,Nakamura M,Kawakami K,et al.Effects of synbiotic treatment on serum level of p-cresol in haemodialysis patients:a preliminary study.Nephrol Dial Transplant,2011,26:1094-1098.

36. Locatelli F,Nissenson AR,Barrett BJ,et al.Clinical practice guidelines for anemia in chronic kidney disease:problems and solutions. A position statement from Kidney Disease:Improving Global Outcomes (KDIGO).Kidney Int,2008,74:1237-1240.

37. Drueke TB,Parfrey PS.Summary of the KDIGO guideline on anemia and comment:reading between the (guide) line(s).Kidney Int,2012,82:952-960.

38. Coyne DW.The KDOQI US commentary on KDIGO anemia guideline and quality of life.Am J Kidney Dis,2014, 63:540.

39. Kurella TM,Yaffe K.Dementia and cognitive impairment in ESRD:diagnostic and therapeutic strategies.Kidney Int,2011,79:14-22.

40. Weiner DE,Seliger SL.Cognitive and physical function in chronic kidney disease.Curr Opin Nephrol Hypertens, 2014,23:291-297.

41. Himmelfarb J.Uremic toxicity,oxidative stress,and hemodialysis as renal replacement therapy.Semin Dial, 2009,22:636-643.

42. Himmelfarb J,Mcmonagle E,Mcmenamin E.Plasma protein thiol oxidation and carbonyl formation in chronic renal failure.Kidney Int,2000,58:2571-2578.

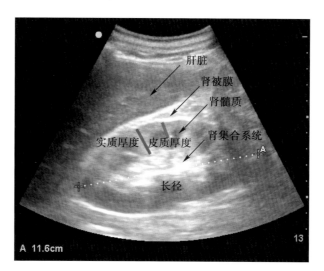

图 4-4-1　肾脏正常超声图

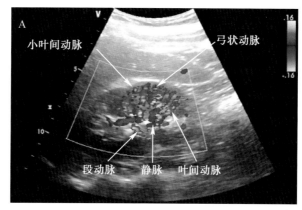

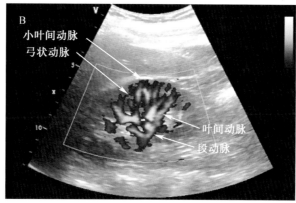

图 4-4-2　肾脏血管超声图

A.彩色多普勒;B.能量多普勒

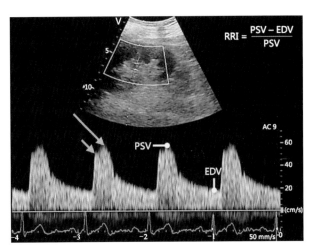

图 4-4-5 肾动脉多普勒频谱和肾血管阻力指数

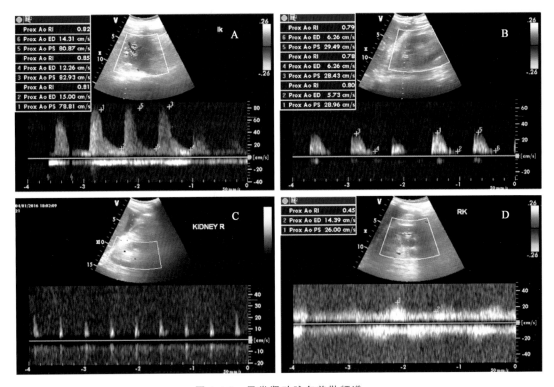

图 4-4-7 异常肾动脉多普勒频谱

A.肾积水,肾叶间动脉多普勒频谱,舒张期血流速降低,RRI 增高,0.84;B.急性左心衰,中心静脉压力 15mmHg,肾叶间动脉多普勒频谱,舒张期血流消失,RRI 增高,0.79;C.急性胰腺炎腹腔间隔室综合征,腹腔内压 22mmHg,肾叶间动脉多普勒频谱呈现"钉子"波形;D.低血容量,脉压 25mmHg,肾叶间动脉多普勒频谱,小慢波,RRI 降低,0.45

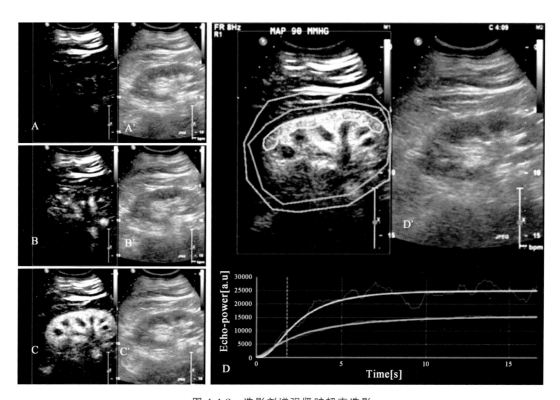

图 4-4-8　造影剂增强肾脏超声造影

A～C.注入造影剂后不同时相肾脏血流灌注情况;D.监测区域血流灌注曲线;

A'、B'、C'、D' 分别为相应的二维超声